MEDICAMENTOS
Terapêutica Segura

MEDICAMENTOS
Terapêutica
Segura

MEDICAMENTOS
Terapêutica Segura

Solange Aparecida Petilo de Carvalho Bricola
Valter Garcia Santos
Walber Toma
Mílton de Arruda Martins

Copyright © 2018 Editora Manole Ltda., por meio de contrato com os editores.

A edição desta obra foi financiada com recursos da Editora Manole Ltda., um projeto de iniciativa da Fundação Faculdade de Medicina em conjunto e com a anuência da Faculdade de Medicina da Universidade de São Paulo – FMUSP.

Logotipos © Hospital das Clínicas – FMUSP
         © Faculdade de Medicina da Universidade de São Paulo

Editora gestora: Sônia Midori Fujiyoshi
Editoras: Anna Yue, Patrícia Alves Santana
Projeto gráfico: Departamento Editorial da Editora Manole
Editoração eletrônica: Luargraf Serviços Gráficos
Ilustrações: Sirio Cançado
Imagem de fundo da capa: Creative_hat – Freepik.com

CIP-BRASIL. CATALOGAÇÃO NA PUBLICAÇÃO
SINDICATO NACIONAL DOS EDITORES DE LIVROS, RJ

M247

Medicamentos : terapêutica segura / organização Solange Bricola ... [et al.]. - 1. ed. - Barueri [SP] : Manole, 2018.
    900 p. ; 21 cm.

    Inclui bibliografia
    ISBN 978-85-204-5723-8

    1. Farmacologia clínica. I. Bricola, Solange.

18-49435   CDD: 615.1
                            CDU: 615.03

Leandra Felix da Cruz - Bibliotecária - CRB-7/6135

Todos os direitos reservados. Nenhuma parte deste livro poderá ser reproduzida, por qualquer processo, sem a permissão expressa dos editores. É proibida a reprodução por xerox.

Editora Manole Ltda.
Av. Ceci, 672 – Tamboré
06460-120 – Barueri – SP – Brasil
Tel.: (11) 4196-6000 – Fax: (11) 4196-6021
www.manole.com.br | info@manole.com.br

Impresso no Brasil
Printed in Brazil

Editores

Solange Aparecida Petilo de Carvalho Bricola
Doutora em Ciências pela FMUSP. Coordenadora da Farmácia Clínica do Serviço de Clínica Geral do HCFMUSP. Docente da Graduação da Universidade Presbiteriana Mackenzie.

Valter Garcia Santos
Farmacêutico. Especialista em Farmácia Hospitalar pela Sociedade Brasileira de Farmácia Hospitalar. Farmacêutico Chefe de Seção do Serviço de Farmácia do Instituto do Coração (InCor) do HCFMUSP. Docente da Graduação e da Pós-Graduação da Universidade Santa Cecília (UNISANTA).

Walber Toma
Farmacêutico Graduado pela Universidade Metodista de Piracicaba (UNIMEP). Mestre em Biologia Funcional e Molecular pela Universidade Estadual de Campinas (UNICAMP). Doutor em Farmacologia pela UNICAMP com Doutorado Sanduíche pela Universidade de Sevilha – Espanha. Coordenador do Curso de Farmácia da Universidade Santa Cecília (UNISANTA). Professor Titular da Disciplina de Farmacologia na UNISANTA.

Mílton de Arruda Martins
Professor Titular de Clínica Médica da FMUSP. Diretor do Serviço de Clínica Geral do HCFMUSP.

A Medicina é uma área do conhecimento em constante evolução. Os protocolos de segurança devem ser seguidos, porém novas pesquisas e testes clínicos podem merecer análises e revisões. Alterações em tratamentos medicamentosos ou decorrentes de procedimentos tornam-se necessárias e adequadas. Os leitores são aconselhados a conferir as informações sobre produtos fornecidas pelo fabricante de cada medicamento a ser administrado, verificando a dose recomendada, o modo e a duração da administração, bem como as contraindicações e os efeitos adversos. É responsabilidade do médico, com base na sua experiência e no conhecimento do paciente, determinar as dosagens e o melhor tratamento aplicável a cada situação. Os autores e os editores eximem-se da responsabilidade por quaisquer erros ou omissões ou por quaisquer consequências decorrentes da aplicação das informações presentes nesta obra.

Colaboradores

Adriana Izidoro Monteiro
Farmacêutica pela Universidade Presbiteriana Mackenzie.

Bruna Silva Fernandes da Costa
Farmacêutica Clínica Especialista em Cardiologia e Doutoranda em Ciências Médicas pela FMUSP. Farmacêutica pela Universidade São Judas Tadeu (2012). Doutoranda em Ciências Médicas pela FMUSP. Especializada em Gestão Pública pela Universidade Aberta do Brasil. Especialista em Cardiologia pela Universidade Federal de São Paulo pelo Programa de Residência Multiprofissional em Saúde (2016). Aprimoramento em Farmácia Hospitalar e Clínica pelo Instituto do Coração (InCor) do HCFMUSP (2013).

Cesar de Albuquerque Gallo
Graduação em Medicina pela FMUSP. Residência em Clínica Médica e Terapia Intensiva pelo HCFMUSP.

Pedro Henrique Paixão de Souza
Graduando pela Universidade Presbiteriana Mackenzie (conclusão 2018).

Rafael Saad
Doutorando em Ciências Médicas pela FMUSP. Coordenador da Comissão de Residência Médica e Supervisor do Programa de Residência em Clínica Médica da Santa Casa de Misericórdia de Araçatuba. Residência em Clínica Médica pelo HCFMUSP.

Ralcyon Francis Azevedo Teixeira
Residência em Infectologia pelo HCFMUSP. Supervisor do Pronto-Socorro do Instituto de Infectologia "Emílio Ribas".

Sumário

Prefácio XI

Como usar este manual XIII

Abreviaturas XXI

1 Interações medicamentosas (IM) e reações adversas a medicamentos (RAM): recomendações para uma prescrição prudente 1
Solange Aparecida Petilo de Carvalho Bricola, Valter Garcia Santos

2 Medicamentos potencialmente inapropriados para idosos 9
Adriana Izidoro Monteiro, Bruna Silva Fernandes da Costa, Pedro Henrique Paixão de Souza, Solange Aparecida Petilo de Carvalho Bricola, Valter Garcia Santos

3 Medicamentos 29

A 31
B 103
C 131
D 219
E 273
F 305
G 333
H 349
I 367
L 407
M 441
N 491
O 519
P 537
Q 585

R 589
S 613
T 647
V 685
Z 705

4 Tabelas práticas para administração de drogas
   vasoativas 709
   Rafael Saad, Cesar de Albuquerque Gallo

5 Doses de antibióticos, antifúngicos e antivirais injetáveis . . 719
   Ralcyon Francis Azevedo Teixeira

Prefácio

Este manual foi elaborado com a finalidade principal de contribuir com a prática de profissionais de saúde e de estudantes das diversas áreas da saúde relacionadas ao uso racional de medicamentos.

De acordo com a Organização Mundial da Saúde, o uso racional dos medicamentos requer que "os pacientes recebam medicamentos apropriados para sua situação clínica, nas doses que satisfaçam às necessidades individuais, por um período adequado e ao menor custo possível para eles e sua comunidade" (WHO, 1985). A prescrição, a dispensação e o uso de medicamentos podem se tornar um malefício se as recomendações que previnam o uso irracional dos medicamentos não forem consideradas.

Para este manual, selecionamos um conjunto de medicamentos que contempla os de uso corrente na prática clínica, as doenças prevalentes e a assistência nos vários níveis de saúde, sem a pretensão de esgotar o universo dinâmico dos medicamentos.

A Portaria n. 529, de 1 de abril de 2013, do Ministério da Saúde criou o Programa Nacional de Segurança do Paciente, que tem por objetivo central contribuir para a qualificação do cuidado em saúde em todos os estabelecimentos de saúde do território nacional. Uma das seis metas prioritárias do Programa Nacional de Segurança do Paciente é melhorar a segurança na prescrição, no uso e na administração de medicamentos. Segurança do paciente é, cada vez mais, um objetivo a ser atendido para a garantia da excelência do cuidado.

Os profissionais de saúde devem ter informações de qualidade, baseadas nas melhores evidências científicas, sobre os diferentes medicamentos. Este manual fornece informações relevantes sobre medicamentos utilizados com frequência na assistência à saúde, incluindo informações que, muitas vezes, não são de rápida consulta, como riscos em pessoas com insuficiência renal ou hepática, uso na gravidez ou lactação e riscos adicionais para idosos.

Uso racional de medicamentos é um trabalho de equipe interdisciplinar. Este manual tem também esse objetivo: ser útil na formação e na educação permanente de profissionais das diferentes profissões da saúde envolvidas em prescrição, dispensação e administração de medicamentos, que devem trabalhar em equipe para garantir a excelência do cuidado.

Mílton de Arruda Martins
Professor Titular de Clínica Médica
Faculdade de Medicina da Universidade de São Paulo

Como usar este manual

INTRODUÇÃO

Esta obra visa a auxiliar profissionais de saúde na prática clínica, bem como estudantes das diversas áreas de saúde, no tocante ao uso racional de medicamentos.

A prescrição, a dispensação e o uso de medicamentos podem se tornar um malefício se não forem consideradas as recomendações que previnem seu uso irracional.

De acordo com a OMS, o uso racional dos medicamentos requer que "os pacientes recebam medicamentos apropriados para sua situação clínica, nas doses que satisfaçam às necessidades individuais, por um período adequado e ao menor custo possível para eles e sua comunidade" (WHO, 1985).

O elenco de medicamentos selecionados para este livro contempla os medicamentos de uso corrente na prática clínica, sem a pretensão de esgotar o universo dinâmico, o que talvez justifique o lançamento de subsequentes manuais como este, dirigidos para as especialidades.

A Lista Modelo de Medicamentos Essenciais da OMS foi lançada em 1977, coincidindo com o endosso dos governos na Assembleia Mundial da Saúde de "Saúde para todos", como o princípio orientador das políticas de saúde desta e dos países.

A OMS apresenta um elenco com 433 medicamentos considerados essenciais para atender às necessidades de saúde pública mais importantes.

A última atualização, em junho de 2017, acrescentou 30 medicamentos destinados a adultos e 25 para as crianças, além de especificar novos usos para nove produtos já listados.

A Lista de Medicamentos Essenciais da OMS é utilizada por muitos países para aumentar o acesso aos medicamentos e orientar decisões sobre quais produtos eles garantem que estejam disponíveis para as populações.

De acordo com o Boletim Farmacoterapêutica – ano VIII – número 1 – dez/2002-abr/2003, do CEBRIM-Pharmacia Brasileira –, vários métodos bem estabelecidos são utilizados para especificar o uso irracional dos medicamentos.

Dados de consumo de medicamentos (fármacos) podem ser utilizados para identificar medicamentos de alto custo e baixa eficácia, ou comparar o consumo atual com o consumo esperado (proveniente de dados de morbidade). As metodologias de Classificação Anatômica Terapêutica Química (ATC) e Dose Diária Definida (DDD) podem ser utilizadas para comparar o consumo de medicamentos entre instituições, regiões e países.

A revisão da utilização de medicamentos pode ser realizada para identificar problemas relacionados ao uso de medicamentos específicos ou de tratamentos de doenças específicas, particularmente em hospitais. Os dados coletados podem ser utilizados para elaborar intervenções apropriadas e medir o impacto dessas intervenções no uso dos medicamentos.

Ainda que muitas lacunas permaneçam no conhecimento dos profissionais, um resumo do que é conhecido sobre as principais políticas, estratégias e intervenções para promover o uso mais racional dos medicamentos é sugerida pelos autores deste Boletim, conforme apresentado no Quadro 1.

Quadro 1 Doze principais intervenções para promover o uso mais racional de medicamentos

1. Um órgão nacional e multidisciplinar com autoridade para coordenar as políticas de uso de medicamentos
2. Diretrizes clínicas
3. Lista de medicamentos essenciais baseada nos tratamentos de escolha
4. Comissões de Farmácia e Terapêutica em hospitais e distritos sanitários
5. Treinamento em farmacoterapia, baseado em problemas, nos currículos da graduação
6. Educação médica continuada em serviço, como requisito para licença do exercício profissional
7. Supervisão, auditoria e retroalimentação
8. Informação independente sobre medicamentos
9. Educação pública sobre medicamentos
10. Evitar incentivos financeiros desvirtuados
11. Regulamentação apropriada e rigor na aplicação
12. Investimento governamental suficiente para garantir a disponibilidade de medicamentos e de pessoal

Diante desse cenário, buscou-se desenvolver uma bibliografia de fácil consulta, a partir de uma identidade visual e com as informações clinicamente relevantes, para subsidiar as ações dos profissionais no exercício das práticas.

Dessa forma, são apresentados alguns aspectos considerados essenciais na informação de alguns medicamentos no momento da prescrição, da dispensação ou da orientação, como: apresentação comercial disponível no mercado nacional, nome de referência, classificação anatômica e terapêutica (ATC), uso durante a gestação e a amamentação, classificação de acordo com os critérios de Beers, com a recomendação de medicamento potencialmente inapropriado para uso no idoso (MPI) e as reações adversas de acordo com a maior frequência, bem como as interações medicamentosas de relevância clínica, para além da sugestão de ajuste de dose mediante insuficiência renal ou hepática.

Esses medicamentos aparecem listados em ordem alfabética conforme os nomes dos princípios ativos estabelecidos na Denominação Comum Brasileira (DCB), de acordo com a Anvisa.

Considerando-se a infinidade de marcas e apresentações comerciais existentes e a impossibilidade de citar todas nesta compilação, foram selecionados somente os nomes comerciais de referência, de acordo com a publicação da Anvisa.

Visando à segurança do paciente, as informações referentes às posologias e aos metabolismos hepático e renal de cada princípio ativo foram compiladas para facilitar a realização das possíveis correções necessárias de acordo com as seguintes bases de dados: Micromedex®, Lexicomp®, Clinical Pharmacology® e bulas dos fabricantes. O critério adotado para a informação sobre o uso dos medicamentos no período da gestação foi a classificação de risco de teratogênese da FDA e da Anvisa e, para avaliar a compatibilidade do uso simultâneo à lactação, seguiram-se como principais referências a Sociedade Brasileira de Pediatria e a Anvisa.

Recomenda-se esta bibliografia como ferramenta para auxiliar o prescritor, pesando-se riscos e benefícios do uso de cada medicamento, com o intuito de preservar o aleitamento materno.

Sabe-se que a escolha farmacoterapêutica é um desafio para o prescritor, assim como a dispensação farmacêutica requer conhecimentos técnicos, habilidades específicas e atitude na certificação da informação emitida e na verificação da compreensão pelo usuário do medicamento.

O programa de segurança do paciente estabelece seis metas para o alcance de uma terapêutica efetiva e segura, conforme apresentado na Figura 1.

SEGURANÇA DO PACIENTE

1 Identificar corretamente o paciente.

2 Melhorar a comunicação entre profissionais de saúde.

3 Melhorar a segurança na prescrição, no uso e na administração de medicamentos.

4 Assegurar cirurgia em local de intervenção, procedimento e paciente corretos.

5 Higienizar as mãos para evitar infecções.

6 Reduzir o risco de quedas e úlceras por pressão.

Figura 1 Metas do programa de segurança do paciente.

A meta número três trata especificamente da terapêutica farmacológica, no entanto, todas as demais, em algum momento do processo, também envolverão medicamentos na sua execução; por exemplo, a meta número um traz o princípio do uso racional do medicamento, garantindo que o medicamento certo seja administrado ao paciente certo.

A diluição, a via de administração, o cálculo de dose entre outros aspectos, deverão estar claros entre as equipes que executam as tarefas e as informações deverão estar acessíveis entre os profissionais das diversas áreas, contemplando a adequada comunicação.

O uso racional dos antimicrobianos, a fim de evitar a escalada da resistência bacteriana, é tarefa compartilhada com o controle, a prescrição e a dispensação desses medicamentos e da infecção disseminada.

Na maior revisão da seção de antibióticos, nos 40 anos de história da Lista de Medicamentos Essenciais, especialistas da OMS agruparam antibióticos em três categorias – *access*, *watch* e *reserve* (acesse, observe e reserve, em inglês) – com recomendações sobre quando cada categoria deveria ser usada.

Inicialmente, as novas categorias se aplicam apenas aos antibióticos utilizados para tratar 21 das infecções gerais mais comuns. Se essa inciativa se mostrar útil, pode ser ampliada em versões futuras da lista, sendo aplicada também para medicamentos usados para tratar outras infecções.

A mudança visa a assegurar que os antibióticos estejam disponíveis quando necessário e que os antibióticos certos sejam prescritos para as infecções certas.

Por fim, o risco de quedas dos pacientes, especialmente entre os idosos, pode estar relacionado à dose ou à manifestação de alguma reação adversa a medicamentos (RAM) ou interação medicamentosa proveniente do uso de medicamentos, assim como as úlceras de pressão poderão ser evitadas adotando medidas farmacológicas.

No intuito de contribuir para a campanha do uso racional de medicamentos em 2018, este Guia de Medicamentos está sendo apresentado para auxiliar na prescrição e na utilização dos medicamentos, preservando a segurança no uso.

Além da relação de medicamentos eleitos para a primeira edição, há alguns capítulos que amparam as decisões na elaboração deste Guia.

O capítulo de RAM e interações medicamentosas fundamenta essa avaliação, não obstante à complexa natureza, utilizando uma abordagem que elege a frequência mais acentuada para as reações adversas e a relevância clínica para as interações medicamentosas, ancoradas na base de dados Micromedex® como referência.

Os MPI (medicamentos potencialmente inapropriados para idosos) estão descritos no capítulo que apresenta diversas outras ferramentas para esse fim e que define, pelos critérios de Beers versão 2015, quais medicamentos são classificados como inapropriados ou não para idosos.

Este Guia ainda conta com um capítulo que traz tabelas práticas para administração de drogas vasoativas, visando a auxiliar os profissionais no ambiente hospitalar.

Esta lista compreende 487 medicamentos, relacionados em ordem alfabética de A a Z, trazendo as informações conforme a Figura 2.

nome genérico					
Nome comercial®					
apresentação	Contraindicado Com ajuste de dose Sem ajuste de dose	Contraindicado Com ajuste de dose Sem ajuste de dose	A B C D X	Contraindicado Uso criterioso Compatível	MPI? Sim Não
Classificação terapêutica					
Posologia					
Administração parenteral					
Função hepática					
Função renal					
Interações medicamentosas					
Reações adversas					
Precauções					
Contraindicações					
Observações					

Figura 2 Esquema de apresentação dos medicamentos neste Guia.

BIBLIOGRAFIA

Brasil. Agência Nacional de Vigilância Sanitária [Anvisa]. Consulta a produtos regularizados. Disponível em: https://consultas.anvisa.gov.br/#/medicamentos/ [Acesso em: 1 maio 2018].

Brasil. Agência Nacional de Vigilância Sanitária [Anvisa]. Regularização de produtos – Medicamentos. Lista de Medicamentos de Referência. Disponível em: http://portal.anvisa.gov.br/registros-e-autorizacoes/medicamentos/produtos/medicamentos-de-referencia/lista [Acesso em: 4 maio 2018].

Brasil. Agência Nacional de Vigilância Sanitária [Anvisa]. Resolução – RDC n. 60, de 17 de dezembro de 2010. Estabelece frases de alerta para princípios ativos e excipientes em bulas e rotulagem de medicamentos. Diário Oficial da União, Brasília, DF, 17 dezembro de 2010.

Brasil. Ministério da Saúde. Capacitações e melhorias. Disponível em: http://portalms.saude.gov.br/acoes-e-programas/programa-nacional-de-seguranca-do-paciente-pnsp/capacitacoes-e-melhorias. [Acesso em: 4 maio 2018].

Brasil. Ministério da Saúde. Portaria n. 529, de 1 de abril de 2013. Institui o Programa Nacional de Segurança do Paciente (PNSP). Diário Oficial da União 1 abr 2013. Disponível em: http://bvsms.saude.gov.br/bvs/saudelegis/gm/2013/prt0529_01_04_2013.html [Acesso em: 1 maio 2018].

Conselho Federal de Farmácia [CFF]. Promovendo o uso racional dos medicamentos: principais componentes. Disponível em: http://www.cff.org.br/sistemas/geral/revista/pdf/91/farmacoterapeutica.pdf [Acesso em: 1 maio 2018].

Interações Medicamentosas. Disponível em: http://www.micromedexsolutions.com/micromedex2/librarian?partner=true [Acesso em: 30 abr. 2018].

Organização Mundial da Saúde [OMS] atualiza Lista de Medicamentos Essenciais com novas recomendações sobre uso de antibióticos. Disponível em: http://www.paho.org/bra/index.php?option=com_content&view=article&id=5432:oms-atualiza-lista-de-medicamentos-essenciais-com-novas-recomendacoes-sobre-uso-de-antibioticos-e-adiciona-medicamentos-para-hepatite-c-hiv-tuberculose-e-cancer&Itemid=838 [Acesso em: 1 maio 2018].

World Health Organization [WHO]. The rational use of drugs. report of the conference of experts. Geneva: WHO; 1985.

Abreviaturas

<	menor
>	maior
≤	menor ou igual
≥	maior ou igual
ACM	a critério médico
AD	água destilada
ades	adesivo
ades transderm	adesivo transdérmico
ADH	hormônio antidiurético
aer	aerossol
AINH	anti-inflamatório não hormonal
ALT	alanina aminotransferase
ANCA	anticorpo anticitoplasma de neutrófilos
ANVISA	Agência Nacional de Vigilância Sanitária
ASA	American Society of Anesthesiology
AST	aspartato transaminase
ATC	Anatomical Therapeutic Chemical Code
AVC	acidente vascular cerebral
BCG	Bacillus Calmette-Guérin
bpm	batimentos por minuto
BUN	nitrogênio ureico sanguíneo
cap	cápsula
cap gelat	cápsula gelatinosa
CAPD	diálise peritoneal ambulatorial contínua
CEBRIM	Centro Brasileiro de Informação Sobre Medicamentos
CGA	cromogramina A
CIM	Centro de Informações de Medicamentos

ClCr	*clearance* de creatinina
cm²	centímetro quadrado
col	colírio
comp	comprimido
comp rev	comprimido revestido
CPK	creatinofosfoquinase
crem	creme
crem vag	creme vaginal
CYP	citocromo
DCB	denominação comum brasileira
derm	dermatológico
desint	desintegração
DHL	desidrogenase láctica
DLP	dislipidemia
DM	diabete melito
drg	drágea
ECG	eletrocardiograma
elx	elixir
emul	emulsão
env	envelope
espac	espaçador
EUA	Estados Unidos da América
EV	endovenosa
FA	frasco-ampola
FDA	Food and Drug Administration
Fe	ferro
flac	flaconete
FMF	Familial Mediterranean Fever (Febre Familiar do Mediterrâneo)
Fr	frasco
g	grama
G6PD	glicose-6-fosfato desidrogenase
GLP-1	Glucagon-like peptide-1 (peptídeo semelhante a glucagon 1)
GOLD (consenso)	Global Initiative for the Diagnosis, Management and Prevention of Chronic Obstructive Lung Disease
gran	granulado
gts	gotas

h	hora
HAS	hipertensão arterial sistêmica
Hb	hemoglobina
HB/Ht	hemoglobina/hematócrito
HDL	lipoproteína de alta densidade
HIV	vírus da imunodeficiência humana
HLA	human leukocyte antigen (antígeno leucocitário humano)
HMG-CoA	3-hidroxi-3-methyl-glutaril-CoA redutase
Ht	hematócrito
IAM	infarto agudo do miocárdio
ICFT	Índice de Complexidade da Farmacoterapia
IECA	inibidor da enzima conversa de angiotensina
Ig	imunoglobulina
IM	intramuscular
inal	inalatório
infus	infusão
inj	injetável
INR	razão normalizada internacional
IOT	intubação orotraqueal
ITU	infecção do trato urinário
KCl	cloreto de potássio
kg	quilograma
L	litro
LDL	lipoproteína de baixa densidade
LE	lúpus eritematoso
lib	liberação
lib prol	liberação prolongada
liof	liofilizado
LSN	limite superior do intervalo normal
M	molar
m^2	metro quadrado
MAO	monoaminoxidase
mast	mastigável
mcg	micrograma
mcL	microlitro
mcmol	micromol

MEDICAMENTOS: TERAPÊUTICA SEGURA

mEq	miliequivalente
mg	miligrama
min	minuto
mL	mililitro
m³	metros cúbicos
mm³	milímetros cúbicos
mmol	milimol
MPI	medicamentos potencialmente inapropriados para idosos
MRCI	Medication Regimen Complexity Index
MS	Ministério da Saúde
NaCl	cloreto de sódio
NADH	dinucleótido de nicotinamida e adenina
nas	nasal
NPH	Neutral Protamine Hagedorn
NYHA	New York Heart Association
obs	observação
oft	oftálmica
OMS	Organização Mundial da Saúde
oto	otológica
p.ex.	por exemplo
PA	pressão arterial
pas	pastilha
PDE5	inibidor da fosfodiesterase-5
pH	potencial hidrogeniônico
pom	pomada
PVC	policloreto de vinila
RAM	reação adversa a medicamento
REF	refrigeração
SC	subcutânea
SF	solução fisiológica
SG	solução glicose
SL	sublingual
SNC	sistema nervoso central
SNG	sonda nasogástrica
sol	solução
sol inj	solução injetável

XXIV

sol oft	solução oftálmica
sol oto	solução otológica
spr	*spray*
spr aer	*spray* aerosol
sup	supositório
susp	suspensão
susp oral	suspensão oral
TA	temperatura ambiente
TG	triglicérides
TNF	fator de necrose tumoral
TP	tempo de protrombina
TTP	púrpura trombocitopênica trombótica
TTPa	tempo de tromboplastina parcialmente ativada
UGT	uridina difosfato glicosiltransferase
UI	unidade internacional
UTI	unidade de terapia intensiva
UV	ultravioleta
vag	vaginal
VO	via oral
WHO	World Health Organization
xpe	xarope

1

Interações medicamentosas (IM) e reações adversas a medicamentos (RAM): recomendações para uma prescrição prudente

Solange Aparecida Petilo de Carvalho Bricola
Valter Garcia Santos

INTERAÇÕES MEDICAMENTOSAS

Estudos estimam que as interações medicamentosas (IM) representam de 4,4 a 25% dos eventos adversos a medicamentos e que são responsáveis por visitas aos serviços de emergência, por internações hospitalares (2 a 3%) e prolongamento do tempo de internação, tendo particular importância as relacionadas a grupos de pacientes especiais, como idosos, imunodeprimidos, com insuficiência renal ou hepática, bem como em relação a medicamentos específicos, como a varfarina, ou medicamentos que atuam no sistema nervoso central.

A IM pode ser definida quando um medicamento altera os efeitos farmacológicos de outro administrado concomitantemente. Como resultado da IM pode haver aumento ou diminuição dos efeitos de um ou dos dois fármacos ou, ainda, pode ocorrer o aparecimento de um novo efeito que não acontece com um dos fármacos sozinho.

A administração simultânea de dois ou mais fármacos com o objetivo de potencializar efeitos, bem como no tratamento de comorbidades, constitui uma abordagem terapêutica frequente na prática clínica, já que, em algumas situações, a coadministração é necessária (como na quimioterapia para o câncer e no tratamento de doenças infecciosas por diferentes patógenos).

São frequentes as prescrições com vários fármacos, inclusive por ação de múltiplos prescritores, aumentando o risco de uma IM, que se eleva proporcionalmente ao número de fármacos prescritos.

No entanto, a incidência geral de interações indesejadas é relativamente baixa quando se considera a alta prevalência da polifarmácia, tanto por automedicação quanto por prescrição.

Atualmente, estão disponíveis sistemas informatizados para verificação da possibilidade de ocorrência e dos riscos de interações entre fármacos que estejam sendo utilizados simultaneamente. Estudos já relatam que o emprego desses sistemas causou redução de cerca de 70% na dispensação de medicamentos de prescrições que apresentavam interações clinicamente relevantes.

GRAVIDADE DAS INTERAÇÕES MEDICAMENTOSAS

O discernimento em relação à gravidade das IM é tarefa árdua e imprecisa, considerando a individualidade de respostas e a documentação existente sobre o tema, entre outros fatores. O índice de gravidade, por exemplo, leva em consideração a gravidade decorrente da interação conforme a intensidade relatada ou possível, fornecendo o resultado dessa interação, seja pelo mecanismo farmacocinético, seja pelo mecanismo farmacodinâmico. Outros aspectos também são estudados, como índice de risco e confiabilidade, por diversos autores, visando a conferir maior credibilidade às afirmações.

Na tentativa de universalizar essas informações, nas últimas décadas, muitos *softwares* e livros-texto têm discorrido sobre os "cruzamentos de fármacos", apresentando a discussão das interações, bem como o manejo dessas situações e sugestões de monitoramento.

Milhares de hospitais, centros de controle de intoxicações, universidades, centros de informações sobre medicamentos e agências governamentais em mais de 83 países utilizam a Micromedex® para informações completas, consistentes e relevantes sobre medicamentos, doenças e toxicologia. A Micromedex® 2.0 possui equipe editorial composta por especialistas, oferece conteúdos completos em literatura médica e áreas terapêuticas e promove atualizações constantes.

De acordo com a base de dados Micromedex®, as interações são classificadas em níveis de gravidade, sendo:

- Contraindicada: os medicamentos são contraindicados para uso concomitante.
- Importante: a interação pode representar perigo à vida e/ou requerer intervenção médica para diminuir ou evitar efeitos adversos graves.
- Moderada: a interação pode resultar em exacerbação do problema de saúde do paciente e/ou requerer alteração no tratamento.
- Secundária: a interação resultaria em efeitos clínicos limitados. As manifestações podem incluir aumento na frequência ou na gravidade dos efeitos colaterais, mas geralmente não requerem alteração importante no tratamento.
- Desconhecida: desconhecida.

CAPÍTULO 1 INTERAÇÕES MEDICAMENTOSAS (IM) E REAÇÕES ADVERSAS A MEDICAMENTOS (RAM)

Quanto aos níveis de evidência apresentados (documentação), os estudos são classificados em:

- Excelente: estudos controlados estabeleceram de modo claro a existência da interação.
- Boa: a documentação sugere com veemência a existência da interação, mas faltam estudos controlados realizados de modo adequado.
- Razoável: a documentação disponível é insatisfatória, mas as considerações farmacológicas levam os clínicos a suspeitar da existência da interação; ou a documentação é boa para um medicamento farmacologicamente similar.
- Desconhecida: desconhecida.

Para a construção das informações sobre os medicamentos foram consideradas as interações que pudessem requerer alteração no tratamento (interações de gravidade contraindicada, importante e moderada) e que possuem estudos bem documentados (excelente e boa).

MANEJO DAS INTERAÇÕES MEDICAMENTOSAS NA PRÁTICA CLÍNICA

As interações farmacodinâmicas possuem uma predição mais clara, porém, as interações farmacêuticas – que sofrem influência de variáveis não clínicas – e as interações farmacocinéticas – nas quais fatores individuais podem influenciar – não favorecem a previsibilidade e o manejo.

Como não é possível dominar todas as IM que têm relevância clínica, é importante nortear-se por perfis de potencial elevado, por exemplo:

- Paciente idoso, com doença grave e em uso de polifarmácia.
- Paciente imunodeprimido, com infecção grave e em uso de esquema múltiplo de antimicrobianos.

A suspeita de ocorrência de IM não intencional e potencialmente perigosa deve ensejar a suspensão dos fármacos envolvidos, e uma série de ações pode ser implementada:

- Revisar o perfil farmacoterapêutico do paciente, incluindo histórico da terapêutica farmacológica, dados clínicos, laboratoriais e fatores de risco, como perfil farmacogenético desfavorável.
- Evitar, sempre que possível, esquemas terapêuticos complexos e combinações em doses fixas (dois ou mais fármacos na mesma formulação).

3

- Estudar as IM potenciais com relevância clínica, segundo a literatura.
- Sugerir proposta terapêutica alternativa mediante possibilidade de interação potencialmente nociva.
- Orientar o paciente em relação aos esquemas posológicos, buscando sempre privilegiar a comodidade na administração dos medicamentos e a prevenção de situações de interação.
- Acompanhar o paciente de forma proativa, para minimizar ou contornar efeitos indesejáveis de uma IM.
- Monitorar a terapia medicamentosa e considerar a possibilidade de modificação.

REAÇÕES ADVERSAS A MEDICAMENTOS

Segundo a Organização Mundial da Saúde (OMS), reação adversa a medicamento (RAM) é qualquer efeito prejudicial ou indesejado que se apresente após a administração de doses de medicamentos normalmente utilizadas pelo indivíduo para profilaxia, diagnóstico ou tratamento. Esse conceito mostra o risco inerente de problemas com os medicamentos, mesmo quando administrados de maneira correta. A possibilidade de prevenção é uma das diferenças marcantes entre as reações adversas e os erros de medicação. A RAM é considerada um evento inevitável, ainda que se conheça a possibilidade de ocorrência, e os erros de medicação são, por definição, preveníveis.

As RAM são responsáveis por um número significativo de admissões hospitalares, com 0,3 a 11% dos casos reportados. Dados de metanálises e revisões sistemáticas sugerem que o índice de admissões diretamente relacionadas a RAM é de 5%. Para as RAM que ocorrem em pacientes não hospitalizados, a incidência reportada é de 2,6 a 41%, sendo essa análise mais difícil e com poucos estudos bem delineados.

Em razão das limitações dos estudos pré-comercialização ("mundo ideal"), quando um novo medicamento passa a ser comercializado, a segurança só pode ser considerada provisória, e há a necessidade de coletar novas evidências com base no uso pelo "mundo real". Essa necessidade se torna mais clara e necessária quando se consideram os diversos fatores que influenciam na suscetibilidade de um indivíduo a vivenciar uma RAM, como a idade, o sexo, as insuficiências hepática e renal, as comorbidades, a polifarmácia, o estado nutricional, entre outros aspectos.

ANÁLISE DE CAUSALIDADE DE RAM

Na prática clínica, tem grande importância a análise da causalidade de uma possível RAM, ou seja, a avaliação da probabilidade de que um evento adverso seja consequência do uso do medicamento, quando se refere a um caso individual. Para essa avaliação, alguns aspectos são avaliados: sequência temporal adequada (exposição *versus* tempo de aparecimento da reação); plausibilidade farmacológica (farmacodinâmica justifica a reação?, existe relato na literatura?); melhora clínica quando o medicamento é suspenso; reaparecimento da reação na reintrodução do medicamento; causa alternativa para explicar a reação[17]. Para o auxílio da análise de causalidade na prática clínica, foram desenvolvidos algoritmos que consideram esses aspectos, entre os quais o de Naranjo é bastante utilizado, pela facilidade de aplicação: pelo inquérito de 10 questões, atribui uma pontuação a cada possibilidade de resposta e determina um escore de probabilidade da ocorrência da RAM com determinado medicamento. As Tabelas 1, 2 e 3 apresentam o algoritmo de Naranjo, a classificação segundo o escore e as categorias de classificação das RAM, respectivamente.

Tabela 1 Algoritmo de Naranjo et al.

Pergunta	Sim	Não	Não sabe	Pontuação
Existem notificações conclusivas sobre esta reação?	+1	0	0	
A reação apareceu após a administração do fármaco suspeito?	+2	-1	0	
A reação desapareceu quando o fármaco foi suspenso ou quando um antagonista específico foi administrado?	+1	0	0	
A reação reapareceu quando o fármaco foi readministrado?	+2	-1	0	
Excluindo o uso de medicamentos, existem outras causas capazes de determinar o surgimento da reação?	-1	+2	0	
A reação reapareceu com a introdução de um placebo?	-1	+1	0	
O fármaco foi detectado no sangue ou em outros fluidos biológicos em concentrações tóxicas?	+1	0	0	
A reação aumentou com uma dose maior ou diminuiu quando foi reduzida a dose?	+1	0	0	

(continua)

Tabela 1 Algoritmo de Naranjo et al. *(continuação)*

Pergunta	Sim	Não	Não sabe	Pontuação
O paciente tem histórico de reação semelhante com o mesmo fármaco ou similar em alguma exposição prévia?	+1	0	0	
A reação adversa foi confirmada por qualquer evidência objetiva?	+1	0	0	
Escore	–	–	–	(Somatório da pontuação)

Tabela 2 Classificação segundo escore de causalidade

Escore	Causalidade
Maior ou igual a 9	Definida
Entre 5 e 8	Provável
Entre 1 e 4	Possível
Menor ou igual a 0	Duvidosa

Tabela 3 Classificação das RAM segundo a documentação que comprova a causalidade

Categoria	Conceito
Definida	Um evento clínico, incluindo anormalidades de exames laboratoriais, ocorrendo em um tempo plausível em relação à administração do medicamento, e que não pode ser explicado pela doença de base, por outros medicamentos ou substância química
Provável	Um evento clínico, incluindo anormalidades de exames laboratoriais, com um tempo de sequência razoável da administração do medicamento, com improbabilidade de ser atribuído à doença de base, por outros medicamentos ou substâncias químicas, e que segue uma resposta clinicamente razoável após a retirada
Possível	Um evento clínico, incluindo anormalidades de exames laboratoriais, com um tempo de sequência razoável da administração do medicamento, mas que poderia, também, ser explicado pela doença de base, por outros medicamentos ou substâncias químicas
Duvidosa (improvável)	Um evento clínico, incluindo anormalidades de exames laboratoriais, com relação de tempo com a administração do medicamento que determine a improvável relação causal, e no qual outros medicamentos, substâncias químicas ou doenças subjacentes forneçam explicações plausíveis

CAPÍTULO 1   INTERAÇÕES MEDICAMENTOSAS (IM) E REAÇÕES ADVERSAS A MEDICAMENTOS (RAM)

A informação sobre a relação risco/benefício do uso de medicamentos é essencial para prescritores que constantemente necessitam fazer escolhas terapêuticas. Algumas informações são provenientes de livros-texto, artigos publicados e base eletrônica de dados. No Reino Unido, o British National Formulary é um instrumento essencial e prontamente disponível para prescritores, assim como os centros de informações de medicamentos (CIM) são valiosas fontes de aconselhamento. Todos os prescritores devem ter a consciência da importância de relatar RAM aos órgãos de saúde pública.

Este manual apresenta informações sobre as RAM, de acordo com as abordadas pela LexiComp®, considerando a frequência observada acima de 1%, por apresentar maior probabilidade de ocorrência. As demais faixas, por exemplo, entre 0,1 e 1%, ou inferior a 0,1%, não foram reportadas.

BIBLIOGRAFIA

Bates DW, Teich JM, Lee J, Seger D, Kuperman GJ, Ma'Luf N, et al. The impact of computarized physician order entry on medication errors prevention. J Am Med Informatics Assoc. 1999;6:313-21.

Beard K. Adverse reactions as a cause on hospital admission in the aged. Drugs Aging. 1992;2:356-7.

Brasil. Ministério da Saúde. Agência de Nacional de Vigilância Sanitária (Anvisa). Instrução Normativa n. 14, de 27 de outubro de 2009.

DRUGDEX® System. Thomson MICROMEDEX, Greenwood Village, Colorado, USA. Disponível em: http://www.micromedexsolutions.com/micromedex2/librarian?partner=true [Acesso em: 03 fev. 2018].

Einarson TR, Guitierrez LM, Rudis M. Drug-related hospital admissions. Ann Pharmacother. 1993;27:832-40.

Gorenstein C, Marcourakis T. Princípios básicos. In: Cordás TA, Barreto OCO, editors. Interações medicamentosas. São Paulo: Lemos Editorial; 1998.

Guédon-Moreau L, Ducrocq D, Duc MF, Quieureux Y, L'Hôte C, Deligne J, et al. Absolute contraindications in relation to potential drug interaction in outpatient prescriptions: analysis of the first five million prescriptions in 1999. Eur J Clin Pharmacol. 2004;59:689-95.

Hardman JG, Molinoff PB, Gilman AG. As bases farmacológicas da terapêutica. Rio de Janeiro: McGraw-Hill Interamericana; 1996.

Lazarou J, Pomerans BH, Corey PN. Incidence of adverse drug reactions in hospitalized patients: a meta-analysis of prospective and retrospective studies. JAMA. 1998;279:1200-5.

Lexi-Comp, APhA Association American Pharmacists. Drug Information Handbook with International Trade Names Index. 22. ed. Hudson, Ohio: Lexi-Comp, Inc.; 2013-2014.

Martys CR. Adverse reactions to drugs in general practice. BMJ. 1979;2(6199):1194-7.

Mulroy R. Iatrogenic disease in general practice: its incidence and effects. BMJ. 1973;2(5863):407-10.

Naranjo CA, Busto U, Sellers EM, Sandor P, Ruiz I, Roberts EA, et al. A method for estimating the probability of adverse drug reactions. Clin Pharmacol Ther. 1981;30(2):239-45.

MEDICAMENTOS: TERAPÊUTICA SEGURA

Pirmohamed M, Brecknridge AM, Kitteringham NR, Park BK. Adverse drug reactions. BMJ. 1998;316:1295-8.

Thomas EJ, Studdert DM, Burstin HR, Orav EJ, Zeena T, Williams EJ, et al. Incidence and types of adverse events and negligent care in Utah and Colorado. Med Care. 2000;38:261-71.

Tragni E, Casula M, Pieri V, Favato G, Marcobelli A, Trotta MG, Catapano AL. Prevalence of the prescription of potentially interacting drugs. PLoS ONE. 2013; 8(10):e78827.

Vale LBS, Filho RMO, DeLucia R, Oga S, editors. Farmacologia integrada. Rio de Janeiro: Atheneu; 1988.

Wiffen P, Gill M, Edwards J, Moore A. Adverse drug reactions in hospital patients. A systematic review of the prospective and retrospective studies. Bandolier Extra. 2002;1-16.

World Health Organization (WHO). World Alliance for Patient Safety: WHO Draft Guidelines for adverse event reporting and learning systems. 2005.

2

Medicamentos potencialmente inapropriados para idosos

Adriana Izidoro Monteiro
Bruna Silva Fernandes da Costa
Pedro Henrique Paixão de Souza
Solange Aparecida Petilo de Carvalho Bricola
Valter Garcia Santos

Cerca de 14% da população brasileira é composta por idosos, estimando-se que, em 2025, assumirá a sexta posição entre os países com a maior população idosa do mundo. Com a mudança no perfil da população, torna-se necessária a criação de novos espaços, novos produtos, novos medicamentos e novos serviços, como a gerontologia, uma especialidade promissora, aplicada aos cuidados aos idosos, auxiliando profissionais de saúde nas decisões terapêuticas.

Diante dos riscos decorrentes do envelhecimento e das diversas comorbidades, esses pacientes administram frequentemente uma grande variedade de medicamentos, instituindo-se a polifarmácia, visto, portanto, a relevância de avaliar a complexidade do regime terapêutico em prescrições destinadas a idosos.

Atualmente, é possível medir a complexidade do regime terapêutico pelo índice Medication Regimen Complexity Index (MRCI), validado para a língua portuguesa como Índice de Complexidade da Farmacoterapia (ICFT), utilizado individualmente para pacientes ou para grupos. Consideram-se os fatores: o número, a forma farmacêutica, a frequência da tomada, as estratégias desenvolvidas para administrar o medicamento corretamente e as orientações necessárias para promover o uso seguro e eficaz.

É frequente encontrar prescrições inadequadas com medicamentos e doses inapropriadas, ou o uso de múltiplos medicamentos que possuem interações: medicamento *versus* medicamento, medicamento *versus* alimento ou medicamento *versus* doença preexistente, sendo relevante analisar cada componente, pelo fato de que podem influenciar no resultado da terapia.

Com o intuito de minimizar os riscos das prescrições farmacológicas para idosos, atualmente utilizam-se ferramentas de consulta baseadas na verificação de uma lista de medicamentos não recomendados para idosos (MPI) – sendo muitas citadas e utilizadas em várias partes do mundo.

A título de ilustração o Quadro 1 apresenta algumas dessas listas mais difundidas, os métodos adotados, a época da publicação e o país de origem.

Com relação aos diversos métodos, há vários aspectos a serem considerados, como o fato de apresentar, de maneira explícita ou implícita, ser restrito à população idosa, considerar o fármaco ou a interação medicamento-medicamento ou medicamento-doença, que não permite consenso ou convergência absoluta.

Um problema das listas que apresentam fármacos é a dificuldade na aplicabilidade em países onde não há aquele medicamento em que as listas foram desenvolvidas, por diferenças nos medicamentos existentes ou na disponibilidade comercial local. Essa talvez seja a justificativa mais plausível para a existência de distintas estratégias desenvolvidas em várias partes do mundo.

No intuito de promover uma identificação visual desses medicamentos, esta obra traz um ícone remetendo à imagem de pessoas ≥ 60 anos, em que os medicamentos apresentam a informação de SIM ou NÃO, para os medicamentos potencialmente inapropriados para idosos, considerando que essa população é mais vulnerável pelas alterações farmacocinéticas e farmacodinâmicas, e pela presença de comorbidades.

Os critérios de Beers e Fick foram criados nos anos 1990, com o objetivo de identificar, nos lares de idosos, o uso de medicamentos inapropriados, considerando a magnitude dos riscos em detrimento dos benefícios.

Atualizada em 2015, a lista de Beers foi eleita pelos autores deste livro, uma vez que essa lista vem sendo estudada no Brasil e apresenta ampla divulgação em território nacional, inclusive com o Projeto de Lei n. 379/2011, do vereador Gilberto Natalini, cuja ementa "Estabelece a obrigatoriedade de consulta aos critérios de Beers-Fick no atendimento de idosos nos equipamentos de saúde da rede pública, e dá outras providências...".

Diante do exposto, são apresentados na Tabela 1, com os critérios de Beers versão 2015, os fármacos não recomendados para idosos, independentemente do diagnóstico ou da condição clínica, por seu alto risco para ocorrência de efeitos adversos. Apresenta a classe terapêutica, a fundamentação da contraindicação, a recomendação e a qualidade da evidência com a força de recomendação.

Quadro 1

Critério	Tipo	País	Ano	População-alvo	Número de medicamentos/classe medicamentosa e interação medicamento *versus* doença
Beers	Explícito	EUA	1991, 1997, 2003 e 2012	Idosos ≥ 65 anos residentes em casas de repouso	Versão 2012: 53 critérios inapropriados
McLeod	Explícito	Canadá	1997	Idosos ≥ 65 anos	18 medicamentos inapropriados 16 interações medicamento-doença 4 interações medicamento-medicamento
Improved Prescribing in the Elderly Tool (IPET)	Explícito	Canadá	2000	Idosos ≥ 65 anos	4 medicamentos inapropriados 10 interações medicamento-doença
Zhan	Explícito	EUA	2001	Idosos ≥ 65 anos	33 medicamentos inapropriados independentemente da dose, duração da terapia e frequência de administração
Critério francês	Explícito	França	2007	Idosos ≥ 75 anos	5 interações medicamento-doença 29 medicamentos inapropriados
Critério australiano	Explícito e implícito	Austrália	2008	Idosos ≥ 65 anos	48 indicadores de prescrição, sendo 45 explícitos e 3 implícitos
Screening Tool of Older Person's Prescriptions (STOPP)	Explícito	Irlanda	2008	Idosos ≥ 65 anos	65 critérios inapropriados

(continua)

Quadro 1 *(continuação)*

Critério	Tipo	País	Ano	População-alvo	Número de medicamentos/classe medicamentosa e interação medicamento *versus* doença
Norgep (Norwegian General Practice)	Explícito	Noruega	2009	Idosos ≥ 70 anos	36 medicamentos/classe medicamentosa inapropriada
Critério italiano	Explícito	Itália	2010	Idosos ≥ 65 anos	23 medicamentos/classe medicamentosa inapropriada
Priscus	Explícito	Alemanha	2010	Idosos ≥ 65 anos	83 medicamentos inapropriados
Medication Appropriateness Index (MAI)	Implícito	EUA	1992 e 1994	Não restrito a idosos	10 critérios de avaliação
Lipton	Implícito	EUA	1993	Idosos ≥ 65 anos	6 critérios de avaliação
Assessment of Underutilization of Medication	Implícito	EUA	1999	Idosos ≥ 65 anos	Interação medicamento-doença

Tabela 1 Critérios de Beers – Medicamentos potencialmente não recomendados para idosos (MPI)

Classe terapêutica, sistema e categorias	Fundamentação	Recomendação	Qualidade da evidência	Força de recomendação
Anticolinérgicos	Efeito anticolinérgico aumentado; pode desenvolver tolerância quando utilizado com a finalidade hipnótica. Dentre os efeitos adversos mais pronuciados estão: risco de confusão, boca seca, constipação e outros efeitos anticolinérgicos ou toxicidade. O uso de difenidramina pode ser apropriado em situações como tratamento agudo de reação alérgica grave	Evitar uso	Moderada	Forte
Anti-histamínicos de primeira geração				
Bronfeniramina				
Carbinoxamina				
Clorfeniramina				
Clemastina				
Ciproeptadina				
Dexbronfeniramina				
Dexclorfeniramina				
Dimenidrinato				
Difenidramina (oral)				
Doxilamina				
Hidroxizina				
Meclizina				
Prometazina				
Triprolidina				

(continua)

Tabela 1 Critérios de Beers – Medicamentos potencialmente não recomendados para idosos (MPI) *(continuação)*

Classe terapêutica, sistema e categorias	Fundamentação	Recomendação	Qualidade da evidência	Força de recomendação
Antiparkinsonianos Triexifenidil	Não recomendado para prevenção de sintomas extrapiramidais com antipsicóticos; existem outros agentes mais eficazes disponíveis para o tratamento da doença de Parkinson	Evitar uso	Moderado	Forte
Antiespasmódicos Atropina (exceto para uso oftalmológico) Alcaloides da beladona Hiosciamina Propantelina Escopolamina	Eficácia anticolinérgica não fundamentada	Evitar uso	Moderado	Forte
Antitrombóticos Dipiridamol oral de curta duração (não se aplica à liberação prolongada de combinação com aspirina)	Pode causar hipotensão ortostática; alternativas. Existem alternativas eficazes disponíveis; na forma intravenosa, considerada aceitável para uso em teste de estresse cardíaco	Evitar uso	Moderado	Forte

(continua)

Tabela 1 Critérios de Beers – Medicamentos potencialmente não recomendados para idosos (MPI) *(continuação)*

Classe terapêutica, sistema e categorias	Fundamentação	Recomendação	Qualidade da evidência	Força de recomendação
Ticlopidina	Não indicado. Outras alternativas seguras e eficazes disponíveis	Evitar uso	Moderado	Forte
Anti-infecciosos Nitrofurantoína	Apresenta potencial risco de toxicidade pulmonar, hepatoxicidade, neuropatia periférica, especialmente quando utilizado no longo prazo. Utilizar outras alternativas seguras e disponíveis	Evitar o uso em indivíduos com depuração de creatinina < 30 mL/minuto ou utilização no longo prazo pela supressão de bactérias	Baixo	Forte
Sistema cardiovascular				
(Bloqueadores alfa-1 periféricos) Doxazosina Prazosina Terazosina	Alto risco de hipotensão ortostática. Não é recomendado como tratamento de primeira escolha para tratar a hipertensão. Existem farmácos alternativos e com perfil superior quando se compara o perfil de risco-benefício	Evitar uso concomitante com outros anti--hipertensivos	Moderado	Forte

(continua)

Tabela 1 Critérios de Beers – Medicamentos potencialmente não recomendados para idosos (MPI) *(continuação)*

Classe terapêutica, sistema e categorias	Fundamentação	Recomendação	Qualidade da evidência	Força de recomendação
(Bloqueadores alfa centrais) Clonidina Guanabenzo Guanfacina Metildopa Reserpina (> 0,1 mg /d)	Alto risco de efeitos adversos, no SNC. Dentre os eventos adversos, a bradicardia e a hipotensão ortostática podem estar presentes. Não é recomendado como tratamento de primeira escolha para hipertensão	Evitar clonidina como primeira linha de anti-hipertensivo	Baixo	Forte
Outros				
Disopiramida	A disopiramida é um potente inotrópico negativo e, portanto, pode induzir insuficiência cardíaca em idosos. Tem ação altamente anticolinérgica. Existem outros antiarrítmicos que podem ser indicados	Evitar uso	Baixo	Forte
Dronedarona	Risco de eventos adversos em portadores de fibrilação atrial ou insuficiência cardíaca descompensada que são expostos ao uso de dronedarona	Evitar em indivíduos com fibrilação atrial permanente ou grave ou recentemente insuficiência cardíaca descompensada	Alto	Forte

(continua)

Tabela 1 Critérios de Beers – Medicamentos potencialmente não recomendados para idosos (MPI) *(continuação)*

Classe terapêutica, sistema e categorias	Fundamentação	Recomendação	Qualidade da evidência	Força de recomendação
Digoxina	Uso na fibrilação atrial: não deve ser usado como primeira linha de tratamento. Existem alternativas mais eficazes. Pode ser associado ao aumento da mortalidade	Evitar como terapia de primeira linha para fibrilação atrial	Fibrilação atrial: moderada	Fibrilação atrial: forte
	Uso na insuficiência cardíaca: efeitos questionáveis sobre o risco de hospitalização e pode estar associado ao aumento da mortalidade de idosos com insuficiência cardíaca. Dosagens maiores estão associadas a benefícios adicionais, porém pode aumentar o risco de toxicidade	Evitar como terapia de primeira linha para insuficiência cardíaca	Insuficiência cardíaca: baixa	Insuficiência cardíaca: forte
	Diminuição da depuração renal da digoxina pode levar ao aumento do risco de efeitos tóxicos; dose adicional ou redução de dose podem ser necessárias em pacientes com doença renal crônica em estágio 4 ou 5	Se utilizada para fibrilação atrial ou insuficiência cardíaca, evitar dosagens > 0,125 mg/dia	Dosagem > 0,125 mg/dia: moderada	Dosagem > 0,125 mg/dia: forte
Nifedipino	Potencial risco de hipotensão e isquemia do miocárdio	Evitar uso	Forte	Forte

(continua)

Tabela 1 Critérios de Beers – Medicamentos potencialmente não recomendados para idosos (MPI) *(continuação)*

Classe terapêutica, sistema e categorias	Fundamentação	Recomendação	Qualidade da evidência	Força de recomendação
Amiodarona	A amiodarona é eficaz para manter o ritmo cardíaco (antiarrítmico), porém tem maior risco de toxicidade quando comparada aos outros antiarrítmicos utilizados na fibrilação atrial. Pode ser utilizado como primeira linha de tratamento para pacientes com insuficiência cardíaca concomitante à hipertrofia ventricular	Evitar a utilização de amiodarona como terapia de primeira linha para fibrilação atrial, a menos que o paciente tenha insuficiência cardíaca ou ventrículo esquerdo com hipertrofia	Alto	Forte
Sistema nervoso central				
(Antidepressivos)	Efeitos altamente anticolinérgicos, sedativos e causadores de hipotensão ortostática. Perfil de segurança de dose baixa doxepina (≤ 6 mg /dia) comparável com a de placebo	Evitar uso	Alto	Forte
Amitriptilina				
Clomipramina				
Imipramina				
Nortriptilina				
Paroxetina				
Protriptilina				

(continua)

Tabela 1 Critérios de Beers – Medicamentos potencialmente não recomendados para idosos (MPI) *(continuação)*

Classe terapêutica, sistema e categorias	Fundamentação	Recomendação	Qualidade da evidência	Força de recomendação
Antipsicóticos (primeira e segunda geração)	Aumento do risco de acidente vascular cerebral (AVC) e maior taxa de declínio cognitivo e mortalidade de pessoas com demência. Evitar antipsicóticos para problemas comportamentais de demência ou delírio, quando opções não farmacológicas (como intervenções comportamentais) falham ou quando o idoso pode "atacar" a si ou a outros	Evitar, exceto quando houver casos de esquizofrenia, desordem bipolar ou uso no curto prazo como antiemético durante a quimioterapia	Moderado	Forte
Barbitúricos	Apresentam alta taxa de dependência física, tolerância a benefícios do sono, maior risco de *overdose* em baixas dosagens	Evitar uso	Alto	Forte
Fenobarbital				
Benzodiazepínicos				
Ação curta e intermediária:	A utilização em idosos aumenta a sensibilidade e apresenta diminuição do metabolismo com agentes de ação prolongada. De forma geral, todos os benzodiazepínicos aumentam o risco de comprometimento, *delirium*, quedas, fraturas e distúrbios. Potentes causadores de acidentes em idosos	Evitar uso	Alto	Forte
Alprazolam				
Estazolam				
Lorazepam				

(continua)

Tabela 1 Critérios de Beers – Medicamentos potencialmente não recomendados para idosos (MPI) *(continuação)*

Classe terapêutica, sistema e categorias	Fundamentação	Recomendação	Qualidade da evidência	Força de recomendação
Ação longa: Clorazepato Clordiazepóxido (isolado ou em combinação com amitriptilina ou clidínio) Clonazepam Diazepam Flurazepam	Podem ser apropriados para distúrbios convulsivos, distúrbios do sono, dos movimentos dos olhos, desmame de benzodiazepínicos, desmame do etanol, transtorno grave de ansiedade generalizada, anestesia	Evitar uso	Alto	Forte
Outros				
Meprobamato	Alta taxa de dependência física, alto potencial sedativo	Evitar uso	Moderado	Forte
Agonistas dos receptores hipnóticos Zolpidem Zaleplona	Os agonistas dos receptores benzodiazepínicos apresentam eventos semelhantes aos dos benzodiazepínicos em idosos (p. ex., *delirium*, quedas, fraturas), aumento da procura ao serviço de emergência e hospitalizações, acidentes com veículos motorizados, pouca melhora na latência e na duração do sono	Evitar uso	Moderado	Forte

(continua)

Tabela 1 Critérios de Beers – Medicamentos potencialmente não recomendados para idosos (MPI) *(continuação)*

Classe terapêutica, sistema e categorias	Fundamentação	Recomendação	Qualidade da evidência	Força de recomendação
Mesilatos ergoloides	Falta de eficácia	Evitar uso	Alto	Forte
Alcaloides derivados do ergot desidrogenados				
Isoxsuprina				
Sistema endócrino				
Andrógenos	Potenciais causadores de problemas cardíacos. O uso é contraindicado para homens com câncer de próstata	Evitar uso, exceto com indicação para confirmação de hipogonadismo com sintomas clínicos	Moderado	Fraco
Metiltestosterona				
Testosterona				
Outros				
Tireoide dissecada	Atentar-se sobre os efeitos cardíacos. Recomendado para melhor segurança, outras alternativas disponíveis	Evitar uso	Baixo	Forte

(continua)

Tabela 1 Critérios de Beers – Medicamentos potencialmente não recomendados para idosos (MPI) *(continuação)*

Classe terapêutica, sistema e categorias	Fundamentação	Recomendação	Qualidade da evidência	Força de recomendação
Estrogênios com ou sem progestinas	Evidência de potencial carcinogênico (mama e endométrio). Comprovada falta de efeito cardioprotetor e de proteção cognitiva para idosas Evidências indicam que o uso de estrogênios vaginais para o tratamento da ressecamento vaginal são seguros e eficazes. Mulheres com histórico de câncer de mama que não respondem a terapias não hormonais são aconselhadas a discutir os riscos e os benefícios da utilização de baixas doses de estrogênio vaginal (dosagens de estradiol < 25 lg duas vezes por semana)	Evitar contato. Uso tópico, com apresentações: creme vaginal ou comprimidos. Pode ser aceitável o uso de estrogênio intravaginal em baixas doses com vigilância para controle da dispareunia. Baixo risco para infecção urinária e outros sintomas	Oral e curativo: alto Creme vaginal ou comprimidos: moderado	Oral e curativo: forte Creme vaginal tópico ou comprimidos: fraco
Hormônio de crescimento	Pequeno impacto na composição corporal. Associado a edema, artralgia, síndrome do túnel do carpo, ginecomastia, além de glicemia de jejum alterada	Evitar uso, exceto como reposição hormonal após a remoção da glândula pituitária	Alto	Forte

(continua)

Classe terapêutica, sistema e categorias	Fundamentação	Recomendação	Qualidade da evidência	Força de recomendação
Insulina (escala móvel)	Maior risco de hipoglicemia sem melhora no controle da hiperglicemia; refere-se ao uso exclusivo de insulinas de ação curta ou rápida para evitar hiperglicemia na ausência de insulina de ação prolongada; não se aplica à titulação de insulina basal ou uso adicional de insulina de curta ou rápida ação em conjunto com a insulina de correção	Evitar uso	Moderado	Forte
Megestrol	Mínimo efeito sobre o peso; aumenta o risco de eventos trombóticos e possível morte de idosos	Evitar uso	Moderado	Forte
Silfonilureia de longa duração: clorpropamida	Meia-vida prolongada em idosos; pode causar hipoglicemia prolongada; causa síndrome da secreção inadequada do hormônio antidiurético (ADH)	Evitar uso	Alto	Forte
Glibenclamida	Maior risco de hipoglicemia grave prolongada em idosos	Evitar uso	Alto	Forte

(continua)

Tabela 1 Critérios de Beers – Medicamentos potencialmente não recomendados para idosos (MPI) *(continuação)*

Classe terapêutica, sistema e categorias	Fundamentação	Recomendação	Qualidade da evidência	Força de recomendação
Sistema gastrointestinal				
Metoclopramida	Pode causar efeitos extrapiramidais, incluindo discinesia tardia; risco pode ser maior para idosos frágeis	Evitar uso, exceto com indicação para gastroparesia	Moderada	Forte
Óleo mineral (oral)	Risco em potencial para aspiração. Os efeitos adversos são alternativos, existindo outras alternativas seguras disponíveis	Evitar uso	Moderado	Forte
Inibidores de bomba de prótons	Risco de infecção por *Clostridium difficile*; fraqueza de ossos (osteoporose) e risco de fraturas	Evitar uso prolongado por mais de 8 semanas, exceto para pacientes de alto risco (p. ex., em uso de corticosteroides ou uso crônico de AINH), esofagite erosiva, esofagite de Barrett, condição de hipersecreção patológica ou necessidade comprovada de acompanhamento do tratamento	Alto	Forte

(continua)

Classe terapêutica, sistema e categorias	Fundamentação	Recomendação	Qualidade da evidência	Força de recomendação
Analgésicos				
Meperidina	Analgésico oral não eficaz em dosagens frequentemente utilizadas. Pode apresentar maior risco de neurotoxicidade, incluindo o *delirium*, que outros opioides. Há alternativas seguras disponíveis	Evitar uso, especialmente em indivíduos com doença renal crônica	Moderado	Forte
Anti-inflamatórios não esteroidais (não seletivos)	Aumenta o risco para sangramento gastrointestinal e úlceras	Evitar uso	Moderada	Forte
Ácido acetilsalicílico (dose maior que 325 mg/dia)				
Etodolaco				
Cetoprofeno				
Ibuprofeno				
Fenoprofeno				
Meloxicam				
Ácido mefenâmico				
Naproxeno				
Piroxicam				

(continua)

Tabela 1   Critérios de Beers – Medicamentos potencialmente não recomendados para idosos (MPI) *(continuação)*

Classe terapêutica, sistema e categorias	Fundamentação	Recomendação	Qualidade da evidência	Força de recomendação
Relaxantes musculares				
Ciclobenzaprina	A maioria dos relaxantes musculares não é bem tolerada pelos idosos em razão dos efeitos anticolinérgicos, sedação, risco de fraturas. As doses toleradas pelos idosos são questionáveis	Evitar uso	Moderada	Forte
Carisoprodol				
Clorzoxazona				
Metcarbamol				
Orfenadrina				
Outros				
Indometacina	Aumenta o risco de sangramento gastrointestinal, úlceras e lesões renais, principalmente na exposição à indometacina	Evitar uso	Moderada	Forte
Trometamol cetorolaco				
Aparelho geniturinário	Alto risco de hiponatremia	Evitar tratamento de noctúria ou poliúria noturna	Moderado	Forte
Desmopressina				

Por fim, ressalta-se que foi realizada uma revisão da lista de Beers de 2015, de acordo com a disponibilidade dos medicamentos no Brasil, esperando, assim, minimizar os danos decorrentes da terapêutica medicamentosa nessa população que faz uso da polifarmácia.

Isso torna possível a pesquisa por parte dos usuários na decisão farmacoterapêutica, bem como no monitoramento da terapêutica escolhida, uma vez que essa ferramenta tem como finalidade precípua contribuir para a escolha racional dos medicamentos.

BIBLIOGRAFIA

Acurcio FA, Silva AL, Ribeiro AQ, Rocha NP, Silveira MR, Klein CH, Rozenfeld S. Complexidade do regime terapêutico prescrito para idosos. Rev Assoc Med Bras. 2009;4(55):468-74.

American Geriatrics Society. 2015 Beers Criteria Updated Expert Panel. American Geriatrics Society 2015 Updated Beers Criteria for Potentially Inappropriate Medication Use in Older Adults. New York, 2015.

Bueno CS, Oliveira KR. Medicamentos potencialmente inapropriados para idosos: inclusão na relação municipal de medicamentos essenciais de Ijuí-RS. Rev Contexto Saúde. 2011;10(20):299-308.

Cardoso DM, Piloto JAR. Atenção farmacêutica ao idoso: uma revisão. Braz J Surg Clin Res. 2014;9(1):60-6.

Cassoni TCJ. Uso de medicamentos potencialmente inapropriados por idosos do município de São Paulo – Estudo SABE – Saúde, Bem-estar e Envelhecimento. 2011. Disponível em: http://www.fsp.usp. br/sabe/Teses/Teresa%20Cassoni.pdf [Acesso em: 5 maio 2018].

Gokula M, Holmes HM. Tools to reduce polypharmacy. Clinics in geriatric medicine. 2012;28(2):323-41.

Melchiors AC, Correr CJ, Fernández-Llimos F. Medication Regimen Complexity Index. Arq Bras Cardiologia. 2007;89(4):191-6.

Meneses ALL, Sá MLB. Atenção farmacêutica ao idoso: fundamentos e propostas. São Paulo: Sociedade Brasileira de Geriatria e Gerontologia; 2010.

Oliveira MG, Amorim WW, Oliveira CRB, Coqueiro HL, Gusmão LC, Passos LC. Consenso Brasileiro de Medicamentos Potencialmente Inapropriados para Idosos. Geriatr Gerontol Aging. 2016;10(4):168-81.

Reis WCT, ScopelI CP, CorrerII CJ, Andrzejevski VMS. Análise das intervenções de farmacêuticos clínicos em um hospital de ensino terciário do Brasil. Einstein. 2013;2(11):190-6.

Teixeira JTP. Polimedicação no idoso. 2014. [Dissertação]. Coimbra: Faculdade de Medicina da Universidade de Coimbra; 2014.

Zimerman GI. Velhice: aspectos biopsicossociais. Porto Alegre: Artmed; 2000.

Por fim, ressalta-se que foi realizada uma abreviada revisão da lista de Beers de 2015, de acordo com a disponibilidade dos medicamentos no Brasil, esperando, assim, minimizar os danos decorrentes da terapêutica medicamentosa nessa população que faz uso de polifarmácia.

Isso torna possível a pesquisa por parte dos usuários na decisão farmacoterapêutica, bem como no monitoramento da terapêutica escolhida, uma vez que essa ferramenta tem como finalidade precípua contribuir para a escolha racional dos medicamentos.

BIBLIOGRAFIA

Aguiar FA, Silva AL, Ribeiro AA, Rocha NP, Silveira MR, Klein CH, Rozenfeld S. Complexidade do regime terapêutico prescrito para idosos. Rev Assoc Med Bras. 2009;(55):468-74.

American Geriatrics Society 2015 Beers Criteria Update Expert Panel. American Geriatrics Society 2015 Updated Beers Criteria for Potentially Inappropriate Medication Use in Older Adults. New York, 2015.

Baeno CS, Oliveira KR. Medicamentos potencialmente inapropriados para idosos incluídos na relação municipal de medicamento essenciais de Ijuí RS. Rev Contexto-Saúde. 2011;12(20):295-308.

Cardoso DM, Pilon IAR. A ação farmacêutica no idoso: uma revisão. Braz J Surg Clin Res 2013;2(1):60-4.

Gavioli ECL. Uso de medicamentos potencialmente inapropriados por idosos do município de São Paulo - estudo SABE - Saúde, bem-estar e envelhecimento. 2011. Disponível em: http://www.fsp.usp.br/sabe/brasil/areas/2002sabe.pdf. [Acesso em 6 mar. 2018].

Cahill M, Holmes HM. Tools to reduce polypharmacy. Clinics in geriatric medicine. 2012;28(2):323-41.

Michocki RJ, Lamy PP, Hanlon JT, Medication Regimen Complexity Index. Arch Fam Pract Cardiologia. 2008;(9):1191-6.

Menezes AL, Sá MLB. Atenção farmacêutica ao idoso: fundamentos e propostas. São Paulo: Sociedade Brasileira de Geriatria e Gerontologia; 2010.

Oliveira MG, Amorim WW, Oliveira CRB, Coqueiro HL, Gusmão LC, Passos LC. Consenso brasileiro de Medicamentos Potencialmente Inapropriados para idosos. Geriatr Gerontol Aging. 2016;10(4):168-81.

Reis WCT, Scopel CR, Correr LJC, Andrzejevski VMS. Análise das intervenções de farmacêuticos clínicos em um hospital de ensino terciário do Brasil. Einstein. 2013;11(2):190-6.

Teixeira LFR. Polimedicação no idoso. 2011 [Dissertação]. Coimbra: Faculdade de Medicina da Universidade de Coimbra; 2011.

Zimerman GI. Velhice: aspectos biopsicossociais. Porto Alegre: Artmed 2000.

3

Medicamentos

Este capítulo traz tabelas práticas para administração de drogas vasoativas com 487 medicamentos, relacionados em ordem alfabética de A a Z, trazendo as informações conforme a Figura 1.

nome genérico Nome comercial® apresentação	Contraindicado Com ajuste de dose Sem ajuste de dose	Contraindicado Com ajuste de dose Sem ajuste de dose	A B C D X	Contraindicado Uso criterioso Compatível	MPI? Sim Não
Classificação terapêutica					
Posologia					
Administração parenteral					
Função hepática					
Função renal					
Interações medicamentosas					
Reações adversas					
Precauções					
Contraindicações					
Observações					

Figura 1 Esquema de apresentação dos medicamentos neste Guia.

A

acarbose
Glucobay®
comp 25, 50 e 100 mg

Sem ajuste de dose	Contraindicado	B	Uso criterioso	MPI? Não

Classificação terapêutica: inibidor da alfaglucosidase

Posologia:
- DM tipo 2: iniciar com 25 mg, 3x/dia; depois, 50 mg, 3x/dia (máximo: 50 mg, 3x/dia, se peso < 60 kg ou 100 mg, 3x/dia, se peso > 60 kg); tomar no início das refeições

Função hepática: pode ocorrer aumento das transaminases; há relatos de hepatite fulminante com desfecho fatal; ajuste de dose não é necessário; recomenda-se controle enzimático mensal durante os 6 primeiros meses após o início do tratamento e, depois, a intervalos regulares

Função renal: ClCr > 25 mL/min – ajuste de dose não é necessário; ClCr < 25 mL/min – uso não recomendado para pacientes com creatinina sérica > 2 mg/mL

Interações medicamentosas: digoxina, betabloqueadores (propranolol, metoprolol, timolol, nadolol, pindolol, atenolol, labetalol, acebutolol, betaxolol, levobunolol, esmolol, carteolol, bisoprolol, sotalol, metipranolol, carvedilol, nevibolol), glucomannan, inibidores da monoaminoxidase (tranilcipromina, selegilina, azul de metileno, furazolidona, moclobemida, linezolida, rasagilina), *psyllium*, varfarina

Reações adversas:
- Dermatológicas: eritema, urticária
- Neurológicas: cefaleia, sonolência, vertigem
- Musculoesqueléticas: fraqueza
- Gastrointestinais: diarreia (33%), dor abdominal (21%) e flatulência (77%), que tendem a retornar aos níveis pré-tratamento com o uso contínuo; desconforto gastrointestinal grave – na presença desses efeitos, recomenda-se redução da dose

Precauções: uso concomitante com adsorventes intestinais (p. ex., carvão); uso concomitante com produtos à base de enzimas que degradam carboidratos (p. ex., amilase)

Contraindicações: cetoacidose diabética; cirrose; enteropatia inflamatória; enteropatias crônicas associadas a distúrbios de digestão ou absorção; úlcera colônica; obstrução intestinal

aceclofenaco

Proflam®

comp rev 100 mg, crem derm 15 mg/g

    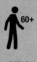

| Precaução | Precaução | C | Uso criterioso | MPI? Não |

Classificação terapêutica: anti-inflamatório e antirreumático não esteroidal

Posologia:
- Tratamento anti-inflamatório: 100 mg, VO, 2x/dia

Função hepática: histórico de disfunção hepática – uso com precaução

Função renal: disfunção renal – uso com precaução

Interações medicamentosas: antidepressivos tricíclicos (nortriptilina, imipramina, amitriptilina, clomipramina), inibidores seletivos da recaptação de serotonina e norepinefrina (venlafaxina, sibutramina, duloxetina, desvenlafaxina), inibidores seletivos da recaptação da serotonina (fluoxetina, fluvoxamina, paroxetina, sertralina, citalopram, escitalopram, vilazodona), ciclosporina, diuréticos poupadores de potássio (espironolactona, amilorida, triantereno, eplerenona), heparina de baixo peso molecular (enoxaparina, dalteparina, nadroparina, bemiparina, reviparina), tacrolimo, diuréticos tiazídicos (diazóxido, hidroclorotiazida, clortalidona, indapamida, clopamida), diuréticos de alça (furosemida, bumetanida), ciprofloxacino, inibidores do receptor de angiotensina e inibidores da enzima conversora de angiotensina (captopril, enalapril, lisonopril, ramipril, quinapril, cilazapril, benazepril, fosinopril, perindopril, trandolapril, losartana, espirapril, irbesartana, valsartana, eprosartana, delapril, telmisartana, candesartana, olmesartana, azilsartana), betabloqueadores (propranolol, metoprolol, timolol, nadolol, pindolol, atenolol, labetalol, acebutolol, betaxolol, levobunolol, esmolol, carteolol, bisoprolol, sotalol, metipranolol, carvedilol, nevibolol), colestiramina

Reações adversas:
- Dermatológicas: eritema, prurido
- Gastrointestinais: dispepsia (7,5%), dor abdominal (6,2%), náusea e diarreia (1,5%)

Precauções: antecedentes de ulceração gastrointestinal, sangramento ou perfuração; hipertensão arterial ou doenças cardíacas agravadas pela retenção de líquidos e edema; infecção preexistente; histórico de defeitos de coagulação

Contraindicações: rinite; urticária; asma; reações alérgicas ao ácido acetilsalicílico ou a outros AINH

acetazolamida

Diamox®

comp 250 mg

Contraindicado	Contraindicado	C	Compatível	MPI? Não

Classificação terapêutica: inibidor da anidrase carbônica

Posologia:
- Glaucoma de ângulo aberto: 125-250 mg, 2-4x/dia
- Glaucoma de ângulo fechado agudo: iniciar com 500 mg; depois, 125-250 mg, a cada 4 h
- Pseudotumor cerebral: 1-2 g/dia, 2-4x/dia (máximo: 4 g/dia)
- Alcalinização da urina: 5 mg/kg, 2-3x/dia

Função hepática: podem ocorrer icterícia colestática, insuficiência hepática, necrose hepática; insuficiência hepática grave – uso contraindicado

Função renal: ClCr > 50 mL/min – administrar a cada 6 h; ClCr de 10-50 mL/min – administrar a cada 12 h; ClCr < 10 mL/min – uso contraindicado; hemodiálise – 62,5-125 mg/dia, após diálise

Interações medicamentosas: sotalol, fenitoína, ácido aminolevulínico, ciclosporina

Reações adversas:
- Cardiovascular: rubor
- Dermatológicas: fotossensibilidade, necrólise epidérmica tóxica, reações cutâneas alérgicas, síndrome de Stevens-Johnson, urticária
- Hematológicas: agranulocitose, anemia aplástica, leucopenia, púrpura trombocitopênica, trombocitopenia
- Neurológicas: ataxia, cefaleia, confusão mental, convulsões, depressão, excitação, fadiga, febre, mal-estar, sonolência, tontura
- Musculoesqueléticas: paralisia flácida, parestesia
- Gastrointestinais: alteração do paladar, diarreia, diminuição do apetite, melena, náusea, vômito
- Endócrinas e metabólicas: acidose metabólica, desequilíbrio hidroeletrolítico, hiperglicemia, hipopotassemia, hipoglicemia, hiponatremia, retardo do crescimento (crianças)
- Geniturinários: cristalúria, glicosúria, hematúria, insuficiência renal, poliúria
- Ocular: miopia
- Auditivas: distúrbio da audição, zumbido
- Miscelânea: anafilaxia

Precauções: risco aumentado de desequilíbrio hidroeletrolítico e acidobásico na presença de obstrução pulmonar e/ou enfisema; insuficiência renal; DM; pacientes sensíveis às sulfonamidas também podem ser sensíveis à acetazolamida

Contraindicações: cirrose; hiponatremia; hipopotassemia; glaucoma; insuficiência adrenal; obstrução pulmonar grave

acetilcisteína					
Fluimucil®					60+
gran 100, 200 e 600 mg, sol spr nas 11,5 mg/mL, xpe 20 e 40 mg/mL, comp eferv 200 e 600 mg, sol inj 100 mg/mL	Sem ajuste de dose	Sem informações	B	Uso criterioso	MPI? Não

Classificação terapêutica: mucolítico

Posologia:
- Intoxicação por paracetamol: EV – ver "Administração parenteral"; VO – 140 mg/kg, nas primeiras 24 h após ingestão; depois, 70 mg/kg, a cada 4 h (total: 17 doses); repetir dose se ocorrer vômito após 1 h da administração

Administração parenteral (compatível – SF e SG5%): posologia e tempo de infusão dependem da indicação; uso como antídoto para intoxicação por paracetamol – dose de ataque de 150 mg/kg, em 200 mL de solução, infundida em 60 min; a 1ª dose de manutenção recomendada é de 50 mg/kg, em 500 mL, por 4 h, e a última é de 100 mg/kg, em 1.000 mL, por 16 h; outras finalidades – pode ser administrada por injeção lenta após diluição em 10 mL
Obs.: coloração rosa não significa perda de atividade; estabilidade de 24 h em TA

Função hepática: ajuste de dose não é necessário

Função renal: não há informações disponíveis

Interações medicamentosas: fármacos antitussígenos, nitroglicerina

Reações adversas:
- Cardiovasculares: EV – angioedema (2-8%), vasodilatação (1-6%), hipotensão arterial (1-4%), taquicardia (1-4%), síncope (1-3%), pressão torácica (1%), rubor (1%)
- Dermatológicas: EV – prurido com erupção cutânea e vasodilatação (2-9%), urticária (2-7%), erupção cutânea (1-5%), prurido (1-3%)
- Neurológicas: inalatória – calafrios, febre, sonolência; EV – disforia (< 1-2%)
- Respiratórias: inalatória – broncoespasmo, hemoptise; EV – broncoespasmo (1-6%), tosse (1-4%), dispneia (< 1-3%), constrição orofaríngea (1%), faringite (1%), rinorreia (1%), roncos (1%)
- Musculoesquelética: EV – transtorno da marcha (< 1-2%)
- Gastrointestinais: inalatória – estomatite, náusea, vômito; EV – náusea (1-10%), vômito (< 1-10%)
- Locais: irritação, sensação de picada na face após nebulização
- Auditiva: EV – otalgia (1%)
- Ocular: EV – dor ocular (< 1-3%)

(continua)

- Miscelânea: inalatória – odor desagradável durante a administração, pele úmida, sensibilização adquirida (rara); EV – reação anafilactoide (~ 17%; relatada como grave em 1% ou moderada em 10% dos pacientes nos 15 min que sucedem a 1ª infusão; grave em 1% ou leve a moderada em 6-7% dos pacientes após infusão de 60 min)

Precauções: asma ou histórico de broncoespasmo; peso < 40 kg – ajuste hídrico total para evitar a sobrecarga de líquidos (EV); encefalopatia decorrente da insuficiência hepática – interromper a terapia para evitar administração de ainda mais substâncias nitrogenadas (VO); restrição de fluidos – ajuste hídrico total para evitar sobrecarga de líquidos (EV); deve ser usada com cautela em pacientes com úlcera péptica e em idosos debilitados com insuficiência respiratória grave

aciclovir

Zovirax®; Aciclovir®

pom oft 0,03 g/g, comp 200 mg e 400 mg, pó liof sol inj 250 mg, crem derm 50 mg/g

Sem ajuste de dose	Com ajuste de dose	B	Compatível	MPI? Não

Classificação terapêutica: antiviral

Posologia:
- Herpes simples genital/mucocutâneo: 1º episódio grave – 5-10 mg/kg/dose, EV, a cada 8 h, por 2-7 dias; depois, VO, até completar 10 dias; 1º episódio leve a moderado – 400 mg, 3x/dia, ou 200 mg, 5x/dia, por 7-10 dias; recorrência – 400 mg, 3x/dia, por 5 dias (imunocomprometido – 10 dias), ou 800 mg, 3x/dia, por 2 dias, ou 200 mg, 5x/dia, por 5 dias
- Varicela-zóster: 800 mg, VO, 5x/dia, por 5-7 dias; iniciar nas primeiras 24 h do início do *rash*; imunocomprometido – 10-20 mg/kg/dose, EV, 3x/dia, por 7 dias
- Encefalite herpética: 10 mg/kg, EV, a cada 8 h, por 10 dias

Obs.: utilizar peso ideal para obesos para cálculo das doses

Função hepática: pode ocorrer hepatite (< 14%); disfunção hepática – ajuste de dose não é necessário

Função renal:
- ClCr > 50 mL/min – ajuste de dose não é necessário; ClCr de 25-50 mL/min – administrar EV a cada 12 h; ajuste de dose não é necessário para administração VO; ClCr de 10-24 mL/min – administrar EV a cada 24 h; em esquemas VO, 800 mg/dia, administrar a cada 8 h; ClCr < 10 mL/min – reduzir dose EV em 50% e administrar a cada 24 h
- Regime de dose de 200 mg, VO, 5x/dia: ClCr > 10 mL/min/1,73 m^2 – ajuste de dose não é necessário; ClCr < 10 mL/min/1,73 m^2 – reduzir o regime posológico para 200 mg, VO, a cada 12 h

(continua)

- Hemodiálise: administrar a dose EV a cada 24 h; ajustar esquema de dosagem de modo que 1 dose adicional seja administrada após cada sessão de diálise
- Diálise peritoneal: administrar a dose EV a cada 24 h; dose suplementar após a diálise não é necessária
- Diálise peritoneal ambulatorial contínua, herpes-zóster ou varicela: 600 ou 800 mg, VO, 1x/dia

Administração (compatível – SF, SG5%, SG5% em NaCl a 0,2, 0,45 e 0,9% e solução de Ringer lactato): reconstituir 250 mg com 10 mL de AD ou SF; não deve ser administrado em *bolus* ou injeção rápida, apenas como infusão EV; pode ser diluído em SG5% ou SF até concentração ≤ 7 mg/mL e ser infundido ao longo de 1 h
Obs.: usar a solução reconstituída em 12 h ou, caso tenha sido diluída, em 24 h

Interações medicamentosas: micofenolato de mofetila, ácido valproico, fenitoína, micofenolato de sódio

Reações adversas:
- Dermatológicas: erupção cutânea (2%), prurido (2%), urticária (2%), dor leve, sensação de queimação ou picada (pomada: 30%), prurido (pomada: 4%)
- Hematológica: aumento das provas de função hepática (1-2%)
- Neurológicas: mal-estar (12%), cefaleia (2%)

Precauções: síndrome hemolítico-urêmica; púrpura trombocitopênica trombótica

Contraindicações: anormalidades neurológicas

ácido acetilsalicílico					
Ácido acetilsalicílico®; Aspirina®; Aspirina Prevent®; Buferin Cardio®	Contraindicado	Contraindicado	C/D	Contraindicado	MPI? Sim
comp 100 mg; comp 500 mg, comp eferv 500 mg; comp rev 100 e 300 mg; comp rev 81 mg					

Classificação terapêutica: analgésico e antipirético

Posologia:
- Síndrome coronariana aguda: inicial com 162-325 mg (mastigar comprimido não revestido antes de engolir)
- AVC isquêmico/acidente isquêmico transitório: iniciar com 160-325 mg nas primeiras 48 h; não administrar nas primeiras 24 h se for realizada trombólise (alteplase)
- Prevenção cardiovascular (IAM, AVC, tromboembolismo em fibrilação atrial, obstrução arterial periférica): 75-325 mg/dia (comumente, 100 mg/dia)
- Crianças: 100 mg/kg de peso a cada 24 h
- Dor e febre: 0,5-1 g a cada 4 h (dose máxima: 3-6 g/dia)
- Dor ou febre: 300-600 mg, a cada 4 ou 6 h (máximo: 4 g/dia)
- Artrite, pericardite: 2,6-5,4 g/dia, 4-6x/dia
- Anti-inflamatório: dose individualizada

Função hepática: podem ocorrer elevação de transaminases e hepatotoxicidade; insuficiência hepática grave – uso contraindicado

Função renal: podem ocorrer elevação de creatinina sérica, elevação de BUN, insuficiência renal, necrose papilar, nefrite intersticial e proteinúria; ClCr < 10 mL/min – uso contraindicado; diálise – dose de manutenção recomendada após a hemodiálise

(continua)

Interações medicamentosas: antidepressivos tricíclicos (nortriptilina, imipramina, amitriptilina, clomipramina), ciclosporina, inibidores seletivos da recaptação da serotonina (fluoxetina, fluvoxamina, paroxetina, sertralina, citalopram, escitalopram, vilazodona), dipirona, medicamentos antiplaquetários, diuréticos poupadores de potássio (espironolactona, amilorida, triantereno, eplerenona), venlafaxina, ticlopidina, vacina contra vírus varicela, nefazodona, tirofibana, tacrolimo, ibuprofeno, diuréticos tiazídicos (diazóxido, hidroclorotiazida, clortalidona, indapamida, clopamida), duloxetina, milnaciprana, metotrexato, diuréticos de alça (furosemida, bumetanida), delapril, enalapril, estreptoquinase, captopril, lisinopril, betabloqueadores (propranolol, metoprolol, timolol, nadolol, pindolol, atenolol, labetalol, acebutolol, betaxolol, levobunolol, esmolol, carteolol, bisoprolol, sotalol, metipranolol, carvedilol, nevibolol), tenecteplase, triancinolona, metilprednisolona, dexametasona, prednisona, nitroglicerina, ácido valproico, cortisona, prednisolona, betametasona, probenecida

Reações adversas:
- Cardiovasculares: disritmias, edema, hipotensão arterial, taquicardia
- Dermatológicas: angioedema, erupção cutânea, urticária
- Hematológicas: anemia, anemia ferropriva, anemia hemolítica, coagulação intravascular disseminada, coagulopatia, prolongamento do TP, sangramento, trombocitopenia
- Neurológicas: agitação, cefaleia, coma, confusão mental, edema cerebral, fadiga, hipertermia, insônia, letargia, nervosismo
- Respiratórias: alcalose respiratória, asma, broncoespasmo, dispneia, edema laríngeo, edema pulmonar não cardiogênico, hiperpneia, taquipneia
- Musculoesqueléticas: rabdomiólise, fraqueza, destruição do acetábulo
- Gastrointestinais: ulceração gastrointestinal (6-31%), azia, desconforto epigástrico, dispepsia, eritema gástrico, erosões gástricas, gastralgia, náusea, úlceras duodenais, vômito
- Auditivas: perda da audição, zumbido
- Endócrinas e metabólicas: acidose, desidratação, hiperpotassemia, hiperglicemia, hipernatremia, hipoglicemia (crianças)
- Miscelânea: anafilaxia, baixo peso ao nascer, fetos natimortos, gestação e trabalho de parto prolongados, sangramento periparto, síndrome de Reye

Precauções: distúrbios hemorrágicos; uso de álcool (≥ 3 doses/dia); sintomas gastrointestinais; úlcera péptica

Contraindicações: crianças e adolescentes com varicela ou sintomas de gripe (risco de síndrome de Reye); asma, rinite e pólipos nasais; úlceras gastroduodenais; riscos hemorrágicos; trombocitopenia

ácido aminocaproico

Ipsilon®

comp 500 mg, sol inj 50 e 200 mg/mL

Sem informações	Com ajuste de dose	C	Uso criterioso	MPI? Não
				60+

Classificação terapêutica: antifibrinolítico

Posologia:
- Sangramento agudo: 4-5 g, EV, 1x; depois, 1 g/h, por 8 h ou até controle do sangramento (máximo: 30 g/dia)
- Sangramento oral: 50-60 mg/kg, VO, 4-6x/dia

Administração parenteral (compatível – SF, SG5% e solução de Ringer lactato): deve ser administrado exclusivamente EV, com velocidade máxima de 50 mg/min; pode ser administrado por injeção direta em casos graves, ou diluído e infundido; o volume de diluição depende da necessidade/restrição hídrica do paciente
Obs.: é uma molécula estável e, em condições estéreis, a solução é estável para o tempo de infusão necessário

Função hepática: não há informações disponíveis

Função renal: podem ocorrer insuficiência (rara) e mioglobinúria (rara); insuficiência renal e/ou oligúria – reduzir a dose em 15-25%

Interação medicamentosa: tretinoína

Reações adversas:
- Cardiovasculares: arritmia, bradicardia, hipotensão arterial, isquemia periférica, síncope, trombose
- Dermatológicas: erupção cutânea, prurido
- Hematológicas: agranulocitose, aumento do tempo de sangramento, leucopenia, trombocitopenia
- Neurológicas: AVC, alucinações, cefaleia, confusão mental, crise convulsiva, delírio, fadiga, hipertensão intracraniana, mal-estar, tontura
- Respiratórias: congestão nasal, dispneia, embolia pulmonar
- Musculoesqueléticas: aumento da CPK, fraqueza, mialgia, miopatia, miosite, rabdomiólise (rara)
- Auditiva: zumbido
- Geniturinária: ejaculação seca
- Oftálmicas: lacrimejamento, redução da visão
- Gastrointestinais: náuseas, diarreia, vômito

Precauções: evitar uso concomitante com concentrados do complexo do fator IX ou anti-inibidor de coagulação; risco de fraqueza muscular, necrose da fibra muscular e rabdomiólise com administração prolongada; risco aumentado de obstrução renal e trombose capilar glomerular em hemorragia de trato urinário alto; hipovolemia; hemofilia; doença cardíaca

Contraindicações: coagulação intravascular disseminada; gravidez/hematúria oriunda do trato urinário superior; doença cardíaca, hepática ou renal; predisposição a trombose

ácido aminocaproico

ácido folínico Leucovorin® comp 15 mg, amp 3 mg, FA 50 mg	 Sem informações	 Sem informações	 C	 Uso criterioso	 MPI? Não

Classificação terapêutica: agente desintoxicante para tratamento citostático

Posologia:
- Adjuvante na quimioterapia com fluorouracila: 20 mg/m²/dia (dose baixa) ou 200 mg/m²/dia (dose alta), por 5 dias
- Após alta dose de metotrexato: 15 mg (10 mg/m²), VO, EV ou IM, a cada 6 h, por 10 doses; iniciar 24 h após o início do metotrexato (máximo: 25 mg/dose)

Administração parenteral: IM ou infusão e injeção EV (compatível: SG5% e SF); reconstituir 50 mg do FA em 5 mL de AD; em doses elevadas ou *overdose* de metotrexato, pode ser administrado por infusão EV, 75 mg, dentro de 12 h, seguido de 12 mg, IM, a cada 6 h, para 4 doses; EV – administrar ao longo de vários minutos, em razão do alto conteúdo de cálcio (máximo: equivalente a 160 mg/mL de ácido folínico) Obs.: após reconstituído, deve ser utilizado imediatamente, com tempo de infusão de 4 min; soluções diluídas têm estabilidade de 24 h

Função hepática: não há informações disponíveis

Função renal: não há informações disponíveis

Ajuste de dose:
- Osteossarcoma, metotrexato em alta dose: eliminação do metotrexato normal (nível de metotrexato sérico de 10 mcmol em 24 h após a administração, 1 mcmol às 48 h e < 0,2 mcmol às 72 h) – 15 mg, EV, IM ou VO, a cada 6 h, por 60 h (total: 10 doses); atraso na eliminação do metotrexato tardia (nível de metotrexato sérico > 0,2 mcmol às 72 h e > 0,05 mcmol às 96 h) – 15 mg, EV, IM ou VO, a cada 6 h, até que o nível de metotrexato caia para < 0,05 mcmol; atraso na eliminação precoce de metotrexato e/ou evidência de injúria renal aguda (nível sérico de metotrexato de 50 mcmol após > 24 h, ou ≥ 5 mcmol em 48 h, ou a 100%, ou maior aumento do nível de creatinina sérica em 24 h após a administração) – 150 mg, EV, a cada 3 h, até que o nível de metotrexato caia para < 1 mcmol; e, em seguida, 15 mg, EV, a cada 3 h, até que o nível de metotrexato fique < 0,05 mcmol (menos grave do que as anormalidades descritas anteriormente, estende-se por mais 24 h (total: 14 doses por > 84 h) em cursos posteriores)
- Câncer colorretal, paliativo, com 5-fluorouracil (hematológica moderada ou toxicidade gastrointestinal em curso de tratamento prévio) – reduzir a dose diária de 5-fluorouracil em 20% no curso subsequente de tratamento; ajuste da dose necessário para leucovorina

(continua)

- Câncer colorretal, paliativo, com 5-fluorouracil (hematológica grave ou toxicidade gastrointestinal em curso de tratamento prévio): reduzir a dose diária de 5-fluorouracil em 30% no curso subsequente de tratamento; ajuste da dose necessário para leucovorina
- Câncer colorretal, paliativo, com 5-fluorouracil (nenhuma toxicidade em curso de tratamento prévio): pode-se aumentar a dose diária de 5-fluorouracil em 10% no curso subsequente de tratamento; ajuste da dose necessário para leucovorina

Interações medicamentosas: sulfametoxazol + trimetoprima

Reações adversas:
- Dermatológicas: eritema, erupção cutânea, prurido, urticária
- Hematológica: trombocitose
- Miscelânea: reações anafiláticas

Precauções: porfiria; neonatos; idosos; vômito; estomatite; convulsões

Contraindicações: anemia megaloblástica decorrente de deficiência de vitamina B12; anemia perniciosa decorrente de deficiência de vitamina B12; insuficiência renal

ácido fusídico

Verutex®

crem derm 20 mg/g

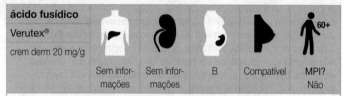

Sem informações | Sem informações | B | Compatível | MPI? Não

Classificação terapêutica: antibiótico para uso tópico

Posologia:
- Infecções cutâneas: aplicar na região afetada, 2-3x/dia, por 7 dias

Função hepática: pode ocorrer icterícia; disfunção hepática – não há informações disponíveis

Função renal: não há informações disponíveis

Interações medicamentosas: sem interações conforme bula Anvisa

Reações adversas:
- Cardiovasculares: edema (membros inferiores), tromboflebite, venoespasmo
- Dermatológicas: erupção cutânea, prurido
- Neurológicas: cefaleia, distúrbios psíquicos, tontura
- Gastrointestinais: anorexia, desconforto epigástrico, diarreia, dispepsia, náusea, vômito
- Locais: reações no local da injeção (hiperemia, irritação)
- Oculares: visão turva, edema palpebral, lacrimejamento, sensação passageira de picada, turvamento passageiro da visão

Precaução: uso prolongado ou recorrente pode aumentar o risco de desenvolver resistência bacteriana

ácido mefenâmico Ponstan® comp 500 mg					
	Com ajuste de dose	Contraindicado	C	Compatível	MPI? Sim

Classificação terapêutica: anti-inflamatório e antirreumático não esteroidal

Posologia:
- Dor leve a moderada/dismenorreia: inicial com 500 mg; depois, 250 mg, a cada 6 h, se necessário, por no máximo 1 semana

Função hepática: podem ocorrer hepatite (< 2%) e icterícia; insuficiência hepática – ajuste de dose pode ser necessário em decorrência do aumento do risco de lesão hepática

Função renal: podem ocorrer aumento do risco de toxicidade e lesão renal, aumento do risco com o uso concomitante com diuréticos e com inibidores da enzima conversora da angiotensina; insuficiência renal – uso contraindicado

Interações medicamentosas: antidepressivos tricíclicos (nortriptilina, imipramina, amitriptilina, clomipramina), inibidores seletivos da recaptação de serotonina e norepinefrina (venlafaxina, sibutramina, duloxetina, desvenlafaxina), inibidores seletivos de recaptação da serotonina (fluoxetina, fluvoxamina, paroxetina, sertralina, citalopram, escitalopram, vilazodona), ciclosporina, diuréticos poupadores de potássio (espironolactona, amilorida, triantereno, eplerenona), heparina de baixo peso molecular (enoxaparina, dalteparina, nadroparina, bemiparina, reviparina), tacrolimo, diuréticos tiazídicos (diazóxido, hidroclorotiazida, clortalidona, indapamida, clopamida), diuréticos de alça (furosemida, bumetanida), inididores do receptor de angiotensina e inibidores da enzima conversora de angiotensina (captopril, enalapril, lisonopril, ramipril, quinapril, cilazapril, benazepril, fosinopril, perindopril, trandolapril, losartana, espirapril, irbesartana, valsartana, eprosartana, delapril, telmisartana, candesartana, olmesartana, azilsartana), betabloqueadores (propranolol, metoprolol, timolol, nadolol, pindolol, atenolol, labetalol, acebutolol, betaxolol, levobunolol, esmolol, carteolol, bisoprolol, sotalol, metipranolol, carvedilol, nevibolol)

Reações adversas:
- Auditiva: zumbido (1-10%)
- Dermatológicas (1-10%): erupção cutânea, prurido
- Endócrinas e metabólicas (1-10%): retenção hídrica
- Gastrointestinais (1-10%): azia, cólicas abdominais, indigestão ou náusea; constipação; desconforto, cólica ou dor abdominal; diarreia; dispepsia; flatulência; gastrite; úlcera gástrica ou duodenal com sangramento ou perfuração; vômito
- Hematológica (1-10%): sangramento
- Neurológicas: cefaleia, nervosismo, tontura (3-9%)

(continua)

Precauções: doença cardiovascular – aumento do risco de eventos cardiovasculares trombóticos graves, IAM e AVC; aumento do risco de eventos adversos gastrointestinais graves (sangramento, ulceração, perfuração do estômago ou intestinos) em idosos; aumento do risco de ulceração, sangramento ou perfuração do estômago ou do intestino com tabagismo, uso de álcool, mau estado geral de saúde, uso concomitante com ácido acetilsalicílico, corticosteroides e anticoagulantes; asma – risco de grave broncoespasmo, potencialmente fatal; distúrbios da coagulação ou uso concomitante de agentes anticoagulantes podem ser adversamente afetados por inibição da agregação plaquetária; hemorragia gastrointestinal – aumento do risco de ulceração ou perfuração do estômago ou intestinos; pode ocorrer início ou exacerbação de hipertensão

Contraindicações: asma, urticária ou outra reação do tipo, ocorrida após administração de ácido acetilsalicílico ou outro AINH; inflamação crônica e/ou ulceração do trato gastrointestinal; idade < 14 anos

ácido nicotínico					
Metri® comp rev lib prol 500, 750 e 1.000 mg	Contraindicado	Precaução	C	Uso criterioso	MPI? Não

Classificação terapêutica: vasodilatador periférico

Posologia:
- DLP: liberação prolongada – iniciar com 500 mg/dia, por 4 semanas; depois, aumentar 500 mg, a cada 4 semanas, conforme efeito e tolerância; dose habitual de 1.000-2.000 mg, VO, 1x/dia; não mastigar
Obs.: ácido acetilsalicílico, 325 mg, 30 min antes da dose, pode reduzir o *flushing*

Função hepática: podem ocorrer hepatotoxicidade e necrose hepática; insuficiência hepática, doença hepática ativa e elevação inexplicada de transaminases – uso contraindicado; histórico de doença hepática e consumo de álcool – uso com precaução

Função renal: insuficiência renal – uso com precaução

Ajuste de dose: uso concomitante com estatina – não exceder 2.000 mg e 40 mg/dia de lovastatina ou sinvastatina, respectivamente

Interações medicamentosas: sinvastatina, niacina, lovastatina, rosuvastatina, varfarina

Reações adversas:
- Dermatológica: *flushing* (88%)
- Gastrointestinais: náusea (4-9%), vômito (2-9%)
- Muscular: rabdomiólise

Precauções: uso concomitante com anticoagulantes; diabete; predisposição para gota; angina instável

Contraindicações: úlcera péptica ativa; hemorragia; doença hepática

ácido tranexâmico Transamin® comp 250 mg, sol inj 50 mg/mL					
	Sem ajuste de dose	Com ajuste de dose	B	Uso criterioso	MPI? Não

Classificação terapêutica: anti-hemorrágico

Posologia:
- Profilaxia de sangramento, extração dentária: 10 mg/kg, EV, 3-4x/dia, por 2-8 dias
- Menorragia: 1.300 mg, VO, 3x/dia, durante menstruação (máximo: 5 dias)
- Angioedema hereditário: 500-3.000 mg/dia, VO, 1-3x/dia
- Crianças: 10 mg/kg/dose, 2-3x/dia

Administração parenteral (compatível – soluções eletrolíticas, glicosídicas e contendo aminoácidos; não compatível – sangue e soluções contendo penicilina): não injetar a taxa > 1 mL/min para evitar hipotensão; sem diluição, a injeção deve ser lenta; se diluído, pode ser administrado na dose de 25-50 mg/kg/dia; a diluição pode ser realizada com 50-250 mL de diluente
Obs.: solução inicial e diluições têm estabilidade de 24 h

Função hepática: insuficiência hepática – ajuste de dose não é necessário

Função renal:
- Menstruação (VO): creatinina sérica de 1,4-2,8 mg/dL – 1.300 mg, 2x/dia; creatinina sérica de 2,8-5,7 mg/dL – 1.300 mg, 1x/dia; creatinina sérica > 5,7 mg/dL – 650 mg, 1x/dia, por no máximo 5 dias
- Profilaxia de sangramento, extração dentária (EV): creatinina sérica de 1,36-2,83 mg/dL – 10 mg/kg, a cada 12 h; creatinina sérica de 2,83-5,66 mg/dL – 10 mg/kg, a cada 24 h; creatinina sérica > 5,66 mg/dL – 10 mg/kg, a cada 48 h, ou 5 mg/kg, a cada 24 h

Interações medicamentosas: contraceptivos (medroxiprogestero-na, estradiol, levonorgestrel, noretindrona, dienogeste, drospirenona, norelgestromina, desogestrel, norgestrel, norgestimato, etinilestradiol, etonogestrel), tretinoína

Reações adversas:
- Cardiovasculares (1-10%): hipotensão arterial, trombose
- Gastrointestinais (> 10%): diarreia, náusea, vômito
- Ocular: turvamento da visão

Precauções: uso concomitante com contraceptivos hormonais combina-dos; hemorragia subaracnóidea, edema cerebral ou IAM podem ocorrer (VO); obstrução uretral decorrente da formação de coágulos de hemorra-gia do trato urinário superior; podem ocorrer alterações visuais

Contraindicações: daltonismo; coagulação intravascular; hemorragia subaracnóidea ativa; doença tromboembólica ativa (trombose venosa profunda, embolia pulmonar ou trombose cerebral)

ácido ursode-soxicólico					
Ursacol®					60+
comp 50, 150 e 300 mg	Sem ajuste de dose	Sem ajuste de dose	B	Uso criterioso	MPI? Não

Classificação terapêutica: anticolelítico

Posologia:
- Cirrose biliar primária: 13-15 mg/kg/dia, VO, divididos em 2-4 doses/dia
- Colangite esclerosante primária: 25-30 mg/kg/dia, VO, divididos em 2-4 doses/dia
- Colelitíase: prevenção – 300 mg, VO, 2x/dia; dissolução – 8-10 mg/kg/dia, VO, 1-3x/dia

Obs.: administrar com alimento

Função hepática: recomenda-se monitorar níveis de gamaglutamiltransferase, fosfatase alcalina, AST, ALT e bilirrubina, mensalmente, nos 3 primeiros meses da terapia e, depois, a cada 6 meses; ajuste de dose não é necessário

Função renal: ajuste de dose não é necessário

Interações medicamentosas: sem interações conforme a base de dados Micromedex

Reações adversas:
- Dermatológica: *rash* (2,63%)
- Neurológica: tontura (16,5%)
- Respiratórias: bronquite (6,5%), tosse (7,1%), faringite (8,4%), infecção do trato respiratório superior (12,4-15,5%)
- Musculoesquelética: dor nas costas (11,8%)
- Gastrointestinais: constipação (9,7-26,4%), diarreia (25,2-27,1%), indigestão (16,8%), náusea (17,4%), vômito (9,7-13,7%)

Precauções: ascite; encefalopatia hepática; colestase; colangite

Contraindicações: obstrução biliar completa; pancreatite

ácido ursodesoxicólico

ácido valproico; divalproato de sódio; valproato de sódio					
Depakene®; Depakote®; Depakote Sprinkle®; Depakote® ER; Depacon®	Contrain-dicado	Sem ajuste de dose	X	Uso criterioso	MPI? Não

cap mole 250 mg, comp rev 500 mg; comp rev 250 e 500 mg; cap + microgran 125 mg; comp rev lib prol 250 e 500 mg; sol inj 100 mg/mL; xpe 50 mg/mL, comp rev 300 e 500 mg; comp rev 300 e 500 mg, cap 250 mg, xpe 50 mg/mL; comp rev 250 e 500 mg; cap 125 mg; comp rev lib prol 250 e 500 mg; sol inj 100 mg/mL

Classificação terapêutica: antiepiléptico

Posologia:
- Epilepsia, crise de ausência (simples e complexa) e crise parcial complexa: iniciar com 10-15 mg/kg/dia, VO, aumentando 5-10 mg/kg, a cada semana, até dose efetiva (máximo: 60 mg/kg/dia); doses > 250 mg/dia devem ser divididas; divalproato de sódio (liberação prolongada) – pode ser administrado 1x/dia
- Profilaxia de enxaqueca: iniciar com 250 mg, VO, 2x/dia (máximo: 1.000 mg/dia); liberação prolongada – 500 mg, 1x/dia, até 1.000 mg, 1x/dia
- Transtorno afetivo bipolar: iniciar com 250 mg, 3x/dia (máximo: 60 mg/kg); liberação prolongada – iniciar com 25 mg/kg (máximo: 60 mg/kg, 1x/dia)

Obs.: não mastigar ou abrir a cápsula de liberação prolongada

Administração parenteral (compatível – dextrose a 5%, SF e solução de Ringer lactato): FA de 5 mL deve ser diluído em pelo menos 50 mL de solução compatível antes de ser administrado, e infundido em 60 min a ≤ 20 mg/min; dividir a dose diária total se for > 250 mg/dia

Função hepática: doença hepática ou insuficiência hepática significativa – uso contraindicado; cirrose – ClCr pode ser reduzido em 50%

(continua)

Função renal: insuficiência renal – ajuste de dose não é necessário; hemodiálise – suplementação de dose não é necessária; injúria renal aguda – uremia pode aumentar a fração livre da droga, resultando em toxicidade

Ajuste de dose (pacientes geriátricos): usar dose inicial reduzida e aumentar lentamente, com monitoração regular para líquidos e ingestão alimentar, desidratação, sonolência e outros eventos adversos

Interações medicamentosas: meropenem, lamotrigina, doripenem, vorinostate, cisplatina, imipenem, ertapenem, varfarina, orlistate, primidona, olanzapina, rufinamida, fenobarbital, lopinavir, zidovudina, mefloquina, etossuximida, risperidona, ritonavir, eritromicina, clomipramina, topiramato, colestiramina, oxcarbazepina, ácido acetilsalicílico, nortriptilina, aciclovir, rifampicina, lorazepam, nimodipina, fenitoína, carbamazepina

Reações adversas:
- Cardiovasculares: edema periférico (3-8%), palpitações (1-< 5%), taquicardia (1-< 5%)
- Dermatológicas: alopecia (6-24%), erupção cutânea (6%)
- Endócrinas e metabólicas: aumento de apetite (6%), aumento de peso (4-9%), hiponatremia
- Gastrointestinais: dor abdominal (9-23%), constipação (5%), diarreia (12-23%), indigestão (8-13%), perda de apetite (4-12%), náusea (22-48%), vômito (11-27%), hematêmese (1-< 5%)
- Hematológicas: equimoses (4-5%), trombocitopenia (1-27%)
- Musculoesqueléticas: astenia (10-27%), dor nas costas (8%)
- Neurológicas: amnésia (4-7%), ataxia (8%), tonturas (12-25%), dor de cabeça (5-31%), insônia (9-15%), sonolência (17-30%), tremor (9-57%), coma induzido por hiperamonemia, encefalopatia espongiforme hiperamonêmica
- Oftálmicas: ambliopia, visão turva, diplopia (16%), nistagmo (1-8%)
- Otológicas: zumbido (1-7%), ototoxicidade a surdez (1-< 5%)
- Psiquiátricas: depressão (4-5%), distúrbio do pensamento (6%), sensação de nervosismo (7-11%), alterações de humor (6%)
- Respiratórias: infecção do trato respiratório, bronquite (5%), dispneia (5%), faringite (8%), respiratória (1-5%), rinite (5%)
- Imunológica: reação de hipersensibilidade imune (rara)
- Outras: febre (2%), influenza (12%)

Precauções: pancreatite hemorrágica com progressão rápida; uso concomitante com antibióticos carbapenêmicos – pode causar redução nas concentrações séricas de valproato; uso concomitante com topiramato; idosos; risco de pensamentos e comportamento suicidas

Contraindicações: doenças mitocondriais causadas por mutações no DNA de polimerase mitocondrial-gama e crianças com idade < 2 anos com suspeita desses distúrbios; distúrbios do ciclo da ureia; como profilaxia de enxaqueca para gestantes; doença hepática

ácido zoledrônico					
Zometa®; Aclasta®; Blaztere® sol infus 4 mg/100 mL; sol EV 5 mg/100 mL, pó liof sol inj 4 mg	Sem informações	Contraindicado	D	Uso criterioso	MPI? Não

Classificação terapêutica: bisfosfonato

Posologia:
- Osteoporose: 5 mg, EV, 1x/ano; paciente com baixo risco de fratura – considerar descontinuação depois de 3-5 anos
- Doença de Paget: 5 mg, EV, 1x
- Hipercalcemia, malignidade: 4 mg, EV, 1x; pode-se considerar retratamento após 1 semana
- Metástases ósseas, mieloma múltiplo: 4 mg, EV, a cada 3-4 semanas (reiniciar quando creatinina de base até 10% > basal); suplementação de cálcio e vitamina D recomendada

Obs.: manter hidratação adequada antes do tratamento

Administração parenteral (compatível – SF e SG5%): reconstituir 4 mg do pó em 5 mL de AD; formulação pronta para infusão (diluída) – infundir em no mínimo 15 min; formulação concentrada – diluir em 100 mL de SF ou SG5% e infundir em taxa constante

Obs.: administrar com cateter de infusão separado de todas as outras drogas, e as soluções não devem entrar em contato com cálcio e outros cátions divalentes; a solução é estável por 24 h a 2-8°C, após a diluição

Função hepática: não há informações disponíveis

Função renal:
- Doença de Paget e/ou osteoporose: ClCr > 35 mL/min – ajuste de dose não é necessário; ClCr < 35 mL/min e injúria renal aguda – uso contraindicado
- Mieloma múltiplo e/ou metástase óssea de tumores sólidos: ClCr de 50-60 mL/min – 3,5 mg, EV; ClCr de 40-49 mL/min – 3,3 mg, EV; ClCr de 30-39 mL/min – 3 mg, EV; risco de toxicidade de drogas na doença renal crônica

Interações medicamentosas: sem interações conforme a base de dados Micromedex

(continua)

Reações adversas (porcentagem de reações adversas varia conforme a doença de base):
- Cardiovasculares: edema periférico (3-21%), fibrilação atrial (0,7-3,3%)
- Endócrinas e metabólicas: diminuição de peso (metástase óssea: 16%), hipocalcemia (0,2-21%)
- Gastrointestinais: dor abdominal (0,9-16%), obstipação (6-27%), diarreia (5,2-24%), perda de apetite (1-22%), náusea (4,5-46%), vômito (2-32%)

- Musculoesqueléticas: artralgia (3-27,3%), dor lombar (1,7-18,2%), dor nos membros (3,1-16%), dor óssea (3,1-55%), mialgia (4,9-23%), necrose asséptica da mandíbula
- Neurológicas: astenia (2-24%), tonturas (2-18%), dor de cabeça (3,9-20,4%), insônia (15-16%), parestesia (2-15%), AVC (2,3%)
- Renal: nefrotoxicidade (11-17%)
- Miscelânea: fadiga (2,1-39%), febre (7-44%), dispneia (5-27%)

Precauções: recomenda-se o tratamento de distúrbios do metabolismo antes do início da terapia, com ingestão e suplementação de cálcio e vitamina D para impedir hipocalcemia; câncer, coagulopatia, uso de corticosteroides, anemia, doença dentária – aumento do risco de osteonecrose da mandíbula; uso concomitante com medicamentos nefrotóxicos ou diuréticos; desidratação grave

Contraindicações: hipocalcemia; insuficiência renal; insuficiência hepática

Observações: administração realizada somente por médico com experiência na admistração de bisfosfonatos EV

ácido zoledrônico

adalimumabe					
Humira®					60+
seringa/caneta preenchida 40 mg/0,8 mL	Precaução	Precaução	B	Uso criterioso	MPI? Não

Classificação terapêutica: imunossupressor

Posologia:
- Espondilite anquilosante: 40 mg, SC, 1x/semana
- Doença de Crohn, retocolite ulcerativa: iniciar com 160 mg, SC (4 doses de 40 mg, 1x, ou 2 doses/dia, por 2 dias seguidos); depois, 80 mg, SC, após 2 semanas da dose inicial; dose de manutenção de 40 mg, SC, a cada 2 semanas; continuar manutenção na retocolite se houver remissão clínica após 8 semanas de tratamento
- Psoríase: cutânea – iniciar com 80 mg, SC; dose de manutenção de 40 mg, SC, a cada 2 semanas, após 1 semana da dose inicial; artrite psoriática – 40 mg, SC, a cada 2 semanas
- Artrite reumatoide: 40 mg, SC, a cada 2 semanas; se não estiver em uso de metotrexato, pode-se aumentar a dose para 40 mg, SC, 1x/semana

Administração parenteral: SC

Função hepática: podem ocorrer insuficiência hepática aguda, aumento de fosfatase alcalina (5%), necrose hepática, reativação da hepatite B (crônica), inclusive vários meses após o término da terapia; não há informações disponíveis sobre necessidade de ajuste de dose; uso com precaução

Função renal: podem ocorrer hematúria (5%), litíase renal, pielonefrite; não há informações disponíveis sobre necessidade de ajuste de dose; uso com precaução

Interações medicamentosas: sem interações conforme a base de dados Micromedex

Reações adversas:
- Cardiovasculares: hipertensão arterial (5%); menores (5%) – arritmia, derrame pericárdico, distúrbio coronariano, distúrbio vascular, dor torácica, edema periférico, fibrilação atrial, insuficiência cardíaca congestiva, infarto do miocárdio, palpitação, parada cardíaca, pericardite, síncope, taquicardia, trombose (membro inferior)
- Dermatológicas: erupção cutânea (12%), celulite, erisipelas
- Hematológicas: agranulocitose, granulocitopenia, leucopenia, pancitopenia, paraproteinemia, policitemia
- Neurológicas: cefaleia (12%), confusão mental, encefalopatia hipertensiva, esclerose múltipla, febre, hematoma subdural
- Respiratórias: infecção das vias aéreas superiores (17%), sinusite (11%), asma, broncoespasmo, derrame pleural, dispneia, pneumonia, redução da função pulmonar

(continua)

- Musculoesqueléticas: dorsalgia ou lombalgia (6%), artrite, artrite piogênica, cãibras musculares, distúrbio articular, distúrbio tendinoso, dor nas extremidades, fratura óssea, miastenia, necrose óssea, parestesia, sinovite, tremor
- Gastrointestinais: náusea (9%), dor abdominal (7%), diverticulite, esofagite, gastroenterite, hemorragia gastrointestinal, vômito
- Locais: reação no local da injeção (12-20%; inclui dor, edema, eritema, hemorragia, prurido)
- Geniturinárias: ITU (8%), cistite, dor pélvica
- Endócrinas e metabólicas: hiperlipidemia (7%), hipercolesterolemia (6%), desidratação, distúrbio das paratireoides, distúrbio menstrual
- Renais: hematúria (5%), litíase renal, pielonefrite
- Miscelânea: lesão acidental (10%), síndrome semelhante ao resfriado (7%)
- Ocular: catarata

Precauções: uso concomitante com abatacepte, anakinra ou vacinas vivas não recomendado; pode ocorrer desencadeamento ou agravamento de insuficiência cardíaca congestiva; pode ocorrer início ou agravamento de doenças desmielinizantes preexistentes (p. ex., esclerose múltipla, neurite óptica, síndrome de Guillain-Barré); risco aumentado de infecções graves em idosos (idade > 65 anos), condições comórbidas e/ou uso de imunossupressores concomitantes; anormalidades hematológicas (p. ex., pancitopenia, anemia aplástica) podem obrigar a interrupção do tratamento; doença pulmonar obstrutiva crônica

Contraindicações: infecção grave; insuficiência cardíaca congestiva classes III e IV; infecções ativas, principalmente tuberculose, incluindo as localizadas e as crônicas; imunossupressão; uso concomitante de vacinas de vírus vivos

adefovir
Hepsera®
comp 10 mg

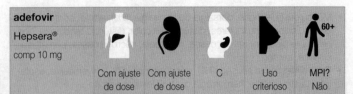

| Com ajuste de dose | Com ajuste de dose | C | Uso criterioso | MPI? Não |

Classificação terapêutica: antiviral

Posologia:
- Hepatite B: 10 mg, VO, 1x/dia; usar em conjunto com lamivudina; duração do tratamento (diretriz AASLD) variável (hepatite B com AgHBe-positivo – ≥ 1 ano até anti-HBe e DNA do vírus tornarem-se indetectáveis e continuar terapia por ≥ 6 meses após soroconversão de anti-HBe; AgHBe-negativo – ≥ 1 ano até AgHBs-negativo)

Função hepática: podem ocorrer aumento de ALT (20%, > 53 LSN), aumento de AST (8%, > 53 LSN), alteração da função hepática; cirrose ou doença hepática avançada – ajuste de dose pode ser necessário

Função renal: podem ocorrer hematúria (grau 3: 11%), aumento da creatinina sérica (2-3%), glicosúria (grau 3: 1%) e insuficiência renal; ClCr ≥ 50 mL/min – ajuste de dose não é necessário; ClCr de 30-49 mL/min – 10 mg, a cada 48 h; ClCr de 10-29 mL/min – 10 mg, a cada 72 h; ClCr < 10 mL/min – não há informação disponível; hemodiálise – 10 mg, a cada 7 dias, 12 h após diálise contínua (ou 3 sessões de diálise, com 4 h de duração cada)

Interações medicamentosas: sem interações conforme a base de dados Micromedex

Reações adversas:
- Dermatológicas: 1-10% – erupção cutânea, prurido
- Musculoesqueléticas: fraqueza (13%), aumento da CPK (7%)
- Gastrointestinais: dor abdominal (9%), náusea (5%), aumento de amilase (grau 3: 4%), flatulência (4%), diarreia (3%), dispepsia (3%), vômito
- Endócrina e metabólica: hipofosfatemia (1-2%)

Precauções: risco para o surgimento de resistência ao HIV na coinfecção pelo vírus; uso concomitante com tenofovir, disoproxil, fumarato; sexo feminino, obesidade, exposição prolongada ao fármaco – aumento do risco de acidose láctica e hepatomegalia grave com esteatose; risco de nefrotoxicidade em uso crônico – vigiar cuidadosamente a função hepática

albendazol

Zentel®

comp 200 mg,
comp mast 400 mg,
susp oral 40 mg/mL

Precaução | Sem ajuste de dose | C | Compatível | MPI? Não

Classificação terapêutica: anti-helmíntico

Posologia:
- Neurocisticercose e cisto hidático: peso < 60 kg – 15 mg/kg/dia, em 2 doses/dia (máximo: 800 mg/dia); peso ≥ 60 kg: 400 mg, 2x/dia; neurocisticercose – tratar por 8-30 dias e prescrever anticonvulsivante e corticosteroide (dexametasona ou prednisolona) durante a 1ª semana de tratamento; cisto hidático – administrar 3 ciclos de 28 dias de tratamento, com intervalo de 14 dias entre os ciclos
- *Ancylostoma caninum*, *Ascaris lumbricoides*, *Ancylostoma duodenale*, *Necator americanus*: 400 mg, VO, em dose única
- Larva migrans cutânea: 400 mg, 1x/dia, por 3 dias
- *Enterobius vermicularis*: 400 mg, em dose única; repetir em 2 semanas
- *Giardia duodenalis* (giardíase): 400 mg, 1x/dia, por 5 dias
- *Trichinella spiralis*: 400 mg, 2x/dia, por 8-14 dias, associado ao corticosteroide para sintomas graves
- Larva migrans visceral (toxocaríase): 400 mg, 2x/dia, por 5 dias
- Microsporidíase: 400 mg, 2x/dia, por 21 dias
- *Echinococcus granulosus*: 400 mg, 2x/dia, por 1-6 meses

Obs.: administrar com alimento

Função hepática: podem ocorrer elevações de enzimas hepáticas, aumento do risco de hepatotoxicidade e supressão da medula óssea; interrupção da terapia pode ser necessária; não há informações sobre ajuste de dose; uso com precaução

Função renal: disfunção renal – ajuste de dose não é necessário

Interações medicamentosas: sem interações conforme a base de dados Micromedex

Reações adversas:
- Dermatológica: alopecia (< 1-2%)
- Neurológicas: cefaleia, aumento da pressão intracraniana (até 2%), sinais meníngeos (1%), febre (1%), tontura (1%), vertigem (1%)
- Gastrointestinais: dor abdominal (< 6%), náusea ou vômito (4-6%)

Precauções: episódios hipertensivos cerebrais podem ocorrer durante a 1ª semana de terapia para neurocisticercose; aumento do risco de lesões na retina de pacientes com cisticercose de retina; doença hepática; anemia ferropriva; supressão da medula óssea

Contraindicação: idade < 2 anos

albumina humana					
Albumina humana®, Albumax® FA 20-25%	Sem informações	Contraindicado	C	Compatível	MPI? Não

Classificação terapêutica: sangue e frações do sangue

Posologia:
- Hipovolemia: 0,5-1 g/kg/dose; repetir conforme necessidade
- Paracentese volumosa: 5-8 g/L retirado ou total de 50 g; iniciar infusão após término do procedimento
- Peritonite bacteriana espontânea de paciente cirrótico: iniciar com 1,5 g/kg (1º dia), seguido de 1 g/kg (3º dia), associado à antibioticoterapia adequada

Administração parenteral (compatível – SG5% e SF): solução de albumina pode ser administrada EV diretamente ou diluída em solução compatível ACM, a 1 mL/min; se diluída, fazer uso imediato; se não diluída, utilizar dentro de 4 h após a abertura
Obs.: soluções de albumina podem conter sódio; não diluir em AD ou soluções contendo álcool

Função hepática: não há informações disponíveis

Função renal: insuficiência renal – uso contraindicado na concentração de 25% em razão do risco de acúmulo de alumínio

Interações medicamentosas: sem interações conforme a base de dados Micromedex

Reações adversas:
- Cardiovasculares: desencadeamento de insuficiência cardíaca congestiva, edema, hipertensão ou hipotensão arterial, hipervolemia, taquicardia
- Dermatológicas: erupção cutânea, prurido, urticária
- Neurológicas: calafrios, cefaleia, febre
- Respiratórias: broncoespasmo, edema pulmonar
- Gastrointestinais: náusea, vômito
- Miscelânea: anafilaxia

Precauções: anemia crônica; hipernatremia; hipertensão; infecção viral

Contraindicações: pacientes em risco de sobrecarga aguda circulatória (insuficiência cardíaca, edema pulmonar, anemia grave)

alendronato de sódio tri-hidratado

Fosamax®

comp 70 mg

	Sem ajuste de dose	Contraindi-cado	B	Uso criterioso	MPI? Não

Classificação terapêutica: bisfosfonato

Posologia:
- Osteoporose, tratamento: 70 mg, 1x/semana
- Osteoporose induzida por corticosteroide: 35 mg, 1x/semana; pós--menopausa sem reposição hormonal – 70 mg, 1x/semana; profilaxia (pós-menopausa) – 35 mg, 1x/semana; paciente com baixo risco de fratura – considerar descontinuação depois de 3-5 anos
- Doença de Paget: 40 mg/dia, por 6 meses

Função hepática: ajuste de dose não é necessário

Função renal: ClCr < 35 mL/min – uso contraindicado

Interações medicamentosas: sem interações conforme a base de dados Micromedex

Reações adversas:
- Neurológica: cefaleia (0,2-3%)
- Musculoesqueléticas: dor musculosquelética (0,4-4%), cãibras musculares (0,2-1%)
- Gastrointestinais: dor abdominal (2-7%), refluxo ácido (1-5%), dispepsia (1-4%), náusea (1-4%), flatulência (0,2-4%), diarreia (0,6-3%), constipação (0,3-3%), úlcera esofágica (0,1-2%), melena (1%), úlcera gástrica (1%), distensão abdominal (0,2-1%), gastrite (0,2-1%), vômito (0,2-1%), disfagia (0,1-1%)
- Endócrinas e metabólicas: hipocalcemia (transitória e leve: 18%), hipofosfatemia (transitória e leve: 10%)

Precauções: fraturas atípicas da coxa têm sido relatadas em pacientes que tomam bisfosfonatos para osteoporose; aumento do risco de osteonecrose da mandíbula; distúrbios do metabolismo mineral, como deficiência de vitamina D, devem ser corrigidos antes da administração de alendronato; uso cauteloso para pacientes com disfagia, gastrite ou úlcera gástrica; dor musculoesquelética foi relatada dias, meses ou anos após o início da terapia; conjuntivite, uveíte, episclerite e esclerite têm sido reportadas

Contraindicações: alterações esofágicas que atrasam o esvaziamento esofágico; hipocalcemia; incapacidade de ficar em pé ou sentar-se ereto por 30 min

Observações: VO – engolir comprimido inteiro com 200 mL de água, 60 min antes da 1ª refeição do dia e do uso de outros medicamentos; tomar comprimido em pé ou sentado na posição vertical; não deitar durante 60 min após a administração

alfa-1 antitrip-sina (inibidor da alfa-1 pro-teinase – API)					60+
Ventia®	Sem infor-mações	Sem infor-mações	C	Contraindi-cado	MPI?
sol inj 2%					Não

Classificação terapêutica: inibidor da alfa-1 proteinase

Posologia:
- Deficiência de alfa-1 antitripsina: 60 mg/kg, EV, 1x/semana

Administração parenteral: administrar ≥ 0,08 mL/kg/min, EV; a dose recomendada é de 60 mg/kg de peso corporal, infusão EV de aproxima-damente 30 min, 1x/semana

Função hepática: podem ocorrer aumento do nível da aminotransferase hepática (11,1%), aumento das enzimas hepáticas (6%); não há informa-ções disponíveis sobre necessidade de ajuste de dose

Função renal: não há informações disponíveis

Interações medicamentosas: sem interações conforme bula/Anvisa

Reações adversas:
- Cardiovascular: desconforto no peito (6%)
- Neurológicas: tonturas (3-6%), dor de cabeça (0,7-9%)
- Respiratórias: tosse (15%), sinusite (6%), infecção respiratória superior (12%), exacerbação aguda da doença pulmonar obstrutiva crônica (12%)

Precauções: risco de transmissão de agentes infecciosos (p. ex., doença de Creutzfeldt-Jakob) derivados de plasma humano; insuficiência cardíaca

Contraindicação: deficiência de IgA com anticorpos contra IgA

alfaepoetina

Eritromax®

FA 1.000, 2.000, 3.000, 4.000, 10.000 e 40.000 UI; seringa preenchida contendo 500, 1.000, 2.000, 4.000, 10.000 e 40.000 UI

Sem informações	Sem ajuste de dose	C	Uso criterioso	MPI? Não

Classificação terapêutica: antianêmico

Posologia:
- Anemia associada à doença renal crônica: iniciar com 50-100 UI/kg, SC ou EV, 3x/semana
- Anemia associada à quimioterapia: iniciar com 40.000 UI, SC, 1x/semana ou 150 UI/kg, SC, 3x/semana
- Anemia associada ao HIV (zidovudina): iniciar com 100 UI/kg, SC ou EV, 3x/semana (máximo: 300 UI/kg, 3 x/semana)
- Anemia sintomática em síndrome mielodisplásica: 40.000-60.000 UI, SC, 1-3x/semana
- Paciente cirúrgico (redução de necessidade transfusional): 300 UI/kg, SC, 1x/dia, por 15 dias (iniciar 10 dias antes da cirurgia e continuar até 4 dias depois), ou 600 UI/kg, SC, 1x/semana, por 4 doses (21, 14 e 7 dias antes da cirurgia e no dia da cirurgia); Hb de 10-13 g/dL – associar profilaxia para trombose venosa profunda

Função hepática: não há informações disponíveis

Função renal: insuficiência renal – ajuste de dose não é necessário

Ajuste de dose:
- Anemia por doença renal crônica: Hb se aproxima ou ultrapassa 11 g/dL para pacientes em diálise, ou Hb se aproxima de 10 g/dL para pacientes que não estejam em diálise – reduzir ou interromper a dose; Hb aumentou > 1 g/dL em 2 semanas – reduzir a dose em 25%; Hb não aumentou em 1 g/dL após 4 semanas de terapia com perfil de ferro adequado – aumentar a dose em 25% (pode ser aumentada em intervalos de 4 semanas); paciente não atinge nível de Hb suficiente para reduzir a necessidade de transfusões de hemácias após titulações de dose apropriadas (período de 12 semanas) – não dar doses mais elevadas e avaliar o paciente para outras causas de anemia (p. ex., baixa saturação de transferrina); sem melhora da capacidade de resposta e paciente requerer transfusões de hemácias recorrentes – interromper; hemodiálise – aumento de anticoagulação com heparina pode ser necessário para impedir a coagulação do circuito extracorpóreo, durante a hemodiálise, e pode exigir início ou aumento de terapia anti-hipertensiva

(continua)

- Anemia decorrente de quimioterapia, administração 1x/semana: após 4 semanas de tratamento o nível de Hb não aumentou em ≥ 1 g/dL e permanece < 10 g/dL na ausência de uma transfusão de glóbulos vermelhos – aumentar a dose para 60.000 UI, SC, 1x/semana, ou 300 UI/kg, SC, 3x/semana; Hb atinge nível necessário para evitar a transfusão ou Hb aumenta > 1 g/dL em qualquer período de 2 semanas – reduzir a dose em 25%; Hb excede nível necessário para evitar a transfusão – reter a dose até que a Hb se aproxime de um nível em que possam ser necessárias transfusões e reiniciar com dose 25% inferior à anterior; sem redução das necessidades transfusionais ou aumento da Hb após 8 semanas – interromper
- Anemia decorrente de zidovudina de pacientes infectados pelo HIV: Hb > 12 g/dL – interromper; e se Hb cair < 11 g/dL, reiniciar com 25% da dose anterior; falta de resposta após 8 semanas de tratamento – pode-se aumentar a dose em 4x; intervalos de 8 semanas de 50-100 UI/kg até 300 UI/kg, SC, 3x/semana, é improvável com doses > 300 UI de resposta/kg, SC, 3x/semana

Administração parenteral (compatível – água bacteriostática): pode ser administrada SC ou EV, em *bolus*; EV – recomendada apenas para pacientes com doença renal crônica em hemodiálise; diluição raramente é necessária
Obs.: não utilizar frascos que foram agitados e/ou congelados

Interações medicamentosas: sem interações conforme a base de dados Micromedex

Reações adversas:
- Cardiovasculares: hipertensão arterial (5-24%), eventos trombóticos ou vasculares (cirurgia de revascularização do miocárdio: 23%), edema (6-17%), trombose venosa profunda (3-11%)
- Dermatológicas: prurido (14-22%), dor cutânea (4-18%), erupção cutânea (≤ 16%)
- Neurológicas: febre (29-51%), insônia (13-21%), tontura (< 7-21%), cefaleia (10-19%), crises convulsivas (1-3%)
- Respiratórias: tosse (18%), congestão (15%), dispneia (13-14%), infecção das vias aéreas superiores (11%)
- Musculoesqueléticas: artralgia (11%), parestesia (11%)
- Gastrointestinais: náusea (11-58%), constipação (42-53%), vômito (8-29%), diarreia (9-21%), dispepsia (7-11%)
- Geniturinária: ITU (3-12%)
- Locais: reação no local da injeção (< 10-29%), coagulação do acesso vascular (7%)

(continua)

Precauções: anemia decorrente de quimioterapia concomitante mielossupressora de pacientes com câncer – descontinuar com a conclusão do curso de quimioterapia; uso não recomendado para pacientes com câncer, anemia e quimioterapia mielossupressora, quando se espera a cura do câncer; doença renal (crônica) com Hb > 11 g/dL – aumento do risco de morte, infarto do miocárdio, AVC, insuficiência cardíaca congestiva, trombose do acesso vascular para hemodiálise ou outros eventos tromboembólicos; utilizar a menor dose possível para evitar a transfusão de glóbulos vermelhos; período perioperatório; aumento do risco de trombose venosa profunda – considerar profilaxia para trombose venosa profunda; cirurgia de revascularização do miocárdio; falta de resposta ou manutenção de resposta possivelmente decorrente de deficiência de ferro, infecção, inflamação ou sangramento; taxa de aumento de Hb em excesso de 1 g/dL durante período de 2 semanas; pode aumentar o risco de morte, infarto do miocárdio, AVC, insuficiência cardíaca congestiva, trombose do acesso vascular para hemodiálise e outros eventos tromboembólicos; procedimentos cirúrgicos ortopédicos; sintomas neurológicos premonitórios; doença renal crônica com resposta inadequada à terapia com alfaepoetina apresentam maior risco para eventos cardiovasculares e morte – ajuste nos parâmetros de diálise pode ser necessário

Contraindicações: hipertensão descontrolada; aplasia eritroide pura, que começa após o tratamento com alfaepoetina ou outras drogas de proteína eritropoetina

alginato de sódio + bicarbonato de sódio + carbonato de cálcio					
Gaviscon® susp oral 500 mg + 267 mg + 160 mg/10 mL, comp mast 250 + 133,5 + 80 mg	Sem informações	Sem informações	Sem informações	Compatível	MPI? Não

Classificação terapêutica: hemostático local

Posologia:
- Dispepsia: 10-20 mL (1-2 colheres de sobremesa ou 1-2 sachês) ou 2 comprimidos mastigáveis; pode ser utilizado após as 3 principais refeições do dia e antes de dormir; não exceder 80 mL ou 16 comprimidos, em doses fracionadas, em período de 24 h

Função hepática: não há informações disponíveis

Função renal: não há informações disponíveis

Interações medicamentosas: sem interações conforme a base de dados Micromedex

Precauções: dose de 10 mL contém 141 mg de sódio, cujo teor deve ser considerado quando se requer uma dieta com alta restrição de sal; dose de 10 mL contém 160 mg de carbonato de cálcio, o que requer cautela em casos de hipercalcemia, nefrocalcinose e cálculos renais recorrentes contendo cálcio

Contraindicação: hipercalcemia

Observações: após uso, aguardar 2 h para a administração de outros medicamentos, especialmente tetraciclinas, atenolol (e outros betabloqueadores), sulfato ferroso, quinolona, alendronato, digoxina, fluoretos de sódio e zinco – o carbonato de cálcio pode diminuir a absorção desses medicamentos

alisquireno Rasilez® comp rev 150 e 300 mg	Sem ajuste de dose	Precaução	C (1° trimestre) e D (2° e 3ª trimestres)	Uso criterioso	MPI? Não

Classificação terapêutica: inibidor da renina

Posologia:
- Hipertensão: iniciar com 150 mg, VO, 1x/dia; podendo-se aumentar até 300 mg/dia

Função hepática: insuficiência hepática leve a grave – ajuste de dose não é necessário

Função renal: podem ocorrer aumento da creatinina sérica (< 7%), aumento de BUN (< 7%); ClCr ≥ 30 mL/min – ajuste de dose não é necessário; ClCr < 30 mL/min – ajuste de dose inicialmente não é necessário, porém há risco de hiperpotassemia e disfunção renal progressiva; uso com precaução

Interações medicamentosas: lisinopril, fosinopril, azilsartana, candesartana, captopril, perindopril, ramipril, losartana, quinapril, enalapril, trandolapril, telmisartana, eprosartana, irbesartana, valsartana, benazepril, olmesartana, ciclosporina, itraconazol, furosemida, rifampicina

Reações adversas:
- Dermatológica: erupção cutânea (1%)
- Hematológica: aumento de creatinoquinase (> 300%:1%)
- Respiratória: tosse (1%)
- Gastrointestinal: diarreia (2%)
- Renal: aumento de ureia (< 7%) e creatinina sérica (< 7%)
- Endócrinas e metabólicas: hiperpotassemia (monoterapia: < 1%; uso concomitante de um inibidor da enzima conversora da angiotensina para pacientes com diabete: 6%)

Precauções: evitar uso concomitante com ciclosporina e itraconazol; hiponatremia; doença cerebrovascular

Contraindicações: uso concomitante com bloqueadores dos receptores da angiotensina ou inibidores da enzima conversora da angiotensina – risco de insuficiência renal, hiperpotassemia e hipotensão; DM tipo 2

alopurinol					
Zyloric®					60+
comp 100 e 300 mg	Sem informações	Com ajuste de dose	B	Contraindicado	MPI? Não

Classificação terapêutica: antigotoso

Posologia:
- Gota: iniciar com 100 mg, VO, 1x/dia, e aumentar 100 mg a cada semana, até ácido úrico < 6 mg/dL (máximo: 800 mg/dia)
- Hiperuricemia associada à quimio ou radioterapia: 600-800 mg/dia, VO, em 2-3x/dia, por 2-3 dias, ou 600 mg/dia (200-400 mg/m²/dia, a cada 6-24 h), EV; iniciar 24-48 h antes da quimioterapia
- Cálculos renais recorrentes de oxalato de cálcio (homens com excreção urinária de ácido úrico > 800 mg/24 h e mulheres > 750 mg/24 h): 200-300 mg/dia

Obs.: doses > 300 mg devem ser administradas 2-4x/dia; manter débito urinário > 2 L/dia, urina com pH neutro ou ligeiramente alcalino; administrar com alimento

Administração parenteral (compatível – SF e SG5%): reconstituir o pó em 25 mL de AD; a solução deve ser diluída até a concentração ≤ 6 mg/mL e administrada em infusão diária única por > 30 min ou por infusão dividida em intervalos de 6, 8 ou 12 h; a velocidade de infusão é determinada pelo volume total a ser infundido
Obs.: as soluções reconstituídas e diluídas não podem ser refrigeradas; iniciar administração até 10 h após reconstituição

Função hepática: podem ocorrer raramente hepatotoxicidade, necrose hepática, hepatite granulomatosa (< 1%); não há informações disponíveis sobre ajuste de dose

Função renal: pode ocorrer insuficiência/comprometimento renal (1,2%); ClCr de 10-20 mL/min – 200 mg/dia; ClCr de 3-10 mL/min – 100 mg/dia; ClCr < 3 mL/min – 100 mg, em intervalos > 24 h

Interações medicamentosas: didanosina, azatioprina, varfarina, captopril, ciclosporina, hidróxido de alumínio

Reações adversas:
- Dermatológica: erupção cutânea (maior com o uso de ampicilina ou amoxicilina: 1,5% segundo o fabricante, > 10% em alguns relatos)
- Gastrointestinais: náusea (1,3%), vômito (1,2%)
- Hepática: aumento da fosfatase alcalina

Precauções: doença hepática; função renal diminuída – risco de agravamento da condição; *clearance* de urato baixo – risco de agravamento da condição; foi relatada supressão da medula óssea – usar com cautela em associação com outras drogas que causam mielossupressão

Contraindicação: uso concomitante com didanosina

alprazolam					
Frontal®; Frontal® XR comp 0,25, 0,5, 1 e 2 mg; comp lib lenta 0,5, 1 e 2 mg	Com ajuste de dose	Precaução	D	Contraindicado	60+ MPI? Sim

Classificação terapêutica: benzodiazepínico

Posologia:
- Ansiedade: 0,25-0,5 mg, VO, 3x/dia; titulação da dose a cada 3-4 dias (máximo: 4 mg/dia)
- Síndrome do pânico: 0,5-3 mg, VO, 3x/dia; iniciar com 0,5 mg, 3x/dia; liberação lenta – iniciar com 0,5-1 mg, 1x/dia; aumentar no máximo 1 mg/dia, a cada 3-4 dias
- Obs.: iniciar com metade da dose habitual para idosos; descontinuação abrupta deve ser evitada – diminuir 0,5 mg, a cada 3 dias

Função hepática: podem ocorrer aumento de bilirrubinas, aumento de enzimas hepáticas, icterícia, insuficiência hepática e hepatite (1-10%); doença hepática avançada, liberação imediata – 0,25 mg, 2-3x/dia, aumentando conforme necessário e tolerado; doença hepática avançada, liberação prolongada – 0,5 mg, 1x/dia; aumentar conforme necessário e tolerado

Função renal: insuficiência renal – uso com precaução

Interações medicamentosas: itraconazol, cetoconazol, claritromicina, barbitúricos (primidoma, fenobarbital, tiopental), digoxina, carbamazepina, telaprevir, erva-de-são-joão, nefazodona, teofilina, eritromicina, fluoxetina, amprenavir, contraceptivos (medroxiprogesterona, estradiol, levonorgestrel, noretindrona, dienogeste, drospirenona, norelgestromina, desogestrel, norgestrel, norgestimato, etinilestradiol, etonogestrel), kava-kava, roxitromicina, mifepristona, sertralina, imipramina, cimetidina

Reações adversas:
- Cardiovascular: 1-10% – hipotensão arterial; palpitações, taquicardia sinusal, dor no peito, síncope
- Dermatológicas: 1-10% – dermatite, erupção cutânea, prurido
- Neurológicas: 1-10% – agitação, alucinações, confusão mental, crises convulsivas, desinibição, desorientação, despersonalização, distorção da realidade, distúrbio de atenção, hipersonia, medo, pesadelos, sonhos anormais, tontura, verborreia
- Respiratórias: 1-10% – dispneia, rinite alérgica
- Musculoesqueléticas: > 10% – disartria; 1-10% – artralgia, ataxia, mialgia, parestesia
- Gastrointestinais: > 10% – aumento ou diminuição do apetite, constipação, diminuição da salivação, ganho ou perda de peso, xerostomia; 1-10% – sialorreia
- Geniturinária: > 10% – dificuldade miccional
- Endócrinas e metabólicas: 1-10% – distúrbios menstruais, redução ou aumento da libido
- Geniturinária: 1-10% – incontinência
- Ocular: 1-10% – diplopia

(continua)

Precauções: aumento do risco de sintomas de abstinência na redução da dose ou quando houver interrupção abrupta, incluindo convulsões fatais; histórico de abuso de álcool ou drogas – aumento do risco; uso concomitante com inibidores potentes do CYP3A não recomendado; risco aumentado de ataxia ou sedação excessiva em idosos ou pacientes debilitados; histórico de comportamento suicida, abuso de drogas e álcool

Contraindicações: glaucoma de ângulo fechado; uso concomitante com cetoconazol e itraconazol; metadona, olanzapina e talidomida

alprostadil					
Caverject®					60+
pó liof sol inj 10 e 20 mcg	Sem informações	Sem informações	C	Contraindicado	MPI? Não

Classificação terapêutica: prostaglandina

Posologia:
- Disfunção erétil de etiologia neurogênica pura (traumatismo medular): a adequação da dose deve ser iniciada com 1,25 mcg; dose pode ser aumentada para 2,5 mcg e, a seguir, aumentada em incrementos de 5 mcg e, dependendo da resposta erétil, até que se alcance a dose que produza ereção adequada para o ato sexual e que não ultrapasse 60 min de duração

Obs.: a injeção intracavernosa deve ser realizada sob condição estéril; as primeiras injeções devem ser realizadas no consultório médico, por equipe médica treinada; a autoaplicação deve ser iniciada apenas após o paciente ser instruído apropriadamente e bem treinado na técnica; o local da injeção é geralmente ao longo da porção dorsolateral do terço proximal do pênis (limpar o local com algodão e álcool); veias visíveis devem ser evitadas; deve-se alternar o lado do pênis que é injetado e variar o local da injeção

Função hepática: não há informações disponíveis

Função renal: não há informações disponíveis

Interação medicamentosa: heparinas

Reações adversas:
- Geniturinárias: > 10% – dor peniana, sensação de queimação na uretra, 2-10% – prurido vaginal (parceira sexual), dor testicular, sangramento uretral (menor), ereção prolongada (> 4 h: 4%), fibrose peniana, distúrbio peniano, edema peniano, exantema peniano
- Cardiovascular: 1-10% – hipertensão arterial, taquicardia (< 2%)
- Hematológica: 1-10% – coagulação intravascular disseminada
- Neurológicas: 2-10% – cefaleia, tontura, dor, crises convulsivas
- Respiratórias: 1-10% – infecção das vias aéreas superiores, síndrome semelhante ao resfriado, sinusite, congestão nasal, tosse
- Musculoesquelética: 1-10% – dorsalgia/lombalgia
- Gastrointestinal: 1-10% – diarreia
- Locais: hematoma e/ou equimose no local da injeção
- Miscelânea: sepse, dor localizada em outras estruturas que não o local da injeção; < 2% – dor perineal, dor em membro inferior
- Endócrina e metabólica: hipopotassemia

Precauções: risco aumentado de hemorragia em distúrbios hemorrágicos; hipotensão sintomática; síncope pode ocorrer dentro de 1 h após a administração – titular a dose; pode ocorrer abrasão uretral decorrente da má administração; necessário uso de método anticoncepcional de barreira (preservativo) com parceira sexual grávida

Contraindicações: deformação anatômica do pênis; implante peniano; priapismo; uso concomitante com outros agentes vasoativos; leucemia; hipospádia; policitemia; mieloma múltiplo; trombocitose; uretrite

alteplase					
Actilyse®					
FA 10 mg/10 mL, 20 mg/20 mL e 50 mg/50 mL	Contraindicado	Sem informações	C	Uso criterioso	MPI? Não

Classificação terapêutica: antitrombótico

Posologia:
- IAM com supradesnivelamento de segmento ST: peso > 67 kg – 15 mg, EV, em *bolus* (1-2 min), seguidos de 50 mg (30 min) e então 35 mg (1 h), dose máxima total: 100 mg; peso ≤ 67 kg – 15 mg, EV, em *bolus* (1-2 min), seguidos de 0,75 mg/kg (não exceder 50 mg) em 30 min e então 0,5 mg/kg (não exceder 35 mg) em 1 h, dose máxima total: 100 mg; administrar em conjunto com terapia antiagregante plaquetária e anticoagulante
- Tromboembolismo pulmonar maciço ou submaciço: 100 mg, EV, em 2 h; podem ser administrados 10 mg, EV, em *bolus*, e 90 mg, EV, em 2 h
- AVC: 0,9 mg/kg (máximo: 90 mg), sendo 10% em *bolus* e 90% em 1 h
- Desobstrução de cateter venoso central: peso > 30 kg – 2 mg (2 mL), reter no cateter por 30 min-2 h; pode-se instilar uma 2ª dose se o cateter permanecer obstruído

Administração parenteral (compatível – SF): o pó deve ser reconstituído com AD até a concentração de 1 mg/mL; solução reconstituída pode ser diluída, se necessário, em SF até 0,5 mg/mL; a infusão pode ser realizada em *bolus* para a solução reconstituída ou durante 30 min em solução diluída
Obs.: não agitar vigorosamente as soluções; utilizar frasco de vidro ou PVC; não misturar com outros medicamentos; estabilidade de 24 h em REF e de 8 h em TA

Função hepática: hepatopatias graves, incluindo insuficiência hepática, cirrose, hipertensão portal (varizes esofágicas) e hepatite ativa – uso contraindicado

Função renal: distúrbios hemostáticos, incluindo secundário à doença renal – uso com precaução; não há informações disponíveis sobre necessidade de ajuste de dose

Administração intracateter: instilar a dose no cateter ocluído, sem forçar a solução para dentro; após 30 min, aspirar o conteúdo do cateter; se estiver funcional, aspirar 4-5 mL de sangue (peso ≥ 10 kg) ou 3 mL (peso < 10 kg); irrigar o cateter com solução salina delicadamente; se permanecer ocluído, repetir o processo retendo a alteplase 2 mg/mL por mais 90 min

Interações medicamentosas: inibidores da enzima conversora de angiotensina (captopril, enalapril, lisinopril, ramipril, quinapril, benazepril, fosinopril, perindopril, trandolapril), nitroglicerina

(continua)

Reações adversas:
- Sangramento: como em todas as drogas que afetam a hemostasia, é o principal efeito adverso associado; a hemorragia pode ocorrer praticamente em qualquer local; o risco depende de múltiplas variáveis, incluindo dosagem administrada, uso concomitante de múltiplos agentes que alterem a hemostasia e predisposição do paciente; a lise rápida de trombos coronários por agentes trombolíticos pode estar associada à arritmia atrial e/ou à ventricular relacionada à reperfusão; espera-se que a taxa de complicações hemorrágicas com a dose utilizada para restaurar a função do cateter seja a mais baixa
- Cardiovascular: 1-10% – hipotensão arterial
- Dermatológica: 1-10% – equimoses
- Hematológica: 1-10% – sangramento
- Neurológica: 1-10% – febre
- Gastrointestinais: 1-10% – hemorragia gastrointestinal, náusea e vômito
- Geniturinária: 1-10% – hemorragia geniturinária
- Local: 1-10% – sangramento na punção do cateter

Precauções: idade avançada; punções arteriais não compressíveis; endocardite bacteriana subaguda; doença cerebrovascular; condições que causem risco de sangramento significativo ou de difícil manejo por causa da localização; grande cirurgia recente; hemorragia gastrointestinal recente; sangramento geniturinário recente; defeitos hemostáticos, incluindo secundários à doença renal ou à hepática grave; hipertensão; trombo cardíaco (p. ex., estenose mitral com fibrilação atrial); condições oftálmicas hemorrágicas, incluindo retinopatia diabética hemorrágica; pericardite aguda; readministração; trauma recente; punções venosas jugular interna e subclávia; AVC (déficit neurológico) – sintomas menores ou melhorando rapidamente; não é recomendado em caso de déficit neurológico grave em tratamento por > 3 h (4 h e 30 min, segundo algumas diretrizes) após o início dos sintomas; oclusão do cateter venoso – hemorragia interna ativa; embolias; infecção em cateter conhecida ou suspeita; cirurgia de grande porte recente; punção prévia de vasos não compressíveis no prazo de 48 h; trombocitopenia

Contraindicações: diátese hemorrágica conhecida, INR > 1,7 ou TP > 15 s; administração de heparina nas 48 h que antecedem o início do curso e um TTPa elevado na apresentação; contagem de plaquetas < 100.000/mm³; traumatismo craniano sério recente (últimos 3 meses); hipertensão descontrolada; hemorragia interna ativa; histórico de hemorragia intracraniana ou evidência na avaliação pré-tratamento; neoplasia intracraniana, malformação arteriovenosa ou aneurisma; cirurgia intracraniana ou trauma craniano recente (últimos 3 meses); cirurgia intraespinhal recente (últimos 3 meses); AVC recente (últimos 3 meses); apreensão no início do AVC; hemorragia subaracnóidea suspeita na avaliação pré-tratamento; hipertensão grave não controlada e/ou grave no momento do tratamento; hemorragia interna ativa

amantadina

Mantidan®

comp 100 mg

Sem informações	Com ajuste de dose	C	Uso criterioso	MPI? Não

Classificação terapêutica: antiparkinsoniano, antiviral

Posologia:
- Parkinson: 100 mg, VO, 2x/dia, como monoterapia (máximo: 400 mg/dia) em pacientes debilitados ou em uso de outros antiparkinsonianos – iniciar com 100 mg, 1x/dia e aumentar para 100 mg, 2x/dia, após ≥ semana
- Sintomas extrapiramidais induzidos por medicação: 100 mg, VO, 2x/dia (máximo: 300 mg/dia)

Função hepática: não há informações disponíveis

Função renal: ClCr de 30-50 mL/min – 200 mg, no 1º dia, seguidos de 100 mg/dia; ClCr de 15-29 mL/min: 200 mg, no 1º dia, e depois 100 mg, em dias alternados; ClCr < 15 mL/min – 200 mg, a cada 7 dias; hemodiálise – 200 mg, VO, a cada 7 dias

Interações medicamentosas: trimetoprima, triantereno

Reações adversas:
- Cardiovasculares: 1-10% – edema periférico, hipotensão ortostática
- Dermatológica: 1-10% – livedo reticular
- Neurológicas: 1-10% – agitação, alucinações, ansiedade, ataxia, cefaleia, confusão mental, depressão, fadiga, insônia, irritabilidade, nervosismo, sonhos anormais, sonolência, tontura
- Respiratória: 1-10% – ressecamento do nariz
- Gastrointestinais: 1-10% – anorexia, constipação, diarreia, náusea, xerostomia

Precauções: interrupção abrupta deve ser evitada em pacientes com doença de Parkinson; glaucoma de ângulo fechado sem tratamento; uso simultâneo de vacina gripe com vírus vivos atenuados; insuficiência cardíaca congestiva; histórico de epilepsia; controle dos impulsos prejudicado (p. ex., pede para jogar, aumento de impulsos sexuais ou outros impulsos intensos) tem sido relatado; melanoma; síndrome neuroléptica maligna; hipotensão ortostática; histórico de edema; histórico de transtornos psiquiátricos ou abuso de substâncias; histórico de erupção eczematoide recorrente; ideação e tentativas de suicídio

amicacina

Sulfato de amicacina®

sol inj 50, 125 e 250 mg/mL

Sem ajuste de dose	Com ajuste de dose	D	Uso criterioso	MPI? Não

Classificação terapêutica: aminoglicosídeo

Posologia:
- Dose usual para infecções bacterianas: 7,5 mg/kg, a cada 12 h, ou 15 mg/kg, em dose única diária

Administração parenteral (compatível – SF, SG5% e solução de Ringer lactato): diluir em 100 ou 200 mL de solução compatível e infundir em 30-60 min; não ultrapassar 15 mg/kg/dia; pacientes pediátricos – o volume de líquido dependerá da quantidade tolerada pelo paciente; infundir em 30-60 min
Obs.: estabilidade de 24 h em TA e de 60 dias em REF para para soluções diluídas; concentração final: 0,25-5 mg/mL

Função hepática: disfunção hepática – ajuste de dose não é necessário

Função renal: pode ocorrer nefrotoxicidade (1-10%)
- Correção utilizando posologia de 7,5 mg/kg, a cada 12 h: ClCr de 10-50 mL/min – administrar a cada 24 h; ClCr < 10 mL/min – administrar a cada 48 h
- Correção utilizando posologia de 15 mg/kg, 1x/dia: ClCr de 60-80 mL/min – 12 mg/kg, a cada 24 h; ClCr de 40-60 mL/min – 7,5 mg/kg, a cada 24 h; ClCr de 30-40 mL/min – 4 mg/kg, a cada 24 h; ClCr de 20-30 mL/min – 7,5 mg/kg, a cada 48 h; ClCr de 10-20 mL/min – 4 mg/kg, a cada 48 h; ClCr < 10 mL/min – 3 mg/kg, a cada 72 h e suplementar após diálise

Interações medicamentosas: bloqueadores neuromusculares não despolarizantes (pancurônio, atracúrio, vecurônio, galamina, alcurônio, rocurônio, cisatracúrio), ibuprofeno, inibidores da enzima conversora de angiotensina (captopril, enalapril, lisinopril, ramipril, quinapril, benazepril, fosinopril, perindopril, trandolapril)

Reações adversas:
- Neurológica: 1-10% – neurotoxicidade
- Auditivas: 1-10% – ototoxicidade auditiva, ototoxicidade vestibular
- Renal: nefrotoxicidade

Precauções: anestesia e/ou bloqueadores neuromusculares concomitantes – risco de bloqueio neuromuscular, paralisia respiratória; uso concomitante com medicamentos neurotóxicos, ototóxicos ou nefrotóxicos – extremos de idade (muito jovem/muito idoso) e desidratação são fatores de risco; desidratação; diarreia; desequilíbrio hidroeletrolítico

amilorida + hidroclorotiazida Moduretic® comp 25 mg/2,5 mg e 50 mg/5 mg	 Com ajuste de dose	 Contraindicado	 B	 Contraindicado	 MPI? Não

Classificação terapêutica: diurético de teto baixo com agente poupador de potássio

Posologia:
- HAS: 1 comprimido, 25 mg/2,5 mg, 1x/dia, até 1 comprimido, 50 mg/5 mg, 1x/dia

Função hepática: insuficiência hepática ou hepatopatia progressiva – pequenas alterações no balanço hidroeletrolítico podem precipitar o coma hepático; cirrose hepática com ascite – iniciar com 50 mg/5 mg, 1x/dia; não exceder 2 comprimidos/dia

Função renal: ClCr de 10-50 mL/min – reduzir a dose em 50%; ClCr < 30 mL/min – diuréticos tiazídicos são ineficazes; creatinina sérica > 1,5 mg/100 mL ou ureia no sangue > 30 mg/100 mL – uso contraindicado

Interações medicamentosas: glicosídeos digitálicos (digoxina, deslanosídeo), sotalol, diuréticos poupadores de potássio (espironolactona, amilorida, trianotereno, eplerenona), potássio, arginina, inibidores da enzima conversora de angiotensina (captopril, enalapril, lisinopril, ramipril, quinapril, benazepril, fosinopril, perindopril, trandolapril), metotrexato, anti-inflamatórios não esteroidais (ácido acetilsalicílico, naproxeno, fenilbutazona, ácido mefenâmico, fenoprofeno, ibuprofeno, indometacina, piroxicam, diclofenaco, cetoprofeno, flurbiprofeno, cetorolaco, tenoxicam, etofenamato, dipirona, nimesulida, lornoxicam, acemetacina, propifenazona, meloxicam, celecoxibe, proglumetacina, rofecoxibe, dexcetoprofeno, parocoxibe, valdecoxibe, etoricoxibe, nepafenaco, loxoprofeno, lumiracoxibe, ácido tolfenâmico, nimesulida, ácido flufenâmico), ciclofosfamida, topiramato, ginkgo, carbamazepina, quinidina, ácido aminolevulínico, colestiramina

Reações adversas:
- Cardiovasculares: 1-10% – hipotensão arterial, hipotensão ortostática
- Dermatológica: 1-10% – fotossensibilidade
- Neurológicas: 1-10% – cefaleia, fadiga, tontura
- Respiratórias: 1-10% – tosse, dispneia
- Musculoesquelética: 1-10% – cãibras muculares
- Gastrointestinais: 1-10% – náusea, diarreia, vômito, dor abdominal, dor decorrente de flatulência, alterações do apetite, constipação, anorexia, desconforto epigástrico
- Endócrinas e metabólicas: hipopotassemia, hiperpotassemia (< 10%; risco reduzido em pacientes que utilizam diuréticos espoliadores de potássio), acidose metabólica hiperclorêmica, desidratação, hiponatremia, ginecomastia
- Geniturinária: 1-10% – impotência

(continua)

Precauções: hiperpotassemia, inclusive casos graves, podem ocorrer; aumento do risco de DM ou insuficiência renal; cirrose grave – aumento do risco de hipopotassemia; uso concomitante de um inibidor da enzima conversora da angiotensina, antagonista do receptor da angiotensina II, ciclosporina ou tacrolimo com precaução; DM – aumento do risco de hiperpotassemia; DM latente pode se manifestar; testes de tolerância à glicose – interromper o tratamento pelo menos 3 dias antes; hiponatremia dilucional pode ocorrer em pacientes com edema no tempo quente; desequilíbrio hidroeletrolítico podem ocorrer; predisposição para acidose respiratória ou metabólica; reações de sensibilidade podem ocorrer, com ou sem história de alergia ou asma brônquica; lúpus eritematoso sistêmico preexistente – tiazidas foram relatadas para exacerbar ou ativar a doença; vômito excessivo ou pacientes que receberam fluidos parenterais – aumento do risco de desequilíbrio hidroeletrolítico

Contraindicações: anúria; suplementação de potássio concomitante (substitutos do sal contendo potássio, medicamentos ou dieta rica em potássio); uso concomitante de outros agentes poupadores de potássio, como espironolactona ou triantereno; hiperpotassemia; nefropatia diabética; doença renal crônica ou aguda

amiodarona					
Atlansil®					60+
comp 100 e 200 mg; sol inj 50 mg/3 mL	Precaução	Sem ajuste de dose	D	Contraindicado	MPI? Sim

Classificação terapêutica: antiarrítmico classe III

Posologia:
- Fibrilação ventricular ou taquicardia ventricular sem pulso (refratária à desfibrilação e ao vasopressor): 300 mg, EV, em *bolus*; repetir 150 mg, EV, se houver persistência de fibrilação ventricular/taquicardia ventricular (FV/TV) sem pulso; dose suplementar de 150 mg deve ser administrada se a fibrilação persistir
- Taquicardia de complexo largo (ventricular) estável: 150 mg, EV, em 10 min (podem se repetir outras doses de ataque); dose de manutenção após reversão de arritmia ventricular – 1 mg/min, por 6 h, e depois 0,5 mg/min, por 18 h (máximo em 24 h: 2,2 g)
- Prevenção de arritmias ventriculares com risco à vida: 800-1.600 mg, VO, em 1-2 doses, por 1-3 semanas; depois reduzir para 600-800 mg/dia; dose de manutenção de 400 mg/dia
- Cardioversão farmacológica de arritmia supraventricular (fibrilação atrial): 600-800 mg/dia, até dose acumulada de 10 g, ou 800 mg/dia, por 14 dias, seguidos de 600 mg/dia, por 14 dias; depois 300 mg/dia, até completar 1 ano ou 10 mg/kg/dia, por 14 dias, seguidos de 300 mg, por 4 semanas; dose de manutenção de 200 mg/dia
- Manutenção de ritmo sinusal em paciente com fibrilação atrial: 400-600 mg/dia, por 2-4 semanas, seguidos de manutenção de 100-200 mg/dia

(continua)

Administração parenteral (compatível – SG5%): diluir a concentrações de 0,6-2 mg/mL; infundir por acesso central em concentrações > 2 mg/mL; a dose de ataque usual é de 5 mg/kg, em 250 mL de SG5%, administrados em 20 min-2 h; a dose de manutenção varia em 10-20 mg/kg/dia, também diluída em 250 mL; *bolus* – dose recomendada de 5 mg/kg, com duração ≥ 3 min
Obs.: administração por injeção convencional deve utilizar tubos de PVC; tempo de infusão > 2 h – utilizar vidro ou poliolefina; nunca misturar qualquer outra substância na infusão de amiodarona

Função hepática: podem ocorrer aumento dos níveis de AST e ALT > 23 LSN (15-50%), hepatite e cirrose (3%); EV – necrose hepatocelular levando ao coma hepático e à morte associada ao uso acima da dose recomendada; não há informações disponíveis sobre necessidade de ajuste de dose; uso com precaução

Função renal: pode ocorrer injúria renal aguda; ajuste de dose não é necessário

Interações medicamentosas: nelfinavir, indinavir, ritonavir, digoxina, sinvastatina, varfarina, trifluoperazina, amprenavir, fentanila, sirolimo, lopinavir, lidocaína, citalopram, halofantrina, rifampicina, loratadina, ioexol, bloqueadores dos canais de cálcio (verapamil, nifedipino, diltiazem, flunarizina, nitrendipino, felodipino, anlodipino, lacidipino, lercanidipino, manidipino), betabloqueadores (propranolol, metoprolol, timolol, nadolol, pindolol, atenolol, labetalol, acebutolol, betaxolol, levobunolol, esmolol, carteolol, bisoprolol, sotalol, metipranolol, carvedilol, nebivolol), clonazepam, rosuvastatina, metotrexato, ciclosporina, nevirapina, colestiramina, fenitoína, teofilina, atorvastatina

Reações adversas:
- Cardiovasculares: hipotensão arterial (EV: 16%, refratária em casos raros), 1-10% – bloqueio atrioventricular (5%), bradicardia (3-5%), insuficiência cardíaca congestiva (3%), arritmia cardíaca, condução anormal, edema, rubor; EV – assistolia, atividade elétrica sem pulso, choque cardiogênico, dissociação eletromecânica, fibrilação atrial, parada cardíaca e taquicardia ventricular
- Dermatológicas: fotossensibilidade (10-75%), pele azul-ardósia (< 10%)
- Hematológicas: 1-10% – anormalidades da coagulação
- Neurológicas: 3-40% – cefaleia, comprometimento da memória, distúrbios do sono, fadiga, insônia, má coordenação, mal-estar, marcha anormal ou ataxia, movimentos involuntários, neuropatia periférica, tontura, tremor
- Respiratórias: estima-se que a pneumotoxicidade ocorra em 2-7% dos pacientes (alguns relatos indicam frequência alta, < 17%); toxicidade pode manifestar-se como pneumonite de hipersensibilidade; fibrose pulmonar (tosse, febre, mal-estar); inflamação pulmonar; pneumonite intersticial ou alveolar; síndrome do desconforto respiratório agudo foi descrita em < 2% dos pacientes e, no pós-operatório, em pacientes utilizando amiodarona VO

(continua)

- Hepáticas: níveis de AST e ALT > 2x LSN (15-50%), 1-10% – hepatite e cirrose (3%)
- Gastrointestinais: náusea, vômito, anorexia e constipação (10-33%); 1-10% – diarreia, dor abdominal, náusea (EV), sabor anormal (VO), salivação anormal
- Endócrinas e metabólicas: hipotireoidismo (1-22%); 1-10% – hipertireoidismo (3-10%, mais comum em regiões do mundo deficientes de iodo), redução da libido
- Oculares: microdepósitos corneanos (> 90%; causa distúrbio visual: < 10%)
- Local: 1-10% – flebite (EV, com concentrações > 3 mg/mL)
- Oculares: distúrbios visuais (2-9%), halo (5%, especialmente à noite), neurite óptica (1%)
- Miscelânea: 1-10% – odor anormal (VO)

Precauções: toxicidade pulmonar; início ou agravamento de arritmia; IAM (principalmente EV); disfunção ventricular esquerda; uso concomitante com medicamentos que provoquem o prolongamento do intervalo QT; hipopotassemia; hipomagnesemia; neurite óptica; neuropatia periférica; fotossensibilidade tem sido relatada e pode estar relacionada com a dose cumulativa e a duração do tratamento (VO); cirurgia; aumento da sensibilidade a depressor do miocárdio e aos efeitos da condução dos anestésicos inalatórios halogenados; pode haver alteração da condução elétrica do coração nos casos de marca-passo prévio; ingestão de iodo na dieta pode aumentar a incidência de hipertireoidismo induzido por amiodarona; anormalidades da tireoide; aumento do risco de tireotoxicose e/ou avanço ou exacerbação de arritmia, incluindo fatalidades

Contraindicações: episódios de bradicardia que causem síncope; choque cardiogênico; bloqueio atrioventricular de 2º ou 3º graus; bradicardia sinusal grave; disfunção do nódulo sinusal grave; hipersensibilidade ao iodo

amitriptilina Tryptanol® comp rev 25 e 75 mg					
	Com ajuste de dose	Sem informações	C	Uso criterioso	MPI? Sim

Classificação terapêutica: inibidor não seletivo da recaptação de monoamina

Posologia:
- Depressão: dose inicial de 25-50 mg, à noite; aumentando gradualmente (25 mg, a cada 2-3 dias) até 100-300 mg/dia
- Dor crônica: 25-50 mg, à noite; pode aumentar conforme tolerância até 150 mg/dia
- Neuropatia diabética: 25-100 mg/dia
- Profilaxia de enxaqueca: dose inicial de 10-25 mg, à noite; aumento de 25 mg, a cada semana, com base na resposta e na tolerabilidade, até máximo de 150 mg/dia

Função hepática: insuficiência hepática – iniciar com doses baixas e aumentar conforme necessário e tolerado

Função renal: não há informações disponíveis

Interações medicamentosas: selegilina, tranilcipromina, azul de metileno, linezolida, furozolidona, moclobemida, anti-inflamatórios não esteroidais (ácido acetilsalicílico, naproxeno, fenilbutazona, ácido mefenâmico, fenoprofeno, ibuprofeno, indometacina, piroxicam, diclofenaco, cetoprofeno, flurbiprofeno, cetorolaco, tenoxicam, etofenamato, dipirona, nimesulida, lornoxicam, acemetacina, propifenazona, meloxicam, celecoxibe, proglumetacina, rofecoxibe, dexcetoprofeno, parocoxibe, valdecoxibe, etoricoxibe, nepafenaco, loxoprofeno, lumiracoxibe, ácido tolfenâmico, nimesulida, ácido flufenâmico), enflurano, hidroxicloroquina, donepezila, alfapeginterferona 2b, clonidina, sulfametoxazol + trimetoprima, halofantrina, fluconazol, simpatomiméticos de ação direta (epinefrina, fenilefrina, norepinefrina, midodrina, etilefrina), carbamazepina, erva-de-são-joão, atomoxetina, ritonavir, fenitoína, varfarina, cimetidina, diazepam, fluvoxamina, galantamina)

Reações adversas:
- Cardiovasculares: alterações eletrocardiográficas inespecíficas, alterações na condução atrioventricular, arritmia, AVC, bloqueio cardíaco, edema, edema facial, hipertensão arterial, hipotensão ortostática, infarto do miocárdio, cardiomiopatia (rara), palpitação, síncope, taquicardia
- Dermatológicas: alopecia, exantema alérgico, fotossensibilidade, urticária
- Hematológicas: depressão da medula óssea, eosinofilia, púrpura
- Neurológicas: sedação moderada a acentuada (geralmente há tolerância a esses efeitos), agitação, alucinações, ansiedade, ataxia, cefaleia, coma, comprometimento da coordenação, comprometimento da função cognitiva, confusão mental, crise convulsiva, desorientação, fadiga, hiperpirexia, insônia, pesadelos, sedação, sintomas extrapiramidais, tontura

(continua)

- Musculoesqueléticas: anestesia, fraqueza, neuropatia periférica, parestesia, tremor
- Gastrointestinais: anorexia, constipação, diarreia, estomatite, ganho de peso, gosto peculiar, íleo paralítico, língua preta, náusea, vômito, xerostomia
- Auditiva: zumbido
- Endócrina e metabólica: síndrome de secreção inadequada de hormônio antidiurético; redução da libido; ganho ou perda de peso, alteração da glicemia; galactorreia; ginecomastia
- Geniturinária: retenção urinária
- Oculares: aumento da pressão intraocular, midríase, turvamento da visão
- Miscelânea: diaforese, reações de abstinência (náusea, cefaleia, mal-estar)

Precauções: transtorno bipolar – aumento do risco de precipitação de um episódio misto/maníaco, piora do comportamento, ideação suicida ou depressão; esquizofrenia – pode exacerbar a psicose ou ativar sintomas latentes; glaucoma de ângulo fechado ou aumento da pressão intraocular; hipertireoidismo ou uso concomitante de medicamentos da tireoide – aumento do risco de arritmias cardíacas; descontinuar vários dias antes de cirurgia eletiva, se possível; diabete

Contraindicações: uso concomitante com inibidor da monoaminoxidase; uso concomitante ou em até 14 dias após a suspensão de inibidores da monoaminoxidase; uso concomitante com precursores da serotonina (p. ex., triptofano), outros inibidores seletivos da recaptação da serotonina ou inibidores da recaptação de serotonina e norepinefrina; uso concomitante com cisaprida pode causar aumento do intervalo QT; IAM agudo

amoxicilina

amoxicilina					
Amoxil®, Amoxil® BD					
cap 500 mg, pó susp oral 125, 250 e 500 mg/5 mL; comp rev 875, pó susp oral 200 e 400 mg/5 mL	Precaução	Com ajuste de dose	B	Compatível	MPI? Não

Classificação terapêutica: penicilina de largo espectro

Posologia:
- Dose usual para infecções bacterianas: 500-875 mg, VO, a cada 12 h, ou 250-500 mg, VO, a cada 8 h, por 7-14 dias (máximo: 4 g/dia); dose e tempo de tratamento variam conforme tipo de infecção e gravidade
- Infecção de ouvido, boca, nariz, garganta, trato geniturinário, pele: leve a moderada – 500 mg, VO, a cada 12 h, ou 250 mg, a cada 8 h; grave (incluindo infecção do trato respiratório inferior) – 875 mg, a cada 12 h, ou 500 mg, a cada 8 h

(continua)

- Profilaxia de endocardite: 2 g, VO, 30-60 min antes do procedimento
- Erradicação de *Helicobacter pylori*: 1.000 mg, VO, 2x/dia, por 7-14 dias, em combinação com ≥ 1 antibiótico e inibidor de bomba de prótons
- Doença de Lyme: 500 mg, VO, a cada 6 ou 8 h, por 21-30 dias

Função hepática: insuficiência hepática – uso com precaução; terapia prolongada – monitorar função hepática; ajuste de dose não é necessário

Função renal: pode ocorrer cristalúria; ClCr de 10-30 mL/min – 250-500 mg, a cada 12 h (liberação imediata); ClCr < 10 mL/min – 250-500 mg, a cada 24 h (liberação imediata); hemodiálise – 250/500 mg, a cada 24 h (liberação imediata), dependendo da gravidade da infecção; dar dose adicional durante e no final da diálise; ClCr < 30 mL/min – uso contraindicado (liberação prolongada); hemodiálise – uso contraindicado (liberação prolongada)

Interações medicamentosas: tetraciclinas (tetraciclina, minociclina, oxitetraciclina, doxiciclina, limeciclina, clortetraciclina), varfarina, venlafaxina, metotrexato, probenecida

Reações adversas:
- Dermatológicas: candidíase mucocutânea, dermatite esfoliativa, eritema multiforme, exantema eritematoso, necrólise epidérmica tóxica, pustulação exantematosa aguda, síndrome de Stevens-Johnson, vasculite de hipersensibilidade, urticária
- Hematológicas: agranulocitose, anemia, anemia hemolítica, eosinofilia, leucopenia, púrpura trombocitopênica, trombocitopenia
- Neurológicas: ansiedade, confusão, convulsões, hiperatividade, insônia, tontura, cefaleia, mudanças de comportamento, sonolência
- Gastrointestinais: alteração da cor dos dentes (marrom, amarelo ou cinza; raro), colite hemorrágica, colite pseudomembranosa, diarreia, língua saburrosa e preta, náusea, vômito
- Miscelânea: anafilaxia, reação similar à doença do soro

Precauções: histórico de hipersensibilidade a múltiplos alérgenos – aumento do risco de reação grave e potencialmente fatal; uso prolongado pode acarretar superinfecção fúngica ou bacteriana, inclusive associada ao *Clostridium difficile* e colite pseudomembranosa; diarreia foi observada em < 2 meses da terapia pós-antibiótico; uso não recomendado para casos de mononucleose pelo aumento do risco de erupção cutânea; fenilcetonúria

amoxicilina + clavulanato de potássio

Clavulin®; Clavulin BD®; Clavulin ES®; Clavulin® injetável

pó susp oral 125 mg/5 mL + 31,25 mg/5 mL, 250 mg/5 mL + 62,5 mg/5 mL, comp rev 500 mg + 125 mg; pó susp oral 200 mg/5 mL + 28,5 mg/5 mL, 400 mg/5 mL + 57 mg/5 mL, comp rev 875 mg + 125 mg; pó prep extemp 600 mg/5 mL + 42,9 mg/5 mL; pó liof sol inj 1.000 mg + 200 mg, comp revestidos 500 mg + 125 mg

Precaução	Com ajuste de dose	B	Uso criterioso	MPI? Não

Classificação terapêutica: penicilina e inibidor da betalactamase

Posologia:
- Infecções bacterianas: 875 mg/125 mg, VO, a cada 12 h, ou 500 mg/125 mg, VO, a cada 8 h, ou 1.000 mg/200 mg, EV, a cada 8 h; dose e tempo de tratamento variam conforme tipo de infecção e gravidade

Obs.: administrar com alimento

Administração parenteral (compatível – AD e SF):
Reconstituição: 500 mg + 100 mg – dissolver em 10 mL de água para injeção; 1.000 mg + 200 mg – dissolver em 20 mL de água para injeção
Modo de usar: injeção EV – aplicar imediatamente após reconstituição e lentamente (3-4 min); infusão EV – pode-se preparar a infusão com AD para injeção ou SF; a solução deve ser acrescentada imediatamente para o pó de 500 mg + 100 mg reconstituído em 50 mL ou para o pó de 1.000 mg + 200 mg reconstituído em 100 mL; a infusão deve ser administrada em 30-40 min
Obs.: soluções reconstituídas e diluídas para infusão têm estabilidade de até 4 h a 25°C; não congelar

Função hepática: disfunção hepática preexistente – uso com precaução; monitorar durante a terapia

Função renal: ClCr < 30 mL/min e hemodiálise, comprimido de liberação prolongada de 875 mg não deve ser utilizado; ClCr de 10-30 mL/min – 500 mg, a cada 12 h; ClCr < 10 mL/min – 500 mg, a cada 24 h; hemodiálise – dose habitual a cada 24 h; dose adicional durante e depois de cada sessão de hemodiálise

Interações medicamentosas: tetraciclinas (tetraciclina, minociclina, oxitetraciclina, doxiciclina, limeciclina, clortetraciclina), varfarina, venlafaxina, metotrexato, probenecida

(continua)

Reações adversas:
- Dermatológicas: 1-10% – erupção cutânea na área da fralda, urticária
- Gastrointestinais: diarreia (3-34%, incidência varia com a dose e com o esquema terapêutico utilizado); 1-10% – desconforto abdominal, fezes líquidas, náusea, vômito
- Miscelânea: monilíase
- Geniturinárias: vaginite, micose vaginal
- Reações adversas adicionais observadas com antibióticos da classe das ampicilinas: agitação, agranulocitose, aumento da fosfatase alcalina, anafilaxia, anemia, angioedema, ansiedade, alterações comportamentais, aumento das bilirrubinas, língua pilosa negra, convulsões, cristalúria, tontura, enterocolite, eosinofilia, eritema multiforme, pustulose, exantematose, dermatite esfoliativa, gastrite, glossite, hematúria, anemia hemolítica, colite hemorrágica, indigestão, insônia, hiperatividade, nefrite intersticial, leucopenia, candidíase mucocutânea, prurido, colite pseudomembranosa, reação similar à doença do soro, síndrome de Stevens-Johnson, estomatite, aumento de transaminases, trombocitopenia, púrpura trombocitopênica, alteração da cor dos dentes, necrólise epidérmica tóxica

Precauções: evitar uso em mononucleose pelo aumento do risco de erupção cutânea eritematosa; fenilcetonúria; coléstase; asma; uso prolongado pode acarretar superinfecção fúngica ou bateriana, inclusive associada à *Clostridium difficile* e colite pseudomembranosa

Contraindicações: histórico de disfunção hepática prévia associada ao uso do antibiótico; uso concomitante com probenicida; insuficiência renal

ampicilina
Binotal®

comp 500 e 1.000 mg; FA 1 g

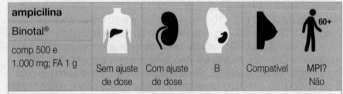

Sem ajuste de dose | Com ajuste de dose | B | Compatível | MPI? Não

Classificação terapêutica: penicilina de largo espectro

Posologia:
- Infecções bacterianas: 250-500 mg, VO, a cada 6 h, por 7-14 dias; ou 500-2.000 mg, EV ou IM, a cada 6 h (máximo: 14 g/dia); dose e tempo de tratamento variam conforme tipo de infecção e gravidade
- Profilaxia para endocardite: 2 g, IM ou EV, 30-60 min antes do procedimento
- Meningite bacteriana: 1-2 g, EV, cada 3-4 h
- Febre tifoide: 50-100 mg/kg/dia, VO ou EV, a cada 6 h

Administração parenteral:
- IM (compatível – AD ou água bacteriostática): reconstituir em 3,5 mL de solução compatível (250 mg/mL); administrar em até 1 h após a preparação

(continua)

- EV (compatível – SF, SG5%, solução de Ringer lactato, AD ou água bacteriostática): adicionar 7,4 mL de AD ou água bacteriostática para reconstituição; administrar em 10-15 min, em injeção lenta ou diluída em solução compatível até a concentração de 30 mg/mL para infusão

Função hepática: pode ocorrer aumento de AST; ajuste de dose não é necessário

Função renal: pode ocorrer nefrite intersticial (raro); ClCr de 10-50 mL/min – intervalos de 6-12 h; ClCl < 10 mL/min – intervalos de 12-24 h; hemodiálise – 1-2 g, a cada 12-24 h, administrar após a sessão; diálise peritoneal (adultos) – 250 mg, a cada 12 h

Interações medicamentosas: tetraciclinas (tetraciclina, minociclina, oxitetraciclina, doxiciclina, limeciclina, clortetraciclina)

Reações adversas:
- Dermatológicas: eritema multiforme, dermatite esfoliativa, erupção cutânea, urticária; surgimento de erupção cutânea deve ser cuidadosamente avaliado para se diferenciar (quando possível) de reação de hipersensibilidade de erupção não decorrente de alergia à ampicilina; a incidência é mais alta em pacientes com infecção viral, infecção por *Salmonella*, leucemia linfocítica ou pacientes com hiperuricemia
- Hematológicas: agranulocitose, anemia, anemia hemolítica, eosinofilia, leucopenia, púrpura trombocitopênica
- Neurológicas: febre, encefalopatia causada por penicilina, convulsão
- Respiratória: estridor laríngeo
- Gastrointestinais: língua pilosa negra, diarreia, enterocolite, glossite, náusea, colite pseudomembranosa, úlceras bucais ou linguais, estomatite, vômito
- Miscelânea: anafilaxia, reação similar à doença do soro

Precauções: aumento do risco de erupção cutânea em casos de mononucleose – uso não recomendado; asma; diarreia; DM; infusão rápida pode causar convulsão; uso prolongado pode acarretar superinfecção fúngica ou bacteriana, inclusive associada à *Clostridium difficile* e colite pseudomembranosa

ampicilina + sulbactam; sultamicilina (VO)					
Unasyn® injetável, Unasyn® oral	Sem ajuste de dose	Com ajuste de dose	B	Compatível	MPI? Não
pó sol inj 1 g + 0,5 g, pó sol inj 2 g + 1 g, susp oral 25 mg/5 mL, comp 375 mg					

Classificação terapêutica: penicilina e inibidor da betalactamase

Posologia:
- Infecções bacterianas (trato respiratório superior e inferior, ITU, pele): EV ou IM – 1,5-3 g (usualmente, 2 g de ampicilina + 1 g de sulbactam), a cada 6 h (máximo: 12 g/dia); VO – 375-750 mg, a cada 12 h; dose e tempo de tratamento variam conforme tipo de infecção e gravidade
- Gonorreia não complicada: pode-se administrar 2,25 g (6 comprimidos de 375 mg), em dose única; concomitantemente, deve ser administrado 1 g de probenecida, VO, para permitir concentrações plasmáticas de sulbactam e ampicilina por períodos mais prolongados

Administração parenteral:
- IM (compatível – AD ou solução de lidocaína a 0,5 ou 2%): reconstituir pó 1 g + 0,5 g em 3,2 mL de AD ou solução de lidocaína ou pó 2 g + 1 g em 6,4 mL de AD ou solução de lidocaína; administrar por injeção IM profunda
- EV (compatível – AD, SF ou solução de Ringer lactato): reconstituir o pó 1 g + 0,5 g em 3,2 mL de solução compatível ou pó 2 g + 1 g em 6,4 mL de solução compatível; a diluição deve ser realizada apenas após a dissipação da espuma; pode-se diluir até concentração combinada de 3-45 mg/mL (30 mg de ampicilina e 15 mg por mL de sulbactam); administrar em injeção EV em 10-15 min ou infusão em 15-30 min
Obs.: a solução reconstituída deve ser administrada em no máximo 1 h e a solução diluída tem estabilidade de 8 h

Função hepática: pode ocorrer aumento de AST; ajuste de dose não é necessário

Função renal: pode ocorrer nefrite intersticial (rara); ClCr > 30 mL/min – ajuste de dose não é necessário; ClCr de 15-29 mL/min – intervalos de 12 h; ClCr de 5-14 mL/min – intervalos de 24 h; hemodiálise – 1,5-3 g, intervalo de 12-24 h, administrar após a sessão

Interações medicamentosas: tetraciclinas (tetraciclina, minociclina, oxitetraciclina, doxiciclina, limeciclina, clortetraciclina)

(continua)

Reações adversas:
- Dermatológica: 1-10%: erupção cutânea
- Hematológicas: agranulocitose, anemia, anemia hemolítica, eosinofilia, leucopenia, púrpura trombocitopênica
- Respiratória: estridor laríngeo
- Gastrointestinais: 1-10%: diarreia; frequência não definida – língua pilosa negra, diarreia, enterocolite, glossite, náusea, colite pseudomembranosa, úlceras bucais ou linguais, estomatite, vômito
- 10%: locais: dor no local da injeção (IM); 1-10%: tromboflebite
- Miscelânea: reação alérgica (pode incluir doença do soro, urticária, broncoespasmo, hipotensão arterial etc.)

Precauções: mononucleose: uso não recomendado pelo aumento do risco de erupção cutânea; superinfecção, incluindo crescimento de microrganismos resistentes (p. ex., Pseudomonas ou Candida), pode ocorrer; asma; leucemia; colestase

Contraindicação: histórico de disfunção hepática prévia associada ao uso de ampicilina

anagrelida

Agrylin®

cap gelatinosa dura 0,5 mg

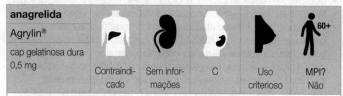

| Contraindicado | Sem informações | C | Uso criterioso | MPI? Não |

Classificação terapêutica: inibidor de agregação plaquetária

Posologia:
- Trombocitemia: dose inicial de 0,5 mg, 4x/dia, ou 1 mg, 2x/dia, por pelo menos 1 semana, depois ajustar dose (adicionar 0,5 mg/dia a cada semana) para manter plaquetas < 600.000/mm^3; dose usual de manutenção de 1,5-3 mg/dia (máximo: 2,5 mg/dose e 10 mg/dia); trombocitemia essencial – pode-se utilizar dose inicial de 0,5 mg, 2x/dia

Função hepática: pode ocorrer aumento das enzimas hepáticas (1-10%); insuficiência hepática moderada – dose inicial de 0,5 mg/dia, durante pelo menos 1 semana; não aumentar a dose mais de 0,5 mg/dia; insuficiência hepática grave – uso contraindicado

Função renal: podem ocorrer disúria, hematúria, insuficiência renal (1-10%); não há informações disponíveis sobre necessidade de ajuste de dose

Interações medicamentosas: desvenlafaxina, venlafaxina, hidroxicloroquina, donepezila, duloxetina, milnaciprana

Reações adversas:
- Cardiovasculares: palpitação (26%), edema (21%); 1-10% – dor torácica (8%), edema periférico (9%), angina, arritmias, doença cardiovascular, insuficiência cardíaca congestiva, hipertensão arterial, hipotensão ortostática, síncope, taquicardia (8%), trombose, vasodilatação

(continua)

- Dermatológicas: 1-10% – erupção cutânea (8%), prurido (6%), alopecia, equimose, fotossensibilidade, urticária
- Hematológicas: 1-10% – trombocitopenia (graus 3 e 4: 5%), anemia, hemorragia
- Neurológicas: cefaleia (44%), dor (15%), tontura (15%); 1-10% – febre (9%), mal-estar (6%), amnésia, calafrios, confusão mental, depressão, enxaqueca, insônia, nervosismo, sonolência
- Respiratórias: dispneia (12%); 1-10% – faringite (7%), tosse (6%), asma, bronquite, epistaxe, pneumonia, rinite, sinusite
- Musculoesqueléticas: fraqueza (23%); 1-10% – dorsalgia e/ou lombalgia (6%), mialgia, parestesia (6%), artralgia, cãibras em membros inferiores
- Gastrointestinais: diarreia (26%), náusea (17%), dor abdominal (16%); 1-10% – flatulência (10%), anorexia (8%), dispepsia (5%), constipação, eructação, estomatite aftosa, gastrite, hemorragia gastrointestinal, melena, sangramento gastrointestinal, vômito (10%)
- Auditiva: 1-10% – zumbido
- Endócrina e metabólica: 1-10% – desidratação

- Oculares: 1-10% – ambliopia, anormalidades no campo visual, diplopia
- Miscelânea: 1-10% – linfadenopatia, síndrome similar à gripe
- Frequência não definida: ataque isquêmico transitório, aumento da contagem de leucócitos, AVC, bloqueio cardíaco completo, cardiomegalia, crise convulsiva, derrame pericárdico, derrame pleural, fibrilação atrial, fibrose pulmonar, hipertensão pulmonar, infarto do miocárdio, infiltrados pulmonares, mielofibrose, cardiomiopatia, pancreatite, pericardite, policitemia, trombose venosa profunda, úlcera gástrica ou duodenal

Precauções: doença cardíaca; doenças pulmonares intersticiais; prolongamento do intervalo QT; taquicardia ventricular; hipertensão; hipocalcemia; hipopotassemia

anfotericina B complexo lipídico					
Abelcet®					
susp inj 5 mg/mL	Sem informações	Sem ajuste de dose	B	Uso criterioso	MPI? Não

Classificação terapêutica: antimicótico para uso sistêmico

Posologia:
- Dose usual: 5 mg/kg, 1x/dia
- Meningite criptocócica: HIV-positivo – 6 mg/kg/dia ou 4-6 mg/kg/dia, em combinação com fluocitosina, 25 mg/kg, 4x/dia, ou 6 mg/kg/dia em combinação com fluconazol, 400 mg, 1x/dia; tratamento ≥ 2 semanas; se o paciente apresentar intolerância à fluticasona, prolongar o tratamento com Abelcet® por 4-6 semanas
- Candidíase: 3-5 mg/kg/dia; infecção osteoarticular – tempo de tratamento prolongado (≥ 2 semanas) seguido por fluconazol, por 6 semanas (artrite séptica) até 6-12 meses (osteomielite)
- Endocardite: 3-5 mg/kg/dia (com ou sem fluocitosina), por 6 semanas, depois da troca valvar; troca valvar não foi possível – estender tratamento
- Endocardite ou infecção de marca-passo: 3-5 mg/kg/dia (com ou sem fluticasona, 25 mg/kg, 4x/dia), 4-6 semanas após a remoção do dispositivo; se a remoção não for possível, recomenda-se terapia estendida com fluconazol, 6-12 mg/kg/dia
- Sinusite fúngica (imunocomprometido): 3-10 mg/kg/dia
- Infecções fúngicas sistêmicas (*Aspergillus*, *Candida*, *Cryptococcus*): 3-5 mg/kg/dia
- Leishmaniose visceral: imunocompetente – 3 mg/kg/dia, nos dias 1-5, e 3 mg/kg/dia, nos dias 14 e 21 do tratamento; pode ser repetido (esquema alternativo – 2 mg/kg/dia, por 5 dias); imunocomprometido – 4 mg/kg/dia, nos dias de 1-5 e 4 mg/kg/dia, nos dias 10, 18, 24, 31 e 38
- Histoplasmose: 5 mg/kg, por 1-2 semanas, seguido de itraconazol, VO
- Esporotricose: 5 mg/kg, por 4-6 semanas, seguido de itraconazol, VO

Administração parenteral (compatível – SG5%): deve ser diluída em 50-100 mL e administrada à taxa de 2,5 mg/kg/h; a dose desejada deve ser transferida para a bolsa de SG5% utilizando-se agulha com filtro de 5 micras fornecida pelo fabricante; se necessário, agitar bolsa a cada 2 h
Obs.: incompatível com SF e outras soluções contendo eletrólitos e/ou outros medicamentos; estabilidade de 6 h em TA e 48 em REF para soluções diluídas

Função hepática: não há informações disponíveis

Função renal: pode ocorrer aumento de creatinina sérica (> 10%) e insuficiência renal (1-10%); ClCr > 10 mL/min – ajuste de dose não é necessário; ClCr < 10 mL/min – 5 mg/kg, 24-36 h; hemodiálise – não há necessidade de suplementação

Interação medicamentosa: ciclosporina

(continua)

Reações adversas (nefrotoxicidade e hiperpirexia relacionada à infusão, rigidez e calafrios são reduzidos em relação ao deoxicolato de anfotericina):

- Cardiovasculares: 1-10% – hipotensão arterial, parada cardíaca, taquicardia
- Dermatológica: 1-10% – erupção cutânea
- Neurológicas: > 10% – calafrios, febre; 1-10% – cefaleia, dor
- Respiratórias: 1-10% – dispneia, insuficiência respiratória, pneumonia
- Gastrointestinais: 1-10% – diarreia, dor abdominal, hemorragia gastrointestinal, náusea, vômito
- Hematológica: trombocitopenia
- Endócrinas e metabólicas: 1-10% – acidose, bilirrubinemia, hipopotassemia, hiperpotassemia, hipomagnesemia
- Miscelânea: > 10% – insuficiência múltipla de órgãos

Precauções: reações agudas, incluindo febre e calafrios podem ocorrer 1-2 h após a iniciação; anafilaxia tem sido relatada; interromper imediatamente e não reiniciar se ocorrer desconforto respiratório grave

anfotericina B desoxicolato (convencional)					
Anforicin B®	Sem informações	Com ajuste de dose	B	Uso criterioso	MPI?
pó liof sol inj 50 mg/10 mL					Não

Classificação terapêutica: antimicótico para uso sistêmico

Posologia:
- Pacientes que apresentaram reações adversas imediatas relacionadas à infusão: administrar AINH, paracetamol, dipirona e/ou difenidramina ou hidrocortisona 30-60 min antes da administração da anfotericina; administrar AINH e/ou difenidramina, ou paracetamol com difenidramina ou hidrocortisona
- Dose de teste: 1 mg, infundido em 20-30 min (necessidade do teste controversa)
- Dose usual: 0,3-1 mg/kg/dia, infundido em 4-6 h (máximo: 1,5 mg/kg/dia)
- Meningite criptocócica: HIV-positivo – 0,7-1 mg/kg/dia, por 4-6 semanas ou por 2 semanas, seguido de fluconazol, por 8 semanas; HIV-positivo – 0,7-1 mg/kg/dia associado a fluocitosina, 100 mg/kg/dia, por 2 semanas, depois mudar para fluconazol por ≥ 8 semanas; HIV-negativo – associar fluocitosina
- Pneumonia criptocócica: HIV-positivo – 0,5-1 mg/kg/dia; HIV-negativo – associar fluocitosina por 2 semanas
- Candidíase: 0,3-0,7 mg/kg/dia; candidíase esofágica – por 14-21 dias; infecção osteoarticular – tempo de tratamento prolongado, seguido por fluconazol, por 6 semanas (artrite séptica) até 6-12 meses (osteomielite)
- Endocardite: 0,6-1 mg/kg/dia (com ou sem fluocitosina), por 6 semanas depois da troca valvar; troca valvar não foi possível – estender tratamento com fluconazol
- Infecções fúngicas sistêmicas (Candida, Cryptococcus): 0,5-0,7 mg/kg/dia; aspergilose: 0,6-0,7 mg/kg/dia, por 3-6 meses
- Histoplasmose: 0,5-1 mg/kg/dia, por 7 dias; depois, 0,8 mg/kg, em dias intercalados (ou 3x/semana), até dose total de 10-15 mg/kg
- Leishmaniose visceral: 0,75-1 mg/kg/dia, por 15-20 dias, ou 0,75-1 mg/kg, em dias alternados, por 30-40 dias
- Esporotricose: dose total de 1-2 g, depois trocar para itraconazol ou fluconazol

Administração parenteral (compatível – SG5%): deve ser administrada lentamente, por infusão EV, em 2-6 h; recomenda-se concentração de 0,1 mg/mL; sugere-se dose de teste; reconstituir em 10 mL de água para injeção, agitar, adicionar a 490 mL de SG5% para concentração final de 0,1 mg/mL e infundir EV, em 2-6 h; não é compatível com SF, pois pode haver precipitação
Obs.: estabilidade de 24 h em TA e de 1 semana em REF para soluções diluídas; proteger da luz durante administração

Função hepática: não há informações disponíveis

(continua)

Função renal: pode ocorrer insuficiência renal decorrente do uso da droga – pode-se reduzir a dose total diária em 50% ou administrar a medicação em dias alternados; pouco dialisável, sem necessidade de suplementação; ClCr < 10 mL/min – dose usual a cada 24 ou 36 h

Interação medicamentosa: ciclosporina

Reações adversas (nefrotoxicidade e hiperpirexia relacionadas à infusão, rigidez e calafrios são reduzidos em relação ao desoxicolato de anfotericina):
- Cardiovasculares: > 10% – hipotensão, taquipneia; 1-10% – *flush*, hipertensão
- Neurológicas: > 10% – febre, cefaleia, fraqueza; 1-10% – *delirium*, dor lombar
- Endócrinas e metabólicas: > 10% – hipopotassemia, hipomagnesemia
- Gastrointestinais: > 10% – anorexia, náusea, vômito, diarreia, dor abdominal
- Hematológicas: > 10% – anemia normocrômica e normocítica; 1-10% – leucocitose
- Local: > 10% – dor no local da injeção, com ou sem flebite
- Musculoesqueléticas: > 10% – dor generalizada, incluindo músculos e articulações; 1-10% – parestesia
- Renais: > 10% – diminuição da função renal e anormalidades na função renal incluindo uremia, acidose tubular renal, nefrocalcinose (> 0,1 mg/mL)
- Geniturinária: 1-10% – retenção urinária

Precauções: reações agudas, incluindo febre, calafrios, podem ocorrer 1-2 h após a iniciação (administrar pré-medicação com difenidramina com AINH, paracetamol ou hidrocortisona); anafilaxia tem sido relatada – interromper imediatamente e não reiniciar se ocorrer desconforto respiratório grave; leucopenia; anemia; doses > 1,5 mg/kg/dia não são recomendadas, pois apresentam risco de parada cardíaca ou cardiorrespiratória

anfotericina B liposssomal					
Ambisome®					
pó sol inf 50 mg/ frasco (4 mg/mL)	Sem informações	Sem ajuste de dose	B	Uso criterioso	MPI? Não

Classificação terapêutica: antimicótico para uso sistêmico

Posologia:
- Dose usual: 3-6 mg/kg/dia (máximo: 15 mg/kg/dia)
- Meningite criptococócica: HIV-positivo – 6 mg/kg/dia, ou 4-6 mg/kg/dia, em combinação com fluocitosina, 25 mg/kg, 4x/dia; pacientes que apresentaram reações adversas imediatas relacionadas à infusão – administrar AINH e/ou difenidramina ou paracetamol + difenidramina ou hidrocortisona, 30-60 min antes da administração de anfotericina
- Candidíase: 3-5 mg/kg/dia; infecção osteoarticular – tempo de tratamento prolongado seguido por fluconazol, por 6 semanas (artrite séptica) até 6-12 meses (osteomielite)
- Endocardite: 3-5 mg/kg/dia (com ou sem fluocitosina), por 6 semanas depois da troca valvar; troca valvar não foi possível – estender tratamento
- Sinusite fúngica (imunocomprometido): 3-10 mg/kg/dia
- Infecções fúngicas sistêmicas (*Aspergillus*, *Candida*, *Cryptococcus*): 3-5 mg/kg/dia
- Leishmaniose visceral: imunocompetente – 3 mg/kg/dia, nos dias de 1-5, e 3 mg/kg/dia, nos dias 14 e 21 do tratamento; pode ser repetido (esquema alternativo – 2 mg/kg/dia, por 5 dias); imunocomprometido – 4 mg/kg/dia, nos dias 1-5, e 4 mg/kg/dia, nos dias 10, 17, 24, 31 e 38

Administração parenteral (compatível – SG5%): reconstituir com 12 mL de diluente próprio (AD); a solução deve ser agitada vigorosamente por 30 s, e a dose desejada deve ser transferida para uma bolsa de SG5% utilizando-se uma seringa com filtro de 5 mcm fornecida pela fabricante; a diluição final deve ter concentração de 1-2 mg/mL; a solução deve ser infundida em 60-120 min, à taxa máxima de 2,5 mg/kg/h
Obs.: incompatível com SF e outras soluções contendo eletrólitos; estabilidade de 6 h em TA para soluções diluídas

Função hepática: podem ocorrer aumento de fosfatase alcalina (7-22%), aumento do BUN (7-21%), bilirrubinemia (9-18%), aumento de ALT (15%), aumento de AST (13%), provas de função hepática anormais (não especificadas: 4-13%), hepatopatia veno-oclusiva, lesão hepatocelular; não há informações disponíveis sobre necessidade de ajuste de dose

Função renal: podem ocorrer aumento de creatinina (18-40%), hematúria (14%), insuficiência renal aguda, nefropatia tóxica; ClCr > 10 mL/min – ajuste de dose não é necessário; hemodiálise – não há necessidade de suplementação

Interação medicamentosa: ciclosporina

(continua)

Reações adversas (a porcentagem de reações adversas depende da população estudada e pode variar conforme pré-medicações e doenças subjacentes; a incidência de redução da função renal e eventos relacionados à infusão é menor que a observada com a anfotericina B desoxicolato):

- Cardiovasculares: hipertensão arterial (8-20%), taquicardia (9-18%), edema periférico (15%), edema (12-14%), hipotensão arterial (7-14%), dor torácica (8-12%), hipervolemia (8-12%); 2-10% – arritmia, bradicardia, cardiomegalia, fibrilação atrial, hipotensão postural, parada cardíaca
- Dermatológicas: erupção cutânea (5-25%), prurido (11%); 2-10% – alopecia, alteração da cor da pele, petéquias, púrpura, erupção cutânea, urticária
- Hematológicas: anemia (27-48%), reação à transfusão de sangue (9-18%), leucopenia (15-17%), trombocitopenia (6-13%); 2-10% – distúrbios da coagulação, hemorragia, redução da protrombina, trombocitopenia
- Neurológicas: calafrios (29-48%), insônia (17-22%), cefaleia (9-20%), dor (14%), ansiedade (7-14%), confusão mental (9-14%); 2-10% – tontura (7-8%), agitação, alucinações, coma, convulsões, depressão, mal-estar, sonolência
- Respiratórias: dispneia (18-23%), distúrbio pulmonar (14-18%), aumento da tosse (2-18%), epistaxe (8-15%), derrame pleural (12%), rinite (11%); 2-10% – hipóxia (6-8%), alcalose respiratória, asma, atelectasia, edema pulmonar, hemoptise, insuficiência respiratória
- Musculoesqueléticas: fraqueza (6-13%), dorsalgia ou lombalgia (12%); 2-10% – artralgia, distonia, ostealgia, parestesia, rigidez, tremor
- Gastrointestinais: náusea (16-40%), vômito (10-32%), diarreia (11-30%), dor abdominal (7-20%), constipação (15%), anorexia (10-14%); 2-10% – hemorragia gastrointestinal (10%), estomatite ulcerativa, hematêmese, hemorragia gengival e oral, íleo paralítico
- Locais: flebite (9-11%); 2-10% – inflamação no local da injeção
- Endócrinas e metabólicas: hipernatremia (4%), acidose, hiperpotassemia, hipercoremia, hipermagnesemia, hiperfosfatemia, hipofosfatemia; hipopotassemia (31-51%); hipomagnesemia (15-50%); hiperglicemia (8-23%)
- Geniturinária: 2-10% – hemorragia vaginal
- Oculares: 2-10% – oculares: conjuntivite, hemorragia ocular
- Miscelânea: sepse (7-14%), infecção (11-12%); 2-10% – diaforese (7%), reação alérgica, reação imunológica mediada pelas células, síndrome similar à gripe

Precauções: anafilaxia tem sido relatada – interromper imediatamente e não reiniciar se ocorrer desconforto respiratório grave; febre e calafrios podem ocorrer na 1ª h de infusão

anlodipino					
Norvasc®					60+
comp 5 e 10 mg	Com ajuste de dose	Sem ajuste de dose	C	Uso criterioso	MPI? Não

Classificação terapêutica: bloqueador seletivo do canal de cálcio

Posologia:
- Hipertensão: 5-10 mg, VO, 1x/dia

Função hepática: insuficiência hepática grave – dose inicial (hipertensão) de 2,5 mg/dia, titular a dose lentamente

Função renal: ajuste de dose não é necessário

Interações medicamentosas: claritromicina, clopidogrel, telaprevir, sinvastatina, amiodarona, indinavir

Reações adversas:
- Cardiovasculares: edema periférico (relacionado à dose: 2-15%), rubor (1-3%), palpitação (1-4%)
- Dermatológicas: erupção cutânea (1-2%), prurido (1-2%)
- Neurológicas: cefaleia (7%; placebo: 8%), tontura (1-3%), fadiga (4%), sonolência (1-2%)
- Respiratórias: dispneia (1-2%), edema pulmonar (15% do estudo PRAISE, população com insuficiência cardíaca congestiva)
- Musculoesqueléticas: cãibras musculares (1-2%), fraqueza (1-2%)
- Endócrina e metabólica: disfunção sexual masculina (1-2%)
- Gastrointestinais: náusea (3%), dor abdominal (1-2%), dispepsia (1-2%), hiperplasia gengival
- Relatos de caso e/ou pós-colocação no mercado: disosmia, sintomas extrapiramidais, eritema multiforme, dermatite esfoliativa, ginecomastia, icterícia, vasculite leucocitoclástica, púrpura não trombocitopênica, fototoxicidade, síndrome de Stevens-Johnson

Precauções: pode ocorrer estenose aórtica grave; doença arterial coronariana obstrutiva grave – aumento do risco de agravamento da angina ou IAM após o início ou aumento da dose

Ajuste de dose: idosos frágeis ou pequenos (hipertensão) ou na adição de outra terapia anti-hipertensiva, dose inicial de 2,5 mg, 1x/dia

apixabana Eliquis® comp rev 2,5 e 5 mg					
	Contraindicado	Com ajuste de dose	B	Contraindicado	MPI? Não

Classificação terapêutica: inibidor direto da trombina

Posologia:
- Trombose venosa profunda e tromboembolismo pulmonar: 10 mg, VO, 2x/dia, por 7 dias, seguidos de 5 mg, 2x/dia
- Prevenção de embolia, AVC na fibrilação atrial não valvular: 5 mg, VO, 2x/dia; utilizar dose de 2,5 mg, 2x/dia, se paciente apresentar 2 dos seguintes fatores (idade ≥ 80 anos, peso ≤ 60 kg, creatinina ≥ 1,5 mg/dL)
- Profilaxia de trombose venosa profunda, cirurgia ortopédica: 2,5 mg, 2x/dia, iniciando 12-24 h do pós-operatório; duração habitual de 35 dias (artroplastia de quadril) e 12 dias (artroplastia de joelho)

Função hepática: pode ocorrer aumento das transaminases, de gama-glutamiltransferase, fosfatase alcalina e bilirrubinemia; insuficiência hepática leve – ajuste de dose não é necessário; insuficiência hepática grave – uso contraindicado; hemodiálise – 5 mg, VO, 2x/dia, se ≥ 80 anos ou 2,5 mg, VO, 2x/dia, se ≤ 60 kg

Função renal: pode ocorrer hematúria; creatinina sérica > 1,5 mg/dL – 2,5 mg, VO, 2x/dia, em pacientes com ≥ 80 anos e/ou com ≤ 60 kg de peso corporal; creatinina sérica ≥ 1,5 mg/dL e idade ≥ 80 anos e/ou peso ≤ 60 kg – 2,5 mg, 2x/dia; hemodiálise – 5 mg, VO, 2x/dia; idade ≥ 80 anos ou peso ≤ 60 kg – 2,5 mg, VO, 2x/dia

Ajuste de dose: peso corporal ≤ 60 kg e/ou idade ≥ 80 anos – 2,5 mg, VO, 2x/dia; uso concomitante com inibidores fortes da CYP3A4 e glicoproteína-P – reduzir a dose em 50%

Interações medicamentosas: anticoagulantes (heparina, varfarina, enoxaparina, dalteparina, nadroparina, bivalirrudina, lepirudina, desirudina, fondaparinux, drotrecogina alfa, dabigatrana, rivaroxabana, bemiparina, tinzaparina)

Reações adversas:
- Sangramento: como acontece com outros anticoagulantes, durante o tratamento podem ocorrer hemorragias quando existem fatores de risco associados, como lesões orgânicas responsáveis por hemorragias; as reações adversas frequentes foram anemia, hemorragia, contusão e náusea; as reações adversas devem ser interpretadas dentro do contexto cirúrgico; pode estar associada ao aumento do risco de hemorragia evidente ou oculta, de um tecido ou órgão, que poderá resultar em anemia pós-hemorrágica; sinais, sintomas e gravidade variam de acordo com a localização e o grau ou a extensão da hemorragia
- Dermatológica: hipersensibilidade

(continua)

- Hematológicas: anemia (incluindo pós-operatória e hemorrágica, e respectivos parâmetros laboratoriais), trombocitopenia (incluindo diminuição na contagem de plaquetas)
- Musculoesqueléticas: epistaxe, hemoptise, hemorragia muscular, contusão
- Gastrointestinais: náusea, hemorragia gastrointestinal (incluindo hematêmese e melena), hematoquezia, hemorragia retal, hemorragia gengival
- Oculares: hemorragia ocular (incluindo hemorragia da conjuntiva)
- Vasculares: hemorragia (incluindo hematoma e hemorragia vaginal e uretral), hipotensão (incluindo hipotensão de intervenção)
- Endócrina e metabólica: aumento de gamaglutamil transferase
- Hepática: aumento de transaminases
- Miscelânea: hemorragia pós-procedimentos (incluindo hematoma pós-procedimentos, hemorragia de ferida, hematoma no local de punção e hemorragia no local do cateter), secreção de ferida, hemorragia no local de incisão (incluindo hematoma no local de incisão), hemorragia operatória

Precauções: anestesia epidural/espinhal – efeitos anticoagulantes podem persistir durante 24 h após a última dose; cateter pós-operatório – aumento do risco de hematoma epidural ou espinhal; não retirar antes de 24 h após a última administração; próteses cardíacas valvulares; punção lombar; tratamento simultâneo com inibidores da CYP3A4 e glicoproteína-P (claritromicina, cetoconazol, itraconazol, ritonavir); administração com atraso de 48 h

Contraindicações: sangramento patológico ativo; doença hepática associada a coagulopatias; tratamento concomitante com qualquer outro anticoagulante (exceto durante terapia transitória)

apixabana

atenolol					
Atenol®					
comp 25, 50 e 100 mg	Sem ajuste de dose	Com ajuste de dose	D	Contraindicado	MPI? Não

Classificação terapêutica: betabloqueador

Posologia:
- Hipertensão: iniciar com 25-50 mg, 1x/dia; pode-se aumentar após 7-14 dias, até dose máxima de 100 mg/dia
- Angina: 50-100 mg, 1x/dia (máximo: 200 mg/dia)
- Pós-infarto: 100 mg/dia, em 1 ou 2x/dia, por 6-9 dias; iniciar assim que o paciente estiver estável
- Profilaxia de enxaqueca: iniciar com 25-50 mg/dia, até dose máxima de 150 mg/dia

Função hepática: ajuste de dose não é necessário

Função renal: ClCr de 15-35 mL/min – dose diária de 50 mg, 1x/dia; ClCr < 15 mL/min – dose diária de 25 mg, 1x/dia; hemodiálise – 25-50 mg, VO, após cada sessão de diálise; diálise peritoneal – suplementação de dose não é necessária

Interações medicamentosas: diltiazem, dronedarona, verapamil, amiodarona, bloqueadores alfa-1 adrenérgicos (fentolamina, prazosina, terazosina, doxazosina, alfuzosina, tansulosina), anti-inflamatórios não esteroidais (ácido acetilsalicílico, naproxeno, fenilbutazona, ácido mefenâmico, fenoprofeno, ibuprofeno, indometacina, piroxicam, diclofenaco, cetoprofeno, flurbiprofeno, cetorolaco, tenoxicam, etofenamato, dipirona, nimesulida, lornoxicam, acemetacina, propifenazona, meloxicam, celecoxibe, proglumetacina, rofecoxibe, dexcetoprofeno, parocoxibe, valdecoxibe, etoricoxibe, nepafenaco, loxoprofeno, lumiracoxibe, ácido tolfenâmico, nimesulida, ácido flufenâmico), quinidina, erva-de-são-joão, glicosídeos digitálicos (digoxina, deslanosídeo), disopiramida

Reações adversas:
- Cardiovasculares: 1-10% – bradicardia persistente, hipotensão arterial, dor torácica, edema, insuficiência cardíaca, bloqueio atrioventricular de 2º ou 3º graus, fenômeno de Raynaud
- Gastrointestinais: 1-10% – constipação, diarreia, náusea
- Neurológicas: 1-10% – tontura, fadiga, insônia, letargia, confusão mental, comprometimento mental, depressão, cefaleia, pesadelos
- Miscelânea: extremidades frias
- Geniturinária: impotência

(continua)

Precauções: retirada abrupta, na doença arterial coronariana, pode agravar a angina, causar infarto do miocárdio ou arritmias ventriculares; anestesia e cirurgia de grande porte prejudicam a capacidade do coração para responder a estímulos adrenérgicos reflexos; pode ocorrer insuficiência cardíaca, mesmo em pacientes sem histórico de insuficiência cardíaca – pode ser necessária suspensão; insuficiência cardíaca congestiva – potencial de maior depressão da contratilidade miocárdica e piora da insuficiência cardíaca; DM – possibilidade de sintomas mascarados de hipoglicemia, como taquicardia; sintomas de hipertireoidismo podem ser mascarados (p. ex., taquicardia); doença vascular periférica pode ser agravada; interrupção da terapêutica concomitante com clonidina – pode aumentar o risco de hipertensão de rebote – atenolol deve ser interrompido vários dias antes de a clonidina ser retirada; pode induzir ou exacerbar psoríase

Contraindicações: bradicardia; insuficiência cardíaca; choque cardiogênico; bloqueio cardíaco de 2º e 3º graus; disfunção do nó sinoatrial

atorvastatina

Citalor®

comp rev 10, 20, 40 e 80 mg

Contraindi-cado	Sem ajuste de dose	X	Contraindi-cado	MPI? Não

Classificação terapêutica: antidislipidêmico

Posologia:
- DLP: 10-80 mg, 1x/dia; doses iniciais mais elevadas (40-80 mg/dia) podem ser realizadas para pacientes com risco cardiovascular elevado

Função hepática: podem ocorrer disfunção hepática, aumento de transaminases (dose de 80 mg/dia: 2-3%); doença hepática ativa ou elevações persistentes inesperadas das transaminases séricas, excedendo em 3x LSN – uso contraindicado

Função renal: podem ocorrer miopatia e rabdomiólise (uso concomitante com fortes inibidores do CYP3A4); insuficiência renal, incluindo hemodiálise – ajuste de dose não é necessário

Ajuste de dose: evitar uso concomitante com outros medicamentos (ciclosporina, tipranavir e ritonavir ou telaprevir); uso concomitante com claritromicina, itraconazol, darunavir e ritonavir, fosamprenavir, fosamprenavir e ritonavir, saquinavir e ritonavir – não exceder a dose de atorvastatina (20 mg/dia) e avaliar para garantir que a menor dose possível será utilizada; uso concomitante com boceprevir ou nelfinavir – não exceder doses de atorvastatina (40 mg/dia) e avaliar para garantir que a menor dose possível seja utilizada; uso concomitante de opinavir e ritonavir com cuidado – usar a menor dose de atorvastatina necessária

Interações medicamentosas: fosamprenavir, nelfinavir, telaprevir, simeprevir, darunavir, tipranavir, genfibrozila, lopinavir, quinupristina, fluconazol, ciprofibrato, saquinavir, claritromicina, fenofibrato, ciclosporina, colchicina, clofibrato, nefazodona, itraconazol, diltiazem, ácido fusídico, fenitoína, rifampicina, betainterferona, clopidogrel, efavirenz, amprenavir, boceprevir, voriconazol, bosentana, pectina, erva-de-são-joão, etaverina, pioglitazona, farelo de aveia, amiodarona, bexaroteno, quinina, azitromicina

Reações adversas:
- Cardiovasculares: 2-10% – dor torácica, edema periférico; AVC hemorrágico (2%)
- Dermatológica: erupção cutânea (1-4%)
- Neurológicas: cefaleia (3-17%), 2-10% – insônia, tontura
- Respiratórias: sinusite (< 6%), faringite (< 3%), bronquite, rinite
- Musculoesqueléticas: artralgia (< 5%), artrite, dorsalgia/lombalgia (< 4%), mialgia (< 6%), fraqueza (< 4%)
- Gastrointestinais: dor abdominal (< 4%), constipação (< 3%), diarreia (7-14%), dispepsia (1-3%), flatulência (1-3%), náusea
- Geniturinária: ITU
- Miscelânea: infecção (3-10%), síndrome similar ao resfriado (< 3%), reação alérgica (< 3%)

(continua)

- **Reações graves ou potencialmente letais:** < 2% – acne, alopecia, alteração do paladar, ambliopia, anemia, angina, anorexia, arritmia, aumento do apetite, bursite, cãibras nos membros inferiores, cistite, colite, contratura tendinosa, depressão, disfagia, dispneia, disúria, doença fibrocística da mama, dor biliar, eczema, edema, edema facial, enterite, enxaqueca, equimose, epididimite, epistaxe, eructação, esofagite, estomatite, faringite, febre, flebite, fotossensibilidade, ganho de peso, gastrite, gastroenterite, glaucoma, glossite, gota, hematúria, hemorragia gengival, hemorragia ocular, hemorragia retal, hemorragia vaginal, hepatite, hipercinesia, hiperglicemia/hipoglicemia, hipertensão arterial, hipertonia, hipoestesia, hipotensão postural, icterícia colestática, impotência, incoordenação, labilidade emocional, linfadenopatia, litíase renal, mal-estar, melena, metrorragia, miastenia, miopatia, miosite, nefrite, neuropatia periférica, noctúria, olhos secos, palpitação, pancreatite, paralisia facial, parestesia, parosmia, pele seca, perda do paladar, petéquias, pneumonia, prurido, queilite, redução da libido, rigidez do pescoço, rinite, seborreia, síncope, sonhos anormais, sonolência, surdez, tenesmo, torcicolo, trombocitopenia, úlcera bucal, úlcera cutânea, úlcera duodenal, urticária, vasodilatação, vômito, xerostomia, zumbido
- **Relatos após a colocação no mercado:** anafilaxia, edema angioneurótico, eritema multiforme, exantema bolhoso, fadiga, necrólise epidérmica tóxica, rabdomiólise, síndrome de Stevens-Johnson

Precauções: idade > 65 anos – risco aumentado de miopatia e rabdomiólise; uso excessivo de álcool – aumento do risco de disfunção hepática; esclerose lateral amiotrófica preexistente; hipotireoidismo descompensado; sepse

Contraindicações: uso concomitante com ciclosporina, genfibrozila, telaprevir, tipranavir/ritonavir; colestase; encefalopatia hepática

atovaquona					
Mepron®					
susp oral					
750 mg/5 mL	Sem ajuste de dose	Sem informações	C	Uso criterioso	MPI? Não

Classificação terapêutica: antiprotozoário

Posologia:
- Pneumocistose (*Pneumocystis jiroveci*): tratamento de pneumonia leve a moderada – 750 mg, 2x/dia, por 21 dias; prevenção – 1.500 mg, 1x/dia
Obs.: administrar com alimento

Função hepática: podem ocorrer insuficiência hepática, hepatite e testes de função hepática elevados (1-10%); insuficiência hepática leve a moderada – ajuste de dose não é necessário

Função renal: podem ocorrer aumento de BUN e creatinina (1-10%); não há informações disponíveis sobre necessidade de ajuste de dose

Interações medicamentosas: ritonavir, rifamicinas (rifampicina, rifabutina), tetraciclina, atorvastatina

Reações adversas:
- Dermatológicas: > 10% – erupção cutânea; 1-10% – prurido; diaforese
- Hematológicas: 1-10% – anemia, leucopenia, neutropenia
- Neurológicas: > 10% – ansiedade, cefaleia, febre, insônia; 1-10% – tontura; depressão
- Respiratória: tosse (24-25%), rinite (5-24%), dispneia (15-21%), sinusite (7-10%), sintomas semelhantes à gripe
- Musculoesquelética: 1-10% – fraqueza
- Gastrointestinais: > 10% – diarreia, náusea, vômito; 1-10% – anorexia, aumento de amilase, azia, constipação, dor abdominal
- Endócrinas e metabólicas: 1-10% – hipoglicemia, hiponatremia (7-10%); hiperglicemia (< 9%); hipoglicemia (< 1%)
- Miscelânea: 1-10% – moniliíase oral

Precauções: distúrbios gastrointestinais que podem dificultar a absorção da droga; incapacidade de tomar atovaquona com os alimentos – concentrações ótimas podem não ser alcançadas; idosos; insuficiência respiratória; infecção

atracúrio					
Tracrium®					60+
sol inj 10 mg/mL	Sem informações	Sem informações	B	Uso criterioso	MPI? Não

Classificação terapêutica: relaxante muscular de ação periférica

Posologia:
- Bloqueio neuromuscular: *bolus* EV de 0,4-0,5 mg/kg, depois 0,08-0,1 mg/kg, em 20-45 min após dose inicial e repetir a cada 15-25 min

Administração parenteral (compatível – SF e SG5%): diluir em solução compatível; não administrar antes de a inconsciência ser induzida; a faixa para adultos é de 0,3-0,6 mg/kg; após a administração em *bolus*, a manutenção do bloqueio é realizada por longos procedimentos por infusão a 0,3-0,6 mg/kg/h
Obs.: soluções diluídas têm estabilidade de 24 h em TA

Função hepática: não há informações disponíveis

Função renal: não há informações disponíveis

Ajuste de dose: circulação extracorpórea com hipotermia induzida – taxa de infusão durante a hipotermia deve ser de aproximadamente metade da taxa necessária durante normotermia; doença cardiovascular – iniciar com 0,3-0,4 mg/kg, EV, administrado lentamente ou em doses divididas em 1 mL; anestesia estável concomitante com isoflurano, enflurano – reduzir dose em cerca de ⅓ (0,25-0,35 mg/kg); maior sensibilidade para a liberação de histamina – iniciar com 0,3-0,4 mg/kg, EV, lentamente ou em doses divididas em 1 min

Interações medicamentosas: isoflurano, erva-de-são-joão, antibióticos polipeptídeos (colistimetato de sódio, polimixina B, bacitracina), aminoglicosídeos (amicacina, tobramicina, neomicina, gentamicina, estreptomicina, netilmicina, framicetina), metilprednisolona, triancinolona, hidrocortisona, suxametônio, betametasona, dexametasona, sevoflurano, prednisolona, prednisona, cetamina, enflurano

Reações adversas (leves, raras e geralmente sugestivas de liberação de histamina):
- Respiratória: secreção brônquica (< 1%)
- Dermatológicas: urticária (< 1%), prurido (< 1%)
- Cardiovascular: 1-10% – rubor
- Causas de bloqueio neuromuscular prolongado: administração excessiva do medicamento; efeito cumulativo do medicamento, redução do metabolismo ou excreção (comprometimento hepático e/ou renal); acúmulo de metabólitos ativos; desequilíbrio hidroeletrolítico (hipopotassemia, hipocalcemia, hipermagnesemia, hipernatremia); hipotermia

(continua)

Precauções: não misturar com soluções alcalinas (p. ex., soluções de barbitúricos); uso concomitante com drogas que aumentem a ação de bloqueio neuromuscular; feocromocitoma; pacientes com queimaduras podem desenvolver resistência; segurança não estabelecida para doentes com asma brônquica; pacientes em que a liberação de histamina substancial seria prejudicial (doença cardiovascular significativa, alergias, asma); pacientes obesos mórbidos devem receber dose para peso ideal ou para peso corpóreo ajustado (p. ex., peso entre o peso corpóreo ideal e o peso corpóreo total)

---

azatioprina

Imuran®

comp rev 50 mg

Sem informações	Com ajuste de dose	D	Contraindicado	MPI? Não

Classificação terapêutica: imunossupressor

Posologia:
- Profilaxia de rejeição de transplante renal: 1º dia – 3-5 mg/kg, 1x/dia; depois: 1-3 mg/kg, 1x/dia
- Artrite reumatoide (grave): 1-2,5 mg/kg/dia, 1-2x/dia – dose inicial: 1 mg/kg/dia (50-100 mg), por 6-8 semanas, aumentar 0,5 mg/kg, a cada 4 semanas; máximo: 2,5 mg/kg/dia
- Doença de Crohn, retocolite ulcerativa: 2-3 mg/kg/dia (dose inicial: 50 mg; usual: 100-250 mg/dia)

Função hepática: podem ocorrer doença hepática veno-oclusiva, esteatorreia, hepatotoxicidade; não há informações disponíveis sobre necessidade de ajuste de dose

Função renal: insuficiência renal – utilizar dose mais baixa; ClCr 10-50 mL/min – administrar 75% da dose normal, ClCr < 10 mL/min – administrar 50% da dose normal; hemodiálise – administrar 50% da dose normal e suplementar 0,25 mg/kg após a sessão

Ajuste de dose: toxicidade hematológica – diminuir a dose ou suspender a terapia de pacientes que sofrem rápida queda na contagem de leucócitos, contagem persistentemente baixa ou outros sinais de depressão da medula óssea; considerar interrupção da terapia se anormalidades no leucograma persistirem apesar da redução da dose; atividade reduzida da tiopurina S-metiltransferase – redução da dose recomendada; uso concomitante com alopurinol – reduzir dose para ¼-⅓ da dose habitual

Interações medicamentosas: vacinas de vírus vivos (bacilo Calmette-Guérin, vacina rubéola, vacina caxumba, vacina poliomielite, vacina sarampo, vacina influenza, vacina catapora [varicela], vacina febre amarela, vacina febre tifoide, vacina adenovírus tipo 4, vacina adenovírus tipo 7, vacina rotavírus), alopurinol, doxorrubicina, captopril, ribavirina, enalapril, varfarina, mercaptopurina, ciclosporina

(continua)

Reações adversas:
- Dermatológicas: alopecia, erupção cutânea
- Hematológicas: anemia macrocítica, leucopenia, pancitopenia, sangramento, trombocitopenia
- Neurológicas: febre, mal-estar
- Respiratória: pneumonite intersticial
- Musculoesqueléticas: artralgia, mialgia
- Gastrointestinais: diarreia, náusea, pancreatite, vômito
- Miscelânea: infecção secundária à imunossupressão, neoplasia, reações de hipersensibilidade (raras)

Precauções: podem ocorrer toxicidades hematológicas; não é recomendado o uso concomitante com medicamentos antirreumáticos modificadores da doença; malignidades podem ocorrer, incluindo câncer de pele, leucemia mieloide em pacientes com artrite reumatoide, células reticulares pós-transplante ou linfomas e linfoma de células T hepatoesplênicas de pacientes com doença inflamatória intestinal, especialmente adolescentes e adultos; pacientes negros; caucasianos; imunossupressão

Contraindicações: grávidas com artrite reumatoide; artrite reumatoide com tratamento prévio com agentes de alquilação (p. ex., ciclofosfamida, clorambucil, melfalano ou outros) – aumento do risco de malignidade

azitromicina

Zitromax®, Zitromax® EV

comp rev 500 mg; pó liof sol infus 500 mg, pó liof sol inj 500 mg

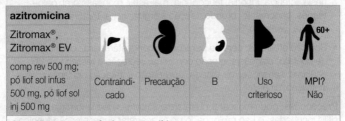

Contraindicado | Precaução | B | Uso criterioso | MPI? Não

Classificação terapêutica: macrolídeo

Posologia:
- Infecções bacterianas: 500 mg, VO, 1x/dia; infecções leves a moderadas de vias aéreas, pele, coqueluche – 500 mg, por 3 dias, ou dose inicial de 500 mg, EV, 1x/dia, e 250 mg, nos dias 2-5 do tratamento; 500 mg, EV, 1x/dia
- Clamídia, gonorreia, cancroide (*Haemophilus ducreyi*): 1 g, VO, em dose única (associar com ceftriaxona para suspeita de gonorreia)
- Profilaxia de endocardite: 500 mg, VO, 30-60 min antes do procedimento
- Prevenção de exacerbação pulmonar de paciente com bronquiectasia: 500 mg, 3x/semana

Administração parenteral (compatível – SF, SG5%, SG5% em NaCl a 0,45%, SG5% em Ringer lactato e Ringer lactato): reconstituir com 4,8 mL de AD; diluir em solução compatível e administrar por infusão nas concentrações de 1-2 mg/mL, ≥ 60 min; pode-se infundir 1 mg/mL, em 3 h, ou 2 mg/mL, em 1 h, em doses de máximas de 500 mg

(continua)

Obs.: estabilidade da solução reconstituída é de 24 h em TA; de soluções diluídas, de 24 h em TA e de 7 dias em REF; administrar apenas por infusão

Função hepática: pode ocorrer hepatotoxicidade; eliminação principalmente hepática; disfunção hepática – uso contraindicado

Função renal: insuficiência renal com ClCr < 80 mL/min – ajuste de dose não é necessário; ClCr < 10 mL/min – uso com precaução; hemodiálise – ajuste de dose não é necessário

Interações medicamentosas: ergotamina, varfarina, hidroxicloroquina, digoxina, donepezila, disopiramida, sinvastatina, lovastatina, nelfinavir, rifabutina, teofilina, atorvastatina

Reações adversas:
- Neurológica: 1-10% – cefaleia
- Gastrointestinais: diarreia (4-11%); 1-10% – cólicas, dor abdominal, náusea, vômito (especialmente com esquemas de dose única alta)
- Ocular: oftálmica – irritação do olho (1-2%)
- Miscelânea: agitação, alteração do paladar, anemia, anorexia, aumento da tosse, candidíase, conjuntivite, constipação, dermatite (fúngica), dispepsia, dores, dor no peito, eczema, edema facial, efusão pleural, enterite, erupção cutânea, fadiga, faringite, fraqueza, gastrite, hipercinesia, icterícia, insônia, leucopenia, mal-estar, moniliíase oral, palpitações, pancreatite, prurido, reação alérgica, rinite, tontura, urticária, vaginite, vertigem

- Solução oftálmica: ceratite puntiforme; congestão nasal; dermatite de contato; disgeusia; erosão corneana; secreção e ressecamento oculares; sensações de picada, queimação e irritação oculares após a instilação; sinusite

Precauções: pode mascarar ou retardar sintomas de blenorragia ou sífilis incubadas; o uso prolongado pode acarretar superinfecção fúngica ou bacteriana, incluindo diarreia por *Clostridium difficile* e colite pseudomembranosa; pode ocorrer prolongamento do intervalo QT – cuidado com pacientes com risco de prolongamento da repolarização cardíaca; alcoolismo

Contraindicação: icterícia colestática, com terapia anterior com azitromicina (VO e injeção); hepatite

aztreonam

Azeus®

FA pó sol inj 1 g

Precaução	Com ajuste de dose	A	Compatível	MPI? Não

Classificação terapêutica: antibiótico monobactâmico

Posologia:
- Infecções bacterianas (graves): 2 g, EV, a cada 6-8 h
- ITU: 500-1.000 mg, EV ou IM, cada 8-12 h

Administração parenteral (compatível – SF, SG5%, SG10%, SG5% em NaCl a 0,2, 0,45 e 0,9% e solução de Ringer lactato): EV – administração em *bolus*, diluir o pó com 6-10 mL de AD; para infusão, reconstituir com 3 mL de AD e diluir em solução compatível; a concentração final não deverá exceder 2% peso/volume; infundir em 20-60 min; IM – reconstituir o pó em 3 mL de água bacteriostática, AD ou SF e administrar por injeção IM profunda
Obs.: agitar imediata e vigorosamente após cada reconstituição e diluição

Função hepática: insuficiência hepática – uso com precaução

Função renal: ClCr de 10-30 mL/min/1,73 m^2 – iniciar com a dose usual, alterando de acordo com as seguintes instruções: ClCr 10-30 mL/min – 50% da dose normal nos intervalos usuais; ClCr < 10 mL/min – 25% da dose normal nos intervalos usuais; hemodiálise – 500 mg, a cada 12 h ou dose de ataque de 500-2.000 mg seguida de 25% da dose normal nos intervalos usuais; infecções graves – administrar 12,5% da dose inicial após cada sessão

Interações medicamentosas: sem interações conforme a base de dados Micromedex

Reações adversas:
- Dermatológica: 1-10% – erupção cutânea
- Gastrointestinais: 1-10% – diarreia, náusea, vômito
- Hematológica: neutropenia (< 1%)
- Locais: 1-10% – dor no local da injeção, tromboflebite

Precauções: pacientes submetidos a transplante de medula óssea com fatores de risco concomitantes (p. ex., sepse, radioterapia, uso concomitante de outros medicamentos associados com necrose epidérmica tóxica) – relato de casos raros de necrose epidérmica tóxica; broncoespasmo; casos de *Clostridium difficile* associado à diarreia, incluindo diarreia leve à colite fatal, têm sido relatados; administração concomitante com aminoglicosídeos – risco de nefrotoxicidade e/ou ototoxicidade, especialmente com doses elevadas ou terapia prolongada; hipersensibilidade a antibióticos betalactâmicos (p. ex., penicilinas, cefalosporinas, carbapenêmicos) – risco aumentado de reação cruzada de hipersensibilidade; exacerbação pulmonar – redução do volume expiratório forçado após a conclusão do regime de 28 dias; histórico de sensibilidade aos alérgenos – aumento do risco de reações de hipersensibilidade com ou sem exposição anterior

B

baclofeno
Lioresal®
comp 10 mg

| Precaução | Precaução | C | Compatível | MPI? Não |

Classificação terapêutica: relaxante muscular de ação central

Posologia:
- Espasticidade: 5 mg, 3x/dia; aumentar 15 mg/dia, a cada 3 dias, dose ótima até de 80 mg/dia; para pacientes hospitalizados, doses entre 100 e 120 mg podem ser administradas

Função hepática: pode ocorrer elevação das enzimas hepáticas; insuficiência hepática – uso com precaução

Função renal: insuficiência renal – uso com precaução; redução da dose pode ser necessária; hemodiálise – usar dose inicial mais baixa e aumentar gradualmente conforme necessário e tolerado

Ajuste de dose (pacientes geriátricos): usar doses iniciais mais baixas e aumentar gradualmente conforme necessário e tolerado

Interações medicamentosas: sem interações conforme a base de dados Micromedex

Reações adversas:
- Cardiovascular: 1-10% – hipotensão arterial
- Dermatológica: 1-10% – erupção cutânea, prurido (4%)
- Neurológicas: > 10% – ataxia, distúrbios psiquiátricos, fala desarticulada, hipotonia, insônia, sonolência, tontura, vertigem; 1-10% – cefaleia, confusão mental, fadiga; < 10% – convulsão
- Musculoesquelética: > 10% – fraqueza
- Gastrointestinais: 1-10% – constipação, náusea, sialorreia (3%), xerostomia (3%)
- Geniturinária: 1-10% – poliúria, retenção urinária (< 8%), dificuldade de micção (2%), impotência (< 2%), incontinência urinária (< 2%)

Precauções: portadores de distúrbios psicóticos, esquizofrenia, distúrbios maníacos ou depressivos, estados confusionais ou doença de Parkinson; epilepsia; portadores de úlcera péptica, doenças cerebrovasculares ou com disfunção respiratória; distúrbios urinários; descontinuação abrupta; postura e equilíbrio

beclometasona

Clenil® spray; Clenil® HFA spray, Clenil® HFA Jet, Clenil® HFA spray JET, Beclosol® spray nasal aquoso

susp nas 100 e 250 mcg/dose; sol aer inal oral + inal 50, 100, 200 e 250 mcg/dose; sol aer inal oral + espaç 50, 100, 200 e 250 mcg/dose; sol aer inal oral + inal + espaç 50, 100, 200 e 250 mcg/dose; susp spr nas 50 mcg/mg

				60+
Sem informação	Sem informação	C	Compatível	MPI? Não

Classificação terapêutica: corticosteroide

Posologia:
- Asma: 250-500 mcg, VO, 2x/dia
- Rinite alérgica: 50 mcg (1 spray), 4x/dia

Função hepática: não há informações disponíveis

Função renal: não há informações disponíveis

Interações medicamentosas: sem interações conforme a base de dados Micromedex

Reações adversas:
- Dermatológicas: angioedema, atrofia, equimoses, erupção cutânea, estrias, lesões acneiformes, prurido, púrpura, urticária
- Neurológicas: agitação, cefaleia, depressão, disfonia, sensação de desmaio, tontura, transtornos mentais
- Respiratórias: broncoespasmo paradoxal, faringite, sibilos, sinusite, tosse, infecção do trato respiratório superior (9%)
- Gastrointestinais: ganho de peso, infecção localizada causada por *Candida* ou *Aspergillus*, náusea, odor desagradável, perda do olfato e do paladar, ressecamento ou irritação de nariz, garganta e boca, rouquidão, sabor desagradável, vômito
- Endócrinas e metabólicas: características cushingoides, redução da velocidade de crescimento de crianças e adolescentes, supressão da função do eixo hipotálamo-hipófise-adrenal
- Locais: spray nasal – congestão nasal, epistaxe, espirros, infecção localizada causada por *Candida*, irritação passageira, perfuração do septo nasal (rara), rinorreia, sangramentos nasais, sensação de queimação, ulceração da mucosa nasal (rara)
- Oculares: aumento da pressão intraocular, cataratas, glaucoma
- Miscelânea: reações anafiláticas ou anafilactoides, reações de hipersensibilidade imediata e retardada, morte (por insuficiência adrenal, relatada durante e após a passagem de corticosteroides sistêmicos para aerossol de pacientes asmáticos)

(continua)

Precauções: perfuração do septo nasal tem sido relatada; catarata, glaucoma e aumento da pressão intraocular podem ocorrer no início ou sofrer agravamento

Contraindicação: tratamento inicial da asma (inalação VO)

Observação: fazer enxágue bucal após inalação VO

beclometasona + formoterol					
Fostair®, Fostair® DPI					60+
spr aer 100 mcg + 6 mcg; pó inal 100 mcg + 6 mcg	Sem informação	Sem informação	C	Uso criterioso	MPI? Não

Classificação terapêutica: corticosteroide e adrenérgico

Posologia:
- Asma, doença pulmonar obstrutiva crônica: 1-2 inalações a cada 12 h; podem ser usados como resgate ≤ 2 inalações/dia

Função hepática: não há informações disponíveis

Função renal: não há informações disponíveis

Interações medicamentosas: sem interações conforme a base de dados Micromedex

Reações adversas:
- Cardiovasculares: palpitações, intervalo prolongado e corrigido de QT em ECG; alteração em ECG
- Dermatológicas: dermatite alérgica, hiperemia
- Hematológicas: níveis baixos de potássio, granulocitopenia, hipopotassemia, proteína C-reativa elevada e contagem de plaquetas elevada
- Neurológicas: dores de cabeça, tremor, cefaleia
- Respiratórias: tosse, rouquidão, gripe, sinusite, rinite, tosse, tosse produtiva, irritação na garganta, crise asmática
- Musculoesquelética: cãibras musculares
- Gastrointestinais: gastroenterite, diarreia, boca seca, dispepsia, disfagia, sensação de queimação nos lábios
- Miscelânea: infecções fúngicas orais, candidíase oral, irritação da garganta, espasmos da musculatura bronquial (broncoespasmos paradoxais), faringite, infecção fúngica oral, candidíases faríngea e esofágica, candidíase vaginal, tremor, otossalpingite, rubor, disfonia

(continua)

Precauções: insuficiência adrenal e hipercorticismo grave podem ocorrer – observar cuidadosamente os pacientes durante períodos de estresse para uma resposta adrenal inadequada, corticosteroides VO suplementares podem ser necessários; infecção por *Candida albicans* do nariz e da faringe foi relatada; catarata, glaucoma e aumento da pressão intraocular podem ocorrer no início ou se agravar; uso prolongado por vários meses causa aumento do risco de infecção por *Candida albicans*, epistaxe, ulcerações nasais ou desconforto; doses superiores às recomendadas devem ser evitadas pelo risco aumentado de efeitos sistêmicos (nasal); imunossupressão pode resultar em maior suscetibilidade a infecções

graves e doenças transmissíveis; perfuração do septo nasal tem sido relatada; úlceras no septo nasal, cirurgia ou trauma nasal recente e cicatrização de feridas podem ser prejudicadas – evitar o uso até cura completa; tuberculose ativa ou inativa – tomar cuidado ou evitar uso; sem histórico de varicela, sarampo ou não vacinados – aumento do risco de curso grave ou fatal da doença; em caso de exposição, podem ser necessárias imunoglobulina e/ou terapêutica antiviral

Contraindicações: tratamento primário da asma; episódios de asma aguda

Observação: fazer enxágue bucal após inalação VO

benzbromarona					
Narcaricina®					60+
comp 100 mg	Sem informações	Contra-indicado	X	Sem informações	MPI? Não

Classificação terapêutica: antigotoso

Posologia:
- Hiperuricemia: 50-400 mg, 1x/dia (manhã)

Função hepática: pode ocorrer lesão hepática; relatos de hepatite fulminante após uso prolongado; não há informações disponíveis sobre necessidade de ajuste de dose e precaução

Função renal: pode causar insuficiência renal; ClCr < 20 mL/min – uso contraindicado

Interações medicamentosas: varfarina

Reações adversas:
- Gastrointestinal: ocasionalmente pode ocorrer diarreia
- Ocular: conjuntivite alérgica
- Dermatológicas: dermatites alérgicas
- Cardiovascular: dor torácica, edema
- Neurológica: cefaleia
- Geniturinária: disfunção erétil

Precauções: pode precipitar crise aguda de gota e nefropatia úrica; manter ingestão adequada de fluido e pH urinário alto para reduzir risco de nefrolitíase

Contraindicações: crise aguda de gota; litíase úrica

benzoato de benzila					
Miticoçan®					
emul tópica 20%, sabonete 100 mg/g	Sem informações	Sem informações	B	Sem informações	MPI? Não

Classificação terapêutica: ectoparasiticida, escabicida

Posologia:
- Pediculose: lavar os cabelos com solução não diluída, deixando o produto agir por 3 min; retirar piolhos e lêndeas com pente fino; pode-se repetir o tratamento após 24 h
- Escabiose: aplicar o produto após o banho, deixando agir durante a noite; tomar novo banho ao amanhecer; pode-se repetir o tratamento após 24 h

Função hepática: não há informações disponíveis

Função renal: não há informações disponíveis

Interações medicamentosas: sem interações conforme bula Anvisa

Reações adversas:
- Local: irritação
- Absorção maior que a comum ou ingestão acidental: podem ocorrer vertigem, cefaleia, náuseas, vômito, diarreia, convulsões, dispneias, cianose, colapso circulatório e exantemas

Precaução: não deve ser aplicado no rosto, olhos e mucosas, nem em locais da pele em que haja feridas; limite máximo de uso é de 1 aplicação/dia

betametasona

Celestone®; Diprosone®; Celestone® injetável; Betnovate®

elx 0,1 mg/mL, comp 0,5 mg e 2 mg, sol oral 0,5 mg; pom 0,64 mg/g, crem 0,64 mg/g; loção derm 0,64 mg/mL; sol inj 4 mg/mL; loção derm 1 mg/g, loção capilar 1 mg/g, crem derm 1 mg/g, pom derm 1 mg/g

				60+
Precaução	Precaução	C	Compatível	MPI? Não

Classificação terapêutica: corticosteroide

Posologia:
- IM: 0,25-8 mg, dependendo da gravidade da doença e da resposta
- VO: betametasona, 1 mg, equivale à hidrocortisona, 33,3 mg
- Via tópica: aplicar 1-2x/dia em área afetada

Administração parenteral: apresentação injetável pode ser administrada por via intra-articular ou IM; para ambas, pode-se misturar a solução injetável com solução de lidocaína a 1-2%

Função hepática: ajuste de dose pode ser necessário, pois é extensamente metabolizada no fígado; cirrose – uso com precaução

Função renal: insuficiência renal preexistente – risco de exacerbação, em decorrência de retenção de sódio, edema e perda de potássio; uso com precaução

Interações medicamentosas: vacina rotavírus, fenitoína, rifampicina, galamina, atracúrio, ácido acetilsalicílico, contraceptivos (medroxiprogesterona, estradiol, levonorgestrel, noretindrona, dienogeste, drospirenona, norelgestromina, desogestrel, norgestrel, norgestimato, etinilestradiol, etonogestrel), fenobarbital, primidona

Reações adversas:
- Cardiovasculares: sistêmico – edema, hipertensão ou hipotensão arterial, insuficiência cardíaca congestiva
- Dermatológicas: sistêmico – comprometimento da cicatrização de feridas, dermatite perioral (VO), equimoses, eritema facial, estrias, hiper ou hipopigmentação, hirsutismo, pele frágil, petéquias; tópico – atrofia cutânea, dermatite alérgica, eritema, erupções acneiformes, estrias, foliculite, hipertricose, irritação, miliária, prurido, ressecamento da pele, sensação de queimação, vesiculação
- Neurológicas: sistêmico – aumento da pressão intracraniana, cefaleia, crises convulsivas, insônia, nervosismo, pseudotumor cerebral, sensação de desmaio, tontura, vertigem

(continua)

- Musculoesqueléticas: sistêmico – artralgia, atrofia muscular, fraqueza muscular, fraturas, miopatia, osteoporose, necrose (cabeças do fêmur e do úmero)
- Gastrointestinais: sistêmico – aumento do apetite, distensão abdominal, esofagite ulcerativa, indigestão, pancreatite, soluços, úlcera péptica
- Endócrinas e metabólicas: sistêmico – amenorreia, catabolismo proteico, DM, hiperglicemia, hipopotassemia, irregularidades menstruais, retenção de sódio e água, síndrome de Cushing, supressão do crescimento, supressão do eixo hipófise-adrenal
- Locais: sistêmico – abscesso estéril, reações no local da injeção (intra--articular)
- Oculares: sistêmico – aumento da pressão intraocular, catarata, glaucoma
- Miscelânea: sistêmico – diaforese, hipersensibilidade, infecção secundária, reação anafilática
- Relatos ocasionais de efeitos endócrinos e metabólicos (tópico)

Precauções: redução da dose deve ser gradual, quando possível; cirrose; DM; anormalidades hidroeletrolíticas; hipertensão; hipotireoidismo; imunizações; infecções; miastenia grave; alterações oculares (catarata, glaucoma) com o uso prolongado; herpes simples ocular; osteoporose; úlcera péptica; colite ulcerosa grave; psicose e outros distúrbios psiquiátricos; não deve ser usado no rosto, na virilha e nas axilas; uso prolongado pode favorecer o aparecimento de infecções secundárias; tuberculose latente; diabete

Contraindicações: risco de exacerbação de infecção fúngica sistêmica; púrpura trombocitopênica idiopática

bezafibrato					
Cedur®; Cedur® Retard					60+
comp rev 200 mg; comp desint lenta 400 mg	Contra- indicado	Contra- indicado	C	Contra- indicado	MPI? Não

Classificação terapêutica: antidislipidêmico

Posologia:
- DLP: 400 mg, 1x/dia

Função hepática: pode ocorrer aumento das transaminases (1-10%); doença hepática ativa, incluindo cirrose biliar e anormalidade persistente e inexplicável da função hepática – uso contraindicado

Função renal: pode ocorrer aumento da creatinina (1-10%); insuficiência renal com ClCr de 40-60 mL/min – 400 mg/dia; ClCr de 15-40 mL/min – 200 mg/dia ou em dias alternados; ClCr < 15 mL/min não dialítico – uso contraindicado; hemodiálise – 200 mg, a cada 3 dias

Interação medicamentosa: colchicina

Reações adversas:
- Dermatológicas: 1-10% – prurido (3%), eczema (1%), erupção cutânea
- Hematológicas: anemia (1%)
- Neurológicas: tontura (2%), insônia (1%), enxaqueca (1%), dor (1%)
- Musculoesqueléticas: 1-10% – aumento da CPK
- Gastrointestinais: 1-10% – gastrite (6%), flatulência (5%), dispepsia (3%), náusea, diarreia, constipação

Precauções: idade > 70 anos; idade > 65 anos – risco aumentado de miopatia e rabdomiólise; uso excessivo de álcool – aumento do risco de disfunção hepática; hipotireoidismo descontrolado – risco maior de miopatia e rabdomiólise; miopatia imunomediada necrotizante, uma miopatia autoimune, foi relatada – interromper o tratamento imediatamente se for diagnosticada ou suspeitada; uso concomitante com anticoagulante VO precisa ser administrado com dose reduzida e ajustada

Contraindicações: associação com outros fibratos (p. ex., clofibrato, beza-fibrato, genfibrozila e fenofibrato); associação com inibidores da HMG-Coa redutase para pacientes predispostos a miopatias (doença renal preexisten-te, desequilíbrio eletrolítico ou hormonal, infecção, trauma, cirurgia)

bicarbonato de sódio					
Bicarbonato de sódio®					60+
pó, amp 3%, 8,4%, 10%, Fr 8,4%, 10%	Sem informações	Precaução	C	Compatível	MPI? Não

Classificação terapêutica: antiácidos, solução de perfusão, solução eletrolítica

Posologia:
- Parada cardíaca: 1 mEq/kg/dose (somente se indicado, não é rotina)
- Hiperpotassemia: 50 mEq, em 5 min
- Doença renal crônica: 20-36 mEq/dia

Administração parenteral (compatível – SF, AD e SG5%): EV – soluções não diluídas de 8,4% podem ser administradas em parada cardíaca e em casos graves de acidose metabólica; diluir as soluções hipertônicas de bicarbonato de sódio a isotonicidade (1,5%) com soluções compatíveis Obs.: não misturar com catecolaminas; aparecimento de cristais não indica alteração do produto, podendo ser solubilizado em aquecimento em banho-maria; dose máxima de 16 g/dia para pacientes < 60 anos, e de 8 g/dia para > 60 anos

Função hepática: não há informações disponíveis

Função renal: insuficiência renal – pode ocorrer retenção de sódio; uso com precaução

Ajuste de dose (pacientes geriátricos): iniciar com a menor dose do intervalo

Interação medicamentosa: cetoconazol

Reações adversas:
- Cardiovasculares: edema, hemorragia cerebral, insuficiência cardíaca congestiva (agravamento)
- Gastrointestinais: distensão gástrica, eructação, flatulência (VO)
- Endócrinas e metabólicas: acidose intracraniana, alcalose metabólica, aumento da afinidade da Hb por oxigênio pelo pH reduzido do tecido miocárdico necrosado por extravasamento, hipernatremia, hiperosmolaridade, hipocalcemia, hipopotassemia e síndrome leite-álcali (principalmente de pacientes com disfunção renal)

Precauções: anúria ou oligúria – risco aumentado para retenção excessiva de sódio; edema; evitar extravasamento de soluções hipertônicas EV – pode causar celulite química, com a necrose do tecido, ulceração ou descamação no local de infiltração; dose máxima por > 2 semanas não recomendada; choque associado à acidose metabólica; perda de potássio; depleção de potássio e hipocalcemia; uso não recomendado em dieta com restrição de sódio

Contraindicações: perda de cloreto, vômito ou aspiração gastrointestinal contínua; uso concomitante com diuréticos que produzam alcalose hipoclorêmica; hipocalcemia; alcalose metabólica

biperideno					
Akineton®					60+
comp 2 mg, comp rev retard 4 mg	Sem informações	Sem informações	C	Uso criterioso	MPI? Não

Classificação terapêutica: antiparkinsoniano, antiviral

Posologia:
- Parkinson: 1 mg, 2x/dia (dose inicial); pode-se titular até 16 mg/dia; converter para liberação prolongada somente após estabilidade

Função hepática: não há informações disponíveis

Função renal: pode causar retenção urinária; não há informações disponíveis sobre necessidade de ajuste de dose

Interações medicamentosas: sem interações conforme a base de dados Micromedex

Reações adversas:
- Cardiovasculares: bradicardia, hipotensão ortostática
- Neurológicas: agitação, desorientação, distúrbio do sono (redução do movimento rápido dos olhos durante o sono e aumento da latência desse movimento), euforia, sonolência
- Musculoesquelética: movimentos coreicos
- Gastrointestinais: constipação, ressecamento da orofaringe, ressecamento nasal, xerostomia
- Geniturinárias: retenção urinária
- Oculares: turvamento da visão

Precauções: arritmia cardíaca; epilepsia; glaucoma manifesto; prostatismo; uso concomitante com medicamentos que possuam ações secundárias anticolinérgicas (p. ex., meperidina, fenotiazinas, antidepressivos tricíclicos, sais, quinidina, anti-histamínicos); é vesicante em concentração $\geq$ 8,4%; evitar extravasamento durante administração, pois pode ocorrer necrose tecidual

Contraindicações: obstrução intestinal; megacólon; glaucoma de ângulo fechado; alcalose; hipernatremia; edema pulmonar grave

bisacodil					
Dulcolax®					60+
drg 5 mg	Sem informações	Sem informações	B	Uso criterioso	MPI? Não

Classificação terapêutica: laxante de contato

Posologia:
- Constipação: 5-10 mg, dose única; preparo de exames – > 30 mg/dia

Função hepática: não há informações disponíveis

Função renal: insuficiência renal – uso com precaução

Interações medicamentosas: sem interações conforme a base de dados Micromedex

Reações adversas: não foram relatadas reações adversas > 1%

Precauções: dor abdominal; náusea; vômito; sangramento ou fracasso de evacuações após a administração retal; doença inflamatória intestinal; hemorroidas ulceradas de fissuras retais; uso > 7 dias não é recomendado

Contraindicações: apendicite; obstrução intestinal; gastroenterite; disfagia

bisoprolol					
Concor®					60+
comp rev 1,25; 2,5; 5 e 10 mg	Com ajuste de dose	Com ajuste de dose	C	Uso criterioso	MPI? Não

Classificação terapêutica: betabloqueador

Posologia:
- HAS, *angina pectoris*: 5-10 mg, 1x/dia
- Insuficiência cardíaca congestiva: iniciar com 1,25 mg, 1x/dia; titular até 10 mg/dia se tolerado

Função hepática: insuficiência hepática – iniciar com 2,5 mg/dia (máximo: 10 mg/dia)

Função renal: ClCr < 40 mL/min – iniciar com 2,5 mg/dia (máximo: 10 mg/dia); hemodiálise – ajuste de dose não é necessário

Interações medicamentosas: diltiazem, dronedarona, verapamil, amiodarona, bloqueadores alfa-1 adrenérgicos (fentolamina, prazosina, terazosina, doxazosina, alfuzosina, tansulosina), anti-inflamatórios não esteroidais (ácido acetilsalicílico, naproxeno, fenilbutazona, ácido mefenâmico, fenoprofeno, ibuprofeno, indometacina, piroxicam, diclofenaco, cetoprofeno, flurbiprofeno, cetorolaco, tenoxicam, etofenamato, dipirona, nimesulida, lornoxicam, acemetacina, propifenazona, meloxicam, celecoxibe, proglumetacina, rofecoxibe, dexcetoprofeno, parocoxibe, valdecoxibe, etoricoxibe, nepafenaco, loxoprofeno, lumiracoxibe, ácido tolfenâmico, nimesulida, ácido flufenâmico), metildopa, erva-de-são-joão, mifebradil, medicamentos antidiabéticos (insulina humana regular, insulina humana isofana [NPH], insulina glargina, clorpropamida, glibenclamida, glipizida, metformina, acarbose, insulina lispro, repaglinida, rosiglitazona, pioglitazona, insulina asparte, insulina glulisina, exenatida, insulina detemir, sitagliptina, saxagliptina, liraglutida, linagliptina, vildagliptina, alogliptina, insulina degludeca, canaglifozina, lixisenatida, dapaglifozina, albiglutida, empaglifozina, dulaglutida, glimepirida, nateglinida), glicosídeos digitálicos (digoxina, deslanosídeo)

Reações adversas:
- Neurológicas: > 10% – insônia, sonolência; 1-10% – depressão mental
- Respiratória: 1-10% – broncoespasmo
- Gastrointestinais: 1-10% – constipação, desconforto gástrico, diarreia, náusea, vômito
- Endócrina e metabólica: > 10% – redução da capacidade sexual
- Oculares: 1-10% – ceratite, fotofobia, lacrimejamento, redução da sensibilidade corneana, sensação de picada e desconforto ocular leve
- Miscelânea: extremidades frias

(continua)

Precauções: retirada abrupta na doença arterial coronariana pode agravar a angina, causar infarto do miocárdio ou arritmias ventriculares; anestesia e cirurgia de grande porte; prejudica a capacidade do coração de responder a estímulos adrenérgicos reflexos, mas a terapia betabloqueadora crônica não deve ser rotineiramente retirada; doença broncoespástica – não administrar betabloqueadores, ajuste da dose recomendado; pode ocorrer insuficiência cardíaca, mesmo em pacientes sem histórico – suspensão talvez seja necessária; insuficiência cardíaca congestiva; potencial de maior depressão da contratilidade miocárdica e piora da insuficiência cardíaca; DM; possibilidade de sintomas mascarados de hipoglicemia, como taquicardia; sintomas de hipertireoidismo podem ser mascarados (p. ex., taquicardia) – retirada abrupta pode precipitar problemas da tireoide; doença vascular periférica pode ser agravada; evitar uso para feocromocitoma sem tratamento; doenças psiquiátricas; miastenia grave; uso concomitante com digoxina, verapamil ou diltiazem; pode induzir ou exacerbar psoríase

Contraindicações: bloqueio atrioventricular de 2º ou 3º graus; insuficiência cardíaca; choque cardiogênico; bradicardia sinusal grave

bosentana

Tracleer®

comp rev 62,5 e 125 mg

Contra-indicado	Sem ajuste de dose	X	Contra-indicado	MPI? Não

Classificação terapêutica: anti-hipertensivo pulmonar

Posologia:
* Peso ≥ 40 kg: iniciar com 62,5 mg, 2x/dia, por 4 semanas; aumentar depois para a dose de manutenção de 125 mg, 2x/dia

Função hepática: insuficiência hepática leve – monitoração recomendada; insuficiência hepática moderada ou grave – uso contraindicado; doença hepática com elevação da ALT ou AST, sintomas clínicos ou aumento dos níveis de bilirrubina ≥ 2x LSN – interromper tratamento; doença hepática com ALT/AST > 3x e < 5x LSN – reduzir dose para 62,5 mg, 2x/dia, ou interromper o tratamento e monitorar os níveis das transaminases pelo menos a cada 2 semanas; doença hepática com níveis de ALT/AST > 5x e < 8x LSN – interromper tratamento e monitorar os níveis das transaminases pelo menos a cada 2 semanas; se os níveis voltarem aos valores pré-tratamento, considerar reintrodução com a dose inicial; verificar os níveis de aminotransferase em 3 dias e, posteriormente, pelo menos a cada 2 semanas; doença hepática com níveis de ALT/AST > 8x LSN – interromper tratamento e não considerar reintroduzir

Função renal: disfunção renal – ajuste de dose não é necessário

Ajuste de dose: baixo peso (> 12 anos de idade e peso < 40 kg) – doses inicial e de manutenção de 62,5 mg, VO, 2x/dia; uso concomitante com ritonavir – iniciar com 62,5 mg, 1x/dia, ou em dias alternados para pacientes que já estejam recebendo ritonavir por pelo menos 10 dias; pacientes que estão iniciando ritonavir – interromper a bosentana pelo menos 36 h antes da administração e retomar com 62,5 mg/dia ou em dias alternados pelo menos 10 dias após o início do ritonavir

Interações medicamentosas: ciclosporina, glibenclamida, fentanila, contraceptivos (medroxiprogesterona, estradiol, levonorgestrel, noretindrona, dienogeste, drospirenona, norelgestromina, desogestrel, norgestrel, norgestimato, etinilestradiol, etonogestrel), perampanel, ritonavir, nifedipino, lopinavir, sildenafila, cetoconazol, sinvastatina, atorvastatina, rifampicina, lovastatina, varfarina

(continua)

Reações adversas:
- Cardiovasculares: rubor (7-9%), edema (membros inferiores: 5-8%; generalizado: 4%), hipotensão arterial (7%), palpitação (5%)
- Dermatológica: prurido (4%)
- Hematológicas: redução de Hb (1 g/dL em até 57%; < 11 g/dL: 3-6%, tipicamente, nas primeiras 6 semanas de terapia), anemia (3%)
- Neurológicas: cefaleia (16-22%), fadiga (4%)
- Respiratória: rinofaringite (11%); sinusite (4%)
- Gastrointestinal: dispepsia (4%)
- Endócrina e metabólica: inibição da espermatogênese (25%)

Precauções: uso concomitante com atazanavir sem ritonavir ou com inibidor de CYP2C9 (p. ex., fluconazol, amiodarona) + inibidor forte ou moderado da CYP3A (p. ex., cetoconazol, itraconazol, amprenavir, eritromicina, fluconazol, diltiazem) não recomendado; podem ocorrer retenção de fluidos e edema periférico; pode afetar a espermatogênese e reduzir a contagem de espermatozoides; insuficiência cardíaca

Contraindicações: administração concomitante com ciclosporina e glibenclamida

---

brometo de glicopirrônio
Seebri®
50 mcg/dose

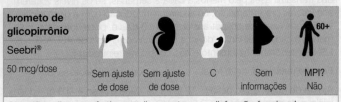

| Sem ajuste de dose | Sem ajuste de dose | C | Sem informações | MPI? Não |

Classificação terapêutica medicamento para disfunção funcional gastrointestinal

Posologia:
- Doença pulmonar obstrutiva crônica – 50 mcg, 1x/dia

Função hepática: não é necessário ajuste de dose

Função renal: pacientes com danos renais graves (taxa de filtração glomerular estimada < 30 mL/min/1,73 m²), incluindo aqueles no estágio final da doença renal que requeiram diálise – utilizar apenas se o benefício esperado superar os riscos potenciais

Interações medicamentosas: sem interações conforme bula Anvisa

Reações adversas: boca seca, gastroenterite, dispepsia, cáries dentais, insônia, nasofaringite, vômitos, dor musculoesquelética, DM, erupção cutânea, dor no pescoço

Precauções: usar com cautela para pacientes com glaucoma de ângulo fechado, glaucoma ou retenção urinária. Não é indicado para o tratamento de episódios agudos de broncoespasmo, por exemplo, como uma terapia de resgate

brometo de pancurônio

Pancuron®

sol inj 2 mg/mL

Precaução	Contra-indicado	C	Uso criterioso	MPI? Não

Classificação terapêutica: relaxante muscular de ação periférica

Posologia:
- Controle de ventilação mecânica: 0,04-0,1 mg/kg
- Sequência rápida de IOT: 0,06-0,1 mg/kg

Administração parenteral (compatível – SF, SG5%, SG5% em SF e solução de Ringer lactato): administrar por injeção EV direta ou por infusão intermitente após diluição
Obs.: soluções diluídas têm estabilidade de 48 h em TA

Função hepática: disfunção hepática – início de ação retardado e prolongamento do bloqueio neuromuscular; uso com precaução

Função renal: disfunção renal – efeito pode ser prolongado; ClCr de 10-50 mL/min – administrar metade da dose habitual; ClCr < 10 mL/min – uso contraindicado

Ajuste de dose: circulação extracorpórea hipotérmica – a demanda de pancurônio diminui durante o período de hipotermia, mas aumenta durante o aquecimento; miastenia grave – redução da dose recomendada, titular cuidadosamente doses menores e monitorar grau de bloqueio neuromuscular; obesidade – dose baseada no peso corporal magro

Interações medicamentosas: antibióticos polipeptídeos (colistimetato de sódio, polimixina B, bacitracina), erva-de-são-joão, aminoglicosídeos (amicacina, tobramicina, neomicina, gentamicina, estreptomicina, netilmicina, framicetina), suxametônio, isoflurano, digoxina, enflurano, prednisona, sevoflurano, nitroglicerina, furosemida, dexametasona, teofilina, verapamil, fenitoína

Reações adversas:
- Cardiovasculares: aumento da frequência de pulso, aumento da PA e do débito cardíaco, colapso circulatório, edema, rubores, taquicardia
- Dermatológicas: eritema, erupção cutânea, prurido, sensação de queimação ao longo da veia
- Neurológica: fraqueza muscular profunda
- Respiratórias: broncoespasmo, sibilos
- Gastrointestinal: sialorreia
- Miscelânea: reações de hipersensibilidade
- Relatos após colocação no mercado e/ou de caso: miosite ossificante, síndrome da miopatia quadriplégica aguda (ambos com uso prolongado)

> **Precauções:** uso deve ser evitado para pacientes com miastenia grave; uso de estimulador nervoso periférico é válido para assegurar o efeito para muitos pacientes; não deve ser administrado com o paciente consciente; precisa ser utilizado com extrema cautela para pacientes com doença neuromuscular ou após poliomielite; obesos podem apresentar prolongamento na duração e na recuperação espontânea; queimados; idosos; asma; desidratação

brometo de tiotrópio					
Spiriva® respimat					60+
sol aer inal oral + inal 2,5 mcg/dose (2 *puffs*)	Sem ajuste de dose	Precaução	C	Uso criterioso	MPI? Não

Classificação terapêutica: anticolinérgico

Posologia:
- Doença pulmonar obstrutiva crônica: aspirar 2 *puffs*, 1x/dia

Função hepática: ajuste de dose não é necessário

Função renal: insuficiência renal moderada a grave com ClCr > 50 mL/min – uso com precaução

Interações medicamentosas: sem interações conforme a base de dados Micromedex

Reações adversas:
- Cardiovasculares: taquicardia, palpitações, taquicardia supraventricular, fibrilação atrial, dor torácica (< 7%), edema (3-5%), *angina pectoris* (1-3%)
- Dermatológicas: erupção cutânea, urticária, prurido, reações de hipersensibilidade (incluindo imediatas), edema angioneurótico, infecção e úlcera de pele, pele seca
- Neurológicas: vertigem, insônia, cefaleia (4-5%), parestesia (1-3%), distúrbios da voz (< 3%)
- Respiratórias: disfonia, broncoespasmo, tosse, faringite, epistaxe, laringite, sinusite, rinite (< 6%), epistaxe (< 4%), sintomas semelhantes à gripe
- Musculoesquelética: edema articular, artralgia (< 4%), mialgia (< 4%), artrite (> 3%), dores nas pernas (1-3%)
- Gastrointestinais: estomatite, constipação, doença de refluxo gastroesofágico (dispepsia), gengivite, glossite, candidíase orofaríngea, obstrução intestinal (incluindo íleo paralítico), disfagia, dores abdominais (5-6%), diarreia (1-2%)
- Oculares: visão embaçada, pressão intraocular aumentada, glaucoma, catarata (1-3%)
- Geniturinárias: dificuldade de urinar e retenção urinária, ITU
- Endócrinas e metabólicas: desidratação, hipercolesterolemia (1-3%), hiperglicemia (1-3%)

Precauções: broncodilatador de manutenção com dosagem única diária; não utilizar para o tratamento inicial de episódios agudos de broncoespasmo; uso concomitante de outros agentes anticolinérgicos; risco aumentado de efeitos aditivos; glaucoma de ângulo estreito; hipersensibilidade grave à proteína do leite; hiperplasia prostática pode ser precipitada ou agravada

Observações: a quantidade de 2,5 mcg/dose é obtida em 2 *puffs* (1 *puff* = conteúdo expelido após apertar 1x o botão do inalador) e deverá ser administrada apenas 1x/dia, 1 *puff* seguido do outro

brometo de vecurônio Vecuron® pó liof sol inj 4 mg 10 mg/mL	Com ajuste de dose	Com ajuste de dose	C	Uso criterioso	MPI? Não

Classificação terapêutica: relaxante muscular de ação periférica

Posologia:
- Sequência rápida de IOT: 0,08-0,10 mg/kg
- Bloqueio muscular após IOT: 0,03-0,05 mg/kg

Administração parenteral (compatível – SF, SG5%, SG5% em SF e solução de Ringer lactato): reconstituir pó em diluente próprio; diluir em solução compatível e administrar EV (concentração após a reconstituição – 1 mg/mL); diluir em solução compatível (concentração final: 0,1-0,2 mg/mL) Obs.: estabilidade de 24 h em TA e de 5 dias em REF para soluções diluídas

Função hepática: cirrose e colestase – redução de dose recomendada

Função renal: disfunção renal – de maneira geral, não há prolongamento do bloqueio neuromuscular; pacientes anéfricos – podem apresentar efeito prolongado, considerar iniciar com dose mais baixa

Ajuste de dose: anestesia estável concomitante com agentes inalatórios – reduzir a dose inicial em cerca de 15% (0,06-0,085 mg/kg); com enflurano ou anestesia isoflurano – redução da taxa de perfusão, dose de manutenção de 25-60%, 45-60 min após a dose inicial; após IOT com suxametônio – reduzir a dose inicial para 0,04-0,06 mg/kg (anestesia inalatória) ou para 0,05-0,06 mg/kg (anestesia equilibrada); pacientes geriátricos – reduzir a dose recomendada; miastenia grave – pequenas doses podem ter efeitos profundos, redução da dose e monitoração recomendadas; obesidade – a dose precisa ser baseada no peso corporal ideal

Interações medicamentosas: isoflurano, erva-de-são-joão, antibióticos polipeptídeos (colistimetato de sódio, polimixina B, bacitracina), piperacilina, aminoglicosídeos (amicacina, tobramicina, neomicina, gentamicina, estreptomicina, netilmicina, framicetina), enflurano, carbamazepina, magnésio (injetável), furosemida, prednisolona, prednisona, sevoflurano, dexametasona, fenitoína, verapamil

Reações adversas: não foram relatadas reações adversas > 1%

Precauções: miastenia grave ou síndrome miastênica; uso concomitante com quinidina, sais de magnésio; estados edematosos – pode atrasar o tempo de latência; desequilíbrio hidroeletrolítico; altas doses de certos antibióticos (aminoglicosídeos, tetraciclinas, bacitracina, polimixina B, colistina, colistimetato sódio) podem intensificar o bloqueio neuromuscular; uso em longo prazo na UTI; hipertermia maligna; administração prévia de suxametônio pode aumentar efeito de bloqueio neuromuscular; obesidade grave ou doença neuromuscular; uso de anestésicos inalatórios voláteis (enflurano, isoflurano, halotano) pode aumentar o bloqueio neuromuscular; doença pulmonar obstrutiva crônica; não proporciona alívio para a dor nem sedação; pode ocorrer resistência de paciente imobilizado

---

bromocriptina

Parlodel®

comp 2,5 mg

Com ajuste de dose	Sem informações	B	Contraindicado	MPI? Não

Classificação terapêutica: inibidor da prolactina

Posologia:
- Parkinson, adenomas: 1,25-2,5 mg, 2x/dia; pode-se titular dose até 20 mg/dia
- Acromegalia: dose inicial de 1,25-2,5 mg/dia; aumentar 1,25-2,5 mg/dia a cada 3-7 dias (máximo: 100 mg/dia)
- Hiperprolactinemia: dose inicial de 1,25-2,5 mg/dia; aumentar 2,5 mg a cada 2-7 dias (máximo: 2,5-15 mg/dia)
- Parkinsonismo: 1,25 mg, 2x/dia; aumentar 2,5 mg/dia, em 2-4 semanas (máximo: 100 mg/dia)

Função hepática: ajuste de dose pode ser necessário, pois é predominantemente metabolizada pelo fígado

Função renal: não há informações disponíveis

Interações medicamentosas: isometepteno, kava-kava, ciclosporina, tioridazina

Reações adversas (podem variar pela dose e/ou indicação):
- Cardiovascular: 1-10% – exacerbação da síndrome de Raynaud, hipotensão arterial (inclusive postural e ortostática), síncope
- Neurológicas: > 10% – cefaleia, tontura; 1-10% – fadiga, sensação de desmaio, sonolência
- Respiratória: 1-10% – congestão nasal
- Musculoesquelética: 1-10% – vasoespasmo digital
- Gastrointestinais: > 10% – constipação, náusea; 1-10% – anorexia, cólicas abdominais, diarreia, dispepsia, sangramento gastrointestinal, vômito, xerostomia

(continua)

Precauções: doença cardiovascular; rinorreia com fluido cerebroespinhal foi avaliada em doentes com adenomas secretores de prolactina; interrupção abrupta do tratamento pode resultar em hiperpirexia e confusão em pacientes com Parkinson; cefaleia grave, progressiva ou incessante, com ou sem alteração visual, pode preceder convulsão ou AVC – descontinuar o uso; intolerância à lactose; uso concomitante com qualquer antagonista do receptor da dopamina, incluindo neurolépticos, não recomendado – também é o caso de medicamentos que alteram a PA no período de puerpério; histórico de hemorragia gastrointestinal ou úlcera; alucinações visuais ou auditivas podem ocorrer com ou sem levodopa concomitante; cautela para pacientes com histórico de infarto do miocárdio com fibrilação residual, arritmia nodal ou ventricular; derrame pericárdico e pleural, fibrose pleural e pulmonar e pericardite constritiva foram relatados; pode exacerbar transtorno psicótico grave; AVC tem sido relatado, além de expansão do tumor; perda de campo visual secundário pode ocorrer em pacientes com macroprolactinoma

Contraindicações: período pós-parto – mulheres com histórico de doença arterial coronariana ou condição cardiovascular grave; risco de episódio hipotensor na crise de enxaqueca; hipertensão não controlada; eclâmpsia; uso concomitante com alcaloides de Ergot e antagonistas de receptores de dopamina, incluindo neurolépticos

bromoprida Digesan® cap dura 10 mg; sol oral 1 mg/mL; sol oral (gotas) 4 mg/mL; sol inj 5 mg/mL	Sem informações	Com ajuste de dose	C	Contraindicado	MPI? Não

Classificação terapêutica: propulsivo

Posologia:
• Pró-cinético: 10 mg, 2-3x/dia

Administração parenteral (compatível – SF e SG5%): diluir em 20 mL de solução compatível e administrar por injeção EV lenta (> 3 min)
Obs.: uso imediato

Função hepática: não há informações disponíveis

Função renal: insuficiência renal – risco aumentado de efeitos extrapiramidais; ajuste de dose pode ser necessário em decorrência dos efeitos adversos; ClCr < 40 mL/min – 50% da dose recomendada

Interações medicamentosas: sem interações conforme a base de dados Micromedex

Reações adversas:
- Neurológicas: > 10% – inquietação, sonolência, fadiga e lassidão; 1-10% – cefaleia, insônia, sintomas extrapiramidais (inclusive distonia), tontura
- Musculoesquelética: 1-10% – parestesia facial
- Gastrointestinais: 1-10% – distúrbios intestinais, náusea, erupções cutâneas, incluindo urticária
- Endócrinas e metabólicas: 1-10% – galactorreia, ginecomastia, hiperprolactinemia

Precauções: hipersensibilidade à procaína ou procainamida – risco de sensibilidade cruzada; hipertensão e doença de Parkinson – potencial de exacerbação dos sintomas; glaucoma; DM; câncer de mama; uso crônico pode ser associado à paralisia facial; uso concomitante com antagonistas da dopamina pode aumentar os efeitos extrapiramidais

Contraindicações: potencial exacerbação de epilepsia; obstrução gastrointestinal, perfuração ou hemorragia – exacerbação relacionada ao aumento da motilidade gastrointestinal; feocromocitoma – potencial de crise hipertensiva

budesonida					
Entocort® cap; Entocort® enema; Budecort® aqua; Pulmicort®; Busonid®	Com ajuste de dose	Sem informações	B	Uso criterioso	MPI? Não
cap 3 mg; emul ret 2,3 mg; susp spr nas 32 e 64 mcg/ dose; susp inal 0,25 e 0,50 mg/mL; susp aquosa nas 100 mcg/dose, cap dura pó inal oral + inal 200 e 400 mcg, susp spr nas 50 e 100 mcg/dose					

Classificação terapêutica: corticosteroide

Posologia:
- Asma: 100-400 mcg, 2x/dia (uso inalatório)
- Rinite alérgica: 32-400 mcg/dia, em 1 ou 2x/dia (uso nasal)

Função hepática: pode ocorrer aumento da fosfatase alcalina (1-10%); insuficiência hepática preexistente – pode resultar em acúmulo de budesonida; insuficiência hepática moderada a grave – ajuste de dose pode ser necessário

Função renal: não há informações disponíveis

Ajuste de dose: pacientes geriátricos (VO) – iniciar na extremidade inferior da faixa de dose; administração concomitante com inibidores do CYP3A4 (VO) – evitar o uso concomitante, mas, se for necessário, monitorar hipercorticismo e considerar dose VO inferior

Interações medicamentosas: cetoconazol, eritromicina

Reações adversas:
- Cardiovascular: 1-10% – dor torácica, edema, hipertensão arterial, palpitação, rubor, síncope, taquicardia
- Dermatológicas: 1-10% – acne, alopecia, dermatite de contato, eczema, equimose, erupção cutânea, estrias, exantema pustuloso, diaforese, hirsutismo, prurido
- Hematológicas: leucocitose, linfadenopatia cervical, púrpura
- Neurológicas: cefaleia (< 21%), 1-10% – disfonia, dor, enxaqueca, fadiga, febre, insônia, labilidade emocional, nervosismo, tontura, vertigem
- Respiratórias: > 10% – infecção respiratória, rinite; 1-10% – broncoespasmo, bronquite, epistaxe, estridor, faringite, irritação nasal, sinusite, tosse
- Musculoesqueléticas: artralgia, cervicalgia, dorsalgia ou lombalgia, fraqueza, fratura, hipercinesia, hipertonia, mialgia, parestesia

(continua)

- Gastrointestinais: náusea (< 11%); 1-10% – alteração do paladar, anorexia, candidíase oral, diarreia, dispepsia, dor abdominal, flatulência, ganho de peso, gastroenterite, ressecamento da boca, vômito; < 5% – exacerbação da doença de Crohn, hemorroidas, fístula gastrointestinal, aumento do apetite, obstrução intestinal
- Auditivas: infecção de ouvido e de ouvido externo, otalgia
- Endócrinas e metabólicas: 1-10% – distúrbios menstruais, hipopotassemia, insuficiência adrenal
- Geniturinárias: 1-10% – disúria, hematúria, noctúria, piúria
- Oculares: 1-10% – conjuntivite, infecção ocular, distúrbio visual
- Miscelânea: abscesso, alteração da voz, aumento de proteína C-reativa, aumento da velocidade de distribuição gordurosa (*moon face*, giba), hemossedimentação, herpes simples, infecção, infecções virais, moníliase, reação alérgica, síndrome similar à gripe; sintomas da supressão do eixo hipotálamo-hipófise-adrenal e/ou hipercorticismo podem ocorrer em > 10% dos pacientes após a administração de doses que acarretem maior exposição sistêmica (cap VO), mas podem ser menos frequentes que as taxas observadas com medicamentos comparados (prednisolona); esses sintomas podem ser raros (< 1%) após a administração por métodos que resultam em exposições menores (tópica)

Precauções: pode ocorrer redução da densidade mineral óssea; broncoespasmo; *Candida albicans*; podem ocorrer infecções da boca e da faringe (inalação VO), além do nariz e da faringe (nasal); alterações na visão; não se recomenda uso concomitante de budesonida inalada ou intranasal com qualquer inibidor da protease potenciado com ritonavir, e também de budesonida sistêmica com qualquer inibidor da protease do HIV; doenças psiquiátricas preexistentes podem ser exacerbadas; DM; condições eosinofílicas; glaucoma; úlceras nasais do septo nasal, cirurgia ou trauma nasal recente; cicatrização de feridas pode ser prejudicada (nasal); úlcera péptica; efeitos sistêmicos dos corticosteroides têm aumento do risco com doses superiores às recomendadas; tuberculose ativa ou inativa; risco de agravamento de infecções

Contraindicação: tratamento primário do estado asmático ou outros episódios agudos de asma

bumetanida

Burinax®

comp 1 mg

Contra-indicado	Contra-indicado	C	Uso criterioso	MPI? Não

Classificação terapêutica: diurético de alça

Posologia:
- Diurético: 0,5-1 mg/dose, 1-2x/dia (máximo: 10 mg/dia), não administrar com alimentos

Função hepática: insuficiência hepática – iniciar uso com pequenas doses e monitorar com cautela; cirrose hepática e ascite – uso com precaução em razão do risco de precipitação de coma hepático e encefalopatia hepática; coma hepático – uso contraindicado

Função renal: podem ocorrer aumento da creatinina sérica (7%) e azotemia (11%); insuficiência renal – uso contraindicado em anúria; utilizar com precaução em decorrência do aumento do risco de reações adversas

Interações medicamentosas: sotalol, anti-inflamatórios não esteroidais (ácido acetilsalicílico, naproxeno, fenilbutazona, ácido mefenâmico, fenoprofeno, ibuprofeno, indometacina, piroxicam, diclofenaco, cetoprofeno, flurbiprofeno, cetorolaco, tenoxicam, etofenamato, dipirona, nimesulida, lornoxicam, acemetacina, propifenazona, meloxicam, celecoxibe, proglumetacina, rofecoxibe, dexcetoprofeno, parocoxibe, valdecoxibe, etoricoxibe, nepafenaco, loxoprofeno, lumiracoxibe, ácido tolfenâmico, nimesulida, ácido flufenâmico), indometacina, estreptomicina, inibidores da enzima conversora de angiotensina (captopril, enalapril, lisinopril, ramipril, quinapril, benazepril, fosinopril, perindopril, trandolapril), neomicina, ginseng

Reações adversas:
- Neurológica: tontura (1%)
- Musculoesquelética: cãibras musculares (1%)
- Endócrinas e metabólicas: hiperuricemia (18%), hipocloremia (15%), hipopotassemia (15%), hiponatremia (9%), hiperglicemia (7%), variações do fósforo (5%), conteúdo de dióxido de carbono (4%), bicarbonato (3%) e cálcio (2%)
- Auditiva: ototoxicidade (1%)

Precauções: uso concomitante com probenecida, indometacina e drogas com potencial ototóxico ou nefrotóxico não recomendado; evitar uso concomitante com aminoglicosídeos (EV); idosos – risco aumentado de alterações de volume e depleção de eletrólitos; podem ocorrer hipopotassemia e ototoxicidade – aumento do risco com terapia EV, doses altas e insuficiência renal; trombocitopenia tem sido relatada

Contraindicações: depleção de eletrólitos grave; anúria; encefalopatia hepática

bupivacaína					
Bupivacaína®; Neocaína® a 0,5% isobárica	Com ajuste de dose	Sem informações	C	Compatível	MPI? Não
0,5%, FA, 5 mg/mL; 0,5%, FA, sem vasoconstritor; 5 mg/mL, 0,25%; amp 2,5 mg/mL, 0,75%; amp 7,5 mg/mL; amp 4 mL					

Classificação terapêutica: anestésico local

Posologia:
- Anestesia local: dose máxima recomendada em período de 4 h é de 2 mg/kg de peso até 150 mg em adultos

Administração parenteral: administrar apenas por infiltração local, perineural de nervos periféricos e epidural

Função hepática: disfunção hepática – ajuste de dose recomendado

Função renal: não há informações disponíveis

Ajuste de dose: doença cardíaca, de pacientes com defeitos preexistentes de condução atrioventricular assintomáticos – bupivacaína com epinefrina, 1 mg/kg de solução a 0,5%, parece ser seguro para a anestesia peridural lombar; pacientes geriátricos – redução de dose recomendada

Interações medicamentosas: propofol, verapamil, hialuronidase, erva-de-são-joão, propranolol, bupropiona, inibidores da enzima conversora de angiotensina (captopril, enalapril, lisinopril, ramipril, quinapril, benazepril, fosinopril, perindopril, trandolapril)

Reações adversas:
- Cardiovascular: arritmia ventricular, bloqueio cardíaco, bradicardia, hipotensão arterial, palpitação, parada cardíaca
- Neurológicas: agitação, ansiedade, crise convulsiva, parestesia, tontura, dormência da língua, hiperacusia, distúrbios visuais, perda da consciência, tontura, tremor, tinido, disartria
- Respiratórias: apneia, hipoventilação (geralmente associadas à injeção subaracnóidea não intencional durante a anestesia espinhal alta)
- Musculoesquelética: fraqueza
- Gastrointestinais: náusea, vômito
- Auditiva: zumbido
- Oculares: constrição pupilar, turvamento da visão
- Geniturinária: retenção urinária
- Miscelânea: reações alérgicas (urticária, prurido, angioedema), reações anafilactoides

(continua)

Precauções: arritmia grave relacionada com a dose pode ocorrer em combinação com vasoconstritores, como epinefrina durante ou após o uso de potentes anestésicos inalatórios; histórico de distúrbios do ritmo cardíaco, choque, bloqueio cardíaco ou hipotensão – usar com cuidado; comprometimento cardiovascular; necrose e destruição da cartilagem têm sido relatadas; evitar uso concomitante de inibidores da monoaminoxidase ou antidepressivos tricíclicos; pacientes debilitados, idosos ou com doença aguda; hipertermia maligna familiar pode ser desencadeada por anestésicos locais; histórico de doença vascular hipertensiva

Contraindicações: anestesia de bloqueio paracervical obstétrica; hipotensão acentuada, como choque cardiogênico e hipovolêmico

bupropiona Wellbutrin® SL; Wellbutrin® XR; Wellbutrin® SR; Wellbutrin® XL; Zyban® comp rev lib prol 150 e 300 mg; comp rev lib prol 150 e 300 mg; comp rev lib prol 150 mg	Com ajuste de dose	Com ajuste de dose	B	Uso criterioso	MPI? Não

Classificação terapêutica: antidepressivo, medicamento utilizado na dependência da nicotina

Posologia:
- Depressão, fissura relacionada ao tabaco: 150 mg, 1-2x/dia
- Zyban® e Welbutrin® SR: dose inicial de 150 mg, 1x/dia, depois 2x/dia (máximo: 300 mg/dia); intervalo mínimo de 8 h entre as doses
- Wellbutrin® XL: 150 mg, 1x/dia pela manhã (máximo: 300 mg, 1x/dia); intervalo mínimo de 24 h entre as doses

Função hepática: insuficiência hepática leve – considerar redução da dose e/ou da frequência; não se recomenda usar comprimido de liberação prolongada; insuficiência hepática moderada, comprimido de liberação prolongada – dose máxima de 100 mg/dia ou 150 mg, a cada 2 dias; insuficiência hepática moderada, comprimido de liberação imediata – dose máxima de 75 mg/dia; insuficiência hepática grave, comprimido de liberação prolongada – dose máxima de 100 mg/dia ou 150 mg, a cada 2 dias; insuficiência hepática grave, comprimido de liberação imediata – dose máxima de 75 mg/dia

Função renal: ClCr < 90 mL/min – considerar a redução da dose e/ou frequência de administração; comprimido de liberação prolongada – uso não recomendado

Interações medicamentosas: ritonavir, tiamazol, teofilina, nortriptilina, erva-de-são-joão, digoxina, zolpidem, tipranavir, aripiprazol

(continua)

Reações adversas (quando relatadas, as frequências refletem a maior incidência publicada com o produto de liberação sustentada):
- Cardiovascular: taquicardia (11%), palpitação (2-6%), arritmias (5%), dor torácica (3-4%), hipertensão arterial (2-4%, pode ser grave), rubor (1-4%), hipotensão arterial (3%)
- Dermatológicas: erupção cutânea (1-5%), prurido (2-4%), urticária (1-2%)
- Neurológicas: cefaleia (25-34%), insônia (11-20%), tontura (6-11%), agitação (2-9%), confusão mental (8%), ansiedade (5-7%), hostilidade (6%), nervosismo (3-5%), transtorno do sono (4%), transtorno sensorial (4%), enxaqueca (1-4%), sonhos anormais (3%), dor (2-3%), irritabilidade (2-3%), sonolência (2-3%), redução da memória (≤ 3%), febre (1-2%), estimulação do SNC (1-2%), depressão, parestesia (1-2%)
- Respiratórias: faringite (3-13%), infecção das vias aéreas superiores (9%), sinusite (1-5%), aumento da tosse (1-4%)

- Musculoesqueléticas: tremor (3-6%), mialgia (2-6%), fraqueza (2-4%), artralgia (1-4%), artrite (2%), acatisia (≤ 2%), espasmos (1-2%), cervicalgia
- Gastrointestinais: xerostomia (17-26%), perda de peso (14-23%), náusea (1-18%), constipação (5-10%), dor abdominal (2-9%), diarreia (5-7%), flatulência (6%), anorexia (3-5%), aumento do apetite (4%), perversão do paladar (2-4%), vômito (2-4%), dispepsia (3%), disfagia (≤ 2%)
- Auditivas: zumbido (3-6%), transtorno auditivo (5%)
- Geniturinárias: poliúria (2-5%), urgência miccional (≤ 2%), hemorragia vaginal (≤ 2%), ITU (≤ 1%)
- Endócrinas e metabólicas: reclamações sobre a menstruação (2-5%), fogachos (1-3%), redução da libido (3%), ganho de peso (9%)
- Oculares: visão turva (2-3%), ambliopia (2%)
- Miscelânea: infecção (8-9%), diaforese (5-6%), reação alérgica (inclusive anafilaxia, prurido, urticária)

Precauções: sintomas psiquiátricos; abuso de opioides, benzodiazepínicos e hipnóticos sedativos; sintomas psiquiátricos de pacientes que usam para cessação do tabagismo; depressão bipolar; risco elevado de ideação suicida de adolescentes e jovens adultos; aumento do risco de convulsões (dose-dependente) de pacientes com histórico de convulsão, anorexia/bulimia, tumor no SNC, cirrose grave, em uso de estimulantes e antidiabéticos

Contraindicações: suspensão abrupta aumenta o risco de crise convulsiva; bulimia ou anorexia; uso concomitante de um inibidor da monoaminoxidase, incluindo linezolida ou azul de metileno EV, ou dentro de 14 dias após a interrupção de um inibidor da monoaminoxidase; distúrbios convulsivos; situações com alto risco de desenvolver crises convulsivas (tumor no SNC, AVC, malformação arteriovenosa etc.)

C

cabergolina
Dostinex®
comp 0,5 mg

Com ajuste de dose	Sem ajuste de dose	B	Contra-indicado	MPI? Não

Classificação terapêutica: agonista da dopamina, inibidor da prolactina

Posologia:
- Hiperprolactinemia: 0,25 mg, 2x/semana, podendo aumentar em 0,25 mg, 2x/semana (máximo: 1 mg, 2x/semana), de acordo com os níveis séricos de prolactina (aumento de dose não deve ser feito antes de 4 semanas); inibição da lactação fisiológica – 1 mg (dividido em 2 tomadas) no 1º dia pós-parto; supressão da lactação – 0,25 mg, a cada 12 h, durante 2 dias, administrar com as refeições; quando o nível sérico de prolactina normalizar por 6 meses, descontinuar, com monitoração dos níveis de prolactina

Função hepática: insuficiência hepática grave – ajuste de dose é necessário (não há recomendação específica)

Função renal: insuficiência renal – ajuste de dose não é necessário

Interações medicamentosas: sem interações conforme a base de dados Micromedex

Reações adversas:
- Cardiovasculares: hipotensão postural (4%), edema gravitacional (1%), hipotensão arterial (1%), palpitação (1%), síncope (1%)
- Dermatológicas: acne (1%), prurido (1%)
- Neurológicas: cefaleia (26%), tontura (15-17%), fadiga (5-7%), vertigem (1-4%), sonolência (2-5%), depressão (3%), nervosismo (1-2%), ansiedade (1%), comprometimento da concentração (1%), insônia (1%), mal-estar (1%), parestesia (1-2%)
- Respiratória: rinite (1%)
- Musculoesqueléticas: fraqueza (6-9%), dor (2%), artralgia (1%)
- Gastrointestinais: náusea (27-29%), constipação (7-10%), dor abdominal (5%), dispepsia (2-5%), vômito (2-4%), xerostomia (2-4%), diarreia (2%), flatulência (2%), anorexia (1%), irritação de garganta (1%), odontalgia (1%)
- Endócrinas: fogachos (1-3%), mastalgia (1-2%), dismenorreia (1%)
- Oculares: edema periorbital (1%), visão anormal (1%)
- Miscelânea: síndrome similar ao resfriado (1%)

Precaução: aumento do risco de derrame/fibrose pleural ou retroperitoneal em longo prazo; não prolongar tratamento além de 24 meses; há relato de aumento da libido, hipersexualidade e compulsão por jogos de azar

Contraindicações: histórico de doença valvular cardíaca; hipersensibilidade a derivados da ergotamina; hipertensão descontrolada; histórico de distúrbios fibróticos retroperitoneais, no pulmão ou no pericárdio

calcitonina humana; calcitonina sintética de enguia; calcitonina sintética de salmão

Miacalcic®	Sem informações	Sem informações	C	Compatível	MPI? Não
sol inj 100 UI/mL, sol spr nas 200 UI/dose					

Classificação terapêutica: agente antiparatireóideo

Posologia:
- Doença de Paget sintomática: 100 UI/dia, IM ou SC, por 3 meses
- Hipercalcemia: 4 UI/kg, IM ou SC, a cada 12 h, podendo aumentar para 8 UI/kg, a cada 12 h, após 1-2 dias. Se a resposta se mantiver insatisfatória após 2 dias, a dose pode ser aumentada para 8 UI/kg, a cada 6 h
- Osteoporose pós-menopausa: 100 UI/dia, IM ou SC, ou 200 UI, por via intranasal (1 *spray* em 1 narina por dia)

Função hepática: não há informações disponíveis

Função renal: não há informações disponíveis

Administração parenteral (compatível – SF): IM – via preferencial para volume até 2 mL, promover rodízio na aplicação; EV – pode ser aplicado em *bolus* sem diluição ou por infusão lenta, de pelo menos 6 h, em 500 mL de solução compatível (estabilidade de 6 h em TA)

Interações medicamentosas: sem interações conforme a base de dados Micromedex

Reações adversas:
- Cardiovasculares: rubor (*spray* nasal: < 1%; injeção: 2-5%), angina (1-3%), hipertensão arterial (1-3%)
- Dermatológica: exantema eritematoso (1-3%)
- Respiratória: rinite (12%), broncoespasmo (1-3%), sinusite (1-3%), infecção das vias aéreas superiores (1-3%), sintomas semelhantes aos da gripe (1-3%)
- Musculoesqueléticas: dorsalgia ou lombalgia (5%), artrose (1-3%), mialgia (1-3%)
- Gastrointestinais: náusea (injeção: 10%; *spray* nasal: 1-3%), constipação (1-3%), diarreia (1-3%), dispepsia (1-3%), dor abdominal (1-3%)
- Geniturinária: cistite (1-3%)
- Local: reações no local da injeção (10%)
- Oculares: anormalidade da lacrimação (1-3%), conjuntivite (1-3%)
- Miscelânea: infecção (1-3%), sintomas similares aos do resfriado (1-3%), parestesia (1-3%)

Precauções: ulceração da mucosa nasal; reações de hipersensibilidade graves (p. ex., broncoespasmo, edema de língua ou glote, anafilaxia, choque anafilático) foram relatadas; corrigir hipocalcemia e deficiência de vitamina D antes de iniciar o uso

calcitriol

Calcijex®; Rocaltrol®

sol inj 1 mcg/mL; cap 0,25 mcg

Sem informações	Sem informações	C	Compatível	MPI? Não

Classificação terapêutica: vitamina D e análogos

Posologia:
- Hipocalcemia de doentes renais crônicos ou em diálise: VO – dose inicial de 0,25 mcg/dia, aumentar 0,25 mcg/dia a cada 4-8 semanas (máximo: 0,5-1 mcg/dia)
- Pacientes com níveis normais ou levemente baixos de cálcio: 0,25 mcg em dias alternados; EV – dose inicial de 1-2 mcg, 3x/semana, depois 0,5-1 mcg a cada 2-4 semanas (máximo: 0,5-4 mcg, 3x/semana)
- Hipocalcemia em hipoparatireoidismo: dose inicial de 0,25 mcg/dia; ajustar em intervalos de 2-4 semanas até 0,5-2 mcg, 1x/dia; administração com refeições reduz problemas gastrointestinais
- **Administração parenteral**: deve ser administrado apenas por injeção EV; a dose inicial depende da gravidade da hipocalcemia e/ou do hiperparatireoidismo, e pode variar entre 0,5 e 4 mcg, 3x/semana. Se não for observada resposta satisfatória, a dose pode ser aumentada em 0,5-1 mcg, a intervalos de 2-4 semanas, pode ser administrado em *bolus*, EV, no cateter após sessão de hemodiálise

Função hepática: pode ocorrer aumento de AST/ALT; não há informações disponíveis sobre necessidade de ajuste de dose

Função renal: na insuficiência renal preexistente, calcificação ectópica pode ocorrer em razão de níveis elevados de fosfato inorgânico; não há informações disponíveis sobre necessidade de ajuste de dose

Interações medicamentosas: sem interações conforme a base de dados Micromedex

Reações adversas:
- Cardiovasculares: arritmia cardíaca, hipertensão arterial
- Dermatológicas: eritema multiforme, prurido, urticária
- Neurológicas: apatia, cefaleia, distúrbios sensoriais, hipotermia, psicose, sonolência
- Respiratória: rinorreia
- Musculoesqueléticas: calcificação dos tecidos moles, distrofia, fraqueza, mialgia, ostealgia
- Gastrointestinais: anorexia, constipação, dor abdominal, epigastralgia, náusea, pancreatite, perda de peso, sabor metálico, vômito, xerostomia
- Endócrinas e metabólicas: desidratação, hipercalcemia, hipercolesterolemia, hiperfosfatemia, hipermagnesemia, polidipsia, redução da libido, supressão do crescimento
- Geniturinárias: ITU, noctúria
- Local: dor no local da injeção (leve)

(continua)

- Oculares: conjuntivite, fotofobia
- Renais: albuminúria, aumento da creatinina, hipercalciúria, nefrocalcino-se, poliúria
- Miscelânea: reações alérgicas

Precauções: aumento da ingestão de cálcio; hipercalcemia crônica; uso concomitante a digitálicos; uso concomitante de fototerapia deverá ser limitado ou evitado (pomada tópica); desidratação; aumento do risco de hipermagnesemia e hiperfosfatemia de pacientes em diálise; em pacientes imobilizados, proteger a área tratada de luz solar ou artificial

Contraindicações: hipercalcemia e toxicidade à vitamina D preexistentes

cambendazol Cambem® comp 180 mg, sol oral 6 mg/mL	Sem informações	Sem informações	C	Uso criterioso	60+ MPI? Não

Classificação terapêutica: anti-helmíntico

Posologia:
- Estrongiloidíase: 5 mg para cada 1 kg de peso corporal/dia (habitualmente, 2 comprimidos/dia) em tomada única; repetir a dose após 10 dias; administrar com alimento

Função hepática: não há informações disponíveis

Função renal: não há informações disponíveis

Interações medicamentosas: derivados xantínicos (aminofilina, teobromina, teofilina), álcool

Reações adversas (geralmente, os efeitos adversos são leves e transitórios, não causando a suspensão da terapia):
- Neurológicas: sonolência, tontura, cefaleia
- Musculoesqueléticas: dor abdominal, astenia
- Gastrointestinais: náusea, vômito, diarreia, dor abdominal, dor epigástrica, obstipação intestinal, flatulência

Precauções: pode aumentar os níveis séricos dos xantínicos e, consequentemente, o potencial tóxico dessas substâncias; deve-se evitar o consumo de bebidas alcoólicas durante o tratamento

canagliflozina					
Invokana® comp rev 100 e 300 mg	Com ajuste de dose	Com ajuste de dose	C	Uso criterioso	MPI? Não

Classificação terapêutica: antidiabético

Posologia: corrigir qualquer depleção do volume antes de iniciar a terapia; assegurar a função renal antes de iniciar a terapia
- Diabete tipo 2: iniciar com 100 mg, VO, 1x/dia; pode aumentar para 300 mg, VO, 1x/dia, se a dose inicial for tolerada e ritmo de filtração glomerular $\geq$ 60 mL/min/1,73 m^2; requer melhor controle glicêmico

Função hepática: disfunção hepática leve ou moderada (classificação A ou B na escala Child-Pugh) – ajuste de dose não é necessário; disfunção hepática grave (classificação C) – uso não recomendado

Função renal: disfunção renal leve (ritmo de filtração glomerular $\geq$ 60 mL/min/1,73 m^2) – ajuste de dose não é necessário; disfunção renal moderada (ritmo de filtração glomerular = 45-60 mL/min/1,73 m^2) – não exceder 100 mg, VO, 1x/dia; ritmo de filtração glomerular < 45 mL/min/1,73 m^2 – não iniciar terapia; ritmo de filtração glomerular persistentemente $\leq$ 45 mL/min/1,73 m^2 – descontinuar terapia; disfunção renal grave (ritmo de filtração glomerular < 30 mL/min/1,73 m^2) ou diálise – uso contraindicado

Ajuste de dose: uso concomitante com um indutor enzimático da uridina difosfato glicosiltransferase (UGT) – iniciar dose com base na função renal; controle glicêmico de pacientes com ritmo de filtração glomerular $\geq$ 60 mL/min/1,73 m^2 – considerar aumento de dose para 300 mg, VO, 1x/dia; pacientes com ritmo de filtração glomerular = 45-60 mL/min/1,73 m^2 – considerar outro agente hipoglicemiante

Interações medicamentosas: digoxina, betabloqueadores (propranolol, metoprolol, timolol, nadolol, pindolol, atenolol, labetalol, acebutolol, betaxolol, levobunolol, esmolol, carteolol, bisoprolol, sotalol, metipranolol, carvedilol, nevibolol)

Reações adversas:
- Cardiovascular: hipovolemia (2,3-3,4%)
- Endócrinas e metabólicas: cetoacidose diabética, hipoglicemia grave, cetoacidose
- Gastrointestinal: pancreatite
- Imunológicas: anafilaxia, reações de hipersensibilidade (3,8-4,2%)
- Musculoesquelética: fratura de ossos
- Renal: lesão do rim, pielonefrite, injúria renal (no geral – 2-4,1%; moderada – 18-22,5%), sepse decorrente de infecção do trato urinário, micção frequente e poliúria (4,6-5,3%), infecções do trato urinário (4,3-5,9%)
- Reprodutivo: micose genital masculina (3,7-4,2%); micose genital feminina (10,4-11,4%)
- Outros: angioedema, perda de membros, pernas e pés (0,5-0,7%)

(continua)

Precauções:
- Sistema cardiovascular: hipotensão sintomática tem sido reportada, especialmente de pacientes com pressão sanguínea sistólica baixa, idosos, injúria renal (ritmo de filtração glomerular < 60 mL/min/1,73 m^2) e uso concomitante de diuréticos ou fármacos que interfiram no sistema renina-angiotensina-aldosterona – recomenda-se monitoração; corrigir hipovolemia antes de iniciar o tratamento
- Sistemas endócrino e metabólico: cetoacidose, às vezes fatal, tem sido reportada e pode resultar em hospitalização – recomenda-se monitoração, interrupção e até descontinuação do uso se suspeitado; hipoglicemia tem sido reportada – uso concomitante de insulina ou secretores de insulina podem aumentar o risco; redução de dose da terapia adicional pode ser necessária; aumento do LDL-colesterol pode ocorrer – recomenda-se monitoração; hiperpotassemia pode ocorrer – risco aumentado em pacientes que tenham injúria renal moderada que estiverem recebendo medicações que interfiram na excreção de potássio ou no sistema renina-angiotensina-aldosterona; recomenda-se monitoração; testes de glicosúria e 1,5-anidroglucitol não são recomendados para monitorar o controle glicêmico com o uso de canagliflozina
- Hepático: insuficiência hepática grave – uso não recomendado.
- Sistema imunológico: reações de hipersensibilidade, incluindo anafilaxia e angioedema, têm sido reportadas; ocorrem entre horas a dias após o início do tratamento
- Sistema musculoesquelético: diminuição da densidade mineral óssea tem sido reportada, especialmente no quadril e na medula lombar; há risco aumentado de fratura nos ossos nas primeiras 12 semanas após a iniciação, geralmente afetando extremidades superiores e traumas inferiores (resultantes de queda de não mais que a própria altura de um indivíduo em pé)
- Renal: infecções do trato urinário resultantes de urossepsia e pielonefrite têm sido reportadas – requerem hospitalização e, em alguns casos, admissão em UTI ou diálise; recomenda-se monitoração
- Anormalidades na função renal, injúria renal e lesão aguda do rim têm sido reportadas, com risco aumentado para pacientes com hipovolemia, doença renal crônica, insuficiência cardíaca congestiva, uso concomitante de medicações (diuréticos, inibidores da enzima conversora de angiotensina, bloqueadores dos receptores de angiotensina e AINH) – requerem monitoração e, caso ocorram, o uso deve ser descontinuado; ritmo de filtração glomerular = 45-60 mL/min/1,73 m^2 – é necessário ajuste de dose; ritmo de filtração glomerular < 45 mL/min/1,73 m^2 – uso não recomendado
- Reprodutivo: infecção micótica genital pode ocorrer – risco aumentado para pacientes com histórico anterior de infecção micótica genital; recomenda-se monitoração

Contraindicações: diálises; doença renal em fase terminal; hipersensibilidade aos componentes do medicamento; injúria renal grave (ritmo de filtração glomerular < 30 mL/min/1,73 m^2)

candesartana Atacand® comp 8 e 16 mg					
	Com ajuste de dose	Com ajuste de dose	D	Compatível	MPI? Não

Classificação terapêutica: antagonistas da angiotensina II

Posologia:
- Hipertensão: 8-32 mg/dia, em 1-2 tomadas (efeito anti-hipertensivo máximo observado em 4-6 semanas)
- Insuficiência cardíaca: dose inicial de 4 mg/dia; dobrar a dose a cada 2 semanas (alvo: 32 mg/dia)

Função hepática: pode ocorrer aumento da creatinina sérica (até 13% de pacientes com insuficiência cardíaca congestiva e interrupção do medicamento necessária em 6% dos casos); na insuficiência hepática leve, o ajuste de dose não é necessário; na moderada, iniciar o tratamento com 8 mg/dia; na grave, não há recomendação de dose disponível

Função renal: insuficiência renal moderada a grave (ClCr de 15-60 mL/min/1,73 m^2) – 8 mg/dia podem ser suficientes; pode ocorrer aumento da creatinina sérica (até 13% em pacientes com insuficiência cardíaca congestiva e interrupção do medicamento necessário em 6% dos casos)

Interações medicamentosas: alisquireno, inibidores da enzima conversora de angiotensina (captopril, enalapril, lisinopril, ramipril, quinapril, benazepril, fosinopril, perindopril, trandolapril), inibidores do receptor de angiotensina e inibidores da enzima conversora de angiotensina (captopril, enalapril, lisonopril, ramipril, quinapril, cilazapril, benazepril, fosinopril, perindopril, trandolapril, losartana, espirapril, irbesartana, valsartana, eprosartana, delapril, telmisartana, candesartana, olmesartana, azilsartana)

Reações adversas:
- Cardiovasculares: hipotensão arterial (insuficiência cardíaca congestiva: 19%), angina, IAM, palpitação, taquicardia
- Dermatológicas: angioedema, erupção cutânea
- Neurológicas: ansiedade, cefaleia, depressão, febre, sensação de desmaio, sonolência, tontura, vertigem, parestesia
- Respiratórias: dispneia, epistaxe, faringite, infecção do trato respiratório superior, rinite
- Musculoesqueléticas: aumento de CPK, dorsalgia ou lombalgia, fraqueza, mialgia
- Gastrointestinais: dispepsia, gastroenterite
- Endócrinas e metabólicas: hiperpotassemia (insuficiência cardíaca congestiva: < 1-6%), hiperglicemia, hipertrigliceridemia, hiperuricemia
- Geniturinária: hematúria
- Miscelânea: diaforese, febre

Precauções: podem ocorrer hiperpotassemia e também hipotensão; aumento do risco para pacientes com depleção de sal ou volume; recomenda-se monitoramento, e interrupção ou descontinuação da terapia podem ser necessárias

Contraindicações: uso concomitante de alisquireno para pacientes com diabete; intolerância à lactose e galactose

capsaicina					
Moment®					
crem derm 0,025 e 0,075%; loção tópica 0,025%	Sem informações	Sem informações	B	Uso criterioso	MPI? Não

Classificação terapêutica: produto tópico para dor articular e muscular

Posologia:
• Analgesia: aplicar na região afetada, 3-4x/dia; usar por 2-4 semanas

Função hepática: não há informações disponíveis

Função renal: não há informações disponíveis

Interações medicamentosas: sem interações conforme a base de dados Micromedex

Reações adversas:
• Cardiovascular: hipertensão arterial (2%, passageira)
• Dermatológica: prurido (2%)
• Respiratórias: nasofaringite (4%), sinusite (3%), bronquite (2%)
• Gastrointestinais: náusea (5%), vômito (3%)
• Locais: eritema (63%), dor (42%), prurido (6%), pápula (6%), edema (4%), inchaço (2%), ressecamento (2%)

Precauções: histórico de eventos cardiovasculares ou cerebrovasculares; hipertensão instável ou mal controlada

captopril					
Capoten®					60+
compr 12,5; 25 e 50 mg	Sem informações	Com ajuste de dose	D	Compatível	MPI? Não

Classificação terapêutica: inibidor da enzima de conversão da angiotensina

Posologia:
- Hipertensão: dose inicial de 25 mg, 2-3x/dia (máximo: 50 mg, 3x/dia)
- Insuficiência cardíaca sistólica: 6,25 mg, 3x/dia (alvo: 50 mg, 3x/dia)
- Nefropatia diabética: 24 mg, 3x/dia; administrar 1 h antes ou 2 h após a refeição

Função hepática: pode ocorrer aumento de transaminases, colestase, hepatite, hiponatremia (sintomática), icterícia e necrose hepática (rara); não há informações sobre a necessidade de ajuste de dose

Função renal: insuficiência renal – dose inicial deve ser reduzida e titulação precisa ser em doses menores e em intervalos de 1-2 semanas; ClCr de 10-50 mL/min – administrar 75% da dose para cada 12-18 h; ClCr < 10 mL/min – administrar 50% da dose a cada 24 h; hemodiálise – administrar depois da hemodiálise; diálise peritoneal, ClCr de 10-50 mL/min – dose adicional não é necessária

Interações medicamentosas: alisquireno, inibidores MTOR (sirolimo, everolimo), alteplase, telmisartana, azatioprina, potássio, diuréticos poupadores de potássio (espironolactona, amilorida, triantereno, eplerenona), alopurinol, digoxina, alfainterferona 2A, icatibanto, anti-inflamatórios não esteroidais (ácido acetilsalicílico, naproxeno, fenilbutazona, ácido mefenâmico, fenoprofeno, ibuprofeno, indometacina, piroxicam, diclofenaco, cetoprofeno, flurbiprofeno, cetorolaco, tenoxicam, etofenamato, dipirona, nimesulida, lornoxicam, acemetacina, propifenazona, meloxicam, celecoxibe, proglumetacina, rofecoxibe, dexcetoprofeno, parocoxibe, valdecoxibe, etoricoxibe, nepafenaco, loxoprofeno, lumiracoxibe, ácido tolfenâmico, nimesulida, ácido flufenâmico), clorpromazina, capsaicina, bupivacaína, diuréticos de alça (furosemida, bumetanida), nesiritida

Reações adversas:
- Cardiovasculares: hipotensão arterial (1-3%), dor torácica (1%), palpitação (1%), taquicardia (1%), angina, angioedema, distúrbios do ritmo cardíaco, hipotensão ortostática, insuficiência cardíaca congestiva, IAM, insuficiência vascular cerebral, palidez, parada cardíaca, rubor, síncope, síndrome de Raynaud
- Dermatológicas: exantema (maculopapular ou urticária, 4-7%), prurido (2%), erupção cutânea, anticorpos antinucleares positivos e/ou eosinofilia (7-10%), dermatite esfoliativa, eritema multiforme, pênfigo bolhoso, síndrome de Stevens-Johnson
- Hematológicas: neutropenia (pode ocorrer em até 3,7% dos pacientes com insuficiência renal ou vasculopatia de doenças do colágeno, agranulocitose, anemia, pancitopenia, trombocitopenia)

(continua)

- Neurológicas: ataxia, confusão mental, depressão, nervosismo, sonolência
- Respiratórias: tosse (1-2%), broncoespasmo, pneumonite eosinofílica, rinite
- Musculoesqueléticas: astenia, mialgia
- Gastrointestinais: dispepsia, glossite, pancreatite
- Endócrinas e metabólicas: hiperpotassemia (1-11%), aumento da fosfatase alcalina, aumento de bilirrubinas, ginecomastia
- Renais: proteinúria (1%), aumento da creatinina sérica, piora da função renal (pode ocorrer em pacientes com estenose de artéria renal bilateral ou hipovolemia), insuficiência renal, poliúria, oligúria, síndrome nefrótica
- Geniturinárias: aumento da frequência miccional, impotência
- Ocular: visão turva
- Miscelânea: reações de hipersensibilidade (erupção cutânea, prurido, febre, artralgia e eosinofilia) em 4-7% dos pacientes (dependendo da dose e da função renal); disgeusia (perda do paladar ou diminuição da percepção, 2-4%); reações anafilactoides

Precauções: anestesia ou cirurgia de grande porte; pacientes negros; uso concomitante de alisquireno por pacientes com diabete ou insuficiência renal não é recomendado; cardiomiopatia hipertrófica obstrutiva com estenose aórtica grave; estenose uni ou bilateral de artéria renal; tratamento concomitante de dessensibilização ao veneno de himenópteros; uso concomitante com agentes que bloqueiem o sistema renina-angiotensina-aldosterona; insuficiência cardíaca; DM; uso concomitante com suplementos de potássio, substitutos do sal contendo potássio e diuréticos poupadores de potássio; pacientes com déficit de volume e/ou sal

Contraindicações: histórico de angioedema relacionado a tratamento prévio com um inibidor da enzima conversora da angiotensina; uso concomitante com alisquireno por diabéticos

carbamazepina

Tegretol®;
Tegretol® CR

comp 200 e 400 mg; susp oral 20 mg/mL; comp lib prol 200 e 400 mg

Contra-indicado	Com ajuste de dose	D	Uso criterioso	MPI? Não	

Classificação terapêutica: antiepiléptico

Posologia:
- Epilepsia: dose inicial de 400 mg/dia, em 2 tomadas (liberação prolongada) ou em 4 tomadas (suspensão oral); aumentos de 200 mg/dia com intervalos semanais (máximo: 1.600 mg/dia)
- Neuralgia do trigêmeo ou glossofaríngeo: dose inicial de 200 mg/dia, em 2 tomadas (liberação prolongada) ou em 4 tomadas (suspensão oral); aumento de 200 mg/dia, conforme a necessidade, e dose de manutenção de 400-800 mg/dia, em 2 tomadas (liberação prolongada) ou em 4 tomadas (suspensão oral) (máximo: 1.200 mg/dia)
- Transtorno afetivo bipolar: dose inicial de 200 mg/dia em 2 tomadas (liberação prolongada) ou em 4 tomadas (suspensão oral); aumento de 200 mg/dia, conforme a necessidade (máximo: 1.600 mg/dia)

Função hepática: podem ocorrer anormalidade das provas de função hepática, hepatite, icterícia, insuficiência hepática; ajuste de dose pode ser necessário (não há recomendação de ajuste de dose específica); é contraindicada na disfunção hepática grave ou ativa

Função renal: ClCr < 10 mL/min – administrar 75% da dose; hemodiálise ou diálise peritoneal – administrar 75% da dose (pós-diálise); podem ocorrer albuminúria, glicosúria e aumento de ureia

Interações medicamentosas: telaprevir, efavirenz, ritonavir, nefazodona, praziquantel, lurasidona, exemestano, claritromicina, fenitoína, dolutegravir, felodipina, lapatinibe, eritromicina, perampanel, lamotrigina, nimodipina, trazodona, lopinavir, isoniazida, olanzapina, tioridazina, clonazepam, telitromicina, fluoxetina, vigabatrina, indinavir, fosamprenavir (amprenavir, fosamprenavir), alprazolam, fluconazol, orlistate, adenosina, medroxiprogesterona, sinvastatina, nifedipino, loxapina, clorpromazina, quinina, risperidona, oxcarbazepina, vecurônio, protriptilina, amitriptilina, acetaminofeno, erva-de-são--joão, flunarizina, metilfenidato, metilprednisolona, danazol, quinupristina, dalfopristina, varfarina, mianserina, rocurônio, *psyllium*, levetiracetam, fenobarbital (primidona, fenobarbital), rufinamida, imipramina, furosemida, hidroclorotiazida, ácido valproico, lítio, nortriptilina, topiramato, *ginkgo*, omeprazol, haloperidol, rifampicina, vacina vírus influenza, niacinamida, teofilina, metronidazol, caspofungina, midazolam, acetilcisteína, ticlopidina

Reações adversas:
- Cardiovasculares: arritmias, bloqueio atrioventricular, bradicardia, dor torácica (transtorno afetivo bipolar), edema, hipertensão ou hipotensão arterial, insuficiência cardíaca congestiva, linfadenopatia, síncope, tromboembolia, tromboflebite, agravamento de doenças arteriais coronarianas

(continua)

- Dermatológicas: alopecia, alterações da pigmentação cutânea, eritema multiforme, dermatite esfoliativa, erupção cutânea, necrólise epidérmica tóxica, prurido (transtorno afetivo bipolar: 8%), púrpura, reação de fotossensibilidade, síndrome de Stevens-Johnson, urticária
- Hematológicas: agranulocitose, anemia aplástica, supressão da medula óssea, eosinofilia, leucocitose, leucopenia, pancitopenia, porfiria intermitente aguda, trombocitopenia
- Neurológicas: amnésia (transtorno afetivo bipolar), ansiedade (transtorno afetivo bipolar), ataxia (transtorno afetivo bipolar: 5%), cefaleia (transtorno afetivo bipolar: 22%), confusão mental, depressão (transtorno afetivo bipolar), fadiga, fala pastosa, meningite asséptica (relato de caso), sedação, sonolência (transtorno afetivo bipolar: 32%), tontura (transtorno afetivo bipolar: 44%)
- Musculoesqueléticas: dor (transtorno afetivo bipolar: 12%), dorsalgia ou lombalgia, fraqueza, neurite periférica, exacerbação de lúpus eritematoso
- Gastrointestinais: anorexia, constipação, desconforto gastrointestinal, diarreia, dispepsia (transtorno afetivo bipolar), dor abdominal, náusea (transtorno afetivo bipolar: 29%), pancreatite, vômito (transtorno afetivo bipolar: 18%), xerostomia (transtorno afetivo bipolar)
- Auditivas: hiperacusia, zumbido
- Endócrinas e metabólicas: calafrios, febre, hiponatremia, síndrome da secreção inadequada do hormônio antidiurético, porfirias, distúrbios da tireoide, hipocalcemia
- Geniturinárias: azotemia, impotência, insuficiência renal, aumento da frequência miccional, retenção urinária
- Oculares: conjuntivite, nistagmo, opacidade do cristalino, visão turva, aumento da pressão intraocular
- Miscelânea: diaforese, hipersensibilidade (incluindo reações multiorgânicas e, talvez, transtornos que simulem linfomas, eosinofilia, hepatoesplenomegalia, vasculite), infecção (transtorno afetivo bipolar: 12%)

Precauções: uso concomitante de susp líquida ou diluída não recomendado (susp); uso concomitante com sirolimo deve ser evitado; em idosos, há risco de confusão ou agitação; alterações oculares; aumento do risco de depressão da medula óssea; porfiria; alelo HLA-A*3101 e HLA-B*1502 (mais comum em asiáticos, nativos americanos, europeus e latino-americanos), pois aumenta o risco de reações de hipersensibilidade; aumento do risco de hiponatremia para idosos e em uso simultâneo de diuréticos; risco de ativação de psicose; surgimento de depressão, agravamento ou quaisquer mudanças de comportamento ou humor, associado ao suicídio; síndrome do desaparecimento do ducto biliar foi relatada; pode estar associada a características de hipersensibilidade de múltiplos órgãos

Contraindicações: histórico de depressão da medula óssea; uso concomitante ou dentro de 14 dias da interrupção de um inibidor de monoaminoxidase; uso concomitante de nefazodona, delavirdina ou outros inibidores da transcriptase reversa não nucleosídeos, incluindo etravirina ou rilpivirina

carbonato de cálcio + lactogliconato de cálcio					
Calcium Sandoz® F; Calcium Sandoz® FF	Sem informações	Precaução	A	Compatível	MPI? Não
comp eferv 875 mg de carbonato de cálcio + 1.132 mg de lactogliconato de cálcio (equivalentes – 500 mg de cálcio); comp eferv 1.750 mg de carbonato de cálcio + 2.263 mg de lactogliconato de cálcio (equivalentes – 1.000 mg de cálcio)					

Classificação terapêutica: compostos de cálcio

Posologia:
- Suplementação de cálcio: 1.000-1.200 mg/dia de cálcio elementar (máximo: 2 g/dia), administrar junto ou logo após refeição leve

Função hepática: não há informações disponíveis

Função renal: em pacientes com função renal reduzida, os sais de cálcio devem ser usados com precaução, com monitoração dos níveis séricos de fosfato e cálcio

Interações medicamentosas: eltrombopague, cetoconazol, digoxina, levotiroxina, ranelato de estrôncio, lomefloxacino, pefloxacino, fosfato oral (fosfato de potássio, fosfato de sódio, fosfato de sódio monobásico, fosfato de sódio bibásico, fosfato de potássio monobásico, fosfato de potássio bibásico), ciprofloxacino, levofloxacino, norfloxacino, gemifloxacino, ticlopidina, propranolol, amprenavir, zalcitabina, tetraciclinas (tetraciclina, minociclina, oxitetraciclina, doxiciclina, limeciclina, clortetraciclina), tipranavir

Reações adversas:
- Gastrointestinais: distensão abdominal, obstipação ou diarreia leves, flatulência

Precauções: monitoração da excreção de cálcio na urina é necessária de pacientes com hipercalciúria leve (> 300 mg/24 h ou 7,5 mmol/24 h) ou com histórico de cálculos urinários

Contraindicações: hipercalcemia e/ou hipercalciúria; nefrocalcinose; nefrolitíase

carbonato de lítio Carbolitium®; Carbolitium® CR comp 300 mg; comp rev 450 mg	 Sem informações	Com ajuste de dose	C	Uso criterioso	 MPI? Não

Classificação terapêutica: antipsicótico

Posologia:
- Liberação prolongada – 450 mg, 1-2x/dia, aumentar conforme tolerância até 900-1.800 mg, em 2 tomadas; liberação imediata – 300 mg, 3x/dia, aumentar conforme tolerância até 900-1.800 mg, em 3-4 tomadas

Função hepática: não há informações disponíveis

Função renal: alterações progressivas ou bruscas (mesmo dentro da normalidade) e morfológicas podem ocorrer; alto risco de toxicidade do lítio; insuficiência renal com ClCr de 10-50 mL/min – administar 50-75% da dose; ClCr < 10 mL/min – administrar 25-50% da dose; hemodiálise – dialisável (50-100%), administrar dose após sessão

Ajuste de dose: pacientes geriátricos – iniciar a terapia na extremidade inferior da faixa de dosagem

Interações medicamentosas: alfentanila, linezolida, antagonistas dopamina-2 (loxapina, prometazina, tioridazina, haloperidol, clorpromazina, flufenazina, trifluoperazina, droperidol, domperidona, clozapina, pimozida, pipotiazina, penfluridol, flupentizol, zuclopentixol, sulpirida, risperidona, zotepina, tiaprida, olanzapina, sertindol, periciazina), sibutramina, indapamida, inibidores seletivos da recaptação da serotonina (fluoxetina, fluvoxamina, paroxetina, sertralina, citalopram, escitalopram, vilazodona), mazindol, metronidazol, suxametônio, cisplatina, diltiazem, verapamil, carbamazepina, lactulose, ioimbina, calcitonina

Reações adversas:
- Cardiovasculares: arritmia cardíaca, bradicardia, disfunção do nó sinusal, edema, hipotensão arterial, ondas T achatadas ou invertidas (reversível), síncope
- Dermatológicas: alopecia, exacerbação de psoríase, foliculite, *rash* cutâneo, ressecamento ou afinamento dos pelos, pele cinza-azulada, úlcera dérmica
- Hematológica: leucocitose
- Neurológicas: cefaleia, coma, confusão mental, crises convulsivas, distonia, episódios de *blackout*, estupor, fadiga, fala desarticulada, inquietação, letargia, pseudotumor cerebral, retardo da função intelectual, retardo psicomotor, sedação, tiques, tontura, vertigem, reação extrapiramidal, alucinação, paladar salgado
- Musculoesqueléticas: ataxia, hiper-irritabilidade muscular, miastenia grave (rara), movimentos coreoatetoides, reflexos tendinosos profundos hiper-reativos, tremor

(continua)

- Gastrointestinais: anorexia, diarreia, edema de glândulas salivares, ganho de peso, náusea, polidipsia, paladar metálico, sialorreia, vômito, xerostomia
- Endócrinas e metabólicas: bócio eutireóideo e/ou hipotireoidismo, diabete insípido, hiperglicemia, hipertireoidismo
- Geniturinária: albuminúria, glicosúria, incontinência, oligúria, poliúria
- Oculares: escotomas passageiros, nistagmo, visão turva
- Miscelânea: frio e alteração dolorosa da cor dos quirodáctilos e pododáctilos, cárie dental
- Relatos após colocação no mercado e/ou de caso: síndrome de Brugada induzida por medicamentos

Precauções: monitorar a dose terapêutica; toxicidade do lítio pode ocorrer em doses próximas às terapêuticas; na fase maníaca aguda, a tolerância ao lítio é maior e diminui quando abrandam os sintomas maníacos; depleção de volume; ideação suicida; pode prolongar o efeito de bloqueadores neuromusculares; capacidade renal de concentração pode ser diminuída no tratamento com lítio crônico; uso concomitante de inibidores da enzima conversora da angiotensina ou diuréticos; hipotireoidismo preexistente ou de início recente; depleção de sódio

Contraindicações: alto risco de toxicidade do lítio em doenças cardiovasculares significativas; síndrome de Brugada; uso concomitante com diuréticos; alto risco de toxicidade do lítio em casos de debilitação grave, desidratação grave, depleção de sódio

carbonato de lítio

carvedilol					
Coreg®					60+
comp 3,125; 6,25; 12,5 e 25 mg	Contra-indicado	Precaução	C	Uso criterioso	MPI? Não

Classificação terapêutica: bloqueador alfa e beta

Posologia:
- Hipertensão: dose inicial de 6,25 mg, 2x/dia; pode ser aumentada até 25 mg, 2x/dia, em intervalos de 1-2 semanas
- Insuficiência cardíaca (inclui disfunção sistólica pós-infarto do miocárdio): dose inicial de 3,125 mg, 2x/dia; dobrar a dose a cada 2 semanas até a tolerada pelo paciente (alvo: 25 mg, 2x/dia; máximo: < 85 kg = 25 mg, 2x/dia; > 85 kg = 50 mg, 2x/dia); insuficiência cardíaca grave: 25 mg, 2x/dia
- Controle de frequência cardíaca na fibrilação atrial: 3,125 mg até 25 mg, 2x/dia

Função hepática: pode ocorrer aumento das transaminases; insuficiência hepática – iniciar com 20% da dose recomendada; insuficiência hepática grave – uso contraindicado

Função renal: pode ocorrer aumento de creatinina (3%), função renal anormal, albuminúria, glicosúria e insuficiência renal – reduzir a dose ou interromper a terapia (uso com precaução); hemodiálise – ajuste de dose não é necessário

Interações medicamentosas: epinefrina, diltiazem, verapamil, amiodarona, bloqueadores alfa-1 adrenérgicos (fentolamina, prazosina, terazosina, doxazosina, alfuzosina, tansulosina), anti-inflamatórios não esteroidais (ácido acetilsalicílico, naproxeno, fenilbutazona, ácido mefenâmico, fenoprofeno, ibuprofeno, indometacina, piroxicam, diclofenaco, cetoprofeno, flurbiprofeno, cetorolaco, tenoxicam, etofenamato, dipirona, nimesulida, lornoxicam, acemetacina, propifenazona, meloxicam, celecoxibe, proglumetacina, rofecoxibe, dexcetoprofeno, parocoxibe, valdecoxibe, etoricoxibe, nepafenaco, loxoprofeno, lumiracoxibe, ácido tolfenâmico, nimesulida, ácido flufenâmico), cimetidina, rifampicina, erva-de-são-joão, dobutamina, antidiabéticos (insulina humana regular, insulina humana isofana [NPH], insulina glargina, clorpropamida, glibenclamida, glipizida, metformina, acarbose, insulina lispro, repaglinida, rosiglitazona, pioglitazona, insulina asparte, insulina glulisina, exenatida, insulina detemir, sitagliptina, saxagliptina, liraglutida, linagliptina, vildagliptina, alogliptina, insulina degludeca, canaglifozina, lixisenatida, dapaglifozina, albiglutida, empaglifozina, dulaglutida, glimepirida, nateglinida)

Reações adversas:
- Cardiovasculares: hipotensão arterial (9-20%), bradicardia (2-10%), síncope (3-8%), edema periférico (1-7%), edema generalizado (5-6%), angina (2-6%), edema gravitacional (4%), bloqueio atrioventricular (3%), hipertensão arterial (3%), hipotensão postural (2%), palpitação

(continua)

- Hematológicas: trombocitopenia (1-2%), diminuição de protrombina, púrpura
- Neurológicas: tontura (2-32%), fadiga (4-24%), cefaleia (5-8%), febre (3%), sonolência (2%), insônia (2%), mal-estar, hipoestesia, vertigem, parestesia (1%)
- Respiratórias: tosse (5%), nasofaringite (4%), rinite (2%), congestão nasal (1%)
- Musculoesqueléticas: fraqueza (11%), dorsalgia, lombalgia (2-7%), artralgia (6%), mialgia (3%), cãibras musculares
- Gastrointestinais: diarreia (1-12%), náusea (2-9%), vômito (6%), melena, periodontite, perda de peso
- Endócrinas e metabólicas: ganho de peso (10-12%), hiperglicemia (5-12%), aumento da fosfatase alcalina, gota (6%), hipercolesterolemia (4%), desidratação (2%), hiperpotassemia (3%), hipervolemia (2%), hipertrigliceridemia (1%), hiperuricemia, hipoglicemia, hiponatremia
- Geniturinárias: hematúria (3%), impotência
- Oculares: turvamento da visão (3-5%), lacrimejamento
- Miscelânea: alergia, morte súbita

Precauções: retirada abrupta na doença arterial coronariana pode agravar a angina, causar infarto do miocárdio ou arritmias ventriculares; pacientes com reações anafiláticas graves podem ser mais reativos à reexposição durante a terapia ou não responder às doses usuais de epinefrina; terapia betabloqueadora crônica pode prejudicar estímulos adrenérgicos reflexos durante anestesia e cirurgia de grande porte, mas não deve ser interrompida rotineiramente; paciente com doença broncoespástica ativa não deve receber betabloqueadores e ajuste da dose é recomendado; pode ocorrer insuficiência cardíaca, mesmo em pacientes sem histórico dessa condição, e suspensão do medicamento pode ser necessária; em pacientes com insuficiência cardíaca congestiva, há potencial de maior depressão da contratilidade miocárdica e piora da insuficiência cardíaca; em pacientes com DM, há possibilidade de mascarar sintomas de hipoglicemia, como taquicardia; em hipertireoidismo, os sintomas podem ser mascarados (p. ex., taquicardia) e a retirada abrupta pode precipitar a doença; doença vascular periférica pode ser agravada; em casos de feocromocitoma sem tratamento, evitar o uso; na cirurgia de catarata, há risco de síndrome de íris flácida intraoperatória; por isso, modificação da técnica cirúrgica pode ser necessária

Contraindicações: bloqueio atrioventricular de 2º grau Mobitz II ou 3º grau; bradicardia grave; broncoespasmo ativo; choque cardiogênico; insuficiência cardíaca descompensada; arritmia sinusal; em uso de inotrópico EV

carvedilol

caspofungina

Cancidas®

pó sol inj 50 e 70 mg

| Precaução | Sem ajuste de dose | C | Uso criterioso | MPI? Não |

Classificação terapêutica: antimicótico para uso sistêmico

Posologia:
- Aspergilose invasiva: 70 mg, EV, 1x/dia no 1º dia, seguidos de 50 mg, EV, 1x/dia, por no mínimo 6-12 semanas
- Candidemia: 70 mg, EV, 1x/dia no 1º dia, seguidos de 50 mg, EV, 1x/dia, por pelo menos 14 dias após a última cultura positiva ou por mais tempo se houver neutropenia
- Candidíase esofágica: 50 mg, EV, 1x/dia, por 7-14 dias após resolução dos sintomas

Função hepática: podem ocorrer aumento da fosfatase alcalina sérica (9-22%), aumento de transaminases (2-18%), aumento de bilirrubinas (5-13%), uso com precaução quando houver redução de albumina (7%); insuficiência hepática moderada (Child-Pugh 7-9) – a dose EV de 70 mg deve ser administrada no 1º dia, quando uma dose de ataque for recomendada, seguida de 35 mg, EV, 1x/dia; insuficiência hepática grave – não há informações disponíveis

Função renal: podem ocorrer aumento de creatinina sérica (3-11%), aumento de eritrócitos urinários (10%), nefrotoxicidade (13%) e aumento do nitrogênio da ureia sanguínea (4-9%); insuficiência renal – ajuste de dose não é necessário; hemodiálise – não é necessária dose suplementar

Ajuste de dose: uso concomitante com rifampicina, carbamazepina, dexametasona, efavirenz, nevirapina ou fenitoína, 70 mg, EV, 1x/dia é recomendado

Administração parenteral (compatível – SF e solução de Ringer lactato): reconstituir o pó solúvel injetável em 10 mL de AD ou água bacteriostática; diluir a solução reconstituída em ≤ 250 mL de solução compatível (a concentração final não deve exceder 0,5 mg/mL); administrar infusão lenta no decorrer de 1 h
Obs.: não diluir em soluções contendo outros medicamentos ou glicose; estabilidade de 24 h em TA ou 48 h em REF

Interações medicamentosas: ciclosporina, tacrolimo, rifampicina, fenitoína, efavirenz, dexametasona, nevirapina, carbamazepina

Reações adversas:
- Cardiovasculares: hipotensão arterial (6-20%), edema periférico (6-11%), taquicardia (4-11%), hipertensão arterial (crianças: 9-10%), edema (3-4%)
- Dermatológicas: erupção cutânea (4-23%), eritema (4-9%), prurido (5-7%)
- Hematológicas: redução da Hb (5-21%), redução de Ht (13-18%), redução de leucócitos (12%), anemia (2-11%)

(continua)

- Neurológicas: febre (13-30%), calafrios (8-23%), cefaleia (5-15%)
- Respiratórias: insuficiência respiratória (6-20%), tosse (6-11%), pneumonia (4-11%), derrame pleural (9%), dispneia (9%), angústia respiratória (crianças: < 8%), estertores (7%), taquipneia (1%)
- Musculoesqueléticas: dorsalgia e/ou lombalgia (crianças: < 4%)
- Gastrointestinais: diarreia (7-27%), vômito (7-17%), náusea (4-15%), inflamação de mucosas (4-10%), dor abdominal (4-9%)
- Endócrinas e metabólicas: hipopotassemia (5-23%), hipomagnesemia (7%), hiperglicemia (6%), hiperpotassemia (3%)
- Locais: flebite e tromboflebite (18%), infecção (cateter central: 1-9%)
- Miscelânea: reações à infusão (20-35%), choque séptico (11-14%)

Precauções: anafilaxia pode ocorrer – interromper o uso; reações adversas mediadas pela histamina (p. ex., erupções cutâneas, inchaço facial, angioedema, prurido, sensação de calor, broncoespasmo) foram relatadas; suspensão pode ser necessária

cefalexina

Keflex®

drg 500 e 1.000 mg; susp 250 mg/5 mL e 500 mg/5 mL, pó prep extemp 10 mg/mL (gotas)

Precaução	Com ajuste de dose	B	Compatível	MPI? Não

Classificação terapêutica: cefalosporina de primeira geração

Posologia:
Infecções bacterianas: 250-1.000 mg, a cada 6 h (máximo: 4 g/dia)

Função hepática: podem ocorrer aumento de AST/ALT, hepatite passageira (rara), icterícia colestática (rara); não há informações disponíveis sobre indicação de ajuste de dose

Função renal: pode ocorrer nefrite intersticial (rara); ClCr 30-59 mL/min – não é necessário ajuste de dose, mas não exceder 1.000 mg/dia; ClCr 15-29 mL/min – 250 mg, a cada 8-12 h; ClCr 5-14 mL/min – 250 mg, a cada 24 h; ClCr 1-4 mL/min – 250 mg, a cada 48-60 h; hemodiálise e diálise peritoneal – 250-500 mg, a cada 12-24 h; administrar a dose após a sessão; é moderadamente dialisável (20-50%)

Interações medicamentosas: varfarina, colestiramina, vacina febre tifoide, lixisenatida

Reações adversas:
- Dermatológicas: angioedema, eritema multiforme (raro), erupção cutânea, necrólise epidérmica tóxica (rara), síndrome de Stevens-Johnson (rara), urticária
- Hematológicas: anemia hemolítica, eosinofilia, neutropenia, trombocitopenia
- Neurológicas: agitação, alucinações, cefaleia, confusão mental, fadiga, tontura
- Musculoesqueléticas: artralgia, artrite
- Gastrointestinais: colite pseudomembranosa, diarreia, dispepsia, dor abdominal, gastrite, náusea (rara), vômito (raro)
- Geniturinárias: moníliase genital, prurido genital, secreção vaginal, vaginite
- Miscelânea: anafilaxia, reações alérgicas

Precauções: queda na atividade de protrombina pode ocorrer; aumento do risco para pacientes com insuficiência hepática/renal, estado nutricional comprometido, previamente estabilizados com terapêutica anticoagulante e aqueles que receberam terapia antimicrobiana prolongada; histórico de convulsões; uso prolongado pode desencadear infecções secundárias por *Clostridium difficile* e colite pseudomembranosa; histórico de doença gastrointestinal (particularmente colite); quando houver histórico de hipersensibilidade às penicilinas, pode ocorrer hipersensibilidade cruzada entre os antibióticos betalactâmicos

cefalotina

Keflin® neutro

pó liof sol inj 1 g

Sem informações	Com ajuste de dose	B	Compatível	MPI? Não

Classificação terapêutica: cefalosporina de primeira geração

Posologia:
- Infecções bacterianas: 1-2 g, a cada 6-8 h
- Profilaxia cirúrgica (EV): antes da cirurgia – 2 g, 30-60 min antes do início; durante (procedimentos com duração ≥ 2 h) – 2 g; após uma cirurgia – 2 g, a cada 6 h, por 48 h

Função hepática: pode ocorrer elevação transitória em AST e na fosfatase alcalina; não há informações disponíveis sobre necessidade de ajuste de dose

Função renal: pode ocorrer diminuição do ClCr, particularmente em pacientes que já apresentaram insuficiência renal; insuficiência renal – dose inicial de 1-2 g, EV; ClCr 50-80 mL/min – até 2 g, a cada 6 h; ClCr 25-50 mL/min – até 1,5 g, a cada 6 h; ClCr 10-25 mL/min – até 1 g, a cada 6 h; ClCr 2-10 mL/min – até 500 mg, a cada 6 h; ClCr < 2 mL/min – até 500 mg, a cada 8 h

Administração parenteral (compatível – SF e SG5%): reconstituir no próprio diluente – 5 mL para IM e 10 mL para EV; diluir a solução EV em 50-100 mL de solução compatível e infundir em 30 min
Obs.: estabilidade de 12 h em TA ou 96 h em REF

Interações medicamentosas: varfarina

Reações adversas:
- Hematológicas: neutropenia, trombocitopenia, anemia hemolítica, positividade no teste de Coombs direto
- Miscelânea: em casos de hipersensibilidade, podem ocorrer erupções cutâneas maculopapulares, urticária, reações semelhantes às da doença do soro e anafilaxia; eosinofilia e febre medicamentosa foram observadas associadas a outras reações alérgicas (há maior probabilidade de essas reações ocorrerem para pacientes com histórico de alergia, particularmente à penicilina); podem aparecer sintomas de colite pseudomembranosa durante ou após o tratamento; diarreia, náusea e vômito são relatados raramente
- Locais: dor, induração, sensibilidade e elevação da temperatura têm sido relatadas após injeções IM repetidas; tromboflebite, geralmente associada a doses diárias > 6 g, administradas por infusão contínua por > 3 dias

Precauções: hipersensibilidade às penicilinas; histórico de doenças gastrointestinais, particularmente colite

cefazolina

Kefazol®

pó liof sol inj 1 g

Sem informações	Com ajuste de dose	B	Compatível	MPI? Não

Classificação terapêutica: cefalosporina de primeira geração

Posologia:
- Infecções bacterianas: 250-1.500 mg, a cada 6-12 h, usualmente, a cada 8 h (máximo: 12 g/dia)

Função hepática: podem ocorrer aumento de transaminases e hepatite; não há informações disponíveis sobre ajuste de dose

Função renal: podem ocorrer aumento de creatinina sérica e insuficiência renal; insuficiência renal com ClCr > 55 mL/min – dose e intervalo usuais; ClCr de 35-54 mL/min – dose habitual a cada 8 h; ClCr de 11-34 mL/min – metade da dose habitual a cada 12 h; ClCr ≤ 10 mL/min – metade da dose habitual a cada 18-24 h; hemodiálise – 500-1.000 mg, a cada 24 h, ou 1-2 g, a cada 48-72 h; administrar após a sessão (dialisável 20-50%)

Administração parenteral (compatível – SF, SG5% e SG5% em NaCl a 0,2, 0,45 e 0,9%, soluções de Ringer e de Ringer lactato): reconstituir 500 mg em 2 mL e 1.000 mg em 2,5 mL com AD ou água bacteriostática; EV – injeção direta, diluir a solução em 5-10 mL de AD e administrar lentamente (3-5 min); infusão contínua ou intermitente – diluir em 50-100 mL de diluente compatível (estabilidade de 12 h em TA ou 96 h em REF); IM – apresentação de 1.000 mg, reconstituir em 2,5 mL de sol de lidocaína 0,5%

Interações medicamentosas: varfarina

Reações adversas:
- Dermatológicas: erupção cutânea, prurido, síndrome de Stevens-Johnson
- Hematológicas: eosinofilia, leucopenia, neutropenia, trombocitopenia, trombocitose
- Neurológicas: febre, crise convulsiva
- Gastrointestinais: anorexia, candidíase oral, cólicas abdominais, colite pseudomembranosa, diarreia, náusea, vômito
- Geniturinária: vaginite
- Locais: dor no local da injeção, flebite
- Miscelânea: anafilaxia
- Reações relatadas com outras cefalosporinas: anemia aplástica, anemia hemolítica, colestase, dor abdominal, eosinofilia, hemorragia, necrólise epidérmica tóxica, nefropatia tóxica, pancitopenia, prolongamento do TP, superinfecção; crianças de 2 meses-16 anos – terapia empírica de neutropenia febril, infecções cutâneas e de tecidos moles não complicadas, pneumonia e ITU não complicadas ou complicadas, inclusive pielonefrite

(continua)

Precauções: histórico de doença gastrointestinal, particularmente colite; pacientes com insuficiência renal ou hepática, estado nutricional ruim, que receberam curso prolongado de terapia antimicrobiana e aqueles previamente estabilizados com terapêutica anticoagulante correm o risco de queda da atividade de protrombina associada à cefazolina; histórico de crise convulsiva; pode aumentar o efeito de fenitoína e antagonistas da vitamina K; evitar uso concomitante com BCG intravesical

cefepima

Maxcef®

pó sol inj 500 mg, 1 e 2 g

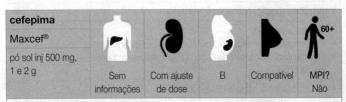

Sem informações | Com ajuste de dose | B | Compatível | MPI? Não

Classificação terapêutica: cefalosporina de quarta geração

Posologia:
- Infecções bacterianas: EV – 1-2 g, a cada 8-12 h; IM – 0,5-1 g, a cada 12 h

Função hepática: podem ocorrer aumento de ALT (3%), aumento de AST (2%), TTP anormal (2%), TP anormal (1%); não é necessário ajuste de dose

Função renal: ClCr de 30-60 mL/min – dose inicial habitual e ajustar a dose de manutenção (para recomendação de 500 mg, a cada 12 h, administrar 500 mg, a cada 24 h; para recomendação de 1 g, a cada 12 h, administrar 1 g, a cada 24 h; para recomendação de 2 g, a cada 12 h, administrar 2 g, a cada 24 h; para recomendação de 2 g, a cada 8 h, administrar 2 g, a cada 12 h); ClCr de 11-29 mL/min – dose inicial habitual e ajustar a dose de manutenção (para recomendação de 500 mg, a cada 12 h, administrar 500 mg, a cada 24 h; para recomendação de 1 g, a cada 12 h, administrar 500 mg, a cada 24 h; para recomendação de 2 g, a cada 12 h, administrar 1 g, a cada 24 h; para recomendação de 2 g, a cada 8 h, administrar 2 g, a cada 24 h); ClCr < 11 mL/min e não submetidos à hemodiálise – dose inicial habitual e ajustar a dose de manutenção (para recomendação de 500 mg, a cada 12 h, administrar 250 mg, a cada 24 h; para recomendação de 1 g, a cada 12 h, administrar 250 mg, a cada 24 h; para recomendação de 2 g, a cada 12 h, administrar 500 mg, a cada 24 h; para recomendação de 2 g, a cada 8 h, administrar 1 g, a cada 24 h); hemodiálise – 1 g, no 1º dia, seguido por 500 mg, a cada 24 h, para o tratamento de todas as infecções, com exceção da neutropenia febril (nesse caso, 1 g, a cada 24 h), e administrar depois da hemodiálise em dias de sessão e, no mesmo tempo, a cada dia; diálise peritoneal – dose recomendada a cada 48 h

(continua)

Administração parenteral (compatível – AD, SF e SG5%): IM – reconstituir 500 ou 1.000 mg em 1,3 ou 2,4 mL de AD, SF, SG5%, água bacteriostática ou solução de lidocaína a 1%, respectivamente, e administrar injeção IM profunda em região com grande massa muscular; EV – reconstituir 1.000 ou 2.000 mg em 10 mL de solução compatível, podendo-se aplicar a solução reconstituída por injeção direta lenta (3-5 min) ou diluir em quantidade suficiente para infundir em 30 min
Obs.: estabilidade de 24 h em TA e de 7 dias em REF

Interações medicamentosas: varfarina

Reações adversas:
- Dermatológicas: erupção cutânea (1-4%), prurido (1%)
- Hematológicas: teste de Coombs positivo sem hemólise (16%), eosinofilia (2%)

- Neurológicas: cefaleia (1%), febre (1%)
- Gastrointestinais: diarreia ($\leq$ 3%), náusea ($\leq$ 2%), vômito ($\leq$ 1%)
- Endócrina e metabólica: hipofosfatemia (3%)
- Locais: inflamação, flebite e dor (1%)

Precauções: usar com cuidado em pacientes com histórico de alergia à penicilina, especialmente reações mediadas por IgE; pacientes com histórico de crises convulsivas; evitar o uso concomitante com BCG intravesical; o uso prolongado pode acarretar superinfecção fúngica ou bacteriana, incluindo diarreia por *Clostridium difficile* e colite pseudomembranosa; pode estar associada ao aumento do INR, especialmente pacientes com deficiências nuticionais, tratamento prolongado, hepatopatia ou nefropatia

Contraindicações: hipersensibilidade a outras cefalosporinas, penicilinas ou outros betalactâmicos

cefotaxima

Claforan®

pó sol inj 1.000 mg

Sem informações	Com ajuste de dose	B	Compatível	MPI? Não

Classificação terapêutica: cefalosporina de terceira geração

Posologia:
- Infecções bacterianas moderadas a graves: 1-2 g, a cada 8-12 h

Função hepática: não há informações disponíveis

Função renal: insuficiência renal com ClCr de 10-50 mL/min – administrar a cada 6-12 h; ClCr < 10 mL/min – administrar a cada 24 h ou reduzir dose em 50%; suplementar 1 g após hemodiálise

Administração parenteral (compatível – SF, SG5%, SG10%, SG5% em NaCl a 0,2, 0,45 e 0,9%): IM – reconstituir 500 e 1.000 mg em 2 e 3 mL de AD ou água bacteriostática e administrar profundamente; EV – reconstituir o pó em 10 mL de AD ou água bacteriostática e administrar injeção lenta (3-5 min), ou diluir e aplicar por infusão entre 20-30 min
Obs.: estabilidade de 24 h em TA ou 5 dias em REF

Interações medicamentosas: varfarina, probenecida

Reações adversas:
- Dermatológicas: 1-10% – erupção cutânea, prurido
- Gastrointestinais: 1-10% – colite, diarreia, náusea, vômito
- Local: 1-10% – dor no local da injeção; inflamação no local da injeção
- Reações relatadas com outras cefalosporinas: agranulocitose, anemia aplástica, anemia hemolítica, colestase, crises convulsivas, disfunção renal, hemorragia, nefropatia tóxica, pancitopenia, superinfecção

Precauções: administração por cateter venoso central resultou em arritmias – utilizar conforme via recomendada; pode induzir resultado positivo no teste de Coombs; duração do tratamento > 10 dias pode resultar em granulocitopenia e/ou agranulocitose – recomenda-se monitoração; extravasamento (extenso perivascular) pode provocar danos aos tecidos, incluindo a necessidade de intervenção cirúrgica – seguir recomendações da correta administração; histórico de doença gastrointestinal, especialmente colite; hipersensibilidade às penicilinas anteriores, a outros medicamentos ou outra alergia demonstrada; aumento do risco de reação alérgica incluindo reações graves, que requerem intervenção médica

cefotaxima

cefoxitina

Mefoxin®

pó liof sol inj 1 g

Sem informações	Com ajuste de dose	B	Compatível	MPI? Não

Classificação terapêutica: cefalosporina de segunda geração

Posologia:
- Infecções bacterianas: 1-2 g, a cada 6-8 h (máximo: 12 g/dia)

Função hepática: não há informações disponíveis

Função renal: insuficiência renal – dose inicial de 1-2 g, EV; ClCr de 30-50 mL/min – 1-2 g, a cada 8-12 h; ClCr de 10-29 mL/min – 1-2 g, a cada 12-24 h; ClCr de 5-9 mL/min – 0,5-1 g, a cada 12-24 h; ClCr < 5 mL/min – 0,5-1 g, a cada 24-48 h; suplementar 1 g após hemodiálise

Administração parenteral (compatível – SF, SG5%, SG5% em NaCl a 0,2, 0,45 e 0,9%, soluções de Ringer e de Ringer lactato): IM – reconstituir 1 g em 2 mL de solução de lidocaína a 0,5% ou AD; EV – reconstituir 1 g em 10 mL e 2 g em 10 ou 20 mL de solução compatível, podendo ser aplicado por inj direta lenta (3-5 min) ou diluído em 50-100 mL de diluente e infundido por 10-60 min
Obs.: estabilidade de 24 h em TA; estabilidade da solução reconstituída de 7 dias em REF e da diluída, de 48 h em REF

Interações medicamentosas: sem interações conforme a base de dados Micromedex

Reações adversas:
- Gastrointestinal: 1-10% – diarreia

Precauções: hipersensibilidade às penicilinas; histórico de doenças gastrointestinais, particularmente colite; débito urinário reduzido em decorrência de insuficiência renal, transitória ou persistente; pode resultar em concentrações séricas elevadas e prolongadas de antibióticos – considerar redução da dose; histórico de crises convulsivas; idosos; uso prolongado pode acarretar superinfecção fúngica ou bacteriana, incluindo diarreia por *Clostridium difficile* e colite pseudomembranosa

ceftazidima					
Fortaz®					60+
pó liof sol inj 1 e 2 g	Sem informações	Com ajuste de dose	B	Compatível	MPI? Não

Classificação terapêutica: cefalosporina de terceira geração

Posologia:
• Infecções bacterianas: 2 g, IM ou EV, a cada 8 h (0,5-2 g, a cada 8-12 h)

Função hepática: pode ocorrer aumento de transaminases; não há informações disponíveis sobre ajuste de dose

Função renal: insuficiência renal – dose inicial de 1 g, EV; ClCr de 31-50 mL/min – 1 g, a cada 12 h; ClCr de 16-30 mL/min – 1 g, a cada 24 h; ClCr de 6-15 mL/min – 0,5 g, a cada 24 h; ClCr < 5 mL/min – 0,5 g, a cada 48 h; hemodiálise – dose inicial de 1 g de carga seguida de 1 g após cada período de hemodiálise; diálise peritoneal – dose inicial de 1 g, EV, seguida de 0,5 g, EV, a cada 24 h, ou adicionar 250 mg para 2 L de líquido de diálise, nos casos de infecções graves, considerar aumento das doses ajustadas em 50%

Administração parenteral (compatível – SF, SG5%, SG10%, SG5% em NaCl a 0,2, 0,45 e 0,9%, soluções de Ringer e de Ringer lactato): IM – reconstituir 1 g em 3 mL de AD, água bacteriostática ou solução de lidocaína a 0,5-1% e administrar IM profunda; EV – reconstituir 1-2 g de pó em 10 mL, administrar inj direta lenta (3-5 min) ou diluir para infusão intermitente por 15-30 min
Obs.: estabilidade de 24 h em TA para soluções reconstituídas; estabilidade de 18 h em TA e de 7 dias em REF para soluções diluídas; não misturar aminoglicosídeos na mesma bolsa

Interações medicamentosas: cloranfenicol, varfarina

Reação adversa:
• Gastrointestinal: 1-10% – diarreia
• Cardiovascular: flebite (1%)
• Hematológicas: eosinofilia (8%), positividade no teste de Coombs (4%), trombocitemia (2%)
• Local: dor ou inflamação local da injeção

Precauções: usar com cuidado em pacientes com histórico de alergia à penicilina, especialmente reações mediadas por IgE; o uso prolongado pode acarretar superinfecção fúngica ou bacteriana, incluindo diarreia por *Clostridium difficile* e colite pseudomembranosa; níveis elevados de ceftazidima em pacientes com insuficiência renal podem resultar em convulsão, encefalopatia, coma, mioclonia, excitabilidade neuromuscular e asteríxis; pode estar associada ao aumento do INR, especialmente pacientes com deficiências nutricionais, tratamento prolongado, hepatopatia ou nefropatia

ceftriaxona

Rocefin®

pó sol inj IM 250, 500 e 1.000 mg; pó sol inj EV 500 e 1.000 mg

Sem ajuste de dose	Sem ajuste de dose	B	Compatível	MPI? Não

Classificação terapêutica: cefalosporina de terceira geração

Posologia:
- Dose usual para infecções bacterianas: 1-2 g, EV ou IM, a cada 12-24 h
- Meningite bacteriana: 2 g, EV, a cada 12 h

Função hepática: pode ocorrer aumento de transaminases (1-10%); ajuste de dose é necessário quando houver insuficiência hepática e insuficiência renal associadas, nesse caso, não exceder 2 g/dia

Função renal: insuficiência renal com ClCr < 10 mL/min – a dose não deve ser > 2 g/dia; ajuste de dose é necessário quando houver insuficiências hepática e renal associadas

Administração parenteral (compatível – SF, SG5% e SG10%): IM – reconstituir 250, 500 e 1.000 mg em 0,9, 1,8 e 3,6 mL, respectivamente, de diluente compatível e administrar por injeção IM profunda; EV – reconstituir 250, 500 e 1.000 mg com 2,4, 4,8 e 9,6 mL de diluente compatível, podendo-se aplicar por inj direta lenta (2-4 min) ou diluir até a concentração de 10-40 mg/mL e infundir por 30 min
Obs.: estabilidade de 6 h em TA e de 24 h em REF para solução reconstituída; o diluente IM, composto de uma solução de lidocaína, somente pode ser administrado IM, jamais EV; não deve ser diluída em frasco com outros antimicrobianos, como ansacrina, vancomicina, fluconazol e aminoglicosídeos; não administrar com solução contendo cálcio

Interações medicamentosas: Ringer solução, acetato de cálcio (acetato de cálcio, cloreto de cálcio, gliconato de cálcio), Ringer lactato, varfarina

Reações adversas:
- Dermatológica: 1-10% – erupção cutânea (2%)
- Hematológicas: 1-10% – eosinofilia (6%), trombocitose (5%), leucopenia (2%)
- Gastrointestinal: 1-10% – diarreia (3%)
- Locais: calor, constrição e induração (5-17%) após a injeção IM (> 10%); dor, induração e sensibilidade no local da injeção (EV: 1%)

Precaução: anemia hemolítica imune mediada de quadro grave, incluindo óbitos, foi observada em pacientes que receberam antibacterianos da classe das cefalosporinas; diarreia associada à *Clostridium difficile* já foi relatada com o uso de quase todos os agentes antibacterianos, com gravidade que pode variar de diarreia leve até colite fatal; em pacientes nutricionalmente deficientes, em tratamento prolongado, disfunção renal ou hepática, pode haver aumento do INR; casos de pancreatite, possivelmente de origem biliar (obstrutiva), foram raramente relatados

cefuroxima

Zinnat®; Zinacef®

pó susp oral 250 mg/5 mL; comp rev 250 e 500 mg; sachê 250 mg; pó sol inj 750 mg

Sem informações	Com ajuste de dose	B	Compatível	MPI? Não

Classificação terapêutica: cefalosporina de segunda geração

Posologia:
- Infecções bacterianas: 250-500 mg, VO, a cada 12 h; ou 0,75-1,5 g, EV, a cada 6-8 h (máximo: 6 g/dia); os comp não devem ser mastigados ou cortados, pois têm sabor amargo persistente; preferir suspensão nos casos de dificuldade de deglutição

Função hepática: pode ocorrer aumento de transaminases (2-4%); não há informações disponíveis sobre ajuste de dose

Função renal: ClCr 10-30 mL/min – dose recomendada para a indicação em intervalo de 24 h; ClCr < 10 mL/min – dose recomendada para a indicação em intervalo de 48 h

Administração parenteral (compatível – SF, SG5%, SG10%, SG5% em NaCl a 0,2, 0,45 e 0,9%, soluções de Ringer e de Ringer lactato): IM – reconstituir pó liof sol inj em 3 mL de solução própria ou de lidocaína a 1% e administrar; EV – reconstituir em pelo menos 6 mL de diluente próprio, podendo ser administrada por inj EV lenta (3-5 min), ou ser diluída em 50-100 mL e infundida em 15-30 min
Obs.: estabilidade de 5 h em TA e de 48 h em REF para soluções reconstituídas

Interações medicamentosas: sem interações conforme a base de dados Micromedex

Reações adversas:
- Dermatológica: erupção cutânea na região da fralda (3%)
- Hematológicas: redução de Hb e Ht (10%), eosinofilia (7%)
- Gastrointestinais: diarreia (4-11%, dependendo da duração), náusea e/ou vômito (3-7%)
- Endócrinas e metabólicas: aumento da fosfatase alcalina (2%), aumento da DHL (1%)
- Geniturinária: vaginite (≤ 5%)
- Local: tromboflebite (2%)

Precauções: pode ocorrer queda na atividade de protrombina; aumento do risco de elevação do INR de pacientes com insuficiência hepática/renal, estado nutricional comprometido, previamente estabilizados com terapêutica anticoagulante e naqueles que receberam terapia antimicrobiana prolongada; histórico de crises convulsivas; uso prolongado pode acarretar superinfecção fúngica ou bacteriana, incluindo diarreia por *Clostridium difficile* e colite pseudomembranosa; histórico de doença gastrointestinal, particularmente colite; uso concomitante com diuréticos potentes pode afetar a função renal

celecoxibe					
Celebra®					60+
cap 100 e 200 mg	Contra-indicado	Contra-indicado	C	Uso criterioso	MPI? Não

Classificação terapêutica: anti-inflamatório e antirreumático não esteroidal

Posologia:
- Osteoartrite: 200 mg/dia, VO, em 1-2 tomadas
- Espondiloartrite: 200 mg/dia, VO, em 1-2 tomadas; se não houver resposta após 6 semanas, a dose pode ser aumentada para 400 mg/dia
- Artrite reumatoide: 100-200 mg/dia, em 1-2 tomadas
- Dor aguda e dismenorreia: 200 mg, 2x/dia, se necessário, por até 7 dias, no 1º dia – 400 mg seguidos de 200 mg, se necessário; manutenção de 200 mg, 2x/dia

Função hepática: quando houver histórico de disfunção hepática, observar aumento do risco de toxicidade hepática; podem ocorrer aumento da fosfatase alcalina e aumento de transaminases (0,1-2%); insuficiência hepática moderada (Child-Pugh classe B) – reduzir a dose em 50%; insuficiência hepática grave (Child-Pugh classe C) – uso contraindicado

Função renal: podem ocorrer toxicidade renal, albuminúria, aumento da creatinina, hematúria e litíase renal; insuficiência renal grave – uso contraindicado

Ajuste de dose: em pacientes geriátricos com peso < 50 kg, iniciar a terapia na menor dose recomendada

Interações medicamentosas: antidepressivos tricíclicos (nortriptilina, imipramina, amitriptilina, clomipramina), inibidores seletivos da recaptação de serotonina e norepinefrina (venlafaxina, sibutramina, duloxetina, desvenlafaxina), ciclosporina, inibidores seletivos da recaptação da serotonina (fluoxetina, fluvoxamina, paroxetina, sertralina, citalopram, escitalopram, vilazodona), diuréticos poupadores de potássio (espironolactona, amilorida, triantereno, eplerenona), *ginkgo*, heparina de baixo peso molecular (enoxaparina, dalteparina, nadroparina, bemiparina, reviparina), diuréticos de alça (furosemida, bumetanida), inibidores do receptor de angiotensina e inibidores da enzima conversora de angiotensina (captopril, enalapril, lisonopril, ramipril, quinapril, cilazapril, benazepril, fosinopril, perindopril, trandolapril, losartana, espirapril, irbesartana, valsartana, eprosartana, delapril, telmisartana, candesartana, olmesartana, azilsartana), betabloqueadores (propranolol, metoprolol, timolol, nadolol, pindolol, atenolol, labetalol, acebutolol, betaxolol, levobunolol, esmolol, carteolol, bisoprolol, sotalol, metipranolol, carvedilol, nevibolol), fluconazol

Reações adversas:
- Cardiovasculares: edema periférico (2%); dor torácica, edema facial, hipertensão arterial (agravada), infarto do miocárdio, palpitação e taquicardia (0,1-2%)

(continua)

- Dermatológicas: erupção cutânea (2%); alopecia, dermatite, fotossensibilidade, prurido, exantema eritematoso e maculopapular, ressecamento da pele, urticária (0,1-2%)
- Hematológicas (0,1-2%): anemia, equimose, trombocitopenia
- Neurológicas: cefaleia (16%); insônia (2%); tontura (2%); ansiedade, depressão, dor, enxaqueca, fadiga, hipoestesia, hipotonia, nervosismo, sonolência e vertigem (0,1-2%)
- Respiratórias: infecção do trato respiratório superior (8%); sinusite (5%); faringite (2%); rinite (2%); broncoespasmo, bronquite, dispneia, epistaxe, laringite, pneumonia e tosse (0,1-2%)
- Musculoesqueléticas: dorsalgia ou lombalgia (3%); artralgia, aumento de CPK, cãibras nos membros inferiores, distúrbio ósseo, fraqueza, fratura, mialgia, neuralgia, neuropatia, parestesia, rigidez cervical, sinovite e tendinite (0,1-2%)
- Gastrointestinais: dispepsia (9%); diarreia (6%); dor abdominal (4%); náusea (4%); flatulência (2%); anorexia, aumento de apetite, constipação, distúrbio dental, distúrbio do paladar, diverticulite, eructação, esofagite, estomatite, ganho de peso, gastroenterite, hemorroidas, hérnia de hiato, melena, ressecamento da boca, refluxo gastroesofágico, tenesmo e vômito (0,1-2%)
- Endócrinas e metabólicas (0,1-2%): DM, dismenorreia, distúrbios menstruais, fogachos, hiperglicemia, hipercolesterolemia, hipopotassemia, mastalgia
- Miscelânea: diaforese, câncer de mama, infecção bacteriana, infecção por herpes, infecção viral, moniliíase, reações alérgicas e síndrome gripal (0,1-2%), febre
- Geniturinárias (0,1-2%): aumento da frequência urinária, cistite, distúrbio prostático, disúria, incontinência, ITU, sangramento urinário, cistite, sangramento vaginal, vaginite, vaginite moniliásica
- Auditivas (0,1-2%): otalgia, otite média, surdez, zumbido
- Oculares (0,1-2%): catarata, conjuntivite, dor ocular, glaucoma, turvamento da visão

Precauções: o risco de eventos trombóticos cardiovasculares pode aumentar com a duração do uso; aumento do risco de eventos adversos gastrointestinais graves e do risco de toxicidade ou de lesão renal em idosos; risco de broncoespasmo grave em asma preexistente; há aumento do risco de complicações gastrointestinais no uso concomitante com ácido acetilsalicílico, anticoagulantes e/ou corticosteroides; tabagismo, consumo de álcool, pacientes idosos debilitados – considerar o uso de um gastroprotetor; distúrbios da coagulação ou uso concomitante de anticoagulantes; uso concomitante de probenecida não é recomendado; com uso prolongado aumenta o risco de hemorragia gastrointestinal, ulceração ou perfuração, necrose papilar renal e outras lesões renais; retenção de fluidos e edema foram relatados; hipertensão; agregação de plaquetas; para metabolizadores fracos de substratos CYP2C9 ocorre diminuição do metabolismo que leva a níveis plasmáticos elevados – considerar ajuste da dose

Contraindicações: asma; urticária; tratamento da dor perioperatória na cirurgia de revascularização do miocárdio; insuficiência cardíaca descompensada; úlcera gastrointestinal ativa; sangramento ativo

cetamina (dextrocetamina)					
Ketamin® sol inj 50 mg/mL	Com ajuste de dose	Sem infomação	C	Compatível	MPI? Não

Classificação terapêutica: anestésico intravenoso

Posologia:
- Indução de anestesia: 6,5-13 mg/kg, IM, ou 1-4 mg/kg, EV
- Manutenção de anestesia: 50% da dose utilizada para indução

Obs.: redução da dose em uso de drogas adjuvantes como midazolam e óxido nítrico

Função hepática: insuficiência hepática – reduzir a dose em razão da duração de ação prolongada

Função hepática: não há informações disponíveis

Administração parenteral (compatível – AD, SF e SG5%): administração EV em *bolus* – diluir o produto com volume igual e aplicar por pelo menos 1 min; para infusão, diluir em 100 ou 250 mL (ampola de 2 e 10 mL, respectivamente) e infundir 0,1-0,5 mg/min

Obs.: estabilidade de 24 h em TA; não barbitúricos na mesma seringa

Interações medicamentosas: erva-de-são-joão, atracúrio

Reações adversas (a porcentagem de efeitos adversos pode estar relacionada à dose, sem causa estabelecida – ver também agentes individuais):
- Cardiovasculares: > 10% – aumento do débito cardíaco, depressão miocárdica direta paradoxal, hipertensão arterial e taquicardia; 1-10% – bradicardia, hipotensão arterial
- Dermatológicas: 1-10% – dor no local da injeção, erupção cutânea
- Neurológicas: > 10% – alucinações visuais, aumento da pressão intracraniana, sonhos vívidos
- Respiratória: 1-10% – depressão respiratória
- Musculoesqueléticas: > 10% – movimentos tonicoclônicos, tremor
- Gastrointestinais: 1-10% – anorexia, náusea, vômito, sialorreia
- Oculares: 1-10% – diplopia, nistagmo
- Miscelânea: > 10% – reações de emergência, vocalização

Precauções: histórico de abuso de álcool; pressão do líquido cefalorraquidiano elevada; hipertensão ou descompensação cardíaca; evitar estimulação mecânica da faringe quando cetamina é utilizada como monoterapia – podem ocorrer vômitos; risco de aspiração

Contraindicações: condições em que haja elevações significativas na PA; porfiria

cetirizina Zyrtec® sol oral 1 mg/mL; comp rev 10 mg	Precaução	Com ajuste de dose	B	Compatível	MPI? Não

Classificação terapêutica: anti-histamínico para uso sistêmico

Posologia:
- Alergias do trato respiratório, urticária: 5-10 mg, 1x/dia

Função hepática: não há informação sobre ajuste de dose; usar com precaução

Função renal: insuficiência renal grave – 5 mg, 1x/dia; ClCr < 50 mL/min – 5 mg, 1x/dia; hemodiálise – 5 mg, 1x/dia, ou 5 mg, 3x/semana; diálise peritoneal – 5 mg, 1x/dia

Ajuste de dose: pacientes com idade ≥ 77 anos – 5 mg, 1x/dia

Interações medicamentosas: sem interações conforme a base de dados Micromedex

Reações adversas:
- Neurológicas: sonolência (14%), insônia (< 2%), fadiga (6%), mal-estar (4%), tontura (2%), xerostomia (5%), dor abdominal (< 2%)
- Gastrointestinal: ressecamento da boca (5%)
- Relatos após colocação no mercado e/ou de caso: alucinações, convulsões, hipotensão arterial (grave), ideação suicida, reação agressiva

Precauções: atividades que requeiram agilidade mental; uso concomitante de depressores do SNC; idosos

Contraindicação: hipersensibilidade à hidroxizina

cetoconazol

Nizoral®;
Cetoconazol®

comp 200 mg;
crem 20 mg/g;
xampu 20 mg/g

Contra-indicado	Sem ajuste de dose	C	Uso criterioso	MPI? Não

Classificação terapêutica: antifúngico para uso tópico, antimicótico para uso sistêmico

Posologia:
- Infecções fúngicas: 200-400 mg/dia, VO, 1x/dia, até melhora clínica

Função hepática: doença hepática aguda ou crônica – uso contraindicado; pode ocorrer hepatotoxicidade

Função renal: insuficiência renal e hemodiálise – ajuste de dose não é necessário

Interações medicamentosas: pazopanibe, lopinavir, aripiprazol, saquinavir, terfenadina, alprazolam, artemeter, lumefantrina, midazolam, triazolam, domperidona, colchicina, solifenacina, irinotecano, crizotinibe, sunitinibe, ranolazina, trazodona, quinidina, sinvastatina, telaprevir, alfuzosina, derivados do ergot (ergotamina), mefloquina, lurasidona, astemizol, felodipina, quinina, silodosina, nifedipino, docetaxel, sirolimo, nilotinibe, fentanila, axitinibe, regorafenibe, lapatinibe, efavirenz, rivaroxabana, imitinibe, telitromicina, cabazitaxel, venlafaxina, salmeterol, risperidona, ritonavir, boceprevir, parecoxibe, valdecoxibe, tadalafila, trimetrexato, vardenafila, nevirapina, fenitoína, isoniazida, hidroxicloroquina, tolterodina, medicamentos contendo magnésio, alumínio ou cálcio (cálcio, carbonato de magnésio, hidróxido de magnésio, trissilicato de magnésio, óxido de magnésio, bicarbonato de sódio, carbonato de alumínio, hidróxido de alumínio, fosfato de alumínio, magaldrato), varfarina, eritromicina, indinavir, delavirdina, tensirolimo, rifampicina, haloperidol, fluticasona, ranitidina, cimetidina, fosamprenavir, clobazam, roflumilaste, bortezomibe, mometasona, darifenacina, darunavir, ciclosporina, cinacalcete, estrogênios (estrogênios conjugados, estradiol, estrogênios esterificados, estrona, estriol), sildenafila, budesonida, nicardipina, paricalcitol, oxibutinina, bosentana, pioglitazona, didanosina, tretinoína, metilprednisolona, praziquantel, repaglinida, clordiazepóxido, isradipino, aripiprazol, prednisona, amprenavir, galantamina, bexaroteno

Reações adversas:
- Dermatológicas: sensação de queimação (tópica: 4%), prurido (tópica: < 1%)
- Gastrointestinais: náusea ou vômito (3-10%), dor abdominal (1%), diarreia (1,8%)
- Cardiovasculares: arritmia cardíaca, intervalo QT prolongado, *torsades de pointes*, arritmia ventricular
- Imunológica: anafilaxia

(continua)

- Crem ou gel tópico: sensação de picada (< 5%), cefaleia, dermatite de contato (provavelmente relacionada a sulfitos ou ao propilenoglicol), edema facial, impetigo, irritação intensa, irritação ocular, parestesia, prurido, reação alérgica, sensação de queimação local
- Xampu: irritação (1%), aumento da perda de cabelo normal, oleosidade ou ressecamento do cabelo, prurido, pústulas no couro cabeludo, ressecamento leve da pele, textura anormal do cabelo

Precauções: pode diminuir secreção suprarrenal de corticosteroides, particularmente com doses VO ≥ 400 mg; evitar uso concomitante com álcool (VO); evitar uso concomitante com outras drogas hepatotóxicas (VO); uso concomitante ou dentro de 2 semanas de indutores potentes do CYP3A4; há mortes relatadas com doses elevadas (1.200 mg/dia) para tratar câncer de próstata (uso não aprovado) metastático; concentrações de testosterona podem ser reduzidas

Contraindicações: uso concomitante com inibidores da HMG-Coa-redutase metabolizados pelo CYP3A4 (p. ex., lovastatina, sinvastatina) (VO); uso concomitante com cisaprida, disopiramida, dofetilida, dronedarona, metadona, pimozida, quinidina ou ranolazina está associado ao aumento do risco de prolongamento do intervalo QT e taquiarritmias ventriculares, incluindo *torsades de pointes* (VO); uso concomitante com alcaloides, eplerenona, ergotamínicos (p. ex., ergotamina, ergometrina, di-hidroergotamina, metilergometrina), colchicina, felodipina, irinotecano, lurasidona, nisoldipina ou tolvaptan (VO); uso concomitante com midazolam VO, triazolam VO e alprazolam pode prolongar efeitos hipnóticos e sedativos (VO)

cetoconazol

cetoprofeno

**Bi-profenid®;
Profenid® inj;
Profenid®;
Profenid® supos;
Profenid® cap;
Profenid® entérico;
Profenid® got;
Profenid® got bisn;
Profenid® ped xpe;
Profenid® retard;
Profenid® gel**

	Com ajuste de dose	Contra-indicado	C	Compatível	MPI? Sim

comp desint lenta 150 mg; sol inj 100 mg/2 mL (IM), pó liof 100 mg, susp 100 mg, cap dura 50 mg, comp rev 100 mg, sol oral 20 mg/mL, sol oral 20 mg/mL, xpe 1 mg/mL, comp desint lenta 200 mg, gel 25 mg

Classificação terapêutica: anti-inflamatório e antirreumático não esteroidal

Posologia:
- VO: 100 mg, 2x/dia, ou 200 mg (comp de desintegração lenta), 1x/dia
- Bi-profenid® (comp 150 mg): 150 mg, 1-2x/dia (máximo: 300 mg/dia)
- Profenid® entérico (comp rev 100 mg): 100 mg, 2x/dia (máximo: 300 mg/dia)
- Profenid® retard (comp 200 mg): 200 mg, 1x/dia (máximo: 200 mg/dia)
- Profenid® cap (50 mg): 100 mg, 2x/dia, ou 50 mg, 3x/dia (máximo: 300 mg/dia)
- Tópico: deve ser aplicado sobre o local dolorido ou inflamado, 2-3x/dia, massageando levemente por alguns minutos
- Injetável: 100 mg, IM ou EV, 2-3x/dia (máximo: 300 mg/dia)

Função hepática: podem ocorrer elevações notáveis nos níveis de enzimas hepáticas, icterícia, hepatite fulminante, necrose hepática e insuficiência hepática; na disfunção hepática preestabelecida, há aumento do risco de lesão hepática – pode ser necessário ajuste de dose; na doença hepática e com albumina sérica < 3,5 g/dL – dose diária inicial máxima de 100 mg, VO

Função renal: podem ocorrer aumento do risco de toxicidade e disfunção renal (3-9%); insuficiência renal moderada – dose máxima diária de 150 mg, VO; ClCr < 25 mL/min – dose máxima diária de 100 mg, VO; insuficiência renal grave – uso contraindicado

Ajuste de dose: pacientes com idade > 75 anos – dose inicial de 75-150 mg/dia, VO

(continua)

Administração parenteral (compatível – SF e SG5%): diluir o pó liof sol inj em 100-150 mL, EV, e infundir por aproximadamente 20 min
Obs.: uso imediato; recomendação de dose: 100-300 mg/dia

Interações medicamentosas: antidepressivos tricíclicos (nortriptilina, imipramina, amitriptilina, clomipramina), inibidores seletivos da recaptação de serotonina e norepinefrina (venlafaxina, sibutramina, duloxetina, desvenlafaxina), ciclosporina, inibidores seletivos da recaptação da serotonina (fluoxetina, fluvoxamina, paroxetina, sertralina, citalopram, escitalopram, vilazodona), diuréticos poupadores de potássio (espironolactona, amilorida, triantereno, eplerenona), *ginkgo*, heparina de baixo peso molecular (enoxaparina, dalteparina, nadroparina, bemiparina, reviparina), diuréticos tiazídicos (diazóxido, hidroclorotiazida, clortalidona, indapamida, clopamida), tacrolimo, metotrexato, diuréticos de alça (furosemida, bumetanida), inibidores do receptor de angiotensina e inibidores da enzima conversora de angiotensina (captopril, enalapril, lisonopril, ramipril, quinapril, cilazapril, benazepril, fosinopril, perindopril, trandolapril, losartana, espirapril, irbesartana, valsartana, eprosartana, delapril, telmisartana, candesartana, olmesartana, azilsartana), betabloqueadores (propranolol, metoprolol, timolol, nadolol, pindolol, atenolol, labetalol, acebutolol, betaxolol, levobunolol, esmolol, carteolol, bisoprolol, sotalol, metipranolol, carvedilol, nevibolol)

Reações adversas:
- Cardiovascular: edema periférico (2%)
- Dermatológica: erupção cutânea (> 1%)
- Neurológicas: cefaleia (3-9%), tontura (> 1%), depressão, insônia, mal-estar, nervosismo, sonolência
- Gastrointestinais: dispepsia (11%), constipação (3-9%), diarreia (3-9%), dor abdominal (3-9%), flatulência (3-9%), náusea (3-9%), sangramento gastrointestinal (> 2%), úlcera péptica (> 2%), anorexia (> 1%), estomatite (> 1%), vômito (> 1%)
- Auditiva: zumbido (1-10%)
- Geniturinária: ITU (0-1%)
- Oculares: distúrbios visuais (> 1%)

Precauções: risco de eventos trombóticos cardiovasculares pode aumentar com a duração do uso; aumento do risco de eventos adversos gastrointestinais graves e do risco de toxicidade ou de lesão renal em idosos; risco de broncoespasmo grave em asma preexistente; distúrbios da coagulação ou uso concomitante de anticoagulantes; uso concomitante de probenecida não é recomendado; com uso prolongado aumenta o risco de hemorragia gastrointestinal, ulceração ou perfuração, necrose papilar renal e outras lesões renais; retenção de fluidos e edema foram relatados; hipertensão; agregação de plaquetas; podem ocorrer necrose papilar renal e outras lesões renais, com aumento do risco com a longa duração da terapia, além do uso concomitante de inibidores da enzima conversora da angiotensina e diuréticos; hipertensão não controlada; insuficiência cardíaca congestiva; doença cardíaca isquêmica estabelecida; doença arterial periférica e/ou cerebrovascular

Contraindicações: asma; urticária; tratamento da dor perioperatória na cirurgia de revascularização do miocárdio; úlcera péptica/hemorrágica; histórico de perfuração gastrointestinal/relacionada ao uso de AINE; insuficiência cardíaca grave

cetoprofeno

cetorolaco

Toradol®; Acular®; Acular® LS

sol inj 30 mg/mL; sol oft 5% (5 mg/mL); sol oft 4% (4 mg/mL); comprimido sublingual 10 mg

Sem informações	Com ajuste de dose	C	Compatível	MPI? Sim

Classificação terapêutica: anti-inflamatório e antirreumático não esteroidal

Posologia:
- Parenteral: IM – 60 mg, em dose única, ou 30 mg, a cada 6 h (máximo: 120 mg/dia); EV – 30 mg, em dose única, ou 30 mg, a cada 6 h (máximo: 120 mg/dia); VO – dose inicial de 20 mg, seguida de 10 mg, a cada 4-6 h (máximo: 40 mg/dia); colírio – 1 gota no(s) olho(s) afetado(s), 4x/dia, por 4 dias
- Uso oftálmico: para profilaxia e redução da inflamação após cirurgias oculares e cirurgias de extração de catarata, a dose recomendada é de 1 gota aplicada no(s) olho(s) afetado(s), 3 ou 4x/dia, iniciando 1 dia antes da cirurgia e continuando por 3 a 4 semanas após a cirurgia. Para tratamento da dor ocular, a dose recomendada é de 1 gota aplicada no(s) olho(s) afetado(s) 4x/dia, até que a dor pare ou por até 5 dias
- Comprimido sublingual:
  - Pacientes até 65 anos de idade: a dose recomendada é de 10 a 20 mg em dose única ou 10 mg a cada 6 a 8 horas. Podendo ser ajustada conforme a severidade da dor e a resposta do paciente, não excedendo 90 mg por dia.
  - Pacientes com mais de 65 anos de idade, com menos de 50 kg ou pacientes com insuficiência renal: A dose recomendada é de 10 a 20 mg em dose única ou 10 mg a cada 6-8 horas. A dose máxima diária não deve exceder 60 mg.
- O tempo total de tratamento não deve superar o período de 5 dias.

Obs.: duração máxima do tratamento – 5 dias

Função hepática: pode haver aumento de enzimas hepáticas – usar com precaução; não há informações sobre ajuste de dose

Função renal: insuficiência renal leve a moderada – 30 mg, IM, em dose única, ou 15 mg, IM, a cada 6 h (máximo: 60 mg/dia), ou 15 mg, EV, em dose única, ou 15 mg, a cada 6 h (máximo: 60 mg/dia), ou 10 mg, VO, a cada 4-6 h, conforme necessário (máximo: 40 mg/dia); insuficiência renal grave – uso contraindicado

(continua)

Ajuste de dose: pacientes com idade ≥ 65 anos – 30 mg, IM, em dose única, ou 15 mg, a cada 6 h (máximo: 60 mg/dia), ou 15 mg, EV, em dose única, ou 15 mg, a cada 6 h (máximo: 60 mg/dia), ou 10 mg, VO, a cada 4-6 h, conforme necessário (máximo: 40 mg/dia); peso < 50 kg – 30 mg, IM, em dose única, ou 15 mg, a cada 6 h (máximo: 60 mg/dia), ou 15 mg, EV, em dose única, ou 15 mg, a cada 6 h (máximo: 60 mg/dia), ou 10 mg, VO, a cada 4-6 h, conforme necessário (máximo: 40 mg/dia)

Administração parenteral (compatível – SF e SG5%): pode ser administrado por IM lenta e profunda ou por inj EV, que pode ser em *bolus*, sem diluição, ou diluída em 50-300 mL e infundida entre 15-30 min
Obs.: estabilidade de 48 h em TA

Interações medicamentosas: probenecida, antidepressivos tricíclicos (nortriptilina, imipramina, amitriptilina, clomipramina), inibidores seletivos da recaptação de serotonina e norepinefrina (venlafaxina, sibutramina, duloxetina, desvenlafaxina), ciclosporina, inibidores seletivos da recaptação da serotonina (fluoxetina, fluvoxamina, paroxetina, sertralina, citalopram, escitalopram, vilazodona), diuréticos poupadores de potássio (espironolactona, amilorida, triantereno, eplerenona), *ginkgo*, heparina de baixo peso molecular (enoxaparina, dalteparina, nadroparina, bemiparina, reviparina), diuréticos tiazídicos (diazóxido, hidroclorotiazida, clortalidona, indapamida, clopamida), tacrolimo, diuréticos de alça (furosemida, bumetanida), inibidores do receptor de angiotensina e inibidores da enzima conversora de angiotensina (captopril, enalapril, lisonopril, ramipril, quinapril, cilazapril,

benazepril, fosinopril, perindopril, trandolapril, losartana, espirapril, irbesartana, valsartana, eprosartana, delapril, telmisartana, candesartana, olmesartana, azilsartana), betabloqueadores (propranolol, metoprolol, timolol, nadolol, pindolol, atenolol, labetalol, acebutolol, betaxolol, levobunolol, esmolol, carteolol, bisoprolol, sotalol, metipranolol, carvedilol, nevibolol)

Reações adversas:
- Cardiovasculares: uso sistêmico – edema (4%), hipertensão arterial (1-10%)
- Dermatológicas: uso sistêmico (1-10%) – erupção cutânea, prurido, púrpura
- Neurológicas: uso sistêmico – cefaleia (1-7%), tontura (7%), sonolência (6%); apresentação oftálmica – cefaleia (1-10%)
- Gastrointestinais: uso sistêmico – dor gastrointestinal (13%), dispepsia (12%), náusea (12%); diarreia (7%), constipação, flatulência, repleção gástrica, vômito, estomatite
- Local: uso sistêmico – dor no local da inj (2%)
- Oculares: apresentação oftálmica – sensação passageira de queimação/picada (> 10%); hiperemia conjuntival, infiltrados corneanos, irite, edema ocular, inflamação ocular, irritação ocular, oftalmalgia, ceratite superficial, infecção oftálmica superficial (1-10%)
- Miscelânea: uso sistêmico – diaforese (1-10%); apresentação oftálmica – reações alérgicas (1-10%)

(continua)

Precauções: efeitos hematológicos; retenção hídrica e edema; reações cutâneas; ulceração gastrointestinal, sangramento e perfuração; efeitos renais, cardiovasculares e cerebrovasculares, especialmente no uso prolongado

Contraindicações: sangramento cerebrovascular, diátese hemorrágica, alto risco de sangramentos; sangramento ativo ou perfuração; uso concomitante com probenecida ou pentoxifilina; tratamento da dor no perioperatório de revascularização do miocárdio; hipersensibilidade prévia ao ácido acetilsalicílico ou outro AINH

ciclesonida					
Omnaris® susp nas spr 50 mcg/dose	Sem ajuste de dose	Sem informações	C	Uso criterioso	MPI? Não

Classificação terapêutica: glucocorticoide

Posologia:
- Rinite alérgica: 2 *sprays* em cada narina, 1x/dia (máximo: 200 mcg/dia)

Função hepática: não é necessário ajuste de dose

Função renal: não há informações disponíveis

Interações medicamentosas: sem interações conforme a base de dados Micromedex

Reações adversas:
- Dermatológica: eczema
- Respiratórias: rouquidão e súbita dificuldade para respirar, respiração ofegante ou aperto no peito, broncoespasmo paradoxal, tosse após inalação; epistaxe (8,4%), irritação da mucosa do nariz (4,3%)
- Gastrointestinais: queimação ou edema na boca e na garganta, gosto ruim e secura na boca
- Neurológica: cefaleia (1,6%)
- Miscelânea: redução da produção de cortisol, diminuição no ritmo de crescimento de crianças e adolescentes, osteoporose, catarata e glaucoma

Precauções: insuficiência adrenal e hipercortisolismo; perda da densidade mineral óssea; broncoespasmo; infecção por *Candida albicans*; catarata, glaucoma ou aumento da pressão intraocular; infecções fúngicas ou bacterianas locais ou sistêmicas; evitar contato direto com o septo nasal; tuberculose ativa ou inativa; pacientes sem histórico de varicela, sarampo ou não vacinados

Contraindicações: tratamento agudo da asma; infecção nasal não tratada

ciclobenzaprina					
Miosan®					60+
comp rev 5 e 10 mg	Com ajuste de dose	Sem informações	B	Uso criterioso	MPI? Sim

Classificação terapêutica: relaxante muscular de ação central

Posologia:
• Miorrelaxante: 5-30 mg/dia; não usar por > 3 semanas

Função hepática: insuficiência hepática leve – iniciar com dose de 5 mg e aumentar gradualmente conforme necessário; insuficiência hepática moderada ou grave – uso não recomendado

Função renal: não há informações disponíveis

Ajuste de dose (pacientes geriátricos): liberação imediata – iniciar com dose de 5 mg e aumentar gradualmente à medida que necessário

Interações medicamentosas: inibidores da monoaminoxidase (tranilcipromina, selegilina, azul de metileno, furazolidona, moclobemida, linezolida, rasagilina), hidroxicloroquina, donepezila, fluoxetina, morfina

Reações adversas:
• Neurológicas: sonolência (29-39%), tontura (1-11%), fadiga (1-6%), cefaleia (1-3%), confusão mental (1-3%), irritabilidade (1-3%), nervosismo (1-3%), redução da acuidade mental (1-3%)
• Respiratórias: faringite (1-3%), infecção das vias aéreas superiores (1-3%)
• Musculoesquelética: fraqueza (1-3%)
• Gastrointestinais: xerostomia (21-32%), dispepsia (4%), constipação (1-3%), diarreia (1-3%), dor abdominal (1-3%), náusea (1-3%), sabor desagradável (1-3%)
• Ocular: turvamento da visão (1-3%)

Precauções: uso concomitante com medicamentos anticolinérgicos e com depressores do SNC; com doses elevadas, observa-se aumento do risco de reações do SNC graves; histórico de retenção urinária; uso concomitante com agentes serotoninérgicos pode desencadear síndrome serotoninérgica; pressão intraocular elevada; glaucoma de ângulo fechado

Contraindicações: arritmias; distúrbios da condução cardíaca; uso concomitante ou dentro dos últimos 14 dias de inibidores da monoaminoxidase; insuficiência cardíaca congestiva; bloqueio cardíaco; hipertireoidismo; período de recuperação do IAM

Observações: apresenta os mesmos potenciais tóxicos dos antidepressivos tricíclicos (incluindo arritmias, taquicardia e prolongamento do tempo de condução)

ciclofosfamida
Genuxal®

comp rev lib retard 50 mg; pó liof sol inj 200 e 1.000 mg

Contra-indicado	Com ajuste de dose	D	Contra-indicado	MPI? Não

Classificação terapêutica: agente antineoplásico

Posologia:
- Malignidade: 1-5 mg/kg/dia, VO, ou 40-50 mg/kg, EV, em doses divididas por 2-5 dias; ou 10-15 mg/kg, a cada 7-10 dias; ou 3-5 mg/kg 2x/semana

Obs.: outros usos não são aprovados, como para nefrite lúpica, transplante de medula óssea ou neoplasias hematológicas – observar indicações nos capítulos correspondentes

Função hepática: insuficiência hepática grave – uso contraindicado; a conversão da ciclofosfamida para o metabólito ativo pode ser reduzida em pacientes com insuficiência hepática grave, potencialmente reduzindo a eficácia

Função renal: insuficiência renal com ClCr ≥ 10 mL/min – ajuste de dose não é necessário; ClCr < 10 mL/min – administrar 75% da dose; hemodiálise – administrar 50% da dose após a sessão; diálise peritoneal – administrar 75% da dose; diálise contínua – administrar 100% da dose

Ajuste de dose: pacientes geriátricos – iniciar na extremidade inferior do intervalo de dosagem; mielossupressão com ajuste da dose conforme necessário para leucopenia – não administrar se contagem de neutrófilos ≤ 1.500/mm^3 e se plaquetas < 50.000/mm^3

Administração parenteral (compatível – SF, SG5%, SG5% em SF, soluções de Ringer e de Ringer lactato): reconstituir com AD ou água bacteriostática, concentração de 20-25 mg/mL, e aplicar por inj direta ou diluir em solução compatível à concentração mínima de 2 mg/mL e infundir lentamente
Obs.: estabilidade de 24 h sob refrigeração, administrar pré-medicação antiemética e hidratação EV; é um agente perigoso – manipular usando luvas, inclusive para administrar cap intactas; se houver contato com a pele, lavar imediatamente

Interações medicamentosas: vacinas de vírus vivos (bacilo Calmette--Guérin, vacina rubéola, vacina caxumba, vacina poliomielite, vacina sarampo, vacina influenza, vacina catapora [varicela], vacina febre amarela, vacina febre tifoide, vacina adenovírus tipo 4, vacina adenovírus tipo 7, vacina rotavírus), inibidores da protease (saquinavir, ritonavir, indinavir, nelfinavir, amprenavir, fosamprenavir, lopinavir, tipranavir, darunavir, boceprevir, telaprevir, atazanavir), etanercepte, erva-de-são-joão, tamoxifeno, varfarina, fenitoína, ciclosporina, nevirapina, ondansetrona

(continua)

Reações adversas:
- Cardiovascular: 1-10% – rubor facial
- Dermatológicas: alopecia (40-60%); 1-10% – perda de cabelo que começa por volta de 3-6 semanas após o início da terapia – o cabelo geralmente volta a crescer, embora possa apresentar cor e/ou textura diferentes; erupção cutânea
- Hematológicas: trombocitopenia e anemia são menos comuns que leucopenia, com início em 7 dias (nadir: 10-14 dias; recuperação: 21 dias)
- Neurológica: 1-10% – cefaleia
- Respiratórias: 1-10% – ocorre congestão nasal com doses EV administradas muito rapidamente; os pacientes apresentam lacrimejamento, rinorreia, congestão sinusal e espirros durante ou imediatamente após a infusão
- Gastrointestinais: > 10% – náusea e vômito, geralmente começando 6-10 h após a administração; também se observa a ocorrência de anorexia, diarreia, estomatite e mucosite
- Endócrinas e metabólicas: > 10% – pode causar esterilidade; interfere na oogênese e na espermatogênese, o que pode ser irreversível em alguns pacientes; supressão gonadal (amenorreia)
- Geniturinária: cistite hemorrágica aguda grave e potencialmente fatal (7-40%; considerar profilaxia com mesna)

Precauções: leucopenia, trombocitopenia, infiltração de células tumorais na medula óssea, radioterapia prévia, terapia prévia com outros agentes citotóxicos; ITU; utilizar com cuidado nessas condições

Contraindicações: obstrução do fluxo urinário; grave depressão funcional da medula óssea; varicela; herpes-zóster

ciclopirox

Loprox® NL;
Loprox®;
Gino-loprox®

esmalte NL mL 80 mg/g; crem derm 10 mg/g; sol tópica 10 mg/mL; crem vaginal 10 mg/g (+6 aplicador)

Sem informações	Sem informações	B	Uso criterioso	MPI? Não

Classificação terapêutica: antifúngico para uso tópico, anti-infeccioso e antisséptico

Posologia:
- *Tinea pedis*, *Tinea cruris*, *Tinea versicolor*, candidíase cutânea: uso tópico, 2x/dia
- Onicomicose: aplicar e remover o esmalte a cada 7 dias
- Dermatite seborreica: aplicar ~ 5 mL da solução tópica sobre o cabelo molhado e enxaguar; repetir 2x/semana, durante 4 semanas

Função hepática: não há informações disponíveis

Função renal: não há informações disponíveis

Interações medicamentosas: sem interações conforme a base de dados Micromedex

Reações adversas:
- Dermatológicas: alopecia, alteração da cor de cabelo (rara – formulação em xampu para indivíduos loiros), distúrbios ungueais (alteração da forma ou da cor das unhas com o esmalte), erupção cutânea, prurido
- Locais: sensação de queimação (gel: 34%; aproximadamente 1% com outras formas), irritação, hiperemia ou dor

Precauções: contato com os olhos deve ser evitado – enxaguar a área com água; sensibilidade ou irritação têm sido relatadas – interromper o uso

ciclosporina

Sandimmun®; Sandimmun neoral®

sol inj 50 mg/mL; cap mole 25, 50 e 100 mg; sol oral 100 mg/mL

Com ajuste de dose	Com ajuste de dose	C	Contra-indicado	MPI? Não

Classificação terapêutica: imunossupressor seletivo

Posologia:
- Transplante de órgãos sólidos: indução – 10-15 mg/kg, em 2 tomadas, 4-12 h antes da cirurgia; manter 1-2 semanas após a cirurgia e reduzir gradativamente até atingir nível sérico adequado; manutenção – 2-6 mg/kg, em 2 tomadas; no uso concomitante de outros imunossupressores, doses menores podem ser utilizadas – 3-6 mg/kg, divididos em 2 tomadas; evitar ingestão concomitante com toranja (*grapefruit*), a solução oral deve ser diluída em suco de laranja ou maçã
- VO: ajustar a dose de acordo com a indicação

Função hepática: podem ocorrer hepatotoxicidade (1-7%) e hiperbilirrubinemia; insuficiência hepática – dose mais baixa pode ser necessária para manter as concentrações sanguíneas de ciclosporina na faixa recomendada

Função renal: podem ocorrer aumento da creatinina (16-50%), disfunção renal ou nefropatia (10-38%); nefrotoxicidade em transplante de rim, coração ou fígado – reduzir a dose de acordo com a resposta clínica e a tolerabilidade; nefrotoxicidade em artrite reumatoide – se creatinina sérica > 30% do LSN, reduzir dose diária em 0,5-0,75 mg/kg/dia e reiniciar a terapia com a dose normal recomendada após a normalização do nível sérico da creatinina – se a creatinina sérica se mantiver > 30% do LSN, suspender durante 1 mês e retomar a terapia caso chegue a > 15% do LSN; hemodiálise – não é necessária dose complementar

Ajuste de dose: obesos – calcular a dose com base no peso corporal ideal, não no real

Administração parenteral (compatível – SF e SG5%): diluir 1 mL em 20-100 mL e administrar por infusão lenta em 2-6 h
Obs.: estabilidade de 24 h em TA; deve-se evitar o uso de PVC

Interações medicamentosas: sinvastatina, colchicina, bosentana, pitavastatina, ritonavir, fentanila, lovastatina, voriconazol, caspofungina, anti-inflamatórios não esteroidais (ácido acetilsalicílico, naproxeno, fenilbutazona, ácido mefenâmico, fenoprofeno, ibuprofeno, indometacina, piroxicam, diclofenaco, cetoprofeno, flurbiprofeno, cetorolaco, tenoxicam, etofenamato, dipirona, nimesulida, lornoxicam, acemetacina, propifenazona, meloxicam, celecoxibe, proglumetacina, rofecoxibe, dexcetoprofeno, parocoxibe, valdecoxibe, etoricoxibe, nepafenaco, loxoprofeno, lumiracoxibe, ácido tolfenâmico, nimesulida, ácido flufenâmico), itraconazol, erva-de-são-joão, simeprevir, orlistate, diltiazem, morfina, etoposídeo, rosuvastatina, telaprevir,

(continua)

octreotida, nicardipina, fluconazol, metoclopramida, pravastatina, atorvastatina, doxorrubicina, alisquireno, rifampicina, ciclofosfamida, topotecano, felodipino, posaconazol, micofenolato de sódio, fenofibrato, metotrexato, midazolam, ambrisentana, repaglinida, anfotericina B lipossomal, melfalana, micofenolato de mofetila, boceprevir, ciprofloxacino, cetoconazol, clonidina, sulfadiazina, nelfinavir, digoxina, furosemida, ezetimiba, fosamprenavir, quinina, claritromicina, amprenavir, contraceptivos (medroxiprogesterona, estradiol, levonorgestrel, noretindrona, dienogeste, drospirenona, norelgestromina, desogestrel, norgestrel, norgestimato, etinilestradiol, etonogestrel), saquinavir, bromocriptina, glibenclamida, nevirapina, amiodarona, terbinafina, metilprednisolona, propafenona, tobramicina, glipizida, anfotericina B complexo lipídico, famotidina, probucol, modafinila, siirolimo, imipenem, alopurinol, danazol, cloroquina, indinavir, metronidazol, sulfassalazina, acetazolamida, colesevelam, quinupristina, dalfopristina, anfotericina B, varfarina, nefazodona, fenitoína, fluvoxamina, verapamil, norfloxacino, cloranfenicol, clindamicina, eritromicina, azatioprina, mercaptopurina, tolterodina

Reações adversas:

- Cardiovasculares: hipertensão arterial (8-53%), edema (5-14%), dor torácica (4-6%), arritmia (2-5%), fogachos (1-5%), IAM, insuficiência cardíaca, isquemia periférica, sons cardíacos anormais
- Dermatológicas: hirsutismo (21-45%), hipertricose (5-19%), acne (1-6%), púrpura (3-4%), angioedema, cabelo quebradiço, celulite, dermatite, eczema, erupção cutânea, foliculite, neoplasias cutâneas, pigmentação anormal, prurido, queratose, ressecamento da pele, transtornos cutâneos, unhas quebradiças, urticária
- Hematológicas: leucopenia (1-6%), anemia, distúrbio da coagulação, distúrbio de eritrócitos, distúrbio hemorrágico, distúrbio plaquetário, trombocitopenia
- Neurológicas: cefaleia (2-25%), tontura (8%), dor (6%), depressão (1-6%), eventos psiquiátricos (4-5%), convulsões (1-5%), insônia (4%), enxaqueca (2-3%), ansiedade, comprometimento da concentração, confusão mental, febre, hipoestesia, insônia, labilidade emocional, letargia, mal-estar, nervosismo, paranoia, sonolência, vertigem
- Respiratórias: infecção das vias aéreas superiores (1-14%), sinusite (1-7%), broncoespasmo (até 5%), rinite (até 5%), faringite (3-5%), tosse (3-5%), dispneia (1-5%), pneumonia (< 1%), epistaxe, infecção respiratória, sons pulmonares anormais
- Musculoesqueléticas: tremor (7-55%), cãibras ou contrações musculares em membros inferiores (2-12%), parestesia (1-11%), artralgia (1-6%), cisto sinovial, distúrbios tendinosos, fraqueza, fraturas ósseas, luxações articulares, mialgia, neuropatia, rigidez, sensação de formigamento
- Gastrointestinais: náusea (23%), hiperplasia gengival (2-16%), desconforto abdominal (1-15%), diarreia (3-13%), dispepsia (2-12%), vômito (2-10%), flatulência (5%), cólicas (< 4%), gengivite (< 4%), alteração do paladar, anorexia, aumento de glândulas salivares, constipação, dificuldade de deglutição, disfagia, distúrbios dentais, distúrbios linguais, enantema, eructação, esofagite, gastroenterite, gastrite, glossite, pancreatite, perda ou ganho de peso, ressecamento da boca, sangramento do trato gastrointestinal (superior), sangramento gengival, úlcera gástrica, úlcera péptica, úlceras bucais

(continua)

- Endócrinas e metabólicas: aumento de TG (15%), distúrbio da reprodução em mulheres (9-11%), ginecomastia (1-4%), distúrbios menstruais (1-3%), aumento ou redução da libido, bócio, DM, fibroadenoma de mama, fogachos, hiperpotassemia, hiperglicemia ou hipoglicemia, hiperuricemia, mastalgia
- Auditivas (1-10%): distúrbio vestibular, perda auditiva, surdez, zumbido
- Oculares: sensação de queimação (17%), hiperemia (conjuntival: 5%), oftalmalgia, prurido, sensação de picada, catarata, conjuntivite, distúrbios visuais, visão anormal
- Geniturinárias (1-10%): leucorreia (1%), aumento da micção, hemorragia uterina, incontinência urinária, noctúria, pielonefrite, poliúria, urgência miccional, urina anormal
- Miscelânea: infecção (3-25%), síndrome gripal (8-10%), linfoma (1-6%, relatado em transplantes), abscesso, aumento da diaforese, carcinoma, herpes simples, herpes-zóster, infecção bacteriana, infecção fúngica, infecção viral, linfadenopatia, moniliase, reações alérgicas, soluços, sudorese noturna, tonsilite

Precauções: porfiria; monitorar níveis séricos para evitar toxicidade ou risco de rejeição; monitorar PA, hiperuricemia e potássio sérico; realizar dosagens de TG antes e durante o tratamento; aumento do risco de câncer de pele em pacientes sob terapia (ultravioleta, radioterapia, outros imunossupressores) para psoríase grave; infecção pelo vírus papiloma; convulsões; síndrome de trombocitopenia e anemia hemolítica microangiopática; uso de vacinas

Contraindicações: terapêutica concomitante com metotrexato, agentes imunossupressores, alcatrão de carvão ou radioterapia para pacientes com psoríase; artrite reumatoide ou psoríase, doentes com função renal anormal, hipertensão não controlada ou malignidade; infecção não controlada

ciclosporina

cimetidina

Tagamet®;
Cimetidina®

comp rev 200 e 400 mg; sol inj 150 mg/mL

Com ajuste de dose	Com ajuste de dose	B	Compatível	MPI? Não

Classificação terapêutica: antagonista do receptor H2

Posologia:
- Úlcera ativa: 300 mg, 4x/dia; 800 mg, ao se deitar; ou 400 mg, VO, 2x/dia por até 8 semanas
- Profilaxia de úlcera duodenal: 400 mg, VO, ao se deitar
- Estados de hipersecreção gástrica: 300-600 mg, VO, a cada 6 h (não exceder 2,4 g/dia)
- Doença do refluxo gastroesofágico: 400 mg, 4x/dia, ou 800 mg, VO, 2x/dia, por 12 semanas

Função hepática: podem ocorrer aumento de AST, aumento de ALT, fibrose hepática (relato de caso); doença hepática grave – administrar 50% da dose

Função renal: insuficiência renal grave – 300 mg, a cada 12 h, podendo aumentar a frequência com cautela; insuficiência hepática concomitante – redução da dose necessária; hemodiálise – administrar a dose ao final da sessão

Administração parenteral (compatível – SF, SG5%, SG10% e solução de Ringer lactato): IM – aplicar 1 amp no quadrante superior externo da região glútea de maneira lenta e profunda; EV – diluir 300 mg em 20 mL de SF e administrar por inj lenta; para infus intermitente, diluir 300 mg em 50 mL de sol compatível (no mínimo) e administrar em 15-20 min; e, para infus contínua, diluir 900 mg em 100-1.000 mL e administrar ao longo de 24 h (a velocidade de infus não deve ser > 75 mg/h)
Obs.: estabilidade de 24 h em TA

Interações medicamentosas: teofilina, zalcitabina, cloroquina, meperidina, citalopram, fluorouracila (fluoroucacila, tegafur, capecitabina), morfina, posaconazol, erlotinibe, cetoconazol, roflumilaste, mirtazapina, saquinavir, timolol, imipramina, dutasterida, tansulosina, zolmitriptana, trimetrexato, carvedilol, varfarina, fluconazol, paroxetina, clozapina, cefpodoxima, azelastina, risperidona, escitalopram, lornoxicam, procainamida, lidocaína, pentoxifilina, sertralina, nifedipino, amitriptilina, glibenclamida, nevibolol, alprazolam, fenitoína, midazolam, quinidina, ciclosporina, diltiazem, propranolol, pramipexol, zaleprona

Reações adversas:
- Cardiovasculares: bloqueio atrioventricular, bradicardia, hipotensão arterial, taquicardia, vasculite, síndrome do QT longo
- Dermatológicas: alopecia, dermatite esfoliativa, eritema multiforme, erupção cutânea, necrólise epidérmica tóxica, síndrome de Stevens-Johnson

(continua)

- Hematológicas: agranulocitose, anemia aplástica, anemia hemolítica (imunobaseada), neutropenia, pancitopenia, trombocitopenia
- Neurológicas: cefaleia (2-4%), sonolência (1%), tontura (1%), agitação, confusão, febre
- Musculoesqueléticas: artralgia, mialgia, polimiosite
- Gastrointestinais: diarreia (1%), náusea, pancreatite, vômito
- Endócrinas e metabólicas: ginecomastia (1-4%), edema mamário, redução da capacidade sexual
- Renais: aumento de creatinina, nefrite intersticial
- Miscelânea: anafilaxia, pneumonia (relação causal não estabelecida)

Precauções: estados confusionais reversíveis com a descontinuação foram relatados; aumento do risco para pacientes graves com idade avançada (≥ 50 anos) e com doença hepática ou renal preexistente; pacientes imunocomprometidos – risco aumentado de estrongiloidíase

Contraindicações: asma, doenças cardíacas, úlcera gástrica maligna

---

cinarizina
Stugeron®
comp 25 e 75 mg

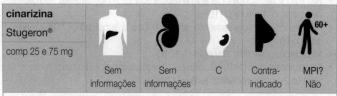

Sem informações	Sem informações	C	Contra-indicado	MPI? Não

Classificação terapêutica: preparação antivertiginosa

Posologia:
- Vertigem, cinetose: 25 mg, 3x/dia ou 75 mg, 1x/dia

Função hepática: não há informações disponíveis

Função renal: não há informações disponíveis

Interações medicamentosas: álcool, depressores do SNC e antidepressivos tricíclicos

Reações adversas:
- Dermatológicas: hipersensibilidade, coceira, respiração encurtada ou edema da face
- Neurológicas: sonolência, dor de cabeça, boca seca, transpiração, depressão, síndrome de Parkinson-*plus*
- Musculoesqueléticas: tremor, leve rigidez muscular ou pernas inquietas
- Gastrointestinais: desconforto gastrointestinal, aumento de peso, dispepsia, náusea

Precaução: pacientes com doença de Parkinson; uso concomitante de álcool, depressores do SNC ou antidepressivos tricíclicos; administração do medicamento após as refeições pode diminuir a irritação gástrica; hipotensão; porfiria

ciproeptadina					
Periatin®					
comp 4 mg; elx 2 mg/5 mL	Sem informações	Sem informações	B	Uso criterioso	MPI? Sim

Classificação terapêutica: antialérgico

Posologia:
Alergia: 4-20 mg/dia, em 3-4 tomadas diárias (máximo: 0,5 mg/kg/dia)

Função hepática: não há informações disponíveis

Função renal: não há informações disponíveis

Interações medicamentosas: inibidores da monoaminoxidase (tranilcipromina, selegilina), azul de metileno, furazolidona, moclobemida, linezolida, rasagilina, fluoxetina, paroxetina

Reações adversas:
- Neurológicas: sonolência leve a moderada (> 10%); cefaleia, fadiga, nervosismo, tontura (1-10%)
- Respiratórias: espessamento de secreções brônquicas (> 10%); faringite (1-10%)
- Musculoesquelética: artralgia (1-10%)
- Gastrointestinais (1-10%): diarreia, dor abdominal, estimulação do apetite, náusea, ressecamento da boca

Precauções: histórico de asma brônquica, doenças cardiovasculares, hipertireoidismo, aumento da pressão intraocular, ação atropina-*like*

Contraindicações: glaucoma de ângulo fechado; obstrução do colo da bexiga; idosos e pacientes debilitados; terapia com inibidores da monoaminoxidase; hipertrofia prostática sintomática; obstrução piloroduodenal; úlcera péptica

ciprofibrato
Oroxadin®
comp 100 mg

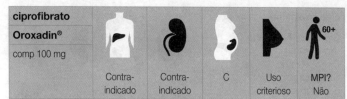

Contraindicado	Contraindicado	C	Uso criterioso	MPI? Não

Classificação terapêutica: antidislipidêmico

Posologia:
- Hipertrigliceridemia, hiperlipidemias mistas: 100 mg, 1x/dia

Função hepática: contraindicado na doença hepática ativa, incluindo cirrose biliar e anormalidade persistente e inexplicável da função hepática

Função renal: insuficiência renal moderada – redução da dose para 1 comp em dias alternados; insuficiência renal grave – uso contraindicado

Interações medicamentosas: inibidores da HMG-COA redutase (lovastatina, sinvastatina, pravastatina, fluvastatina, atorvastatina, rosuvastatina, pitavastatina), colchicina

Reações adversas:
- Dermatológica: irritação da pele, alopecia, eczema, prurido, fotossensibilidade, urticária
- Neurológicas: dor de cabeça, tontura, sonolência, vertigem
- Musculoesqueléticas: dor muscular, fraqueza, rabdomiólise, mioglobinúria
- Gastrointestinais: dor de estômago, náusea, diarreia, dor abdominal, colelitíase, colestase, dispepsia, vômito
- Geniturinárias: disfunção erétil, impotência
- Hematológicas: leucopenia, trombocitopenia

Precauções: idade > 65 anos – risco aumentado de miopatia e rabdomiólise; uso excessivo de álcool – aumento do risco de disfunção hepática; hipotireoidismo descontrolado – risco aumentado de miopatia e rabdomiólise; miopatia necrotizante imunomediada, um caso de miopatia autoimune foi relatado – interromper o tratamento imediatamente se for diagnosticada ou houver suspeita; uso concomitante com anticoagulante oral deve ser feito com dose reduzida e ajustada

Contraindicações: associação com outros fibratos (p. ex., clorfibrato, bezafibrato, genfibrozila e fenofibrato); intolerância à lactose, fototoxicidade prévia causada por fibratos

ciprofloxacino

Cipro® EV Flexibag;
Cipro® Oral;
Cipro® XR;
Ciprofloxacino®
genérico sol NaCl;
Ciloxan®;
Biamotil®

Sem ajuste de dose	Com ajuste de dose	C	Uso criterioso	MPI? Não

sol infus inj 2% + glico-se a 5%; comp rev 500 mg; comp rev lib prol 500 e 1.000 mg; sol inj 2 mg/mL; sol otol 3 mg/mL; pom oft 3,5 mg/g; sol oft 3,5 mg/mL

Classificação terapêutica: fluoroquinolona

Posologia: dose depende da gravidade da infecção
- Solução oftálmica: conjuntivite bacteriana – 1-2 gotas no saco conjuntival, a cada 2 h, por 2 dias, e depois, a cada 4 h, por 5 dias; úlcera de córnea – posologia diferente
- Pomada oftálmica: conjuntivite bacteriana – 1 cm no saco conjuntival, 3x/dia, por 2 dias, e depois 2x/dia, por mais 5 dias

Função hepática: pode ocorrer aumento de ALT e AST (adultos: 1%); ajuste de dose não é necessário; insuficiência hepática grave – usar com precaução

Função renal:
- VO (liberação imediata): ClClr 30-50 mL/min – 250-500 mg, a cada 12 h; ClClr 5-29 mL/min – 250-500 mg, a cada 18 h; hemodiálise/diálise peritoneal – 250-500 mg, a cada 24 h, administrar após a sessão
- VO (liberação prolongada): ClClr < 30mL/min – 500 mg, a cada 24 h; hemodiálise/diálise peritoneal: 500 mg, a cada 24 h; EV: ClClr 5-29 mL/min – 200-400 mg, a cada 18-24 h

Administração parenteral (compatível – SF, SG5%, SG5% em NaCl a 0,2 e 0,45%, soluções de Ringer e Ringer lactato): diluir à concentração de 1-2 mg/mL e infundir em, no mínimo, 60 min
Obs.: não pode ser congelada

Interações medicamentosas: tizanidina, rasagilina, teofilina, fentanila, zolpidem, varfarina, lurasidona, sinvastatina, hidroxiloroquina, donepezila, clozapina, erlotinibe, itraconazol, sucralfato, probenecida, micofenolato de sódio, sevelamer, aceclofenaco, diclofenaco, ciclosporina, levotiroxina, dutasterida, carbonato de lantânio, sildenafila, cálcio (oral), antiácidos (carbonato de magnésio, hidróxido de magnésio, trissilicato de magnésio, óxido de magnésio, carbonato de alumínio, hidróxido de alumínio, fosfato de alumínio, magaldrato), olanzapina, fenitoína, ropivacaína, cloroquina, didanosina, ácido aminolevulínico

(continua)

Reações adversas:
- Dermatológica: erupção cutânea (1%)
- Neurológicas: cefaleia (administração EV), inquietação (administração EV)
- Respiratória: rinite (crianças: 3%)
- Gastrointestinais: diarreia (2%), vômito (1%), dor abdominal (< 1%), náusea (3%)
- Local (1-10%): reação no local da injeção (administração EV)

Precauções: miastenia grave (pode ocorrer piora da fraqueza muscular); uso concomitante com teofilina e com derivados do leite, além de sucos com adição de cálcio, em pacientes idosos, pode prolongar o intervalo QT; há relatos de inflamação e/ou ruptura de tendão e o risco é elevado no uso concomitante com corticosteroides, receptores de órgãos sólidos e pacientes com idade > 60 anos; artrite reumatoide; pacientes sob risco de convulsão

Contraindicação: uso concomitante com tizanidina

ciprofloxacino + hidrocortisona					60+
Otociriax®					
susp oto 2 + 10 mg/mL	Sem informações	Sem informações	C	Uso criterioso	MPI? Não

Classificação terapêutica: corticosteroides e anti-infeccioso

Posologia:
- Tópico otológico: 3 gotas no ouvido afetado a cada 12 h, por 7 dias

Função hepática: não há informações disponíveis

Função renal: não há informações disponíveis

Interações medicamentosas: tizanidina, rasagilina, teofilina, zolpidem, varfarina, pirfenidona, lurasidona, sinvastatina, hidroxicloroquina, donepezila, clozapina, erlotinibe, itraconazol, ropinirol, probenecida, micofenolato de mofetila, sevelamer, diclofenaco, aceclofenaco, ciclosporina, levotiroxina, dutasterida, carbonato de lantânio, sildenafila, olanzapina, fenitoína, ropivacaína, cloroquina, ácido aminolevulínico

Reações adversas:
- Dermatológicas: 0,1-1% – prurido, erupção cutânea, urticária
- Musculoesqueléticas: 0,1-1% – hipoestesia, parestesia

Precauções: uso prolongado pode resultar no crescimento de microrganismos resistentes, inclusive fungos

Contraindicações: infecção auricular fúngica e viral; tuberculose auricular; pacientes com perfuração da membrana timpânica; otite média

ciprofloxacino + hidrocortisona

cisatracúrio, besilato de Nimbium® sol inj 2 mg/mL					60+
	Com ajuste de dose	Sem ajuste de dose	B	Uso criterioso	MPI? Não

Classificação terapêutica: relaxante muscular de ação periférica

Posologia:
- Dose para intubação: 0,15-0,2 mg/kg após acetilcolina, 0,1 mg/kg; somente EV; não deve ser utilizado IM

Função hepática: na insuficiência hepática, o uso no longo prazo pode exigir ajustes de dose

Função renal: insuficiência renal – ajuste de dose não é necessário

Administração parenteral (SF, SG5% e SG5% em SF): diluir para 0,1 ou 0,2 mg/mL, podendo ser aplicado em inj *bolus* ou infundido ACM
Obs.: estabilidade de 24 h em TA

Interações medicamentosas: desflurano, isoflurano, enflurano, erva-de-são-joão, antibióticos polipeptídeos (colistimetato de sódio, polimixina B, bacitracina), óxido nítrico, aminoglicosídeos (amicacina, tobramicina, neomicina, gentamicina, estreptomicina, netilmicina, framicetina)

Reações adversas: não foram relatadas reações adversas > 1%

Precauções: alterações eletrolíticas podem potencializar ou antagonizar o bloqueio neuromuscular; queimados podem desenvolver resistência aos bloqueadores neuromusculares; hemiparesia ou paraparesia podem demonstrar resistência aos bloqueadores neuromusculares; hipertermia maligna pode se desenvolver; pacientes neurocirúrgicos tratados com anticonvulsivantes devem ser cuidadosamente monitorados para a recuperação excessivamente rápida de bloqueio neuromuscular; não é recomendado para IOT de sequência rápida, pois tem ação intermediária

citalopram
Cipramil®

comp rev 20 mg

Com ajuste de dose	Precaução	C	Contra-indicado	MPI? Não

Classificação terapêutica: inibidor seletivo da recaptação da serotonina

Posologia:
- Depressão: 20-40 mg/dia, VO

Função hepática: insuficiência hepática – dose máxima de 20 mg/dia; risco de toxicidade

Função renal: insuficiência renal leve a moderada – ajuste de dose não é necessário; insuficiência renal grave – uso com precaução

Ajuste de dose: pacientes geriátricos – dose máxima de 20 mg/dia; uso concomitante com CYP2C19 e metabolizadores pobres – dose máxima de 20 mg/dia; uso concomitante com cimetidina ou outro inibidor da CYP2C19 – dose máxima de 20 mg/dia

Interações medicamentosas: linezolida, azul de metileno, fluconazol, sumatriptana, anti-inflamatórios não esteroidais (ácido acetilsalicílico, naproxeno, fenilbutazona, ácido mefenâmico, fenoprofeno, ibuprofeno, indometacina, piroxicam, diclofenaco, cetoprofeno, flurbiprofeno, cetorolaco, tenoxicam, etofenamato, dipirona, nimesulida, lornoxicam, acemetacina, propifenazona, meloxicam, celecoxibe, proglumetacina, rofecoxibe, dexcetoprofeno, parocoxibe, valdecoxibe, etoricoxibe, nepafenaco, loxoprofeno, lumiracoxibe, ácido tolfenâmico, nimesulida, ácido flufenâmico), risperidona, sibutramina, antiplaquetários (dipiridamol, ticlopidina, iloprosta, abciximabe, tirofibana, clopidogrel, eptifibatide, cilostazol, treprostinila, prasugrel, ticagrelor), alfentanila, erva-de-são-joão, hidroxicloroquina, cimetidina, meperidina, donepezila, aripiprazol, rizatriptana, naratriptana, dexfenfluramina, fenfluramina, anticoagulantes (heparina, varfarina, antitrombina humana III, enoxaparina, dalteparina, nadroparina, bivalirrudina, defibrotida, desirudina, fondaparinux, bemiparina, tinzaparina, reviparina), zilmitriptana, lítio, rifampicina, irinotecano, metoprolol, imipramina, *ginkgo*

Reações adversas:
- Cardiovasculares: 1-10% – hipotensão postural, redução da frequência cardíaca, taquicardia
- Dermatológicas: 1-10% – erupção cutânea, prurido
- Neurológicas: sonolência (18%, relacionada à dose), insônia (15%, relacionada à dose), fadiga (5%, relacionada à dose), anorexia (4%), ansiedade (4%), agitação (3%), febre (2%), bocejos (2%, relacionados à dose), amnésia, apatia, concentração comprometida, confusão mental, depressão, enxaqueca, tentativa de suicídio
- Respiratórias: infecção das vias aéreas superiores (5%), rinite (5%), sinusite (3%), tosse

(continua)

- Musculoesqueléticas: tremor (8%), artralgia (2%), mialgia (2%), parestesia
- Gastrointestinais: náusea (21%), xerostomia (20%), diarreia (8%), dispepsia (5%), vômito (4%), dor abdominal (3%), aumento da sialorreia, flatulência, ganho ou perda de peso, perversão do paladar
- Endócrinas e metabólicas: redução da libido (1-4%), dismenorreia (3%), amenorreia, disfunção sexual
- Geniturinárias: transtorno de ejaculação (6%), impotência (3%, relacionada à dose), poliúria
- Ocular: acomodação anormal (1-10%)
- Miscelânea: diaforese (11%, relacionada à dose)

Precauções: não é recomendado o uso concomitante com precursores da serotonina (p. ex., triptofano), outros inibidores seletivos da recaptação da serotonina ou inibidores da recaptação de serotonina e norepinefrina; o risco de eventos hemorrágicos pode ser aumentado com o uso concomitante de AINH, ácido acetilsalicílico, varfarina e outros anticoagulantes; transtorno bipolar; piora do comportamento; convulsões prévias ou situações de risco, como alcoolismo ou lesão cerebral; ideação suicida ou depressão; risco de ativação de mania/hipomania; sintomas de descontinuação graves foram relatados com a retirada abrupta, por isso recomenda-se retirada gradual; não é indicado o uso concomitante com outros medicamentos que prolonguem o intervalo QT; IAM recente; insuficiência cardíaca descompensada; bradiarritmias; predisposição a hipopotassemia ou hipomagnesemia; síndrome do QT longo congênita; risco de prolongamento do intervalo QT

Contraindicações: uso concomitante com pimozida e outros fármacos serotoninérgicos, inibidores da monoaminoxidase (incluindo linezolida ou azul de metileno, EV) e medicamentos que possam diminuir o metabolismo da serotonina; uso concomitante ou dentro de 14 dias após a suspensão de inibidores da MAO; iniciação de citalopram para pacientes recebendo linezolida ou azul de metileno; há relatos de síndrome serotoninérgica, incluindo casos com risco de morte

citrato de cálcio					
Miocalven® D					
pó susp 500 mg + 200 UI (citrato de cálcio + colecalciferol)	Sem informações	Contra-indicado	C	Uso criterioso	MPI? Não

Classificação terapêutica: sal mineral

Posologia:
- Suplementação de cálcio: 1 sachê, 2x/dia, equivalente a 1 g de cálcio elementar e 400 UI de colecalciferol (vitamina D)

Função hepática: não há informações disponíveis

Função renal: aumento do risco de insuficiência renal com ingestão de cálcio acima da recomendação diária; insuficiência renal grave – uso contraindicado

Interações medicamentosas: eltrombopague, cetoconazol, digoxina, ranelato de estrôncio, lomefloxacino, pefloxacino, fosfato oral (fosfato de potássio, fosfato de sódio, fosfato de sódio monobásico, fosfato de sódio bibásico, fosfato de potássio monobásico, fosfato de potássio bibásico), cálcio (oral), levofloxacino, norfloxacino, ticlopidina, zalcitabina, tetraciclinas (tetraciclina, minociclina, oxitetraciclina, doxiciclina, limeciclina, clortetraciclina), levotiroxina

Reações adversas:
- Cardiovascular: IAM
- Endócrina e metabólica: hipercalcemia
- Renal: urolitíase
- Gastrointestinais: constipação, flatulência, inchaço do abdome
- Outras: síndrome leite-álcali, câncer de próstata

Precauções: câncer de próstata, avançado ou fatal, foi relatado em associação com a ingestão de cálcio > 1.500 mg/dia de alimentos ou suplementos

Contraindicações: hipercalcemia; hipercalciúria

claritromicina

Klaricid®;
Klaricid® UD;
claritromicina
genérico

susp oral 25 e
50 mg/mL; pó liof
sol inj 500 mg;
comp rev lib prol
500 mg; comp rev
250 e 500 mg

Sem ajuste de dose	Com ajuste de dose	C	Uso criterioso	MPI? Não

Classificação terapêutica: macrolídeo

Posologia:
- Infecções bacterianas: 250-500 mg, VO ou EV, a cada 12 h; liberação prolongada – 500-1.000 mg, VO, 1x/dia; *Helicobacter pylori* – 500 mg, a cada 8-12 h, por 10-14 dias (associada à amoxicilina e ao inibidor de bomba de próton)

Função hepática: insuficiência hepática – ajuste de dose não é necessário se a função renal estiver normal

Função renal: pode ocorrer aumento de BUN (4%); insuficiência renal grave com ClCr < 30 mL/min – administrar 50% da dose; hemodiálise – administrar dose após a sessão

Administração parenteral (compatível – SF, SG5%, SG5% em Ringer lactato, SG5% em NaCl a 0,2, 0,45 e 0,9% e Ringer lactato): reconstituir em 10 mL de AD, diluir em pelo menos 250 mL de solução compatível e infundir por 60 min
Obs.: estabilidade do produto diluído de 24 h em REF

Interações medicamentosas: colchicina, saquinavir, astemizol, pimozida, derivados do ergot (ergotamina), sinvastatina, lurasidona, fluconazol, silodosina, varfarina, carbamazepina, anlodipino, nifedipino, vinorelbina, trazodona, atazanavir, rifabutina, fentanila, diltiazem, felodipino, rivaroxabana, verapamil, ritonavir, triazolam, alprazolam, midazolam, estazolam, digoxina, cabazitaxel, efavirenz, disopiramida, gemifloxacino, hidroxicloroquina, atorvastatina, donepezila, vimblastina, paroxetina, itraconazol, etravirina, tolterodina, rifapentina, zidovudina, nevirapina, rifampicina, tipranavir, glibenclamida, darunavir, glipizida, estrogênios (estrogênios conjugados, estradiol, estrogênios esterificados, estrona, estriol), repaglinida, metilprednisolona, ciclosporina, indinavir, delavirdina, prednisona, pravastatina, diazepam, linezolida

Reações adversas:
- Dermatológica: erupção cutânea (crianças: 3%)
- Neurológicas: cefaleia (adultos e crianças: 2%), insônia
- Hepática: aumento do TP (1%)
- Gastrointestinais: paladar anormal (adultos: 3-7%), diarreia (adultos: 3-6%; crianças: 6%), vômito (crianças: 6%), náusea (adultos: 3%), dor abdominal (adultos: 2%; crianças: 3%), dispepsia (2%)

(continua)

Precauções: o uso prolongado pode acarretar superinfecção fúngica ou bacteriana, incluindo diarreia por *Clostridium difficile* e colite pseudomembranosa; usar com cautela em pacientes com coronariopatia; hipopotassemia e hipomagnesemia não corrigidas; evitar uso de comprimido de liberação prolongada para pacientes com estenose ou estreitamento do trato gastrointestinal

Contraindicações: uso concomitante com cisaprida, pimozida, astemizol, terfenadina, ergotamina ou di-hidroergotamina; uso concomitante de colchicina por doentes com insuficiência renal ou hepática; histórico de prolongamento do intervalo QT e arritmia ventricular, incluindo *torsades de pointes*; uso concomitante com inibidores da HMG-Coa-redutase extensivamente metabolizados pelo CYP3A4 (p. ex., lovastatina ou sinvastatina)

clindamicina					
Dalacin® C; Clinagel®; Fosfato de clindamicina® cap dura 300 mg; gel 10,3 mg/g; sol inj 150 mg/mL	Precaução	Sem ajuste de dose	B	Compatível	MPI? Não

Classificação terapêutica: lincosamida

Posologia:
- Via parenteral: 600 mg, a cada 6 h, ou 900 mg, a cada 8 h (faixa terapêutica: 1.200-2.700 mg/dia, divididos em 2-4 tomadas)
- VO: 150-450 mg/dose, a cada 6-8 h (máximo: 1.800 mg/dia)

Função hepática: insuficiência hepática grave – uso com precaução

Função renal: ajuste de dose não é necessário; não há necessidade de suplementação após a diálise

Administração parenteral (compatível – SF, SG5% e Ringer lactato): IM – não deve ser diluída para esse tipo de aplicação; EV – a concentração em diluente não deve exceder 18 mg/mL, e a taxa de infusão não pode superar 30 mg/min; não é recomendada a administração de > 1.200 mg em infusão única de 1 h; nunca administrar a solução não diluída em *bolus*
Obs.: estabilidade de 16 dias em TA e de 32 dias em REF

Interações medicamentosas: atracúrio, ciclosporina, caolim, vecurônio, pancurônio, rocurônio, galamina, cisatracúrio, lixisenatide

Reações adversas:
- Cardiovascular: uso sistêmico (1-10%) – hipotensão arterial
- Dermatológicas: uso sistêmico (1-10%): erupção cutânea, síndrome de Stevens-Johnson, urticária; uso tópico (> 10%) – eritema ou descamação da pele (loção, solução), oleosidade (gel, loção), prurido, ressecamento da pele, sensação de queimação
- Neurológicas: uso tópico (1-10%): cefaleia; uso vaginal (1-10%) – dorsalgia, lombalgia, cefaleia
- Gastrointestinais: uso sistêmico (> 10%) – diarreia, dor abdominal; uso sistêmico (1-10%) – colite pseudomembranosa, náusea, vômito; uso vaginal (> 10%) – constipação, diarreia
- Locais: uso sistêmico (1-10%) – abscesso estéril no local da injeção IM, tromboflebite
- Geniturinárias: uso vaginal (> 10%): vaginite fúngica, vaginite ou prurido vulvovaginal (causado por *Candida albicans*); uso vaginal (1-10%) – ITU
- Miscelânea: uso sistêmico (1-10%): crescimento fúngico exagerado, hipersensibilidade; uso vaginal (1-10%) – infecção fúngica

(continua)

Precauções: diarreia associada à *Clostridium difficile* (diarreia leve a colite fatal) tem sido relatada; histórico de dermatite atópica; não é recomendado o uso concomitante com eritromicina; idosos com doença grave (menos tolerantes à mudança na frequência intestinal); histórico de doença gastrointestinal, particularmente colite; superinfecção pode ocorrer como resultado da proliferação de microrganismos resistentes, especialmente leveduras

Contraindicações: histórico de colite associada a antibióticos, incluindo colite pseudomembranosa; histórico de enterite regional e colite ulcerativa (tópica, vaginal)

clindamicina

191

clobetasol					
Psorex®					
sol capilar 0,5 mg/g, crem derm e pom derm, 0,5 mg/g; xampu 0,5 mg/g	Precaução	Precaução	C	Uso criterioso	MPI? Não

Classificação terapêutica: corticosteroide

Posologia:
- Psoríase: aplicar pequena quantidade na área afetada, 1-2x/dia, evitando-se o uso por > 4 semanas; de acordo com a indicação clínica, a posologia pode variar
- Xampu: uso 1x/dia

Função hepática: insuficiência hepática – aumenta o risco de absorção sistêmica; sem informações sobre ajuste de dose; utilizar com precaução pelo menor tempo possível

Função renal: pode ocorrer glicosúria; sem informações sobre ajuste de dose; utilizar com precaução pelo menor tempo possível

Interações medicamentosas: sem interações conforme a base de dados Micromedex

Reações adversas (depende da formulação utilizada, da extensão da aplicação, da área superficial coberta e do uso de curativos oclusivos):
- Dermatológicas: eczema asteatótico (2%), atrofia da pele (1,9-4,2%), sensação de queimadura, desconforto com a pele (1,3%), pele seca (1-2%), prurido (0,5-3%), telangiectasia (3,2%)
- Respiratórias: nasofaringite (5%), infecção das vias aéreas superiores (8%)
- Endócrinas e metabólicas: hipocortisolismo secundário (adultos, 15-20%; crianças, 42-47%), hiperglicemia, síndrome de Cushing, supressão adrenal
- Neurológica: hipertensão intracraniana aguda

Precauções: não é recomendado usar com manifestação de acne vulgar, rosácea ou dermatite perioral; dermatite alérgica de contato pode ocorrer, resultando em falha de cura; interromper o uso na presença de infecção descontrolada na pele; utilização de espuma, loção ou xampu não é recomendada para pacientes com idade < 18 anos em razão do aumento do risco de toxicidade sistêmica; evitar o contato com olhos e lábios; evitar a aplicação na virilha, axilas ou áreas afins; a interrupção abrupta pode resultar em insuficiência glicocorticoide; psoríase; uso na face deve ser limitado a poucos dias; se aplicado nas pálpebras, cuidar para que o produto não entre em contato com os olhos – a exposição repetida pode resultar em glaucoma e catarata; evitar uso oftálmico, oral ou intravaginal; uso prolongado pode aumentar o risco de absorção sistêmica

Contraindicação: infecção primária do couro cabeludo

clomipramina Anafranil®; Anafranil® SR drg 25 mg; comp lib lenta 75 mg	 Precaução	 Precaução	 C	 Uso criterioso	 MPI? Sim

Classificação terapêutica: inibidor não seletivo da recaptação das monoaminas

Posologia:
- 25-150 mg/dia (máximo: 250 mg/dia para casos graves)
- Depressão, transtorno obsessivo-compulsivo, fobias: 1 drg de 25 mg, 2-3x/dia, ou 1 comp SR de 75 mg, 1x/dia (preferencialmente à noite); aumentar gradualmente nas primeiras 2 semanas para 4-6 drg de 25 mg ou 2 comp de 75 mg de liberação prolongada

Função hepática: é extensivamente metabolizada no fígado, por isso pode ocorrer lesão hepática; uso com precaução

Função renal: insuficiência renal moderada e grave – uso com precaução

Ajuste de dose (pacientes geriátricos): iniciar na extremidade inferior do intervalo de dosagem; cautela

Interações medicamentosas: anti-inflamatórios não esteroidais (ácido acetilsalicílico, naproxeno, fenilbutazona, ácido mefenâmico, fenoprofeno, ibuprofeno, indometacina, piroxicam, diclofenaco, cetoprofeno, flurbiprofeno, cetorolaco, tenoxicam, etofenamato, dipirona, nimesulida, lornoxicam, acemetacina, propifenazona, meloxicam, celecoxibe, proglumetacina, rofecoxibe, dexcetoprofeno, parocoxibe, valdecoxibe, etoricoxibe, nepafenaco, loxoprofeno, lumiracoxibe, ácido tolfenâmico, nimesulida, ácido flufenâmico), trifluoperazina, olanzapina, hidroxicloroquina, donepezila, alfapeginterferona alfa-2B, halofantrina, clonidina, simpatomiméticos de ação direta (epinefrina, fenilefrina, norepinefrina, midodrina, etilefrina), enalapril, atomoxetina, fluvoxamina, ácido valproico, ioimbina, modafinila

Reações adversas:
- Cardiovasculares: rubor (8%), hipotensão postural (20%), palpitações (4%), taquicardia (20%; crianças: 2%), dor no peito (4%), edema (2%)
- Dermatológicas: erupção cutânea (6%), púrpura (3%), acne (2%), dermatite (2%), pele ressecada (2%), urticária (1%)
- Hematológica: mielossupressão
- Neurológicas: sonolência (54%), tontura (54%), cefaleia (52%), fadiga (39%), insônia (25%), nervosismo (18%), mal-estar, sonolência, ansiedade (9%), memória comprometida (9%), espasmos (7%), concentração comprometida (5%), depressão (5%), febre (4%), hipertonia (4%), sonhos anormais (3%), agitação (3%), bocejos (3%), confusão mental (3%), dor (3%), enxaqueca (3%), transtorno da fala (3%), transtorno psicossomático (3%), calafrios (2%), despersonalização (2%), irritabilidade (2%), labilidade emocional (2%), reação de pânico (1%)
- Respiratórias: rinite (12%), broncoespasmo (2%), sinusite (6%), tosse (6%), epistaxe (2%)

(continua)

- Musculoesqueléticas: tremor (54%), mioclonia (13%; crianças: 2%), mialgia (13%), parestesia (9%), dorsalgia e/ou lombalgia (6%), artralgia (3%), fraqueza (1%)
- Gastrointestinais: xerostomia (84%), constipação (47%), náusea (33%), dispepsia (22%), ganho de peso (18%), diarreia (13%), anorexia (12%), aumento do apetite (11%), dor abdominal (11%), transtorno do paladar (8%), vômito (7%), flatulência (6%), transtorno odontológico (5%), disfagia (2%), esofagite (1%)
- Endócrinas e metabólicas: alterações da libido (21%), fogachos (5%), lactação não puerperal (4%), amenorreia (1%), aumento das mamas (2%), mastalgia (1%)
- Geniturinárias: transtorno de ejaculação (42%), impotência (20%), transtorno miccional (14%), ITU (2-6%), aumento da frequência urinária (5%), disúria (2%), leucorreia (2%), retenção urinária (2%), vaginite (2%)
- Oculares: visão anormal (18%; crianças: 7%), lacrimejamento anormal (3%), midríase (2%), conjuntivite (1%)
- Miscelânea: aumento da diaforese (29%; crianças: 9%)

Precauções: não é recomendado o uso concomitante com precursores da serotonina (p. ex., triptofano), outros inibidores seletivos da recaptura-ção da serotonina ou inibidores da recaptação de serotonina e norepi-nefrina; aumento do risco de precipitação de episódio misto/maníaco por pacientes com transtorno bipolar; piora do comportamento; ideação suicida ou depressão; risco de ativação de mania/hipomania de pacientes com histórico de mania; pode exacerbar a psicose ou ativar sintomas latentes de esquizofrênicos; glaucoma de ângulo fechado ou aumento da pressão intraocular – midríase foi relatada; no hipertireoidismo ou com uso concomitante de medicamentos da tireoide, aumenta o risco de ar-ritmias cardíacas; descontinuar o uso vários dias antes de cirurgia eletiva, se possível; na retenção urinária, podem ocorrer efeitos anticolinérgicos; em casos de tumor da medula suprarrenal (p. ex., feocromocitoma, neuroblastoma), pode causar crises hipertensivas; pode aumentar o risco de hipotensão, taquicardia ou alterações no ECG em doenças cardiovas-culares; uso concomitante com eletroconvulsoterapia pode aumentar os riscos do procedimento; doses acima das recomendadas podem causar convulsões; pacientes com risco de fratura óssea; sintomas de desconti-nuação graves foram relatados com retirada abrupta – retirada gradual é necessária; ganho de peso significativo, por vezes com excesso de 25% do total do corpo, tem sido relatado

Contraindicações: uso concomitante com um inibidor da monoaminoxi-dase, incluindo linezolida ou azul de metileno, EV, ou no prazo de 14 dias após a descontinuação (aguardar 14 dias após a suspensão antes de iniciar a administração de inibidores da monoaminoxidase); aumento do risco de síndrome serotoninérgica; período de recuperação do IAM

clonazepam					
Rivotril®					60+
comp SL 0,25; comp 0,5 e 2 mg; sol oral (gotas) 2,5 mg/mL	Contra- indicado	Sem informações	C	Uso criterioso	MPI? Sim

Classificação terapêutica: benzodiazepínico

Posologia:
- Transtorno do pânico: 0,25 mg, 2x/dia; aumentar 0,125-0,25 mg, 2x/dia, a cada 3 dias, até 1 mg/dia (máximo: 4 mg/dia)
- Convulsões: 0,5 mg, 3x/dia; aumentar 0,5-1 mg, a cada 3 dias, até controle das crises (máximo: 20 mg/dia)

Posologia individualizada de acordo com indicação clínica e resposta do paciente

Função hepática: podem ocorrer aumento da fosfatase alcalina (passageiro), aumento de transaminases (passageiro), hepatomegalia; doença hepática significativa – uso contraindicado

Função renal: na insuficiência renal, metabólitos de clonazepam são excretados por via renal; não há informações disponíveis sobre ajuste de dose

Interações medicamentosas: carbamazepina, barbitúricos (primidona, fenobarbital, tiopental), orlistate, erva-de-são-joão, amiodarona, teofilina, nevirapina, ritonavir, *ginkgo*

Reações adversas:
- Cardiovasculares: edema, palpitação
- Dermatológicas: erupção cutânea, hirsutismo, queda de cabelo
- Hematológicas: anemia, eosinofilia, leucopenia, trombocitopenia
- Neurológicas: sonolência (transtorno convulsivo: ~ 50%; transtorno do pânico: 37%), ataxia (transtorno convulsivo: ~ 30%; transtorno do pânico: 5%), problemas comportamentais (transtorno convulsivo: ~ 25%), alucinações, amnésia, cefaleia, coma, confusão mental, depressão, fadiga, fala desarticulada, febre, hipotonia, histeria, insônia, labilidade emocional, nervosismo, psicose, reações paradoxais (inclusive comportamento agressivo, agitação, ansiedade, excitabilidade, hostilidade, irritabilidade, nervosismo, pesadelos, transtornos do sono, sonhos vívidos), redução da capacidade intelectual, tentativa de suicídio, tontura, transtornos de memória, vertigem
- Respiratórias: bronquite, congestão torácica, depressão respiratória, falta de ar, faringite, hipersecreção, infecção de vias respiratórias, rinite, rinorreia, sinusite, tosse
- Musculoesqueléticas: coordenação anormal, disartria, fraqueza muscular, mialgia, movimentos coreiformes, tremor
- Gastrointestinais: alterações do peso (ganho ou perda), anorexia, aumento ou redução do apetite, constipação, desidratação, diarreia, dor abdominal, gastrite, inflamação gengival, língua saburrosa, náusea, xerostomia

(continua)

- Endócrinas e metabólicas: aumento ou redução da libido, dismenorreia
- Geniturinárias: aumento da frequência miccional, colpite, disúria, ejaculação retardada, enurese, impotência, ITU, noctúria, retenção urinária
- Oculares: diplopia, movimentos oculares anormais, nistagmo, turvamento da visão
- Miscelânea: afonia, aparência de olhar fixo, disdiadococinesia, encoprese, hemiparesia, linfadenopatia, reações alérgicas

Precauções: retirada abrupta, especialmente em doentes em longo prazo; terapia de dose elevada pode induzir estado de mal epiléptico – retirada gradual recomendada; reduzir 0,25 mg a cada 3 dias; em idosos, iniciar com a menor dose possível; uso concomitante com álcool; histórico de abuso de drogas; aumento do risco de pensamentos ou comportamentos suicidas

Contraindicação: glaucoma de ângulo fechado agudo

clonidina

Atensina®; Clonidin®

comp 0,1, 0,15 e 0,2 mg; sol inj 15 mcg/mL

Sem informações	Precaução	C	Uso criterioso	MPI? Sim

Classificação terapêutica: antiadrenérgico de ação central

Posologia:
- Hipertensão: 0,1-0,8 mg/dia, em 2 tomadas (máximo: 2,4 mg/dia)

Função hepática: podem ocorrer alterações nos testes de função hepática (anormalidades leves e passageiras, < 1%) e hepatite; não há informações disponíveis sobre o ajuste de dose

Função renal: pode ocorrer polaciúria; insuficiência renal – dose inicial menor, que deve ser ajustada de acordo com a resposta individual quanto ao grau de insuficiência renal, uso com precaução; hemodiálise – não é necessário administrar dose adicional após a sessão

Administração parenteral (compatível – SF): diluir em 16 mL de solução compatível e administrar por inj lenta (7-10 min), EV, ou diluir em 50 mL e infundir por 20 min
Obs.: utilizar imediatamente após diluição

Ajuste de dose (pacientes geriátricos): doses iniciais mais baixas são recomendadas desde que o paciente experimente hipotensão ortostática mais problemática e comprometimento dos processos de função motora e do pensamento

Interações medicamentosas: doxepina, imipramina, amitriptilina, clomipramina, verapamil, mirtazapina, nortriptilina, ciclosporina, ioimbina, mepivacaína, naloxona, flufenazina

Reações adversas (a incidência de eventos adversos pode ser menor pela via transdérmica do que VO, em razão de a relação pico-vale ser mais baixa):
- Cardiovasculares: bradicardia (1%), palpitação (1%), taquicardia (1%), anormalidades eletrocardiográficas, arritmia, bloqueio atrioventricular, dor torácica, fenômeno de Raynaud, hipotensão ortostática, insuficiência cardíaca congestiva, palidez, rubor, síncope, prolongamento do intervalo QT
- Dermatológicas: reações cutâneas localizadas e passageiras, caracterizadas por prurido e eritema (transdérmica: 15-50%), dermatite de contato (transdérmica: 8-34%), vesiculação (transdérmica: 7%), sensibilização alérgica de contato (transdérmica: 5%), hiperpigmentação (transdérmica: 5%), queimação (transdérmica: 3%), edema (3%), escoriações (transdérmica: 3%), exantema macular generalizado (1%), branqueamento (transdérmica: 1%), latejamento (transdérmica 1%), pápulas (transdérmica: 1%), alopecia, angioedema, erupção cutânea, hipopigmentação localizada (transdérmica), urticária

(continua)

- Hematológica: trombocitopenia (VO)
- Neurológicas: sonolência (12-33%), tontura (2-16%), sedação (3-10%), fadiga (4-6%), cefaleia (1-5%), letargia (3%), nervosismo (1-3%), insônia (2%), depressão mental (1%), agitação, alucinações (visuais e auditivas), ansiedade, AVC, delírio, febre, inquietação, irritabilidade, mal-estar, mudanças de comportamento, percepção ilusória, pesadelos, sonhos vívidos, parestesia, tremor
- Respiratórias: asma, congestão nasal, epistaxe, infecção do trato respiratório, nariz ressecado, nasofaringite, rinorreia
- Musculoesqueléticas: fraqueza (10%), artralgia (1%), mialgia (1%), cãibras em membros inferiores (< 1%), anestesia (localizada; transdérmica), dor em extremidades
- Gastrointestinais: xerostomia (25-40%), constipação (2-10%), anorexia (1%), perversão do paladar (1%), ganho de peso (< 1%), dor abdominal (VO), náusea, pseudo-obstrução (VO), vômito
- Auditivas: otalgia, otite média
- Endócrinas e metabólicas: disfunção sexual (3%), ginecomastia (1%), aumento da CPK (passageiro; VO), dor na glândula parótida (VO), hiperglicemia (passageira; VO), parotite (VO)
- Geniturinárias: disfunção erétil (2-3%), noctúria (1%), disúria, retenção urinária
- Oculares: lacrimação reduzida ou elevada, olhos ressecados, sensação de queimação nos olhos, transtorno de acomodação, visão turva
- Miscelânea: síndrome de abstinência (1%), sede, síndrome similar à gripe

Precauções: interrupção abrupta pode resultar em sintomas de abstinência (p. ex., agitação, dor de cabeça, tremor, aumento rápido da PA); aumento do risco com doses mais elevadas ou uso de betabloqueador concomitante; redução gradual da dose é recomendada quando a terapia for interrompida; anormalidades de condução e/ou uso concomitante de outras drogas simpaticolíticas; casos de bradicardia grave pós-comercialização foram relatados; desfibrilação ou cardioversão; insuficiência coronariana grave; aumento do risco de formação de arco por causa da corrente elétrica alterada

clopidogrel					
Plavix®					
comp 75 mg					
	Precaução	Sem ajuste de dose	B	Compatível	MPI? Não

Classificação terapêutica: inibidor da agregação plaquetária

Posologia:
- IAM recente, AVC recente, doença arterial periférica: 75 mg, VO, 1x/dia
- Síndrome coronariana aguda: dose de ataque de 300 mg seguida de 75 mg/dia, com duração de tratamento a depender de outras condutas (angioplastia, *stent*, *stent* revestido)

Função hepática: insuficiência hepática – uso com precaução

Função renal: insuficiência renal – ajuste de dose não é necessário

Interações medicamentosas: anlodipino, esomeprazol, nifedipino, lanzoprazol, omeprazol, rabeprazol, diltiazem, desvenlafaxina, placitaxel, citalopram, venlafaxina, repaglinida, nefazodona, paroxetina, escitalopram, duloxetina, milnaciprana, estatinas metabolizadas pelo CYP3A4 (lovastatina, sinvastatina, atorvastatina), fenitoína, vitamina A, *ginkgo*

Reações adversas:
- Sangramento: como com todos os medicamentos que possam afetar a hemostasia, observa-se sangramento; pode ocorrer hemorragia em praticamente qualquer local; o risco depende de múltiplas variáveis, incluindo uso concomitante de múltiplos agentes que alteram a hemostasia e a suscetibilidade do paciente
- Dermatológicas: erupção cutânea (4%), prurido (3%)
- Hematológicas: púrpura e escoriações (5%), sangramento (maior: 4%; menor: 5%), epistaxe (3%), 1-3%: hematoma
- Gastrointestinais: hemorragia (2%)

Precauções: CYP2C19 e metabolizadores pobres – evitar o uso concomitante com omeprazol e inibidores de CYP2C19; uso concomitante com etravirina não é recomendado; descontinuar o uso 5 dias antes de cirurgia; biópsia pulmonar transbrônquica tem risco de hemorragia aumentado

Contraindicações: sangramento patológico ativo; cirurgia programada para 5-7 dias

clorambucila					
Leukeran®					60+
comp rev 2 mg	Com ajuste de dose	Com ajuste de dose	D	Contra-indicado	MPI? Não

Classificação terapêutica: agente antineoplásico

Posologia: 0,1-0,2 mg/kg/dia
- De acordo com a indicação clínica (leucemia linfocitária crônica, linfoma de Hodgkin e linfoma não Hodgkin), há variação nos esquemas posológicos

Função hepática: podem ocorrer hepatotoxicidade e icterícia; insuficiência hepática – monitoração recomendada; redução da dose pode ser considerada

Função renal: ClCr 10-50 mL/min – 75% da dose; ClCr < 10 mL/min – 50% da dose; diálise peritoneal – 50% da dose

Ajuste de dose:
- Pacientes geriátricos: deve ser iniciada na extremidade inferior da gama de dosagem
- Hematológica: medula óssea, hipoplasia ou infiltração linfocítica da medula óssea (máximo: 0,1 mg/kg) – depressão de leucócitos pré-terapia ou contagem de plaquetas. Deve ser iniciado com dose reduzida. Em contagem de plaquetas ou leucócitos abaixo do normal, em particular quando a dose total aproximar-se de 6,5 mg/kg, recomenda-se redução da dose. Deve-se descontinuar com depressão mais grave. Em contagem de neutrófilos e plaquetas persistentemente baixas ou linfocitose periférica confirmada por exame da medula óssea, a dose diária não deve exceder 0,1 mg/kg

Interações medicamentosas: vacinas de vírus vivos (bacilo Calmette--Guérin, vacina rubéola, vacina caxumba, vacina poliomielite, vacina sarampo, vacina influenza, vacina catapora (varicela), vacina febre amarela, vacina febre tifoide, vacina adenovírus, vacina rotavírus)

Reações adversas:
- Dermatológicas: edema angioneurótico, eritema multiforme (raro), hipersensibilidade cutânea, necrólise epidérmica tóxica (rara), *rash* cutâneo, síndrome de Stevens-Johnson (rara), urticária
- Hematológicas: neutropenia (25%; relacionada à dose e à duração; início: 3 semanas; recuperação: 10 dias após a última dose), anemia, insuficiência da medula óssea (irreversível), leucemia (secundária), linfopenia, mielossupressão, pancitopenia, trombocitopenia
- Neurológicas: alucinações (raras), agitação (rara), ataxia (rara), confusão mental (rara), crises convulsivas focais ou generalizadas (raras), febre causada pelo medicamento
- Respiratórias: fibrose pulmonar, pneumonia intersticial
- Musculoesqueléticas: espasmos musculares (raros), mioclonia (rara), neuropatia periférica, paresia flácida (rara), tremor (raro)

(continua)

- Gastrointestinais: diarreia (infrequente), náusea (infrequente), ulceração oral (infrequente), vômito (infrequente)
- Endócrinas e metabólicas: amenorreia, infertilidade, síndrome da secreção inadequada de hormônio antidiurético
- Geniturinárias: azoospermia, cistite estéril
- Miscelânea: processos malignos secundários, reações alérgicas

Precauções: carcinogênico; evitar o uso concomitante com vacinas de vírus vivos em pacientes imunocomprometidos; se forem observados neutrófilos e plaquetas persistentemente baixos ou linfocitose periférica, pode ser necessário ajuste da posologia; radioterapia ou quimioterapia em 4 semanas; convulsões ou traumatismo cranioencefálico

Contraindicação: resistência prévia à substância

clorambucila

201

cloreto de cálcio

Cloreto de cálcio®

fr 24 g/60 mL; sol inj

Sem informações	Com ajuste de dose	C	Uso criterioso	MPI? Não

Classificação terapêutica: cálcio

Posologia:
- Hipocalcemia aguda sintomática: solução a 10% (100 mg/mL) de 1.000 mg em 10 min; pode ser repetida a cada 1 h até resolução dos sintomas
- Parada cardiorrespiratória, cardiotoxicidade por hiperpotassemia, hipocalcemia ou hipermagnesemia: 500-1.000 mg, em 2-5 min, repetindo-se conforme necessário

Função hepática: não há informações disponíveis

Função renal: pode ocorrer litíase renal; insuficiência renal com ClCr < 25 mL/min – dose deve ser baseada no nível sérico de cálcio; hemodiálise – redução da dosagem pode ser necessária em virtude do potencial para o desenvolvimento de hipercalcemia

Administração parenteral (cloreto de cálcio é compatível com a maioria das soluções para infusão EV, mas é incompatível com soluções contendo lipídeos e fosfato): administrar por injeção EV direta ou por infusão após a diluição, não excedendo 0,7-1,8 mEq/min; também pode ser administrado diretamente dentro da cavidade ventricular durante ressuscitação cardíaca (obs.: o paciente deve permanecer deitado após a administração); administrações IM ou SC podem provocar necrose e não devem ser utilizadas

Interações medicamentosas: ceftriaxona, eltrombopague, digoxina, ranelato de estrôncio

Reações adversas:
- Cardiovasculares: arritmia, bradicardia, hipotensão arterial, parada cardíaca, síncope, vasodilatação
- Musculoesquelética: sensação de formigamento
- Hepática: elevação da amilase sérica
- Gastrointestinais: irritação, sabor de giz
- Endócrina e metabólica: hipercalcemia
- Miscelânea: fogachos
- Relatos após colocação no mercado e/ou de caso: calcinose cutânea (calcifilaxia)

Precauções: uso concomitante de medicamentos digitálicos não é recomendado, a menos que as indicações sejam claramente definidas; não utilizar se houver suspeita de toxicidade por digitálico; taxa de injeção > 0,5-1 mL/min não é recomendada; monitorar o acesso venoso, pois extravasamento durante a administração pode causar necrose tecidual; hiperfosfatemia; acidose metabólica; hipopotassemia

Contraindicações: não recomendado de rotina no tratamento da parada cardiorrespiratória; intoxicação por digitálico (suspeita ou confirmada)

cloridrato de cinacalcete					
Mimpara®					
comp rev 30 e 60 mg	Com ajuste de dose	Sem ajuste de dose	C	Uso criterioso	MPI? Não

Classificação terapêutica: agente antiparatireóideo

Posologia:
- Hiperparatireoidismo secundário: dose inicial de 30 mg, 1x/dia, e aumento gradual a cada 2-4 semanas (máximo: 180 mg/dia, de acordo com níveis de paratormônio)
- Hiperparatireoidismo primário e carcinoma de paratireoide: dose inicial de 30 mg, 2x/dia, e aumento gradual a cada 2-4 semanas (máximo: 360 mg/dia – 90 mg, 4x/dia), de acordo com níveis de cálcio sérico

Função hepática: insuficiência hepática moderada a grave – pode ocorrer aumento da exposição e da meia-vida; ajuste de dose é necessário, com base nos níveis de cálcio sérico, fósforo sérico e/ou paratormônio

Função renal: insuficiência renal – ajuste de dose não é necessário

Interações medicamentosas: cetoconazol

Reações adversas:
- Cardiovascular: hipertensão arterial (7%), dor torácica (6%)
- Neurológicas: tontura (10%), crises convulsivas (1%), parestesia (14-29%), cefaleia (< 21%), depressão (10-18%)
- Musculoesqueléticas: mialgia (15%), fraqueza (7%), fratura óssea (12-21%), espasmo muscular (11-18%), artralgia (6-17%), dores nas costas
- Gastrointestinais: náusea (31%), vômito (27%), diarreia (21%), anorexia (6%), constipação (5-18%), dor abdominal (11%)
- Endócrinas e metabólicas: hipocalcemia (> 10%); redução da testosterona (1-10%), desidratação (< 24%)

Precauções: doença óssea pode ocorrer em razão dos níveis do paratormônio; função cardíaca prejudicada; hipotensão, agravamento da insuficiência cardíaca e/ou arritmia foram relatados; histórico de convulsões

Contraindicação: hipocalcemia

cloroquina					
Cloroquina® cap 400 mg; comp 250 mg (150 mg de base)	Precaução	Com ajuste de dose	C	Compatível	MPI? Não

Classificação terapêutica: antimalárico

Posologia:
- Profilaxia da malária: 500 mg (300 mg de base), VO, 1x/semana; iniciar 1-2 semanas antes da exposição e manter por 4 semanas após saída da área endêmica
- Tratamento da malária: 1 g, no 1º dia (600 mg de base), VO, seguido de 500 mg (300 mg de base), em 6-8 h e, depois, 500 mg após 24 h e 48 h da 1ª dose (não exceder 1.500 mg nos 3 dias de tratamento)
- Artrite reumatoide, lúpus eritematoso, doenças do tecido conjuntivo: manutenção de 200-400 mg, VO, 1x/dia

Obs.: esquemas posológicos podem variar conforme a indicação e a situação clínica individual

Função hepática: doença hepática, alcoolismo ou administração concomitante com drogas hepatotóxicas conhecidas – uso com precaução

Função renal: insuficiência renal com ClCr < 10 mL/min – administrar 50% da dose; se for necessário um tratamento prolongado, adotar 50-100 mg/dia; hemodiálise – minimamente removido; hemodiálise peritoneal – 50% da dose

Interações medicamentosas: hidroxicloroquina, cimetidina, donepezila, halofantrina, isoflurano, gemifloxacino, praziquantel, caolim, ciclosporina, ciprofloxacino

Reações adversas:
- Cardiovasculares: alterações eletrocardiográficas (raras; incluindo inversão da onda T), hipotensão arterial (rara), cardiomiopatia
- Dermatológicas: alopecia, alterações pigmentares mucosas e cutâneas (azul-preto), embranquecimento do cabelo, erupções cutâneas pleomórficas, erupções tipo líquen plano, fotossensibilidade, prurido
- Hematológicas: agranulocitose (reversível), anemia aplástica, neutropenia, trombocitopenia
- Neurológicas: alterações da personalidade, cefaleia, crise convulsiva, delírio, depressão, fadiga, psicose
- Musculoesqueléticas: relatos raros de atrofia muscular proximal, depressão de reflexos tendinosos profundos, miopatia, neuromiopatia
- Gastrointestinais: anorexia, cólicas abdominais, diarreia, estomatite, náusea, vômito
- Auditivas: redução da audição (maior risco para pacientes com lesão auditiva preexistente), surdez de condução, zumbido
- Oculares: retinopatia (incluindo alterações reversíveis para alguns pacientes submetidos à terapia prolongada ou de alta dose), turvamento da visão, degeneração macular (pode ser irreversível), maculopatia

(continua)

Precauções: evitar uso concomitante com cimetidina; distúrbios extrapiramidais agudos podem ocorrer; uso de doses elevadas e/ou de longo prazo é fator de risco para lesão irreversível da retina, fraqueza muscular e distúrbios sanguíneos graves; porfíria; psoríase preexistente; deficiência de G6PD; danos auditivos preexistentes; síndrome do QT longo confirmada ou suspeita

Contraindicação: alterações no campo visual ou na retina

clorpromazina					60+
Amplictil®					
comp rev 25 e 100 mg; sol inj 25 mg/5 mL; sol oral 40 mg/mL	Com ajuste de dose	Com ajuste de dose	C	Uso criterioso	MPI? Sim

Classificação terapêutica: antipsicótico

Posologia:
- Esquizofrenia, psicose: VO, dose inicial – 30-800 mg/dia, em 2-4 tomadas; dose usual – 200-800 mg/dia (máximo: 1 g/dia); parenteral (IM ou EV) – dose inicial de 25 mg, que pode ser repetida em 1-4 h, com aumento gradual até o máximo de 400 mg/dose, a cada 4-6 h (dose usual: 300-800 mg/dia)
- Soluço: 25-50 mg, VO, 3-4x/dia
- Náusea e vômito: 10-25 mg, VO, a cada 4-6 h; ou 25-50 mg, a cada 4-6 h, IM
- Durante cirurgia: 2 mg, a cada 2 minutos (solução de 1 mg/mL), EV (máximo: 25 mg)

Função hepática: pode ocorrer icterícia; insuficiência hepática – iniciar com dose baixa e com monitoração frequente, fazer ajuste de dose gradual

Função renal: insuficiência renal – ajuste de dose recomendado (não há informações de ajuste específicas); não é dialisável

Ajuste de dose (pacientes geriátricos): dosagens nas faixas mais baixas, com monitoração frequente e ajustes graduais

Administração parenteral (compatível – SF): IM – injetar profunda e lentamente no quadrante superior externo do glúteo, podendo ser diluída em 2% de procaína; EV – diluir em 25 mL e realizar a infusão em 25 min Obs.: administrar imediatamente após diluição

Interações medicamentosas: hidroxicloroquina, donepezila, gemifloxacino, lítio, carbamazepina, gatifloxacino, captopril, fenilalanina, triexifenidil, fenobarbital, trazodona, propranolol, ácido aminolevulínico, beladona

(continua)

Reações adversas:

- Cardiovasculares: alterações do intervalo QT, hipotensão postural, taquicardia, tontura
- Dermatológicas: dermatite, fotossensibilidade, pigmentação cutânea (cinza-azulado), urticária
- Hematológicas: agranulocitose, anemia aplástica, anemia hemolítica, eosinofilia (incluindo casos graves), leucopenia, púrpura trombocitopênica
- Neurológicas: acatisia, crises convulsivas, discinesia tardia, distonias, pseudoparkinsonismo, síndrome neuroléptica maligna (potencialmente fatal), sonolência
- Gastrointestinais: constipação (incluindo casos fatais), náusea, xerostomia

---

- Endócrinas e metabólicas: amenorreia, ingurgitamento mamário, ginecomastia, hiperglicemia (alguns casos extremos associados à cetoacidose, coma hiperosmolar ou morte) ou hipoglicemia, lactação, teste de gravidez falso-positivo, ganho de peso, hiperprolactinemia, galactorreia, intolerância à glicose
- Geniturinárias: impotência, retenção urinária, transtorno de ejaculação, priapismo (raro)
- Oculares: alterações corneanas e do cristalino, ceratopatia epitelial, retinopatia pigmentar, turvamento da visão

---

Precauções: pacientes idosos com psicose relacionada à demência (uso não aprovado) – aumento do risco de morte; uso concomitante com álcool não é recomendado pela possibilidade de efeitos aditivos e hipotensão; uso concomitante com metrizamida não é recomendado; síndrome de encefalopatia, em alguns casos, resulta em danos cerebrais irreversíveis – ocorreu com o uso de lítio e um antipsicótico; exposição extrema ao calor ou a inseticidas organofosforados; glaucoma; encefalopatia hepática por cirrose – aumento da sensibilidade aos efeitos do SNC; interromper pelo menos 48 h antes de mielografia e não recomeçar até 24 h após o procedimento; efeitos depressivos podem ocorrer em doenças respiratórias, infecção aguda ou doença respiratória crônica, especialmente em crianças de 1-12 anos de idade; pode baixar o limiar convulsivo; uso com cautela para pacientes com fatores de risco cardiovascular; foram relatados casos de tromboembolismo venoso, incluindo casos de embolismo pulmonar; reações alérgicas, incluindo anafilaxia e reações asmáticas fatais – aumento do risco para asmáticos (injetável); discinesia tardia, potencialmente irreversível, pode ocorrer – aumento do risco para idosos, especialmente mulheres

---

Contraindicações: estado de coma; uso concomitante com grandes doses de depressores do SNC (p. ex., barbitúricos, álcool, narcóticos); uso concomitante com levodopa; glaucoma de ângulo fechado; pacientes com risco de retenção urinária, ligados a problemas uretroprostáticos

clorpropamida

Diabinese®

comp 250 mg

	Com ajuste de dose	Contra-indicado	C	Uso criterioso	MPI? Sim

Classificação terapêutica: antidiabético

Posologia:
- Diabete: dose inicial de 250 mg, 1x/dia
- Pacientes graves podem necessitar de até 500 mg/dia; a dose é variável e deve ser individualizada de acordo com a resposta ao tratamento

Função hepática: podem ocorrer icterícia colestática e porfiria hepática; insuficiência hepática – doses inicial e de manutenção devem ser conservadoras para evitar hipoglicemia

Função renal: doses inicial e de manutenção devem ser conservadoras para evitar hipoglicemia; insuficiência renal moderada com ClCr > 50 mL/min – diminuição da dose recomendada de 50%; insuficiência renal moderada a grave com ClCr < 50 mL/min – uso contraindicado; hemodiálise e diálise peritoneal – evitar uso

Ajustes de dose (pacientes geriátricos): dose inicial de 100-125 mg/dia; debilitados ou desnutridos – dose inicial e de manutenção devem ser conservadoras para evitar hipoglicemia; idosos – iniciar com 100-125 mg/dia e ajustar após 5-7 dias, com reduções ou aumentos de 50-125 mg, a cada 3-5 dias

Interações medicamentosas: dulaglutida, disopiramida, rifapentina, clofibrato, saxagliptina, betabloqueadores (propranolol, metoprolol, timolol, nadolol, pindolol, atenolol, labetalol, acebutolol, betaxolol, levobunolol, esmolol, carteolol, bisoprolol, sotalol, metipranolol, carvedilol, nevibolol), rifampicina, cloranfenicol, ácido aminolevulínico, inibidores da monoaminoxidase (tranilcipromina, selegilina, azul de metileno, furazolidona, moclobemida, linezolida, rasagilina), *glucomannan*, *psyllium*

Reações adversas:
- Dermatológicas: dermatite esfoliativa, eritema multiforme, erupções maculopapulares, fotossensibilidade, prurido, urticária
- Hematológicas: agranulocitose, anemia aplástica, anemia hemolítica, eosinofilia, leucopenia, pancitopenia, porfiria cutânea tardia, trombocitopenia
- Neurológicas: cefaleia, tontura
- Gastrointestinais: anorexia, diarreia, fome, proctocolite, vômito
- Endócrinas e metabólicas: hipoglicemia, reações similares às do dissulfiram, síndrome da secreção inadequada de hormônio antidiurético, hiponatremia

(continua)

Precauções: insuficiência adrenal ou pituitária – aumento do risco de hipoglicemia; mortalidade cardiovascular tem sido relatada com tolbutamida, então o risco não pode ser descartado com outras sulfonilureias; deficiência de G6PD; G6PD pode levar à anemia hemolítica – considerar o uso de um agente não sulfonilureia; anemia hemolítica foi reportada; hipoglicemia prolongada pode ocorrer; estresse causado por infecção, febre, trauma ou cirurgia – potencial de perda de controle glicêmico; pode exigir tratamento médico agressivo

Contraindicações: DM tipo 1; cetoacidose diabética, com ou sem coma

clortalidona					
clortalidona Higroton® comp 12,5, 25 e 50 mg	Precaução	Contra- indicado	B	Compatível	MPI? Não

Classificação terapêutica: diuréticos de teto baixo

Posologia:
• Hipertensão: 12,5-25 mg, VO, 1x/dia (máximo: 100 mg/dia)

Função hepática: insuficiência hepática – uso com precaução

Função renal: insuficiência renal – uso contraindicado para pacientes com creatinina sérica ou nível de nitrogênio da ureia > 2,5 mg/dL; ClCr < 10 mL/min – uso contraindicado

Ajustes de dose (pacientes geriátricos): inicial – 12,5-25 mg/dia, 1x/dia ou em dias alternados

Interações medicamentosas: glicosídeos digitálicos (digoxina, deslanosídeo), sotalol, anti-inflamatórios não esteroidais (ácido acetilsalicílico, naproxeno, fenilbutazona, ácido mefenâmico, fenoprofeno, ibuprofeno, indometacina, piroxicam, diclofenaco, cetoprofeno, flurbiprofeno, cetorolaco, tenoxicam, etofenamato, dipirona, nimesulida, lornoxicam, acemetacina, propifenazona, meloxicam, celecoxibe, proglumetacina, rofecoxibe, dexcetoprofeno, parecoxibe, valdecoxibe, etoricoxibe, nepafenaco, loxoprofeno, lumiracoxibe, ácido tolfenâmico, nimesulida, ácido flufenâmico), varfarina, ácido aminolevulínico

Reações adversas:
• Dermatológica: 1-10% – fotossensibilidade
• Gastrointestinais: 1-10% – anorexia, desconforto epigástrico
• Endócrina e metabólica: 1-10% – hipopotassemia; hiperuricemia; hiponatremia; hipomagnesemia; diminuição do apetite; hiperglicemia; aumento de lipídeos
• Neurológicos: vertigem
• Cardiovascular: hipotensão postural
• Geniturinária: disfunção erétil

Precauções: não fazer uso concomitante com lítio; DM; desequilíbrio hidroeletrolítico; idosos; histórico de alergia ou asma brônquica; hiperuricemia ou gota; hipotensão; pode agravar a toxicidade de digitálicos; lúpus eritematoso sistêmico; tem sido associado com reação idiossincrática, resultando em miopia transitória e glaucoma de ângulo estreito; uso concomitante com IECA

Contraindicações: anúria; hipopotassemia refratária ou condições que envolvam perda aumentada de potássio; hiponatremia e hipercalcemia; hiperuricemia sintomática (histórico de gota ou cálculo de ácido úrico)

clotrimazol

Canesten®; Gino-canesten®

sol tópica (spr) 10 mg/mL; crem derm 10 mg/g; pó 10 mg/g; crem vaginal 50 mg/5 g e 100 mg/5 g; comp vaginal 500 mg

Precaução	Sem informações	C	Uso criterioso	MPI? Não

Classificação terapêutica: antifúngico para uso tópico

Interações medicamentosas: sem interações conforme a base de dados Micromedex

Posologia:
- Dermatofitoses, candidíase cutânea: tópico (sol e crem dermatológicos) – aplicar na região afetada 2-3x/dia, em fina camada
- Candidíase vulvovaginal: via vaginal – 1 comp vaginal 500 mg, dose única, à noite; 1 comp vaginal 100 mg, por 6 noites consecutivas, ou 2 comps vaginais 100 mg, por 3 noites consecutivas; crem vaginal – introduzir via vaginal a 1% por 7 noites consecutivas, ou a 2%, por 3 noites consecutivas

Função hepática: podem ocorrer alterações nos testes de função hepática (> 10%); insuficiência hepática – uso com precaução

Função renal: não há informações disponíveis

Reações adversas:
- Gastrointestinais: 1-10% – podem ocorrer náusea e vômito de pacientes que utilizam pastilhas de clotrimazol
- Locais: 1-10% – irritação, sensação de picada na pele ou na área vaginal, sensação leve de queimação
- Geniturinária: crem vaginal (1-10%) – sensação de queimação vulvar ou vaginal

Precauções: creme vaginal pode reduzir a eficácia e a segurança de métodos contraceptivos de barreira à base de látex, como preservativos e diafragma

clozapina					
Leponex®					60+
comp 25 e 100 mg	Com ajuste de dose	Com ajuste de dose	C	Uso criterioso	MPI? Sim

Classificação terapêutica: antipsicótico

Posologia:
- Esquizofrenia, transtorno esquizoafetivo: dose inicial de 12,5 mg, 1-2x/dia, com incrementos de 25-50 mg/dia até dose de 300-450 mg/dia, em período de 2-3 semanas (máximo: 900 mg/dia)

Função hepática: podem ocorrer alterações nos testes de função hepática (1%); insuficiência hepática – ajuste de dose pode ser necessário (não há recomendação de ajuste de dose específico)

Função renal: insuficiência renal – ajuste de dose pode ser necessário (não há recomendação de ajuste de dose específico)

Ajuste de dose: pacientes geriátricos – esquizofrenia: dose inicial 12,5 mg, 1x/dia, durante 3 dias, aumentar para 25 mg, 1x/dia, durante 3 dias, se bem tolerado, aumentar para 12,5-25 mg/dia, a cada 3 dias (máximo: 300 mg/dia); leucopenia moderada (2.000-< 3.000/mm^3) e/ou granulocitopenia moderada (contagem de neutrófilos absoluta de 1.000-< 1.500/mm^3) – interromper a terapia e pode-se reiniciar quando contagem de leucócitos > 3.500/mm^3 e contagem de neutrófilos absoluta > 2.000/mm^3; no caso em que até 2 dias se passaram desde a última dose, reiniciar com 12,5 mg, 1-2x/dia, e, então, titular a dose mais rapidamente se for tolerada; se a contagem de leucócitos cair para < 2.000/mm^3 ou a de neutrófilos para < 1.000/ mm^3, não reiniciar; infecções, hipersensibilidade ou processo inflamatório – a dose pode precisar ser reduzida em 50%; uso concomitante com inibidores do CYP1A2 fortes – adotar ⅓ da dose; após a interrupção do forte inibidor do CYP1A2, aumentar a dose de clozapina com base na resposta clínica; uso concomitante com inibidores do CYP1A2 moderados ou fracos – considerar redução da dose de clozapina, se necessário; após a interrupção do inibidor, aumentar a dose com base na resposta clínica; uso concomitante com inibidores da CYP2D6 ou CYP3A4 – considerar redução da dose de clozapina, se necessário; após a interrupção do inibidor, aumentar a dose com base na resposta clínica; uso concomitante com indutores potentes do CYP3A4 – não é recomendado; aumento da dose pode ser necessário se o uso concomitante não puder ser evitado; após a interrupção do forte indutor do CYP3A4, reduzir a dose com base na resposta clínica; uso concomitante com CYP1A2 ou indutores do CYP3A4 moderados ou fracos – aumento da dose de clozapina pode ser necessário; após a descontinuação do indutor, considerar diminuir a dose com base na resposta clínica; metabolizadores do CYP2D6 pobres – redução da dose pode ser necessária

(continua)

Interações medicamentosas: nefazodona, hidroxicloroquina, buspirona, donepezila, lítio, ciprofloxacino, cimetidina

Reações adversas:
- Cardiovasculares: taquicardia (25%), hipotensão arterial (9%), síncope (6%), hipertensão arterial (4%), alterações eletrocardiográficas (1%), angina (1%)
- Dermatológica: erupção cutânea (2%)
- Hematológicas: agranulocitose (1%), eosinofilia (1%), leucocitose, leucopenia
- Neurológicas: sonolência (39-46%), tontura (19-27%), insônia (2-20%), cefaleia (7%), tremor (6%), febre (5%), hipocinesia (4%), acinesia (4%), agitação (4%), inquietação (4%), pesadelos (4%), acatisia (3%), confusão mental (3%), crise convulsiva (3%), ansiedade (1%), ataxia (1%), depressão (1%), espasmos mioclônicos (1%), fala desarticulada (1%), letargia (1%), hipercinesia (1%)
- Respiratórias: congestão nasal (1%), dispneia (1%), broncopneumonia (alguns casos fatais)
- Musculoesqueléticas: rigidez (3%), dor (1%), espasmos (1%), fraqueza (1%), hipercinesia (1%)
- Gastrointestinais: sialorreia (31-48%), ganho de peso (4-31%), constipação (14-25%), náusea e/ou vômito (3-17%), desconforto abdominal e/ou azia (4-14%), xerostomia (6%), diarreia (2%), anorexia (1%), desconforto faríngeo (1%)
- Geniturinárias: anormalidades urinárias (p. ex., ejaculação anormal, retenção urinária, urgência miccional, incontinência urinária; 1-2%)
- Ocular: distúrbios visuais (5%)
- Miscelânea: diaforese (6%), anestesia da língua (1%)

Precauções: prolongamento do intervalo QT; não é recomendado o uso concomitante com indutores potentes do CYP3A4; uso concomitante com metabolizadores pobres de CYP2D6 – ajustes de dose podem ser necessários; uso concomitante com medicamentos que prolonguem o intervalo QT e benzodiazepínicos ou outros medicamentos psicotrópicos; idosos com psicose relacionada com demência (uso não aprovado) – aumento do risco de morte; doença pulmonar; glaucoma de ângulo agudo; histórico ou fatores predisponentes a convulsões; aumento da duração do tratamento ou doses cumulativas mais altas; sintomas psicóticos ou rebote colinérgico podem ocorrer com retirada abrupta; discinesia tardia, potencialmente irreversível; mulheres; idosos; hipertrofia prostática

Contraindicações: agranulocitose ou granulocitopenia grave induzida; uso concomitante com agentes depressores da medula óssea; íleo paralítico; depressão grave do SNC ou estado comatoso; epilepsia descontrolada; doenças cardíacas graves, como miocardite

codeína					
Codein®					
comp 30 e 60 mg; amp 30 mg/mL	Precaução	Com ajuste de dose	C	Uso criterioso	MPI? Não

Classificação terapêutica: supressor da tosse

Posologia:
- Dor: 15-60 mg, a cada 4 h (máximo: 360 mg/dia)
- Tosse: 7,5-120 mg/dia, em tomada única ou doses divididas

Função hepática: pode ocorrer aumento nos testes de função hepática (1-10%); insuficiência hepática – iniciar com dose inferior do intervalo e titular com cautela; uso com precaução

Função renal: insuficiência renal com ClCr de 10-50 mL/min – administrar 75% da dose; ClCr < 10 mL/min – administrar 50% da dose

Administração parenteral: por via parenteral (SC ou IM), pode ser administrada para adultos (15-60 mg, a cada 4 ou 6 h), mas não é recomendada para crianças e recém-nascidos

Interações medicamentosas: naltrexona

Reações adversas:
- Cardiovasculares: 1-10% – hipotensão arterial, taquicardia ou bradicardia; depressão circulatória; hipertensão; palpitações; síncope
- Dermatológicas: 1-10% – erupção cutânea, urticária, diaforese, prurido
- Neurológicas: > 10% – sonolência; 1-10% – agitação, cefaleia, confusão mental, estimulação paradoxal do SNC, falsa sensação de bem-estar, mal-estar, sensação de desmaio, tontura, sonhos anormais, apreensão, ataxia, calafrio, depressão, aumento da pressão intracraniana, insônia, nervosismo, sedação, alteração no paladar, vertigem
- Respiratórias: 1-10% – dispneia, broncoespasmo, depressão respiratória
- Musculoesquelética: 1-10% – fraqueza, laringoespasmo, rigidez muscular, tremor
- Gastrointestinais: > 10% – constipação; 1-10% – anorexia, náusea, ressecamento da boca, vômito, cólicas adbominais, dor abdominal, espasmo do trato biliar, pancreatite
- Geniturinárias: 1-10% – espasmos ureterais, redução da micção, retenção urinária
- Locais: 1-10% – sensação de queimação no local da injeção
- Oculares: 1-10% – visão turva, diplopia, miose
- Miscelânea: dependência física e psicológica, liberação de histamina

(continua)

Precauções: pode acusar dependência e mascarar quadro clínico decorrente de traumas cranioencefálicos; uso com cautela para idosos, pacientes debilitados, com doença de Addison ou hipertrofia prostática; hipóxia; doença pulmonar obstrutiva crônica ou outra doença pulmonar obstrutiva; metabolizadores ultrarrápidos por conta de um genótipo CYP2D6*2x2 específico (prevalência de 0,5-1% em chineses, japoneses e hispânicos; 1-10% em caucasianos; 3% em afroamericanos; e 16-28% em norte-africanos, etíopes e árabes) podem desencadear sintomas de superdose, como sonolência excessiva, confusão ou respiração superficial

Contraindicações: asma brônquica grave ou aguda; hipercarbia; presença ou suspeita de íleo paralítico; manejo da dor pós-operatória de crianças submetidas à tonsilectomia e/ou à adenoidectomia

---

colagenase
Kollagenase®

pom derm 0,6 UI/g

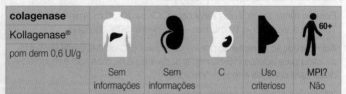

Sem informações	Sem informações	C	Uso criterioso	MPI? Não

Classificação terapêutica: antiulceroso dérmico

Posologia:
- Desbridamento de tecido necrótico de úlceras e queimaduras graves: aplicar na região afetada uma camada de 2 mm, 1-2x/dia

Função hepática: não há informações disponíveis

Função renal: não há informações disponíveis

Interações medicamentosas: sem interações conforme a base de dados Micromedex

Reações adversas:
- Dermatológicas: ardência, dor, irritação, eczema, rubor, reações de hipersensibilidade e hiperemia local
- Pode haver reação de hipersensibilidade: discrasias sanguíneas (raras), incluindo anemia aplástica, podem ocorrer com o uso tópico

Precauções: pacientes debilitados – risco teórico de bacteriemia; detergentes, soluções ácidas ou antissépticos que contenham íons de metais pesados (p. ex., mercúrio ou prata) podem inativar a substância – evitar o uso; se não houver melhora em 14 dias, o tratamento deve ser descontinuado

Observação: otimamente eficaz em pH 6-8

colchicina					
Colchis®					60+
comp 1 mg	Com ajuste de dose	Com ajuste de dose	C	Compatível	MPI? Não

Classificação terapêutica: antirreumático

Posologia:
- Crise aguda de gota: dose inicial de 1 mg, VO, seguido de 0,5 mg, a cada 1-2 h, repetindo-se até alívio ou diarreia, náusea, vômito ou debilidade muscular (máximo: 3 mg/dia)
- Prevenção de gota: 0,5 mg, 1-3x/dia

Função hepática:
- Insuficiência hepática leve a moderada: sem ajuste necessário
- Insuficiência hepática, FMF: comprometimento grave, considerar redução da dose

Função renal:
- Crise de gota: ClCr > 30 mL/min – ajuste de dose não é necessário; ClCr < 30 mL/min – não repetir > 1x a cada 2 semanas
- Gota (profilaxia): ClCr 30-59 mL/min – 0,5 mg, 1x/dia; ClCr 15-29 mL/min – 0,5 mg, a cada 2 ou 3 dias; ClCr < 15 mL/min – uso contraindicado
- Insuficiência renal, FMF: ClCr de 30-80 mL/min – pode ser necessário ajuste; ClCr < 30 mL/min – dose inicial de 0,3 mg/dia, VO, aumentar com monitoração adequada

Ajuste de dose (idade > 70 anos): reduzir dose profilática em 50%

Interações medicamentosas: claritromicina, ritonavir, diltiazem, ciclosporina, verapamil, cetoconazol, eritromicina, sunitinibe, tacrolimo, sinvastatina, alfainterferona 2a, pravastatina, pitavastatina, atorvastatina, fluconazol, aprepitanto, fosaprepitanto, fenofibrato, lovastatina, genfibrozila, fenofibrato, amprenavir, fosamprenavir, clofibrato, digoxina, bezafibrato, fluvastatina, ciprofibrato

Reações adversas:
- Dermatológica: 1-10% – alopecia
- Gastrointestinais: > 10% – náusea, vômito, diarreia, dor abdominal; 1-10% – anorexia

Precauções: toxicidade neuromuscular e rabdomiólise – aumento do risco para pacientes com disfunção renal e idosos

Contraindicação: uso concomitante com fortes inibidores do CYP3A4 (incluindo todos os da protease, exceto fosamprenavir) de pacientes com insuficiência hepática ou renal – risco de toxicidade fatal

colestiramina Questran® light susp oral 4 g					
	Sem ajuste de dose	Precaução	C	Contraindicado	MPI? Não

Classificação terapêutica: resina permutadora de íons

Posologia:
- Hipolipemiante: 1 env (equivalente a 4 g de resina colestiramina-anidra) em 60-90 mL de líquido pela manhã e à noite; após 1-2 semanas, aumentar para 8 g de resina colestiramina em 120-180 mL de líquido pela manhã e à noite (máximo: 24 g/dia de resina colestiramina)

Função hepática: não é necessário ajuste, pois não é absorvida pelo trato gastrointestinal

Função renal: insuficiência renal – uso com precaução

Interações medicamentosas: micofenolato de mofetila, digoxina, exetimiba, cefalexina, meloxicam, levotiroxina, ácido valproico, amiodarona, hidroclorotiazida, diclofenaco, aceclofenaco, varfarina, propranolol, furosemida, metronidazol

Reações adversas:
- Neurológica: cefaleia (1-10%)
- Gastrointestinais: azia, constipação, gastralgia, náusea, vômito (> 10%); diarreia, eructação, timpanismo (1-10%)

Precauções: contém fenilalanina; utilizar com precaução para doentes com fenilcetonúria (suspensão oral); com o uso crônico, pode ocorrer possível redução do folato celular – considerar suplementação com ácido fólico; depleção de volume; em altas doses, pode impedir a absorção de vitaminas lipossolúveis, como A, D e K

Contraindicação: obstrução biliar completa

colistimetato de sódio (colistina ou polimixina E)					
Colis-tek®; Promixin® pó sol inj 150 mg de colistina base; pó liof sol inj 1.000.000 UI	Sem informações	Com ajuste de dose	D	Uso criterioso	MPI? Não

Classificação terapêutica: polimixina

Posologia: 30.000 UI de colistimetato = 1 mg de colistina
- Infecções bacterianas: dose de ataque (mg) = concentração média em estado de equilíbrio de alvo da colistina (geralmente, 3,5, mas alguns autores consideram 2,5) x 2 x peso (considerar o menor entre o peso ideal e o real); dose de manutenção (mg) = concentração média em estado de equilíbrio de alvo da colistina x (1,5 x ClCr + 30); não ultrapassar 475 mg/dia de droga, de acordo com novos estudos (conforme a bula, até 300 mg/dia)
- A colistina tem alta excreção urinária, o que pode ser positivo no tratamento relacionado às ITU
- Exemplo prático de cálculo de dose para paciente com peso = 60 kg (peso real menor do que o peso ideal) e ClCr = 100 mL/min/1,73 m^2:
  - Ataque: 3,5 x 2 x peso = 3,5 x 2 x 60 = 420 mg de colistina
  - Manutenção: 3,5 x (1,5 x ClCr + 30) = 3,5 x (1,5 x 100 + 30) = 3,5 x 180 = 630 mg de colistina/dia; como a dose máxima de colistina é de 475 mg/dia, a dose final deve ser de 237,5 mg, a cada 12 h, ou 158 mg, a cada 8 h

Função hepática: não há informações disponíveis

Função renal: pode causar aumento do risco de apneia, bloqueio neuromuscular, aumento da creatinina, nefrotoxicidade, proteinúria, redução do débito urinário; insuficiência renal com ClCr > 70 mL/min 1,73 m^2 – administrar a cada 8 ou 12 h; ClCr de 10-70 mL/min/1,73 m^2 – administrar a cada 6 ou 12 h; ClCr < 10 mL/min/1,73 m^2 – administrar a cada 12 h; administrar dose do dia após término da sessão de hemodiálise

Ajuste de dose (obesidade): determinar a dose com base no peso corporal ideal

Administração parenteral (compatível – SF, SG5%, SG5% em NaCl a 0,2, 0,45 e 0,9% e Ringer lactato): reconstituir 150 mg em 2 mL de AD; IM – administrar profundamente e em região de grande massa muscular; EV – administrar metade da dose diária lentamente, em 3-5 min, a cada 12 h; para realizar a infusão, administrar metade da dose diária lentamente por inj direta e adicionar a outra metade em sol compatível, infundindo durante 22-23 h; inalatório (Promixin®): reconstituir em AD ou mistura de 50:50 de AD e SF
Obs.: EV é preferível a IM; a taxa de infusão deve ser reduzida de acordo com o grau de insuficiência renal

(continua)

Interações medicamentosas: antibióticos polipeptídeos (colistimetato de sódio, polimixina B, bacitracina)

Reações adversas:
- Dermatológicas: erupção cutânea, prurido, urticária
- Neurológicas: cefaleia, fala desarticulada, febre, tontura, vertigem
- Respiratórias: apneia, parada respiratória
- Musculoesqueléticas: fraqueza (extremidades inferiores), parestesia (extremidades; VO)
- Gastrointestinal: desconforto gastrointestinal

Precauções: diarreia associada a *Clostridium difficile* pode ocorrer > 2 meses após a administração; parada respiratória foi relatada após a administração IM

D

dabigatrana						
Pradaxa®						60+
cap 75, 110 e 150 mg	Sem informações	Contra-indicado	C		Uso criterioso	MPI? Não

Classificação terapêutica: inibidor direto da trombina

Posologia:
- Fibrilação atrial com indicação de profilaxia de evento trombótico: 150 mg, 2x/dia
- Anticoagulação de trombose venosa profunda e tromboembolismo pulmonar: 150 mg, 2x/dia; iniciar após 5-10 dias de anticoagulação parenteral
- Profilaxia pós-operatória: artroplastia de quadril ou joelho – dose de ataque de 110 mg, 1-4 h após o fim da hemostasia cirúrgica, ou 220 mg se não for iniciada no pós-operatório imediato; manutenção de 220 mg, 1x/dia, por no mínimo 10-14 dias, por até 35 dias em indicações de quimioprofilaxia estendida
- Conversão a partir da varfarina: ClCr > 50 mL/min – iniciar varfarina 3 dias antes da descontinuação de dabigatrana; ClCr 30-50 mL/min – iniciar varfarina 2 dias antes da descontinuação de dabigatrana; ClCr 15-30 mL/min – iniciar varfarina 1 dia antes da descontinuação de dabigatrana; ClCr < 15 mL/min – não há informações disponíveis

Função hepática: pode ocorrer aumento da ALT (≥ 3x LSN: 2-3%); não há informações disponíveis sobre ajuste de dose

Função renal: pode ocorrer hematúria (1%); insuficiência renal com ClCr < 30 mL/min ou em diálise – tratamento e profilaxia de trombose venosa profunda ou embolia pulmonar recorrente – não existem recomendações disponíveis; uso concomitante com inibidor de glicoproteína P (ClCr < 50 mL/min) – tratamento e profilaxia da trombose venosa profunda recorrente ou embolia pulmonar; uso contraindicado; AVC e profilaxia de embolia sistêmica de pacientes com fibrilação atrial não valvular (ClCr de 15-30 mL/min) – 75 mg, VO, 2x/dia; ClCr < 15 mL/min – não há recomendações disponíveis; uso concomitante com dronedarona ou cetoconazol sistêmico; ClCr de 30-50 mL/min – 75 mg, VO, 2x/dia; uso concomitante com inibidor da glicoproteína P, AVC e embolia sistêmica, profilaxia em pacientes com fibrilação atrial não valvular (ClCr de 15-30 mL/min) – uso contraindicado; é dialisável (57% removido em 4 h)

Interações medicamentosas: apixabana, venlafaxina

(continua)

Reações adversas:
- Hematológicas: sangramento (8-14%), anemia (1-4%), hematoma (1-2%), hemorragia (após procedimento ou proveniente de ferida: 1-2%), redução da Hb (1-2%)
- Gastrointestinal: hemorragia gastrointestinal ($\leq$ 1%)
- Miscelânea: secreção de feridas (5%), secreção pós-procedimento (1%)

Precauções: usar com extremo cuidado em idosos; aumento do risco trombótico após a suspensão; se for necessária punção epidural ou raquianestesia, pode ocorrer hematoma epidural ou espinal; descontinuar o uso 1-2 dias (ClCr $\geq$ 50 mL/min) ou 3-5 dias (ClCr < 50 mL/min) antes de procedimentos invasivos ou cirurgia; considerar maior tempo de suspensão para cirurgias de grande porte, punção lombar ou inserção de cateter espinal ou peridural; aumento do risco de sangramento em procedimentos cirúrgicos ou invasivos; doença cardíaca valvular, incluindo a presença de válvula cardíaca protética; uso não recomendado para pacientes com prótese biológica

Contraindicações: sangramento ativo; válvula cardíaca prostética mecânica

dalteparina sódica					
Fragmin®					
seringa preenchida 2.500 UI (12.500 UI/mL) e 5.000 UI (25.000 UI/mL)	Precaução	Precaução	B	Uso criterioso	MPI? Não

Classificação terapêutica: heparina de baixo peso molecular

Posologia:
- Profilaxia de evento tromboembólico: obeso mórbido (IMC ≥ 40 kg/m^2) – pode ser necessário aumentar a dose em 30%; paciente cirúrgico com risco moderado de evento tromboembólico – 2.500 UI, SC, 1-2 h antes da cirurgia, e depois 2.500-5.000 UI, SC, 1x/dia, por 5-10 dias; paciente cirúrgico com alto risco de evento tromboembólico – 5.000 UI, SC, na véspera da cirurgia, e depois 5.000 UI, SC, 1x/dia, pelo tempo preconizado para o risco da cirurgia; artroplastia total de quadril – iniciar com 2.500 UI, 4-12 h após a cirurgia, a depender da hemostasia; pode-se também iniciar no dia da cirurgia com 2.500 UI antes (idealmente > 12 h antes, mas pode ser até 2 h antes); caso se inicie na véspera, 5.000 UI, SC, 10-14 h antes da cirurgia; manutenção de 5.000 UI, SC, diariamente, por até 35 dias, por no mínimo 10-14 dias; imobilidade em paciente clínico – 5.000 UI, SC, 1x/dia
- Angina instável ou infarto sem supradesnivelamento de segmento ST: 120 UI/kg (máximo: 10.000 UI), a cada 12 h, por 5-8 dias
- Tromboembolismo venoso e pulmonar: 200 UI/kg, 1x/dia; em caso de risco de sangramento aumentado, fazer 100 UI/kg, 2x/dia; em obesos, calcular a dose pelo peso, pois atividade anti-Xa em 3 dias é similiar em pacientes obesos e não obesos; em pacientes com indicação de anticoagulação prolongada pela presença de neoplasia, iniciar 200 UI/kg, 1x/dia (máximo: 18.000 UI), por 30 dias; manutenção de 150 UI/kg, por 2-6 meses; caso plaquetas de 50-100.000/mm^3, reduzir dose em 2.500 UI até plaquetas > 100.000/mm^3; se contagem > 50.000/mm^3, suspender
- Valva mecânica: 100 UI/kg/dose, a cada 12 h
- Profilaxia de evento tromboembólico recorrente na gravidez: 5.000 UI, SC, 1x/dia, por até 6 semanas pós-parto

Função hepática: pode ocorrer aumento de ALT > 3x LSN, AST > 3x LSN; insuficiência hepática – uso com precaução

Função renal: insuficiência renal (profilaxia de trombose) – dose fixa 5.000 UI/dia (variação de 2.500 UI/dia para 7.500 UI/dia) não resultou em acúmulo de droga em pacientes com insuficiência renal moderada a grave; pacientes com câncer com ClCr < 30 mL/min – monitorar os níveis de anti-Xa de 4-6 h e, após a dose, recomenda-se determinar a dose apropriada para atingir meta de 0,5-1,5 UI/mL; uso com precaução

(continua)

Ajustes de dose: pacientes obesos (tratamento ou profilaxia) – dose baseada no peso corporal total de pacientes com peso até 190 kg; trombocitopenia de pacientes com câncer – contagem de plaquetas de 50.000-100.000/mm^3 – reduzir a dose diária em 2.500 UI até contagem de plaquetas aumentar para ≥ 100.000/mm^3; trombocitopenia de pacientes com câncer – se contagem de plaquetas < 50.000/mm^3, interromper a terapêutica até que a contagem se recupere para > 50.000/mm^3

Administração parenteral: uso injetável exclusivamente SC

Interações medicamentosas: fluvoxamina, paroxetina, apixabana, anti-inflamatórios não esteroidais (ácido acetilsalicílico, naproxeno, fenilbutazona, ácido mefenâmico, fenoprofeno, ibuprofeno, indometacina, piroxicam, diclofenaco, cetoprofeno, flurbiprofeno, cetorolaco, tenoxicam, etofenamato, dipirona, nimesulida, lornoxicam, acemetacina, propifenazona, meloxicam, celecoxibe, proglumetacina, rofecoxibe, dexcetoprofeno, parocoxibe, valdecoxibe, etoricoxibe, nepafenaco, loxoprofeno, lumiracoxibe, ácido tolfenâmico, nimesulida, ácido flufenâmico), sertralina, citalopram, fluoxetina, venlafaxina, escitalopram

Reações adversas:
- Sangramento: assim como para todos os anticoagulantes, o sangramento é o efeito adverso mais significativo; pode ocorrer hemorragia em praticamente qualquer local; o risco depende de múltiplas variáveis
- Hematológicas: sangramento (> 10%), hematoma no local da ferida (1-10%), trombocitopenia (incluindo as induzidas por heparina)
- Locais: dor no local da injeção (≤ 12%), hematoma no local da injeção (≤ 7%)

Precauções: uso concomitante com heparina de baixo peso molecular ou heparinoides e anestesia no neuroeixo ou punção lombar; uso concomitante com medicamentos que afetem a hemostasia, como AINH, inibidores de plaquetas e outros anticoagulantes; histórico de deformidade da coluna vertebral, cirurgia da coluna vertebral, punções epidurais ou espinais traumáticas; endocardite bacteriana; distúrbios hemorrágicos congênitos ou adquiridos; retinopatia diabética; retinopatia hipertensiva; aumento do risco de sangramento de pacientes idosos com função renal diminuída ou baixo peso corporal (< 45 kg); hipertensão grave, descontrolada; defeitos congênitos das plaquetas; aguardar para inserção ou remoção de cateter: pelo menos 12 h depois da administração de 2.500 UI, 1x/dia, pelo menos 15 h após 5.000 UI, 1x/dia, pelo menos 24 h após doses elevadas – considerar o dobro desse tempo para pacientes com ClCr < 30 mL/min; parto recente; úlcera péptica; AVC hemorrágico

Contraindicações: sangramento maior ativo; histórico de trombocitopenia induzida por heparina, com ou sem trombose; pacientes submetidos à anestesia epidural/neuraxial; não administrar dalteparina como tratamento para a angina instável e *non-Q-wave myocardial infarction* ou para profilaxia prolongada

danazol					
Ladogal®					60+
cap dura 100 e 200 mg	Contra-indicado	Contra-indicado	X	Uso criterioso	MPI? Não

Classificação terapêutica: antigonadotrofinas e agentes similares

Posologia:
- Endometriose: leve – iniciar com 200-400 mg/dia, em 2 tomadas; moderada a grave – iniciar com 800 mg/dia, em 2 doses; manutenção – dose individualizada, por 3-9 meses
- Doença fibrocística benigna da mama – 100-400 mg/dia, em 2 doses diárias; a dor deve melhorar em 2-3 meses de tratamento, e os nódulos, em 4-6 meses
- Angioedema hereditário: 200 mg, 2-3x/dia; se a resposta for favorável, diminuir a dose em 50%, a cada 1-3 meses; se houver uma crise, aumentar dose em até 200 mg/dia

Função hepática: podem ocorrer adenoma hepático, aumento de enzimas hepáticas, icterícia, icterícia colestática, peliose hepática, tumores malignos (após o uso prolongado); disfunção hepática grave – uso contraindicado

Função renal: pode ocorrer hematúria; disfunção renal grave – uso contraindicado

Interações medicamentosas: sinvastatina, lovastatina, carbamazepina, ciclosporina, varfarina, tacrolimo

Reações adversas:
- Cardiovasculares: edema, hipertensão arterial, hipertensão intracraniana benigna (rara), rubores, síncope
- Dermatológicas: acne, exantema maculopapular, exantema papular, exantema petequial, exantema purpúrico, exantema vesicular, fotossensibilidade (rara), hirsutismo leve, perda de pelos, prurido, seborreia, síndrome de Stevens-Johnson (rara), urticária
- Hematológicas: aumento da contagem plaquetária, aumento de eritrócitos, eosinofilia, eritrocitose (reversível), leucocitose, leucopenia, policitemia, trombocitopenia
- Neurológicas: ansiedade (rara), calafrios (raros), cefaleia, convulsões (raras), depressão, desmaio, distúrbios do sono, febre (rara), labilidade emocional, nervosismo, síndrome de Guillain-Barré, tontura, tremor
- Respiratória: congestão nasal (rara)
- Musculoesqueléticas: anormalidades da CPK, artralgia, aumento do volume articular, bloqueio articular, cãibras musculares, cervicalgia, dor em extremidades, dorsalgia ou lombalgia, espasmos, fraqueza, parestesia, síndrome do túnel do carpo (rara)
- Gastrointestinais: alterações do apetite (raras), constipação, ganho de peso, gastroenterite, náusea, pancreatite (rara), sangramento gengival (raro), vômito

(continua)

- Endócrinas e metabólicas: alterações da libido, alterações do sêmen (volume, viscosidade, contagem e motilidade espermática), amenorreia (pode persistir após a terapia), aumento de LDL, ganho de peso, distúrbios menstruais (manchas sanguinolentas, alteração do ciclo), hipertrofia clitoridiana, intolerância à glicose, redução da espermatogênese, redução de HDL, redução do tamanho das mamas, secreção mamária
- Oculares: catarata (rara), distúrbios visuais
- Geniturinárias: dor pélvica, irritação vaginal, ressecamento vaginal
- Miscelânea: alterações da voz (rouquidão, dor orofaríngea, instabilidade, tom mais grave), diaforese

Precauções: efeitos androgênicos, potencialmente irreversíveis, podem ocorrer; carcinoma de mama deve ser excluído antes de se iniciar a terapia; DM; pode ocorrer retenção de volume – precaução no uso em insuficiência cardíaca, hipertensão, policitemia, enxaqueca, convulsão e insuficiência renal

Contraindicações: tumor andrógeno-dependente; função cardíaca bastante prejudicada; sangramento genital, não diagnosticado, anormal; porfiria; histórico de doença tromboembólica ou trombose

dantroleno

Dantrolen®

pó liof sol inj 20 mg

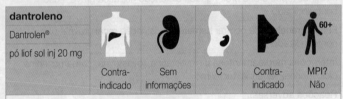

| Contra-indicado | Sem informações | C | Contra-indicado | MPI? Não |

Classificação terapêutica: relaxante muscular de ação direta

Posologia:
- Espasticidade: iniciar com 25 mg/dia, por 7 dias; aumentar para 25 mg, 3x/dia, por 7 dias; depois para 50 mg, 3x/dia, por 7 dias; e, em seguida, para 100 mg, 3x/dia (máximo: 400 mg/dia); usar a menor dose efetiva e parar o tratamento se não for efetivo em 45 dias
- Hipertermia maligna: 2,5 mg/kg, EV, em doses repetidas, até controle dos sintomas ou dose cumulativa, 10 mg/kg; manutenção pós-crise – 0,25 mg/kg/h, EV, por pelo menos 24 h
- Síndrome neuroléptica maligna: 1-2,5 mg/kg, EV, em doses repetidas, até controle dos sintomas ou dose cumulativa 10 mg/kg; depois, trocar para terapia VO

Função hepática: pode ocorrer hepatite; doença hepática ativa (hepatite aguda, cirrose ativa) – uso contraindicado

Função renal: pode ocorrer hematúria; não há informações disponíveis sobre necessidade de ajuste de dose

(continua)

Administração parenteral: reconstituir em 60 mL de AD; administrar na forma de injeção lenta (2-3 min) ou infundir em 60 min
Obs.: estabilidade de 6 h em TA; não transferir a solução reconstituída para vidro pelo risco de precipitação

Interações medicamentosas: metotrexato

Reações adversas (frequência não definida):
- Cardiovasculares: alteração da PA, insuficiência cardíaca, taquicardia, bloqueio atrioventricular (EV 3%), variação da PA
- Dermatológicas: crescimento capilar anormal, erupção cutânea, erupção eczematoide, prurido, urticária
- Hematológicas: anemia (aplástica), leucopenia, trombocitopenia
- Neurológicas: calafrios, cefaleia, confusão mental, crises convulsivas, depressão mental, distúrbio da fala, fadiga, febre, insônia, mal-estar, nervosismo, sensação de desmaio, sonolência, tontura
- Respiratórias: depressão respiratória, derrame pleural (associado à pericardite), edema pulmonar, sensação de sufocamento
- Musculoesqueléticas: dorsalgia e/ou lombalgia, fraqueza muscular, mialgia
- Gastrointestinais: alteração do paladar, anorexia, cólicas abdominais, constipação, diarreia, disfagia, hemorragia gastrointestinal, irritação gástrica, náusea, vômito
- Geniturinárias: aumento da frequência urinária, cristalúria, dificuldade de ereção, dificuldade de urinar, incontinência urinária, noctúria, poliúria, retenção urinária
- Locais: necrose tecidual, reação no local da injeção (dor, eritema, inchaço), tromboflebite
- Oculares: diplopia, lacrimejamento (excessivo), turvamento da visão
- Miscelânea: anafilaxia, diaforese, linfoma linfocítico, sialorreia

Precauções: pacientes com esclerose lateral amiotrófica; função cardíaca prejudicada secundária à doença do miocárdio; função pulmonar diminuída ou doença pulmonar obstrutiva crônica; pode provocar reação de fotossensibilidade; mulheres e pacientes com idade > 35 anos

Contraindicações: na espasticidade para sustentar pé de equilíbrio/ postura em deambulação ou quando é utilizada para obter ou manter o aumento da função

dantroleno

dapagliflozina					
Forxiga®					60+
comp rev 5 e 10 mg					
	Sem ajuste de dose	Com ajuste de dose	C	Uso criterioso	MPI? Não

Classificação terapêutica: antidiabético

Posologia:
- Diabete tipo 2: inicialmente, 5 mg, VO, 1x/dia, pela manhã, podendo aumentar para 10 mg, 1x/dia

Função hepática: ajuste de dose não é necessário

Função renal: lesão renal leve (ritmo de filtração glomerular estimado $\geq$ 60 mL/min/1,73 m^2) – ajuste de dose não é necessário; lesão renal moderada – ritmo de filtração glomerular estimado < 60 mL/min/1,73 m^2) – não iniciar terapia; ritmo de filtração glomerular estimado persistentemente = 30-60 mL/min/1,73 m^2 – uso não recomendado; lesão renal grave (ritmo de filtração glomerular estimado < 30 mL/min/1,73 m^2), falência dos rins ou recebendo diálise – uso contraindicado

Ajuste de dose (pacientes geriátricos): não é necessário; uso concomitante de insulina ou secretores de insulina – redução da dose de insulina ou dos secretores de insulina pode ser necessária para evitar hipoglicemia

Interações medicamentosas: betabloqueadores (propranolol, metoprolol, timolol, nadolol, pindolol, atenolol, labetalol, acebutolol, betaxolol, levobunolol, esmolol, carteolol, bisoprolol, sotalol, metipranolol, carvedilol, nevibolol)

Reações adversas:
- Cardiovascular: hipotensão
- Endócrinas e metabólicas: cetoacidose diabética, hipoglicemia, cetoacidose
- Imunológica: reação de hipersensibilidade grave (0,3%)
- Musculoesquelética: fratura de osso
- Renais: câncer de bexiga (0,17%), lesão renal, pielonefrite, disfunção renal, sepse decorrente de infecção do trato urinário, depleção do volume renal decorrente da perda de produção (déficit renal); infecção do trato urinário (4,3-5,7%)
- Reprodutivas: infecção genital feminina (6,9-8,4%); infecção genital (4,8-5,7%)
- Respiratória: nasofaringite (6,3-6,6%)

Precauções:
- Sistema cardiovascular: pode ocorrer hipotensão sintomática – risco aumentado para pacientes com lesão renal (ritmo de filtração glomerular < 60 mL/min/1,73 m^2), em pacientes idosos e naqueles que usam diuréticos de alça; avaliar e corrigir o volume antes do tratamento; recomenda-se monitoração

(continua)

- Sistema endócrino e metabólico: cetoacidose, às vezes fatal, tem sido reportada e pode resultar em hospitalização – recomenda-se monitoração, interrupção e até descontinuação do uso se suspeitado; hipoglicemia – risco aumentado quando usado concomitantemente com insulina ou secretores de insulina; ajuste de dose pode ser requerido; aumento do LDL-colesterol pode ocorrer – recomenda-se monitoração; testes de glicosúria e 1,5-anidroglucitol não são recomendados para monitorar o controle glicêmico com o uso de dapagliflozina
- Função renal: lesão aguda do rim, possivelmente requerendo hospitalização e diálise, tem sido reportada – risco aumentado para pacientes com hipovolemia, doença renal crônica, insuficiência cardíaca congestiva ou uso concomitante de diuréticos, inibidores da enzima conversora da angiotensina, bloqueadores dos receptores de angiotensina ou AINH; requer monitoração e descontinuação; infecções do trato urinário resultantes de urossepsia e pielonefrite têm sido reportadas – todos os casos demandaram hospitalização e, alguns, admissão em UTI ou diálise; recomenda-se monitoração; câncer de bexiga, ativo – uso não recomendado; histórico de câncer de bexiga – risco desconhecido de reincidência; mensurar os benefícios do controle glicêmico *vs.* risco de recorrência antes do tratamento; início de câncer de bexiga – pode ocorrer; lesão renal – uso não recomendado para pacientes com lesão moderada (ritmo de filtração glomerular = 30-60 mL/min/1,73 m^2); uso contraindicado para pacientes com lesão grave (ritmo de filtração glomerular estimado < 30 mL/min/1,73 m^2); aumento de creatinina sérica, diminuição do ritmo de filtração glomerular e efeitos adversos relacionados à função renal podem ocorrer – risco aumentado para pacientes idosos ou com disfunção renal preexistente; recomenda-se monitoração
- Sistema reprodutivo: pode ocorrer infecção micótica genital – risco aumentado para pacientes com histórico anterior de infecção micótica genital; recomenda-se monitoração

Contraindicações: diálises; doença renal em fase terminal; hipersensibilidade aos componentes do medicamento; lesão renal grave (ritmo de filtração glomerular < 30 mL/min/1,73 m^2)

dapsona

Dapsona®

comp 100 mg

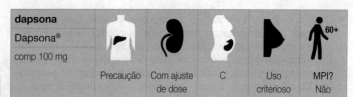

| Precaução | Com ajuste de dose | C | Uso criterioso | MPI? Não |

Classificação terapêutica: medicamento para tratamento da lepra

Posologia:
- Hanseníase: 100 mg/dia, em combinação com os demais agentes; duração variável do tratamento
- Dermatite herpetiforme: iniciar com 50 mg/dia, aumentando até 300 mg/dia; reduzir a dose assim que possível
- Lúpus cutâneo: 100 mg/dia
- Pênfigo vulgar: 25 mg/dia, por 7 dias, aumentando 25 mg, a cada 7 dias, até 100 mg/dia, por 7 dias (tratamento total: 4 semanas)
- Terapia alternativa para *Pneumocystis jirovecii* em HIV-positivo: profilático – 100 mg/dia como monoterapia ou 50 mg/dia ou 200 mg/semana se em associação com pirimetamina semanal e leucovorina; tratamento – 100 mg/dia, em combinação com sulfametoxazol + trimetoprima, por 21 dias

Função hepática: podem ocorrer hepatite, icterícia colestática, alterações nos testes de função hepática (paciente com dermatite herpetiforme e colangite); uso com precaução

Função renal: podem ocorrer albuminúria, necrose papilar renal, síndrome nefrótica; o fármaco e os metabólitos são excretados por via renal; insuficiência renal – ajuste de dose é necessário (não há informações sobre ajuste de dose específico)

Interações medicamentosas: varfarina, zidovudina, rifabutina, amprenavir, fosamprenavir, atazanavir

Reações adversas:
- Cardiovascular: taquicardia
- Dermatológicas: dermatites bolhosa e esfoliativa, dermatite esfoliativa (VO), eritema nodoso, fototoxicidade (VO), necrólise epidérmica tóxica, reações morbiliformes e escarlatiniformes, síndrome de Stevens-Johnson, urticária
- Hematológicas: > 10% – aumento de reticulócitos (2-12%), hemólise (relacionada à dose; observada em pacientes com e sem deficiência de glicose-6-fosfato-desidrogenase), meta-hemoglobinemia, redução da Hb (1-2 g/dL, em quase todos os pacientes), redução do tempo de vida de eritrócitos; frequência não definida – agranulocitose, anemia, aplasia pura de eritrócitos (relato de caso), leucopenia
- Neurológicas: cefaleia, febre, insônia, movimentos tonicoclônicos (tópica), psicose, vertigem
- Respiratórias: eosinofilia pulmonar, faringite (tópico), pneumonite intersticial

(continua)

- Musculoesqueléticas: lúpus eritematoso induzido por medicamento, neuropatia periférica (rara, pacientes sem hanseníase), toxicidade de neurônio motor inferior (terapia prolongada)
- Gastrointestinais: dor abdominal (VO, tópico), náusea, pancreatite (VO, tópico), vômito
- Auditiva: zumbido
- Endócrinas e metabólicas: hipoalbuminemia (sem proteinúria), infertilidade masculina
- Ocular: visão turva
- Miscelânea: síndrome similar à mononucleose infecciosa (erupção cutânea, febre, linfadenopatia, disfunção hepática)

Precauções: em discrasias sanguíneas; anemia grave; exposição a agentes ou condições que possam produzir hemólise; deficiência de meta-Hb--redutase; porfiria

Contraindicação: amiloidose renal avançada

daptomicina

Cubicin®

pó liof sol inj 500 mg

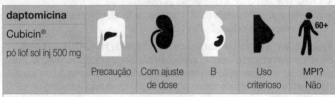

| Precaução | Com ajuste de dose | B | Uso criterioso | MPI? Não |

Classificação terapêutica: antibacteriano

Posologia:
- Infecções complicadas de pele: 4 mg/kg, EV, 1x/dia, por 7-14 dias
- Bacteriemia ou endocardite de valva nativa por *Staphylococcus aureus*: 6 mg/kg, EV, 1x/dia, por 2-8 semanas
- Osteomielite: 6 mg/kg, EV, 1x/dia, por no mínimo 8 semanas; pode ser associado à rifampicina
- Não é eficaz para tratar infeções de sítio pulmonar

Função hepática: podem ocorrer aumento de transaminases (2-3%) e aumento da fosfatase alcalina (2%); insuficiência hepática leve a moderada – ajuste de dose não é necessário; insuficiência hepática grave – segurança não estabelecida, uso com precaução

Função renal: ClCr > 30 mL/min – sem ajuste; ClCr < 30 mL/min, inclusive hemodiálise ou CAPD: 4-6 mg/kg, cada 48 h; administrar após sessão

Administração parenteral (compatível – SF e Ringer lactato): reconstituir o pó em 10 mL de SF; administrar como injeção EV lenta ou diluir em 50 mL e infundir durante 30 min

Obs.: estabilidade de 12 h em TA ou de 48 h em REF; não agitar vigorosamente – deixar em repouso por 10 min, preferencialmente, em seguida misturar delicadamente com movimentos rotacionais

Interações medicamentosas: sem interações conforme a base de dados Micromedex

(continua)

Reações adversas:
- Cardiovasculares: dor torácica (7%), edema periférico (7%), hipertensão arterial (1-6%), hipotensão arterial (2-5%)
- Dermatológicas: erupção cutânea (4-7%), prurido (3-6%), eritema (5%)
- Hematológicas: anemia (2-13%), aumento do INR (2%), eosinofilia (2%)
- Neurológicas: insônia (5-9%), cefaleia (5-7%), febre (2-7%), tontura (2-6%), ansiedade (5%)
- Respiratórias: dor faringolaríngea (8%), derrame pleural (6%), pneumonia (3%), tosse (3%), dispneia (2-3%)
- Musculoesqueléticas: aumento da CPK (3-9%), dor em membros (2-9%), dorsalgia e/ou lombalgia (7%), fraqueza (5%), artralgia (1-3%)
- Gastrointestinais: diarreia (5-12%), vômito (3-12%), constipação (6-11%), náusea (6-10%), dor abdominal (6%), fezes líquidas (4%), dispepsia (1-4%), hemorragia gastrointestinal (2%)
- Endócrinas e metabólicas: hipopotassemia (9%), hiperpotassemia (5%), hiperfosfatemia (3%)
- Geniturinária: ITU (2-7%)
- Local: reação no local da injeção (3-6%)
- Miscelânea: osteomielite (6%), bacteriemia (5%), diaforese (5%), sepse (5%), infecção (fúngica, 2-3%)

Precauções: uso concomitante com inibidores da HMG-CoA-redutase – risco aumentado de miopatia; infecções por *Staphylococcus aureus*, que persiste ou reincidente, foram relatadas; monitorar sintomas de miopatia e dosagem de CPK; descontinuar a medicação caso haja aumento de CPK > 1.000 x LSN, CPK > 1.000 ou sintomas de miopatia

darifenacina

Enablex®

com rev lib prol
7,5 e 15 mg

Contra-indicado	Sem ajuste de dose	C	Uso criterioso	MPI? Não

Classificação terapêutica: espasmolítico

Posologia:
- Hiperatividade vesical: iniciar com 7,5 mg, 1x/dia; após 2 semanas, se a resposta for inadequada, aumentar para 15 mg/dia; é necessário ajuste de dose, não ultrapassando 7,5 mg/dia, se o uso for concomitante com inibidores da enzima CYP3A4, como derivados imidazólicos, eritromicina, isoniazida, inibidores de protease

Função hepática: insuficiência hepática moderada – ajuste de dose necessário; insuficiência hepática grave – uso contraindicado; insuficiência hepática moderada – máximo 7,5 mg/dia

Função renal: ajuste não é necessário

Interações medicamentosas: imipramina, cetoconazol

Reações adversas:
- Cardiovasculares (1-10%): edema periférico, hipertensão arterial
- Neurológicas (1-10%): cefaleia (7%), tontura (1-2%), dor
- Respiratórias (1-10%): bronquite, faringite, rinite, sinusite
- Musculoesqueléticas (1-10%): fraqueza (2-3%), artralgia, dorsalgia ou lombalgia
- Gastrointestinais: xerostomia (19-35%), constipação (15-21%), dispepsia (3-8%), dor abdominal (2-4%), náusea (2-4%), diarreia (1-2%), ganho de peso, vômito
- Geniturinárias (1-10%): ITU (4-5%), distúrbios do trato urinário, retenção urinária, vaginite
- Oculares (1-10%): ressecamento dos olhos (2%), visão anormal
- Miscelânea: síndrome similar à gripe (1-3%), lesão acidental (1-3%)

Precauções: anafilaxia e angioedema têm ocorrido com as doses iniciais ou subsequentes; obstrução do fluxo da bexiga clinicamente significativa; efeitos anticolinérgicos no SNC (p. ex., tonturas, sonolência) foram relatados; motilidade gastrointestinal diminuída (p. ex., atonia intestinal); miastenia grave; glaucoma de ângulo fechado, controlado; histórico de prolongamento do intervalo QT; hiperplasia prostática não obstrutiva

Contraindicações: retenção gástrica e/ou urinária preexistentes; glaucoma de ângulo fechado sem controle

deltametrina

Escabin®

loção e xampu 20 mg; sabonete 1 g/100 g; loção 1 g/100 mL; crem 1 g/100 g

Sem informações	Sem informações	Sem informações	Sem informações	MPI? Não

Classificação terapêutica: escabicida e pediculicida

Posologia:
- Loção: utilizar com fricção por toda a região afetada, podendo manter até o próximo banho, por 4 dias seguidos
- Xampu: aplicar com fricção nos cabelos e couro cabeludo, deixando agir por 5 min, enxaguando bem após, por 4 dias seguidos
- Sabonete: ensaboar a região afetada vigorosamente, mantendo por 5 min, por 4 dias consecutivos, com reaplicação após 7 dias para eliminação de ovos
- Creme: usar preferencialmente durante o dia, após o uso do xampu, deixando permanecer; tratar por 2 ou 3 dias, repetindo tratamento 8-12 dias depois

Função hepática: não há informações disponíveis

Função renal: não há informações disponíveis

Interações medicamentosas: sem interações conforme bula Anvisa

Reações adversas:
- Dermatológicas: erupções cutâneas, irritação ocular e da pele
- Neurológicas: caso seja absorvida, podem ocorrer cefaleia, distúrbios neurológicos
- Respiratórias: caso seja absorvida, podem ocorrer distúrbios respiratórios
- Gastrointestinais: caso seja absorvida, podem ocorrer distúrbios gastrointestinais

Precaução: indicado apenas para uso tópico

Contraindicações: alergia respiratória; lesões na pele

denosumabe

Prolia®

seringa preenchida 60 mg/mL

Sem informações	Sem ajuste de dose	X	Contra-indicado	MPI? Não

Classificação terapêutica: osteoporose

Posologia:
- Osteoporose pós-menopausa, perda óssea induzida por inibidores da aromatase de mulheres com câncer de mama, perda óssea induzida pela deprivação de andrógenos de homens com câncer de próstata: 60 mg, SC, a cada 6 meses

Obs.: utilizar concomitantemente vitamina D e cálcio, de modo que se evite hipocalcemia

Função hepática: não há informações disponíveis sobre necessidade de ajuste de dose

Função renal: insuficiência renal – ajuste de dose não é necessário; diálise – risco significativo de hipocalcemia; manter os níveis de cálcio com ingestão adequada de cálcio, vitamina D e, potencialmente, magnésio, durante a terapia; monitoração recomendada

Administração parenteral: uso injetável, exclusivamente SC

Interações medicamentosas: sem interações conforme a base de dados Micromedex

Reações adversas:
- Cardiovasculares: hipertensão (11%), edema periférico (5%), angina (3%)
- Dermatológicas: dermatite (11%), eczema (11%), erupção cutânea (3-11%)
- Respiratórias: dispneia (21-27%), tosse (15%), infecção de vias aéreas superiores (5%)
- Musculoesqueléticas: dor em extremidades (12%), ciatalgia (5%), ostealgia (4%), mialgia (3%)
- Gastrointestinais: náusea (31%), perda de apetite (24%), vômito (24%), constipação (21%), diarreia (20%), flatulência (2%)
- Endócrinas e metabólicas: hipofosfatemia (32%), hipercolesterolemia (7%), hipocalcemia (2%); aumento do risco com disfunção renal
- Miscelânea: novas malignidades (5%), infecções (não fatais, graves; 4%)

Precauções: supressão de remodelação óssea foi relatada; procedimentos odontológicos; fraturas, atípico de baixa energia ou baixo trauma; hipocalcemia ou agravamento; distúrbios do metabolismo mineral; má higiene bucal; histórico de hipoparatireoidismo, cirurgia da tireoide e/ou da paratireoide; síndrome de má absorção; intestino reduzido ou outra condição predisponente de hipocalcemia; coagulopatias

Contraindicação: hipocalcemia (corrigir antes do início do uso)

desloratadina					
Desalex®					60+
comp rev 5 mg; xpe 0,5 mg/mL	Com ajuste e dose	Com ajuste e dose	C	Uso criterioso	MPI? Não

Classificação terapêutica: anti-histamínico

Posologia:
- Rinite alérgica ou urticária: 5 mg/dia (10 mL, xarope) para adultos

Função hepática: disfunção hepática – potencial para toxicidade; insuficiência hepática – iniciar com 5 mg, em dias alternados

Função renal: insuficiência renal – iniciar com 5 mg, em dias alternados

Interações medicamentosas: sem interações conforme a base de dados Micromedex

Reações adversas:
- Neurológicas: cefaleia (1-4%), fadiga (2-5%), tontura (4%), sonolência (2%)
- Respiratória: faringite (3-4%)
- Musculoesquelética: mialgia (2-3%)
- Gastrointestinais: náusea (5%), dispepsia (3%), xerostomia (3%)
- Endócrina e metabólica: dismenorreia (2%)

Precaução: xpe contém açúcar, portanto deve ser usado com cautela em portadores de diabete

desmopressina DDAVP®; DDAVP comp 0,1 e 0,2 mg; spr nasal 0,1 mg/mL; sol nasal 0,1 mg/mL; sol inj 4 mcg/mL; sol inj 15 mcg/mL	Sem ajuste de dose	Contra-indicado	B	Compatível	MPI? Sim

Classificação terapêutica: hormônio do lobo posterior da hipófise

Posologia:
- Diabete insípido central: intranasal – 10-40 mcg/dia, em 1-3 doses; EV, quando falha o tratamento intranasal – 2-4 mcg/dia, em 2 doses, ou 1/10 da dose de manutenção nasal; observar restrição de fluidos

Função hepática: podem ocorrer aumentos passageiros nas transaminases hepáticas; ajuste de dose não é necessário

Função renal: insuficiência renal leve – pode aumentar o risco de reações tóxicas à droga; insuficiência renal moderada a grave (ClCr < 50 mL/min) – uso contraindicado

Ajuste de dose: doença aguda (risco de desequilíbrio de fluidos e eletrólitos) ou condições associadas com o aumento da ingestão de água – tratamento VO, interrupção para enurese noturna primária; idosos – iniciar na extremidade baixa da faixa de dose; sexo feminino – as doses mais baixas podem ser necessárias para noctúria

Administração parenteral: administrar em *bolus* ou diluir em 50 mL de SF e infundir em 15-30 min
Obs.: uso imediato

Interações medicamentosas: sem interações conforme a base de dados Micromedex

Reações adversas (a frequência pode não ser definida – relacionada à dose ou à via de administração):
- Cardiovasculares: aumento ou redução da PA, rubores faciais
- Dermatológica: erupção cutânea
- Neurológicas: cefaleia (2-5%), tontura (intranasal: ≤ 3%), calafrios (intranasal: 2%)
- Respiratórias: rinite (intranasal: 3-8%), epistaxe (intranasal: ≤ 3%), dor nas narinas (intranasal: ≤ 2%), congestão nasal, infecção de vias aéreas superiores, rinite, tosse
- Musculoesquelética: fraqueza (intranasal: ≤ 2%)
- Gastrointestinais: distúrbio gastrointestinal (intranasal; ≤ 2%); dor abdominal (intranasal; 2%); náusea (intranasal; ≤ 2%), cólicas abdominais, dor orofaríngea
- Endócrinas e metabólicas: hiponatremia, intoxicação hídrica

(continua)

- Locais: injeção – edema, eritema e sensação de queimação dolorosa no local da injeção
- Oculares: conjuntivite (intranasal: ≤ 2%), distúrbio da lacrimação (intranasal: ≤ 2%), edema ocular (intranasal: ≤ 2%)

Precauções: atividade do fator VIII de coagulação, ≤ 5% do normal em pacientes com hemofilia; hiponatremia; fluido e desequilíbrio hidroeletrolítico; ingestão de líquidos excessiva; pacientes geriátricos; eventos trombóticos

Contraindicação: histórico de hiponatremia

---

desonida Adinos® crem 0,5 mg/g		Sem informações	Sem informações	C	Uso criterioso	60+ MPI? Não

Classificação terapêutica: corticosteroide

Posologia:
- Dermatite atópica: aplicar gel 2x/dia, por até 4 semanas consecutivas
- Dermatoses responsivas a corticosteroides: aplicar 2-3x/dia, por até 2 semanas

Função hepática: disfunção hepática – não há informações disponíveis; podem ocorrer alterações na função hepática

Função renal: disfunção renal – não há informações disponíveis

Interações medicamentosas: sem interações conforme a base de dados Micromedex

Reações adversas:
- Cardiovasculares: edema periférico, hipertensão arterial
- Dermatológicas: descamação da pele, eritema (passageiro, intenso), erupção cutânea, foliculite, pele escamada, prurido, ressecamento da pele, telangiectasia
- Neurológicas: asma, cefaleia, irritabilidade, tosse
- Respiratórias: faringite, infecção das vias aéreas superiores
- Endócrinas e metabólicas: hiperglicemia, supressão do eixo hipotálamo-hipófise-adrenal
- Geniturinária: xerostomia
- Locais: atrofia, dermatite, sensação de picada, sensação de queimação
- Miscelânea: infecção

Precauções: não é recomendado uso com acne vulgar, rosácea ou dermatite perioral; interromper o uso na presença de infecção descontrolada da pele; uso prolongado pode aumentar o risco de absorção sistêmica

Contraindicações: lesões tuberculosas, sifilíticas e virais (como herpes, vacínia ou varicela); não deve ser utilizado nos olhos ou nas áreas próximas

dexametasona					
Decadron®; Dexametasona®; Maxidex®					60+
comp 0,5, 0,75 e 4 mg; elx 0,5 mg/5 mL; sol nas Fr 10 e 20 mL; sol inj 2 e 4 mg/mL; crem 0,1%; susp oft 1 mg/mL; pom oft 1 mg/g	Sem ajuste de dose	Precaução	C	Compatível	MPI? Não

Classificação terapêutica: corticosteroide

Posologia:
- Anti-inflamatório: 0,75-9 mg/dia, a cada 6-12 h, VO, IM ou EV
- Infiltração intrarticular, partes moles ou intralesional: 0,4-6 mg/dia
- Edema de vias aéreas ou extubação: 0,5-2 mg/kg/dia, a cada 6 h, iniciando 24 h antes da extubação; continuar 4-6 doses após o procedimento
- Antiemético: profilaxia – 10-20 mg, VO ou EV, 15-30 min antes do tratamento; náusea e vômito – 4-10 mg, 1-2x/dia, por 2-4 dias
- Mieloma múltiplo: 40 mg/dia, VO ou EV, dias 1-4, 9-12, 17-20, repetindo a cada 4 semanas
- Edema cerebral: iniciar com 10 mg, EV; depois, 4 mg a cada 6 h, conforme resposta, trocando para VO quando atingir a resposta máxima (2-4 dias), com previsão de suspensão em 5-7 dias
- Teste de supressão com dexametasona: 1 mg, VO, às 23 h, com coleta de sangue às 8 h do dia seguinte para determinação do cortisol plasmático
- Esclerose múltipla: 30 mg/dia, VO, por 1 semana, seguidos de 4-12 mg/dia, por 1 mês
- Uso nasal: A dose recomendada para o adulto é de três nebulizações em cada narina, de 3 em 3 horas
- Uso oftálmico: instile uma ou duas gotas no saco conjuntival a cada hora durante o dia e a cada duas horas durante a noite, como terapêutica inicial
- Uso tópico: Aplique uma pequena quantidade do creme no local afetado, 2 ou 3x/dia

Função hepática: podem ocorrer aumento de transaminases ou hepatomegalia; ajuste de dose não é necessário; cirrose preexistente – pode resultar em aumento do efeito de corticosteroides

Função renal: pode ocorrer glicosúria; insuficiência renal preexistente – risco de exacerbação, por causa da retenção de sódio, edema e perda de potássio – uso com precaução; hemodiálise – ajuste de dose não é necessário

(continua)

Administração parenteral (compatível – SF e SG5%): pode ser administrada IM; pode ser administrada em injeção EV lenta sem diluição, ou diluída e infundida em 30 min
Obs.: estabilidade de 24 h em TA

Interações medicamentosas: vacina rotavírus, fentanila, nifedipino, talidomida, fenitoína, aprepitanto, netupipanto, varfarina, galamina, alcurônio, ácido acetilsalicílico, pancurônio, rifampicina, fenobarbital, caspofungina, aminoglutetimida, atracúrio, vecurônio

Reações adversas:
- Cardiovasculares: arritmia, bradicardia, colapso circulatório, edema, hipertensão arterial, insuficiência cardíaca congestiva, cardiomiopatia, parada cardíaca, ruptura do miocárdio (após IAM), síncope, tromboembolia, vasculite
- Dermatológicas: acne, alopecia, angioedema, atrofia cutânea, comprometimento da cicatrização, comprometimento da reação à prova cutânea, dermatite alérgica, equimoses, eritema, erupção cutânea, estrias, hiperpigmentação, hipertricose, hipopigmentação, hirsutismo, pele frágil, petéquias, prurido perianal (após injeção EV), ressecamento da pele, urticária
- Neurológicas: alterações do humor e da personalidade, aumento da pressão intracraniana, cefaleia, crises convulsivas, depressão, distúrbios psíquicos, euforia, insônia, instabilidade emocional, mal-estar, neurite, pseudotumor cerebral (geralmente após a suspensão do medicamento), vertigem
- Respiratória: edema pulmonar
- Musculoesqueléticas: artropatia, fraqueza, fraturas, fraturas vertebrais por compressão, miopatia (particularmente quando houver doença neuromuscular ou em uso concomitante com agentes bloqueadores neuromusculares), necrose asséptica (cabeça do fêmur e do úmero), neuropatia, osteoporose, parestesia, perda de massa muscular, ruptura de tendão
- Gastrointestinais: aumento do apetite, distensão abdominal, esofagite ulcerativa, ganho de peso, hemorragia gastrointestinal, náusea, pancreatite, perfuração gastrointestinal, úlcera péptica
- Endócrinas e metabólicas: alcalose hipopotassêmica, balanço nitrogenado negativo, catabolismo proteico, DM, hiperglicemia, irregularidades menstruais, redução da intolerância à glicose, redução da tolerância a carboidratos, retenção de sódio, síndrome de Cushing, supressão adrenal, supressão do crescimento (crianças), supressão do eixo hipófise-adrenal
- Geniturinária: espermatogênese alterada (maior ou menor)
- Locais: inflamação após a injeção (uso intra-articular), tromboflebite
- Oculares: aumento da pressão intraocular, catarata, exoftalmia, glaucoma
- Miscelânea: acúmulo de gordura anormal, anafilaxia, cicatrização comprometida, diaforese, hipersensibilidade, infecções, *moon face*, necrose avascular, processo maligno secundário, reação anafilactoide, sarcoma de Kaposi, soluços

(continua)

Precauções: elevação da PA; malária cerebral preexistente – evitar o uso (VO); uso concomitante de doses imunossupressoras de dexametasona e vacinas atenuadas (VO); insuficiência cardíaca congestiva preexistente; instabilidade emocional ou tendências psicóticas; infecções fúngicas sistêmicas – uso não recomendado; distúrbios gastrointestinais preexistentes; glaucoma; hipertensão preexistente; infecções; elevações da pressão intraocular; IAM recente; uso concomitante com bloqueador neuromuscular; miastenia grave; catarata; convulsões; herpes simples ocular ativa; neurite óptica preexistente; osteoporose; pacientes sem imunidade à varicela e ao sarampo; períodos de estresse – ajuste da dose recomendada antes, durante e após a situação estressante (VO); alterações psiquiátricas podem ocorrer (VO); retirada rápida aumenta o risco de insuficiência adrenal – redução gradual

é recomendada; infestação por *Strongyloides* conhecida ou suspeitada; mudanças na tireoide do paciente podem justificar ajustes na dose de corticosteroides; tuberculose

Contraindicações: olhos afáquicos com ruptura da cápsula posterior do cristalino (implante intravítreo); uso concomitante de > 1 única dose de dexametasona com rilpivirina; olhos com lente intraocular de câmara anterior e ruptura da cápsula posterior do cristalino (implante intravítreo); infecção fúngica sistêmica (VO); glaucoma avançado (implante intravítreo); infecções ocular ou periocular (implante intravítreo), incluindo doenças virais da córnea e da conjuntiva, herpes ativos epiteliais, ceratite simples, vacínia, varicela, doença de micobactérias e doenças fúngicas ativas ou suspeitas

dexclorfeniramina Polaramine® comp rev 2 mg; drg 6 mg; liq 2 mg/5 mL; gts 2,8 mg/mL; crem derm 10 mg/g	 Com ajuste de dose	 Sem informações	 B	 Contra-indicado	 MPI? Sim

Classificação terapêutica: anti-histamínico

Posologia:
- Sintomas alérgicos: 2 mg, VO, a cada 4-6 h, ou 4-6 mg, ao se deitar (máximo: 12 mg/dia)
- Aplicar o creme sobre a área da pele afetada 2x/dia

Função hepática: insuficiência hepática – ajuste de dose pode ser necessário dependendo da resposta clínica e do grau de insuficiência

Função renal: não há informações disponíveis

Interações medicamentosas: sem interações conforme a base de dados Micromedex

Reações adversas:
- Neurológicas: sonolência leve a moderada (> 10%); cefaleia, fadiga, nervosismo, tontura (1-10%)
- Respiratórias: espessamento de secreções brônquicas (> 10%); faringite (1-10%)
- Musculoesquelética: artralgia (1-10%)
- Gastrointestinais (1-10%): aumento do apetite, diarreia, dor abdominal, ganho de peso, náusea, ressecamento da boca

Precauções: obstrução do colo da bexiga; asma brônquica; glaucoma de ângulo fechado; hipertrofia prostática sintomática; obstrução piloroduodenal; úlcera péptica estenosante; doenças da tireoide; não aplicar o creme em áreas da pele que apresentem bolhas ou secreção, ao redor dos olhos, genitália ou outras mucosas; evitar exposição ao sol das áreas tratadas

Contraindicações: asma; terapia com inibidores de monoaminoxidase

dexmedetomidina

Precedex®

sol inj 100 mcg/mL

Com ajuste de dose	Com ajuste de dose	C	Uso criterioso	MPI? Não

Classificação terapêutica: sedativo, analgésico

Posologia (deve ser individualizada e titulada para o efeito desejado):
- Sedação em UTI: dose de ataque (pode ser suprimida se o paciente já estiver em uso de outros sedativos ou com rebaixamento do nível de consciência) de 1 mcg/kg, em 10-20 min; dose de manutenção de 0,2-0,7 mcg/kg/h; reavaliar a cada 30 min
- Sedação procedimental: ataque – 0,5-1 mcg/kg/h, em 10 min; manutenção – 0,2-1 mcg/kg/h (habitualmente: 0,6 mcg/kg/h)

Função hepática: insuficiência hepática – considerar redução da dose de ataque e das doses de manutenção

Função renal: pode ocorrer oligúria (2%); ClCr < 30 mL/min – considerar redução da dose inicial e de manutenção

Ajustes de dose: sedação de pacientes geriátricos – dose de ataque de 0,5 mcg/kg, EV, ao longo de 10 min, e redução na perfusão de manutenção; sedação em UTI – considerar redução das doses de ataque e manutenção; uso concomitante com anestésicos, sedativos, hipnóticos ou opioides – redução da dose de alguma droga pode ser necessária

Administração parenteral (compatível – SF, SG5% e Ringer lactato): diluir em 50 mL de solução compatível (até concentração de 4 mcg/mL), e administrar em 10 min na forma de injeção lenta, ou infundir ACM
Obs.: estabilidade de 24 h em TA

Interações medicamentosas: sem interações conforme a base de dados Micromedex

Reações adversas:
- Cardiovasculares: hipotensão arterial (30%), bradicardia (8%), fibrilação atrial (7%)
- Hematológicas: anemia (3%), leucocitose (2%)
- Neurológicas: agitação (5-14%), dor (3%)
- Respiratórias: depressão respiratória (37%), hipóxia (6%), derrame pleural (3%), edema pulmonar (2%)
- Gastrointestinais: náusea (11%), constipação (6-14%), xerostomia (1-10%)
- Miscelânea: febre (5-7%), infecção (2%), sede (2%)

Precauções: DM; bloqueio cardíaco avançado; hipertensão crônica; hipovolemia; exposição prolongada (> 24 h) pode levar à tolerância, taquifilaxia e aumento dos efeitos adversos relacionados à dose; disfunção ventricular grave; uso concomitante com vasodilatador; uso por mais de 24 h; recomenda-se a descontinuação progressiva para evitar sintomas de abstinência

diacereína					
Artrodar®					60+
cap 50 mg					
	Contra-indicado	Com ajuste de dose	B	Contra-indicado	MPI? Não

Classificação terapêutica: anti-inflamatório e antirreumático não esteroidal

Posologia:
- Osteoartrite: 50-100 mg/dia, VO, junto às refeições; iniciar com 50 mg, pelas primeiras 2 semanas, para aumentar tolerabilidade; efeito analgésico em 2-4 semanas após o início do tratamento

Função hepática: insuficiência hepática grave – uso contraindicado

Função renal: ClCr < 30 mg/min – dose diária deve ser equivalente à metade da dose recomendada

Interações medicamentosas: hidróxido de alumínio ou de magnésio

Reações adversas:
- Gastrointestinais: diarreia, dores abdominais

Precauções: pode alterar a coloração da urina (amarelo intenso ou tonalidade avermelhada); deve ser descontinuado definitivamente se aparecerem sintomas sugestivos de danos hepáticos

Contraindicações: doenças intestinais inflamatórias (colites ulcerativas, doença de Crohn); pseudo-obstrução ou obstrução intestinal e síndromes abdominais dolorosas de causas não determinadas

Observações: a ingestão com alimentos pode melhorar a absorção, por esse motivo é importante administrar durante as principais refeições

diazepam					
Dienpax®; Valium® comp 5 e 10 mg; amp 10 mg	Contra-indicado	Com ajuste de dose	C	Uso criterioso	MPI? Sim

Classificação terapêutica: benzodiazepínico

Posologia:
- Abstinência alcoólica: 10 mg, VO, a cada 6-8 h, nas primeiras 24 h, reduzindo para 5 mg, a cada 6-8 h, conforme evolução
- Crise convulsiva: 5-10 mg, EV ou IM (forma de administração com efeitos menos previsíveis)
- Terapia de manutenção adjuvante: 5-10 mg, VO, a cada 6-12 h
- Estado de mal epiléptico: 10 mg, EV, em *bolus*, e repetir se não sair; pode-se manter infusão de até 8 mg/h (máximo: 30 mg em período de 8 h), se persistir
- Ansiedade: 5-10 mg, VO, a cada 6-12 h, conforme necessário
- Espasmo muscular: 5-10 mg, IM ou EV de ataque, seguidos de 5-10 mg, em 3-4 h; doses maiores são necessárias para tétano
- Sedação: dose de ataque de 5-10 mg; dose de manutenção de 0,1-0,5 mg/kg, a cada 4-6 h; provoca sedação prolongada, especialmente se em doses repetidas; a aplicação EV rápida pode causar hipotensão e depressão respiratória; cada vez menos usado para manutenção da sedação em UTI
- Distúrbios ansiosos: 5-10 mg, a cada 30-60 min

Função hepática: pode ocorrer icterícia; doença hepática – reduzir a dose habitual em 50%; insuficiência hepática grave – uso contraindicado

Função renal: a dose deve ser modificada dependendo da resposta clínica e do grau de insuficiência, mas não há recomendação quantitativa disponível; hemodiálise – não é dialisável, não é necessária a dose suplementar

Ajuste de dose: pacientes debilitados e idosos – dose inicial de 2-2,5 mg, VO, de 1-2x/dia, e, em seguida, aumentar gradualmente conforme necessário e tolerado

Administração parenteral: IM – administração profunda; EV – injetar lentamente, não superando 5 mg/min
Obs.: não misturar ou diluir com outras soluções ou medicamentos na seringa ou Fr de infusão

Interações medicamentosas: fenitoína, barbitúricos (primidona, fenobarbital, tiopental), orlistate, erva-de-são joão, teofilina, isoniazida, quinupristina, dalfopristina, eritromicina, claritromicina, *ginkgo*, roxitromicina, amprenavir, amitriptilina, fluvoxamina, dissulfiram

(continua)

Reações adversas (podem variar conforme a via de administração):
- Cardiovasculares: hipotensão arterial, vasodilatação
- Dermatológica: erupção cutânea
- Neurológicas: agitação, amnésia, ansiedade, ataxia, cefaleia, confusão mental, crises convulsivas, depressão, euforia, excitação ou raiva paradoxal, fadiga, fala desarticulada, incoordenação, insônia, labilidade emocional, memória comprometida, sonolência, tontura, vertigem
- Respiratórias: apneia, asma, redução da frequência respiratória
- Musculoesqueléticas: disartria, fraqueza, tremor
- Gastrointestinais: alterações da salivação, constipação, diarreia, náusea
- Endócrinas e metabólicas: alterações da libido
- Geniturinárias: incontinência, retenção urinária
- Locais: dor no local da injeção, flebite
- Oculares: diplopia, visão turva

Precauções: histórico de uso de álcool ou drogas; uso concomitante com álcool ou outros depressores do SNC; depressão grave, latente ou associada à ansiedade (risco de suicídio); obesos; pacientes com risco de queda; idosos ou debilitados – reações psiquiátricas e paradoxais foram relatadas; insuficiência respiratória crônica

Contraindicações: miastenia grave; glaucoma agudo de ângulo estreito; glaucoma de ângulo aberto não tratado; insuficiência respiratória grave; síndrome da apneia do sono; pacientes psicóticos

Observações: descontinuação do uso; reduzir gradualmente a dose após uso prolongado – evitar interrupção abrupta

diclofenaco

Cataflam®;
Cataflam D®;
Cataflam Emulgel®;
Still®; Astren®;
Voltaren®;
Voltaren Retard®;
Voltaren SR®;
Diclofenaco sódico®;
Flodin Duo®

	Com ajuste de dose	Precaução	D	Contra-indicado	MPI? Não

susp oral 2 mg/mL, susp oral (gts) 5 mg/mL; sol inj 25 mg/mL; drg 50 mg, sol tópica aer 11,6 mgL; comp disp 50 mg; gel 11,6 mg/g, comp rev 12,5 mg; pom oft 1 mg/g; sol inj 25 mg/mL; comp rev 50 mg, supos 50 mg; comp rev desint lenta 100 mg; comp rev desint 75 mg; gel 10 mg/g; comp desint lenta 150 mg

Classificação terapêutica: anti-inflamatório e antirreumático não esteroidal

Posologia:
- Analgesia em dismenorreia primária: VO – dose de ataque de 50-100 mg, seguida de 50 mg, a cada 8 h; supositório – 50-100 mg, 1x/dia, em substituição à dose VO
- Uso tópico: aplicar 2-4 g sobre a área afetada, 3-4x/dia, por até 7 dias
- Dor aguda: IM – 75 mg, 1x/dia, geralmente em dose única; pode ser combinado com diclofenaco, VO, até 150 mg/dia

Função hepática: gel – pode ocorrer aumento de enzimas hepáticas; VO – podem ocorrer alterações de enzimas hepáticas (> 3x LSN: ≤ 4%); insuficiência hepática – iniciar com 18 mg, VO, 3x/dia

Função renal: VO – podem ocorrer função renal anormal, necrose papilar renal e outras lesões renais; aumento do risco com o uso concomitante de inibidores da enzima conversora da angiotensina e diuréticos, desidratação considerável; uso com precaução; contraindicado para pacientes com insuficiência renal moderada ou grave no tratamento da dor perioperatória e sob risco de depleção de volume

Administração parenteral: administração IM profunda (quadrante superior externo do glúteo)
Obs.: não deve ser usado por > 2 dias consecutivos (máximo: 150 mg/dia)

(continua)

Interações medicamentosas: antidepressivos tricíclicos (nortriptilina, imipramina, amitriptilina, clomipramina), inibidores seletivos da recaptação de serotonina e norepinefrina (venlafaxina, sibutramina, duloxetina, desvenlafaxina), ciclosporina, anti-inflamatórios não esteroidais (ácido acetilsalicílico, naproxeno, fenilbutazona, ácido mefenâmico, fenoprofeno, ibuprofeno, indometacina, piroxicam, diclofenaco, cetoprofeno, flurbiprofeno, cetorolaco, tenoxicam, etofenamato, dipirona, nimesulida, lornoxicam, acemetacina, propifenazona, meloxicam, celecoxibe, proglumetacina, rofecoxibe, dexcetoprofeno, parocoxibe, valdecoxibe, etoricoxibe, nepafenaco, loxoprofeno, lumiracoxibe, ácido tolfenâmico, nimesulida, ácido flufenâmico), diuréticos poupadores de potássio (espironolactona, amilorida, triantereno, eplerenona), *ginkgo*, heparina de baixo peso molecular (enoxaparina, dalteparina, nadroparina, bemiparina, reviparina), metotrexato, tacrolimo, diuréticos de alça (furosemida, bumetanida), ciprofloxacino, inibidores do receptor de angiotensina e inibidores da enzima conversora de angiotensina (captopril, enalapril, lisonopril, ramipril, quinapril, cilazapril, benazepril, fosinopril, perindopril, trandolapril, losartana, espirapril, irbesartana, valsartana, eprosartana, delapril, telmisartana, candesartana, olmesartana, azilsartana), betabloqueadores (propranolol, metoprolol, timolol, nadolol, pindolol, atenolol, labetalol, acebutolol, betaxolol, levobunolol, esmolol, carteolol, bisoprolol, sotalol, metipranolol, carvedilol, nevibolol), colestipol, colestiramina

Reações adversas (VO):
- Cardiovascular: 1-10% – edema
- Dermatológicas: 1-10% – erupção cutânea, prurido
- Hematológicas: 1-10% – anemia, aumento do tempo de sangramento, hemorragia
- Neurológicas: 1-10% – cefaleia, sonolência, tontura
- Gastrointestinais: 1-10% – azia, constipação, diarreia, dispepsia, distensão abdominal, dor abdominal, flatulência, náusea, perfuração gastrointestinal, úlcera péptica ou sangramento gastrointestinal, vômito
- Endócrina e metabólica: 1-10% – retenção de líquidos
- Auditiva: 1-10% – zumbido

Precauções: eventos trombóticos cardiovasculares; pode inibir a agregação de plaquetas e prolongar o tempo de sangramento, não é recomendado o uso concomitante de ácido acetilsalicílico; aumento do risco de necrose renal papilar ou outra lesão renal e dos eventos adversos gastrointestinais graves de idosos; edema e retenção de líquidos foram relatados; hipertensão; desidratação considerável; insuficiência cardíaca; disfunção hepática com uso prolongado ou comprometimento da função renal; descontinuação pode ser justificada

Contraindicações: asma, urticária ou outra reação alérgica relacionada ao uso de AINH ou ácido acetilsalicílico; tratamento da dor perioperatória de cirurgia de revascularização do miocárdio

difenidramina					
Difenidrin® sol inj 50 mg/mL					
	Com ajuste de dose	Com ajuste de dose	B	Contra-indicado	MPI? Sim

Classificação terapêutica: anti-histamínico

Posologia:
- Reações alérgicas: 25-50 mg, a cada 4-8 h (máximo: 300 mg/dia)

Função hepática: insuficiência hepática – redução da dose pode ser necessária; é extensivamente metabolizada no fígado

Função renal: insuficiência renal leve com ClCr > 50 mL/min – aumentar intervalo de dose para cada 6 h; insuficiência renal moderada com ClCr de 10-50 mL/min – aumentar intervalo de dose para cada 6-12 h; insuficiência renal grave com ClCr < 10 mL/min – aumentar intervalo de dose para 12-18 h

Ajuste de dose (pacientes geriátricos): iniciar a terapêutica com doses mais baixas

Administração parenteral (compatível – SF, SG5% e SG5% em SF): IM – administração profunda; EV – administrar injeção EV lenta ou diluído em 50 mL de solução compatível, infundido em 25 min; a taxa de infusão não deve exceder 25 mg/min

Interações medicamentosas: sem interações conforme a base de dados Micromedex

Reações adversas:
- Cardiovasculares: constrição torácica, extrassístoles, hipotensão arterial, palpitação, taquicardia
- Dermatológicas: erupção cutânea, fotossensibilidade, urticária
- Hematológicas: anemia hemolítica, trombocitopenia, agranulocitose
- Neurológicas: agitação, calafrios, cefaleia, confusão mental, convulsões, distúrbios da coordenação, euforia, excitação, excitação paradoxal, fadiga, insônia, irritabilidade, nervosismo, sedação, sonolência, tontura, vertigem
- Respiratórias: congestão nasal, espessamento de secreções brônquicas, sibilos
- Musculoesqueléticas: neurite, parestesia, tremor
- Gastrointestinais: anorexia, constipação, constrição da orofaringe, desconforto epigástrico, diarreia, náusea, ressecamento de membranas mucosas, vômito, xerostomia
- Auditivas: labirintite (aguda), zumbido
- Endócrina e metabólica: irregularidades menstruais (antecipação da menstruação)
- Geniturinárias: aumento da frequência miccional, dificuldade miccional, retenção urinária
- Oculares: diplopia, turvamento da visão
- Miscelânea: choque anafilático, diaforese

(continua)

Precauções: obstrução do colo da bexiga; terapia concomitante com inibidores da monoaminoxidase; uso concomitante com depressores do SNC; não usar forma tópica nos olhos ou pálpebras; idosos são mais suscetíveis aos efeitos colaterais; histórico de asma brônquica; aumento da pressão intraocular; hipertireoidismo; doença cardiovascular ou hipertensão; glaucoma de ângulo fechado; obstrução piloroduodenal; úlcera péptica estenosante; hipertrofia prostática sintomática; uso da forma tópica para pacientes com catapora, sarampo, bolhas ou em grandes áreas da pele, a menos que dirigido por um médico

Contraindicação: recém-nascidos ou prematuros

digoxina					
Digoxina®					60+
comp 0,25 mg; elx ped 0,05 mg/mL	Com ajuste de dose	Com ajuste de dose	C	Compatível	MPI? Sim

Classificação terapêutica: glicosídeo digitálico

Posologia:
- Insuficiência cardíaca: 0,125-0,25 mg, VO, 1x/dia; idosos, com função renal prejudicada ou baixo peso – utilizar doses menores (p. ex., 0,125 mg, a cada 2 dias)
- Controle de frequência cardíaca: 0,75-1,5 mg, VO, como dose de ataque, seguidos de 0,125-0,5 mg, VO, 1x/dia
- Monitorar uso com dosagens sanguíneas e ECG frequentes

Função hepática: insuficiência hepática – não há recomendação de dose específica; no entanto, nos pacientes com insuficiência renal combinada com insuficiência hepática pode ocorrer redução na depuração e potencial acúmulo da droga; monitorar as concentrações séricas e resposta terapêutica

Função renal: insuficiência renal – risco de toxicidade; ajuste de dose e monitoração recomendados

Ajuste de dose (obesidade ou edema): reduzir a dose

(continua)

Interações medicamentosas: eritromicina, verapamil, eliglustate, amiodarona, diuréticos tiazídicos (diazóxido, hidroclorotiazida, clortalidona, indapamida, clopamida), telaprevir, saquinavir, telmisartana, vandetanibe, claritromicina, nefazodona, quinidina, erva-de-são-joão, simperevir, metoclopramida, canaglifozina, trimetoprima, itraconazol, lapatinibe, daclastavir, ranolazina, espironolactona, colestiramina, acarbose, azitromicina, rifampicina, cálcio, dronedarona, ritonavir, rabeprazol, sucralfato, alprazolam, propafenona, captopril, colestipol, diltiazem, tetraciclina, propantelina, quinina, etravirina, pancurônio, ticagrelor, flibanserina, telitromicina, neomicina, ciclosporina, miglitol, colchicina, gatifloxacino, hidroxicloroquina, darunavir, trazodona, exenatide, sinvastatina, bupropiona, mirabegrona, disopiramida, cáscara sagrada, fluoxetina, sulfassalasina, omeprazol, betabloqueadores (propranolol, metoprolol, timolol, nadolol, pindolol, atenolol, labetalol, acebutolol, betaxolol, levobunolol, esmolol, carteolol, bisoprolol, sotalol, metipranolol, carvedilol, nevibolol), roxitromicina, lenalidomida

Reações adversas:
- Cardiovasculares: aceleração do ritmo juncional; assistolia; bloqueio cardíaco de 1º, 2º (Wenckebach) ou 3º graus; complexos ventriculares prematuros (especialmente bigeminismo ou trigeminismo); depressão do segmento ST; dissociação atrioventricular; edema facial; exantema (eritematoso, maculopapular – mais comum papular, escarlatiniforme, vesicular ou bolhoso); prolongamento do PR; taquicardia atrial com ou sem bloqueio; taquicardia ventricular ou fibrilação ventricular
- Dermatológicas: edema angioneurótico, prurido, urticária
- Neurológicas: tontura (6%), distúrbios mentais (5%), cefaleia (4%), alucinações, ansiedade, apatia, confusão mental, delírio, depressão, febre
- Respiratória: edema laríngeo
- Musculoesquelética: fraqueza
- Gastrointestinais: diarreia (4%), náusea (4%), vômito (2%), anorexia, dor abdominal
- Oculares: distúrbios visuais (visão turva ou amarela)

Precauções: risco de bloqueio cardíaco avançado ou completo em bloqueio atrioventricular incompleto; doença cardíaca beribéri sem tratamento; diminuição do peso corporal; cardioversão elétrica; desequilíbrio hidroeletrolítico; estados hipermetabólicos ou hiperdinâmicos; hipotireoidismo; IAM; isquemia; miocardite; função sistólica ventricular esquerda preservada (p. ex., cardiomiopatia restritiva ou hipertrófica, pericardite constritiva, doença cardíaca amiloide, *cor pulmonale* agudo); pode diminuir o débito cardíaco; pode não haver benefício com a terapia; aumento do risco de toxicidade; evitar o uso em casos de doença do nó sinusal e síndrome de Wolff-Parkinson-White

Contraindicação: fibrilação ventricular

diltiazem

Cardizem® CD, Cardizem® SR, Cardizem®

cap dura lib gradual 180 e 240 mg, cap dura + microgran 90 e 120 mg; comp 30 e 60 mg

Com ajuste de dose	Precaução	C	Compatível	MPI? Não

Classificação terapêutica: bloqueador seletivo dos canais do cálcio

Posologia:
- Angina: liberação prolongada – 120 mg, 1x/dia, titular em 7-14 dias (máximo: 480 mg/dia, habitual: 120-320 mg/dia); liberação imediata – 30 mg, a cada 6 h
- Hipertensão: liberação prolongada – 180-240 mg, 1x/dia (máximo: 480 mg/dia, habitual: 240-360 mg/dia); liberação imediata – 60-120 mg, 3x/dia, até 360 mg/dia
- Fibrilação atrial, controle de frequência: liberação prolongada – 120-360 mg, 1x/dia

Função hepática: insuficiência hepática – redução pode ser necessária, por causa do extenso metabolismo hepático; aumento do risco de toxicidade

Função renal: insuficiência renal – aumento do risco de toxicidade; uso com precaução; hemodiálise ou diálise peritoneal – não é necessária dose suplementar

Ajuste de dose (uso concomitante com sinvastatina): dose diária máxima de sinvastatina de 10 mg e diltiazem, 240 mg; idosos – utilizar com cautela, iniciando o tratamento com doses baixas e monitorar as condições do paciente

Interações medicamentosas: colchicina, sinvastatina, fentanila, claritromicina, atazanavir, lovastatina, clopidogrel, lurasidona, ciclosporina, eritromicina, betabloqueadores (propranolol, metoprolol, timolol, nadolol, pindolol, atenolol, labetalol, acebutolol, betaxolol, levobunolol, esmolol, carteolol, bisoprolol, sotalol, metipranolol, carvedilol, nebivolol), amiodarona, aprepitanto, fosaprepitanto, digoxina, atorvastatina, ranolazina, dronedarona, efavirenz, rifampicina, fenitoína, triazolam, nevirapina, metilprednisolona, lítio, alfuzosina, colestipol, quinupristina, dalfopristina, midazolam, buspirona, indinavir, cimetidina, dutasterida, sirolimo, enflurano

Reações adversas (as frequências representam faixas de várias formas de apresentação; pacientes com comprometimento da função ventricular e/ou distúrbios da condução podem apresentar maior incidência):
- Cardiovasculares: edema (2-15%), bloqueio atrioventricular (de 1º grau: 2-8%), edema (de membro inferior: 2-8%), dor (6%), bradicardia (2-6%), hipotensão arterial (< 2-4%), vasodilatação (2-3%), extrassístoles (2%), rubor (1-2%), palpitação (1-2%)

(continua)

- Dermatológica: erupção cutânea (1-4%)
- Neurológicas: cefaleia (5-12%), tontura (3-10%), nervosismo (2%)
- Respiratórias: rinite (< 2-10%), tosse (< 3%), faringite (2-6%), dispneia (1-6%), bronquite (1-4%), congestão sinusal (1-2%)
- Musculoesqueléticas: fraqueza (1-4%), mialgia (2%)
- Gastrointestinais: dispepsia (1-6%), constipação (< 2-4%), vômito (2%), diarreia (1-2%)
- Endócrina e metabólica: gota (1-2%)
- Locais: sensação de queimação, prurido (4%)

Precauções: uso concomitante com outros fármacos conhecidos por diminuir resistência periférica, volume intravascular, contratilidade miocárdica ou condução (EV); uso concomitante com betabloqueadores ou digitálicos; efeito aditivo sobre a frequência cardíaca (VO); foram relatadas reações dermatológicas que conduzem a eritema multiforme e/ou dermatite esfoliativa; ingestão de álcool pode aumentar o risco de hipotensão ou vasodilatação; hipotensão; arritmias supraventriculares com comprometimento hemodinâmico (EV); função ventricular prejudicada; agravamento da insuficiência cardíaca congestiva foi relatado

Contraindicações: IAM com congestão pulmonar; administração EV de betabloqueadores dentro de poucas horas após diltiazem EV; fibrilação ou *flutter* atrial associado a desvio do trato acessório (síndrome de Wolff-Parkinson-White ou PR curto); risco de flutuações da taxa de coração potencialmente fatais (EV); choque cardiogênico (EV); bloqueio cardíaco de 2º ou 3º graus; hipotensão sintomática (PA sistólica < 90 mmHg); arritmia sinusal sem marca-passo; taquicardia ventricular; podem levar a deterioração hemodinâmica e fibrilação

diltiazem

dimenidrinato					
Dramin®					60+
comp 100 mg; sol oral 2,5 mg/mL	Com ajuste de dose	Sem ajuste de dose	B	Contra-indicado	MPI? Sim

Classificação terapêutica: antiemético

Posologia:
- Vertigem, náusea: 1 comp, a cada 6-8 h (máximo: 400 mg/dia)
- Cinetose: 1 comp com pelo menos 30 min de antecedência da viagem, repetindo em pelo menos 4 h, se necessário

Função hepática: insuficiência hepática – ajuste de dose pode ser necessário

Função renal: ajuste de dose não é necessário

Interações medicamentosas: sem interações conforme a base de dados Micromedex

Reações adversas:
- Cardiovascular: taquicardia
- Dermatológica: erupção cutânea
- Neurológicas: cefaleia, excitação, inquietação, insônia, lassidão, nervosismo, sonolência, tontura
- Respiratória: espessamento de secreções brônquicas
- Gastrointestinais: anorexia, náusea, sofrimento epigástrico, xerostomia
- Geniturinária: disúria
- Ocular: visão turva

Precauções: asma; evitar bebidas alcoólicas; bronquite crônica; enfisema; hiperplasia prostática; glaucoma de ângulo estreito; pode provocar sonolência acentuada; uso concomitante com sedativos e tranquilizantes; retenção urinária; pode exacerbar distúrbios convulsivos

Contraindicação: porfiria

dinitrato de isossorbida

Isordil®

comp SL 2,5 e 5 mg; comp 5 e 10 mg; comp AP 40 mg

Precaução	Com ajuste de dose	C	Uso criterioso	MPI? Não

Classificação terapêutica: vasodilatador

Posologia:
- Escolha por via sublingual ou VO: de acordo com a necessidade de velocidade de início de ação
- *Angina pectoris*: podem ser utilizados comprimidos sublinguais na forma de ataque, na dose de 2,5-5 mg, a cada 2 ou 3 h, ao sentir dor ou antes de se expor a situações potencialmente desencadeantes; profilaxia – cap 40-80 mg, a cada 8-12 h, ou comp 5-30 mg, 4x/dia
- Insuficiência cardíaca: 5-15 mg, por via SL, a cada 2-3 h, ou 10-40 mg, VO, 4x/dia, até 240 mg/dia

Função hepática: insuficiência hepática – orientações específicas para ajuste de dose não estão disponíveis; entretanto, as concentrações plasmáticas ficam elevadas em pacientes com cirrose; uso com precaução

Função renal: disfunção renal – não há informações disponíveis; hemodiálise – dose suplementar não é necessária; diálise peritoneal – dose suplementar não é necessária após diálise

Ajuste de dose (pacientes geriátricos): iniciar a terapia na extremidade inferior da faixa de dose

Interações medicamentosas: vardenafila, sildenafila, tadalafila

Reações adversas:
- Cardiovasculares: angina crescente (incomum), choque, colapso cardiovascular, edema periférico, hipertensão arterial de rebote (incomum), hipotensão arterial (infrequente), hipotensão postural, palidez, rubor, síncope (incomum), taquicardia
- Hematológica: meta-hemoglobinemia (rara, *overdose*)
- Neurológicas: agitação, cefaleia (mais comum), sensação de desmaio (relacionada a alterações da PA), tontura
- Musculoesquelética: fraqueza
- Gastrointestinais: incontinência intestinal, náusea, vômito, xerostomia
- Geniturinária: incontinência urinária
- Ocular: turvamento da visão
- Miscelânea: suores frios

Precauções: IAM; uso de álcool; anemia grave; hemorragia cerebral em traumatismo cranioencefálico; uso crônico pode desencadear tolerância; uso concomitante com hidralazina pode reduzir a tolerância; hipermotilidade gástrica (sustentando formas de liberação); idosos; hipertireoidismo; cardiomiopatia hipertrófica; depleção de volume; aumento da pressão intracraniana (sublingual); aumento da pressão intraocular

Contraindicações: uso concomitante de inibidores de fosfodiesterase, como sildenafila e vardanafila (risco de hipotensão)

dinitrato de isossorbida

diosmina + hesperidina					
Daflon®					60+
comp rev 900 + 100 mg e 450 + 50 mg	Sem informações	Sem informações	B	Sem informações	MPI? Não

Classificação terapêutica: estabilizador capilar

Posologia:
- Insuficiência venosa crônica: 500 mg, VO, 2x/dia
- Período pós-operatório de safenectomia: 500 mg, VO, 2x/dia, podendo ser utilizada por 4-6 semanas
- Doença hemorroidária aguda: 500 mg, VO, a cada 4 h, nos primeiros 4 dias, seguidos de 500 mg, VO, a cada 6 h, por 3 dias e, então, 500 mg, a cada 12 h, por pelo menos 3 meses
- Período pós-operatório de hemorroidectomia: 500 mg, VO, a cada 4 h, nos primeiros 3 dias, seguidos de 500 mg, VO, a cada 6 h, por 4 dias, e 500 mg, a cada 8 h, por 3 dias e, então, 500 mg, a cada 12 h, por 4 dias
- Dor pélvica crônica: 500 mg, VO, 2x/dia

Função hepática: não há informações disponíveis

Função renal: não há informações disponíveis

Interações medicamentosas: sem interações conforme bula Anvisa

Reações adversas:
- Dermatológicas: eczema e pitiríase rósea
- Neurológicas: insônia (rara), tontura, vertigem, cefaleia, ansiedade e fadiga
- Gastrointestinais: alterações digestivas leves (raras), como náusea, vômito, dor abdominal, epigastralgia, dispepsia e diarreia

Precaução: crise hemorroidária aguda

dipirona (metamizol) Novalgina®					
comp 500 e 1.000 mg; gotas 500 mg/mL; sol oral (infantil) 50 mg/mL; sol inj 500 mg/mL; susp 300 mg; comp efervescente 1 g	Contra-indicado	Contra-indicado	C	Contra-indicado	MPI? Não

Classificação terapêutica: analgésico e antipirético

Posologia:
- Analgesia e febre: VO – 500-1.000 mg, até 4x/dia (máximo: 4 g/dia); EV – 1-2,5 g, até 4x/dia (máximo: 5 g/dia); via retal – 300 mg, até 4x/dia

Função hepática: insuficiência hepática (curto prazo) – redução da dose não é necessária; insuficiência hepática (altas doses ou por períodos prolongados) – uso contraindicado; taxa de eliminação é reduzida nesses pacientes

Função renal: podem ocorrer agravamento agudo da função renal (muito raro) e nefrite intersticial aguda (casos isolados); insuficiência renal (curto prazo) – redução da dose não é necessária; insuficiência renal (altas doses ou por períodos prolongados) – uso contraindicado; taxa de eliminação é reduzida nesses pacientes

Administração parenteral (compatível – SF, SG5% e Ringer lactato): dipirona sódica pode ser administrada IM ou EV; infundir sol diluída (em 20 mL) ou não; administração EV deve ser realizada lentamente (não excedendo 1 mL/min)
Obs.: uso imediato

Interações medicamentosas: antidepressivos tricíclicos (nortriptilina, imipramina, amitriptilina, clomipramina), inibidores seletivos da recaptação de serotonina e norepinefrina (venlafaxina, sibutramina, duloxetina, desvenlafaxina), ciclosporina, inibidores seletivos da recaptação da serotonina (fluoxetina, fluvoxamina, paroxetina, sertralina, citalopram, escitalopram, vilazodona), ácido acetilsalicílico, diuréticos poupadores de potássio (espironolactona, amilorida, triantereno, eplerenona), *ginkgo*, heparina de baixo peso molecular (enoxaparina, dalteparina, nadroparina, bemiparina, reviparina), diuréticos tiazídicos (diazóxido, hidroclorotiazida, clortalidona, indapamida, clopamida), tacrolimo, metotrexato, diuréticos de alça (furosemida, bumetanida), betabloqueadores (propranolol, metoprolol, timolol, nadolol, pindolol, atenolol, labetalol, acebutolol, betaxolol, levobunolol, esmolol, carteolol, bisoprolol, sotalol, metipranolol, carvedilol, nevibolol), inididores do receptor de angiotensina e inibidores da enzima conversora de angiotensina (captopril, enalapril, lisonopril, ramipril, quinapril, cilazapril, benazepril, fosinopril, perindopril, trandolapril, losartana, espirapril, irbesartana, valsartana, eprosartana, delapril, telmisartana, candesartana, olmesartana, azilsartana)

(continua)

Reações adversas:
- Cardiovasculares: arritmias cardíacas, choque circulatório, hipotensão grave (rara), queda crítica da PA (rara), queda da PA (por vezes, precedida por aumento da PA), reações hipotensivas passageiras (isoladas), síndrome de Kounis
- Dermatológicas: angioedema grave (até mesmo envolvendo a laringe), urticária generalizada
- Hematológicas: agranulocitose (muito rara, potencialmente letal; sinais típicos: lesões inflamatórias na mucosa orofaríngea, anorretal ou genital, inflamação na garganta, febre, mesmo que persistente ou recorrente), aumento da velocidade de hemossedimentação, leucopenia (rara), trombocitopenia (muito rara; sinais típicos: maior tendência de sangramento, petéquias na pele e membranas mucosas)
- Respiratórias: ataques de asma (pacientes com síndrome da asma analgésica), broncoespamo grave
- Geniturinária: urina avermelhada (urina com pH baixo)
- Locais: dor, flebites
- Miscelânea: reações anafiláticas ou anafilactoides
- Sinais típicos: sintomas cutâneos ou nas mucosas (prurido, ardor, rubor, urticária, inchaço, dispneia)
- Reações ocasionais: erupções fixadas por medicamentos, exantema (raro), síndrome de Lyell (casos isolados), síndrome de Stevens-Johnson (casos isolados)

Precauções: asma brônquica; urticária crônica; intolerância ao álcool; doença grave das artérias coronárias ou estenose relevante dos vasos sanguíneos

Contraindicações: porfiria hepática aguda intermitente; deficiência congênita da glicose-6-fosfato-desidrogenase; função da medula óssea insuficiente ou doenças do sistema hematopoiético; não deve ser administrada por via parenteral em pacientes com hipotensão ou circulação instável

dissulfiram Antietanol® comp 250 mg					
	Precaução	Precaução	C	Contra-indicado	MPI? Não

Classificação terapêutica: medicamento utilizado na dependência do álcool

Posologia:
- Alcoolismo: iniciar com 500 mg, 1x/dia, por 1-2 semanas e manter com 250 mg, 1x/dia (125-500 mg/dia); manter tratamento até recuperação do paciente e que a base social e o autocontrole estejam estabelecidos de modo a evitar recaídas; a dose de manutenção pode ser necessária por meses a anos

Função hepática: risco de desenvolvimento de toxicidade hepática, hepatite grave; pode ocorrer vários meses após a terapia; uso com precaução

Função renal: pacientes com nefrite aguda e crônica – uso com precaução

Interações medicamentosas: metronidazol, amprenavir, omeprazol, isoniazida, fenitoína, varfarina, teofilina, diazepam

Reações adversas:
- Dermatológicas: dermatite alérgica, erupção cutânea, erupções acneiformes
- Neurológicas: cefaleia, fadiga, psicose, sonolência, neurite periférica e polineurite
- Musculoesqueléticas: neurite periférica, neuropatia periférica, polineurite
- Gastrointestinal: sabor residual metálico ou semelhante ao do alho
- Geniturinárias: impotência, perda da libido
- Ocular: neurite óptica

Precauções: DM; epilepsia; hipotireoidismo; uso concomitante com barbitúricos; histórico de dermatite por contato com borracha

Contraindicações: álcool, produtos que contenham álcool ou quando é ingerido concomitantemente com ou dentro de 14 dias após a descontinuação de dissulfiram; uso concomitante ou recente de metronidazol; oclusão coronariana grave; doença do miocárdio grave; psicoses

Observações: não administrar até o paciente estar abstêmio há ≥ 12 h; não utilizar sem o conhecimento do paciente

dobutamina					
Dobutrex®					60+
sol inj 250 mg/20 mL (12,5 mg/mL)	Sem informações	Sem ajuste de dose	B	Uso criterioso	MPI? Não

Classificação terapêutica: agente adrenérgico e dopaminérgico

Posologia:
- Diluição padrão: 1 amp em SG5% 230 mL; caso seja necessária redução do volume infundido, considerar 2 amp em 210 mL ou 4 amp em 170 mL
- Inotrópico positivo: iniciar infusão de 2,5 mcg/kg/min e titular a dose conforme a resposta (habitual: 2,5-10 mcg/kg/min)

Função hepática: não há informações disponíveis sobre necessidade de ajuste de dose; titular a taxa de infusão para atingir os objetivos clínicos

Função renal: não há informações disponíveis

Administração parenteral (compatível – SF, SG5% e SG5% em NaCl a 0,45 e 0,9%): diluir à concentração que não exceda 5 mg/mL antes de ser utilizada; taxa de infusão ACM
Obs.: estabilidade de 24 h em TA; instável em soluções alcalinas

Interações medicamentosas: carvedilol

Reações adversas:
- Cardiovasculares: batimentos ventriculares prematuros (5%, relacionados à dose), dor anginosa (1-3%), dor torácica inespecífica (1-3%), palpitação (1-3%), aumento da frequência cardíaca, aumento da PA, aumento da atividade ectópica ventricular, hipotensão arterial
- Hematológica: trombocitopenia (casos isolados)
- Neurológicas: cefaleia (1-3%), febre (1-3%), parestesia
- Respiratória: dispneia (1-3%)
- Musculoesqueléticas: cãibras leves em membros inferiores
- Gastrointestinal: náusea (1-3%)
- Endócrina e metabólica: redução discreta do potássio sérico
- Locais: alterações inflamatórias locais e dor decorrentes da infiltração, flebite, necrose cutânea (casos isolados)

Precauções: corrigir hipovolemia antes de iniciar a infusão; fibrilação atrial; DM; hipertensão; hipopotassemia; IAM; atividade ectópica ventricular; extravasamento com infiltração da infusão pode determinar necrose dérmica

Contraindicação: estenose subaórtica hipertrófica idiopática

docusato de sódio					
Humectol D® (docusato de sódio + bisacodil)	Sem informações	Sem informações	A	Uso criterioso	MPI? Não
comp rev 60 mg + 5 mg					

Classificação terapêutica: amolecedor, emoliente

Posologia:
- Laxativo: 1-2 drágea, antes de dormir

Função hepática: não há informações disponíveis; pode ocorrer hepato-toxicidade

Função renal: não há informações disponíveis

Interações medicamentosas: sem interações conforme a base de dados Micromedex

Reações adversas:
- Gastrointestinais (1-10%): cólicas abdominais, diarreia, obstrução intestinal
- Miscelânea (1-10%): irritação da garganta

Precauções: súbita mudança nos hábitos intestinais com duração > 2 semanas (utilizar > 1 semana); sangramento retal ou incapacidade de ter movimento intestinal após o uso de um laxante; uso crônico pode resultar em perda de eletrólitos

Contraindicações: uso concomitante de óleo mineral; obstrução intestinal; dor abdominal aguda; náusea; vômito; hepatite aguda

docusato de sódio

dolutegravir					
Tivicay®					60+
comp rev 10, 25 e 50 mg	Sem ajuste de dose	Sem ajuste de dose	C	Sem informações	MPI? Não

Classificação terapêutica: antiviral

Posologia:
- Pacientes sem resistência a inibidores de integrasse – 50 mg, 1x/dia
- Pacientes com resistência a inibidores de integrasse – 50 mg, 2x/dia

Função hepática: não é necessário ajuste de dose

Função renal: não é necessário ajuste de dose

Interações medicamentosas: etaverina, dolutegravir, fosamprenavir, ritonavir, carbamazepina, metformina, tipranavir, indutores fortes CYP3A (fenitoína, primidona, oxcarbazepina, erva-de-são-joão, enzalutamida)

Reações adversas:
- > 10%: cefaleia, náusea e diarreia
- 1-10%: insônia, tontura, sonhos anormais, vômito, flatulência, dor na porção alta do abdome, dor e desconforto abdominal, erupção cutânea, prurido, fadiga e depressão.
- 0,1-1%: hipersensibilidade, síndrome de reconstituição imune, hepatite e ideias suicidas ou tentativas de suicídio (especialmente de paciente com histórico de depressão ou alterações psiquiátricas preexistentes)

Precauções: idade > 12 anos (com peso > 40 kg)

Contraindicação: combinação com dofetilida ou pilsicainide

domperidona

Motilium®

comp 10 mg,
susp oral 1 mg/mL

	Contra-indicado	Sem informações	C	Não recomendável	MPI? Não

Classificação terapêutica: propulsivo

Posologia:
- Distúrbios da motilidade digestiva: 10 mg, 3-4x/dia, 15-30 min antes das refeições e antes de dormir, caso necessário

Função hepática: insuficiência hepática leve – ajuste de dose não é necessário; insuficiência hepática moderada a grave – uso contraindicado

Função renal: insuficiência renal – reduzir a frequência para 1 ou 2x/dia; considerar de acordo com a gravidade da insuficiência

Interações medicamentosas: cetoconazol, hidroxicloroquina, donepezila, lítio

Reações adversas:
- Neurológicas: cefaleia ou enxaqueca (1%)
- Gastrointestinal: xerostomia (2%)

Precauções: doença cardíaca subjacente (incluindo insuficiência cardíaca congestiva); aumento do risco de arritmia ventricular grave ou morte súbita; iniciar o tratamento na menor dose possível; doses > 30 mg/dia são associadas ao aumento do risco de arritmia ventricular grave ou morte súbita; histórico pessoal ou familiar de câncer de mama; iniciar o tratamento na menor dose possível; idosos; distúrbios hidroeletrolíticos; prolongamento do intervalo QT

Contraindicações: uso concomitante com cetoconazol; prolactinoma; prolongamento do intervalo QT; distúrbios eletrolíticos significativos; hemorragia gastrointestinal; uso concomitante com inibidores da CYP3A4 (antifúngicos azólicos, macrolídeos, nefazodona); uso concomitante com fármacos que prolonguem o intervalo QT

donepezila

Eranz®

comp rev 5 e 10 mg

Precaução	Sem ajuste de dose	C	Uso criterioso	MPI? Não

Classificação terapêutica: anticolinesterásico

Posologia:
- Doença de Alzheimer: leve a moderada – 5 mg, 1x/dia; pode-se aumentar para 10 mg após 4-6 semanas (habitual: 5-10 mg/dia); grave – 5 mg, 1x/dia, inicialmente, aumentando para 10 mg, após 4-6 semanas (máximo: 23 mg, após pelo menos 3 meses)

Função hepática: doença hepática moderada – ajuste de dose não é necessário; insuficiência hepática grave – uso com precaução

Função renal: ClCr ≥ 22 mL/min – ajuste de dose não é necessário; ClCr < 22 mL/min – ajuste de dose parece não ser necessário (com base em estudo limitado com doentes com insuficiência renal grave)

Interações medicamentosas: oxibutinina, medicamentos que prolongam o intervalo QT (quinidina, disopiramida, procainamida, eritromicina, metronidazol, cloroquina, probucol, quinina, metadona, prometazina, haloperidol, imipramina, amitriptilina, doxepina, hidroxicloroquina, clorpromazina, tamoxifeno, ciclobenzaprina, droperidol, aripiprazol, atomoxetina, trazodona, pentamidina, domperidona, clozapina, gonadorrelina, fosfato de sódio, fosfato de sódio monobásico, fosfato de sódio dibásico, astemizol, norfloxacino, propafenona, famotidina, leuprolida, mefloquina, anagrelida, ciprofloxacino, fluoxetina, ofloxacino, octreotida, mifepristona, clomipramina, protriptilina, gosserelina, halofantrina, paroxetina, ondansetrona, azitromicina, foscarnet, apomorfina, claritromicina, granisetrona, tacrolimo, itraconazol, venlafaxina, risperidona, triptorrelina, formoterol, citalopram, alfuzosina, levofloxacino, sevoflurano, dolasetrona, ritonavir, olanzapina, sertindol, nelfinavir, ranolazina, vardenafila, gatifloxacino, moxifloxacino, gemifloxacino, telitromicina, escitalopram, solifenacina, sorafenibe, sunitinibe, dasatinibe, vorinostate, pariperidona, lapatinibe, nilotinibe, degarelix, asenapina, pazopanibe, fingolimode, eribulina, vandetanibe, rilpivirina, telaprevir, verumafenibe, crizotinibe, pasireotida, vinflunina, ivabradina, atazanavir, vilanterol, dabrafenibe, ebastina, tizanidina, tetrabenazina, lumefantrina, trióxido de arsênio)

Reações adversas:
- Cardiovasculares (1-10%): hipertensão arterial (3%), dor torácica (2%), hemorragia (2%), síncope (2%), bradicardia, ECG anormal, edema, edema periférico, falência cardíaca, fibrilação atrial, hipotensão arterial, vasodilatação
- Dermatológicas (1-10%): escoriações (4-5%), eczema (3%), erupção cutânea, prurido, úlcera cutânea, urticária
- Hematológicas (1-10%): contusão (≤ 2%), anemia

(continua)

- Neurológicas: insônia (2-14%), cefaleia (3-10%), dor (3-9%), fadiga (1-8%), tontura (2-8%), sonhos anormais (3%), alucinações (3%), hostilidade (3%), depressão (2-3%), nervosismo (1-3%), confusão mental (2%), febre (2%), labilidade emocional (2%), sonolência (2%), transtorno de personalidade (2%), afasia, agitação, agressividade, ansiedade, choro anormal, crises convulsivas, ilusões, inquietação, vertigem
- Respiratórias (1-10%): aumento da tosse, bronquite, dispneia, dor orofaríngea, faringite, pneumonia
- Musculoesqueléticas (1-10%): cãibras musculares (3-8%), aumento da CPK (3%), dorsalgia e/ou lombalgia (3%), artrite (1-2%), fraqueza (1-2%), ataxia, aumento da DHL, fraqueza, fratura óssea, marcha anormal, parestesia, tremor
- Gastrointestinais: náusea (3-19%, relacionada com a dose), diarreia (5-15%, relacionada com a dose), vômito (3-9%, relacionado com a dose), anorexia (2-8%), ganho de peso (3-5%, relacionado com a dose), constipação, dispepsia, dor abdominal, dor epigástrica, gastroenterite, incontinência fecal, odontalgia, sangramento gastrointestinal, timpanismo
- Miscelânea: infecção (11%), diaforese, divagação, infecção fúngica, sintomas de gripe
- Endócrinas e metabólicas (1-10%): hiperlipemia (2%), desidratação (1-2%), aumento da libido, fogachos
- Geniturinárias (1-10%): incontinência urinária (1-3%), alteração da frequência urinária (2%), cistite, glicosúria, hematúria, ITU, noctúria
- Oculares (1-10%): catarata, irritação ocular, visão turva

Precauções: anestesia; asma ou doença pulmonar obstrutiva; bradicardia e bloqueio cardíaco; risco de prolongamento do intervalo QT; risco de rabdomiólise; uso concomitante com AINH; histórico de úlcera péptica; convulsões generalizadas

donepezila

dopamina					
Revivan®					**60+**
amp 50 mg/10 mL e 200 mg/5 mL	Sem informações	Sem informações	C	Uso criterioso	MPI? Não

Classificação terapêutica: agente adrenérgico e dopaminérgico

Posologia:
- Diluição padrão: 5 amp de 50 mg ou 1 amp de 200 mg em 200 mL de SF ou SG (solução final: 1 mg/mL)
- Suporte hemodinâmico: infusão EV – 1-5 mcg/kg/min, titulando conforme resposta, ou 1-4 mcg/kg/min, a cada 10-30 min (máximo: 50 mcg/kg/min, mas doses > 20 mcg/kg/min são associadas a maior risco de taquiarritmias sem maior efeito vasopressor); bradicardia sintomática – 2-10 mcg/kg/min
- Suporte inotrópico em insuficiência cardíaca: infusão EV – 5-12 mcg/kg/min

Função hepática: não há informações disponíveis

Função renal: podem ocorrer azotemia e poliúria; não há informações disponíveis sobre ajuste de dose

Ajuste de dose (pacientes que tenham feito uso de inibidores da monoaminoxidase antes do uso da dopamina): redução da dose (sem orientações específicas)

Administração parenteral (compatível – SF, SG5%, SG10% e SG5% em NaCl a 0,45 e 0,9%): a solução concentrada deve ser diluída a concentrações de 400-1.600 mcg/mL; administrar somente por bomba de infusão, com taxa inicial de 2-5 mcg/kg/min
Obs.: estabilidade de 24 h; é instável em soluções alcalinas

Interações medicamentosas: selegilina

Reações adversas:
- Cardiovasculares: batimentos ectópicos, dor anginosa, hipotensão arterial, palpitação, taquicardia, vasoconstrição, alargamento do complexo QRS, arritmia ventricular (alta dose), bradicardia, condução aberrante, gangrena (alta dose), hipertensão arterial
- Neurológicas: cefaleia, ansiedade
- Respiratória: dispneia
- Gastrointestinais: náusea e vômito
- Endócrinas e metabólicas: aumento da glicemia (geralmente não ultrapassa os limites normais), piloereção
- Locais: o extravasamento pode causar necrose tecidual e descamação de tecidos circundantes
- Oculares: aumento da pressão intraocular, dilatação pupilar

Precauções: angina; extravasamento (risco de isquemia/necrose do tecido periférico); hipovolemia; doenças vasculares oclusivas; uso recente de inibidores da monoaminoxidase; distúrbios eletrolíticos

Contraindicações: feocromocitoma; taquiarritmias atrial/ventricular

(continua)

Observações: os efeitos hemodinâmicos da dopamina são dose-dependentes: baixa dose (1-5 mcg/kg/min) – aumento do fluxo sanguíneo renal e do volume urinário; dose intermediária (5-15 mcg/kg/min) – aumento do fluxo sanguíneo renal, da frequência cardíaca, da contratilidade e do débito cardíaco; altas doses (> 15 mcg/kg/min) – efeitos alfa-adrenérgicos predominam, com vasoconstrição e aumento da PA

doxazosina

Doxazosina®; Carduran® XL

comp 2 e 4 mg; comp lib control 4 mg

Contra-indicado	Com ajuste de dose	C	Uso criterioso	MPI? Sim

Classificação terapêutica: bloqueador do adrenoceptor-alfa

Posologia:
- Hiperplasia prostática benigna: liberação imediata – 1-2 mg inicialmente, aumentando a cada 1-2 semanas, pesando benefícios terapêuticos e hipotensão postural (objetivo: 4-8 mg/dia; máximo: 8 mg/dia); liberação prolongada – 4 mg pela manhã, aumentar após 3-4 semanas até 8 mg/dia
- Hipertensão: liberação imediata – 1 mg/dia, podendo ser aumentada para 2 mg, 1x/dia
- Expulsão de cálculo em ureter distal: liberação imediata – 4 mg à noite

Função hepática: disfunção hepática leve ou moderada – uso com precaução; disfunção hepática grave – uso contraindicado

Função renal: insuficiência renal – ajuste na dose e na frequência pode ser necessário

Ajuste de dose (pacientes geriátricos): iniciar o tratamento com a dose mínima recomendada quando utilizada no tratamento da hipertensão

Interações medicamentosas: vardenafila, tadalafila, betabloqueadores (propranolol, metoprolol, timolol, nadolol, pindolol, atenolol, labetalol, acebutolol, betaxolol, levobunolol, esmolol, carteolol, bisoprolol, sotalol, metipranolol, carvedilol, nevibolol), sotalol, sildenafila, nifedipino

Reações adversas (refletem dados combinados de estudos com produtos de liberação imediata e prolongada):
- Cardiovasculares: edema (3-4%), hipotensão arterial (2%), síncope (2%), dor torácica (1-2%), palpitação (1-2%), hipotensão ortostática (0,3-2%, relacionada à dose), arritmia (1%), rubores (1%)
- Dermatológicas: erupção cutânea (1%), prurido (1%)
- Neurológicas: tontura (5-19%), cefaleia (5-14%), fadiga (8-12%), sonolência (1-5%), vertigem (2-4%), dor (2%), nervosismo (2%), insônia (1%), ansiedade (1%), ataxia (1%), depressão (1%), distúrbios de movimento (1%), hipertonia (1%), parestesia (1%)

(continua)

- Respiratórias: infecção das vias aéreas (5%), rinite (3%), dispneia (1-3%), distúrbios respiratórios (1%), epistaxe (1%)
- Musculoesqueléticas: dorsalgia ou lombalgia (2-3%), fraqueza (1-7%), artrite (1%), cãibras musculares (1%), fraqueza muscular (1%), mialgia (1%)
- Gastrointestinais: náusea (1-3%), diarreia (2%), dor abdominal (2%), dispepsia (1-2%), xerostomia (1-2%), constipação (1%), flatulência (1%)
- Auditiva: zumbido (1%)

- Endócrina e metabólica: disfunção sexual (2%)
- Geniturinárias: poliúria (2%), impotência (1%), incontinência (1%), ITU (1%)
- Oculares: visão anormal (1-2%), conjuntivite (1%)
- Miscelânea: aumento da diaforese (1%), síndrome similar à gripe (1%)

Precauções: hipotensão postural; carcinoma da próstata; cirurgia de catarata; insuficiência coronariana; estreitamento gastrointestinal (patológico ou iatrogênico) grave; ingestão de medicamentos em formulações de liberação prolongada pode causar sintomas obstrutivos

doxiciclina					
Vibramicina®					
comp solúvel 100 mg	Com ajuste de dose	Sem ajuste de dose	D	Contra-indicado	MPI? Não

Classificação terapêutica: tetraciclina

Posologia:
- Dose habitual: 100-200 mg/dia, VO, em 2 doses diárias
- Clamídia e uretrite não gonocócica: 100 mg, VO, a cada 12 h, por 7 dias
- Donovanose (granuloma inguinal) e linfogranuloma venéreo: 100 mg, VO, a cada 12 h, por pelo menos 3 semanas, com cicatrização total das lesões
- Cólera: 300 mg, VO, em dose única
- *Yersinia pestis* (praga): 200 mg, 1x/dia, por 10-14 dias
- Febre maculosa: 100 mg, 2x/dia, por 5-7 dias
- Brucelose: 100 mg, 2x/dia, por 6 semanas, em combinação com rifampicina ou estreptomicina
- Epididimite: 100 mg, VO, 2x/dia, por 10 dias, em associação com ceftriaxona
- Doença inflamatória pélvica: 100 mg, VO, 2x/dia por 14 dias
- Quimioprofilaxia de malária: 100 mg/dia, 1-2 dias antes de viajar à área endêmica, durante a permanência e até 4 semanas após a partida

Função hepática: insuficiência hepática leve – ajuste de dose não é necessário; insuficiência hepática grave – ajuste de dose pode ser necessário

Função renal: ajuste de dose não é necessário

(continua)

Interações medicamentosas: metotrexato, tetraciclinas (tetraciclina, minociclina, oxitetraciclina, doxiciclina, limeciclina, clortetraciclina), rifampicina, sais de ferro (oral), medicamentos contendo alumínio, cálcio ou magnésio (cálcio, carbonato de magnésio, hidróxido de magnésio, trissilicato de magnésio, óxido de magnésio, carbonato de alumínio, hidróxido de alumínio, fosfato de alumínio, magaldrato), ácido aminolevulínico

Reações adversas:
- Cardiovascular: pericardite
- Neurológica: hipertensão intracraniana
- Dermatológicas: dermatite esfoliativa (rara), edema angioneurótico, fotossensibilidade, hiperpigmentação da pele, *rash* cutâneo, urticária
- Hematológicas: anemia hemolítica, eosinofilia, neutropenia, trombocitopenia
- Hepática: hepatotoxicidade
- Gastrointestinais: alteração da cor dos dentes (crianças), anorexia, colite pseudomembranosa, diarreia, disfagia, enterocolite, esofagite (rara), glossite, lesões inflamatórias na região anogenital, náusea, pigmentação oral (mucosa), ulcerações esofágicas (raras), vômito
- Endócrina e metabólica: alteração de cor da tireoide (marrom ou preta) sem relato de disfunção, hipoglicemia

- Renal: aumento de BUN (relacionado à dose)
- Miscelânea: anafilaxia, doença do soro, exacerbação do lúpus eritematoso sistêmico, fontanela proeminente (bebês), púrpura anafilactoide

Precauções: diarreia associada a *Clostridium difficile* (diarreia leve a colite fatal) tem sido relatada – pode ocorrer ≥ 2 meses após o tratamento se houver suspeita ou confirmação, interromper o uso; uso concomitante com isotretinoína ou penicilina; hipertensão intracraniana tem sido relatada – aumento do risco para mulheres em idade fértil que estejam acima do peso ou tenham histórico de insuficiência hepática; pode resultar em perda permanente da visão; aumento do risco de eritema cutâneo com exposição à luz do sol ou ultravioleta; pode causar descoloração permanente dos dentes e hipoplasia do esmalte quando utilizado durante o desenvolvimento dentário

Contraindicação: miastenia grave

doxorrubicina

Adriblastina®

pó liof sol inj 10 e 50 mg

Contra-indicado	Sem informações	D	Contra-indicado	MPI? Não

Classificação terapêutica: antraciclina

Posologia:
* Neoplasia: dose de acordo com o tipo histológico do tumor e se o uso for isolado ou em combinação com outras drogas; alto potencial emético

Função hepática: podem ocorrer aumento do risco de toxicidade e aumento de ALT (1-10%); insuficiência hepática grave (Child-Pugh classe C) – uso contraindicado; bilirrubina total de 1,2-3 mg/dL – reduzir a dose recomendada em 50%; bilirrubina total > 3-5 mg/dL – reduzir a dose recomendada em 75%; bilirrubina total > 5 mg/dL – uso contraindicado

Função renal: podem ocorrer albuminúria ou hematúria (1-10%); não há informações sobre ajuste de dose

Ajuste de dose: pacientes geriátricos – considerar o uso da dose mais baixa ou intervalos mais longos entre os ciclos; pacientes obesos – pode ser necessário ajuste da dose; considerar o peso corporal total para o controle da dose

Administração parenteral (compatível – SF, SG5% e Ringer lactato): reconstituir o pó em SF ou AD até se obter uma concentração de 2 mg/mL; administrar por injeção EV lenta (3-10 min); também pode ser administrada por infusão
Obs.: administrar EV pelas linhas que estejam administrando SG5% ou SF; a velocidade de infusão não deve ser alta para evitar risco de extravasamento perivenoso – caso ocorra, a infusão deve ser interrompida, imediatamente aplicando gelo na área afetada; estabilidade de 7 dias em TA para solução reconstituída ou 15 dias em REF; é um agente perigoso – utilizar com proteção adequada para manipulação

Interações medicamentosas: vacinas de vírus vivos (bacilo Calmette-Guérin, vacina vírus rubéola, vacina caxumba, vacina poliomielite, vacina sarampo, vacina influenza, vacina catapora (varicela), vacina febre amarela, vacina febre tifoide, vacina adenovírus, vacina rotavírus), mercaptopurina, dexrazoxano, varfarina, vinflunina, ciclosporina, cisplatina, fenitoína, paclitaxel, estavudina, eltrombopague, sorafenibe

Reações adversas:
* Cardiovasculares: edema periférico (< 11%), dor torácica, edema, hipotensão arterial, palidez, parada cardíaca, taquicardia, vasodilatação, bloqueio atrioventricular, cardiotoxicidade tardia

(continua)

- Dermatológicas: alopecia (9-19%), eritrodisestesia palmoplantar ou síndrome mão-pé (≤ 51% no câncer de ovário, 4% no sarcoma de Kaposi), erupção cutânea (até 29% no câncer de ovário, até 5% no sarcoma de Kaposi), ressecamento da pele (6%), acne, alteração da cor da pele, dermatite (esfoliativa ou fúngica), equimose, exantema maculopapular, exantema vesicobolhoso, furunculose, prurido
- Hematológicas: mielossupressão (início: 7 dias; nadir: 10-14 dias; recuperação: 21-28 dias), neutropenia (12-62%; grau 4: 4%), leucopenia (36%), trombocitopenia (13-65%), anemia (6-74%), aumento do TP, hemólise
- Neurológicas: febre (8-12%), cefaleia (< 11%), dor (< 21%), agitação, ansiedade, calafrios, confusão mental, depressão, insônia, labilidade emocional, sonolência, tontura, vertigem
- Respiratórias: faringite (< 16%), dispneia (< 15%), apneia, aumento da tosse (< 10%), derrame pleural, epistaxe, pneumonia, rinite, sinusite
- Musculoesqueléticas: fraqueza (7-40%), dorsalgia ou lombalgia (≤ 12%), parestesia (< 10%), artralgia, fraturas patológicas, hipertonia, mialgia, neuralgia, neurite (periférica), neuropatia
- Gastrointestinais: estomatite (5-41%), vômito (8-33%), náusea (18-46%), constipação (até 30%), anorexia (até 20%), diarreia (5-21%), mucosite (< 14%), dispepsia (< 12%), obstrução intestinal (< 11%), alteração do paladar, ascite, aumento do abdome, caquexia, disfagia, dispepsia, esofagite, flatulência, gengivite, glossite, íleo paralítico, perda de peso, sangramento retal, ulceração bucal, xerostomia
- Endócrinas e metabólicas: 1-10%: desidratação, hiperbilirrubinemia, hiperglicemia, hipocalcemia, hipopotassemia, hiponatremia
- Auditiva: otalgia (1-10%)
- Oculares (1-10%): conjuntivite, ressecamento dos olhos, retinite
- Renais (1-10%): albuminúria, hematúria
- Local (1-10%): tromboflebite
- Geniturinárias (1-10%): cistite, disúria, dor pélvica, incontinência urinária, ITU, leucorreia, monilíase vaginal, poliúria, sangramento vaginal, urgência miccional
- Miscelânea (1-10%): diaforese, monilíase, reação alérgica, reações relacionadas à infusão (7%; incluindo broncoespasmo, calafrios, cefaleia, constrição torácica, dispneia, edema facial, herpes simples ou zóster, hipotensão arterial, prurido, rubor)

Precauções: uso concomitante com outros agentes cardiotóxicos; extravasamento pode causar necrose grave no tecido local; arritmias foram relatadas; uso concomitante com dexrazoxano; uso concomitante com inibidores ou indutores ou CYP3A4, CYP2D6 e glicoproteína P; uso concomitante com trastuzumabe; aumento do risco de síndrome de lise tumoral com rápido crescimento de tumores

Contraindicações: mielossupressão induzida por drogas, grave e persistente; IAM recente (< 4-6 semanas); insuficiência miocárdica grave

duloxetina					
Cymbalta®					
cap lib retard 30 e 60 mg	Contra-indicado	Contra-indicado	C	Uso criterioso	MPI? Não

Classificação terapêutica: antidepressivo

Posologia:
- Transtorno depressivo maior: 30-60 mg/dia, em dose única ou dividida (habitual: 30-120 mg/dia)
- Neuropatia diabética: 60 mg, 1x/dia; considerar doses menores se alteração renal
- Fibromialgia e dor crônica musculoesquelética: iniciar com 30 mg/dia, por 1 semana, aumentando para 60 mg, 1x/dia
- Transtorno de ansiedade generalizada: 60 mg, 1x/dia; considerar iniciar com 30 mg/dia, por 1 semana, para aumentar tolerabilidade
- Na retirada da droga, fazer diminuição gradual da dose, em até 4-6 meses

Função hepática: doença hepática crônica – uso contraindicado

Função renal: ClCr ≥ 30 mL/min – ajuste de dose não é necessário; ClCr < 30 mL/min – uso contraindicado

Interações medicamentosas: azul de metileno, linezolida, anti-inflama-tórios não esteroidais (ácido acetilsalicílico, naproxeno, fenilbutazona, ácido mefenâmico, fenoprofeno, ibuprofeno, indometacina, piroxicam, diclofenaco, cetoprofeno, flurbiprofeno, cetorolaco, tenoxicam, etofe-namato, dipirona, nimesulida, lornoxicam, acemetacina, propifenazona, meloxicam, celecoxibe, proglumetacina, rofecoxibe, dexcetoprofeno, parocoxibe, valdecoxibe, etoricoxibe, nepafenaco, loxoprofeno, lumira-coxibe, ácido tolfenâmico, nimesulida, ácido flufenâmico), fluvoxamina, alfentanila, fluoxetina, antiplaquetários (dipiridamol, ticlopidina, iloprosta, abciximabe, tirofibana, clopidogrel, eptifibatide, cilostazol, treprostinila, prasugrel, ticagrelor), zolmitriptana, paroxetina, varfarina

Reações adversas:
- Cardiovasculares: palpitações (1-2%), aumento da PA (1-2%)
- Dermatológica: hiperidrose (6-7%)
- Neurológicas: cefaleia (13-14%), sonolência (10-12%, relacionada com a dose), fadiga (10-11%), tontura (10%), insônia (10%, relacionada com a dose), agitação (3-5%), ansiedade (3%), bocejo (1-2%), sonhos anormais (1-2%), hipoestesia (≥ 1%), letargia (≥ 1%), vertigem (≥ 1%), calafrios (1%), transtorno do sono (1%)
- Respiratórias: nasofaringite (5%), tosse (3%)
- Musculoesqueléticas: espasmos musculares (3%), tremor (2-3%, rela-cionada à dose), dores musculoesqueléticas (≥ 1%), parestesia (≥ 1%), calafrios (≥ 1%)

(continua)

- Gastrointestinais: náusea (23-25%), xerostomia (11-15%, relacionada com a dose), constipação (10%, relacionada com a dose), diarreia (9-10%), redução do apetite (7-9%, relacionada com a dose), dor abdominal (4-6%), vômito (3-5%), dispepsia (2%), perda de peso (2%), flatulência (≥ 1%), ganho de peso (≥ 1%), paladar anormal (≥ 1%)
- Endócrinas e metabólicas: redução da libido (2-4%), fogachos (1-3%), orgasmos anormais (1-3%)
- Ocular: visão turva (1-3%)
- Gen_iturinárias: disfunção erétil (4-5%), ejaculação retardada (3%, relacionada com a dose), disfunção ejaculatória (2%)
- Miscelânea: influenza (3%)

Precauções: uso concomitante com precursores da serotonina, ácido acetilsalicílico, anti-inflamatórios, varfarina, anticoagulantes, antimicrobianos do grupo das quinolonas (ciprofloxacino, enoxacino); uso concomitante com a ingestão de álcool; piora dos transtornos psiquiátricos; hipotensão ortostática e síncope, especialmente na 1ª semana de tratamento; doenças cardiovasculares; sintomas de descontinuação graves foram relatados com retirada abrupta – retirada gradual é necessária; uso concomitante com terapia diurética para idosos; hiponatremia e síndrome de secreção inapropriada do hormônio antidiurético; condições que tornam o esvaziamento gástrico mais lento podem afetar a estabilidade do revestimento entérico; retenção urinária

Contraindicações: uso concomitante com inibidores da monoaminoxidase, incluindo linezolida ou azul de metileno EV, ou no prazo de 14 dias após a descontinuação de um inibidor da monoaminoxidase; uso concomitante com tioridazina ou inibidores da CYP1A2; durante período de recuperação do IAM; glaucoma de ângulo fechado

E

empagliflozina
Jardiance®
comp 10 e 25 mg

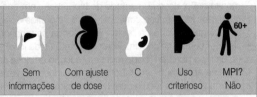

Sem informações	Com ajuste de dose	C	Uso criterioso	MPI? Não

Classificação terapêutica: antidiabético

Posologia: corrigir qualquer depleção do volume antes de iniciar a terapia; assegurar a função renal antes de iniciar a terapia; não iniciar em pacientes com ritmo de filtração glomerular < 45 mL/min/1,73 m²
- Desordem do sistema cardiovascular, como profilaxia para o diabete tipo 2: iniciar com 10 mg, VO, 1x/dia, pela manhã; pode aumentar para 25 mg, 1x/dia
- Diabete tipo 2: iniciar com 10 mg, VO, 1x/dia, pela manhã; pode aumentar para 25 mg, 1x/dia; dose máxima: 25 mg, VO, 1x/dia

Função hepática: sem informações na literatura

Função renal: injúria renal (ritmo de filtração glomerular estimado ≥ 45 mL/min/1,73 m²) – ajuste de dose não é necessário; insuficiência renal moderada (ritmo de filtração glomerular estimado < 45 mL/min/1,73 m²) – não iniciar a terapia; se ritmo de filtração glomerular estimado cair e se mantiver < 45 mL/min/1,73 m² – descontinuar o uso; insuficiência renal grave, terminal ou diálise – uso contraindicado

Ajuste de dose: hiponatremia (sódio sérico < 130 mEq/L) – dose inicial de 2,5 mg, 1x/dia; titular em intervalos de 4 dias para 2,5 mg, 2x/dia, então, 5 mg, 2x/dia, e mais alto, conforme necessário (máximo: 40 mg/dia)

Interações medicamentosas: betabloqueadores (propranolol, metoprolol, timolol, nadolol, pindolol, atenolol, labetalol, acebutolol, betaxolol, levobunolol, esmolol, carteolol, bisoprolol, sotalol, metipranolol, carvedilol, nevibolol)

Reações adversas:
- Endócrinas e metabólicas: cetoacidose diabética; hipoglicemia (em monoterapia – 0,4%; em terapia combinada – 1,2-28,4%); hipoglicemia grave em monoterapia ou combinada com metformina isoladamente, metformina com sulfonilureia, ou pioglitazona com/sem metformina (0%); hipoglicemia grave em combinação com insulina, 25 mg (1,3%); cetoacidose
- Renal: injúria renal aguda, pielonefrite, sepse decorrente de infecção urinária; aumento da frequência urinária (3,2-3,4%), infecções do trato urinário (todos os pacientes – 7,6-9,3%; idade > 75 anos – 15,1-15,7%)
- Reprodutivo: infecção genital feminina (5,4-6,4%)

(continua)

Precauções:

- Sistema cardiovascular: pacientes com idade ≥ 75 anos – risco aumentado de volume de depleção; hipotensão sintomática pode ocorrer – corrigir o *status* volêmico antes de iniciar a terapia, recomenda-se monitoração; risco aumentado de hipotensão em pacientes com injúria renal, nos idosos, uso concomitante de diurético e pacientes com pressão sanguínea sistólica baixa – recomenda-se monitoração
- Uso concomitante com insulina ou secretores de insulina: risco aumentado de hipoglicemia – pode requerer redução de dose das outras terapias
- Sistema endócrino e metabólico: cetoacidose, às vezes fatal, tem sido reportada e pode resultar em hospitalização – recomenda-se monitoração, interrupção e até descontinuação do uso se suspeitado; pacientes com diabete tipo 1 – uso não recomendado; não utilizar para tratamento de cetoacidose diabética; aumento do LDL-colesterol pode ocorrer – recomenda-se monitoração; testes de glicosúria e 1,5-anidroglucitol não são recomendados para monitorar o controle glicêmico com o uso de empagliflozina
- Renal: lesão aguda do rim e injúria renal foram reportados, incluindo casos requerendo hospitalização e diálise e de pacientes com idade < 65 anos – considerar fatores predisponentes antes de iniciar o tratamento, como hipovolemia, doença renal crônica, insuficiência cardíaca congestiva e uso concomitante de medicações (diuréticos, inibidores da enzima conversora da angiotensina, bloqueadores dos receptores de angiotensina ou AINH); considerar descontinuação temporária com diminuição da dose oral (p. ex., doença aguda, em jejum) ou perda de fluido (p. ex., doença gastrointestinal, extrema exposição ao calor); recomenda-se monitoração e descontinuar o uso se essas situações ocorrerem; pacientes com ritmo de filtração glomerular < 45 mL/min/1,73 m² – não iniciar tratamento; queda do ritmo de filtração glomerular estimado tem sido reportada – descontinuar uso se persistentemente < 45 mL/min/1,73 m²; aumento de creatinina sérica e diminuição do ritmo de filtração glomerular têm sido reportados, além de mais suscetibilidade à hipovolemia – recomenda-se monitoração; aumento do risco de insuficiência renal de pacientes com ritmo de filtração glomerular estimado < 60 mL/min/1,73 m² – recomenda-se monitoração mais frequente; infecções do trato urinário resultantes da urossepsia e pielonefrite têm sido reportadas – todos os casos demandaram hospitalização e, alguns, admissão em UTI ou diálise – recomenda-se monitoração; pacientes serão positivos para glicose na urina em decorrência do mecanismo de ação da empagliflozina
- Reprodutivo: infecção micótica genital pode ocorrer – risco aumentado para pacientes com histórico anterior de infecção micótica genital; recomenda-se monitoração

Contraindicações: diálise; doença renal em fase terminal; hipersensibilidade aos componentes do medicamento; lesão renal grave (ritmo de filtração glomerular < 30 mL/min/1,73 m²)

enalapril					
Renitec®					
comp 5, 10 e 20 mg	Precaução	Com ajuste de dose	D	Compatível	MPI? Não

Classificação terapêutica: inibidor da enzima conversora da angiotensina

Posologia:
- HAS: 10-40 mg/dia, VO, em 1 ou 2 doses
- Insuficiência cardíaca congestiva: 2,5-40 mg/dia, VO, em 1 ou 2 doses

Função hepática: síndrome hepática, incluindo icterícia progredindo para hepatite fulminante e morte – tem sido associada com inibidores da ECA, interromper a terapia se ocorrer icterícia ou enzimas hepáticas acentuadamente elevadas; uso com precaução

Função renal: podem ocorrer aumento de creatinina sérica (0,2-20%), agravamento da função renal (de pacientes com estenose de artéria renal bilateral ou hipovolemia); insuficiência renal com ClCr < 30 mL/min – a partir da dose de 2,5 mg, 1x/dia (máximo: 40 mg/dia); creatinina sérica > 1,6 mg/dL – dose inicial de 2,5 mg/dia, e titular em intervalos de 4 dias para 2,5 mg, 2x/dia, e, então, 5 mg, 2x/dia, e mais alto, conforme necessário (máximo: 40 mg/dia)

Ajuste de dose: hiponatremia (sódio sérico < 130 mEq/L) – dose inicial de 2,5 mg, 1x/dia; titular em intervalos de 4 dias para 2,5 mg, 2x/dia, então, 5 mg, 2x/dia, e mais alto, conforme necessário (máximo: 40 mg/dia)

Interações medicamentosas: alisquireno, inibidores MTOR (sirolimo, everolimo), bloqueadores do receptor angiotensina II (losartana, irbesartana, valsartana, eprosartana, candesartana, olmesartana, azilsartana), alteplase, telmisartana, diuréticos poupadores de potássio (espironolactona, amilorida, triantereno, eplerenona), alfainterferona 2a, potássio, azatioprina, mercaptopurina, ácido acetilsalicílico, anti-inflamatórios não esteroidais (ácido acetilsalicílico, naproxeno, fenilbutazona, ácido mefenâmico, fenoprofeno, ibuprofeno, indometacina, piroxicam, diclofenaco, cetoprofeno, flurbiprofeno, cetorolaco, tenoxicam, etofenamato, dipirona, nimesulida, lornoxicam, acemetacina, propifenazona, meloxicam, celecoxibe, proglumetacina, rofecoxibe, dexcetoprofeno, parocoxibe, valdecoxibe, etoricoxibe, nepafenaco, loxoprofeno, lumiracoxibe, ácido tolfenâmico, nimesulida, ácido flufenâmico), clomipramina, rifampicina, capsaicina, bupivacaína, diuréticos de alça (furosemida, bumetanida), nesiritida

Reações adversas (a faixa de frequência inclui dados de estudos de hipertensão arterial e insuficiência cardíaca; taxas mais elevadas de reações adversas foram geralmente observadas em pacientes com insuficiência cardíaca congestiva; entretanto, a frequência de efeitos adversos associados ao placebo também é maior nessa população):
- Cardiovasculares: hipotensão arterial (0,9-6,7%), dor torácica (2%), hipotensão ortostática (2%), ortostasia (2%), síncope (0,5-2%)
- Dermatológica: erupção cutânea (1,5%)

(continua)

- Neurológicas: tontura (4-8%), cefaleia (2-5%), fadiga (2-3%)
- Respiratórias (1-2%): bronquite, dispneia, tosse
- Musculoesquelética (1-10%): fraqueza
- Gastrointestinais (1-10%): anorexia, constipação, diarreia, dor abdominal, náusea, sabor anormal, vômito

Precauções: agranulocitose e neutropenia foram relatadas, especialmente com insuficiência renal e na presença de doença do colágeno; anestesia ou cirurgia de grande porte; aférese (LDL) com a absorção de sulfato de dextrano – reações anafiláticas relatadas; pacientes negros têm risco relativamente maior de angioedema que os pacientes não negros; hemodiálise concomitante com membranas de alto fluxo; tratamento concomitante para dessensibilização, veneno de himenópteros; uso concomitante com agentes que bloqueiem o sistema renina-angiotensina-aldosterona; insuficiência cardíaca; hiperpotassemia; perda de volume (p. ex., diurese vigorosa, diálise); risco aumentado de hipotensão excessiva

Contraindicações: angioedema hereditário ou idiopático; histórico de angioedema relacionado a tratamento prévio com um inibidor da enzima conversora da angiotensina; uso concomitante com alisquireno por pacientes diabéticos

enoxaparina sódica Clexane® seringa 20, 40, 60, 80 e 100 mg	Sem informações	Com ajuste de dose	B	Uso criterioso	MPI? Não

Classificação terapêutica: heparina de baixo peso molecular

Posologia:
- Profilaxia de pacientes clínicos: 40 mg, SC, 1x/dia
- Profilaxia de pacientes cirúrgicos: 20-40 mg, SC, 1x/dia
- Tratamento tromboembolismo venoso/IAM sem supradesnivelamento de segmento ST: 1,5 mg/kg, SC, 1x/dia, ou 1 mg/kg, SC, a cada 12 h
- IAM com supradesnivelamento de segmento ST: 30 mg, em *bolus* EV + 1 mg/kg, SC, a cada 12 h (primeiras doses > 100 mg cada)

Função hepática: pode ocorrer aumento de ALT/AST (1-10%); não há informações disponíveis sobre necessidade de ajuste de dose

Função renal: ClCr < 30 mL/min – aumento do risco de sangramento; monitoração recomendada; ajuste da dose pode ser necessário

Ajuste de dose: pacientes obesos – nos pacientes de peso até 144 kg, a dosagem pode ser baseada no peso total do corpo; pacientes geriátricos (idade ≥ 75 anos) – dose baseada no peso ideal (dosagem diretriz, fixa para tromboprofilaxia); IAM com supradesnivelamento do segmento ST – 0,75 mg/kg, SC, a cada 12 h (máximo: 75 mg para as primeiras 2 doses); doses em *bolus* não são recomendadas; baixo peso – doses profiláticas (peso não ajustado) para mulheres (< 45 kg) e homens de baixo peso (< 57 kg), acompanhadas de perto por sinais e sintomas de sangramento

Administração (compatível – SF e SG5%): administração EV, em *bolus*, utilizando-se 30 mg (0,3 mL) de enoxaparina; o volume excedente deve ser descartado; também pode ser utilizada no início da sessão de hemodiálise; a dose recomendada é de 1 mg/kg, injetado na linha arterial do circuito; o efeito geralmente é suficiente para uma sessão com duração de 4 h
Obs.: lavar a sonda EV antes e após a aplicação de enoxaparina com SF ou SG5%

Interações medicamentosas: fluvoxamina, paroxetina, apixabana, rivaroxabana, anti-inflamatórios não esteroidais (ácido acetilsalicílico, naproxeno, fenilbutazona, ácido mefenâmico, fenoprofeno, ibuprofeno, indometacina, piroxicam, diclofenaco, cetoprofeno, flurbiprofeno, cetorolaco, tenoxicam, etofenamato, dipirona, nimesulida, lornoxicam, acemetacina, propifenazona, meloxicam, celecoxibe, proglumetacina, rofecoxibe, dexcetoprofeno, parocoxibe, valdecoxibe, etoricoxibe, nepafenaco, loxoprofeno, lumiracoxibe, ácido tolfenâmico, nimesulida, ácido flufenâmico), sertralina, citalopram, fluoxetina, venlafaxina, escitalopram

(continua)

Reações adversas:
- Sangramentos: assim como para todos os anticoagulantes, são o principal efeito adverso da enoxaparina sódica; a hemorragia pode ocorrer em praticamente qualquer local; o risco depende de múltiplas variáveis. Nas doses recomendadas, injeções únicas de enoxaparina sódica não influenciam significativamente a agregação plaquetária nem afetam o tempo de coagulação global (TP ou TTPa)
- Dermatológicas (1-10%): equimoses, eritema
- Hematológicas: hemorragia (5-13%), anemia hipocrômica (2%), trombocitopenia (2%)
- Neurológicas (1-10%): febre (5-8%), confusão mental, dor
- Gastrointestinais (1-10%): náusea (3%), diarreia
- Locais: hematoma no local da injeção (9%), reações locais (dor, equimoses, eritema, irritação)

Precauções: anestesia/analgesia ou punção espinhal e procedimentos epidural ou espinhal; endocardite bacteriana; distúrbios hemorrágicos, congênitos ou adquiridos; cirurgia espinhal ou oftalmológica recente; idosos; AVC hemorrágico; histórico de trombocitopenia induzida pela heparina; pacientes de baixo peso (< 57 kg para homens e < 45 kg para mulheres); diátese hemorrágica, hipertensão arterial não controlada ou histórico recente de ulceração gastrointestinal, retinopatia diabética, insuficiência renal ou hemorragia; hemorragia grave; intervenção coronariana percutânea; grávidas com válvulas cardíacas protéticas; doença ulcerosa gastrointestinal ativa e angioplastia; neonatos prematuros têm maior risco para a síndrome de aspiração meconial em razão do álcool benzílico contido na formulação multidose

Contraindicações: administração IM – hemorragia ativa de grande porte; sangramento ativo significativo; trombocitopenia associada com um teste positivo para anticorpos antiplaquetários

entacapona Comtan® comp rev 200 mg					60+
	Com ajuste de dose	Sem ajuste de dose	C	Contra-indicado	MPI? Não

Classificação terapêutica: agente dopaminérgico

Posologia:
- Parkinson: 200 mg, VO, com cada dose de levodopa/inibidor da dopa-descarboxilase

Função hepática: insuficiência hepática – ajuste de dose pode ser necessário; não há informações específicas sobre as doses

Função renal: insuficiência renal – ajuste de dose não é necessário; diálise – aumentar o intervalo entre as administrações; ajustar de acordo com a resposta clínica

Interações medicamentosas: varfarina, isoproterenol, epinefrina

Reações adversas:
- Cardiovasculares: hipotensão ortostática (4,3%), síncope (1,2%)
- Dermatológica: púrpura (2%)
- Neurológicas: tontura (8%), fadiga (6%), alucinações (4%), ansiedade (2%), sonolência (2%), agitação (1%)
- Respiratória: dispneia (3%)
- Musculoesqueléticas: discinesia (25%), placebo (15%), hipercinesia (10%), hipocinesia (9%), dorsalgia ou lombalgia (4%), fraqueza (2%)
- Gastrointestinais: náusea (14%), diarreia (10%), dor abdominal (8%), constipação (6%), vômito (4%), ressecamento da boca (3%), dispepsia (2%), flatulência (2%), alteração do paladar (1%), gastrite (1%)
- Geniturinária: alteração da cor da urina (marrom-alaranjado: 10%)
- Miscelânea: aumento da diaforese (2%), infecção bacteriana (1%)

Precauções: interrupção abrupta ou redução da dose podem resultar em um complexo de sintomas semelhantes à síndrome neuroléptica maligna; obstrução biliar; uso concomitante com inibidores da monoaminoxidase; uso concomitante de fármacos conhecidos por serem metabolizados por catecol-O-metiltransferase; melanoma

entecavir Baraclude® comp rev 0,5 e 1 mg	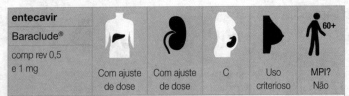
	Com ajuste de dose / Com ajuste de dose / C / Uso criterioso / MPI? Não

Classificação terapêutica: antiviral

Posologia:
- Vírus da hepatite B: 0,5-1,0 mg, VO, 1x/dia

Função hepática: pode ocorrer aumento de ALT (> 5x LSN: 11-12%; dilatação após tratamento refratário à lamivudina – > 10x LSN e > 2x basal: 12%), aumento de bilirrubinas (2-3%), aumento de ALT (> 10x LSN e > 2x basal: 2%; dilatação após tratamento com nucleosídeo simples – > 10x LSN e > 2x referência: 2-8%); insuficiência hepática (isolada) – ajuste de dose não é necessário; associação de doença hepática descompensada e insuficiência renal – ajuste necessário

Função renal:
- Insuficiência renal (adulto) com ClCr 30-50 mL/min: sem tratamento prévio – 0,25 mg, VO, 1x/dia (de preferência), ou 0,5 mg, VO, 13 a cada 48 h; resistente à lamivudina ou doença hepática descompensada – 0,5 mg, VO, 1x/dia (de preferência), ou 1 mg, VO, 1x a cada 48 h
- ClCr de 10-30 mL/min: sem tratamento prévio – 0,15 mg, VO, 1x/dia (de preferência), ou 0,5 mg, VO, a cada 72 h; resistente à lamivudina ou doença hepática descompensada – 0,3 mg, VO, 1x/dia (de preferência), ou 1 mg, VO, 1x a cada 72 h
- ClCr < 10 mL/min: tratamento ingênuo – 0,05 mg, VO, 1x/dia (de preferência), ou 0,5 mg, VO, 1x a cada 7 dias; resistente à lamivudina ou doença hepática descompensada – 0,1 mg, VO, 1x/dia (de preferência), ou 1 mg, VO, 1x a cada 7 dias
- Hemodiálise ou diálise peritoneal ambulatorial contínua (adulto): tratamento ingênuo – 0,05 mg, VO, 1x/dia (de preferência), ou 0,5 mg, VO, 1x a cada 7 dias; doença hepática resistente à lamivudina ou descompensada, 0,1 mg, VO, 1x/dia (de preferência), ou 1 mg, VO, 1x a cada 7 dias; nos dias de hemodiálise, administrar após o procedimento

Interações medicamentosas: sem interações conforme a base de dados Micromedex

Reações adversas:
- Hepática: hepatomegalia (grave) com esteatose, hepatite recorrente
- Neurológicas: cefaleia (2-4%), fadiga (1-3%), tontura (1-10%)
- Gastrointestinais: aumento da lipase (7%), aumento da amilase (2-3%), diarreia (≤ 1%), dispepsia (≤ 1%), náusea
- Endócrinas e metabólicas: hiperglicemia (2-3%), acidose lática
- Renais: hematúria (9%), glicosúria (4%), aumento da creatinina (1-2%)

(continua)

Precauções: coinfecção pelo HIV; não é recomendado para pacientes que não estejam recebendo a terapia antirretroviral altamente ativa; a exposição prolongada a nucleosídeo ou fatores de risco conhecidos para doença hepática podem ser causa de maior risco; suspender o tratamento se ocorrerem sinais ou sintomas de acidose láctica ou hepatotoxicidade; graves exacerbações agudas de hepatite B podem ocorrer à interrupção; monitoração recomendada

epinefrina (adrenalina)

amp 1 mg/mL	Sem informações	Sem informações	C	Uso criterioso	MPI? Não

Classificação terapêutica: agente adrenérgico e dopaminérgico

Posologia:
- Parada cardíaca: 1 mg, EV, em *bolus*, seguido de 10-20 mL de SF e elevação do membro, a cada 3-5 min, durante ressuscitação
- Asma brônquica: 0,1-0,5 mg, SC ou IM; pode-se repetir a aplicação a cada 20 min ou até 4 h
- Bradicardia sintomática, vasopressão: 2-10 mcg/min

Função hepática: não há informações disponíveis

Função renal: pode ocorrer redução do fluxo sanguíneo renal e esplânico; não há informações disponíveis sobre necessidade de ajuste de dose

Administração parenteral (compatível – SF, SG5%, SG5% em NaCl a 0,2, 0,45 e 0,9% e SG5% em Ringer lactato): IM – evitar administração; EV – pode ser administrada em *bolus* sem diluição ou por infusão ACM, diluída em 100-250 mL de solução compatível
Obs.: estabilidade de 24 h em TA; sensível à luz – soluções apresentando alteração de cor não devem ser utilizadas

Interações medicamentosas: nadolol, propranolol, carvedilol, timolol, entacapona, antidepressivos tricíclicos (nortriptilina, imipramina, amitriptilina, clomipramina), halotano, morfina, labetalol

Reações adversas:
- Cardiovasculares: angina, arritmia cardíaca, aumento de consumo de oxigênio miocárdico, dor torácica, ectopia ventricular, hipertensão arterial, morte súbita, palidez, palpitação, rubor, taquicardia (parenteral), vasoconstrição
- Neurológicas: agitação, ansiedade, cefaleia, insônia, nervosismo, sensação de desmaio, tontura
- Respiratórias: dispneia, sibilos
- Musculoesqueléticas: fraqueza, tremor

(continua)

- Gastrointestinais: náusea, ressecamento da orofaringe, vômito, xerostomia
- Geniturinária: retenção urinária aguda em pacientes com obstrução do fluxo vesical
- Oculares: desencadeamento ou exacerbação do glaucoma de ângulo agudo, irritação ocular, oftalmalgia, reação alérgica palpebral, sensação de queimação, sensação passageira de picada
- Miscelânea: aumento de diaforese

Precauções: evitar doses maiores ou injeção inadvertida EV; preexistência de hipertensão, arritmias cardíacas, insuficiência coronariana, doença cardíaca orgânica, doença cardíaca isquêmica ou uso concomitante com medicamentos que possam sensibilizar o coração para arritmias; perda de fluxo sanguíneo pode ocorrer com injeção inadvertida nos dígitos, mãos ou pés – tratamento profissional imediato é aconselhável; disreflexia autonômica, particularmente na lesão medular – redução da dose recomendada; doença de Parkinson; distúrbios psiquiátricos, emocionais ou psiconeuróticos; asma de longa data e enfisema com doença cardíaca degenerativa; injeção na nádega não pode fornecer tratamento eficaz de anafilaxia – tratamento profissional imediato é aconselhável; gangrena gasosa pode ocorrer com injeção nas nádegas EV; aumento do risco de efeitos adversos para pacientes idosos, com diabete preexistente e hipertireoidismo

Contraindicações: dilatação cardíaca e insuficiência coronariana; uso concomitante com ciclopropano ou anestésicos halogenados de hidrocarbonetos; uso concomitante com anestésicos locais para a injeção em determinadas áreas; aumento do risco de vasoconstrição e descamação do tecido; casos em que as drogas vasoconstritoras podem ser contraindicadas (p. ex., tireotoxicose, diabete em obstetrícia, quando a pressão do sangue materno for > 130 x 80 mmHg e na hipertensão e outros distúrbios cardiovasculares), exceto quando diluída para mistura com anestésicos locais a fim de reduzir a absorção e prolongar a ação; glaucoma de ângulo fechado; dano cerebral orgânico (injetável); choque; uso concomitante com inibidores da monoaminoxidase ou até 2 semanas após uso de inibidor da monoaminoxidase

eritromicina

Tromaxil®;
Ilosone®

pó sol inj 1.000 mg;
sol tópica
20 mg/mL, drg
500 mg, gel
20 mg/g, sol tópica
20 mg/mL

Precaução	Sem ajuste de dose	B	Compatível	MPI? Não

Classificação terapêutica: macrolídeo

Posologia:
- Infecções moderadas: 1.000 mg/dia, VO, divididos 2-4x/dia
- Infecções graves: 500 mg, EV ou VO, a cada 6 h
- Sífilis primária: 30-40 g, administrados em doses divididas por período de 10-15 dias
- Gonorreia: 500 mg, VO, a cada 6 h, por 5 dias
- Disenteria amebiana: 250 mg, VO, a cada 6 h, por 10-14 dias

Função hepática: insuficiência hepática – uso com precaução; pode ocorrer acúmulo do medicamento; não há recomendação de ajuste de dose específico

Função renal: ajuste de dose não é necessário

Administração parenteral (compatível – SF): reconstituir o pó com pelo menos 20 mL de AD; para infusão contínua lenta, utilizar solução contendo 1 mg/mL; para infusão intermitente, diluir a solução reconstituída em pelo menos 100 mL à concentração de 1-5 mg/mL, e infundir em 20-60 min, com intervalos máximos de 6 h
Obs.: estabilidade de 24 h em TA e de 14 dias em REF

Interações medicamentosas: sinvastatina, astemizol, derivados do ergot (ergotamina), lovastatina, colchicina, digoxina, varfarina, fentanila, simeprevir, teofilina, lurasidona, dolasetrona, atorvastatina, pitavastatina, antiarrítmicos classe IA (quinidina, disopiramida, procainamida), hidroxicloroquina, donepezila, diltiazem, halofantrina, cetoconazol, vinblastina, gemifloxacino, aprepipanto, fosaprepipanto, gatifloxacina, quinina, salmeterol, roflumilaste, midazolam, bexaroteno, sirolimo, alprazolam, budesonida, trimetrexato, buspirona, tolterodina, metilprednisolona, diazepam, ácido valproico, triazolam, zafirlucast, sildenafila, ciclosporina

Reações adversas (a incidência pode variar conforme a formulação):
- Cardiovasculares: arritmia ventricular, prolongamento do intervalo QT, taquicardia ventricular (rara), *torsades de pointes* (rara)
- Dermatológicas: erupção cutânea, prurido; tópico (1-10%) – descamação, eritema, prurido, ressecamento
- Neurológicas: crises convulsivas
- Musculoesquelética: fraqueza
- Gastrointestinais: anorexia, colite pseudomembranosa, diarreia, dor abdominal, estenose pilórica hipertrófica infantil, náusea, pancreatite, vômito

(continua)

- Auditiva: perda auditiva
- Locais: flebite no local da injeção, tromboflebite
- Miscelânea: anafilaxia, reações alérgicas, reações de hipersensibilidade, urticária

Precauções: alcaloides da ergotamina foram associados ao espessamento valvar fibrótico, geralmente com uso em longo prazo; podem ocorrer vasoespasmo e vasoconstrição (incluindo intensa), acarretando isquemia e gangrena; suspensão após uso prolongado foi relacionada a sintomas de abstinência; utilizar com cuidado em pacientes idosos

Contraindicações: uso concomitante com inibidores potentes da CYP3A4 (incluindo inibidores da protease, antifúngicos azólicos e alguns antibióticos macrolídeos); uso associado à toxicidade aguda por ergotamina (ergotismo)

ertapeném
Invanz®
pó liof 1 g

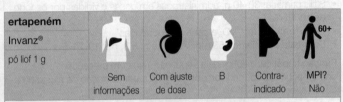

Sem informações | Com ajuste de dose | B | Contraindicado | MPI? Não

Classificação terapêutica: carbapenêmico

Posologia:
- Infecções graves: 1 g, EV ou IM, 1x/dia

Função hepática: podem ocorrer aumento de enzimas hepáticas (5-9%) e aumento de fosfatase alcalina (3-7%); não há informações disponíveis sobre necessidade de ajuste de dose

Função renal: insuficiência renal com ClCr < 30 mL/min – 500 mg, EV, a cada 24 h; hemodiálise – 500 mg, EV, a cada 24 h, com dose suplementar de 150 mg após hemodiálise se a última dose for administrada no prazo de 6 h antes da hemodiálise

Administração (compatível – SF e solução de Ringer; não é suficientemente estável nessas soluções, porém são recomendadas para a diluição no uso imediato de curto período): reconstituir em 3,2 mL de solução de lidocaína a 1-2% para IM e em 10 mL de AD, água bacteriostática ou SF para EV; IM – administração profunda em região de grande massa muscular; aplicar no máximo 1 h após reconstituição; EV – administrar durante 30 min solução diluída em 50 mL de SF
Obs.: estabilidade de 1 h em TA para soluções reconstituídas e de 6 h em TA e 24 h em REF para soluções diluídas

Interações medicamentosas: ácido valproico, tacrolimo, probenecida

Reações adversas (adultos):
- Cardiovasculares: edema (3%), dor torácica (1-2%), hipertensão arterial (1-2%), hipotensão arterial (1-2%), taquicardia (1-2%)

(continua)

- Dermatológicas: complicações da ferida (3%), erupção cutânea (2-3%), prurido (1-2%), eritema (1-2%)
- Hematológicas: aumento da contagem plaquetária (3-7%), aumento do TP (1-2%), leucopenia (1-2%), redução de neutrófilos (1-2%)
- Neurológicas: cefaleia (6-7%), alterações do estado mental (p. ex., agitação, confusão mental, desorientação, redução da acuidade mental), alterações do estado mental, sonolência, estupor (3-5%), febre (2-5%), insônia (3%), tontura (2%), ansiedade (1%), fadiga (1%)
- Respiratórias: atelectasia (3%), dispneia (1-3%), tosse (1-2%), estertores e roncos (1%), faringite (1%), sofrimento respiratório (≤ 1%)
- Musculoesqueléticas: dor em membros inferiores (1%), fraqueza (1%)
- Gastrointestinais: diarreia (9-10%), náusea (6-9%), dor abdominal (4%), vômito (4%), constipação (3-4%), regurgitação ácida (1-2%), dispepsia (1%), candidíase oral (≤ 1%)
- Geniturinárias: vaginite (1-3%), disúria (1%), proteinúria
- Locais: complicações na veia utilizada para infusão (5-7%), flebite ou tromboflebite (2%), extravasamento (1-2%)

Precauções: uso concomitante com ácido valproico ou divalproato de sódio; histórico de hipersensibilidade a antibióticos betalactâmicos (p. ex., penicilinas, cefalosporinas) – aumento do risco de hipersensibilidade potencialmente fatal; convulsões e outros efeitos adversos do SNC foram relatados – aumento do risco para pacientes com distúrbios do SNC (p. ex., lesões cerebrais, histórico de convulsões) e/ou insuficiência renal, reduzir a dose ou interromper o uso de ertapeném se necessário; histórico de hipersensibilidade a múltiplos alérgenos – aumento do risco de reações anafiláticas graves e ocasionalmente fatais

Contraindicações: reação anafilática com antibióticos betalactâmicos; hipersensibilidade a ertapeném de sódio ou qualquer outro componente do produto ou outros fármacos da mesma classe (carbapenêmicos)

escitalopram Lexapro® sol oral (gts) 20 mg/mL, comp rev 10, 15 e 20 mg	 Com ajuste de dose	 Precaução	 B	 Contra-indicado	 MPI? Não

Classificação terapêutica: inibidor seletivo da recaptação da serotonina

Posologia:
- Transtornos depressivos/ansiosos: 10-20 mg/dia (pode-se iniciar com 5 mg para minimizar efeitos colaterais) e aguardar 2-4 semanas para avaliar uma resposta
- Transtorno do pânico: iniciar com 5 mg, por 1 semana, e aumentar para 10 mg, após 1 semana; manutenção: 10-20 mg/dia

Função hepática: insuficiência hepática – 10 mg/dia, VO

Função renal: insuficiência renal leve a moderada – ajuste de dose não é necessário; insuficiência renal grave – uso com precaução

Ajuste de dose (pacientes geriátricos): dose de 10 mg/dia, VO; caso ocorram sintomas intoleráveis, a dose anteriormente prescrita pode ser reutilizada e, em seguida, reduzida em ritmo mais gradual

Interações medicamentosas: linezolida, anti-inflamatórios não esteroidais (ácido acetilsalicílico, naproxeno, fenilbutazona, ácido mefenâmico, fenoprofeno, ibuprofeno, indometacina, piroxicam, diclofenaco, cetoprofeno, flurbiprofeno, cetorolaco, tenoxicam, etofenamato, dipirona, nimesulida, lornoxicam, acemetacina, propifenazona, meloxicam, celecoxibe, proglumetacina, rofecoxibe, dexcetoprofeno, parocoxibe, valdecoxibe, etoricoxibe, nepafenaco, loxoprofeno, lumiracoxibe, ácido tolfenâmico, nimesulida, ácido flufenâmico), sibutramina, miconazol, oxicodona, sumatriptano, alfentanila, erva-de-são-joão, hidroxicloroquina, donepezila, rizatriptana, naratriptana, antiplaquetários (dipiridamol, ticlopidina, iloprosta, abciximabe, tirofibana, clopidogrel, eptifibatide, cilostazol, treprostinila, prasugrel, ticagrelor), telaprevir, anticoagulantes (heparina, varfarina, antitrombina humana III, enoxaparina, dalteparina, nadroparina, bivalirrudina, defibrotida, desirudina, fondaparinux, bemiparina, tinzaparina, reviparina), zolmitriptana, lítio, boceprevir, cimetidina, lamotrigina, *ginkgo*

Reações adversas:
- Neurológicas: cefaleia (24%), sonolência (6-13%), insônia (9-12%), fadiga (5-8%), tontura (5%), letargia (3%), sonhos anormais (3%), bocejos (2%)
- Respiratórias: rinite (5%), sinusite (3%)
- Musculoesqueléticas: dor no pescoço e/ou ombro (3%), parestesia (2%)
- Gastrointestinais: náusea (15-18%), xerostomia (6-9%), diarreia (8%), constipação (3-5%), redução do apetite (3%), indigestão (3%), vômito (3%), dor abdominal (2%), flatulência (2%), odontalgia (2%)
- Geniturinárias: transtorno ejaculatório (9-14%), impotência (2-3%)
- Endócrinas e metabólicas: redução da libido (3-7%), anorgasmia (2-6%), transtornos menstruais (2%)
- Miscelânea: síndrome similar à gripe (5%), diaforese (4-5%)

(continua)

Precauções: não é recomendado uso concomitante com precursores da serotonina (p. ex., triptofano), outros inibidores seletivos da recaptação da serotonina ou inibidores da recaptação de serotonina e norepinefrina; eventos hemorrágicos, incluindo hemorragias potencialmente fatais, foram relatados com inibidores seletivos da recaptação da serotonina e inibidores da recaptação de serotonina e norepinefrina; risco pode ser aumentado com o uso concomitante de AINH, ácido acetilsalicílico, varfarina e outros anticoagulantes; aumento do risco de precipitação de episódio misto/maníaco para pacientes com transtorno bipolar; piora do comportamento; ideação suicida ou depressão; risco de ativação de mania/hipomania de pacientes com histórico de mania; sintomas de descontinuação graves foram relatados com a retirada abrupta – recomenda-se retirada gradual

Contraindicações: uso concomitante com pimozida; uso concomitante com outros fármacos serotoninérgicos, inibidores da monoaminoxidase, incluindo linezolida ou azul de metileno EV, e outros medicamentos que possam diminuir o metabolismo da serotonina; tem sido relatada síndrome serotoninérgica, incluindo casos com risco de morte

escitalopram

escopolamina Buscopan® drg 10 mg, sol oral (gotas) 10 mg/mL, sol inj 20 mg/mL	 Contra- indicado	 Contra- indicado	 B	 Compa- tível	 MPI? Sim

Classificação terapêutica: antiespasmódico

Posologia:
- Antiespasmódico: 20-40 gotas ou 1 comp, VO, 3-5x/dia, ou 20-40 mg, via EV, SC ou IM, até o máximo de 100 mg/dia

Função hepática: insuficiência hepática (VO) – uso contraindicado

Função renal: insuficiência renal (VO) – uso contraindicado

Administração parenteral (compatível – SF e SG5%): pode ser administrada lentamente EV, IM ou SC; não deve ser aplicada de forma contínua ou por períodos prolongados sem que a causa da dor abdominal seja investigada

Interações medicamentosas: sem interações conforme a base de dados Micromedex

Reações adversas:
- Cardiovasculares: fibrilação ventricular, hipotensão ortostática, palpitação, rubor, taquicardia
- Dermatológicas: aumento da sensibilidade à luz, erupção cutânea, ressecamento cutâneo
- Neurológicas: agitação (rara), alucinação (rara), ataxia, cefaleia, comportamento paranoico (raro), confusão mental, delírios (raros), desorientação, fadiga, perda de memória, psicose tóxica aguda (rara), sonolência, tontura
- Respiratória: ressecamento nasal
- Musculoesqueléticas: fraqueza, tremor
- Gastrointestinais: constipação, disfagia, náusea, ressecamento da orofaringe, sensação de plenitude, vômito, xerostomia
- Endócrinas e metabólicas: redução do fluxo do leite materno, sede
- Geniturinárias: disúria, retenção urinária
- Local: irritação no local da injeção
- Oculares: aumento da dor intraocular, cicloplegia, comprometimento da acomodação, dilatação da pupila, fotofobia, glaucoma (ângulo estreito), prurido, ressecamento, turvamento da visão
- Miscelânea: intolerância ao calor, redução da diaforese

Precauções: atonia intestinal em idosos; colite ulcerativa; esofagite de refluxo; glaucoma; retenção urinária; arritmias cardíacas

Contraindicações: miastenia grave; megacólon; glaucoma descompensado; hipertrofia prostática com retenção urinária; estenoses mecânicas do trato gastrointestinal

esmolol

Brevibloc®

sol inj 250 e 10 mg/mL

Sem ajuste de dose	Precaução	C	Uso criterioso	MPI? Não

Classificação terapêutica: betabloqueador

Posologia:
- Taquicardia supraventricular: 0,5 mg/kg aplicados em 1 min (corresponde a 3,5 mL da solução a 10 mg/mL para um paciente de 70 kg), seguidos de 0,05 mg/kg/min nos próximos 4 min; se houver resposta, converter para dose de manutenção, caso contrário, realizar aumento gradual; caso necessário, pode-se repetir a dose de ataque antes do ajuste da dose; dose de manutenção: 0,3 mg/kg/min
- Diluir 2 amp de 250 mg em 500 mL (concentração final: 10 mg/mL)

Função hepática: ajuste de dose não é necessário

Função renal: insuficiência renal – redução significativa da excreção do metabólito ácido do esmolol, meia-vida aumentada para cerca de 10x LSN; risco de toxicidade; uso com precaução; ajuste de dose não é necessário para infusões de 150 mcg/kg por 4 h; informações para doses maiores ou tempo mais prolongado não estão disponíveis

Administração parenteral (compatível – SF e SG5%): diluir 10 mL de esmolol (amp) em 250 mL de sol compatível; a dose recomendada é de 0,05 mg/kg/min e a dose de ataque é de 0,5 mg/kg/min
Obs.: estabilidade de 24 h em TA; evitar uso de cateter-borboleta

Interações medicamentosas: diltiazem, verapamil, amiodarona, morfina, bloqueadores alfa-1-adrenérgicos (fentolamina, prazosina, terazosina, doxazosina, alfuzosina, tansulosina), anti-inflamatórios não esteroidais (ácido acetilsalicílico, naproxeno, fenilbutazona, ácido mefenâmico, fenoprofeno, ibuprofeno, indometacina, piroxicam, diclofenaco, cetoprofeno, flurbiprofeno, cetorolaco, tenoxicam, etofenamato, dipirona, nimesulida, lornoxicam, acemetacina, propifenazona, meloxicam, celecoxibe, proglumetacina, rofecoxibe, dexcetoprofeno, parocoxibe, valdecoxibe, etoricoxibe, nepafenaco, loxoprofeno, lumiracoxibe, ácido tolfenâmico, nimesulida, ácido flufenâmico), erva-de-são-joão, antidiabéticos (insulina humana regular, insulina humana isofana [NPH], insulina glargina, clorpropamida, glibenclamida, glipizida, metformina, acarbose, insulina lispro, repaglinida, rosiglitazona, pioglitazona, insulina asparte, insulina glulisina, exenatida, insulina detemir, sitagliptina, saxagliptina, liraglutida, linagliptina, vildagliptina, alogliptina, insulina degludeca, canaglifozina, lixisenatida, dapaglifozina, albiglutida, empaglifozina, dulaglutida, glimepirida, nateglinida), glicosídeos digitálicos (digoxina, deslanosídeo)

(continua)

esmolol

Reações adversas:
- Cardiovasculares: hipotensão arterial assintomática (relacionada com a dose, 25-38%), hipotensão arterial sintomática (relacionada com a dose, 12%), isquemia periférica (1%)
- Neurológicas: sonolência (3%), tontura (3%), agitação (2%), cefaleia (2%), confusão mental (2%), fadiga (1%)
- Gastrointestinais: náusea (7%), vômito (1%)
- Miscelânea: diaforese (10%)
- Locais: dor no local da injeção (8%), reação no local da infusão

Precauções: doença broncoespástica – usar com titulação cuidadosa; descontinuar a infusão imediatamente se ocorrer broncoespasmo; insuficiência cardíaca congestiva; potencial de depressão da contratilidade miocárdica e piora da insuficiência cardíaca – descontinuar ao 1º sinal de insuficiência cardíaca iminente; DM – pode mascarar taquicardia associada com hipoglicemia; hemodinamicamente comprometido ou uso concomitante de drogas que diminuam a resistência periférica, o enchimento miocárdico, a contratilidade miocárdica ou a propagação do impulso elétrico no miocárdio; fatalidades têm sido relatadas com pacientes e estados patológicos complexos sendo tratados com esmolol para controle de frequência ventricular; hipertensão, principalmente se decorrente de vasoconstrição associada com hipotermia – uso não recomendado; hipotensão (PA sistólica < 90 mmHg e/ou PA diastólica < 50 mmHg), incluindo sintomas, tem sido relatada – relacionada com a dose, com taxas de infusão > 200 mcg/kg/min – associada a maior incidência de hipotensão arterial; monitoração recomendada; redução da dose ou interrupção podem ser necessárias

Contraindicações: bloqueio atrioventricular de 2º ou 3º graus; bradicardia grave; asma brônquica ou condição broncoespástica relacionada (foi relatada morte de paciente asmático); choque cardiogênico; insuficiência cardíaca descompensada

esomeprazol					
Nexium®; Nexium EV®					60+
comp rev lib retard 20 e 40 mg; pó liof sol inj 40 mg	Com ajuste de dose	Precaução	B	Contra- indicado	MPI? Sim

Classificação terapêutica: inibidor da bomba de prótons

Posologia:
- Doença do refluxo gastroesofágico: 40 mg, VO, 1x/dia, por 4 semanas; reduzir para 20 mg para manutenção após este período
- Zollinger-Ellinson: 40 mg, VO, 3x/dia
- Hemorragia digestiva alta: 80 mg, EV, em *bolus*, por 30 min, seguidos de 8 mg/h, por 3 dias

Função hepática: pode ocorrer aumento de transaminases (> 1%); insuficiência hepática grave – dose máxima de 20 mg/dia

Função renal: insuficiência renal leve a moderada – ajuste de dose não é necessário; insuficiência renal grave – experiência limitada, uso com precaução

Administração parenteral (compatível – SF, SG5% e Ringer lactato): reconstituir em 5 mL de SF; pode ser administrado em injeção EV lenta (3 min) ou diluído em solução compatível e infundido ACM; não administrar concomitantemente com qualquer outro medicamento na mesma via; lavar antes e após a administração com uma das soluções compatíveis

Interações medicamentosas: posaconazol, clopidogrel, tiopental, pazopanibe, tacrolimo, nelfinavir, metotrexato, neratinibe, erlotinibe, capecitabina, risedronato, varfarina, levotiroxina, voriconazol

Reações adversas (a menos que especificado de outro modo, as porcentagens representam reações adversas identificadas em estudos clínicos que avaliaram a formulação VO):
- Cardiovasculares: hipertensão (≤ 3%), dor torácica (> 1%)
- Dermatológicas: erupção cutânea (> 1%), prurido (EV: ≤ 1%)
- Hematológica: anemia (> 1%)
- Neurológicas: cefaleia (VO: ≤ 8%; EV: 11%), dor (4%), tontura (VO: > 1%; EV: 3%), ansiedade (2%), insônia (2%), pirexia (2%), fadiga (> 1%)
- Respiratórias: infecção respiratória (oral: ≤ 9%; EV: 1%), bronquite (4%), sinusite (oral: ≤ 4%; EV: 2%), rinite (> 1%), tosse (> 1%), dispneia (1%)
- Musculoesqueléticas: artralgia (3%), dorsalgia e/ou lombalgia (> 1%), fraturas (> 1%), artropatia (1%), mialgia (1%)
- Gastrointestinais: flatulência (VO: ≤ 5%; EV: 10%), diarreia (VO: ≤ 7%; EV: 4%), dor abdominal (VO: ≤ 6%; EV: 6%), gastrite (≤ 6%), náusea (VO: 5%; EV: 6%), dispepsia (VO: > 1%; EV: 6%), vômito (≤ 3%), constipação (VO: 2%; EV: 3%), alteração da cor da mucosa gastrointestinal (> 1%), aumento da gastrina sérica (> 1%), dor epigástrica (> 1%), duodenite (> 1%), distúrbio bucal (> 1%), distúrbio esofágico (> 1%), gastroenterite (> 1%), neoplasia gastrointestinal benigna (> 1%), xerostomia (1%)

(continua)

- Endócrina e metabólica: hipercolesterolemia (2%)
- Geniturinária: ITU (4%)
- Local: reação no local da injeção (EV: 2%)
- Miscelânea: acidente e/ou lesão (≤ 8%), infecção viral (4%), alergia (2%), infecção auditiva (2%), hérnia (> 1%), síndrome similar à gripe (1%)

Precauções: diarreia associada a *Clostridium difficile*; não é recomendado uso concomitante com atazanavir ou nelfinavir; evitar uso concomitante com clopidogrel; evitar uso concomitante com hipericão ou rifampicina (p. ex., CYP2C19 ou CYP3A4 indutores); uso concomitante com metotrexato em alta dose – considerar a suspensão temporária do tratamento com inibidores da bomba de prótons; uso concomitante com digoxina ou drogas que causem hipomagnesemia (p. ex., diuréticos)

espiramicina					
Rovamicina®					60+
comp rev 1,5 MUI	Precaução	Precaução	C	Contra-indicado	MPI? Não

Classificação terapêutica: macrolídeo

Posologia:
- Infecções leves a moderadas: 4-6 comprimidos/dia, divididos em 2-3 administrações por dia
- Profilaxia da meningite meningocócica: 2 comp, VO, a cada 12 h

Função hepática: pode ocorrer aumento de transaminases; doença hepática – potencialmente hepatotóxico, uso com precaução

Função renal: insuficiência renal – farmacocinética não foi investigada, uso com precaução

Interações medicamentosas: levodopa, antiarrítmicos classes IA e III, antidepressivos tricíclicos

Reações adversas:
- Dermatológicas: angioedema (raro), erupção cutânea, prurido, urticária
- Musculoesquelética: parestesia (rara)
- Gastrointestinais: colite pseudomembranosa (rara), diarreia, náusea, vômito
- Miscelânea: choque anafilático (raro)
- Associadas a outros antibióticos macrolídeos (reações adversas raras): arritmias ventriculares potencialmente letais, bloqueio neuromuscular e prolongamento do intervalo QT

Precauções: pacientes com distúrbios gastrointestinais (pode ser exacerbada); pacientes com doença cardiovascular

espironolactona Aldactone® comp 25, 50 e 100 mg	Com ajuste de dose	Contra-indicado	C	Compatível	MPI? Não

Classificação terapêutica: antagonista da aldosterona

Posologia:
- HAS: 25-100 mg/dia
- Insuficiência cardíaca congestiva: 25-50 mg/dia
- Cirrose hepática: 100-400 mg/dia

Função hepática: pode ocorrer toxicidade colestática ou hepatocelular que, na insuficiência hepática preestabelecida associada à pequena alteração de fluidos e desequilíbrio hidroeletrolítico, pode resultar em coma hepático; insuficiência hepática – dose inicial de 100-200 mg/dia e dose de manutenção de até 400 mg/dia; dose em dias alternados pode ser considerada

Função renal: insuficiência renal com ClCr ≥ 50 mL/min – dose inicial de 12,5-25 mg, VO, 1x/dia e dose de manutenção pode ser aumentada para 25 mg, VO, 1 ou 2x/dia; ClCr de 30-49 mL/min – dose inicial de 12,5 mg, VO, 1x/dia ou em dias alternados, e dose de manutenção pode ser aumentada para 12,5-25 mg, VO, 1x/dia; ClCr ≥ 50 mL/min – intervalo de dose de 6-12 h; insuficiência renal moderada – intervalo de dosagem de 12-24 h, insuficiência renal com ClCr < 10 mL/min – uso contraindicado

Interações medicamentosas: anti-inflamatórios não esteroidais (ácido acetilsalicílico, naproxeno, fenilbutazona, ácido mefenâmico, fenoprofeno, ibuprofeno, indometacina, piroxicam, diclofenaco, cetoprofeno, flurbiprofeno, cetorolaco, tenoxicam, etofenamato, dipirona, nimesulida, lornoxicam, acemetacina, propifenazona, meloxicam, celecoxibe, proglumetacina, rofecoxibe, dexcetoprofeno, parocoxibe, valdecoxibe, etoricoxibe, nepafenaco, loxoprofeno, lumiracoxibe, ácido tolfenâmico, nimesulida, ácido flufenâmico), sotalol, inibidores da enzima conversora de angiotensina (captopril, enalapril, lisinopril, ramipril, quinapril, benazepril, fosinopril, perindopril, trandolapril), arginina, fludrocortisona

Reações adversas (dose diária média de 26 mg):
- Cardiovascular: edema (2%; placebo: 2%)
- Dermatológicas: eosinofilia, erupções cutâneas maculopapulares ou eritematosas, hirsutismo, urticária
- Hematológica: agranulocitose
- Neurológicas: distúrbios (23%; placebo: 21%) que podem incluir ataxia, cefaleia, confusão mental, fadiga, febre medicamentosa, letargia, sonolência

(continua)

- Gastrointestinais: distúrbios (29%; placebo: 29%) que podem incluir anorexia, cólicas, diarreia, gastrite, náusea, sangramento gástrico, ulceração, vômito
- Endócrinas e metabólicas: ginecomastia (homens: 9%; placebo: 1%), hiperpotassemia grave (2%; placebo: 1%), mastalgia (homens: 2%; placebo: 0,1%), acidose metabólica hiperclorêmica (cirrose hepática descompensada), amenorreia, desidratação, hiponatremia, impotência, irregularidades menstruais, sangramento após a menopausa
- Renal: aumento das concentrações de BUN
- Miscelânea: câncer de mama, engrossamento da voz, reação anafilática

Precauções: idosos; uso concomitante com lítio ou diuréticos poupadores de potássio não é recomendado; hiponatremia dilucional pode ocorrer, especialmente com pacientes recebendo terapia diurética concomitante ou em pacientes com edema durante o tempo quente; fluido e desequilíbrio hidroeletrolítico podem ocorrer; ginecomastia pode ocorrer; insuficiência cardíaca grave; aumento do risco de hiperpotassemia potencialmente fatal ou grave; acidose metabólica hiperclorêmica, reversível, tem sido relatada com doentes com cirrose hepática descompensada, mesmo na presença de função renal normal; ingestão de potássio aumentada com suplementação, dieta rica em potássio ou substitutos do sal – evitar em razão do potencial para a hiperpotassemia; sonolência ou tontura podem ocorrer; vômito; uso excessivo ou concomitante de fluidos parenterais – aumento do risco de desequilíbrio de fluidos e eletrólitos

Contraindicações: doença de Addison, hiperpotassemia ou outras condições associadas com hiperpotassemia; anúria; uso de eplerenona concomitante; hiperpotassemia

estradiol					
Estreva®					60+
gel 0,1%	Contra-indicado	Sem informações	X	Contra-indicado	MPI? Sim

Classificação terapêutica: estrogênio natural e semissintético

Posologia:
- Estados de hipoestrogenismo (apresentado com bomba dosadora): dose média de 1,5 g/dia de gel (3 compressões)

Função hepática: podem ocorrer aumento do hemangioma hepático e icterícia colestática; disfunção ou doença hepática – uso contraindicado

Função renal: não há informações disponíveis

Interações medicamentosas: erva-de-são-joão, griseofulvina, sugamadex, bosentana, oxcarbazepina, topiramato, fenitoína, rifabutina, lamotrigina, tipranavir, claritromicina, cetoconazol, levotiroxina, tacrina, efavirenz, antidepressivos tricíclicos (nortriptilina, imipramina, amitriptilina, clomipramina)

Reações adversas (algumas reações adversas foram observadas com a terapia combinada de estrogênio e/ou progestina):
- Cardiovasculares: AVC, dor torácica, edema, hipertensão arterial, IAM, síncope, tromboembolia venosa, trombose venosa profunda
- Dermatológicas: angioedema, cloasma, dermatite, eritema multiforme, eritema nodoso, erupção cutânea, erupção hemorrágica, hirsutismo, melasma, perda de cabelo, prurido, urticária
- Hematológicas: agravamento da porfiria; aumento da agregação plaquetária; aumento da contagem plaquetária; aumento de protrombina; aumento dos fatores VII, VIII, IX e X; aumento dos níveis de fibrinogênio; redução da antitrombina III e do antifator X
- Neurológicas: ansiedade, cefaleia, demência, depressão mental, distúrbios do humor, enxaqueca, exacerbação de epilepsia, insônia, irritabilidade, nervosismo, tontura
- Respiratórias: exacerbação da asma, tromboembolia pulmonar
- Musculoesqueléticas: artralgia, artrite, cãibras em membros inferiores, cãibras musculares, coreia, dor esquelética, dorsalgia e/ou lombalgia
- Gastrointestinais: colecistite, colecistopatia, colelitíase, cólicas abdominais, diarreia, dispepsia, distensão abdominal, dor abdominal, flatulência, ganho ou perda de peso, gastrite, náusea, pancreatite, timpanismo, vômito
- Endócrinas e metabólicas: alterações da libido, alterações fibrocísticas das mamas, aumento da globulina ligadora da tireoide, aumento das concentrações séricas de TG e/ou fosfolipídeos, aumento de mamas, aumento de tiroxina (T4) total, aumento do HDL-colesterol, câncer de mama, dor mamilar, fogachos, galactorreia, hipocalcemia, intolerância à glicose, mastalgia, redução do LDL-colesterol, sensibilidade mamária

(continua)

- Geniturinárias: alterações da secreção cervical, alterações na frequência e no fluxo menstruais, aumento do tamanho de leiomiomas uterinos, câncer de endométrio, câncer de ovário, candidíase vaginal, cistite, dismenorreia, disúria, dor uterina, erupção e/ou prurido urogenital, erupção genital, hiperplasia de endométrio, incontinência urinária, ITU, leucorreia, metrorragia, moniliíase vaginal, Papanicolaou suspeito, secreção vaginal, vaginite
- Vaginal: trauma causado pela inserção do aplicador em mulheres com atrofia intensa da mucosa vaginal, hipertrofia cutânea, desconforto vaginal, hemorragia vaginal, dor vaginal
- Miscelânea: reações anafilactoides ou anafiláticas
- Locais: tromboflebite; adesivos transdérmicos – eritema, irritação, sensação de queimação; gel, *spray* – reação no local da aplicação
- Relatos após colocação no mercado e/ou de caso: aumento de provas da função hepática (raro), dor em membros inferiores; anel vaginal – aderência do anel à parede vaginal, obstrução intestinal, síndrome de choque tóxico
- Oculares: acentuação da curvatura da córnea, cegueira, intolerância a lentes de contato, trombose vascular retiniana, visão anormal

Contraindicações: reação anafilática conhecida ou angioedema (gel); doença tromboembólica arterial ativa recente ou histórico; câncer da mama conhecido, suspeito ou histórico, exceto para pacientes adequadamente selecionados sendo tratados para a doença metastática; trombose venosa profunda ou embolia pulmonar, ativa ou histórico; neoplasia dependente de estrogênio, conhecida ou suspeita; sangramento genital não diagnosticado anormal; gravidez conhecida ou suspeita; proteína C, proteína S ou antitrombina, ou outros distúrbios trombofílicos conhecidos

Precauções: elevação da PA – monitoração recomendada; demência; asma; DM; epilepsia; enxaqueca; porfiria; lúpus eritematoso sistêmico; hemangiomas hepáticos; metástases ósseas associadas com câncer de mama; condições afetadas pela retenção de líquidos (cardíaca ou disfunção renal); endometriose residual pós-histerectomia; doença da vesícula biliar; hipocalcemia grave em homens; estrogênios conjugados (doses elevadas – 5 mg/dia); câncer de ovário; terapia prolongada; fatores de risco de tromboembolismo venoso; cirurgias

estrogênios conjugados Premarin® drg 0,3 e 0,625 mg	Sem informações	Sem informações	X	Contra-indicado	MPI? Sim

Classificação terapêutica: estrogênio natural e semissintético

Posologia:
- Atrofia vulvar: 0,3-1,25 mg/dia, VO (cíclico ou contínuo)
- Sintomas vasomotores: 0,5-2 g/dia, por via vaginal (cíclico: 3 semanas com medicação e 1 semana sem); ou 0,625-1,25 mg/dia, VO
- Hipogonadismo feminino: 2,5-7,5 mg/dia em doses divididas por 20 dias, seguidas por período de 10 dias sem medicação; se não ocorrer sangramento após esse período, repetir o mesmo esquema

Função hepática: doença hepática grave ou icterícia colestática – uso contraindicado

Função renal: não há informações disponíveis

Administração parenteral (compatível – SF, SG5% e SG10%): reconstituir com 5 mL de AD e agitar lentamente; a administração EV deve ser lenta e pode ser realizada com soluções compatíveis
Obs.: uso imediato; não se pode administrar estrogênios conjugados com soluções de baixo pH

Interações medicamentosas: tipranavir, claritromicina, cetoconazol, levotiroxina, etoricoxibe, *ginseng*

Reações adversas (mulheres na pós-menopausa):
- Cardiovasculares: AVC, edema, hipertensão arterial, IAM, tromboembolismo venoso
- Dermatológicas: prurido (4-5%), angioedema, cloasma, eritema multiforme, eritema nodoso
- Musculoesqueléticas: dorsalgia ou lombalgia (13-14%), fraqueza (7-8%), cãibras em membros inferiores (3-7%), artralgias, coreia
- Gastrointestinais: dor abdominal (15-17%), flatulência (6-7%)
- Oculares: acentuação da curvatura da córnea, intolerância a lentes de contato, trombose vascular retiniana
- Geniturinárias: hemorragia vaginal (2-14%), vaginite (5-7%), leucorreia (4-7%), moníliase vaginal (5-6%)

(continua)

Precauções: terapia prolongada; demência (mulheres na pós-menopausa com idade ≥ 65 anos); fatores de risco de tromboembolismo venoso; condições influenciadas por retenção de líquidos; usuárias de lentes de contato; DM; elevação da PA; endometriose; epilepsia; doença da vesícula biliar; hemangioma hepático; hiperlipidemia; hipertrigliceridemia preexistente; hipoparatireoidismo; hipotireoidismo – administração de estrogênio leva ao aumento dos níveis de globulina de ligação da tireoide; enxaqueca (início ou exacerbação) ou desenvolvimento de cefaleia com novo padrão, que é recorrente, persistente ou grave; mulheres não histerectomizadas; mulheres pré-diabéticas e diabéticas; porfiria; lúpus eritematoso sistêmico; doença vascular

Contraindicações: reação anafilática ou angioedema de estrogênios conjugados; doença tromboembólica arterial ativa, recente ou histórico; câncer de mama conhecido, suspeito ou histórico, exceto para pacientes adequadamente selecionadas sendo tratadas para a doença metastática; trombose venosa profunda/embolia pulmonar ativa ou histórico; neoplasia estrogênio-dependente conhecida ou suspeita; sangramento genital não diagnosticado anormal; gravidez conhecida ou suspeita; alteração de proteína C, de proteína S, deficiência em antitrombina ou outros distúrbios trombofílicos conhecidos

etanercepte					
Enbrel®, Enbrel® PFS					60+
pó liof 25 mg, seringa preenchida 50 mg	Precaução	Sem informações	B	Compatível	MPI? Não

Classificação terapêutica: imunossupressor

Posologia:
- Artrite reumatoide ativa moderada a grave: 25 mg, SC, 2x/semana

Função hepática: hepatite alcoólica moderada a grave – aumento da mortalidade após 6 meses de tratamento; uso com precaução

Função renal: não há informações disponíveis

Administração parenteral: administrar apenas SC

Interações medicamentosas: abatacepte, ciclofosfamida

Reações adversas:
- Cardiovascular: edema (2-8%)
- Dermatológica: erupção cutânea (5%)
- Neurológicas: cefaleia (17%; crianças: 19%), tontura (7%)
- Respiratórias: infecção do trato respiratório (superior: 12-29%), rinite (12-16%), faringite (7%), tosse (6%), distúrbio respiratório (5%), sinusite (3%)
- Musculoesquelética: fraqueza (5%)
- Gastrointestinais: dor abdominal (5%; crianças: 19%), vômito (3%; crianças: 13%), dispepsia (4%), náusea (crianças: 9%)
- Local: reação no local da injeção (14-37%; eritema, prurido, dor ou inchaço)
- Miscelânea: infecção (35%; crianças: 63%), anticorpo antinuclear positivo (11%), anticorpos antidupla hélice de DNA (15% por radioimunoensaio, 3% por ensaio com *Crithidia luciliae*)

Precauções: não iniciar a terapia em pacientes com infecções ativas; podem ocorrer reativação ou início de tuberculose; não é recomendado o uso concomitante de abatacepte, anakinra, ciclofosfamida ou vacinas de vírus vivos na insuficiência cardíaca congestiva; idosos com idade > 65 anos; aumento do risco de infecção; portadores crônicos de hepatite B, mesmo vários meses após o término da terapia; exposição ao vírus da varicela grave – interromper temporariamente o tratamento e considerar tratamento profilático; granulomatose de Wegener com agentes imunossupressores concomitantes – não é recomendado o uso

Contraindicação: sepse

etomidato					
Hypnomidate®					60+
sol inj 2 mg/mL	Sem informações	Com ajuste de dose	B	Contra-indicado	MPI? Não

Classificação terapêutica: anestésico geral

Posologia:
- Indução para procedimento: 0,1-0,4 mg/kg (mais comum: 0,3 mg/kg) por 1-2 min (início de ação: 10 segundos, duração: 5 min)

Função hepática: insuficiência hepática – doses menores podem ser necessárias, especialmente na presença de cirrose ou varizes esofágicas

Função renal: insuficiência renal – risco de toxicidade; ajuste de dose pode ser necessário

Administração parenteral: deve ser administrado apenas por injeção EV, em 30-60 segundos

Interações medicamentosas: erva-de-são-joão

Reações adversas:
- Musculoesqueléticas (> 10%): mioclonia (33%), movimentos esqueléticos passageiros, movimentos oculares descontrolados
- Gastrointestinais (> 10%): náusea, vômito no retorno da anestesia, soluços (1-10%)
- Local: dor no local da injeção (30-80%)

Precauções: idosos; hipertensos; pode induzir depressão cardíaca; estresse grave; reduz cortisol e aldosterona plasmática – considerar substituição exógena

etoricoxibe

Arcoxia®

comp rev 60 e 90 mg

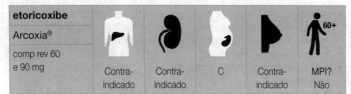

| Contra-indicado | Contra-indicado | C | Contra-indicado | MPI? Não |

Classificação terapêutica: anti-inflamatório e antirreumático não esteroidal

Posologia:
- Osteoartrose: 60 mg/dia
- Artrite reumatoide ou espondilite anquilosante: 90 mg/dia
- Gota aguda: 120 mg/dia, por no máximo 8 dias

Função hepática: insuficiência hepática leve (escore de Child-Pugh 5-6) – 60 mg, 1x/dia; insuficiência hepática moderada (escore de Child-Pugh 7-9) – 60 mg, em dias alternados; insuficiência hepática grave (escore de Child-Pugh > 9) – uso contraindicado

Função renal: não há nenhuma evidência convincente de que a seletividade de cicloxigenase-2 reduza o risco de toxicidade renal em relação a agentes não seletivos; insuficiência renal leve a moderada – ajuste de dose não é necessário; insuficiência renal grave – uso contraindicado

Interações medicamentosas: antidepressivos tricíclicos (nortriptilina, imipramina, amitriptilina, clomipramina), inibidores seletivos da recaptação de serotonina e norepinefrina (venlafaxina, sibutramina, duloxetina, desvenlafaxina), ciclosporina, inibidores seletivos da recaptação da serotonina (fluoxetina, fluvoxamina, paroxetina, sertralina, citalopram, escitalopram, vilazodona), diuréticos poupadores de potássio (espironolactona, amilorida, triantereno, eplerenona), *ginkgo*, heparina de baixo peso molecular (enoxaparina, dalteparina, nadroparina, bemiparina, reviparina), diuréticos tiazídicos (diazóxido, hidroclorotiazida, clortalidona, indapamida, clopamida), tacrolimo, diuréticos de alça (furosemida, bumetanida), inibidores do receptor de angiotensina e inibidores da enzima conversora de angiotensina (captopril, enalapril, lisonopril, ramipril, quinapril, cilazapril, benazepril, fosinopril, perindopril, trandolapril, losartana, espirapril, irbesartana, valsartana, eprosartana, delapril, telmisartana, candesartana, olmesartana, azilsartana), betabloqueadores (propranolol, metoprolol, timolol, nadolol, pindolol, atenolol, labetalol, acebutolol, betaxolol, levobunolol, esmolol, carteolol, bisoprolol, sotalol, metipranolol, carvedilol, nevibolol), metotrexato, etinilestradiol, estrogênios conjugados, rifampicina

Reações adversas:
- Cardiovasculares: comuns – palpitações, hipertensão; incomuns – fibrilação atrial, insuficiência cardíaca congestiva, alterações inespecíficas do ECG, *angina pectoris*, IAM, rubor, AVC, ataque isquêmico transitório; desconhecidas – taquicardia, arritmia; muito rara – crise hipertensiva
- Dermatológicas: comum – equimose; incomuns – edema facial, prurido, erupção cutânea; rara – eritema; muito raras – urticária, síndrome de Stevens-Johnson, necrólise epidérmica tóxica; desconhecidas – erupção cutânea induzida por fármaco

(continua)

- Neurológicas: comuns – tontura, dor de cabeça; incomuns – ansiedade, depressão, diminuição da acuidade mental, disgeusia, insônia, parestesias/hipostesia, sonolência; muito raras – confusão, alucinações; desconhecidas – inquietação
- Respiratórias: incomuns – tosse, dispneia, epistaxe; muito rara – broncoespasmo
- Musculoesqueléticas: incomuns – cãibras/espasmos musculares, dor/rigidez musculoesquelética
- Hepáticas: comuns – aumento da ALT, aumento da AST; muito raras – hepatite; desconhecidas – icterícia, insuficiência hepática
- Gastrointestinais: comuns – distúrbios gastrointestinais (p. ex., dor abdominal, flatulência, pirose), diarreia, dispepsia, desconforto epigástrico, náusea; incomuns – distensão abdominal, refluxo gastroesofágico, alteração do peristaltismo intestinal, constipação, boca seca, úlcera gastroduodenal, síndrome do intestino irritável, esofagite, úlcera oral, vômito, gastrite; muito raras – úlceras pépticas, incluindo perfuração gastrointestinal e sangramento (principalmente em idosos); desconhecidas – pancreatite
- Hematológicas: incomuns – anemia (principalmente associada com sangramento gastrointestinal), leucopenia, trombocitopenia
- Renais e geniturinárias: incomuns – proteinúria, aumento da creatinina sérica; muito raras – insuficiência renal, incluindo falência renal
- Infecções e infestações: incomuns – gastroenterite, infecção do trato respiratório superior, ITU
- Imunológicas: muito raras – reações de hipersensibilidade, incluindo angioedema, reações anafiláticas/anafilactoides e choque
- Endócrinas e metabólicas: comuns – edema/retenção de líquidos; incomuns – aumento ou diminuição do apetite, ganho de peso
- Oculares: incomuns – visão turva, conjuntivite
- Auditivas: incomuns – zumbidos, vertigens
- Miscelânea: comuns – astenia/fadiga, doença semelhante à gripe; incomuns – dor no peito
- Alterações laboratoriais: incomuns – aumento da ureia, aumento da CPK, hiperpotassemia, aumento do ácido úrico; raras – diminuição de sódio no sangue
- Efeitos indesejáveis graves relatados em associação com AINH (não podem ser excluídos para o etoricoxibe): nefrotoxicidade, incluindo nefrite intersticial e síndrome nefrótica; hepatotoxicidade, incluindo insuficiência hepática

Precauções: condições predisponentes para eventos gastrointestinais (p. ex., histórico de úlcera péptica, doença gastrointestinal superior, colite ulcerativa, tabagismo, idade avançada); uso concomitante de ácido acetilsalicílico ou corticosteroides; abuso de álcool; estresse; doenças cardiovasculares; distúrbios hemorrágicos (potencial exacerbação); desidratação considerável

Contraindicações: úlcera péptica ou hemorragia gastrointestinal aguda; histórico de broncoespasmo com rinoconjuntivite ou urticária/angioedema associado ao ácido acetilsalicílico ou outros AINH

exenatida					
Byetta®					**60+**
sol inj (caneta injetora) 5 e 10 mcg/mL	Sem informações	Contra-indicado	C	Uso criterioso	MPI? Não

Classificação terapêutica: antidiabético

Posologia: 5-10 mcg/mL, 2x/dia

Função hepática: não há informações disponíveis

Função renal: pode ocorrer toxicidade renal (incluindo aumento da creatinina sérica, insuficiência renal, agravamento da doença renal crônica e injúria renal aguda, por vezes com necessidade de diálise ou transplante renal); insuficiência renal com ClCr 30-50 mL/min – uso com precaução; ClCr < 30 mL/min – uso contraindicado

Administração parenteral: uso exclusivo SC

Interações medicamentosas: varfarina, digoxina, insulinas (insulina lispro, insulina bovina, insulina asparte, insulina glulisina, insulina detemir, insulina degludeca), betabloqueadores (propranolol, metoprolol, timolol, nadolol, pindolol, atenolol, labetalol, acebutolol, betaxolol, levobunolol, esmolol, carteolol, bisoprolol, sotalol, metipranolol, carvedilol, nevibolol)

Reações adversas (relatadas para terapia combinada sulfonilureia e/ou metformina ou tiazolidinediona e/ou metformina, a menos que observado de outro modo):
- Dermatológica: hiperidrose (3%)
- Neurológicas: cefaleia (9%), tontura (monoterapia: < 2%; terapia combinada: 9%)
- Musculoesquelética: fraqueza (4%)
- Gastrointestinais: náusea (monoterapia: 8%; terapia combinada: 40-44%, dependente da dose), vômito (monoterapia: 4%; terapia combinada: 13%), diarreia (monoterapia: < 2%; terapia combinada: 6-13%), dispepsia (monoterapia: 3%; terapia combinada: 9%), doença do refluxo gastroesofágico (3%), pancreatite necrotizante (< 1%)
- Endócrinas e metabólicas: hipoglicemia (monoterapia: 4-5%; terapia combinada com sulfonilureia: 14-36%; terapia combinada com metformina: similar ao placebo; terapia combinada com tiazolidinediona: 11%), redução do apetite (< 2%)
- Miscelânea: anticorpos antiexenatida (baixa titulação: 38%; alta titulação: 6%)

Precauções: aumento do risco possível de tumores de células C da tireoide; pacientes com nódulos da tireoide e/ou níveis de calcitonina elevados – desenvolvimento de anticorpos para exenatida tem sido observado; uso não recomendado em histórico de pancreatite ou doença ativa; pacientes transplantados renais – náusea e vômito induzidos podem levar à hipovolemia transitória e podem piorar a função renal

Contraindicações: carcinoma medular da tireoide pessoal ou familiar; neoplasia endócrina múltipla síndrome tipo 2; carcinoma medular de tireoide

ezetimiba					
Ezetrol®					60+
comp rev 10 mg	Contra-indicado	Precaução	C	Uso criterioso	MPI? Não

Classificação terapêutica: redutor do colesterol e triglicerídeo

Posologia:
- DLP: 10 mg, 1x/dia, em associação a estatina ou fibrato

Função hepática: pode ocorrer aumento de transaminases (com inibidores da HMG-CoA redutase; ≥ 3x LSN: 1%); insuficiência hepática leve – ajuste de dose não é necessário; insuficiência hepática grave a moderada – uso contraindicado

Função renal: insuficiência renal – ajuste de dose não é necessário; uso concomitante com sinvastatina e insuficiência renal moderada a grave, ClCr < 60 mL/min/1,73 m^2 – uso com precaução, risco de miopatia

Interações medicamentosas: genfibrozila, colestiramina, fenofibrato, ciclosporina, colestipol

Reações adversas:
- Neurológica: fadiga (2%)
- Respiratórias: infecção das vias aéreas superiores (4%), sinusite (3%)
- Musculoesqueléticas: artralgia (3%), dor em extremidades (3%)
- Gastrointestinal: diarreia (4%)
- Miscelânea: influenza (2%)

Precauções: pode ocorrer miopatia, incluindo rabdomiólise – aumento do risco com o uso concomitante de estatinas ou fibratos, interromper o uso se houver suspeita ou diagnóstico; cuidar com o uso de outros fibratos, além do fenofibrato

famotidina
Famox®
comp 20 e 40 mg

Com ajuste de dose	Com ajuste de dose	B	Uso criterioso	MPI? Não

Classificação terapêutica: antagonista do receptor H2

Posologia:
- Dispepsia: 20-40 mg, 1 ou 2x/dia

Função hepática: insuficiência hepática – ajuste de dose necessário em associação com insuficiência renal

Função renal: insuficiência renal moderada ou grave – risco de prolongamento do intervalo QT e efeitos adversos do SNC; ClCr < 50 mL/min – reduzir dose a 50% ou aumentar o intervalo entre as doses para 36-48 h

Interações medicamentosas: atazanavir, dasatinibe, hidroxicloroquina, donepezila, erlotinibe, ciclosporina, cefpodoxima, probenecida

Reações adversas:
- Neurológicas: tontura (1%), cefaleia (5%)
- Gastrointestinais: diarreia (2%), constipação (1%)
- Pacientes pediátricos (idade < 1 ano): agitação e vômito (< 14%)

Precaução: resposta sintomática não descarta malignidade gástrica

felodipino					
Splendil® comp lib prol 2,5, 5 e 10 mg	Com ajuste de dose	Sem ajuste de dose	C	Contra-indicado	MPI? Não

Classificação terapêutica: bloqueador seletivo dos canais de cálcio

Posologia:
- Hipertensão: 5-10 mg, 1x/dia

Função hepática: insuficiência hepática – dose inicial de 2,5 mg/dia

Função renal: insuficiência renal – ajuste de dose não é necessário

Ajuste de dose (pacientes geriátricos): dose inicial de 2,5 mg/dia

Interações medicamentosas: itraconazol, cetoconazol, claritromicina, carbamazepina, amiodarona, ciclosporina, quinupristina, dalfopristina, oxcarbazepina, nelfinavir, fenobarbital, magnésio, amprenavir, fluconazol, indinavir

Reações adversas:
- Cardiovasculares: edema periférico (2-17%), taquicardia (0,4-2,5%), rubor (4-7%)
- Neurológica: cefaleia (11-15%)

Precauções: insuficiência cardíaca ou função ventricular comprometida, especialmente em combinação com betabloqueador. Podem ocorrer hipotensão e síncope significativa, raramente. Pode ocorrer taquicardia de reflexo; pode levar à angina em indivíduos suscetíveis

fenilefrina

Fenilefrin®, Fenilefrina (10%)

sol inj 10 mg/mL; colírio 100 mg/mL (10%)

Sem informações	Sem informações	C	Sem informações	MPI? Não

Classificação terapêutica: agente adrenérgico e dopaminérgico

Posologia:
- Agonista alfa-adrenérgico
- Col midriático: 1 gota, a cada 3-5 min, conforme necessário (máximo: 3 gotas/dia em cada olho)

Função hepática: não há informações disponíveis

Função renal: não há informações disponíveis

Administração parenteral (compatível – SF e SG5%): IM – dose inicial de 2-5 mg pode ser administrada na forma de solução a 1%; as doses subsequentes podem conter 1-10 mg, se necessário; EV – doses de 100-500 mcg podem ser administradas lentamente na forma de solução a 0,1%; hipotensão grave – infundir à taxa inicial de 180 mcg/min

Interações medicamentosas: antidepressivos tricíclicos (nortriptilina, imipramina, amitriptilina, clomipramina), propranolol

Reações adversas:
- Cardiovasculares: agitação, arritmia (rara), bradicardia reflexa, dor ou desconforto precordial, excitabilidade, hipertensão arterial, palidez, redução do débito cardíaco, vasoconstrição periférica e visceral intensa
- Neurológicas: agitação, ansiedade, cefaleia, parestesia, tontura, tremor
- Respiratória: angústia respiratória
- Musculoesqueléticas: fraqueza, resposta pilomotora
- Locais: EV – extravasamento que pode acarretar necrose e descolamento do tecido circunvizinho, branqueamento da pele
- Endócrina e metabólica: acidose metabólica
- Renais: redução da perfusão renal, redução do débito urinário

Precauções: uso concomitante com medicamentos ototóxicos; administrar com extrema cautela em pacientes idosos ou com hipertireoidismo, bradicardia, bloqueio parcial do coração, doenças do miocárdio ou arteriosclerose; uso concomitante com inibidores da monoaminoxidase

Contraindicações: hipertensão grave, taquicardia ventricular

fenilefrina

fenitoína					
Hidantal®					60+
comp 100 mg; sol inj 50 mg/mL	Com ajuste de dose	Com ajuste de dose	D	Contra-indicado	MPI? Não

Classificação terapêutica: antiepiléptico

Posologia:
- Crise convulsiva: 15-20 mg/kg, infus máxima a 50 mg/min; dose de manutenção de 100 mg, EV ou VO, cada 6-8 h
- Epilepsia: dose de ataque de 15-20 mg/kg, VO, dividida em 3 tomadas com intervalo de 2-4 h (considerar nível sérico prévio ou histórico de dose prévia); dose de manutenção de 300-600 mg/dia dividida em 3 tomadas

Função hepática: na doença hepática, pode aumentar a fração de fenitoína não ligada; pode ocorrer hepatotoxicidade; ajuste de dose pode ser necessário (não há recomendação específica)

Função renal: doença renal – ajuste de dose pode ser necessário

Administração parenteral (compatível – não é compatível com nenhuma solução; dependendo da concentração e do pH da solução, pode não haver precipitação imediata, mas ela ocorrerá dentro de algumas horas após a mistura – preferir diluição em SF): IM – não é a preferível, por causa da absorção prolongada; EV – a velocidade de injeção não deve ser > 50 mg/min
Obs.: é estável pelo tempo em que permanecer livre de turvação ou precipitação; caso seja refrigerada ou congelada, pode haver a formação de precipitado, que se dissolver em TA estará apta para uso

Ajuste de dose: pacientes geriátricos – pode ser necessário administrar doses mais baixas ou em intervalos menos frequentes; reações adversas cardiovasculares – reduzir a taxa de administração ou descontinuar a administração

Interações medicamentosas: delavirdina, praziquantel, lurasidona, telaprevir, exemestano, voriconazol, carbamazepina, fentanila, erva-de-são-joão, perampanel, etossuximida, fluvastatina, metotrexato, posaconazol, diazepam, cetoconazol, lidocaína, miconazol, lopinavir/ritonavir, dolutegravir, rocurônio, nimodipino, orlistate, doxorrubicina, rifampicina, ciclofosfamida, tamoxifeno, nifedipino, contraceptivos (medroxiprogesterona, estradiol, levonorgestrel, noretindrona, dienogeste, drospirenona, norelgestromina, desogestrel, norgestrel, norgestimato, etinilestradiol, etonogestrel), diazóxido, sertralina, teofilina, atorvastatina, dexametasona, colesevelam, cortisona, sulfametoxazol, sirolimo, clopidogrel, diltiazem, paroxetina, cloranfenicol, disopiramida, risperidona, imipramina, quinina, telitromicina, tizanidina, betametasona, acetaminofeno, fluconazol, clofazimina, prednisolona, fluoxetina, caspofungina, fluvoxamina, carboplatina, dissulfiram, nilutamina, nelfinavir, bleomicina, paclitaxel, oxcarbazepina, isoniazida, fosamprenavir, acetazolamida, doxepina, sinvastatina, amio-

(continua)

darona, ciprofloxacino, ticlopidina, vigabatrina, *ginkgo*, midazolam, cimetidina, ácido fólico, prednisona, trimetoprima, levodopa, ciclosporina, topiramato, trazodona, bussulfano, verapamil, clobazam, aripiprazol, quinidina, ácido valproico, levotiroxina, triancinolona, fludrocortisona, amitriptilina, fluorouracila, vecurônio, pancurônio, bexaroteno, cisplatina, rufinamida, aciclovir, valaciclovir, amprenavir

Reações adversas:
- Cardiovasculares: EV – arritmia cardíaca, bradicardia, colapso cardiovascular (principalmente com a administração EV); rápida – hipotensão arterial, arritmia cardíaca, bradicardia, colapso cardiovascular
- Dermatológica: erupção cutânea
- Hematológicas: agranulocitose, leucopenia, trombocitopenia
- Neurológicas: alterações psiquiátricas, cefaleia, fala desarticulada, insônia, sonolência, tontura
- Musculoesqueléticas: neuropatia periférica, parestesia, tremor
- Gastrointestinais: constipação, hiperplasia gengival, náusea, vômito
- Locais: EV – irritação e dor venosa, tromboflebite
- Efeitos não relacionados às concentrações plasmáticas da fenitoína: acentuação das características faciais, deficiência de ácido fólico, deficiência de vitamina D, hipertricose, hipertrofia gengival, intolerância a carboidratos, lúpus eritematoso sistêmico, neuropatia periférica, osteomalacia
- Efeitos relacionados às concentrações: alterações do humor, ataxia, coma, confusão mental, depleção de ácido fólico, diplopia, erupção cutânea, fala desarticulada, febre, hiperglicemia, letargia, náusea, nistagmo, osteomalacia, sensibilidade gengival, sonolência, tontura, turvamento da visão, vômito
- Relacionadas a concentrações elevadas: > 20 mcg/mL – nistagmo lateral acentuado; > 30 mcg/mL – nistagmo de olhar lateral de 45° e ataxia; > 40 mcg/mL – redução da atividade mental; > 100 mcg/mL – morte
- Oculares: diplopia, nistagmo, turvamento da visão
- Efeitos raramente observados: discinesias, discrasias sanguíneas, feições grosseiras, hepatite, hipertricose, irritação e dor venosa, linfadenopatia, linfoma, pseudolinfoma, síndrome de Stevens-Johnson, síndrome similar ao lúpus eritematoso sistêmico

Precauções: risco de hiperglicemia; uso de álcool agudo ou crônico pode aumentar os níveis séricos de fenitoína; aumento do risco de toxicidade em idosos e pacientes graves; hipoalbuminemia pode aumentar a fração de fenitoína não ligada; hipotensão pode acontecer, especialmente com a administração EV rápida; linfadenopatia local ou generalizada; insuficiência miocárdica grave pode ser agravada com doses de ataque EV (injetável); osteomalacia; porfiria; erupção cutânea; irritação dos tecidos moles e inflamação, variando de leve até extensa necrose; descamações foram relatadas no local da aplicação (injetável); risco aumentado de suicídio

Contraindicações: síndrome de Adams-Stokes (injetável); bloqueio atrioventricular de 2º e 3º graus (injetável); uso concomitante com delavirdina (injetável); bloqueio sinoatrial (injetável); bradicardia sinusal (injetável)

fenobarbital

Fenobarbital®; Gardenal®

sol oral (gts) 40 mg/mL; comp 50 e 100 mg; sol inj 200 mg/mL

Precaução	Com ajuste de dose	D	Contra-indicado	MPI? Sim

Classificação terapêutica: antiepiléptico

Posologia:
- Sedação: IM e EV – 100-320 mg (máximo: 600 mg/dia)
- Crise convulsiva: 20 mg/kg, infusão a 50 mg/min; pode ser repetida com dose adicional de 5-10 mg/kg
- Epilepsia: dose de manutenção de sol oral – 60-200 mg/dia; dose de manutenção de comp – 50-100 mg, 2 ou 3x/dia

Função hepática: doença hepática – redução da dose é recomendada (não há informações de ajuste específicas); uso com precaução

Função renal: insuficiência renal com ClCr < 10 mL/min – intervalo de dose a cada 12-16 h; hemodiálise/diálise peritoneal – dose suplementar é necessária

Administração parenteral (compatível – SF, SG5%, SG5% em NaCl a 0,2, 0,45 e 0,9% e SG5% em Ringer lactato): IM – administração lenta; EV – a velocidade de injeção não deve exceder 60 mg/min
Obs.: a injeção é bastante alcalina e pode causar dano tecidual; soluções contendo precipitados não devem ser utilizadas

Ajuste de dose (pacientes geriátricos e/ou debilitados): redução de dose é recomendada

Interações medicamentosas: teniposídeo, benzodiazepínicos (flurazepam, clordiazepóxido, lorazepam, clorazepato, clonazepam, diazepam, nitrazepam, alprazolam, clobazam, estazolam, flunitrazepam), tacrolimo, orlistate, delavirdina, triazolam, nifedipino, lopinavir, midazolam, nimodipino, varfarina, telitromicina, ácido valproico, cortisona, topiramato, verapamil, metilprednisolona, griseofulvina, risperidona, quinidina, granisetrona, prednisona, amprenavir, clorpromazina, metoprolol, teofilina, carbamazepina, lamotrigina, dexametasona, leucovorina, felodipino, *ginkgo*, oxacarbazepina, etosuximida, tioridazina, betametasona, bexaroteno, quinina

Reações adversas:
- Cardiovasculares: bradicardia, hipotensão arterial, síncope
- Dermatológicas: dermatite esfoliativa, *rash* cutâneo, síndrome de Stevens-Johnson
- Cardiovasculares: bradicardia, hipotensão arterial, síncope
- Dermatológicas: dermatite esfoliativa, *rash* cutâneo, síndrome de Stevens-Johnson
- Hematológicas: agranulocitose, anemia megaloblástica, trombocitopenia

(continua)

- Neurológicas: agitação, alucinações, ansiedade, ataxia, cefaleia, comprometimento do julgamento, confusão mental, efeito de ressaca, entorpecimento, excitação ou depressão do SNC, hipercinesia, insônia, letargia, nervosismo, pesadelos, sonolência, tontura
- Respiratórias: apneia (principalmente com administração EV rápida), depressão respiratória, hipoventilação, laringoespasmo
- Gastrointestinais: constipação, náusea, vômito
- Locais: dor no local da injeção, tromboflebite com o uso EV
- Renal: oligúria
- Miscelânea: gangrena com a injeção intra-arterial inadvertida

Precauções: interrupção abrupta após uso crônico de altas doses; pode resultar em sintomas de abstinência; função de hipoadrenais limítrofe; não é recomendado o uso concomitante com etravirina ou lopinavir; ritonavir, griseofulvina; distúrbios emocionais; no uso de contraceptivo oral hormonal, a eficácia pode ser prejudicada – contracepção alternativa recomendada; função hematopoiética – monitoração recomendada; depressão mental; dor aguda ou crônica podem induzir à excitação paradoxal; pacientes com tendências suicidas; não administrar para pacientes com sinais premonitórios do coma hepático

Contraindicações: histórico pessoal ou familiar de porfiria aguda intermitente; uso concomitante com rilpivirina; doença respiratória com sinais de dispneia ou obstrução; histórico de vício em sedativos ou hipnóticos

fenobarbital

fenofibrato

Lipidil®;
Lipanon®

cap dura 200 mg;
comp rev 160 mg;
cap dura lib retard
250 mg

Contra-indicado	Contra-indicado	C	Uso criterioso	MPI? Não

Classificação terapêutica: antidislipidêmico

Posologia:
- Hipertrigliceridemia: 250 mg/dia; micronizado – 200 mg/dia

Função hepática: podem ocorrer aumento de CPK, colecistite, colelitíase, fígado gorduroso, provas de função hepática anormais, aumento de AST/ALT (relacionado com a dose, 3-13%); doença hepática – redução da dose é recomendada; doença hepática ativa, incluindo cirrose biliar e anormalidade persistente e inexplicável da função hepática – uso contraindicado

Função renal: podem ocorrer aumento de creatinina e função renal anormal; aumento dos níveis de creatinina > 50% do LSN – tratamento deve ser interrompido; ClCr < 20 mL/min e hemodiálise – uso contraindicado

Interações medicamentosas: pitavastatina, atorvastatina, fluvastatina, colchicina, pravastatina, rosiglitazona, ciclosporina, ezetimiba, colestipol

Reações adversas:
- Cardiovasculares: alterações eletrocardiográficas, angina de peito, arritmia, distúrbios cardiovasculares, distúrbios coronarianos, distúrbios vasculares periféricos, dor torácica, edema, edema periférico, extrassístoles, fibrilação atrial, flebite, hipertensão/hipotensão arterial, IAM, palpitação, taquicardia, varizes, vasodilatação
- Dermatológicas: acne, alopecia, dermatite de contato, dermatite fúngica, distúrbios ungueais, eczema, equimoses, exantema maculopapular, necrólise epidérmica tóxica, prurido, reação de fotossensibilidade, síndrome de Stevens-Johnson, úlcera cutânea, urticária
- Hematológicas: agranulocitose, anemia, eosinofilia, leucopenia, linfadenopatia, trombocitopenia
- Neurológicas: ansiedade, cefaleia, depressão, dor, febre, insônia, mal--estar, nervosismo, neuralgia, sonolência, tontura, vertigem
- Miscelânea: cisto, diaforese, hérnia, herpes simples, herpes-zóster, infecção, reação alérgica, reação de hipersensibilidade
- Respiratórias: distúrbios respiratórios (6%), rinite (2%), asma, aumento da tosse, bronquite, dispneia, faringite, laringite, pneumonia, sinusite
- Musculoesqueléticas: dorsalgia/lombalgia (3%), artralgia, artrite, artrose, bursite, cãibras em membros inferiores, distúrbios articulares, fraqueza, hipertonia, dor muscular, mialgia, miastenia, miopatia, miosite, parestesia, rabdomiólise, sensibilidade, tenossinovite

(continua)

- Gastrointestinais: dor abdominal (5%), constipação (2%), anorexia, aumento do apetite, boca seca, colite, diarreia, dispepsia, distúrbios dentais, distúrbios gastrointestinais, distúrbios retais, eructação, esofagite, flatulência, ganho/perda de peso, gastroenterite, gastrite, hemorragia retal, náusea, úlcera duodenal, úlcera péptica, vômito
- Geniturinárias: aumento da frequência miccional, cistite, distúrbios prostáticos, disúria, gravidez (indesejada), moniliíase vaginal, redução da libido, urolitíase
- Oculares: ambliopia, catarata, conjuntivite, distúrbios da refração, distúrbios oculares, visão anormal
- Auditivas: otalgia, otite média
- Endócrinas e metabólicas: DM, ginecomastia, gota, hipoglicemia, hiperuricemia, redução da libido

Precauções: pacientes com reações fotoalérgicas ou fototóxicas durante tratamento com fibratos ou cetoprofeno não deverão utilizar esse medicamento; pacientes com problemas na vesícula, pancreatite aguda ou crônica, com exceção de pancreatite aguda causada por hipertrigliceridemia grave

fenoterol					
Berotec®					60+
sol (gts) 5 mg/mL, sol aer inal oral + espaç 100 mcg/dose; xpe adulto 0,5 mg/ mL, xpe pediátrico 0,25 mg/mL	Sem informações	Sem informações	A	Uso criterioso	MPI? Não

Classificação terapêutica: agonista seletivo do adrenorreceptor beta

Posologia:
- Broncoespasmo: aer – 1-2 inalações, 3-4x/dia (máximo: 8 inalações/dia); xpe – 5-10 mL, 3x/dia; sol para nebulização – diluir em 4-5 mL de SF e administrar 2-8 gotas, a cada 4 h; outras doses e intervalos podem ser recomendados de acordo com a gravidade do broncoespasmo

Função hepática: não há informações disponíveis

Função renal: não há informações disponíveis

Interações medicamentosas: sem interações conforme a base de dados Micromedex

Reações adversas (a frequência da maioria dos efeitos pode estar relacionada à dose):
- Cardiovasculares (1-10%): palpitações, taquicardia
- Neurológicas (1-10%): cefaleia, nervosismo, tontura
- Respiratórias (1-10%): irritação faríngea, tosse
- Musculoesqueléticas (1-10%): cãibras musculares, tremor
- Endócrinas e metabólicas (> 10%): aumento da glicemia, redução do potássio sérico
- Tratamento do broncoespasmo agudo (nebulização com alta dose): foram frequentemente observados sintomas de cefaleia (< 12%), tremor (32%) e taquicardia (< 21%)

Precauções: em pacientes com DM descompensado, infarto recente do miocárdio, graves alterações vasculares ou cardíacas de origem orgânica, hipertireoidismo e feocromocitoma, deve ser utilizado somente após minuciosa análise do risco e do benefício, sobretudo quando em altas doses; pode provocar hipopotassemia potencialmente grave; uso concomitante com derivados da xantina, esteroides e diuréticos pode potencializar o efeito – monitorar os níveis séricos de potássio

Contraindicações: cardiomiopatia obstrutiva hipertrófica e taquiarritmia

fentanila

Durogesic®
D-Trans;
Fentanil®

ades transdérmico
2,1, 4,2, 8,4 e
16,8 mg (12, 25,
50, 75 e 10 mcg/h);
sol inj 50 mcg/mL

				60+
Contra-indicado	Contra-indicado	C	Compa-tível	MPI? Não

Classificação terapêutica: anestésico opiáceo

Posologia:
- Procedimento: 0,5-1,5 mcg/kg; repetir após 1-3 min até efeito deseja-do; dose de manutenção na UTI – 0,7-10 mcg/kg/h
- Analgesia: fentanil transdérmico – dose inicial deve ser baseada na dose prévia de opioide, VO ou EV, utilizada pelo paciente conforme ta-belas para conversão de dose; o adesivo deve ser trocado a cada 72 h

Função hepática: podem ocorrer ascite e icterícia (1-10%); insuficiência hepática leve a moderada – ajuste de dose recomendado; insuficiência hepática grave – uso contraindicado

Função renal: pode ocorrer insuficiência renal (1-10%); insuficiência renal leve a moderada – ajuste de dose recomendado; insuficiência renal grave – uso contraindicado

Ajuste de dose (pacientes geriátricos): iniciar na extremidade inferior do intervalo de dose

Administração parenteral (compatível – SF e SG5%): IM – administração em doses de 50-100 mcg; EV – pode ser administrada por injeção EV (1-2 min) ou infundida após diluição em 24 h
Obs.: estabilidade de 24 h em TA após diluição

Interações medicamentosas: inibidores CYP3A4 (eritromicina, verapamil, ranitidina, cetoconazol, diltiazem, cilcosporina, ciprofloxacino, fluvoxami-na, fluconazol, aprepipanto, claritromicina, saquinavir, tironavir, indinavir, nelfinavir, voriconazol, amprenavir, fosamprenavir, lopinavir, imatinibe, telitromicina, darunavir, posaconazol, nilotinibe, fosaprepitanto, droneda-rona, boceprevir, telaprevir, crizotinibe, lomitapida, atazanavir), indutores CYP3A4` (fenitoína, dexametasona, rifampicina, prednisona, mitotano, oxcarbazepina, modafinila, nevirapina, efavirenz, bosentana, armodafilina, etravirina), nicardipina, amiodarona, nifedipino

Reações adversas:
- Cardiovasculares: > 10% – bradicardia, edema; 1-10% – arritmia cardíaca, dor torácica, edema periférico, hipertensão ou hipotensão arterial, hipotensão ortostática, palidez, palpitação, rubor, síncope, taquicardia, vasodilatação
- Dermatológicas: 1-10% – alopecia, celulite, equimose, eritema, erup-ção cutânea, hiperidrose, pápulas, prurido
- Hematológicas: 1-10% – anemia, leucopenia, neutropenia, trombocitopenia

(continua)

- Neurológicas: > 10% – cefaleia, confusão mental, depressão do SNC, sedação, sonolência, tontura; 1-10% – agitação, alucinações, amnésia, ansiedade, calafrios, depressão, enxaqueca, estupor, euforia, fadiga, febre, hipoestesia, insônia, letargia, nervosismo, pensamento anormal, reação paranoide, sonhos anormais, vertigem
- Respiratórias: > 10% – depressão respiratória, dispneia; 1-10% – apneia, asma, bronquite, dor faringolaríngea, epistaxe, faringite, hemoptise, hipoventilação, hipóxia, infecção das vias aéreas superiores, nasofaringite, pneumonia, rinite, sinusite, tosse
- Musculoesqueléticas: > 10% – fraqueza, rigidez muscular, rigidez da parede torácica (alta dose EV); 1-10% – artralgia, coordenação anormal, dorsalgia e/ou lombalgia, marcha anormal, mialgia, neuropatia, parestesia, rigidez, tremor
- Gastrointestinais: > 10% – constipação, náusea, vômito, xerostomia; 1-10% – abscesso periodontal, anorexia, diarreia, disfagia, dispepsia, dor abdominal, dor gengival, espasmos do trato biliar, estomatite, flatulência, gengivite, glossite, hemorragia gastrointestinal, íleo paralítico, paladar anormal, perda de peso
- Locais: > 10% – eritema, reação no local da aplicação
- Ocular: > 10% – miose
- Miscelânea: > 10% – diaforese; < 10% – distúrbios da fala, linfadenopatia, síndrome similar à gripe, soluços
- Endócrinas e metabólicas: 1-10% – desidratação, hipercalcemia ou hipocalcemia, hiperglicemia ou hipoglicemia, hipoalbuminemia, hipopotassemia, hipomagnesemia, mastalgia
- Geniturinárias: 1-10% – disúria, hemorragia vaginal, incontinência urinária, retenção urinária, vaginite
- Locais: 1-10% – dor e irritação no local da aplicação

Precauções: abuso, mau uso ou dependência de opiáceos podem ocorrer; não converter um produto de fentanil para o *spray* SL em 1 mcg por base mcg e não substituir pulverização sublingual para outros produtos de fentanil; redução da dose pode ser necessária se houver febre ou aumento da temperatura corporal central; uso concomitante com inibidores do CYP3A4 ou interrupção dos indutores do CYP3A4 podem prolongar efeitos terapêuticos e adversos; evitar o uso de *spray* SL em pacientes com grau ≥ 2 de mucosite oral, a menos que os benefícios superem o risco; evitar o uso em pacientes que tenham ou em risco de aumento da pressão intracraniana; doença pulmonar crônica; idosos, caquéticos ou pacientes debilitados têm risco aumentado de depressão respiratória; doença do trato biliar, incluindo pancreatite aguda; evitar a interrupção abrupta, pois isso pode resultar em sintomas de abstinência; conversão de outro opioide para o sistema transdérmico pode resultar em sintomas de abstinência ou *overdose* fatal se a dose de fentanila for superestimada; evitar o uso no prazo de 14 dias após interrupção de um inibidor da monoaminoxidase; evitar o uso de agonistas/antagonistas mistos e analgésicos agonistas parciais; observar que fentanila pode não ser o agente de eleição para dores agudas e processo pós-operatório recente

(continua)

Contraindicações: risco de hipoventilação; risco de morte; asma brônquica aguda ou grave; manejo da dor leve ou intermitente; pacientes não tolerantes a opioides; íleo paralítico suspeitado ou conhecido; depressão respiratória significativa

Observação: uso transdérmico – evitar aplicação na pele que não esteja intacta; evitar a exposição do adesivo a fontes de calor; não utilizar adesivos danificados pelo aumento do risco de rápida liberação e absorção de fentanila; colocação na boca, mastigação, deglutição ou uso em outras maneiras que não o indicado podem resultar em asfixia, *overdose* ou morte

fenticonazol					
Fentizol®					
crem vag 0,02 g/g; ovul 600 mg; sol derm spr 20 mg/mL; crem derm 2 g/100 g	Sem informações	Sem informações	C	Sem informações	MPI? Não (60+)

Classificação terapêutica: antifúngico para uso tópico

Posologia:
- Candidíase vaginal: creme vaginal – 1 aplicador, 1x/dia, por 7 dias; óvulo – aplicar 1 óvulo intravaginal, em dose única

Função hepática: não há informações disponíveis

Função renal: não há informações disponíveis

Interações medicamentosas: sem interações conforme bula Anvisa

Reações adversas:
- Dermatológicas: reações eritematosas leves e passageiras ou sensação de ardência

Precaução: preparações intravaginais podem danificar os contraceptivos de látex (preservativos) e, dessa maneira, medidas contraceptivas adicionais são necessárias durante a aplicação local; deve-se evitar o contato do medicamento com os olhos e, se ocorrer, lavar abundantemente com água

fexofenadina					
Allegra®, Allegra® Pediátrico comp rev 60, 120 e 180 mg; susp oral 6 mg/mL	Sem informações	Com ajuste de dose	C	Compatível	MPI? Não

Classificação terapêutica: anti-histamínico

Posologia:
- Alergia respiratória/urticária: 60 mg, 2x/dia, ou 180 mg, 1x/dia

Função hepática: não há informações disponíveis

Função renal: insuficiência renal (adultos) – iniciar com 60 mg/dia

Interações medicamentosas: sem interações conforme a base de dados Micromedex

Reações adversas:
- Neurológicas: cefaleia (5-11%), sonolência (1-3%), dor (2%), tontura (2%), fadiga (1%)
- Respiratórias: infecção de vias aéreas superiores (4%), tosse (2-4%), nasofaringite (2%)
- Musculoesqueléticas: mialgia (3%), dorsalgia e/ou lombalgia (2-3%)
- Gastrointestinais: vômito (crianças de 6 meses-5 anos de idade: 4-12%), dispepsia (1-5%), diarreia (3-4%), náusea (2%)
- Auditiva: otite média (2%)
- Endócrina e metabólica: dismenorreia (2%)
- Miscelânea: infecção viral (3%)

Precauções: administração simultânea de antiácidos contendo alumínio e magnésio dentro de 15 min diminui a absorção de fexofenadina; consumo simultâneo de sucos de frutas como uva, laranja e maçã diminui a biodisponibilidade da fexofenadina

fluconazol						
Zoltec®						60+
sol inj infus EV 2 mg/mL; cap dura 50, 100 e 150 mg	Precaução	Precaução	D	Compatível	MPI? Não	

Classificação terapêutica: antifúngico, antimicótico

Posologia:
- 100-400 mg/dia
- Candidíase orofaríngea: 100-200 mg/dia, por 14 dias
- Candidíase esofágica: 200 mg no 1º dia, com dose de manutenção de 100-400 mg/dia, por 21 dias, e por pelo menos 2 semanas após resolução dos sintomas
- Candidíase vaginal: 150 mg, em dose única
- Cistite: 200 mg/dia, por 14 dias
- Pielonefrite: 200-400 mg/dia, por 14 dias

Função hepática: podem ocorrer aumento da fosfatase alcalina, aumento de AST/ALT, colestase, hepatite, icterícia, insuficiência hepática (rara), risco de toxicidade hepática; uso com precaução

Função renal: insuficiência renal com ClCr > 50 mL/min – nenhum ajuste de dose necessário; ClCr ≤ 50 mL/min – administrar 50% da dose usual, uso com precaução; hemodiálise – 100% da dose habitual após cada sessão de hemodiálise

Administração parenteral: infundir fluconazol EV à velocidade < 200 mg/mL

Interações medicamentosas: tacrolimo, metadona, terfenadina, astemizol, voriconazol, claritromicina, citalopram, saquinavir, varfarina, fentanila, nevirapina, triazolam, rifabutina, lurasidona, isradipina, halofantrina, atorvastatina, hidroxicloroquina, ciclosporina, sirolimo, vincristina, sinvastatina, colchicina, nitrofurantoína, carbamazepina, parecoxibe, valdecoxibe, amitriptilina, nortriptilina, teofilina, fluvastatina, gemifloxacino, tipranavir, omeprazol, etravirina, rifampicina, midazolam, fenitoína, nicardipino, celecoxibe, trimetrexato, tretinoína, cimetidina, tofacitinibe, prednisona, rosuvastatina, losartana, felodipino, zidovudina

Reações adversas:
- Cardiovasculares: angioedema, palidez, prolongamento do QT (raro, relatos de caso), *torsades de pointes* (rara, relatos de caso)
- Dermatológicas: erupção cutânea (2%), alopecia, necrólise epidérmica tóxica, síndrome de Stevens-Johnson
- Hematológicas: agranulocitose, leucopenia, neutropenia, trombocitopenia
- Neurológicas: cefaleia (2-13%), crises convulsivas, tontura
- Respiratória: dispneia
- Gastrointestinais: náusea (4-7%), dor abdominal (2-6%), diarreia (2-3%), vômito (2%), alteração do paladar, dispepsia
- Endócrinas e metabólicas: hipercolesterolemia, hipertrigliceridemia, hipopotassemia
- Miscelânea: reações anafiláticas (raras)

(continua)

Precauções: uso concomitante com medicamentos com margem terapêutica estreita, que são metabolizados pelo CYP2C9 ou CYP3A4 – monitoração recomendada; evitar o uso concomitante com voriconazol

Contraindicações: uso concomitante com medicamentos metabolizados pelo CYP3A4 e medicamentos conhecidos por prolongar o intervalo QT (p. ex., cisaprida, astemizol, eritromicina, pimozida e quinidina); uso concomitante de terfenadina em pacientes que recebem doses múltiplas de fluconazol ≥ 400 mg

fludrocortisona Florinefe® comp 0,1 mg	Sem informações	Precaução	C	Uso criterioso	MPI? Não 60+

Classificação terapêutica: mineralocorticoide

Posologia:
- Doença de Addison: dose inicial de 0,1 mg/dia; dose de manutenção de 0,1 mg, 3x/semana (0,2 mg/dia)
- Hiperplasia congênita adrenal: 0,05-0,2 mg/dia
- Hipotensão postural: dose inicial de 0,1 mg/dia (máximo: 1 mg/dia)

Função hepática: não há informações disponíveis

Função renal: insuficiência renal (preexistente) – risco de exacerbação, por retenção de sódio, edema e perda de potássio; uso com precaução

Interações medicamentosas: vacina rotavírus, furosemida, rifampicina, fenitoína

Reações adversas:
- Cardiovasculares: edema, hipertensão arterial, insuficiência cardíaca congestiva
- Dermatológicas: acne, equimoses, erupção cutânea
- Neurológicas: cefaleia, convulsões, tontura
- Musculoesquelética: fraqueza muscular
- Gastrointestinal: úlcera péptica
- Endócrinas e metabólicas: alcalose hipopotassêmica, hiperglicemia, supressão do crescimento, supressão do eixo hipotálamo-hipófise-adrenal
- Ocular: catarata
- Miscelânea: anafilaxia (generalizada), diaforese

Precauções: redução da dose deve ser gradual, quando possível; cirrose; DM; anormalidades eletrolíticas; hipertensão; hipotireoidismo; imunizações; infecções; miastenia grave; alterações oculares (catarata, glaucoma) com o uso prolongado; herpes simples ocular; osteoporose; úlcera péptica; colite ulcerosa grave; psicose

Contraindicação: infecção fúngica sistêmica

flunarizina					
Vertix®					60+
cap 10 mg; sol oral (gts) 5 mg/mL	Com ajuste de dose	Sem informações	Sem informações	Sem informações	MPI? Não

Classificação terapêutica: preparação antivertiginosa

Posologia:
- Vertigem periférica, profilaxia de enxaqueca, doenças vasculares periféricas: 1-2 cap/dia, iniciar com 1 cap à noite

Função hepática: insuficiência hepática – ajuste de dose necessário (não há informações sobre valores específicos)

Função renal: não há informações disponíveis

Interações medicamentosas: amiodarona, saquinavir, carbamazepina

Reações adversas:
- Dermatológica: erupção cutânea
- Neurológicas: ansiedade, entorpecimento, fadiga, insônia, tontura, vertigem, sintomas extrapiramidais
- Musculoesqueléticas: astenia e/ou fraqueza, mialgia
- Gastrointestinais: aumento do apetite, azia, epigastralgia, ganho de peso, náusea, vômito, xerostomia
- Endócrinas e metabólicas: aumento dos níveis de prolactina, galactorreia

Precauções: uso concomitante com álcool e medicamentos com ação sobre o SNC, como tranquilizantes e sedativos

Contraindicações: depressão; mal de Parkinson

Observações: pacientes idosos podem ser mais sensíveis aos efeitos de uma dose padrão adulta

fluoxetina					
Prozac®					60+
caps 20 mg; caps dura lib retard 90 mg; comp dispersível 20 mg	Com ajuste de dose	Com ajuste de dose	C	Contra-indicado	MPI? Não

Classificação terapêutica: inibidor seletivo da recaptação de serotonina

Posologia:
* Depressão e transtornos ansiosos: dose inicial de 20 mg/dia, de manhã (máximo: 80 mg/dia); observar resposta por 4-6 semanas antes de aumentar a dose

Função hepática: insuficiência hepática – dose menor ou dose menos frequente é recomendada

Função renal: insuficiência renal – ajuste de dose não é rotineiramente necessário

Ajuste de dose (uso concomitante com olanzapina): dose inicial de 2,5-5 mg de olanzapina + 20 mg de fluoxetina; aumentar a dose com cautela se houver predisposição à reação hipotensora, insuficiência hepática, metabolizadores lentos de alguma droga em combinação (sexo feminino, estado não fumante, geriátrica) ou pacientes farmacodinamicamente sensíveis à olanzapina; escalar dose com cautela; diminuição de dose para pacientes idosos

Interações medicamentosas: linezolida, pimozida, terfenadina, ritonavir, anti-inflamatórios não esteroidais (ácido acetilsalicílico, naproxeno, fenilbutazona, ácido mefenâmico, fenoprofeno, ibuprofeno, indometacina, piroxicam, diclofenaco, cetoprofeno, flurbiprofeno, cetorolaco, tenoxicam, etofenamato, dipirona, nimesulida, lornoxicam, acemetacina, propifenazona, meloxicam, celecoxibe, proglumetacina, rofecoxibe, dexcetoprofeno, parocoxibe, valdecoxibe, etoricoxibe, nepafenaco, loxoprofeno, lumiracoxibe, ácido tolfenâmico, nimesulida, ácido flufenâmico), sibutramina, trazodona, alfentanila, erva-de-são-joão, hidroxicloroquina, carbamazepina, cilostazol, donepzila, ciclobenzaprina, tetrabenazina, flufenazina, gemifloxacino, rizatriptana, galantamina, propafenona, naratriptana, duloxetina, anticoagulantes (heparina, varfarina, antitrombina humana III, enoxaparina, dalteparina, nadroparina, bivalirrudina, defibrotida, desirudina, fondaparinux, bemiparina, tinzaparina, reviparina), sumatriptano, haloperidol, propranolol, risperidona, lítio, alprazolam, fenitoína, ciproeptadina, *ginkgo*, digoxina, buspirona

(continua)

Reações adversas (conforme relatado em estudos controlados com placebo e, geralmente, similares com adultos e crianças; a frequência real pode depender do diagnóstico e, em alguns casos, os limites apresentados podem ser inferiores ou iguais ao placebo para um transtorno específico):

- Cardiovasculares: vasodilatação (1-5%), febre (2%), dor torácica, hemorragia, hipertensão arterial, palpitação
- Dermatológicas: erupção cutânea (2-6%), prurido (4%)
- Neurológicas: insônia (10-33%), cefaleia (21%), sonolência (5-17%), ansiedade (6-15%), nervosismo (8-14%), tontura (9%), sonhos anormais (1-5%), pensamento anormal (2%), agitação, amnésia, calafrios, confusão mental, labilidade emocional, transtorno do sono
- Respiratórias: faringite (3-11%), bocejo (≤ 11%), sinusite (1-6%)
- Musculoesqueléticas: fraqueza (7-21%), tremor (3-13%), hipercinesia (2%)
- Gastrointestinais: náusea (12-29%), diarreia (8-18%), anorexia (4-17%), xerostomia (4-12%), dispepsia (6-10%), constipação (5%), flatulência (3%), vômito (3%), sede (≤ 2%), perda de peso (2%), aumento do apetite, ganho de peso, perversão do paladar
- Endócrinas e metabólicas: redução da libido (1-11%), ejaculação anormal (≤ 7%), impotência (≤ 7%), menorragia (≤ 2%)
- Auditivas (1-10%): otalgia, zumbido
- Geniturinárias (1-10%): aumento da frequência miccional
- Miscelânea: síndrome similar à gripe (3-10%), diaforese (2-8%), epistaxe (≥ 2%)

Precauções: considerar ajuste de dose para pacientes com idade > 60 anos; não é recomendado uso concomitante com precursores da serotonina (p. ex., triptofano), outros inibidores seletivos da recaptação da serotonina ou inibidores da recaptação de serotonina e noradrenalina; risco de eventos hemorrágicos pode ser aumentado com o uso concomitante de AINH, ácido acetilsalicílico, varfarina e outros anticoagulantes; no transtorno bipolar há aumento do risco de precipitação de episódio misto/maníaco; piora do comportamento; ideação suicida ou depressão; risco de ativação de mania/hipomania de pacientes com histórico de mania; sintomas de descontinuação graves foram relatados com a retirada abrupta – recomenda-se retirada gradual; glaucoma de ângulo fechado ou aumento da pressão intraocular; midríase foi relatada; aumento do risco de hipoglicemia para diabéticos; aumento do risco de hiponatremia ocorreu geralmente como resultado da síndrome de secreção inapropriada do hormônio antidiurético; aumento do risco com aumento do volume de depleção, idade avançada ou uso concomitante com diuréticos; não se recomenda o uso concomitante com álcool

Contraindicações: uso concomitante com um inibidor da monoaminoxidase, incluindo linezolida ou azul de metileno EV ou no prazo de 14 dias após a descontinuação de um inibidor de monoaminoxidase; deve decorrer pelo menos 5 semanas após a suspensão do cloridrato de fluoxetina antes do início de um inibidor da monoaminoxidase; aumento do risco de síndrome da serotonina; uso concomitante de pimozida ou tioridazina; risco de prolongamento do intervalo QT

fluticasona

Avamys®;
Flixotide® spray;
Flixotide® diskus

spr nas 27,5 mcg/dose; susp aer inal oral + inal 50 e 250 mcg/dose; pó inal oral 50 e 250 mcg/dose

Precaução	Sem ajuste de dose	C	Contra-indicado	MPI? Não

Classificação terapêutica: corticosteroide

Posologia:
- Asma: dose baixa – 100-250 mcg/dia; dose média – 250-500 mcg/dia; dose alta – 500-1.000 mcg/dia; iniciar tratamento com dose menor para idosos
- Rinite alérgica: spr 27,5 mcg – 1-2 jatos, 1x/dia

Função hepática: insuficiência hepática grave – risco de toxicidade; uso com precaução

Função renal: não há informações disponíveis

Interações medicamentosas: itraconazol, darunavir, cetoconazol, tipranavir

Reações adversas:
- Cardiovasculares: sintomas torácicos (1-3%)
- Dermatológicas: pele seca (7%), sensação de queimação e picada na pele (2-5%), prurido (3%), irritação cutânea (3%), infecção viral cutânea (1-3%), exacerbação do eczema (2%), escoriação (2%), ressecamento (1%), anestesia dos quirodáctilos (1%)
- Neurológicas: cefaleia (5-16%), tontura (1-3%), febre (1-3%), enxaqueca (1-3%), dor (1-3%)
- Respiratórias: infecção de vias aéreas superiores (16-18%), irritação da garganta (8-10%), faringite (6-8%), epistaxe (6-7%), sinusite/infecção sinusal (4-7%), sintomas asmáticos (3-7%), tosse (4-6%), bronquite (1-6%), rouquidão/disfonia (2-6%), inflamação do trato respiratório superior (2-5%), sensação de queimação/irritação nasal (2-3%), sangue no muco nasal (1-3%), coriza (1-3%), rinite (1-3%), infecção da garganta (1-3%), rinorreia/gotejamento retronasal (1-3%), distúrbio sinusal (1-3%), laringite (1-3%)
- Musculoesqueléticas: dor musculoesquelética (1-3%), dor muscular (1-3%), rigidez/contração muscular (1-3%)
- Gastrointestinais: náusea e vômito (3-5%), dor abdominal (1-3%), diarreia (1-3%), dispepsia (1-3%), infecção gastrointestinal (viral) (1-3%), desconforto e/ou dor gastrointestinal (1-3%), hipossialorreia (1-3%)
- Geniturinária: ITU (1-3%)
- Miscelânea: candidíase oral (2-5%), dores (1-3%), síndrome gripal (1-3%)

(continua)

Precauções: uso concomitante com ritonavir (não recomendado) ou outros inibidores potentes do CYP3A4, como o cetoconazol; infecção fúngica, parasitária ou bacteriana, sem tratamento local ou sistêmico; histórico de glaucoma, catarata ou aumento da pressão intraocular; pode prejudicar a cicatrização de feridas nasais; transferência de corticoterapia sistêmica para terapia tópica; risco de insuficiência adrenal aguda, especialmente em momentos de tensão; tuberculose ativa ou inativa

fluvastatina					
Lescol®; Lescol XL®					60+
caps 20 e 40 mg; comp rev lib prol 80 mg	Contra- indicado	Precaução	X	Contra- indicado	MPI? Não

Classificação terapêutica: inibidor da HMG-CoA redutase

Posologia:
• DLP: 20-40 mg/dia, à noite (máximo: 80 mg/dia, divididos em 2 doses)

Função hepática: histórico de doença hepática ou abuso de álcool – uso com precaução; pacientes com doença hepática ativa ou elevações persistentes e sem explicação das transaminases séricas – uso contraindicado; se ocorrer lesão hepática grave – interromper o tratamento

Função renal: insuficiência renal – pode ocorrer aumento do risco de rabdomiólise ou miopatia; insuficiência renal leve a moderada – ajuste de dose não é necessário; insuficiência renal grave – doses > 40 mg/dia não foram estudadas e devem ser administradas com precaução, se necessário

Ajuste de dose (uso concomitante com ciclosporina ou fluconazol): não exceder doses de 20 mg, 2x/dia

Interações medicamentosas: genfibrozila, fenitoína, ciprofibrato, quinupristina, dalfopristina, fenofibrato, fluconazol, varfarina, glibenclamida, pectina, colchicina, eltrombopague, rifampicina, omeprazol, colestiramina

Reações adversas (relatadas com o uso de cap; em geral, as reações adversas relatadas com comp de liberação prolongada foram similares, mas a incidência foi menor):
• Neurológicas: cefaleia (9%), fadiga (3%), insônia (3%)
• Respiratórias: sinusite (3%), bronquite (2%)
• Musculoesquelética: mialgia (5%)
• Gastrointestinais: dispepsia (8%), diarreia (5%), dor abdominal (5%), náusea (3%)
• Geniturinária: ITU (2%)

Precauções: idade > 65 anos – risco aumentado de miopatia e rabdomiólise; esclerose lateral amiotrófica; evitar uso concomitante com ciclosporina, genfibrozila, telaprevir, tipranavir/ritonavir; hipotireoidismo descontrolado – risco aumentado de miopatia e rabdomiólise; níveis acentuadamente elevados de CPK

fondaparinux sódico					
Arixtra®					
seringas preenchidas 2,5 mg/0,5 mL, 7,5 mg/0,6 mL	Precaução	Contraindicado	C	Contraindicado	MPI? Não

Classificação terapêutica: antitrombótico

Posologia:
- Profilaxia de tromboembolismo de pacientes com peso > 50 kg: 2,5 mg/dia
- Trombose venosa profunda e tromboembolismo pulmonar: peso < 50 kg – 5 mg/dia; peso de 50-100 kg – 7,5 mg/dia; peso > 100 kg – 10 mg/dia

Função hepática: podem ocorrer aumento de ALT (3%) e aumento de AST (2%); uso com precaução

Função renal: insuficiência renal com ClCr de 50-80 mL/min – redução de 25% da dose; ClCr de 30-50 mL/min – redução de 40% da dose; ClCr < 30 mL/min – uso contraindicado; tromboprofilaxia venosa – 1,5 mg, SC, 1x/dia, inicialmente a intervalos ≥ 6 h (de preferência, 8 h), durante pós-operatório de 10 dias (substituição de quadril ou joelho) ou 28-35 dias (cirurgia de fratura de quadril); retardar a 1ª injeção para ≥ 8 h após a cirurgia reduz o risco de sangramento para pacientes frágeis

Ajuste de dose: pacientes geriátricos – depuração total é aproximadamente 25% menor em comparação com pacientes com idade < 65 anos; obesidade (peso corporal > 100 kg) para trombose venosa profunda – 10 mg/dia, SC

Administração parenteral (compatível – SF): formulação injetável é administrada SC; entretanto, a via EV pode ser utilizada para a 1ª dose para pacientes com IAM com supradesnivelamento do segmento ST; a dose recomendada é de 2,5 mg/dia e pode ser administrada diretamente pelo cateter EV ou após a diluição entre 25-50 mL de SF e infundida em 1-2 min
Obs.: estabilidade de 24 h em TA se diluído; a via EV é usada apenas para a 1ª dose e doses subsequentes são administradas SC

Interações medicamentosas: erva-de-são-joão, fluvoxamina, paroxetina, apixabana, desvenlafaxina, sertralina, *ginkgo*, citalopram, fluoxetina, venlafaxina, escitalopram, milnaciprana, vitamina A, condroitina, coenzima Q10, *dong quai*

Reações adversas:
- Sangramento: do mesmo modo que com todos os anticoagulantes, o sangramento é o principal efeito adverso; hemorragia pode ocorrer em qualquer local; parece que o risco é aumentado por certo número de fatores, incluindo disfunção renal, idade (> 75 anos) e peso (< 50 kg)

(continua)

- Cardiovasculares: edema (9%), hipotensão arterial (4%), trombose por cateter de intervenção coronariana percutânea (sem heparina: 1%)
- Dermatológicas: erupção cutânea (8%), púrpura (4%), erupção bolhosa (3%)
- Hematológicas: anemia (20%), sangramento menor (2-4%), hematoma (3%), trombocitopenia moderada (50.000-100.000/mm^3: 3%), sangramento significativo (1-3% – o risco aumenta até 5% em pacientes recebendo a dose inicial < 6 h após cirurgia)
- Neurológicas: febre (4-14%), insônia (5%), tontura (4%), cefaleia (2-5%), confusão mental (3%), dor (2%)
- Gastrointestinais: náusea (11%), constipação (5-9%), vômito (6%), diarreia (3%), dispepsia (2%)
- Endócrina e metabólica: hipopotassemia (1-4%)
- Geniturinárias: ITU (4%), retenção urinária (3%)
- Local: reação no local da injeção (sangramento, erupção cutânea, prurido)
- Miscelânea: aumento de drenagem na ferida (5%)

Precauções/advertências: uso concomitante com medicamentos que afetam a hemostasia, como AINH, inibidores de plaquetas e outros anticoagulantes; aumento do risco de hematoma epidural ou espinhal no uso concomitante de anestesia no neuroeixo ou punção espinhal e fondaparinux; aumento do risco de hematoma epidural ou espinhal no pós-operatório com cateter epidural residente; aumento do risco de hemorragia grave para pacientes com peso corporal < 50 kg e que requeiram o tratamento de embolia pulmonar ou trombose venosa profunda; aumento do risco de hemorragia em hipertensão arterial (descontrolada), hemorragia (congênita ou adquirida), cirurgia da coluna vertebral ou oftalmológica (recente), retinopatia diabética, AVC hemorrágico ou doença gastrointestinal ulcerativa (ativa); uso concomitante de agentes que aumentem o risco de hemorragia; interromper a terapia se houver hemorragia ou mudanças inesperadas nos parâmetros de coagulação; não administrar durante pelo menos 6-8 h após o procedimento cirúrgico

Contraindicações: endocardite bacteriana; sangramento ativo e significativo; peso corporal < 50 kg de pacientes que necessitem de profilaxia para tromboembolismo venoso; trombocitopenia associada com teste *in vitro* positivo para anticorpo antiplaquetário na presença de fondaparinux sódico

formoterol

Foradil®

cap dura pó inal oral + inal 12 mcg

| Sem informações | Sem informações | C | Uso criterioso | MPI? Não |

Classificação terapêutica: agonista seletivo do adrenorreceptor beta

Posologia:
- Asma (deve ser usado em combinação com corticosteroide inalatório): 1-2 cap (12-24 mcg), 2x/dia
- Doença pulmonar obstrutiva crônica: 1-2 cap (12-24 mcg), 2x/dia

Função hepática: não há informações disponíveis

Função renal: não há informações disponíveis

Interações medicamentosas: hidroxicloroquina, donepezila

Reações adversas:
- Cardiovascular: dor torácica (2%)
- Dermatológica: erupção cutânea (1%)
- Neurológicas: ansiedade (2%), febre (2%), insônia (2%), tontura (2%), disfonia (1%)
- Respiratórias: exacerbação da asma (5-12 anos: 5-6%; > 12 anos: < 4%), bronquite (5%), infecção (3-7%), faringite (4%), sinusite (3%), dispneia (2%), tonsilite (1%)
- Gastrointestinais (1-10%): dispepsia, dor abdominal, gastroenterite, náusea, xerostomia (1%)
- Miscelânea: infecção viral (17%)

Precauções: não utilizar para asma controlada adequadamente com a dose média baixa ou corticosteroides inalatórios; aumento do risco de morte por asma e eventos graves de asma; uso não indicado no tratamento de sintomas agudos de asma; broncoespasmo potencialmente fatal pode ocorrer; distúrbios cardiovasculares, incluindo insuficiência coronariana, arritmias cardíacas, hipertensão e aneurisma, podem exacerbar condições; uso concomitante de outros beta-agonistas de ação prolongada não é recomendado; distúrbio convulsivo pode agravar a condição; diabete ou cetoacidose podem exacerbar condições; dose superior à recomendada resultou em mortes; feocromocitoma pode exacerbar a condição; tireotoxicose pode agravar os sintomas

Contraindicação: tratamento primário de episódios agudos de asma ou doença pulmonar obstrutiva crônica

formoterol + budesonida					
Alenia®; Foraseq®; Symbicort® Turbuhaler; Vannair®	Sem informações	Sem informações	C	Uso criterioso	MPI? Não
cap dura pó inal oral + inal 6/100, 6/200 e 12/400 mcg; cap dura pó inal ora + inal 12/200 e 12/400 mcg; pó inal oral + tudo 6/100, 6/200 e 12/400 mcg; susp aer + inal 6/100 e 6/200 mcg					

Classificação terapêutica: adrenérgico e medicamento para doenças obstrutivas das vias aéreas

Posologia:
- Asma: 1-2 cap, 2x/dia (máximo: 48 mcg de formoterol/800 mcg de budesonida)

Função hepática: não há informações disponíveis

Função renal: não há informações disponíveis

Interações medicamentosas: hidroxicloroquina, donepezila, cetoconazol, eritromicina

Reações adversas (a porcentagem pode estar relacionada à dose e a causa não foi estabelecida; ver também agentes individuais):
- Gastrointestinais: desconforto estomacal (1-7%), candidíase oral (1-3%), vômito (1-3%)
- Hematológicas: dorsalgia ou lombalgia (2-3%)
- Neurológica: cefaleia (7%)
- Respiratórias: nasofaringite (10-11%), infecções do trato respiratório superior (8-11%), dor faringolaríngea (6-9%), sinusite (5-6%), congestão nasal (3%), influenza (2-3%)

Precauções: deve ser administrado com cautela para portadores de tuberculose pulmonar quiescente e tireotoxicose; pode ocorrer diminuição passageira dos níveis séricos de potássio por causa do uso de drogas simpaticomiméticas em doses mais altas que as recomendadas; efeitos sistêmicos podem ocorrer com o uso de quaisquer corticosteroides inalatórios, especialmente quando houver prescrição de altas doses para longos períodos; pode ocorrer broncoespasmo paradoxal com aumento imediato de sibilos após a administração; uso concomitante com inibidores fortes do CYP3A4 (p. ex., ritonavir, cetoconazol, itraconazol, claritromicina, nelfinavir, nefazodona, telitromicina, atazanavir, indinavir e saquinavir) não é recomendado; ocorrência de hipopotassemia significativa em alguns casos; aumento do risco de efeitos cardiovasculares

(continua)

Contraindicações: tratamento primário de episódios agudos de asma ou doença pulmonar obstrutiva crônica

Observações: lavar a boca com água e/ou escovar os dentes imediatamente após o uso do medicamento

furazolidona

Giarlam®

comp 200 mg; susp oral 10 mg/mL

Sem informações	Sem informações	C	Contra-indicado	MPI? Não

Classificação terapêutica: anti-infeccioso e antisséptico

Posologia:
- Giardíase, gastroenterite: 1 comp, 2x/dia; pode entrar no tratamento do *Helicobacter pylori* em esquema alternativo

Função hepática: não há informações disponíveis

Função renal: não há informações disponíveis

Interações medicamentosas: triptofano, tranicipromina, ciproeptadina, metildopa, lisdexanfetamina, amitriptilina, anfetamina, ciclobenzaprina, carbidopa, levodopa, norepinefrina, remifentanila, hidrocodona, *ginseng*, antidiabéticos seletivos (clorporamida, insulina, glibenclamida, glipizida, metformina, acarbose, insulina lispro, insulina bovina, repaglinida, insulina asparte, insulina glulisina, insulina detemir, insulina degludeca, glimepirida, nateglinida)

Reações adversas:
- Gastrointestinais: dor abdominal (6,6-7,8%), diarreia (2,1-4,2%), náusea (< 3%), vômito (< 1,1%)
- Neurológica: dor de cabeça (1,1-3,1%)

Observações: o uso pode ocasionar coloração amarelo-escura a marrom na urina, por causa da eliminação do medicamento, sem significância clínica

furosemida					
Lasix®					60+
comp 40 mg; sol inj 10 mg/mL	Precaução	Precaução	C	Contra-indicado	MPI? Não

Classificação terapêutica: diurético de alça

Posologia:
- Dose e frequência variam conforme indicação clínica e necessidade específica de diurético para cada paciente: VO – 20-80 mg/dose, até 600 mg/dia; EV – 20-40 mg/dose (máximo: 200 mg/dose)

Função hepática: pode ocorrer lesão hepática; cirrose hepática e ascite preexistentes – podem precipitar coma hepático com fluido repentino ou alteração de eletrólitos, uso com precaução

Função renal: podem ocorrer danos renais e espasmos da bexiga; doença renal progressiva grave preexistente – interromper o uso se houver aumento na azotemia e se ocorrer oligúria, uso com precaução; injúria renal aguda – doses altas (até 1-3 g/dia, VO ou EV) foram usadas para iniciar a resposta desejada, evitar o uso em estados oligúricos

Administração parenteral (compatível – SF, SG5%, SG5% em Ringer lactato, SG5% em SF, Ringer lactato e manitol a 20%): IM – administração reservada apenas a casos especiais, nos quais VO e EV não estejam disponíveis; não é adequada para quadros agudos, como edema pulmonar; a injeção pode ser realizada sem diluição; EV – a injeção deve ser realizada lentamente (3-5 min); pode ser diluída e infundida à taxa ≤ 4 mg/mL
Obs.: REF e soluções de pH < 5,5 podem causar precipitação

Interações medicamentosas: sotalol, tobramicina, vasopressina, gentamicina, anti-inflamatórios não esteroidais (ácido acetilsalicílico, naproxeno, fenilbutazona, ácido mefenâmico, fenoprofeno, ibuprofeno, indometacina, piroxicam, diclofenaco, cetoprofeno, flurbiprofeno, cetorolaco, tenoxicam, etofenamato, dipirona, nimesulida, lornoxicam, acemetacina, propifenazona, meloxicam, celecoxibe, proglumetacina, rofecoxibe, dexcetoprofeno, parocoxibe, valdecoxibe, etoricoxibe, nepafenaco, loxoprofeno, lumiracoxibe, ácido tolfenâmico, nimesulida, ácido flufenâmico), hidrato de cloral, clofibrato, ciclosporina, fludrocortisona, vecurônio, colestipol, pancurônio, inibidores da enzima conversora de angiotensina (captopril, enalapril, lisinopril, ramipril, quinapril, benazepril, fosinopril, perindopril, trandolapril), alisquireno, carbamazepina, *ginseng*, colestiramina

Reações adversas:
- Endócrinas e metabólicas: hiperuricemia (40%), hipomagnesemia
- Gastrointestinal: perda de apetite
- Cardiovascular: hipotensão ortostática
- Dermatológicas: síndrome de hipersensibilidade a drogas, eritema multiforme, eritrodermia, síndrome de Stevens-Johnson, necrólise epidérmica tóxica decorrente de droga

(continua)

- Gastrointestinal: pancreatite
- Hematológicas: agranulocitose, anemia aplástica, trombocitopenia
- Imunológicas: reações anafiláticas, anafilaxia

Precauções: diurese profunda; podem ocorrer discrasias sanguíneas; aumento da glicose; evitar uso concomitante com aminoglicosídeos; uso concomitante com ácido etacrínico não é recomendado; idosos; depleção de eletrólitos preexistente deve ser corrigida antes do tratamento; desequilíbrio hidroeletrolítico pode ocorrer; hiperuricemia assintomática ou gota podem ocorrer; hipopotassemia tem sido relatada; na hipoproteinemia, a eficácia pode ser reduzida e há aumento do risco de ototoxicidade; aumento do risco de nefrocalcinose/nefrolitíase em prematuros e crianças com idade < 4 anos sem prematuridade recebendo terapia crônica; ototoxicidade tem sido relatada, especialmente com injeção rápida (taxa de infusão não deve exceder 4 mg/min para adultos); insuficiência renal grave em doses superiores às recomendadas, hipoproteinemia ou drogas ototóxicas concomitantes (p. ex., aminoglicosídeos, ácido etacrínico); nefropatia com radiocontraste de alto risco; lúpus eritematoso sistêmico; retenção urinária grave

Contraindicações: anúria; coma hepático

G

gabapentina					
Neurontin® cap dura 300 e 400 mg; comp rev 600 mg	Sem informações	Com ajuste de dose	C	Uso criterioso	MPI? Não

Classificação terapêutica: antiepiléptico

Posologia:
- Neuralgia pós-herpética: no 1º dia, 300 mg; no 2º, 300 mg, 2x/dia; a partir do 3º, 300 mg, 3x/dia, titulando a dose até analgesia adequada, podendo-se atingir até 1.800-3.600 mg/dia (habitualmente, doses > 1.800 mg/dia não conferem benefício adicional)
- Epilepsia: iniciar com 300 mg, 3x/dia, aumentando conforme resposta e tolerância para até 900-1.800 mg/dia, em 3 tomadas diárias
- Neuropatia diabética: 900-3.600 mg/dia
- Dor neuropática: 300-3.600 mg/dia
- Síndrome das pernas inquietas: iniciar com 300 mg, 1x/dia, 2 h antes de dormir; titular dose a cada 2 semanas até melhora sintomática (média de 300-1.800 mg/dia); doses > 600 mg devem ser divididas em 2 tomadas, uma no final da tarde e outra 2 h antes de dormir
- Fogachos: iniciar com 300 mg, ao se deitar, no 1º dia, aumentando para 300 mg, 2x/dia, no 2º; segue-se uso de 300 mg, 3x/dia, por 4 semanas e, então, desmame

Função hepática: não há informações disponíveis

Função renal:
- Insuficiência renal: ClCr > 60 mL/min – 900-3.600 mg/dia, em 3 doses divididas; ClCr – 30-59 mL/min de 400-1.400 mg/dia, em 2 doses divididas; ClCr – 15-29 mL/min de 200-700 mg/dia, 1x/dia
- Hemodiálise: ClCr ≥ 15 mL/min – 100-300 mg/dia, 1x/dia; ClCr < 15 mL/min – reduzir a dose diária em proporção ao ClCr (p. ex., pacientes com ClCr de 7,5 mL/min devem receber metade da dose diária que aqueles com DCE de 15 mL/min)
- Pós-hemodiálise: depois de cada sessão de hemodiálise de 4 h, dar 1 dose suplementar de 125 mg por dose de manutenção diária de 100 mg, 150 mg por dose diária de 125 mg, 200 mg por dose diária de 150 mg, 250 mg por dose diária de 200 mg e 350 mg por dose diária de 300 mg

Interações medicamentosas: orlistate, morfina, *ginkgo*, antiácidos (carbonato de magnésio, hidróxido de magnésio, trissilicato de magnésio, óxido de magnésio, carbonato de alumínio, hidróxido de alumínio, fosfato de alumínio, magaldrato)

(continua)

Reações adversas:

- Cardiovasculares: edema periférico (2-8%), vasodilatação (1%)
- Dermatológicas: erupção cutânea (1%), prurido (1%)
- Hematológicas: leucopenia (1%), redução da contagem leucocitária (1%)
- Neurológicas: tontura (17-28%; crianças: 3%), sonolência (20%; crianças: 8%), ataxia (13%), fadiga (11%), febre (crianças: 10%), hostilidade (crianças: 8%), labilidade emocional (crianças: 4%), ataxia (3%), cefaleia (3%), fadiga (crianças: 3%), pensamento anormal (2-3%; crianças: 2%), amnésia (2%), depressão (2%), disartria (2%), nervosismo (2%), coordenação anormal (1-2%), espasmos (1%), hiperestesia (1%)
- Respiratórias: rinite (4%), bronquite (crianças: 3%), infecção respiratória (crianças: 3%), faringite (1-3%), tosse (2%)
- Musculoesqueléticas: tremor (7%), fraqueza (6%), hipercinesia (crianças: 3%), dorsalgia e/ou lombalgia (2%), marcha anormal (2%), mialgia (2%), fratura (1%)
- Gastrointestinais: náusea ou vômito (3-4%; crianças: 8%), diarreia (6%), xerostomia (2-5%), constipação (2-4%), dor abdominal (3%), ganho de peso (adultos e crianças: 2-3%), anormalidades dentais (2%), dispepsia (2%), flatulência (2%), garganta ressecada (2%), estimulação do apetite (1%)
- Auditiva: otite média (1%)
- Geniturinária: impotência (2%)
- Miscelânea: infecção viral (crianças: 11%), infecção (5%)
- Endócrina e metabólica: hiperglicemia (1%)
- Oculares: nistagmo (8%), diplopia (1-6%), visão turva (3-4%), conjuntivite (1%)

Precauções: suspensão abrupta de anticonvulsivantes de pacientes epilépticos pode precipitar o estado de mal epiléptico; quando houver necessidade de redução de dose, a descontinuação deverá ser feita gradualmente durante, no mínimo, 1 semana; há relatos de tonturas e sonolência que podem aumentar a ocorrência de lesões acidentais (risco de queda); há relatos, ainda, de confusão, perda de consciência e comprometimento mental; uso concomitante com morfina pode resultar em aumento das concentrações de gabapentina – ajuste de dose pode ser necessário; podem ocorrer abuso e dependência – avaliar cuidadosamente os pacientes quanto a histórico; há relatos de reações de hipersensibilidade sistêmica grave fatal, como *rash* com eosinofilia e sintomas sistêmicos em pacientes que tomam antiepilépticos, incluindo gabapentina

Contraindicação: idade < 12 anos

galantamina

Reminyl® ER

cap dura lib prol 8, 16 e 24 mg

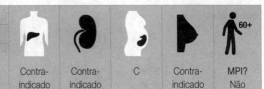

| Contra-indicado | Contra-indicado | C | Contra-indicado | MPI? Não |

Classificação terapêutica: anticolinesterásico

Posologia:
- Cápsula de liberação prolongada: iniciar com 8 mg, 1x/dia, por 4 semanas; se tolerado, aumentar para 16 mg, 1x/dia, por pelo menos 4 semanas e, depois, para 24 mg/dia. Dose habitual: 16-24 mg/dia

Função hepática: insuficiência hepática moderada (Child-Pugh 7-9) – não exceder 16 mg, VO, 1x/dia; insuficiência hepática grave (Child-Pugh 10-15) – uso contraindicado

Função renal: insuficiência renal moderada – não utilizar dose > 16 mg, VO, 1x/dia; insuficiência renal grave – ClCr < 9 mL/min, uso contraindicado

Interações medicamentosas: hidroxicloroquina, fluoxetina, oxibutinina, tolterodina, quinidina, fluvoxamina, cetoconazol, amitriptilina, paroxetina

Reações adversas:
- Cardiovasculares: bradicardia (2-3%), síncope (relacionada à dose: 0,4-2,2%), dor torácica (≥ 1%)
- Hematológica: anemia (3%)
- Neurológicas: tontura (9%), cefaleia (8%), depressão (7%), fadiga (5%), insônia (5%), sonolência (4%)
- Respiratória: rinite (4%)
- Musculoesquelética: tremor (3%)
- Gastrointestinais: náusea (6-24%), vômito (4-13%), diarreia (6-12%), anorexia (7-9%), perda de peso (5-7%), dor abdominal (5%), dispepsia (5%), flatulência (≥ 1%)
- Geniturinárias: ITU (8%), hematúria (< 1-3%), incontinência (≥ 1%)

Precauções: anestesia do tipo suxametônio pode exacerbar efeitos neuromusculares semelhantes aos dos agentes bloqueadores; asma grave – aumento do risco de efeitos adversos respiratórios pela ação colinomimética; pode ocorrer sintoma de obstrução urinária; bradicardia e bloqueio cardíaco foram relatados de pacientes com e sem anormalidades de condução cardíaca subjacente; comprometimento cognitivo leve (perda de memória isolada maior que o esperado para idade/educação); convulsões generalizadas podem se manifestar com os inibidores da colinesterase; hemorragia gastrointestinal ativa ou oculta pode ocorrer em razão de aumento da secreção de ácido gástrico com a atividade colinérgica – risco aumentado para pacientes com histórico de doença ulcerosa ou com o uso concomitante de AINH; doença pulmonar obstrutiva – aumento do risco de efeitos adversos respiratórios pela ação colinomimética; risco aumentado de síncope com doses mais elevadas; há relatos de perda de peso, náusea, vômito, diarreia e anorexia

ganciclovir					
Cymevene®					60+
pó liof sol inj 500 mg	Sem informações	Com ajuste de dose	C	Contra-indicado	MPI? Não

Classificação terapêutica: antiviral

Posologia:
- Infecção do SNC por citomegalovírus em pacientes HIV-positivo: 5 mg/kg/dose, EV, a cada 12 h, em associação com foscarnet até melhora dos sintomas
- Retinite por citomegalovírus: dose de ataque de 5 mg/kg/dose, EV, a cada 12 h, por 14-21 dias; dose de manutenção de 5 mg/kg/dia, EV, em dose única diária ou 6 mg/kg/dia, 5x/semana
- Prevenção secundária de citomegalovirose para pacientes HIV-positivo: 5 mg/kg/dia, EV
- Prevenção secundária de citomegalovirose para transplantados: 5 mg/kg/dose, EV, a cada 12 h, por 7-14 dias, dependendo do tipo e do grau de imunossupressão

Função hepática: não há informações disponíveis

Função renal (adultos): insuficiência renal com ClCr > 70 mL/min – dose habitual; ClCr de 50-69 mL/min – 1.500 mg, VO, 1x/dia, ou 500 mg, VO, 3x/dia; ClCr de 25-49 mL/min – 1.000 mg, VO, 1x/dia, ou 500 mg, VO, 2x/dia; ClCr de 10-24 mL/min – 500 mg, VO, 1x/dia; ClCr < 10 mL/min – 500 mg, VO, 3x/semana após hemodiálise

Administração parenteral (compatível – SF e SG5%): EV – reconstituir o pó em 10 mL de AD; a solução reconstituída deve ser diluída em 50-250 mL de solução compatível e administrada por infusão lenta (1 h)
Obs.: estabilidade da solução reconstituída de 12 h TA; e 14 dias em REF para a solução diluída e armazenada a 4°C

Interações medicamentosas: imipeném, didanosina

Reações adversas:
- Dermatológicas: erupção cutânea (VO: 15%), prurido (5%)
- Hematológicas: leucopenia (30-40%), anemia (20-25%), trombocitopenia (6%), neutropenia com contagem absoluta de neutrófilos < 500/mm³ (VO: 5%; EV: 14%)
- Neurológicas: febre (38-48%); 1-10% – neuropatia (8-9%), cefaleia (4%), confusão mental
- Musculoesqueléticas: parestesia (6-10%), fraqueza (6%)
- Gastrointestinais: diarreia (40%), náusea (25%), dor abdominal (17-19%), anorexia (15%), vômito (13%)
- Ocular: descolamento da retina (VO: 8%)
- Miscelânea: sepse (VO: 4%; EV: 15%)

Precauções: contagem absoluta de neutrófilos < 500 células/mcL ou contagem de plaquetas < 25.000 células/mcL – uso não recomendado; potencial carcinogênico; pode ocorrer diminuição de fertilidade

genfibrozila					
Lopid®					60+
comp rev 600 e 900 mg	Contra-indicado	Contra-indicado	C	Contra-indicado	MPI? Não

Classificação terapêutica: redutor do colesterol e triglicerídeo

Posologia:
- Hiperlipidemia/hipertrigliceridemia: 600 mg, 2x/dia, antes do café da manhã e do jantar

Função hepática: doença hepática ativa, incluindo cirrose biliar primária – uso contraindicado

Função renal: insuficiência renal grave – uso contraindicado; uso concomitante com estatinas – risco aumentado de rabdomiólise, elevação de CPK e mioglobinúria, incluindo casos fatais; injúria renal aguda – < 3 semanas de uso

Interações medicamentosas: sinvastatina, repaglinida, imatinibe, lovastatina, rosuvastatina, atorvastatina, pravastatina, ezetimiba, enzalutamida, bexaroteno, fluvastatina, pitavastatina, colchicina, loperamida, lopinavir, montelucaste, rosiglitazona, varfarina, glibenclamida

Reações adversas:
- Dermatológicas: eczema (2%), erupção cutânea (2%)
- Neurológicas: fadiga (4%), vertigem (2%), cefaleia (1%)
- Gastrointestinais: dispepsia (20%), dor abdominal (10%), diarreia (7%), náusea e vômito (3%), constipação (1%)

Precauções: risco aumentado de mortalidade para doenças relacionadas com o coração não coronarianas e para câncer; pode ocorrer miosite; uso concomitante de colchicina; aumento do risco de miopatia com uso em longo prazo, especialmente para idosos ou pacientes com disfunção renal

Contraindicações: uso concomitante com repaglinida; aumento do risco de hipoglicemia grave; doença da vesícula biliar

genfibrozila

gentamicina

Garamicina®, Garamicina® injetável, Garamicina® injetável pediátrica

crem derm 1 mg/g, 60, 80, 120, 160 e 280 mg; sol inj 10 e 40 mg

Sem informações	Com ajuste de dose	D	Compatível	MPI? Não

Classificação terapêutica: aminoglicosídeo

Posologia:
- Uso tópico: aplicar 3-4x/dia
- Endocardite infecciosa: 2 mg/kg (ataque), seguidos de 1,7 mg/kg, a cada 8 h
- Outras infecções: dose única diária de 5,1 mg/kg, a cada 24 h
- Paciente muito grave: 7 mg/kg, a cada 24 h e corrigir de acordo com função renal
- Creme dermatológico: aplicar uma fina camada na pele de modo a cobrir toda a área afetada, 3 a 4x/dia

Função hepática: não há informações disponíveis

Função renal: podem ocorrer (> 10%) nefrotoxicidade e redução do ClCr
- Endocardite infecciosa: ClCr de 10-50 mL/min – 1,7 mg/kg, EV, a cada 12-24 h; ClCr < 10 mL/min – 1,7 mg/kg, a cada 48 h; hemodiálise – 1,7 mg/kg, a cada 48 h e suplementar 0,85 mg/kg após diálise; CAPD, anúrico – 0,6 mg/kg/dia; CAPD não anúrico – 0,75 mg/kg/dia
- Outras infecções: ClCr > 80 mL/min – 5,1 mg/kg, a cada 24 h; ClCr > 60-80 mL/min – 4 mg/kg, a cada 24 h; ClCr > 40-60 mL/min – 3,5 mg/kg, a cada 24 h; ClCr > 30-40 mL/min – 2,5 mg/kg, a cada 24 h; ClCr > 20-30 mL/min – 4 mg/kg, a cada 48 h; ClCr > 10-20 mL/min – 3 mg/kg, a cada 48 h; ClCr < 10 mL/min – 2 mg/kg, a cada 72 h depois da hemodiálise

Ajustes de dose: fibrose cística – doses mais elevadas podem ser necessárias para atingir concentrações ótimas de pico; considerar como início do tratamento 3 mg/kg, EV, a cada 8 h; obesidade – dosagem com base na estimativa da massa corporal magra ou, se 20% acima do peso corporal ideal, usar uma fórmula para o peso de dosagem = peso corporal ideal + 0,4 (peso corporal total – peso ideal); baixo peso (< 75% do peso corporal ideal) = dosagem de fator de correção de peso de 1,13 x peso total do corpo; idosos – com a função renal normal, não é necessário ajuste posológico; insuficiência renal – considerar aumentar o intervalo entre as doses conforme informação em "Função renal"

(continua)

Administração parenteral (compatível – SF e SG5% e SG10%, SG5% em NaCl a 0,2% e Ringer lactato): pode ser administrado por IM, e a dosagem é a mesma para EV; EV – administração por injeção lenta sem diluição, em 2-3 min, ou diluído em 50-250 mL e infundido em 30-120 min
Obs.: estabilidade de 24 h em TA

Interações medicamentosas: furosemida, ácido etacrínico, bloqueadores neuromusculares não despolarizantes (pancurônio, atracúrio, vecurônio, galamina, alcurônio, rocurônio, cisatracúrio), indometacina, poligelina

Reações adversas:
- Cardiovascular (1-10%): edema
- Dermatológicas (1-10%): erupção cutânea, hiperemia cutânea, prurido cutâneo
- Neurológica (> 10%): neurotoxicidade (vertigem, ataxia)
- Musculoesquelética (> 10%): marcha instável
- Auditivas (> 10%): ototoxicidade auditiva, ototoxicidade vestibular

Precauções: uso concomitante com carbenicilina pode diminuir a eficácia da gentamicina; uso concomitante com cefalosporinas – aumento do risco de nefrotoxicidade; evitar uso concomitante com diuréticos potentes (ácido etacrínico, furosemida) e com fármacos potencialmente neurotóxicos ou nefrotóxicos, incluindo amicacina, cisplatina, colistina, canamicina, neomicina, paromomicina, polimixina B, estreptomicina, tobramicina e vancomicina; desidratação preexistente; nefrotoxicidade e/ou neurotoxicidade (p. ex., ototoxicidade, dormência, formigamento da pele, contrações musculares ou convulsões) – aumento do risco com insuficiência renal preexistente, uso de doses elevadas ou terapia prolongada; bloqueio neuromuscular e paralisia respiratória podem ocorrer em pacientes que receberam anestesia geral, drogas de bloqueio neuromuscular (p. ex., suxametônio) ou grandes transfusões de sangue anticoagulado com citrato – em caso positivo, os sais de cálcio podem reverter o bloqueio; asma preexistente – alterações hidroeletrolíticas, parestesia, fraqueza muscular, Chvostek e Trousseau (sinais positivos), além de confusão mental, têm ocorrido durante ou após a terapia de adultos/crianças; síndrome de Fanconi com acidose metabólica e aminoacidúria pode surgir; doenças neuromusculares preexistentes

gentamicina

glibenclamida					
Daonil®					60+
comp 5 mg	Com ajuste de dose	Com ajuste de dose	C	Uso criterioso	MPI? Sim

Classificação terapêutica: antidiabético

Posologia:
- DM tipo 2: dose inicial de 2,5-5 mg, podendo ser aumentada até 15-20 mg/dia, em porções divididas; a 1ª dose diária deve ser administrada imediatamente antes da 1ª refeição substancial, e as outras, antes das demais refeições

Função hepática: podem ocorrer aumento de transaminases, hepatite, icterícia colestática; na insuficiência hepática preestabelecida – dose inicial e de manutenção devem ser conservadoras para evitar hipoglicemia

Função renal: pode ocorrer efeito diurético (pouco significativo); insuficiência renal preestabelecida – dose inicial e de manutenção devem ser conservadoras para evitar hipoglicemia

Ajustes de dose (pacientes idosos, debilitados ou desnutridos): dose inicial e de manutenção devem ser conservadoras para evitar hipoglicemia

Interações medicamentosas: bosentana, dulaglutida, disopiramida, claritromicina, colesevelam, voriconazol, fluvastatina, ciclosporina, varfarina, saxagliptina, genfibrozila, betabloqueadores (propranolol, metoprolol, timolol, nadolol, pindolol, atenolol, labetalol, acebutolol, betaxolol, levobunolol, esmolol, carteolol, bisoprolol, sotalol, metipranolol, carvedilol, nebivolol), rifampicina, ácido aminolevulínico, inibidores da monoaminoxidase (tranilcipromina, selegilina, azul de metileno, furazolidona, moclobemida, linezolida, rasagilina), glucomannan, *psyllium*

Reações adversas:
- Cardiovascular: vasculite
- Dermatológicas: angioedema, eritema, erupções maculopapulares, erupções morbiliformes, prurido, púrpura, *rash* cutâneo, reações de fotossensibilidade, urticária
- Neurológicas: cefaleia, tontura
- Hematológicas: agranulocitose, anemia aplástica, anemia hemolítica, leucopenia, pancitopenia, porfiria cutânea tardia, trombocitopenia
- Musculoesqueléticas: artralgia, mialgia, parestesia
- Gastrointestinais: anorexia, azia, constipação, diarreia, náusea, repleção epigástrica
- Endócrinas e metabólicas: hipoglicemia, hiponatremia (síndrome da secreção inadequada de hormônio antidiurético relatada com outras sulfonilureias), reações similares às do dissulfiram
- Geniturinária: noctúria
- Ocular: turvamento da visão
- Miscelânea: reação alérgica

(continua)

Precauções: neuropatia autonômica pode mascarar os sintomas de hipoglicemia; deficiência de glicose-6-fosfato-desidrogenase pode levar à anemia hemolítica; reações de hipersensibilidade grave (p. ex., anafilaxia, angioedema e síndrome de Stevens-Johnson) foram relatadas; períodos de estresse (infecção, febre, trauma, cirurgia); na hipoglicemia, os sinais de alerta podem ser diferentes ou menos pronunciados nos idosos, em pacientes com neuropatia autonômica, com insuficiência adrenal ou hipofisária, nos debilitados e desnutridos, na prática de exercício intenso e prolongado, no uso concomitante com álcool, na insuficiência hepática, na insuficiência renal, em pacientes que usam drogas bloqueadoras beta--adrenérgicas ou outros agentes simpatolíticos

Contraindicações: uso concomitante com bosentana; DM tipo 1; cetoacidose diabética com ou sem coma

glicerofosfato de sódio Glycophos® sol inj 216 mg/mL	Contraindicado	Sem ajuste de dose	C	Sem informações	MPI? Não

Classificação terapêutica: solução eletrolítica

Posologia:
- Reposição de fosfato: 10-20 mL/dia

Função hepática: não há informações disponíveis

Função renal: insuficiência renal leve a moderada – uso com precaução; insuficiência renal grave – uso contraindicado

Administração parenteral (compatível – SF e SG5%): deve ser diluído em pelo menos 6 vezes com solução de cloreto de sódio a 0,9% ou solução de glicose (p. ex., 20 mL de glicerofosfato de sódio + 100 mL solução de cloreto de sódio a 0,9%) para infusão periférica. Não deve ser administrado em bolus, porque a carga súbita de fosfato será secretada pelos rins. O medicamento deve ser administrado via parenteral. A medicação deve ser administrada exclusivamente pela via que consta em bula, sob o risco de danos de eficácia terapêutica

Interações medicamentosas: sem interações conforme bula Anvisa

Reações adversas: não foram relatadas

Contraindicações: hipernatremia ou hiperfosfatemia; choque

gliclazida Diamicron MR® comp lib prol 30 e 60 mg	 Contra-indicado	 Contra-indicado	 C	 Contra-indicado	 MPI? Não

Classificação terapêutica: antidiabético

Posologia:
- DM tipo 2: recomenda-se iniciar com 30 mg/dia, podendo-se aumentar 30 mg, a cada 2 semanas até 120 mg/dia (pode ser em dose única diária)

Função hepática: podem ocorrer aumento da DHL, aumento de transaminases, icterícia; insuficiência hepática – dose inicial e de manutenção devem ser conservadoras para evitar hipoglicemia; insuficiência hepática grave – uso contraindicado

Função renal: insuficiência renal – dose inicial e de manutenção devem ser conservadoras para evitar hipoglicemia; insuficiência renal grave – uso contraindicado

Ajustes de dose: idosos, debilitados ou desnutridos – dose inicial e de manutenção devem ser conservadoras para evitar hipoglicemia

Interações medicamentosas: erva-de-são-joão, rifampicina, saxagliptina, ácido aminolevulínico

Reações adversas:
- Dermatológicas: eritema, erupção cutânea, prurido, urticária; raramente, sulfonilureias foram associadas à fotossensibilidade e à porfiria cutânea tardia
- Hematológicas: agranulocitose, anemia, leucopenia, trombocitopenia
- Neurológicas: cefaleia, nervosismo, tontura
- Gastrointestinais: diarreia, gastrite, náusea, vômito
- Endócrinas e metabólicas: hipoglicemia (dependente da dose), hiponatremia (rara)
- Miscelânea: reação similar à do dissulfiram (risco muito baixo)

Precauções: hipoglicemia; doença hepática; períodos de estresse (infecção, febre, trauma, cirurgia); insuficiência renal moderada a grave

Contraindicações: DM tipo 1 em monoterapia; cetoacidose diabética com ou sem coma

gliconato de cálcio Gliconato de cálcio® sol inj 10%	Sem informações	Contra-indicado	C	Sem informações	60+ MPI? Não

Classificação terapêutica: suplemento mineral

Posologia:
- Hipocalcemia grave: 1 g (10 mL), por injeção EV lenta (1 mL/min), podendo ser repetida até, no máximo, 4 g/dia
- Cardiotoxicidade por hiperpotassemia, hipocalcemia ou hipermagnesemia: 1,5-3 g, em 2-5 min, EV

Função hepática: não há informações disponíveis

Função renal: pode ocorrer aumento das reações adversas na disfunção renal; disfunção renal grave – uso contraindicado

Administração parenteral (compatível SF, SG5%, SG10% e SG5% em NaCl a 0,2, 0,45 e 0,9%): a injeção EV deve ser realizada lentamente, à taxa ≤ 1,5 mL/min; na infusão EV, a taxa não deve superar 200 mg/min Obs.: incompatível com emulsões lipídicas, pela formação de precipitados

Interações medicamentosas: ceftriaxona, eltrombopague, cetoconazol, digoxina, ranelato de estrôncio, lomefloxacino, pefloxacino, ciprofloxacino, levofloxacino, norfloxacino, ticlopidina, zalcitabina, tetraciclinas (tetraciclina, minociclina, oxitetraciclina, doxiciclina, limeciclina, clortetraciclina)

Reações adversas:
- Cardiovasculares: arritmia, bradicardia, parada cardíaca, hipotensão arterial, vasodilatação e síncope podem ocorrer após a injeção EV rápida
- Neurológica: sensação de opressão
- Musculoesquelética: sensação de formigamento
- Gastrointestinais: sabor de giz (VO), constipação
- Locais: abscesso e necrose após a administração IM
- Miscelânea: fogachos
- Relatos após colocação no mercado e/ou de caso: calcinose cutânea

Precauções: evitar o uso simultâneo com outros medicamentos que contenham cálcio, fosfatos, magnésio ou vitamina D; avaliar o risco/benefício nos quadros de desidratação, diarreia ou má absorção gastrointestinal crônica e na disfunção cardíaca; idosos; uso excessivo de álcool, tabaco ou cafeína diminui a absorção de cálcio; diuréticos tiazídicos (p. ex., hidroclorotiazida, clortalidona) reduzem a excreção de cálcio; uso concomitante com digitálicos; estrogênios aumentam a absorção de cálcio

Contraindicações: hipercalciúria; cálculos renais de cálcio; sarcoidose e toxicidade digitálica

gliconato de cálcio

glicosamina e condroitina Condroflex® cap 400 + 500 mg; pó oral (sachê) 1,5 + 1,2 g	Precaução	Contra-indicado	C	Contra-indicado	MPI? Não

Classificação terapêutica: anti-inflamatório e antirreumático não esteroidal

Posologia:
- Osteoartrite: 3 cápsulas ou 1 sachê/dia

Função hepática: insuficiência hepática – uso com precaução

Função renal: insuficiência renal grave – uso contraindicado

Interações medicamentosas: doxorrubicina, etoposídeo e teniposídeo

Reações adversas:
- Gastrointestinais: epigastralgia, náusea, vômito, diarreia

Precauções: distúrbios gastrointestinais; histórico de úlcera gástrica ou ativa; diabetes; distúrbios no sistema hematopoético ou da coagulação sanguínea; insuficiência cardíaca

glicopirrônio Seebri® 50 mcg/dose	Sem ajuste de dose	Sem ajuste de dose	C	Sem informações	MPI? Não

Classificação terapêutica: anticolinérgico

Posologia:
- Doença pulmonar obstrutiva crônica – 50 mcg, 1x/dia

Função hepática: não é necessário ajuste de dose

Função renal: não é necessário ajuste de dose

Interações medicamentosas: sem interações conforme a base de dados Micromedex

Reações adversas: boca seca, insônia, nasofaringite, vômitos, dor musculoesquelética, DM

Precauções: usar com cautela para pacientes com glaucoma de ângulo fechado ou glaucoma

glimepirida					
Amaryl®					60+
comp 1, 2, 3, 4 e 6 mg	Sem informações	Com ajuste de dose	C	Uso criterioso	MPI? Não

Classificação terapêutica: antidiabético

Posologia:
- DM tipo 2: dose inicial de 1-2 mg, 1x/dia, com a 1ª refeição; de acordo com a resposta, aumentar para 1-2 mg, a cada 2 semanas, até 8 mg/dia

Função hepática: não há informações disponíveis

Função renal: insuficiência renal – aumento do risco de hipoglicemia; ajuste da dose pode ser necessário

Ajuste de dose: idosos e pacientes predispostos à hipoglicemia – dose inicial recomendada de 1 mg/dia; pacientes com disfunção na adrenal, na hipófise, debilitados ou desnutridos, que praticam exercícios físicos intensos ou prolongados e no caso de uso concomitante de álcool – ajuste da dose pode ser necessário

Interações medicamentosas: dulaglutida, isoniazida, voriconazol, disopiramida, saxagliptina, betabloqueadores (propranolol, metoprolol, timolol, nadolol, pindolol, atenolol, labetalol, acebutolol, betaxolol, levobunolol, esmolol, carteolol, bisoprolol, sotalol, metipranolol, carvedilol, nevibolol), ácido aminolevulínico, glucomannan, *psyllium*

Reações adversas:
- Neurológicas: cefaleia (2%), tontura (2%)
- Musculoesquelética: fraqueza (2%)
- Gastrointestinal: náusea (1%)
- Endócrina e metabólica: hipoglicemia (1-2%)

Precauções: neuropatia autonômica pode mascarar os sintomas de hipoglicemia; a deficiência de glicose-6-fosfato-desidrogenase pode levar à anemia hemolítica; reações de hipersensibilidade grave (p. ex., anafilaxia, angioedema e síndrome de Stevens-Johnson) foram relatados; períodos de estresse (infecção, febre, trauma, cirurgia); na hipoglicemia, os sinais de alerta podem ser diferentes ou menos pronunciados nos idosos, em pacientes com neuropatia autonômica, com insuficiência adrenal ou hipofisária, nos debilitados e desnutridos, durante a prática de exercícios intensos e prolongados, no uso concomitante com álcool, na insuficiência hepática, na insuficiência renal e no uso de drogas bloqueadoras beta-adrenérgicas ou outros agentes simpatolíticos

glipizida					
Minidiab®					60+
comp 5 mg	Com ajuste de dose	Com ajuste de dose	C	Compatível	MPI? Não

Classificação terapêutica: antidiabético

Posologia:
- DM tipo 2: 5 mg/dia, até dose máxima habitual de 15 mg, em 3 tomadas diárias

Função hepática: podem ocorrer icterícia colestática e porfiria hepática; doença hepática (liberação imediata): dose inicial de 2,5 mg, VO, 1x/dia

Função renal: pode ocorrer efeito diurético; insuficiência renal – recomenda-se dose conservadora para evitar hipoglicemia

Ajuste de dose: idosos – dose inicial de 2,5 mg, VO, 1x/dia; debilitados ou desnutridos – recomenda-se dose conservadora para evitar hipoglicemia; ao iniciar a glipizida, pacientes em uso de ≥ 20 UI de NPH devem reduzir a dose em 50%; para pacientes em uso de < 20 UI de NPH, esta pode ser interrompida, e a glipizida, iniciada

Interações medicamentosas: dilaglutida, disopiramida, claritromicina, disopiramida, voriconazol, ranitidina, ciclosporina, saxagliptina, betabloqueadores (propranolol, metoprolol, timolol, nadolol, pindolol, atenolol, labetalol, acebutolol, betaxolol, levobunolol, esmolol, carteolol, bisoprolol, sotalol, metipranolol, carvedilol, nebivolol), cimetidina, ácido aminolevulínico, inibidores da monoaminoxidase (tranilcipromina, selegilina, azul de metileno, furazolidona, moclobemida, linezolida, rasagilina), glucomannan, *psylium*

Reações adversas:
- Cardiovasculares: edema, síncope
- Dermatológicas: eczema, eritema, erupções maculopapulares, erupções morbiliformes, fotossensibilidade, prurido, *rash* cutâneo, urticária
- Hematológicas: agranulocitose, anemia aplástica, anemia hemolítica, discrasias sanguíneas, leucopenia, porfiria cutânea tardia, pancitopenia, trombocitopenia
- Neurológicas: ansiedade, cefaleia, depressão, dor, hipoestesia, insônia, nervosismo, sonolência, tontura
- Respiratória: rinite
- Musculoesqueléticas: artralgia, cãibras em membros inferiores, mialgia, parestesia, tremor
- Gastrointestinais: anorexia, azia, constipação, diarreia, flatulência, gastralgia, náusea, vômito
- Endócrinas e metabólicas: hipoglicemia, hiponatremia, reações similares às do dissulfiram, síndrome da secreção inadequada de hormônio antidiurético (rara)
- Ocular: turvamento da visão
- Miscelânea: diaforese
- Relatos após colocação no mercado e/ou de caso: dor abdominal

(continua)

Precauções: neuropatia autonômica pode mascarar os sintomas de hipoglicemia; deficiência de glicose-6-fosfato-desidrogenase pode levar à anemia hemolítica; reações de hipersensibilidade grave (p. ex., anafilaxia, angioedema e síndrome de Stevens-Johnson) foram relatadas; períodos de estresse (infecção, febre, trauma, cirurgia); na hipoglicemia, os sinais de alerta podem ser diferentes ou menos pronunciados nos idosos, em pacientes com neuropatia autonômica, com insuficiência adrenal ou hipofisária, nos debilitados e desnutridos, durante a prática de exercícios intensos e prolongados, no uso concomitante com álcool, na insuficiência hepática, na insuficiência renal e no uso de drogas bloqueadoras beta-
-adrenérgicas ou outros agentes simpatolíticos

Contraindicações: cetoacidose diabética com ou sem coma; DM tipo 1

glucagon					
Glucagen® Hypokit					60+
pó liof 1 UI/mL (1 UI = 1 mg)	Sem informações	Sem informações	B	Sem riscos	MPI? Não

Classificação terapêutica: hormônio glicogenolítico

Posologia:
- Hipoglicemia: IM ou EV – 1 mg, podendo ser repetido após 15 min
- Choque cardiogênico refratário, em uso de bloqueadores dos canais de cálcio e betabloqueadores: EV – 3-10 mg, em *bolus*, seguido por infusão de 3-5 mg/h

Função hepática: não há informações disponíveis

Função renal: não há informações disponíveis

Administração parenteral (compatível – SG5%): pode ser administrado SC, IM e EV; reconstituir com diluente próprio, à concentração máxima de 1 mg/mL; IM – administrar a solução reconstituída; EV – a solução reconstituída e diluída em 10 mL é administrada lentamente
Obs.: uso imediato

Interações medicamentosas: sem interações conforme a base de dados Micromedex

Reações adversas:
- Cardiovasculares: hipertensão arterial, hipotensão arterial (até 2 h após procedimentos gastrointestinais), taquicardia
- Gastrointestinais: náusea, vômito (alta incidência com a administração rápida de doses elevadas)
- Miscelânea: anafilaxia, reações de hipersensibilidade

Precauções: na doença cardíaca, o glucagon aumenta a demanda do miocárdio por oxigênio; uso não recomendado com drogas anticolinér-gicas; ciência ou suspeita de glucagonoma; jejum prolongado; inanição; insuficiência adrenal; hipoglicemia crônica

Contraindicações: insulinoma; feocromocitoma

griseofulvina					
Fulcin®; Sporostatin® comp 500 mg; comp 500 mg	Contraindicado	Sem informações	C	Contraindicado	MPI? Não

Classificação terapêutica: antifúngico

Posologia:
- *Tinea corporis*: 500 mg/dia, por 2-4 semanas
- *Tinea cruris*: 500 mg/dia, por 2-6 semanas
- *Tinea capitis*: 500 mg/dia, por 4-6 semanas
- *Tinea pedis*: 1.000 mg/dia, por 4-8 semanas
- *Tinea unguis*: 1.000 mg/dia, por ≥ 4-6 meses

Função hepática: pode causar hepatotoxicidade; insuficiência hepatocelular – uso contraindicado

Função renal: podem ocorrer nefrose, proteinúria; não há informações disponíveis sobre a necessidade de ajuste de dose

Interações medicamentosas: contraceptivos (medroxiprogesterona, estradiol, levonorgestrel, noretindrona, dienogeste, drospirenona, norelgestromina, desogestrel, norgestrel, norgestimato, etinilestradiol, etonogestrel), fenobarbital, ácido aminolevulínico, varfarina

Reações adversas:
- Dermatológicas: erupção cutânea (mais comum), urticária (mais comum), fotossensibilidade, reação similar ao eritema multiforme, edema angioneurótico (raro)
- Hematológicas: granulocitopenia, leucopenia
- Neurológicas: cefaleia, confusão mental, fadiga, insônia, tontura
- Musculoesquelética: parestesia (rara)
- Gastrointestinais: desconforto epigástrico, diarreia, náusea, sangramento gastrointestinal, vômito
- Geniturinárias: irregularidades menstruais (raras)
- Miscelânea: moniliáse oral, síndrome similar ao lúpus induzida por medicamento (rara)

Precauções: hipersensibilidade à penicilina – potencial de sensibilidade cruzada; mulheres devem esperar pelo menos 1 mês após a conclusão da terapia para engravidar; homens devem esperar pelo menos 6 meses após a conclusão da terapia para gerar um filho; segurança e eficácia não estabelecidas; exposição à luz solar, artificial ou natural aumenta o risco de reações de fotossensibilidade; lúpus eritematoso ou síndrome de lúpus foram relatados; reações cutâneas graves (p. ex., síndrome de Stevens-Johnson e necrólise epidérmica tóxica) e eritema, incluindo casos extremos e fatais, foram relatados – interromper uso

Contraindicação: porfiria

Observações: não é efetivo em infecções causadas por *Candida albicans*, *Aspergilli*, *Malassezia furfur* (pitiríase versicolor) e *Nocardia* sp.

haloperidol

Haldol®; Haldol® decanoato

sol oral (gts) 2 mg/mL; comp 1 e 5 mg, sol inj 5 mg/mL; sol inj 50 mg/mL

Sem informações	Sem informações	C	Contra-indicado	MPI? Sim

Classificação terapêutica: antipsicótico

Posologia:
- Psicose: VO – 0,5-5 mg, 2-3x/dia (máximo: 30 mg/dia); IM – 2-5 mg, a cada 4-8 h, conforme necessário; IM (decanoato) – a cada 4 semanas, 1 dose correspondente a 10-20x dose VO diária expressa em mg; usualmente, 50-150 mg, a cada 4 semanas
- Agitação psicomotora aguda: VO – 5-10 mg; IM – 5 mg; pode-se repetir a dose a cada 30-60 min, com dose habitual para estabilização de 10-20 mg
- Náusea e vômito: 0,5-2 mg, IM ou EV

Função hepática: não há informações disponíveis

Função renal: não há informações disponíveis

Administração parenteral (compatível – SG5%): IM – decanoato de haloperidol deve ser administrado apenas IM, por injeção profunda; o volume não deve exceder 3 mL e a dose inicial recomendada é de 100 mg; EV – pode ser administrado diluído ou não, por meio de injeção lenta (2-5 min)

Ajuste de dose: pacientes geriátricos – 0,5-2 mg, VO, 2-3x/dia; pacientes debilitados – 0,5-2 mg, VO, 2-3x/dia

Interações medicamentosas: quinupristina, dalfopristina, antiarrítmicos classe IA (quinidina, disopiramida, procainamida), hidroxicloroquina, donepezila, venlafaxina, propranolol, lítio, fluoxetina, cetoconazol, metildopa, rifampicina, dextrometorfano, buspirona, tacrina, nefazodona, olanzapina, triexifenidil, carbamazepina, fluvoxamina

Reações adversas:
- Cardiovasculares: arritmia, hipertensão ou hipotensão arterial, morte súbita, ondas T anormais com repolarização ventricular prolongada, taquicardia, *torsades de pointes*
- Dermatológicas: alopecia, dermatite de contato, erupção cutânea, fotossensibilidade (rara), hiperpigmentação, prurido
- Hematológicas: icterícia colestática, icterícia obstrutiva

(continua)

- Neurológicas: acatisia, agitação, alteração da termorregulação central, ansiedade, cefaleia, confusão mental, crises convulsivas, depressão, discinesia tardia (potencialmente irreversíveis); distonia tardia, euforia, insônia, inquietação, letargia, reações distônicas, reações extrapiramidais, sinais e sintomas de pseudoparkinsonismo, síndrome neuroléptica maligna (potencialmente fatal), neurotoxicidade (pode ser grave), sonolência, vertigem
- Respiratórias: broncoespasmo, laringoespasmo
- Gastrointestinais: anorexia, constipação, diarreia, dispepsia, sialorreia, náusea, vômito, xerostomia
- Endócrinas e metabólicas: amenorreia, congestão mamária, disfunção sexual, galactorreia, ginecomastia, hiperglicemia, hipoglicemia, hiponatremia, irregularidades menstruais, lactação, mastalgia, tireotoxicose (pode ser grave)
- Geniturinárias: priapismo, retenção urinária
- Ocular: visão turva
- Miscelânea: diaforese, intermação

Precauções: pacientes idosos com psicose relacionada com demência (uso não aprovado); aumento do risco de discinesia tardia em pacientes idosos, especialmente mulheres; em doenças cardiovasculares graves, tem potencial para hipotensão transitória e início da dor de angina; prolongamento do intervalo QT e *torsades de pointes* podem ocorrer; pode aumentar o risco de convulsões (anormalidades no eletroencefalograma) por causa do baixo limiar convulsivo; utilização concomitante com anticoagulantes, anticolinérgicos (incluindo medicamentos antiparkinsonianos), anticonvulsivantes ou lítio; aumento do risco de discinesia tardia com aumento da duração do tratamento e doses cumulativas mais altas; rápida mudança de humor para depressão pode ocorrer quando é utilizado para mania em distúrbios cíclicos

Contraindicações: estado de coma por qualquer causa; depressão grave do SNC; doença de Parkinson

heparina

Liquemine®

FA 5.000 UI/mL, amp
5.000 UI/0,25 mL

| Precaução | Sem ajuste de dose | C | Compatível | MPI? Não |

Classificação terapêutica: antitrombótico

Posologia:
- Tromboembolismo pulmonar e trombose venosa profunda: EV – *bolus* de 80 UI/kg, seguido por infusão contínua de 18 UI/kg/h, monitorando conforme TTPa-alvo de 46-70 segundos (1,5-2,3x o controle), a cada 4-6 h; SC – tratamento pode ser iniciado com 5.000 UI, EV, ou 333 UI/kg, SC, seguidos de 250 UI/kg, SC, 2x/dia
- Síndrome coronariana aguda: infarto com supradesnivelamento do segmento ST – se fibrinólise que não estreptoquinase, *bolus* inicial de 60 UI/kg (máximo: 4.000 UI), seguido por infusão contínua de 12 UI/kg/h; checar TTPa a cada 4-6 h, ajustando para alvo 1,5-2x LSN (50-70 segundos); o tempo total de tratamento é de no mínimo 48 h, preferencialmente durante toda a hospitalização (até 8 dias) ou até a revascularização; angina instável ou infarto sem supradesnivelamento do segmento ST – *bolus* inicial de 60 UI/kg (máximo: 4.000 UI), seguido por infusão contínua de 12 UI/kg/h; checar TTPa a cada 4-6 h, ajustando para alvo 1,5-2x LSN (50-70 segundos); o tempo total de tratamento é controverso, mas a maioria dos estudos manteve terapia por 2-5 dias
- Profilaxia de evento tromboembólico: 5.000 UI, SC, a cada 8-12 h; pode ser estendido até 4 semanas, de acordo com a indicação cirúrgica

Função hepática: pode ocorrer elevação das enzimas hepáticas; na doença hepática com hemostase prejudicada, aumenta o risco de hemorragia – uso com precaução

Função renal: pode ocorrer hematúria; ajuste de dose não é necessário na insuficiência renal

Administração parenteral (compatível – SF e SG5%): a dose de heparina pode ser diluída ou não para administração EV; pode ser administrada em *bolus*, sem diluição, ou por infusão contínua, adicionando-se 250 mL de solução compatível
Obs.: estabilidade de 24 h em TA

Interações medicamentosas: erva-de-são-joão, fluvoxamina, paroxetina, apixabana, desvenlafaxina, sertralina, *ginkgo*, alprostadil, citalopram, fluoxetina, venlafaxina, escitalopram, bivalirudina, milnaciprana, varfarina, vitamina A, condroitina, coenzima Q10, *dong quai*

Reações adversas:
- Cardiovasculares: choque, choque hemorrágico, dor torácica, reação vasoespástica alérgica (possivelmente relacionada à trombose), trombose
- Dermatológicas: alopecia (demorada e passageira), disestesia dos pés, eczema, equimoses inexplicadas, necrose cutânea, placas eritematosas (relatos de caso), púrpura, urticária

(continua)

- Hematológicas: epistaxe, hemorragia, hemorragia ovariana, hemorragia retroperitoneal, sangramento gengival, trombocitopenia
- Neurológicas: calafrios, cefaleia, febre
- Respiratórias: asma, broncoespasmo (relatos de caso), hemoptise, hemorragia pulmonar, rinite
- Musculoesqueléticas: neuropatia periférica, osteoporose (efeito da terapia crônica)
- Gastrointestinais: constipação, fezes tipo piche, hematêmese, náusea, vômito
- Endócrinas e metabólicas: hemorragia adrenal, hemorragia ovariana, hiperpotassemia (supressão da síntese de aldosterona), hiperlipidemia de rebote após a suspensão
- Geniturinária: ereção frequente ou persistente
- Locais: dor, eritema, hematoma, irritação e ulceração raramente foram relatadas com injeções SC profundas; a injeção IM (não recomendada) está associada à alta incidência desses efeitos
- Oculares: conjuntivite (reação alérgica), lacrimejamento
- Miscelânea: hipersensibilidade (inclusive calafrios, febre e urticária), reações alérgicas, reações anafilactoides, resistência à heparina
- Foi relatada ocorrência de trombocitopenia em 0-30% – comumente, não tem importância clínica; no entanto, estima-se que a trombocitopenia imunologicamente mediada induzida pela heparina ocorra em 1-2% dos pacientes, caracterizada pela queda progressiva da contagem plaquetária e, em alguns casos, por complicações tromboembólicas como necrose cutânea, embolia pulmonar, gangrena das extremidades, AVC ou IAM

Precauções: idade > 60 anos, principalmente mulheres; endocardite bacteriana subaguda; distúrbios hemorrágicos; ulceração gastrointestinal; resistência à heparina é frequentemente relatada com febre, trombose, tromboflebite, infecções, IAM, câncer e após uma cirurgia; hipertensão grave; evitar uso IM; menstruação; cirurgia; drenagem do estômago ou intestino delgado

Contraindicações: sangramento ativo descontrolado; trombocitopenia grave

hidralazina

hidralazina
Apresolina®
drg 25 e 50 mg

	Sem informações	Com ajuste de dose	C	Compatível	MPI? Não

Classificação terapêutica: anti-hipertensivo

Posologia:
- Hipertensão: começar com 50 mg/dia; aumentar até 300 mg/dia, em 3-4 doses diárias

Função hepática: não há informações disponíveis

Função renal: insuficiência renal – aumentar o intervalo de dose para cada 8-16 h; diálise – suplementação da dose não é necessária (hemodiálise ou diálise peritoneal)

Ajuste de dose (pacientes geriátricos): doses iniciais mais baixas são recomendadas

Interações medicamentosas: sem interações conforme a base de dados Micromedex

Reações adversas:
- Cardiovasculares: angina de peito, colapso vascular (raro), edema periférico, hipertensão arterial paradoxal, hipotensão ortostática (rara), rubor, taquicardia, tontura (rara)
- Dermatológicas: erupção cutânea (rara), prurido (raro), urticária (rara)
- Hematológicas: agranulocitose (rara), anemia hemolítica (rara), eosinofilia (rara), leucopenia (rara), redução da concentração de Hb (rara), redução da contagem eritrocitária (rara), trombocitopenia (rara)
- Respiratórias: congestão nasal, dispneia
- Neurológicas: ansiedade*, aumento da pressão intracraniana (EV, em paciente com aumento da pressão intracraniana preexistente), coma*, calafrios (raros), depressão*, desorientação*, febre (rara)
- Musculoesqueléticas: artrite reumatoide, cãibras musculares, fraqueza, neurite periférica (rara), tremor
- Gastrointestinais: anorexia, constipação, diarreia, íleo adinâmico, náusea, vômito
- Geniturinárias: dificuldade miccional, impotência
- Oculares: conjuntivite, lacrimejamento
- Miscelânea: diaforese, síndrome similar ao lúpus induzida por medicamento (relacionada à dose), anticorpo antinuclear positivo, artralgia, astenia, dor pleurítica, edema, esplenomegalia, exantema facial maculopapular, febre, linfadenopatia, mal-estar, mialgia, pericardite, positividade para células LE, tamponamento pericárdico, teste de Coombs direto positivo

* Observadas em pacientes urêmicos e com hipertensão arterial grave, em que o aumento rápido da dose pode causar hipotensão arterial, acarretando esses efeitos

(continua)

Precauções: anticorpos antinucleares positivos; na doença valvar mitral, a pressão da artéria pulmonar pode ser aumentada; estimulação do miocárdio, incluindo angina, alteração eletrocardiográfica de isquemia miocárdica e IAM podem ocorrer; neurite periférica pode ocorrer; hipotensão postural; AVC e insuficiência cardíaca podem piorar com o uso; sintomas do lúpus eritematoso sistêmico, incluindo glomerulonefrite, têm sido relatados – risco aumentado com doses mais elevadas

Contraindicações: doença arterial coronariana; doença cardíaca valvular reumática mitral

hidroclorotiazida

Clorana®

comp 25 e 50 mg

Precaução	Contra-indicado	C	Contra-indicado	MPI? Não

Classificação terapêutica: diuréticos de teto baixo

Posologia:
- Hipertensão: 12,5-50 mg/dia
- Edema: 25-100 mg/dia, em doses divididas; pode ser feito uso intermitente, em dias alternados ou a cada 3-5 dias
- Edema pré-menstrual: 25-50 mg, 1-2x/dia; iniciar quando começarem os sintomas e manter até o final da menstruação
- Nefrolitíase (uso *off-label*): 50 mg em 1 ou 2 doses/dia

Função hepática: na cirrose hepática grave, pode ocorrer hipopotassemia, e na doença hepática grave, coma hepático; uso com precaução

Função renal: risco de toxicidade ou azotemia; insuficiência renal com ClCr < 15-25 mL/min – uso contraindicado

Ajuste de dose (pacientes geriátricos): dose inicial de 12,5-25 mg/dia; titular lentamente

Interações medicamentosas: glicosídeos digitálicos (digoxina, deslanosídeo), sotalol, anti-inflamatórios não esteroidais (ácido acetilsalicílico, naproxeno, fenilbutazona, ácido mefenâmico, fenoprofeno, ibuprofeno, indometacina, piroxicam, diclofenaco, cetoprofeno, flurbiprofeno, cetorolaco, tenoxicam, etofenamato, dipirona, nimesulida, lornoxicam, acemetacina, propifenazona, meloxicam, celecoxibe, proglumetacina, rofecoxibe, dexcetoprofeno, parocoxibe, valdecoxibe, etoricoxibe, nepafenaco, loxoprofeno, lumiracoxibe, ácido tolfenâmico, nimesulida, ácido flufenâmico), metotrexato, ciclofosfamida, topiramato, *ginkgo*, carbamazepina, colestiramina, ácido aminolevulínico

Reações adversas:
- Cardiovasculares: hipotensão arterial, hipotensão ortostática
- Dermatológica: fotossensibilidade
- Gastrointestinais: anorexia, desconforto epigástrico
- Endócrina e metabólica: hipopotassemia

Precauções: glaucoma de ângulo fechado e miopia transitória aguda podem ocorrer dentro de horas a semanas após o início do uso da droga e podem levar à perda permanente da visão; uso concomitante com corticosteroides ou com hormônio adrenocorticotrófico pode levar à hipopotassemia; uso concomitante com lítio; DM – hiperglicemia pode ocorrer; desequilíbrios hidroeletrolíticos podem ocorrer; hiperuricemia ou gota aguda podem ser precipitados; hiponatremia pode ocorrer em clima quente em pacientes com edema; doenças da paratireoide, alterações patológicas nas glândulas paratireoides com hipercalcemia e hipofosfatemia podem ocorrer com uso prolongado

Contraindicação: anúria

hidrocortisona					
Berlison®; Hidrocortisona					60+
pom e crem 10 mg/g; pó liof sol inj 100 ou 500 mg	Sem informações	Sem informações	C	Compatível	MPI? Não

Classificação terapêutica: corticosteroide

Posologia:
- Uso tópico: utilizar uma camada fina, 2-3x/dia
- Injetável: 100-500 mg, a cada 2, 4 ou 6 h; potência semelhante ao cortisol
- VO: disponível no Brasil somente em farmácias de manipulação
- Insuficiência adrenal aguda: 100 mg, EV, em *bolus*, seguidos de 50-75 mg, a cada 6 h, por 24 h, com desmame pelas próximas 72 h; considerar reposição de mineralocorticoide (fludrocortisona) para transição para terapêutica VO
- Insuficiência adrenal crônica: reposição considerada fisiológica, 15-25 mg/dia, EV, em 2-3 doses; sugere-se utilizar 2/3 da dose pela manhã para mimetizar padrão fisiológico, com 1/3 restante, após 6-8 h
- Dose anti-inflamatória: 15-240 mg, a cada 12 h
- Hiperplasia adrenal congênita: 15-25 mg/dia, em 2-3 doses
- Estado asmático: 1-2 mg/kg/dose, EV, a cada 6 h, por 24 h, seguidos de manutenção 0,5-1 mg/kg/dose
- Estresse cirúrgico de pacientes em uso crônico de corticosteroides: cirurgias com estresse mínimo – 25 mg/dia, por 1 dia; cirurgias com estresse moderado – 50-75 mg/dia (25 mg, a cada 8-12 h), por 1-2 dias; cirurgias com estresse maior – 100-150 mg/dia, EV (50 mg, a cada 8 h), por 2-3 dias

Função hepática: não há informações disponíveis

Função renal: não há informações disponíveis

Ajuste de dose: supressão hipotalâmico-pituitária-adrenal (tópica) – tentativa de retirar a droga, reduzir a frequência de aplicação ou substituir por um esteroide menos potente

Interações medicamentosas: vacina rotavírus, galamina, atracúrio, primidona, colestipol, alcurônio

Reações adversas:
- Cardiovasculares: edema, hipertensão arterial
- Dermatológicas: atrofia cutânea, esquimoses, hiperpigmentação tópica (eczema; 12,5%), prurido (6%), ressecamento da pele (2%), sensação de picada (2%)
- Hernatológica: leucocitose (passageira)
- Neurológicas: alucinações, cefaleia, crises convulsivas, delírio, euforia, insônia, nervosismo, pseudotumor cerebral, psicose, vertigem

(continua)

- Musculoesqueléticas: artralgia, fraqueza muscular, fraturas, osteoporose
- Gastrointestinais: aumento do apetite, distensão abdominal, esofagite ulcerativa, indigestão, náusea, pancreatite, úlcera péptica, vômito
- Endócrinas e metabólicas: alcalose, amenorreia, DM, hiperglicemia, hiperlipidemia, hipopotassemia, intolerância à glicose, retenção hídrica e sódica, síndrome de Cushing, supressão adrenal, supressão do crescimento, supressão do eixo hipófise-adrenal
- Oculares: catarata, glaucoma
- Miscelânea: infecção, necrose avascular, processos malignos secundários, reações de hipersensibilidade

Precauções: cirrose; diverticulite; distúrbios de fluidos; hipertensão; insuficiência cardíaca; hipotireoidismo; sarampo, catapora e outras infecções; miastenia grave; herpes simples ocular; osteoporose; úlcera péptica; tendências psicóticas; vacina varíola e outras imunizações; tuberculose ativa ou latente; colite ulcerosa; infecções sistêmicas não tratadas

Contraindicação: uso concomitante de dose imunossupressora e vacinas atenuadas; infecções fúngicas sistêmicas

hidrocortisona

hidromorfona
Jurnista®

comp rev lib prol 4, 8, 16, 32 e 64 mg

| Com ajuste de dose | Com ajuste de dose | C | Uso criterioso | MPI? Não |

Classificação terapêutica: analgésico

Posologia:
- Dor: conversão com morfina na razão de 5:1 (comprimido de liberação prolongada)

Função hepática: insuficiência hepática (liberação imediata, VO) – reduzir a dose inicial para deficiência moderada (usar dosagem ainda menor ou considerar agentes alternativos em caso de insuficiência grave); insuficiência hepática (liberação prolongada, VO) – reduzir a dose inicial a 25% da dose normal para insuficiência moderada, usar analgésico alternativa para deficiência grave

Função renal: insuficiência renal (injeção) – reduzir a dose inicial a 25-50%; insuficiência renal (liberação imediata, VO) – reduzir a dose inicial para deficiência moderada (usar dosagem ainda mais baixa ou analgésico alternativo em caso de insuficiência grave); insuficiência renal (liberação prolongada, VO) – reduzir a dose inicial para 50% da normal para insuficiência moderada; insuficiência renal grave – iniciar com 25% da dose normal ou considerar um analgésico alternativo para permitir um intervalo de dose mais flexível

Ajuste de dose: pacientes geriátricos (injeção) – reduzir a dose inicial para baixo do intervalo; pacientes de risco especiais – reduzir a dose inicial para pacientes debilitados, com mixedema, hipotireoidismo, insuficiência pulmonar grave, insuficiência adrenocortical (p. ex., doença de Addison), depressão do SNC ou coma, psicoses tóxicas, hipertrofia prostática ou uretral, alcoolismo agudo, *delirium tremens* ou cifoescoliose associada à doença respiratória; interrupção (liberação prolongada): 25-50% da dose a cada 2-3 dias a 1 dose de 8 mg por Exalgo® ou 12 mg de Palladone® antes da interrupção completa

Interações medicamentosas: naltrexona

Reações adversas:
- Cardiovasculares: palpitações (1,1%), rubor (1%), hipertensão (2,2%)
- Dermatológicas: coceira (10,8%), hiperidrose (3,2%), erupção cutânea (1,8%)
- Hematológica: diminuição do potássio sanguíneo (0,98%)
- Neurológicas: sonolência (18,7%), tontura (12,3%), dor de cabeça (11,7%), insônia (4,3%), ansiedade (2,2%), depressão (1,6%), nervosismo (1,4%), estado de confusão (1,3%), sonhos anormais (1%), diminuição da libido (1%), parestesia (1,1%), tremor (1%), inquietação (1,7%), alteração de humor (1,2%), alucinações (1,1%), sedação (1,7%), hipoestesia (1,6%), comprometimento da memória (1,2%)

(continua)

- Respiratória: dispneia (1,3%)
- Musculoesqueléticas: artralgia (2,5%), dor nas costas (3,9%), espasmos musculares (3,8%), dor nas extremidades (2,7%), mialgia (1%)
- Gastrointestinais: constipação (44,4%), náusea (32,7%), vômito (10,4%), gastroenterite (2,2%), diarreia (6,9%), boca seca (6,1%), dor abdominal (5,7%), dispepsia (2,4%), flatulência (1,4%), refluxo esofágico agravado (1,2%)
- Metabólicas e nutricionais: diminuição do apetite (4,6%), desidratação (1,5%)
- Auditivas: vertigem (2,5%), zumbido (0,81%)
- Gerais e locais: astenia (9,1%), edema (2,4%), febre (1,3%), desconforto torácico (1,1%), dor (2,5%), síndrome de retirada do medicamento (2,2%), calafrios (1,2%)
- Ocular: visão turva (1,9%)
- Geniturinária: disúria (1,3%)

Precauções: evitar uso concomitante com álcool ou produtos que contenham álcool; pacientes com capacidade comprometida para manter a PA (p. ex., choque circulatório, depleção de volume) ou que usam medicamentos concomitantes que afetam o tônus vasomotor; insuficiência adrenocortical (p. ex., doença de Addison) – necessário ajuste posológico; hipotireoidismo ou mixedema; obstrução gastrointestinal; doença da vesícula biliar; pacientes com aumento da pressão intracraniana; convulsões; evitar o uso com consciência prejudicada ou coma; hipertrofia prostática ou uretral – necessário ajuste de dose; doença pulmonar crônica ou respiração prejudicada de outra forma; pacientes idosos ou debilitados; sintomas de abstinência graves podem ocorrer com a interrupção abrupta; necessidade de ajuste da dose de formulações injetáveis no alcoolismo agudo; evitar o uso concomitante com analgésicos agonistas e antagonistas (butorfanol, nalbufina, pentazocina) ou agonistas parciais (buprenorfina); evitar o uso concomitante com inibidores da monoaminoxidase, ou no prazo de até 14 dias após a descontinuação

Contraindicações: asma brônquica aguda ou grave ou mal asmático; uso de líquidos VO ou comp de liberação imediata para analgesia obstétrica; aumento do risco de depressão respiratória fatal de pacientes não tolerantes a opioides; íleo paralítico conhecido ou suspeito; depressão respiratória significativa; pacientes com ou em risco aumentado de estreitamento ou obstrução gastrointestinal por causa de doença subjacente ou procedimento cirúrgico

hidromorfona

hidroxicloroquina
Plaquinol®

comp rev 200 e 400 mg

Precaução	Precaução	D	Uso criterioso	MPI? Não

Classificação terapêutica: antimalárico

Posologia:
- Quimioprofilaxia da malária: 400 mg, 1x/semana, iniciando 2 semanas antes da exposição, manter até 4 semanas após ter deixado a área endêmica; caso não inicie o tratamento antes da ida à localidade, fazer dose de ataque com 2 doses, com 6 h de diferença, e manter o tratamento por 8 semanas
- Surto agudo de malária: ataque de 800 mg, seguido por 400 mg, após 6, 24 e 48 h
- Doenças do tecido conjuntivo: manter 200-600 mg/dia (habitual: 400 mg/dia); para uso crônico, monitorar fundoscopia a cada 6 meses

Função hepática: podem ocorrer disfunção hepática e insuficiência hepática (casos isolados); disfunção hepática preexistente ou pacientes que estejam tomando medicamentos capazes de afetar a função hepática – ajuste de dose pode ser necessário, usar com precaução

Função renal: disfunção renal preexistente ou pacientes que estejam tomando medicamentos capazes de afetar a função renal – ajuste de dose pode ser necessário, usar com precaução

Interações medicamentosas: medicamentos que prolongam o intervalo QT (quinidina, disopiramida, procainamida, eritromicina, metronidazol, cloroquina, probucol, quinina, metadona, prometazina, haloperidol, imipramina, amitriptilina, doxepina, hidroxicloroquina, clorpromazina, tamoxifeno, ciclobenzaprina, droperidol, aripiprazol, atomoxetina, trazodona, pentamidina, domperidona, clozapina, gonadorrelina, fosfato de sódio, fosfato de sódio monobásico, fosfato de sódio dibásico, astemizol, norfloxacino, propafenona, famotidina, leuprolida, mefloquina, anagrelida, ciprofloxacino, fluoxetina, ofloxacino, octreotida, mifepristona, clomipramina, protriptilina, gosserelina, halofantrina, paroxetina, ondansetrona, azitromicina, foscarnet, apomorfina, claritromicina, granisetrona, tacrolimo, itraconazol, venlafaxina, risperidona, triptorrelina, formoterol, citalopram, alfuzosina, levofloxacino, sevoflurano, dolasetrona, ritonavir, olanzapina, sertindol, nelfinavir, ranolazina, vardenafila, gatifloxacino, moxifloxacino, gemifloxacino, telitromicina, escitalopram, solifenacina, sorafenibe, sunitinibe, dasatinibe, vorinostate, pariperidona, lapatinibe, nilotinibe, degarelix, asenapina, pazopanibe, fingolimode, eribulina, vandetanibe, rilpivirina, telaprevir, verumafenibe, crizotinibe, pasireotida, vinflunina, ivabradina, atazanavir, vilanterol, dabrafenibe, ebastina, tizanidina, tetrabenazina, lumefantrina, trióxido de arsênio), donepezila, digoxina

(continua)

Reações adversas:

- Cardiovasculares: cardiomiopatia (rara, relação com o medicamento não está clara)
- Dermatológicas: alopecia, alterações da pigmentação (pele e mucosa; cor preto-azulada), clareamento de pelos, exantema (urticariforme, morbiliforme, liquenoide, maculopapular, purpúrico, eritema anular centrífugo, síndrome de Stevens-Johnson, pustulose exantematosa aguda generalizada e dermatite esfoliativa)
- Hematológicas: agranulocitose, anemia aplástica, hemólise (de pacientes com deficiência de glicose-6-fosfato), leucopenia, trombocitopenia
- Neurológicas: alterações emocionais, ataxia, cansaço, cefaleia, crises convulsivas, irritabilidade, nervosismo, pesadelos, psicose, tontura, vertigem
- Respiratórias: broncoespasmo, insuficiência respiratória (relacionada à miopatia)
- Musculoesqueléticas: miopatia, paralisia ou neuromiopatia levando à fraqueza progressiva e atrofia de grupos musculares proximais (pode estar associada a leves alterações sensoriais, perda de reflexos tendinosos profundos e condução nervosa anormal)
- Gastrointestinais: anorexia, cólicas abdominais, diarreia, náusea, vômito
- Auditivas: surdez, zumbido
- Endócrina e metabólica: perda de peso
- Oculares: alterações e depósitos corneanos (distúrbios visuais, turvamento da visão, fotofobia – reversíveis com a suspensão do medicamento), atenuação das arteríolas retinianas, atrofia, ceratopatia, distúrbio de acomodação, edema macular, escotomas, nistagmo, palidez e atrofia do disco óptico, pigmentação anormal, redução da acuidade visual, retinopatia (alterações iniciais reversíveis podem progredir apesar da suspensão quando avançadas), retinopatia pigmentar
- Miscelânea: exacerbação da porfiria e da psoríase não sensível à luz solar

Precauções: antes de iniciar o tratamento, realizar exame oftalmológico e repetir a cada 6 meses; o risco de danos à retina é pequeno com a dose diária de até 6,5 mg/kg de peso (toxicidade da retina relacionada à dose); pode causar hipoglicemia grave; para pacientes com problemas gastrointestinais, neurológicos ou hematológicos, e aqueles com hipersensibilidade à quinina, deficiência de glicose-6-fosfato-desidrogenase, porfiria ou psoríase, na terapia de longo prazo, devem ser realizados exames periódicos da função dos músculos esqueléticos e reflexos tendinosos

Contraindicação: pacientes com maculopatias (retinopatias) preexistentes

hidróxido de alumínio e magnésio					
Kolantyl®					60+
susp oral (40 + 30 mg/mL)	Contra-indicado	Sem informações	Sem informações	Uso criterioso	MPI? Não

Classificação terapêutica: antiácido

Posologia:
- Dispepsia: 1-2 colheres de sobremesa, 1 e 2 h após as refeições e ao se deitar, ou quando necessário; não deve ser ultrapassada a posologia diária equivalente a 80 mL

Função hepática: não há informações disponíveis

Função renal: insuficiência renal grave – uso contraindicado

Interações medicamentosas: eltrombopague, micofenolato de mofetila, cetoconazol, clofazimina, levotiroxina, fexofenadina, lomefloxacino, nicardipino, cloroquina, gabapentina, pefloxacino, fosfato oral (fosfato de potássio, fosfato de sódio, fosfato de sódio monobásico, fosfato de sódio dibásico, fosfato de potássio monobásico, fosfato de potássio dibásico), levofloxacino, ciprofloxacino, gemifloxacino, alopurinol, ticlopidina, isradipino, felodipino, etambutol, propranolol, amprenavir, zalcitabina, tetraciclinas (tetraciclina, minociclina, oxitetraciclina, doxiciclina, limeciclina, clortetraciclina), tacrolimo, moxifloxacino, ácido cólico, tipranavir, gatifloxacino

Reações adversas:
- Gastrointestinais: cólicas, gosto de giz, prisão de ventre, náusea, ressecamento das fezes, vômito
- Endócrinas e metabólicas: hipofosfatemia (rara), hipomagnesemia (rara)

Precauções: síndromes de encefalopatia e osteomalacia ligadas à diálise; pode agravar os sintomas da doença de Alzheimer; promove a retenção de fosfato, por isso, é recomendável manter uma dieta rica em fósforo; em casos de sangramento intestinal e presença de hemorroidas, deve ser usado com cautela

Contraindicações: uso concomitante com tetraciclina; hipofosfatemia; constipação

hidróxido de magnésio

Leite de magnésia de Phillips®
susp oral
1.214,25 mg/15 mL

Sem informações	Contra-indicado	D	Compatível	MPI? Não

Classificação terapêutica: antiácido

Posologia:
- Antiácido: 5 mL sempre que necessário, até 4x/dia
- Laxativo: 10-20 mL em dose única ou dividida

Função hepática: não há informações disponíveis

Função renal: insuficiência renal – uso contraindicado

Interações medicamentosas: eltrombopague, micofenolato de mofetila, cetoconazol, clofazimina, levotiroxina, fexofenadina, lomefloxacino, nicardipino, cloroquina, gabapentina, pefloxacino, quinidina, fosfato oral (fosfato de potássio, fosfato de sódio, fosfato de sódio monobásico, fosfato de sódio dibásico, fosfato de potássio monobásico, fosfato de potássio dibásico), levofloxacino, ciprofloxacino, gemifloxacino, ticlopidina, isradipino, felodipino, amprenavir, zalcitabina, tetraciclinas (tetraciclina, minociclina, oxitetraciclina, doxiciclina, limeciclina, clortetraciclina), tacrolimo, moxifloxacino, ácido cólico, tipranavir

Reações adversas:
- Gastrointestinais: diarreia, desidratação
- Metabólica: hipermagnesemia

Precaução: porfiria

hidroxiureia					
hidroxiureia Hydrea® cap dura 500 mg					60+
	Precaução	Com ajuste de dose	D	Contra-indicado	MPI? Não

Classificação terapêutica: tratamento de leucemia

Posologia:
- Anemia falciforme: dose inicial de 15 mg/kg/dia, podendo ser aumentada em 5 mg/kg/dia, a cada 12 semanas (máximo: 35 mg/kg/dia ou até sinais de toxicidade); monitorar toxicidade a cada 2 semanas e, caso aconteça, aguardar até que a medula óssea se recupere e, então, reintroduzir a medicação com redução de 2,5 mg/kg/dia na dose; considera-se toxicidade contagem de neutrófilos < 2.000/mm³, plaquetas < 80.000/mm³, Hb < 4,5 mg/dL, reticulócitos < 80.000/mm³ e Hb < 9 mg/dL

Função hepática: podem ocorrer aumento de enzimas hepáticas, hepatotoxicidade e insuficiência hepática; uso com precaução

Função renal: podem ocorrer aumento de BUN, aumento de creatinina; insuficiência renal preestabelecida (tumores sólidos e leucemia mieloide crônica) – ajustes de dose devem ser considerados para compensar a insuficiência renal significativa; doença de células falciformes com ClCr < 60 mL/min ou em fase terminal da doença renal – 7,5 mg/kg/dia; hemodiálise (anemia falciforme) nos dias de diálise – 7,5 mL/kg/dia após a hemodiálise

Interações medicamentosas: vacina rotavírus, vacinas de vírus vivo (bacilo Calmette-Guérin, vacina rubéola, vacina caxumba, vacina poliomielite, vacina sarampo, vacina influenza, vacina catapora [varicela], vacina febre amarela, vacina febre tifoide, vacina adenovírus tipo 4, vacina adenovírus tipo 7, vacina rotavírus), estavudina, didanosina

Reações adversas:
- Cardiovascular: edema
- Neurológicas: alucinações, calafrios, cefaleia, crises convulsivas, desorientação, febre, mal-estar, sonolência (relacionada à dose), tontura
- Dermatológicas: alopecia (rara), alterações cutâneas similares às da dermatomiosite, atrofia cutânea, atrofia ungueal, câncer de pele, descamação, eritema facial, eritema periférico, exantema maculopapular, gangrena, hiperpigmentação, pápulas violetas, pigmentação ungueal, ressecamento da pele, toxicidades vasculíticas cutâneas, ulcerações vasculíticas
- Hematológicas: citopenias persistentes, eritropoiese megaloblástica, hemólise, leucemias secundárias (uso prolongado), macrocitose, mielossupressão (principalmente leucopenia; início: 24-48 h; nadir: 10 dias; recuperação: 7 dias após a suspensão do medicamento; a reversão da contagem leucocitária ocorre rapidamente, mas a da contagem plaquetária pode levar 7-10 dias), redução do ferro sérico, trombocitopenia, anemia

(continua)

- Respiratórias: dispneia, fibrose pulmonar (rara), infiltrados pulmonares difusos agudos (raros)
- Musculoesqueléticas: fraqueza, neuropatia periférica
- Gastrointestinais: anorexia, constipação, diarreia, estomatite, irritação gastrointestinal e mucosite (potencializadas pela radioterapia), náusea, pancreatite, vômito
- Endócrina e metabólica: hiperuricemia
- Geniturinária: disúria (rara)

Precauções: pode mascarar o desenvolvimento de deficiência de ácido fólico; anemia grave; idosos; mutagênico e clastogênico; leucemias secundárias têm ocorrido com terapia de longo prazo para doenças reumáticas

Contraindicações: depressão da medula óssea significativa, como leucopenia, trombocitopenia ou anemia grave

hidroxizina

Hixizine®

xpe 2 mg/mL; comp 25 mg

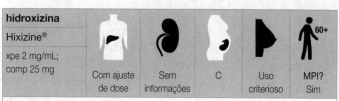

Com ajuste de dose | Sem informações | C | Uso criterioso | MPI? Sim

Classificação terapeutica: ansiolítico

Posologia:
- Prurido: 25 mg, 3-4x/dia

Função hepática: doença hepática – aumentar o intervalo normal de dose de 3-4x/dia, 13 a cada ≤ 24 h

Função renal: não há informações disponíveis

Interações medicamentosas: sem interações conforme a base de dados Micromedex

Reações adversas:
- Dermatológicas: erupção cutânea, prurido, urticária
- Neurológicas: alucinações, cefaleia, crises convulsivas, fadiga, nervosismo, sonolência, tontura
- Respiratória: espessamento de secreções brônquicas
- Musculoesqueléticas: movimentos involuntários, parestesia, tremor
- Gastrointestinal: xerostomia
- Ocular: visão turva
- Miscelânea: reação alérgica

Precauções: administração concomitante com os depressores do SNC; aumento do risco de confusão e sedação excessiva em idosos – redução da dose e monitoração recomendadas

ibandronato de sódio Bonviva® comp rev 150 mg; sol inj 3 mg/3 mL	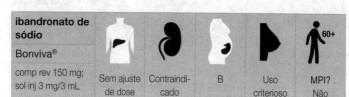
	Sem ajuste de dose / Contraindicado / B / Uso criterioso / MPI? Não

Classificação terapêutica: bifosfonato

Posologia:
- Osteoporose pós-menopausa: VO – 150 mg, 1x/mês; EV – 3 mg, a cada 3 meses
- Hipercalcemia da malignidade: 2-6 mg, EV, em 2 h

Função hepática: insuficiência hepática – ajuste de dose não é necessário

Função renal: podem ocorrer toxicidade, deterioração da função e injúria renal aguda; insuficiência renal com ClCr > 30 mL/min – ajuste de dose não é necessário; insuficiência renal com ClCr < 30 mL/min – uso contraindicado

Administração parenteral (compatível – SF e SG5%): pode ser administrado por injeção EV, em 15-30 segundos, ou diluído em solução compatível para administração por acesso venoso prévio *piggyback*

Interações medicamentosas: sem interações conforme a base de dados Micromedex

Reações adversas:
- Dermatológica: exantema
- Neurológica: cefaleia
- Respiratória: síndrome gripal
- Musculoesqueléticas: mialgias, osteonecrose mandibular
- Gastrointestinais: dispepsia, náusea, dor abdominal, diarreia

Precauções: pode ocorrer aumento do risco de osteonecrose da mandíbula em casos de câncer, infecções, coagulopatias, anemia, dentaduras mal ajustadas, má higiene bucal, doença periodontal, outras doenças orais preexistentes, corticosteroides, quimioterapia; esôfago de Barrett e outros distúrbios de trato gastrointestinal alto (p. ex., disfagia, gastrite, duodenite, úlceras); distúrbios do metabolismo ósseo e mineral (p. ex., hipocalcemia, hipovitaminose D); exposição prolongada ao fármaco

Contraindicações: alterações esofágicas (p. ex., estenose ou acalasia) que atrasem o esvaziamento esofágico (VO); hipocalcemia não tratada; incapacidade de ficar em pé ou sentar-se ereto por 60 min (VO)

Observações: assegurar que a ingestão de cálcio e vitamina D seja adequada; considerar interrupção do uso após 3-5 anos; VO – engolir comprimido inteiro com copo de água 60 min antes da 1ª refeição do dia e do uso de outros medicamentos; tomar comp em pé ou sentado verticalmente; não deitar durante 60 min após a administração

ibuprofeno

Advil®; Capsfen®; Motrin®; Alivium®

cap gel mole 400 mg; comp rev 200 mg; cap mole 600 mg; comp rev 600 mg; susp oral 30, 50 e 100 mg/mL

Precaução	Contraindicado	B/D	Não recomendado	MPI? Sim

Classificação terapêutica: anti-inflamatório e antirreumático não esteroidal

Posologia:
- Doenças inflamatórias, analgesia, antipirético, pericardite: 400-800 mg, 3-4x/dia

Função hepática: reações incluindo icterícia, hepatite fulminante fatal, necrose e insuficiência hepática têm sido relatadas; disfunção hepática – aumento do risco de toxicidade renal e dano; aumento do risco de reações graves, eventualmente fatais; uso com precaução

Função renal: insuficiência renal – iniciar com a menor dose recomendada, acompanhar de perto o paciente e reduzir a dose se necessário; insuficiência renal grave – uso contraindicado; uso concomitante com inibidores da enzima conversora da angiotensina, tiazidas ou diuréticos de alça – aumento do risco de toxicidade renal e danos

Interações medicamentosas: antidepressivos tricíclicos (nortriptilina, imipramina, amitriptilina, clomipramina), inibidores seletivos da recaptação de serotonina e norepinefrina (venlafaxina, sibutramina, duloxetina, desvenlafaxina), ciclosporina, inibidores seletivos da recaptação da serotonina (fluoxetina, fluvoxamina, paroxetina, sertralina, citalopram, escitalopram, vilazodona), diuréticos poupadores de potássio (espironolactona, amilorida, triantereno, eplerenona), *ginkgo*, heparina de baixo peso molecular (enoxaparina, dalteparina, nadroparina, bemiparina, reviparina), diuréticos tiazídicos (diazóxido, hidroclorotiazida, clortalidona, indapamida, clopamida), ácido acetilsalicílico, tacrolimo, diuréticos de alça (furosemida, bumetanida), metotrexato, inibidores do receptor de angiotensina e inibidores da enzima conversora de angiotensina (captopril, enalapril, lisonopril, ramipril, quinapril, cilazapril, benazepril, fosinopril, perindopril, trandolapril, losartana, espirapril, irbesartana, valsartana, eprosartana, delapril, telmisartana, candesartana, olmesartana, azilsartana), betabloqueadores (propranolol, metoprolol, timolol, nadolol, pindolol, atenolol, labetalol, acebutolol, betaxolol, levobunolol, esmolol, carteolol, bisoprolol, sotalol, metipranolol, carvedilol, nevibolol), amicacina

Reações adversas:
- Cardiovascular: 1-3% – edema
- Dermatológicas: 3-9% – erupção cutânea; 1-3% – prurido
- Neurológicas: 3-9% – tontura; 1-3% – cefaleia, nervosismo

(continua)

- Gastrointestinais: 3-9% – azia; epigastralgia; náusea; 1-3% – constipação; diarreia; dispepsia; dor, cólica ou desconforto abdominal; flatulência; redução do apetite; vômito
- Auditiva: 3-9% – zumbido
- Endócrina e metabólica: 1-3% – retenção hídrica

Precauções: doença cardiovascular conhecida ou fatores de risco; asma; alterações na visão de cores; uso crônico – risco aumentado de efeitos adversos graves (p. ex., lesão gastrointestinal e renal, anemia); uso concomitante com corticosteroides VO; idosos; insuficiência cardíaca; hipertensão; retenção de líquidos; tabagismo; uso de álcool

Contraindicação: tratamento da dor perioperatória na cirurgia de revascularização do miocárdio

imatinibe					
Glivec®					**60+**
comp rev 100 e 400 mg	Com ajuste de dose	Com ajuste de dose	D	Contraindicado	MPI? Não

Classificação terapêutica: antineoplásico

Posologia:
- Neoplasias: 400-600 mg, 1-2x/dia, conforme tipo histológico

Função hepática: insuficiência hepática leve a moderada (dose inicial) – ajuste de dose não é necessário; insuficiência hepática grave (dose inicial) – reduzir a dose em 25%; toxicidade hepática durante o tratamento com imatinibe – interromper uso se transaminases hepáticas > 5x LSN ou elevações de bilirrubina > 3x LSN; reinicialização em doses reduzidas (adultos) – reduzir de 400 para 300 mg, de 600 para 400 mg, ou de 800 para 600 mg; reinicialização em doses reduzidas (crianças) – reduzir de 340 para 260 mg/m²/dia, quando os níveis de transaminases forem < 2,5x LSN e os de bilirrubina forem < 1,5x LSN

Função renal: pode ocorrer aumento da creatinina sérica (≤ 12%; grau 3: ≤ 3%; dermatofibrossarcoma protuberante grau 4: 8%); insuficiência renal com ClCr de 20-39 mL/min – 50% de redução da dose de partida, aumentar a dose posteriormente conforme tolerado (máximo: 400 mg); doentes com ClCr de 40-59 mL/min – não usar doses > 600 mg; doentes com ClCr ≤ 20 mL/min – uso com precaução (para 2 pacientes com insuficiência renal grave, doses de 100 mg/dia foram toleradas)

Interações medicamentosas: vacinas de vírus vivo (bacilo Calmette-Guérin, vacina rubéola, vacina caxumba, vacina poliomielite, vacina sarampo, vacina influenza, vacina catapora [varicela], vacina febre amarela, vacina febre tifoide, vacina adenovírus tipo 4, vacina adenovírus tipo 7, vacina rotavírus), genfibrozila, fentanila, cetoconazol, lurasidona, varfarina, *ginseng*, aprepipanto, fosaprepipanto

Reações adversas (dados colhidos a partir de muitos estudos, exceto quando citadas para um tipo específico de câncer):
- Cardiovasculares: edema e/ou retenção hídrica (33-86%; graus 3 e 4: 3-13%; inclui anasarca, ascite, derrame pericárdico, derrame pleural, edema agravado, edema periférico, edema pulmonar e edema superficial); edema facial (dermatofibrossarcoma protuberante: 17%), dor torácica (tumores estromais gastrointestinais: ≤ 7%; leucemia mieloide crônica: 7-11%), rubores (1-10%)
- Dermatológicas: erupção cutânea (9-50%; graus 3 e 4: 1-9%), prurido (8-19%), alopecia (tumores estromais gastrointestinais: 10-15%), eritema, reação de fotossensibilidade, ressecamento da pele
- Hematológicas: hemorragia (12-53%; graus 3 e 4: 2-19%), neutropenia (grau 3: 7-27%; grau 4: 3-48%), trombocitopenia (grau 3: 1-31%; grau 4: < 1-33%), anemia (grau 3: 1-42%; grau 4: 1-11%), leucopenia (tumores estromais gastrointestinais: 5-20%); linfopenia (tumores estromais gastrointestinais: ≤ 10%), febre neutropênica, pancitopenia

(continua)

- Neurológicas: fadiga (29-75%), febre (13-41%), cefaleia (19-37%), tontura (10-19%), insônia (10-19%), depressão ($\leq$ 15%), ansiedade (7-12%), calafrios ($\leq$ 11%), hemorragia cerebral e/ou do SNC ($\leq$ 9%), hipoestesia
- Respiratórias: nasofaringite (10-31%), tosse (11-27%), dispneia ($\leq$ 21%), infecção das vias aéreas superiores (3-21%), dor faringolaríngea (7-18%), rinite (dermatofibrossarcoma protuberante: 17%), faringite (leucemia mieloide crônica: 10-15%), pneumonia (leucemia mieloide crônica: 4-13%), sinusite (4-11%), epistaxe
- Musculoesqueléticas: cãibras musculares (16-62%), artralgia ($\leq$ 40%), dor articular (11-31%), mialgia (9-32%), fraqueza ($\leq$ 21%), dor musculoesquelética (crianças: 21%; adultos: 12-49%), rigidez (10-12%), ostealgia ($\leq$ 11%), dorsalgia e/ou lombalgia (tumores estromais gastrointestinais: $\leq$ 7%), dor em membros (tumores estromais gastrointestinais: $\leq$ 7%), edema articular, neuropatia periférica, parestesia
- Hepáticas: aumento de ALT ($\leq$ 17%; grau 3: 2-7%; grau 4: < 3%), hepatotoxicidade (6-12%; graus 3 e 4: 3-8%), aumento da fosfatase alcalina (grau 3: $\leq$ 6%; grau 4: < 1%), aumento de AST (grau 3: 2-4%; grau 4: $\leq$ 3%), aumento de bilirrubinas (grau 3: 1-4%; grau 4: $\leq$ 3%)
- Gastrointestinais: náusea (42-73%), diarreia (25-59%), vômito (23-58%), dor abdominal (6-57%), anorexia ($\leq$ 36%), ganho de peso (5-32%), dispepsia (11-27%), constipação (9-16%), flatulência ($\leq$ 10%), estomatite e/ou mucosite ($\leq$ 10%), perda de peso ($\leq$ 10%), hemorragia gastrointestinal (2-8%), distensão abdominal, distúrbio do paladar, gastrite, refluxo gastroesofágico, ulceração bucal, xerostomia
- Endócrinas e metabólicas: hipopotassemia (6-13%), hiperglicemia ($\leq$ 10%), hipocalcemia (tumores estromais gastrointestinais: $\leq$ 6%), redução de albumina (grau 3: $\leq$ 4%)
- Oculares: edema periorbital (dermatofibrossarcoma protuberante: 33%; doença mieloproliferativa: 29%; tumores estromais gastrointestinais: $\leq$ 47%), aumento do lacrimejamento (dermatofibrossarcoma protuberante: 25%; tumores estromais gastrointestinais: $\leq$ 10%), conjuntivite, edema palpebral, hemorragia conjuntival, ressecamento dos olhos, turvamento da visão
- Miscelânea: sudorese noturna (leucemia mieloide crônica: 13-17%), infecção sem neutropenia (tumores estromais gastrointestinais: $\leq$ 17%), influenza (1-14%), diaforese (tumores estromais gastrointestinais: $\leq$ 13%)

Precauções: evitar o uso concomitante com indutores potentes do CYP3A4 como dexametasona, carbamazepina, fenobarbital, fenitoína, rifampicina (caso necessário, aumentar dose do imatinibe); sonolência, tonturas e visão turva podem ocorrer e prejudicar a capacidade de operar veículos e máquinas

imipeném + cilastatina Tienam® pó sol inj 500/500 mg					60+
	Precaução	Com ajuste de dose	C	Uso criterioso	MPI? Não

Classificação terapêutica: carbapenêmico

Posologia:
- Dose habitual: adultos ≥ 70 kg – 250-1.000 mg, a cada 6-8 h, até 4 g/dia
- Infecção abdominal: leve – 250-500 mg, a cada 6 h; grave – 500 mg, a cada 6 h, ou 1 g, a cada 8 h, por 4-7 dias
- Neutropenia febril, infecções graves, ITU complicadas: 500 mg, a cada 6 h
- Infecções por *Pseudomonas*: pode-se chegar a doses de 1 g, a cada 6-8 h

Função hepática: pode ocorrer elevação das enzimas hepáticas – interromper o uso em 0,1% dos pacientes; não há informações sobre a necessidade de ajuste de dose; uso com precaução

Função renal: insuficiência renal e peso corporal ≥ 70 kg – dose reduzida EV para adultos; ClCr de 50-90 mL/min – 250-500 mg, a cada 6-8 h; ClCr de 10-50 mL/min – 250 mg, a cada 8-12 h; ClCr < 10 mL/min – 125-250 mg, a cada 12 h; diálise – suplementar dose pós-hemodiálise; CAPD – 125-250 mg, a cada 12 h

Administração parenteral (compatível – não é estável em nenhuma das soluções para serem consideradas compatíveis; entretanto, é suficiente-mente estável para uso dentro de algumas horas com SF, SG5%, SG10% e SG5% em NaCl a 0,2, 0,45 e 0,9%): IM – reconstituir com 2 e 3 mL, respectivamente, de cloridrato de lidocaína a 1% e administrar em nível profundo dentro de 1 h; EV – reconstituir com 10 mL de SF ou SG5% e agitar vigorosamente; diluir em 60-100 mL e administrar por infusão em 20-30 min para doses < 500 mg, e entre 40-60 min para doses > 500 mg Obs.: estabilidade de 4 h em TA e de 24 h em REF

Interações medicamentosas: ácido valproico, valganciclovir, ganciclovir, ciclosporina

Reações adversas (relatadas para formulações EV e IM em adultos, exceto quando houver observação em contrário):
- Cardiovascular: taquicardia (adultos: < 1%)
- Dermatológica: erupção cutânea (~ 1%)
- Neurológica: crise convulsiva (risco aumentado para idosos)
- Gastrointestinais: diarreia (1-2%), náusea (1-2%), vômito (≤ 2%)
- Geniturinárias: oligúria ou anúria (< 1%)
- Locais: flebite ou tromboflebite (3%), dor no local da injeção IM (1,2%)

Precauções: reações anafiláticas graves, incluindo mortes, foram relatadas com terapia com penicilina; aumento do risco de reação grave e potencial-mente fatal se houver histórico de hipersensibilidade a múltiplos alérgenos; uso prolongado pode acarretar superinfecção fúngica ou bacteriana, inclu-sive associada ao *Clostridium difficile*, e colite pseudomembranosa

imipramina

Tofranil®; Tofranil® pamoato

drg 10 e 25 mg; cap dura 75 e 150 mg

Com ajuste de dose	Precaução	D	Contraindicado	MPI? Sim

Classificação terapêutica: inibidor não seletivo da recaptação das monoaminas

Posologia:
* Depressão: tratamento ambulatorial – iniciar com 75 mg/dia e aumentar gradualmente até 150 mg/dia, em dose única, ao se deitar, ou em doses divididas; dose de manutenção de 50-150 mg/dia (máximo: 200 mg/dia); internação – iniciar com 100-150 mg/dia, aumentando gradualmente até 200 mg/dia; sem resposta em 2 semanas – pode-se aumentar para 250-300 mg/dia

Função hepática: podem ocorrer aumento de transaminases e icterícia colestática; doença hepática – iniciar com doses mais baixas e aumentar conforme necessário e tolerado

Função renal: insuficiência renal moderada e grave – uso com precaução

Ajuste de dose (pacientes geriátricos): 30-40 mg, VO, em doses divididas ou na hora de dormir; dose usual é de no máximo 100 mg/dia

Interações medicamentosas: anti-inflamatórios não esteroidais (ácido acetilsalicílico, naproxeno, fenilbutazona, ácido mefenâmico, fenoprofeno, ibuprofeno, indometacina, piroxicam, diclofenaco, cetoprofeno, flurbiprofeno, cetorolaco, tenoxicam, etofenamato, dipirona, nimesulida, lornoxicam, acemetacina, propifenazona, meloxicam, celecoxibe, proglumetacina, rofecoxibe, dexcetoprofeno, parocoxibe, valdecoxibe, etoricoxibe, nepafenaco, loxoprofeno, lumiracoxibe, ácido tolfenâmico, nimesulida, ácido flufenâmico), enflurano, trifluoperazina, hidroxicloroquina, donepezila, alfa peginterferona 2B, cotrimoxazol, darifenacina, clonidina, halofantrina, simpatomiméticos de ação direta (epinefrina, fenilefrina, norepinefrina, midodrina, etilefrina), quinidina, fluvoxamina, fenitoína, cimetidina, citalopram, imipramina, alprazolam, ritonavir

Reações adversas:
* Cardiovasculares: alterações eletrocardiográficas, arritmia, AVC, bloqueio cardíaco, hipertensão arterial, hipotensão ortostática, insuficiência cardíaca congestiva, IAM, palpitação, taquicardia
* Dermatológicas: alopecia, fotossensibilidade, petéquias, prurido, púrpura, *rash* cutâneo, urticária
* Hematológicas: agranulocitose, eosinofilia, trombocitopenia
* Neurológicas: agitação, alucinações, ansiedade, cefaleia, confusão mental, crises convulsivas, delírios, desorientação, fadiga, hipomania, inquietação, insônia, pesadelos, psicose, sonolência, tontura
* Musculoesqueléticas: anestesia, ataxia, formigamento, fraqueza, incoordenação, neuropatia periférica, parestesia, sintomas extrapiramidais, tremor

(continua)

- Gastrointestinais: anorexia, cólicas abdominais, constipação, diarreia, estomatite, ganho ou perda de peso, íleo paralítico, língua negra, náusea, transtorno do paladar, transtornos epigástricos, vômito, xerostomia
- Auditiva: zumbido
- Endócrinas e metabólicas: aumento de mamas, aumento ou redução da glicemia, aumento ou redução da libido, galactorreia, ginecomastia, síndrome da secreção inadequada de hormônio antidiurético
- Geniturinárias: impotência, inchaço testicular, retenção urinária
- Oculares: midríase, transtornos da acomodação, turvamento da visão
- Miscelânea: diaforese, hipersensibilidade (p. ex., edema, febre medicamentosa), queda

Precauções: uso concomitante com precursores da serotonina (p. ex., triptofano), outros inibidores seletivos da recaptação da serotonina ou inibidores da recaptação de serotonina e epinefrina – não recomendado; aumento do risco de precipitação de episódio misto/maníaco em transtorno bipolar; piora de comportamento, ideação suicida ou depressão; risco de ativação de mania/hipomania de pacientes com histórico de mania; pode exacerbar a psicose ou ativar sintomas latentes em esquizofrênicos; glaucoma de ângulo fechado ou aumento da pressão intraocular; relatos de midríase; hipertireoidismo ou uso concomitante com medicamentos da tireoide associado ao aumento do risco de arritmias cardíacas; descontinuar vários dias antes de cirurgia eletiva, se possível; podem ocorrer efeitos anticolinérgicos com retenção urinária; crises hipertensivas podem ocorrer em pacientes com tumor da medula adrenal (p. ex., feocromocitoma, neuroblastoma); aumento do risco de hipotensão, taquicardia ou alterações no ECG de pacientes com doenças cardiovasculares; uso concomitante com a eletroconvulsoterapia pode aumentar os riscos do procedimento; sintomas de descontinuação graves foram relatados com retirada abrupta – retirada gradual é necessária; ganho de peso significativo e, por vezes, excesso de 25% do peso do corpo foi relatado; aumento do risco de desenvolvimento de anomalias cardíacas em idosos; exposição excessiva à luz solar pode desencadear fotossensibilização; pode ocorrer neutropenia

Contraindicações: uso concomitante com inibidores da monoaminoxidase ou em até 14 dias após a descontinuação de um inibidor da monoaminoxidase; período agudo pós-IAM; administração parenteral – administração concomitante com inibidor da monoaminoxidase, incluindo linezolida e azul de metileno EV, ou em até 14 dias após a descontinuação de um inibidor da monoaminoxidase aumenta o risco de síndrome serotoninérgica

imunoglobulina humana					
Gamaglobulina® Böehring; Gamaglobulina® Humana "Immuno"; Gama-venina®; Imunoglobulin®; Imunoglobulina® humana EV; Sandoglobulina®	Sem informação	Precaução	C	Compatível	MPI? Não
sol inj 320 mg; FA 320 mg; Fr 2.500 mg; FA 0,5, 1, 2,5, 3, 5 e 10 g; estojo 250, 500, 1.000, 2.500 e 5.000 mg; Fr 1, 3 e 6 g					

Classificação terapêutica: imunoglobulina

Posologia:
- Prevenção de infecções de pacientes imunodeficientes: 300-800 mg/kg/mês
- Supressão de atividade inflamatória autoimune: 1-2 g/kg, divididos em dias diferentes, até 500 mg/kg/dia

Função hepática: pode ocorrer aumento nas provas de função hepática; não há informações sobre necessidade de ajuste da dose

Função renal: podem ocorrer anúria, aumento de BUN, aumento de creatinina, injúria renal aguda, necrose tubular aguda, nefropatia tubular proximal, nefrose osmótica e oligúria; insuficiência renal – usar com cautela pelo risco de disfunção induzida; globulina imune – taxa de infusão e concentração da solução devem ser minimizadas

Administração parenteral: imunoglobulina humana deve ser administrada por infus EV, a 0,5 mg/kg/min; pode-se aumentar a taxa gradualmente, a cada 30 min, até 1-2 e 4 mg/kg/min; manter a taxa de infus mais tolerada nos dias subsequentes

Interações medicamentosas: vacinas de vírus vivo (bacilo Calmette-Guérin, vacina rubéola, vacina caxumba, vacina poliomielite, vacina sarampo, vacina influenza, vacina catapora [varicela], vacina febre amarela, vacina febre tifoide, vacina adenovírus tipo 4, vacina adenovírus tipo 7, vacina rotavírus)

Reações adversas:
- Cardiovasculares: constrição torácica, edema, hipertensão arterial, palpitação, rubor facial, taquicardia
- Dermatológicas: erupção cutânea, prurido, urticária

(continua)

- Hematológicas: anemia hemolítica autoimune, hemólise leve, redução do HT
- Neurológicas: ansiedade, calafrios, cefaleia, dor, enxaqueca, fadiga, febre, irritabilidade, letargia, mal-estar, sensação de desmaio, sonolência, tontura
- Respiratórias: agravamento da asma, bronquite, cefaleia sinusal, congestão nasal, dispneia, dor faríngea, infecção respiratória em vias aéreas superiores, rinorreia, sibilos, sinusite, tosse
- Musculoesqueléticas: artralgia, cãibras em membros inferiores, cãibras musculares, dorsalgia e/ou lombalgia ou dor no quadril, fraqueza, mialgia, rigidez cervical
- Gastrointestinais: cólicas abdominais, diarreia, dor orofaríngea, náusea, vômito
- Locais: dor ou irritação no local da infusão
- Miscelânea: anafilaxia, diaforese, reação à infusão, reações de hipersensibilidade
- Relatos após colocação no mercado e/ou de caso: apneia, broncoespasmo, cianose, colapso vascular, coma, crises convulsivas, dermatite bolhosa, disfunção hepática, dor abdominal, edema pulmonar, epidermólise, eritema multiforme, exantema papular, hipoxemia, lesão pulmonar aguda relacionada à transfusão, leucopenia, pancitopenia, parada cardíaca, perda de consciência, rigidez, síndrome do desconforto respiratório agudo, síndrome da meningite asséptica, síndrome de Stevens-Johnson, teste de Coombs positivo, tremor, tromboembolia

Precauções: há relatos de disfunção renal associada a fatores de risco (idade > 65 anos, uso concomitante com agentes nefrotóxicos, insuficiência renal preexistente, DM, depleção de volume, sepse, paraproteinemia) – monitoração recomendada; pode ocorrer trombose, com risco aumentado para idosos, na imobilização prolongada, na presença de fatores de risco cardiovascular, nas condições de hipercoagulabilidade, na hiperviscosidade, com o uso concomitante a estrógenos e com histórico de trombose; em pacientes com DM, pode ocorrer falsa elevação de glicemia por causa da maltose presente na formulação; pode ocorrer disfunção renal grave relacionada à hemólise e à coagulação intravascular disseminada, especialmente com doses > 2 g/kg, tipo sanguíneo não O e inflamação ativa

Contraindicações: trombocitopenia grave ou qualquer problema de coagulação que desaconselhe as injeções IM; intolerância hereditária à frutose, incluindo crianças e neonatos cuja intolerância ainda não tenha sido estabelecida; hiperprolinemia; deficiência de IgA com anticorpos anti-IgA

Observações: reações adversas ocorrem em até 20% dos pacientes, desde leves, como calafrios e febre, até graves, como complicações anafiláticas, trombóticas, hematológicas ou neurológicas; podem ocorrer reações imediatas e tardias; pacientes devem ser mantidos em observação durante, pelo menos, 20 min após a administração do produto

indacaterol					
Onbrize®					60+
cap dura pó inal oral + inal 150 e 300 mcg	Precaução	Sem ajuste de dose	C	Uso criterioso	MPI? Não

Classificação terapêutica: medicamento utilizado na doença pulmonar obstrutiva crônica

Posologia:
- Doença pulmonar obstrutiva crônica: 75 mcg, via inalatória, 1x/dia

Função hepática: insuficiência hepática leve ou moderada – ajuste de dose não é necessário; disfunção hepática grave – não há informação disponível; uso com precaução

Função renal: insuficiência renal – ajuste de dose não é necessário

Interações medicamentosas: sem interações conforme a base de dados Micromedex

Reações adversas:
- Cardiovasculares: inchaço de língua, lábios e face
- Dermatológicas: urticária, erupção cutânea
- Respiratórias: dificuldade para respirar; broncoespasmo paradoxal (p. ex., dificuldade para respirar com chiado ou tosse); combinação de garganta inflamada, nariz escorrendo, nariz entupido, espirros, tosse e dor de cabeça com ou sem febre
- Gastrointestinal: dificuldade para engolir
- 1-10%: dor de cabeça; tontura; tosse; espasmos musculares; dor de garganta; sensação de pressão ou dor nas bochechas ou testa (sinusite); dor muscular; inchaço das mãos, tornozelos e pés; aperto no peito (problemas cardíacos); palpitações; sede excessiva; aumento da quantidade de urina; aumento do apetite com perda de peso; cansaço; alto nível de açúcar no sangue (sinais de diabete); nariz escorrendo; dor nos ossos e juntas; dor no peito; coceira; erupção cutânea

Precauções: broncoespasmo; episódio agudo de doença pulmonar obstrutiva crônica; comorbidades cardiovasculares, especialmente insuficiência coronariana, arritmias cardíacas, hipertensão; distúrbios convulsivos; uso concomitante com outros beta-2-agonistas de longa ação; tireotoxicose

Contraindicações: asma sem a utilização de medicamento de controle do problema em longo prazo

indapamida

Natrilix®, Natrilix SR®

drg 2,5 mg; comp rev lib prol 1,5 mg

 Precaução
 Com ajuste de dose
 C
 Contraindicado
 MPI? Não

Classificação terapêutica: diurético de teto baixo

Posologia:
- Edema: iniciar com 2,5 mg/dia; pode-se aumentar até 5 mg/dia; doses > 5 mg não estão associadas ao aumento dos benefícios terapêuticos e elevam risco de distúrbios hidroeletrolíticos
- Hipertensão: iniciar com 1,25 mg/dia, aumentando gradualmente até 5 mg/dia (habitual: 1,25-2,5 mg/dia)

Função hepática: pequenas alterações no equilíbrio de fluidos e eletrólitos – pode levar ao coma hepático; uso com precaução

Função renal: podem ocorrer vasculite cutânea (< 5%), angite necrotizante e vasculite; doença renal grave – pode ocorrer precipitação ou agravamento da azotemia; ajuste de dose ou suspensão da terapia podem ser necessárias

Interações medicamentosas: glicosídeos digitálicos (digoxina, deslanosídeo), sotalol, anti-inflamatórios não esteroidais (ácido acetilsalicílico, naproxeno, fenilbutazona, ácido mefenâmico, fenoprofeno, ibuprofeno, indometacina, piroxicam, diclofenaco, cetoprofeno, flurbiprofeno, cetorolaco, tenoxicam, etofenamato, dipirona, nimesulida, lornoxicam, acemetacina, propifenazona, meloxicam, celecoxibe, proglumetacina, rofecoxibe, dexcetoprofeno, parocoxibe, valdecoxibe, etoricoxibe, nepafenaco, loxoprofeno, lumiracoxibe, ácido tolfenâmico, nimesulida, ácido flufenâmico), lítio, ácido aminolevulínico

Reações adversas:
- Cardiovasculares: palpitação (5%), hipotensão ortostática, rubor
- Dermatológicas: erupção cutânea (5%), prurido (5%), urticária (5%)
- Neurológicas: cefaleia (< 5%), nervosismo (< 5%), inquietação (< 5%), sensação de desmaio (< 5%), sonolência (< 5%), tontura (< 5%), vertigem (< 5%), agitação, ansiedade, depressão, fadiga, lassidão, letargia, mal-estar
- Respiratória: rinorreia (< 5%)
- Musculoesqueléticas: fraqueza (≥ 5%), cãibras musculares, espasmos
- Gastrointestinais: anorexia, cólicas, constipação, diarreia, dor abdominal, irritação gástrica, náusea, perda de peso, ressecamento da boca, timpanismo, vômito
- Endócrinas e metabólicas: hiperglicemia (< 5%), hiperuricemia (< 5%), hipopotassemia
- Geniturinárias: glicosúria (< 5%), impotência (< 5%), redução da libido (< 5%), aumento da frequência miccional, noctúria, poliúria
- Ocular: turvamento da visão (< 5%)

(continua)

Precauções: uso concomitante com glicosídeos cardíacos aumenta o risco de complicações da hipopotassemia induzida pelo medicamento; uso concomitante com lítio; pode alterar a tolerância à glicose de pacientes com DM; pode ocorrer desequilíbrio de fluidos e eletrólitos; hiperuricemia ou gota podem ser precipitadas; aumento do risco de hipopotassemia com doses maiores, na cirrose grave e com o uso concomitante com corticosteroides ou hormônio adrenocorticotrófico; há relatos de hiponatremia grave com hipopotassemia, em particular de idosas – pode ser necessário ajuste da dose; terapia prolongada – podem ocorrer alterações patológicas na glândula paratireoide com hipercalcemia e hipofosfatemia; lúpus eritematoso sistêmico – pode ocorrer exacerbação ou ativação da doença

Contraindicação: anúria

indometacina

Indocid®

cap dura 25 e 50 mg; supos 100 mg

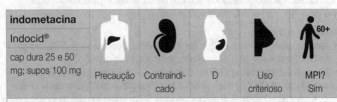

Precaução | Contraindicado | D | Uso criterioso | MPI? Sim

Classificação terapêutica: anti-inflamatório e antirreumático não esteroidal

Posologia:
- Estados inflamatórios: 25-50 mg/dose, 2-3x/dia; uso retal – 75-150 mg/dia, em 3-4 doses
- Prevenção de pancreatite após colangiopancreatografia retrógrada: 100 mg, via retal, imediatamente após procedimento
- Diminuir a dose em 25% em idosos

Função hepática: pode ocorrer disfunção hepática grave, incluindo icterícia, hepatite fulminante fatal, necrose do fígado e insuficiência hepática; uso com precaução

Função renal: doença renal grave – uso contraindicado; podem ocorrer necrose papilar renal e outras lesões renais – aumento do risco com o uso concomitante de inibidores da enzima conversora da angiotensina e diuréticos; desidratação considerável; insuficiência cardíaca; disfunção hepática; uso prolongado; comprometimento da função renal

(continua)

Interações medicamentosas: antidepressivos tricíclicos (nortriptilina, imipramina, amitriptilina, clomipramina), inibidores seletivos da recaptação de serotonina e norepinefrina (venlafaxina, sibutramina, duloxetina, desvenlafaxina), ciclosporina, inibidores seletivos da recaptação da serotonina (fluoxetina, fluvoxamina, paroxetina, sertralina, citalopram, escitalopram, vilazodona), *ginkgo*, vasopressina, ciprofloxacino, potássio, probenecida, heparina de baixo peso molecular (enoxaparina, dalteparina, nadroparina, bemiparina, reviparina), tacrolimo, metotrexato, triantereno, bumetanida, inibidores do receptor de angiotensina e inibidores da enzima conversora de angiotensina (captopril, enalapril, lisonopril, ramipril, quinapril, cilazapril, benazepril, fosinopril, perindopril, trandolapril, losartana, espirapril, irbesartana, valsartana, eprosartana, delapril, telmisartana, candesartana, olmesartana, azilsartana), gentamicina, betabloqueadores (propranolol, metoprolol, timolol, nadolol, pindolol, atenolol, labetalol, acebutolol, betaxolol, levobunolol, esmolol, carteolol, bisoprolol, sotalol, metipranolol, carvedilol, nevibolol)

Reações adversas:
- Neurológicas: cefaleia (12%), tontura (3-9%), depressão (< 3%), fadiga (< 3%), mal-estar (< 3%), sonolência (< 3%), vertigem (< 3%)
- Gastrointestinais: azia (3-9%); dispepsia (3-9%); dor epigástrica (3-9%); indigestão (3-9%); náusea (3-9%); constipação (< 3%); diarreia (< 3%); dor, cólicas e desconforto abdominal (< 3%); irritação retal (supos); tenesmo (supos); vômito
- Auditiva: zumbido (< 3%)

Precauções: doença cardiovascular conhecida ou fatores de risco; asma preexistente; distúrbios de coagulação; uso concomitante com AINH não recomendado; desidratação preexistente; aumento do risco de necrose renal papilar, lesão renal ou eventos gastrointestinais fatais espontâneos de pacientes idosos ou debilitados – descontinuação pode ser necessária; condições psiquiátricas (depressão, epilepsia, parkinsonismo)

Contraindicações: tratamento da dor perioperatória em ambiente de cirurgia de revascularização miocárdica; histórico de sangramento retal recente ou proctite (supos)

infliximabe					
Remicade®	Precaução	Sem informações	B	Uso criterioso	60+ MPI? Não
pó liof sol inj 100 mg					

Classificação terapêutica: imunossupressor

Posologia:
- Doença de Crohn, artrite psoriásica, artrite reumatoide, espondilite anquilosante, retocolite ulcerativa: 5 mg/kg, nas semanas 0, 2 e 6; e, então, a cada 8 semanas; doença de Crohn – dose pode ser aumentada até 10 mg/kg para pacientes inicialmente respondedores que evoluam com falha terapêutica; artrite reumatoide – dose deve ficar em 3-10 mg/kg, em combinação com metotrexato; espondilite anquilosante – pode ser administrada a cada 6-8 semanas
- Evitar para pacientes com insuficiência cardíaca de classes funcionais III e IV (New York Heart Association), portadores de neoplasias, doenças desmielinizantes e suspeita de infecções ativas

Função hepática: hepatotoxicidade (p. ex., insuficiência hepática aguda, icterícia, colestase, hepatite e hepatite autoimune) com ou sem transaminases elevadas; uso com precaução

Função renal: não há informações disponíveis

Administração parenteral (compatível – SF): reconstituir cada 100 mg com 10 mL de AD, evitando agitação forte e prolongada; a dose deve ser diluída em 250 mL, resultando em concentração de 0,4-4 mg/mL; infundir por pelo menos 2 h, utilizando equipamento para infus com filtro interno, estéril, não pirogênico, com baixa ligação a proteínas (poro ≤ 1,2 mcm)
Obs.: estabilidade de 3 h em TA e de 24 h em REF

Interações medicamentosas: sem interações conforme a base de dados Micromedex

Reações adversas (embora o perfil seja similar, a frequência de efeitos adversos pode variar com a doença):
- Cardiovascular: hipertensão arterial (7%)
- Dermatológicas: erupção cutânea (10%), prurido (7%)
- Hematológicas: anemia (11%), leucopenia (9%), neutropenia (7%)
- Neurológicas: cefaleia (18%), fadiga (9%), dor (8%), febre (7%), rubor (crianças com doença de Crohn: 9%)
- Respiratórias: infecção de vias aéreas superiores (32%), sinusite (14%), faringite (12%), tosse (12%), bronquite (10%), rinite (8%), dispneia (6%), reação alérgica do trato respiratório (crianças com doença de Crohn: 6%)
- Musculoesqueléticas: dorsalgia e lombalgia (8%), artralgia (1-8%), fratura óssea (crianças com doença de Crohn: 7%)
- Hepáticas: aumento de transaminases (risco maior com uso concomitante de metotrexato)
- Gastrointestinais: dor abdominal (12%; doença de Crohn: 26%), náusea (21%), diarreia (12%), dispepsia (10%), sangue nas fezes (10%)

(continua)

- Locais: reações infusionais (20%; grave: < 1%)
- Geniturinária: ITU (8%)
- Miscelânea: adultos com artrite reumatoide – desenvolvimento de anticorpos antinucleares (~ 50%), infecção (36%), desenvolvimento de anticorpos contra DNA de dupla hélice (17%); pacientes com doença de Crohn com doença fistulizante – desenvolvimento de novo absces-so (15%), moníliase (5%), crianças com doença de Crohn – infecções (56%; mais comuns com infusões administradas a cada 8 semanas que com infusões administradas a cada 12 semanas), infecção viral (8%), infecção bacteriana (6%), anticorpos contra o infliximabe (3%)

Precauções: infecção crônica, comorbidades recorrentes ou histórico de infecção oportunista – avaliar risco/benefício; infecções graves, tuber-culose ativa ou reativação de tuberculose latente podem ocorrer; não recomendado uso concomitante com abatacepte ou anakinra; doença pulmonar obstrutiva crônica moderada a grave e histórico de tabagismo; doenças desmielinizantes; idade > 65 anos; insuficiência cardíaca de início recente ou agravamento da preexistente; reações de hipersensibilidade graves podem ocorrer em até 2 h após a administração – descontinuar

Contraindicações: não iniciar o tratamento em pacientes com infecções ativas; insuficiência cardíaca congestiva moderada ou grave – não administrar doses > 5 mg/kg

Observações: fazer pré-medicação com anti-histamínicos antagonistas H1 e H2, paracetamol e corticosteroides para evitar reações infusionais

insulina asparte					
NovoRapid®; NovoRapid® FlexPen®; Novo-Rapid® Penfill	Com ajuste de dose	Com ajuste de dose	B	Compatível	MPI? Não
FA 10 mL (100 UI/mL); sistemas de aplicação pré-preenchidos (descartável) 3 mL; carpule 3 mL					

Classificação terapêutica: antidiabético

Posologia:
- Insulina de ação ultrarrápida e curta duração: aplicar imediatamente antes da refeição (5-10 min), com início de ação em 10-20 min, pico em 1-3 h e duração de 3-5 h; monitoração da glicemia deve ser feita no período de ação para definição da dose ideal, visando a inicialmente suprimir hipoglicemias
- Diabete tipo 1: habitual total – 0,5-1 UI/kg/dia, em doses divididas; não obesos – 0,4-0,6 UI/kg/dia; obesos – 0,8-1,2 UI/kg/dia; puberdade – doses maiores podem ser necessárias; a dose total de insulina diária deve ser composta de 50-75% de insulina NPH ou de longa duração, em 1-3 doses diárias; o restante total deve ser composto por insulina de ação rápida ou ultrarrápida
- Diabete tipo 2: iniciar com 0,2 UI/kg/dia de insulina de ação intermediária (geralmente, antes de dormir) ou longa, em combinação com antidiabéticos VO; gradualmente, realizar a transição para insulinização plena

Função hepática: pode ocorrer redução do metabolismo da insulina; ajustar a dose com base na resposta individual

Função renal: insuficiência renal – redução da excreção da insulina, ajustar a dose com base na resposta individual; períodos de declínio rápido da função renal – uso não recomendado

Administração parenteral: administração SC; pode ser administrada EV, usando sistemas de bombas apropriados para infusão de insulina e sem mistura com outros tipos da substância (bomba); EV – sistemas de infusão em concentrações de 0,05-1 UI/mL de insulina asparte em fluidos de SF, dextrose a 5% ou dextrose a 10%, incluindo KCl a 40 mmol/L, utilizando bolsas de polipropileno
Obs.: estabilidade de 24 h em TA

(continua)

insulina asparte

Interações medicamentosas: exenatida, saxagliptina, betabloqueadores (propranolol, metoprolol, timolol, nadolol, pindolol, atenolol, labetalol, acebutolol, betaxolol, levobunolol, esmolol, carteolol, bisoprolol, sotalol, metipranolol, carvedilol, nevibolol), agonistas receptor GLP-1 (lixisenatida, albuglutida, dulaglutida), inibidores da monoaminoxidase (tranilcipromina, selegilina, azul de metileno, furazolidona, moclobemida, linezolida, rasagilina), glucomannan, *psyllium*

Reações adversas:
- Cardiovasculares: palidez, palpitação, taquicardia
- Dermatológicas: hiperemia, urticária
- Neurológicas: cefaleia, confusão mental, fadiga, hipotermia, perda da consciência
- Musculoesqueléticas: fraqueza muscular, parestesia, tremor
- Gastrointestinais: fome, ganho de peso, náusea, perda da sensação labial
- Endócrinas e metabólicas: hipopotassemia, hipoglicemia
- Locais: atrofia ou hipertrofia do tecido adiposo subcutâneo, dor ou calor no local de injeção, edema, prurido, sensação de picada
- Oculares: presbiopia passageira ou turvamento da visão
- Miscelânea: alergia local, anafilaxia, diaforese, sintomas alérgicos sistêmicos

Precauções: mudança nos hábitos alimentares e do local de aplicação; exercício físico; uso concomitante com outros medicamentos (p. ex., betabloqueadores, glitazona); comorbidades; distúrbio emocional; estresse

Contraindicações: hipoglicemia

insulina degludeca Tresiba® 100 UI/mL, sistema de aplicação e refil contendo 3 mL	Com ajuste de dose	Com ajuste de dose	C	Uso criterioso	MPI? Não

Classificação terapêutica: antidiabético

Posologia:
- Diabete tipo 1: pacientes em início de insulinoterapia – dose inicial de ⅓ a ½ da dose diária total de insulina (regra para o total de dose diária: 0,2-0,4 U/kg), SC; total da dose diária remanescente administrado como insulina de curta ação e dividido entre cada refeição diária; pacientes insulinizados – iniciar com a mesma dose do total diário de insulina de longa ou média duração; dose de manutenção – dose SC em qualquer hora do dia; titular para efeito clínico com aumento de dose a cada 3 ou 4 dias caso necessário
- Diabete tipo 2: pacientes em início de insulinoterapia – dose inicial de 10 U, SC, 1x/dia; pacientes insulinizados – iniciar com a mesma dose do total diário de insulina de longa ou média duração; dose de manutenção – dose SC em qualquer hora do dia; titular para efeito clínico com aumento de dose a cada 3 ou 4 dias caso necessário

Função hepática: monitorar possível aumento da glicose no sangue; ajuste de dose se necessário

Função renal: monitorar possível aumento da glicose no sangue; ajuste de dose se necessário

Ajuste de dose (pacientes geriátricos): terapia inicial conservadora; depois, incrementar e manter a dosagem

Interações medicamentosas: exenatida, saxagliptina, betabloqueadores (propranolol, metoprolol, timolol, nadolol, pindolol, atenolol, labetalol, acebutolol, betaxolol, levobunolol, esmolol, carteolol, bisoprolol, sotalol, metipranolol, carvedilol, nevibolol), agonistas receptor GLP-1 (lixisenatida, albuglutida, dulaglutida), inibidores da monoaminoxidase (tranilcipromina, selegilina, azul de metileno, furazolidona, moclobemida, linezolida, rasagilina)

Reações adversas:
- Cardiovasculares: edema, parada cardíaca
- Endócrinas e metabólicas: hipoglicemia (diabete tipo 1, 93-99,4%; diabete tipo 2, 28,5-80,9%), hipopotassemia
- Imunológica: reação de hipersensibilidade
- Dermatológica: reação no local de injeção (3,8%)
- Gastrointestinais: diarreia (6,3%), gastroenterite (5,1%)
- Neurológica: cefaleia (8,8-11,8%)
- Respiratórias: nasofaringite (12,9-23,9%), sinusite (5,1%), infecções respiratórias do trato superior (8,4-11,9%)

(continua)

Precauções: retenção de fluidos pode ocorrer com o uso concomitante de diuréticos tiazídicos, podendo causar insuficiência cardíaca congestiva – recomenda-se monitoração e redução de dose ou descontinuação do tratamento podem ser requeridas; mudança do tipo de insulina, fabricante ou método pode afetar o controle glicêmico – recomenda-se monitoração; hipoglicemia tem sido reportada e pode causar convulsões ou morte – risco aumentado com mudanças no padrão de refeições, mudanças em atividades físicas ou mudanças de medicações concomitantes, recomenda-se monitoração; hipopotassemia pode ocorrer e possivelmente levar à paralisia respiratória, arritmia ventricular e morte – recomenda-se monitoração; podem ocorrer reações alérgicas generalizadas graves, incluindo anafilaxia – descontinuar uso; hipoglicemia pode afetar a habilidade de concentração e o tempo de reação/resposta

Erro medicamentoso: misturas acidentais entre produtos basais de insulina e outras insulinas têm sido reportadas; sempre checar a etiqueta antes da injeção

Contraindicações: episódios de hipoglicemia; hipersensibilidade a qualquer um dos componentes

insulina detemir					
Levemir®, Levemir® Flexpen®, Levemir® Penfill®	Com ajuste de dose	Com ajuste de dose	A	Compatível	MPI? Não
sistemas de aplicação pré-preenchidos (descartável) 3 mL; carpule 3 mL					

Classificação terapêutica: antidiabético

Posologia:
- Insulina de ação longa: tem tempo de absorção mais lento e prolongado em comparação com a NPH; a duração da ação é dose-dependente, podendo ser administrada 1-2x/dia para compor a etapa "basal" da insulinização plena; tem início de ação em 60-120 min, efeito máximo a partir de 3-4 h e duração de até 24 h; pode ser convertida diretamente a partir da dose de insulina NPH, com relação 1:1
- Diabete tipo 1: habitual total – 0,5-1 UI/kg/dia; não obesos – 0,4-0,6 UI/kg/dia; obesos – 0,8-1,2 UI/kg/dia; puberdade – doses maiores podem ser necessárias; a dose total de insulina diária deve ser composta de 50-75% de insulina NPH ou de longa duração, em 1-3 doses diárias; o restante da dose total deve ser composto por insulina de ação rápida ou ultrarrápida
- Diabete tipo 2: iniciar com 0,2 UI/kg/dia, antes de dormir, em combinação com antidiabéticos VO; gradualmente, realizar transição para insulinização plena

(continua)

Função hepática: insuficiência hepática – redução do metabolismo da insulina, ajustar a dose com base na resposta individual; períodos de declínio rápido da função hepática – uso não recomendado

Função renal: insuficiência renal – redução do metabolismo da insulina, ajustar a dose com base na resposta individual; períodos de declínio rápido da função renal – uso não recomendado

Administração parenteral: contraindicada a administração EV

Interações medicamentosas: exenatida, saxagliptina, betabloqueadores (propranolol, metoprolol, timolol, nadolol, pindolol, atenolol, labetalol, acebutolol, betaxolol, levobunolol, esmolol, carteolol, bisoprolol, sotalol, metipranolol, carvedilol, nebibolol), agonistas receptor GLP-1 (lixisenatida, albuglutida, dulaglutida), inibidores da monoaminoxidase (tranilcipromina, selegilina, azul de metileno, furazolidona, moclobemida, linezolida, rasagilina)

Reações adversas:
- Cardiovasculares: palidez, palpitação, taquicardia
- Dermatológicas: hiperemia, urticária
- Neurológicas: cefaleia, confusão mental, fadiga, hipotermia, perda da consciência
- Musculoesqueléticas: fraqueza muscular, parestesia, tremor
- Gastrointestinais: fome, ganho de peso, náusea, perda da sensação labial
- Oculares: presbiopia passageira ou turvamento da visão
- Endócrinas e metabólicas: hipopotassemia, hipoglicemia
- Locais: atrofia ou hipertrofia do tecido adiposo subcutâneo, dor ou calor no local de injeção, edema, prurido, sensação de picada
- Miscelânea: alergia local, anafilaxia, diaforese, sintomas alérgicos sistêmicos

Precauções: mudança nos hábitos alimentares e do local de aplicação; exercício físico; uso concomitante com outros medicamentos (p. ex., betabloqueadores, glitazona); bomba de infusão de insulina; administração EV; administração IM não recomendada; aumento do risco de hipoglicemia grave

Contraindicações: hipersensibilidade à insulina ou a outro componente da fórmula

insulina glargina					
Lantus® frasco ampola; Lantus® Solostar®; Lantus® refil	Com ajuste de dose	Com ajuste de dose	C	Compatível	MPI? Não
FA 10 mL (100 UI/ mL); caneta descartável preenchida 3 mL; refil caneta 3 mL					

Classificação terapêutica: antidiabético

Posologia:
- Insulina de longa duração: equivalente em potência à NPH, mas apresenta início de ação lento, sem pico e com longa atividade; para a conversão a partir de insulina NPH, caso a NPH venha sendo administrada em dose única diária, pode ser substituída em relação 1:1; caso esteja sendo usada 2x/dia, empregar 80% da dose diária de NPH na forma de insulina glargina, 1x/dia (redução de 20% na dose total)
- Diabete tipo 1: habitual total – 0,5-1 UI/kg/dia; não obesos – 0,4-0,6 UI/kg/dia; obesos – 0,8-1,2 UI/kg/dia; puberdade – doses maiores podem ser necessárias; a dose total de insulina diária deve ser composta de 50-75% de NPH ou de longa duração, em 1-3 doses diárias; o restante da dose total deve ser composto por insulina de ação rápida ou ultrarrápida
- Diabete tipo 2: iniciar com 0,2 UI/kg/dia, antes de dormir, em combinação com antidiabéticos VO; gradualmente, realizar transição para insulinização plena

Função hepática: insuficiência hepática – redução do metabolismo da insulina, ajustar a dose com base na resposta individual; períodos de declínio rápido da função hepática – uso não recomendado

Função renal: insuficiência renal – redução do metabolismo da insulina, ajustar a dose com base na resposta individual; períodos de declínio rápido da função renal – uso não recomendado

Interações medicamentosas: exenatida, saxagliptina, betabloqueadores (propranolol, metoprolol, timolol, nadolol, pindolol, atenolol, labetalol, acebutolol, betaxolol, levobunolol, esmolol, carteolol, bisoprolol, sotalol, metipranolol, carvedilol, nevibolol), agonistas receptor GLP-1 (lixisenatida, albuglutida, dulaglutida), inibidores da monoaminoxidase (tranilcipromina, selegilina, azul de metileno, furazolidona, moclobemida, linezolida, rasagilina), glucomannan, *psyllium*

Reações adversas:
- Cardiovasculares: palidez, palpitação, taquicardia
- Dermatológicas: hiperemia, urticária
- Neurológicas: cefaleia, confusão mental, fadiga, hipotermia, perda da consciência

(continua)

- Musculoesqueléticas: fraqueza muscular, parestesia, tremor
- Gastrointestinais: fome, ganho de peso, náusea, perda da sensação labial
- Endócrinas e metabólicas: hipopotassemia, hipoglicemia
- Oculares: presbiopia passageira ou turvamento da visão
- Locais: atrofia ou hipertrofia do tecido adiposo subcutâneo, dor ou calor no local de injeção, edema, prurido, sensação de picada
- Miscelânea: alergia local, anafilaxia, diaforese, sintomas alérgicos sistêmicos

Precauções: população idosa; comorbidades; estresse; distúrbios emocionais; administração EV; diluição ou mistura com outras insulinas e soluções e uso de bomba de infusão, pois aumenta o risco de hipoglicemia grave

Contraindicações: hipersensibilidade à insulina glargina; idade < 6 anos

insulina glulisina					
Apidra® frasco ampola; Apidra® Solostar®, Apidra® refil	Com ajuste de dose	Com ajuste de dose	C	Compatível	MPI? Não
FA 10 mL (100 UI/mL); caneta descartável preenchida 3 mL, refil caneta 3 mL					

Classificação terapêutica: antidiabético

Posologia:
- Insulina de curta duração: administrar com as refeições (até 15 min antes ou imediatamente após a alimentação); em comparação com a insulina regular, tem início de ação mais rápido e duração mais curta (início da ação: 30 min, pico: 40-50 min; duração: 4-5 h)
- Diabete tipo 1: habitual total – 0,5-1 UI/kg/dia; não obesos – 0,4-0,6 UI/kg/dia; obesos – 0,8-1,2 UI/kg/dia; puberdade – doses maiores podem ser necessárias; a dose total de insulina diária deve ser composta de 50-75% de insulina NPH ou de longa duração, em 1-3 doses diárias; o restante da dose total deve ser composto por insulina de ação rápida ou ultrarrápida
- Diabete tipo 2: iniciar com 0,2 UI/kg/dia, em combinação com antidiabéticos VO; gradualmente, realizar transição para insulinização plena

Função hepática: insuficiência hepática – redução do metabolismo da insulina, ajustar a dose com base na resposta individual; períodos de declínio rápido da função hepática – uso não recomendado

(continua)

Função renal: insuficiência renal – redução do metabolismo da insulina, ajustar a dose com base na resposta individual; períodos de declínio rápido da função renal – uso não recomendado

Administração parenteral (administração EV): utilizar apenas bolsas de PVC e administrar em até 48 h; diluir com SF em concentração de 0,05-1 UI/mL; não misturar com outra insulina; não administrar IM

Interações medicamentosas: exenatida, saxagliptina, betabloqueadores (propranolol, metoprolol, timolol, nadolol, pindolol, atenolol, labetalol, acebutolol, betaxolol, levobunolol, esmolol, carteolol, bisoprolol, sotalol, metipranolol, carvedilol, nebivolol), agonistas receptor GLP-1 (lixisenatida, albuglutida, dulaglutida), inibidores da monoaminoxidase (tranilcipromina, selegilina, azul de metileno, furazolidona, moclobemida, linezolida, rasagilina), glucomannan, *psyllium*

Reações adversas:
- Cardiovasculares: palidez, palpitação, taquicardia
- Dermatológicas: hiperemia, urticária
- Neurológicas: cefaleia, confusão mental, fadiga, hipotermia, perda da consciência

- Musculoesqueléticas: fraqueza muscular, parestesia, tremor
- Gastrointestinais: fome, ganho de peso, náusea, perda da sensação labial
- Oculares: presbiopia passageira ou turvamento da visão
- Endócrinas e metabólicas: hipopotassemia, hipoglicemia
- Locais: atrofia ou hipertrofia do tecido adiposo subcutâneo, dor ou calor no local de injeção, edema, prurido, sensação de picada
- Miscelânea: alergia local, anafilaxia, diaforese, sintomas alérgicos sistêmicos

Precauções: mudança nos hábitos alimentares, do local de aplicação e exercícios físicos; uso concomitante com outros medicamentos (p. ex., betabloqueadores, glitazona) ou álcool; comorbidades; distúrbio emocional; estresse

Contraindicações: hipoglicemia

insulina lispro					
Humalog®; Humalog® Kwik-Pen; Humalog® Mix	Com ajuste de dose	Com ajuste de dose	B	Compatível	MPI?
FA 10 mL (100 UI/mL); refil 3 mL; caneta descartável preenchida 3 mL					Não

Classificação terapêutica: antidiabético

Posologia:
- Insulina de curta duração: administrar com as refeições (preferencialmente, 15 min antes); em comparação com a insulina regular, tem início de ação mais rápido e duração mais curta (início de ação: 15 min, pico: 30-90 min, duração: 5-8 h)
- Diabete tipo 1: habitual total – 0,5-1 UI/kg/dia; não obesos – 0,4-0,6 UI/kg/dia; obesos – 0,8-1,2 UI/kg/dia; puberdade – doses maiores podem ser necessárias; a dose total de insulina diária deve ser composta de 50-75% de insulina NPH ou de longa duração, em 1-3 doses diárias; o restante da dose total deve ser composto por insulina de ação rápida ou ultrarrápida
- Diabete tipo 2: iniciar com 0,2 UI/kg/dia, em combinação com antidiabéticos VO; gradualmente, realizar transição para insulinização plena

Função hepática: insuficiência hepática – redução do metabolismo da insulina, ajustar a dose com base na resposta individual; períodos de declínio rápido da função hepática – uso não recomendado

Função renal: insuficiência renal – redução do metabolismo da insulina, ajustar a dose com base na resposta individual; períodos de declínio rápido da função renal – uso não recomendado

Administração parenteral: administrar SC ou por infusão EV exclusivamente; não administrar IM

Interações medicamentosas: exenatida, saxagliptina, betabloqueadores (propranolol, metoprolol, timolol, nadolol, pindolol, atenolol, labetalol, acebutolol, betaxolol, levobunolol, esmolol, carteolol, bisoprolol, sotalol, metipranolol, carvedilol, nevibolol), agonistas receptor GLP-1 (lixisenatida, albuglutida, dulaglutida), inibidores da monoaminoxidase (tranilcipromina, selegilina, azul de metileno, furazolidona, moclobemida, linezolida, rasagilina), glucomannan, *psyllium*

Reações adversas:
- Cardiovasculares: palidez, palpitação, taquicardia
- Dermatológicas: hiperemia, urticária
- Neurológicas: cefaleia, confusão mental, fadiga, hipotermia, perda da consciência
- Musculoesqueléticas: fraqueza muscular, parestesia, tremor

(continua)

insulina lispro

- Gastrointestinais: fome, ganho de peso, náusea, perda da sensação labial
- Endócrinas e metabólicas: hipopotassemia, hipoglicemia
- Oculares: presbiopia passageira ou turvamento da visão
- Locais: atrofia ou hipertrofia do tecido adiposo subcutâneo, dor ou calor no local de injeção, edema, prurido, sensação de picada
- Miscelânea: alergia local, anafilaxia, diaforese, sintomas alérgicos sistêmicos

Precauções: mudanças de rotina diária, estresse, doença grave, exercício físico, no padrão das refeições ou medicações concomitantes (p. ex., glitazona, betabloqueadores, clonidina, guanetidina, reserpina), em pacientes que tomam insulina EV concomitantemente a medicamentos que causam hipopotassemia que pode levar a parada cardiorrespiratória, arritmia ventricular e morte

Contraindicação: hipoglicemia

insulina NPH					
Humulin N®; Humulin® refil; Novolin N®; Novolin® penfill FA 10 mL (100 UI/mL); refil 3 mL	Com ajuste de dose	Com ajuste de dose	B	Compatível	MPI? Não

Classificação terapêutica: antidiabético

Posologia:
- Insulina de ação intermediária: monitoração da glicemia recomendada no período de ação para definição da dose ideal, visando a inicialmente suprimir hipoglicemias (início de ação: 2-4 h, pico: 4-12 h, duração de ação: 18-24 h)
- Diabete tipo 1: habitual total – 0,5-1 UI/kg/dia, em doses divididas; não obesos – 0,4-0,6 UI/kg/dia; obesos – 0,8-1,2 UI/kg/dia; puberdade – doses maiores podem ser necessárias; a dose total de insulina diária deve ser composta de 50-75% de insulina NPH ou de longa duração, em 1-3 doses diárias; o restante da dose total deve ser composto por insulina de ação rápida ou ultrarrápida
- Diabete tipo 2: iniciar com 0,2 UI/kg/dia, antes de dormir, em combinação com antidiabéticos VO; gradualmente, realizar transição para insulinização plena

Função hepática: insuficiência hepática – redução do metabolismo da insulina, ajustar a dose com base na resposta individual; períodos de declínio rápido da função hepática – uso não recomendado

Função renal: insuficiência renal – redução do metabolismo da insulina, ajustar a dose com base na resposta individual; períodos de declínio rápido da função renal – uso não recomendado

Administração parenteral: exclusivamente SC

(continua)

Interações medicamentosas: exenatida, saxagliptina, betabloqueadores (propranolol, metoprolol, timolol, nadolol, pindolol, atenolol, labetalol, acebutolol, betaxolol, levobunolol, esmolol, carteolol, bisoprolol, sotalol, metipranolol, carvedilol, nevibolol), agonistas receptor GLP-1 (lixisenatida, albuglutida, dulaglutida), inibidores da monoaminoxidase (tranilcipromina, selegilina, azul de metileno, furazolidona, moclobemida, linezolida, rasagilina), glucomannan, *psyllium*

Reações adversas:
- Cardiovasculares: palidez, palpitação, taquicardia
- Dermatológicas: hiperemia, urticária
- Neurológicas: cefaleia, confusão mental, fadiga, hipotermia, perda da consciência
- Musculoesqueléticas: fraqueza muscular, parestesia, tremor
- Gastrointestinais: fome, ganho de peso, náusea, perda da sensação labial

- Oculares: presbiopia passageira ou turvamento da visão
- Endócrinas e metabólicas: hipopotassemia, hipoglicemia
- Locais: atrofia ou hipertrofia do tecido adiposo subcutâneo, dor ou calor no local de injeção, edema, prurido, sensação de picada
- Miscelânea: alergia local, anafilaxia, anticorpos contra a NPH (sem alteração na eficácia), diaforese, sintomas alérgicos sistêmicos

Precauções: mudança nos hábitos alimentares, do local de aplicação e exercício físico; doença tireoidiana, hipofisária, adrenal; consumo de álcool; infecção; febre; desidratação; trauma; cirurgia; estresse

Contraindicações: hipoglicemia; aplicações IM e EV

insulina NPH

insulina regular					
Humulin R®; Humulin R® refil					60+
FA 10 mL (100 UI/mL); refil 3 mL	Ajuste de dose	Ajuste de dose	B	Compatível	MPI? Não

Classificação terapêutica: antidiabético

Posologia:
- Insulina de curta duração: administração 30 min antes da refeição (início da ação: 10-30 min, pico: 1-3 h)
- Diabete tipo 1: habitual total – 0,5-1 UI/kg/dia, em doses divididas; não obesos – 0,4-0,6 UI/kg/dia; obesos – 0,8-1,2 UI/kg/dia; puberdade – doses maiores podem ser necessárias; a dose total de insulina diária deve ser composta de 50-75% de insulina NPH ou de longa duração, em 1-3 doses; o restante da dose total deve ser composto por insulina de ação rápida ou ultrarrápida
- Diabete tipo 2: iniciar com 0,2 UI/kg/dia, em combinação com antidiabéticos VO; gradualmente, realizar transição para insulinização plena
- Cetoacidose diabética: administração EV até correção da acidose e da cetonemia, de 0,1 UI/kg, EV, em *bolus*, seguido de infusão contínua de 0,1-0,14 UI/kg/h; caso glicemia caia para < 50 mg/dL na última hora, dobrar a taxa de infusão da insulina até que a glicemia reduza para 50-75 mg/dL/h e, assim que atingir 250 mg/dL, diminuir a infusão para 0,05-0,1 UI/kg/h, mantendo a bomba até que a acidose se resolva; após suspensão da bomba, permitir que o paciente coma e modificar esquema para SC
- Estado hiperosmolar hiperglicêmico: 0,1 UI/kg, EV, em *bolus*, seguido de infusão contínua de 0,1-0,14 UI/kg/h; caso a glicemia não caia pelo menos 10% na 1ª h, administrar novo *bolus* de 0,14 UI/kg; aumentar a infusão até que a glicemia caia para 50-70 mg/dL/h; quando a glicemia atingir 300 mg/dL, diminuir a dose para 0,02-0,05 UI/kg/h, mantendo a bomba até que se resolvam as alterações de estado mental e a hiperosmolalidade
- Hiperglicemias de pacientes criticamente doentes: infusão EV contínua, objetivando glicemia < 150-180 mg/dL; evitar hipoglicemias (≤ 70 mg/dL)
- Hiperpotassemia: EV – 10 UI com 25 g de glicose (50 mL de G50%) em 15-30 min; assim que estabilizar o paciente considerar outras medidas para remoção/excreção de potássio

Função hepática: insuficiência hepática – redução do metabolismo da insulina, ajustar a dose com base na resposta individual; períodos de declínio rápido da função hepática – uso não recomendado

Função renal: insuficiência renal – redução do metabolismo da insulina, ajustar a dose com base na resposta individual; períodos de declínio rápido da função renal – uso não recomendado

(continua)

Administração parenteral: pode ser administrada SC, IM e EV; aplicação em sistema de infusão em bolsas de PVC – infundir em SF na concentração de 0,1-1 UI/mL (estabilidade: 48 h em REF; pode ser administrada em TA por até 48 h adicionais); aplicação em sistemas de infusão em bolsas de polipropileno – infundir em SF, água glicosada a 5%, água glicosada a 10% com 40 mmol/L de cloreto de potássio na concentração de 0,5-1 UI/mL (estabilidade: 24 h em TA)

Interações medicamentosas: exenatida, saxagliptina, betabloqueadores (propranolol, metoprolol, timolol, nadolol, pindolol, atenolol, labetalol, acebutolol, betaxolol, levobunolol, esmolol, carteolol, bisoprolol, sotalol, metipranolol, carvedilol, nevibolol), agonistas receptor GLP-1 (lixisenatida, albuglutida, dulaglutida), inibidores da monoaminoxidase (tranilcipromina, selegilina, azul de metileno, furazolidona, moclobemida, linezolida, rasagilina), glucomannan, *psyllium*

Reações adversas:
- Cardiovasculares: palidez, palpitação, taquicardia
- Dermatológicas: hiperemia, urticária
- Neurológicas: cefaleia, confusão mental, fadiga, hipotermia, perda da consciência
- Musculoesqueléticas: fraqueza muscular, parestesia, tremor
- Gastrointestinais: fome, ganho de peso, náusea, perda da sensação labial
- Endócrinas e metabólicas: hipopotassemia, hipoglicemia
- Oculares: presbiopia passageira ou turvamento da visão
- Locais: atrofia ou hipertrofia do tecido adiposo subcutâneo, dor ou calor no local de injeção, edema, prurido, sensação de picada
- Miscelânea: alergia local, anafilaxia, anticorpos contra a insulina regular, diaforese, sintomas alérgicos sistêmicos

Precauções: uso concomitante com drogas que causem hipopotassemia; mudanças na alimentação, exercício físico, de fabricante ou do local de aplicação; doença aguda; estresse; distúrbios emocionais

Contraindicação: hipoglicemia

insulina regular

interferona

Interferon® alfa-2B; Roferon-A®

FA 1.000.000, 3.000.000, 5.000.000 e 10.000.000 UI; FA 3.000.000, 4.500.000 e 9.000.000 UI

Contraindicado	Precaução	C	Uso criterioso	MPI? Não

Classificação terapêutica: imunoestimulante

Posologia:
- Hepatite B crônica: IM ou SC – 5.000.000 UI/dia ou 10.000.000 UI, 3x/semana, por 16 semanas
- Hepatite C crônica: IM ou SC – 3.000.000 UI, 3x/semana, por 16 semanas; caso não ocorra normalização da ALT, continuar o tratamento, se tolerado, por 18-24 meses
- Leucemia de células pilosas: SC – 2.000.000 UI/m², 3x/semana, por até 6 meses
- Linfoma (folicular): SC – 5.000.000 UI, 3x/semana, por até 18 meses
- Melanoma maligno: indução – 20.000.000 UI/m², EV, por 5 dias consecutivos por semana, durante 4 semanas, seguidos de dose de manutenção de 10.000.000 UI/m², SC, 3x/semana, por 48 semanas
- Sarcoma de Kaposi relacionado à aids: IM ou SC – 30.000.000 UI/m², 3x/semana; continuar até regressão da doença ou resposta máxima após 16 semanas
- Condiloma acuminado: intralesão – 1.000.000 UI/lesão, até 5 lesões por tratamento, 3x/semana, em dias alternados, durante 3 semanas; pode-se repetir tratamento após 12-16 semanas

Função hepática: podem ocorrer sensibilidade hepática (5%), hepatomegalia (3%) e aumento do TP (3%); Child-Pugh classes B e C – uso contraindicado; doenças hepáticas mal compensadas – risco aumentado de ascite, insuficiência hepática ou morte

Função renal: ClCr < 50 mL/min – aumento do risco de toxicidade; uso com precaução

Administração parenteral: Interferon® alfa-2A – administrar apenas SC; a dose deve ser de administração única e máxima de 36.000.000 UI/dia; Interferon® alfa-2B – pode ser administrada SC, IM, intralesional ou EV; soluções prontas para injeção não devem ser diluídas, e a EV não é recomendada; reconstituir em 1 mL de AD e administrar a dose desejada por SC, IM ou via intralesional; administração EV – diluir a dose desejada em 100 mL de SF (concentração mínima de 100.000 UI/mL) e infundir em 20 min

(continua)

Interações medicamentosas: vacinas de vírus vivo (bacilo Calmette-Guérin, vacina rubéola, vacina caxumba, vacina poliomielite, vacina sarampo, vacina influenza, vacina catapora [varicela], vacina febre amarela, vacina febre tifoide, vacina adenovírus tipo 4, vacina adenovírus tipo 7, vacina rotavírus), colchicina, enalapril, captopril, aldesleucina, teofilina

Reações adversas:

- Cardiovasculares: dor torácica (13%), edema periférico (9%), hipertensão arterial (5%), taquicardia (4%), palpitação (3%)
- Dermatológicas: alopecia (14%), prurido (14%), erupção cutânea (13%), equimoses (6%), eritema (6%), ressecamento da pele (6%), feridas (4%)
- Hematológicas: granulocitopenia (23%), trombocitopenia (19%), leucopenia (15%), anemia (1-2%)
- Neurológicas: cefaleia (82%), fadiga (69%), febre (61%), insônia (39%), nervosismo (31%), depressão (26%), tontura (22%), ansiedade (19%), labilidade emocional (12%), mal-estar (11%), amnésia (10%), hipoestesia (10%), pensamento anormal (8%), agitação (6%), confusão mental (4%), sonolência (4%), apatia (2%), hiperestesia (2%)
- Respiratórias: faringite (34%), infecção de vias aéreas superiores (31%), tosse (22%), sinusite (17%), rinite (13%), congestão do trato respiratório (12%), congestão do trato respiratório superior (10%), epistaxe (8%), dispneia (7%), bronquite (6%)
- Musculoesqueléticas: mialgia (58%), rigidez (57%), dor no corpo (54%), artralgia (51%), dorsalgia ou lombalgia (42%), dor em extremidades (26%), cervicalgia (14%), dor esquelética (14%), parestesia (13%), fraqueza (9%), hipertonia (7%), distúrbios musculoesqueléticos (4%)
- Gastrointestinais: dor abdominal (41%), náusea (40%), diarreia (29%), anorexia (24%), dispepsia (21%), vômito (12%), constipação (9%), flatulência (8%), odontalgia (7%), hemorroidas (6%), redução da sialorreia (6%), perda de peso (5%), alteração do paladar (3%), estomatite (3%), gengivite (2%)
- Endócrinas e metabólicas: fogachos (13%), anormalidades de provas da função tireoidiana (9%), dismenorreia (9%), aumento de TG (6%), distúrbios menstruais (6%), redução da libido (5%), hipotireoidismo (4%), menorragia (3%)
- Geniturinárias: vaginite (8%), moniliase genital (2%)
- Oculares: conjuntivite (8%), oftalmalgia (5%), anormalidades da visão (3%)
- Locais: eritema no local da injeção (23%), dor no local da injeção (9%), dor no local do acesso (8%), equimoses no local da injeção (6%)
- Miscelânea: síndrome similar à gripe (15%), aumento da diaforese (12%), reação alérgica (7%), linfadenopatia (6%), linfocitose (5%), infecção (3%)
- Auditivas: zumbido (6%), otalgia (5%), otite (2%)

(continua)

Precauções: pode causar ou agravar eventos neuropsiquiátricos (suicídio, ideação suicida ou homicida, depressão, comportamento agressivo); uso concomitante com outros agentes conhecidos por causar mielossupressão; doença cardíaca ou histórico de doença cardíaca; hipertrigliceridemia; histórico de doença autoimune ou mielossupressão; DM; epilepsia e/ou função do SNC comprometida; distúrbios oftalmológicos; anormalidades da tireoide preexistentes; distúrbios respiratórios

Contraindicações: hepatite autoimune; hemoglobinopatias; doença hepática descompensada

Observações: considerar pré-medicação com paracetamol e antieméticos para evitar efeitos adversos

iodeto de potássio					60+
Iodeto de potássio®					
xpe 100 mg/5 mL	Sem informações	Contraindicado	X	Contraindicado	MPI? Não

Classificação terapêutica: expectorante

Posologia:
- Bloqueio tireoidiano após exposição à radiação nuclear: 130 mg, 1x/dia, por 10-14 dias
- Preparo para tireoidectomia: 50-100 mg, 3x/dia, por 10 dias antes da cirurgia

Função hepática: não há informações disponíveis

Função renal: doença renal – uso contraindicado

Interações medicamentosas: sem interações conforme a base de dados Micromedex

Reações adversas:
- Cardiovascular: arritmia cardíaca
- Gastrointestinal: irritação gastrointestinal
- Miscelânea: hipersensibilidade aguda tipo doenças do soro, iodismo caracterizado por febre, parotidite e erupção cutânea
- Endócrina e metabólica: hiperpotassemia

Precauções: bronquite aguda; doença de Addison; desidratação; doença autoimune da tireoide; hipertireoidismo; tuberculose

Contraindicações: bócio induzido por iodo

irbesartana

Aprovel®

comp 75, 150 e 300 mg

Sem informações	Contraindicado	D	Contraindicado	MPI? Não

Classificação terapêutica: antagonista da angiotensina II, simples

Posologia:
- Hipertensão: 150-300 mg, 1x/dia (alvo: 300 mg/dia)
- Nefropatia diabética ou hipertensiva (alvo: 300 mg/dia)

Função hepática: não há informações disponíveis

Função renal: hemodiálise – dose inicial de 75 mg/dia; ClCr < 50 mL/min – uso concomitante com alisquireno contraindicado

Ajuste de dose (pacientes com depleção de sal ou volume): iniciar com 75 mg, VO, 1x/dia

Interações medicamentosas: alisquireno, inibidores da enzima conversora de angiotensina (captopril, enalapril, lisinopril, ramipril, quinapril, benazepril, fosinopril, perindopril, trandolapril), inibidores do receptor de angiotensina e inibidores da enzima conversora de angiotensina (captopril, enalapril, lisonopril, ramipril, quinapril, cilazapril, benazepril, fosinopril, perindopril, trandolapril, losartana, espirapril, irbesartana, valsartana, eprosartana, delapril, telmisartana, candesartana, olmesartana, azilsartana)

Reações adversas:
- Cardiovascular: hipotensão ortostática (nefropatia diabética: 5%)
- Neurológicas: tontura (nefropatia diabética: 10%), fadiga (4%)
- Respiratórias: infecção de vias aéreas superiores (9%), tosse (2,8%; placebo: 2,7%)
- Gastrointestinais: diarreia (3%), dispepsia (2%)
- Endócrina e metabólica: hiperpotassemia (nefropatia diabética: 19%; raramente observada em pacientes com hipertensão arterial)

Precauções: uso concomitante com outros agentes que afetem o sistema renina-angiotensina-aldosterona – aumento do risco de hipotensão, hiperpotassemia e alterações na função renal; insuficiência cardíaca congestiva grave – oligúria, azotemia progressiva, injúria renal aguda e morte foram relatados com drogas que agem da mesma forma; hipotensão sintomática pode ocorrer; estenose da artéria renal bilateral ou unilateral – aumentos de creatinina sérica e ureia foram relatados; pacientes com depleção de sal (p. ex., diurese vigorosa ou hemodiálise) – risco aumentado de hipotensão

Contraindicação: uso concomitante com alisquireno em pacientes com diabete

isoconazol					
Gyno-icaden®; Icaden® crem vag 10 mg/g, ovul 600 mg; crem derm 10 mg/g; sol tópica 10 mg/mL; spr 10 mg/mL	Sem informações	Sem informações	Sem informações	Sem informações	MPI? Não

Classificação terapêutica: anti-infeccioso e antisséptico

Posologia:
- Micoses vulvovaginais: aplicação vaginal por 7 dias consecutivos
- Vulvovaginites: aplicar a medicação na genitália externa, 2x/dia, por 7 dias
- Balanites micóticas: aplicar sobre a glande e a face interna do prepúcio, 2x/dia, por 7 dias
- Infecções fúngicas da pele: aplicação tópica 1x/dia, por 4 semanas

Interações medicamentosas: sem interações conforme a base de dados Micromedex

Reações adversas:
- Dermatológicas: irritação da mucosa vaginal, prurido, ardor, eritema ou vesiculação; reações alérgicas cutâneas

Precauções: pode ocorrer sensibilidade cruzada com miconazol, econazol e tioconazol

isotretinoína

Roacutan®, Isotrex®

cap mole 10 e 20 mg; crem derm e gel 0,5 mg/g

Com ajuste de dose	Sem informações	X	Contraindicado	MPI? Não

Classificação terapêutica: preparado antiacneico

Posologia:
- Acne grave: 0,5-1 mg/kg/dia, em 2 doses diárias, por 15-20 semanas; pode-se fazer curso mais curto de tratamento caso as lesões melhorem > 70%; acometimento muito extenso ou envolvimento primário do tronco – pode-se ajustar até 2 mg/kg/dia; caso necessário, fazer novo curso de tratamento após pelo menos 2 meses de suspensão

Função hepática: elevação das enzimas hepáticas de grau leve a moderado – ajustes de dose ou interrupção podem ser necessários

Função renal: não há informações disponíveis

Interações medicamentosas: sem interações conforme a base de dados Micromedex

Reações adversas:
- Cardiovasculares: acidente vascular, dor torácica, palpitação, rubor, síncope, taquicardia, vasculopatia trombótica
- Dermatológicas: acne fulminante, alopecia, anormalidades da pilificação, aumento da suscetibilidade à queimadura solar, cicatrização anormal de feridas, descamação das palmas das mãos e plantas dos pés, diaforese, distrofia, eczema, epistaxe, equimoses, eritema facial, fotorreações fotoalérgicas, fragilidade da pele, hiperpigmentação, hipopigmentação, hirsutismo, paroníquia, prurido, púrpura, queilite, *rash* cutâneo, reações alérgicas cutâneas, reações de fotossensibilização, ressecamento da boca, ressecamento da pele, ressecamento do nariz, seborreia, urticária, xantomas eruptivos
- Hematológicas: agranulocitose, anemia, granuloma piogênico, neutropenia (grave), trombocitopenia
- Neurológicas: acidente vascular, cefaleia, comportamento agressivo ou violento, crises convulsivas, depressão, edema, fadiga, insônia, instabilidade emocional, letargia, mal-estar, nervosismo, parestesia, pensamento suicida, pseudotumor cerebral, psicose, sonolência, suicídio, tentativas de suicídio, tontura
- Respiratórias: alteração da voz, broncoespasmo, granulomatose de Wegener, infecção respiratória
- Musculoesqueléticas: dorsalgia ou lombalgia (pacientes pediátricos: 29%), anormalidades ósseas, artralgia, artrite, aumento de CPK, calcificação de tendões e ligamentos, fechamento epifisário prematuro, fraqueza, hiperostose esquelética, redução da densidade mineral óssea, tendinite
- Hepática: hepatite

(continua)

- Gastrointestinais: colite, doença inflamatória intestinal, ileíte regional, náusea, pancreatite, perda de peso, sangramento e inflamação gengival, sintomas inespecíficos
- Auditivas: comprometimento da audição, zumbido
- Endócrinas e metabólicas: aumento de TG (25%), aumento da glicemia, aumento do colesterol, irregularidade menstrual, redução do HDL
- Geniturinárias: achados inespecíficos
- Oculares: catarata, ceratite, conjuntivite, distúrbio da visão colorida, distúrbios visuais, fotofobia, inflamação palpebral, neurite óptica, opacificações corneanas, redução da visão noturna, ressecamento dos olhos
- Renais: glomerulonefrite, vasculite
- Miscelânea: diaforese, herpes simples disseminada, infecção, linfadenopatia, reações alérgicas, reações anafiláticas

Precauções: aumento do risco para espondilolistese na prática de atividade física com impacto repetitivo (adolescentes); rabdomiólise associada à atividade física extenuante; redução da densidade mineral óssea; uso concomitante a tetraciclina, suplementos de vitamina A; pode ocorrer redução da tolerância ao uso de lentes de contato; exposição prolongada aos raios UV ou luz solar; procedimento de remoção de cabelo com risco de cicatriz; deficiência auditiva; perfil lipídico; doença inflamatória do intestino; pancreatite aguda e hemorrágica; procedimento na pele durante o tratamento e pelo menos 6 meses após a descontinuação; podem ocorrer opacidade da córnea ou visão noturna reduzida risco aumentado de efeitos musculoesqueléticos no uso em longo prazo, de dose elevada ou múltiplos ciclos de terapia

Contraindicações: hipersensibilidade à isotretinoína, soja e parabenos (conservantes); não deve ser utilizada por grávidas ou mulheres que pensam em engravidar durante o tratamento e que não satisfaçam os critérios de contracepção exigidos

Observações: recomenda-se a utilização de 2 métodos contraceptivos eficazes ou abstinência contínua por 1 mês antes e 1 mês após o tratamento com isotretinoína

itraconazol

Sporanox®

cap dura 100 mg

   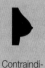

Precaução	Precaução	C	Contraindicado	MPI? Não

Classificação terapêutica: antimicótico

Posologia:
- Aspergilose: 200-400 mg/dia; infecção grave – iniciar com 200 mg, 3x/dia, nos 3 primeiros dias; manter o tratamento por pelo menos 3 meses mesmo que haja evidências clínicas e laboratoriais de que a infecção foi resolvida
- Blastomicose e histoplasmose: 200 mg, 1x/dia; infecção grave – iniciar com 200 mg, 3x/dia, nos 3 primeiros dias; infecções moderadas a graves – iniciar somente após 2 semanas de anfotericina B; se não houver resposta satisfatória, pode-se aumentar a dose em incrementos de 100 mg até máximo de 400 mg/dia; manter o tratamento por pelo menos 3 meses mesmo que haja evidências clínicas e laboratoriais de que a infecção foi resolvida
- Candidíase esofágica: 100-200 mg, 1x/semana, por pelo menos 3 semanas; manter por ao menos 2 semanas mesmo após a resolução dos sintomas
- Cromomicose: *Fonsecaea pedrosoi* – 200 mg, 1x/dia, por 6 meses; *Cladosporium carrionii* – 100 mg, 1x/dia, por 3 meses
- Coccidioidomicose (não progressiva, localizada): 200 mg, 2 ou 3x/dia
- Onicomicose: mãos – 200 mg, 2x/dia, por 1 semana; repetir novo curso de 1 semana após período de 3 semanas sem a droga; pés – 200 mg, 1x/dia, por 12 semanas
- Paracoccidioidomicose: 100 mg, 1x/dia, por 6 semanas
- Pitiríase versicolor: 200 mg, 1x/dia, por 7 dias
- Pneumonia por *Coccidioides*: 200 mg, 2x/dia; HIV-positivo – 200 mg, 3x/dia, por 3 dias, seguidos de 200 mg, 2x/dia
- Esporotricose: linfocutânea – 100-200 mg, 1x/dia, por 3-6 meses; osteoarticular e pulmonar – 200 mg, 2x/dia, por pelo menos 1 ano após estabilização inicial com anfotericina
- *Tinea corporis* ou *Tinea cruris*: 100 mg, 1x/dia, por 14 dias, ou 200 mg, 1x/dia, por 14 dias
- *Tinea pedis*: 100 mg, 1x/dia, por 28 dias, ou 200 mg, 2x/dia, por 7 dias
- Doses > 200 mg/dia devem ser divididas em 2 tomadas diárias

Função hepática: insuficiência hepática (elevação das enzimas hepáticas, doença hepática ativa, histórico de toxicidade hepática com outros medicamentos) – uso com precaução

Função renal: pode ocorrer albuminúria (1%); insuficiência renal – uso com precaução

(continua)

Interações medicamentosas: alprazolam, sinvastatina, midazolam, felodipina, pimozida, silodosina, lovastatina, quinidina, metadona, astemizol, alcaloides seletivos ergot (ergotamina, metisergida), terfenadina, telitromicina, nifedipino, fluticasona, ciclosporina, nevirapina, efavirenz, risperidona, vincristina, digoxina, hidroxicloroquina, donepezila, varfarina, alisquireno, claritromicina, repaglinida, atorvastatina, sirolimo, sildenafila, ciprofloxacino, saquinavir, bussulfano, meloxicam, indinavir, didanosina, tolterodina, rosuvastatina, micafungina, ritonavir, buspirona

Reações adversas (doses mais altas, adequadas para infecções fúngicas sistêmicas):
- Cardiovasculares: edema (4%), hipertensão arterial (3%)
- Dermatológicas: erupção cutânea (9%), prurido (3%)
- Neurológicas: cefaleia (4%), febre (3%), fadiga (2-3%), tontura (2%), mal-estar (1%)
- Gastrointestinais: náusea (11%), vômito (5%), diarreia (3%), dor abdominal (2%), anorexia (1%)
- Endócrinas e metabólicas: hipopotassemia (2%), redução da libido (1%), hipertrigliceridemia

Precauções: considerar mudança para uma terapêutica alternativa se não houver resposta inicial em casos de fibrose cística; perda de audição, transitória ou permanente, foi relatada, particularmente em pacientes idosos; pode ocorrer neuropatia

Contraindicações: uso concomitante com medicamentos metabolizados pelo CYP3A4 (cisaprida, dofetilida, midazolam VO, nisoldipina, pimozida, levacetilmetadol/levometadil, quinidina), inibidores da HMG-CoA-redutase (lovastatina, sinvastatina), triazolam, di-hidroergotamina, ergometrina (ergonovina), ergotamina, metilergometrina (metilergonovina), felodipina, metadona; disfunção ventricular (p. ex., insuficiência cardíaca congestiva) ou histórico de insuficiência cardíaca, exceto para as infecções graves ou com risco de morte

---

ivabradina

Procoralan®

comp rev 5 e 7,5 mg

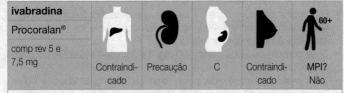

Contraindicado	Precaução	C	Contraindicado	MPI? Não

Classificação terapêutica: medicamento para redução dose-dependente específica na frequência cardíaca

Posologia:
- Angina: iniciar com 5 mg, 2x/dia, podendo aumentar após 3-4 semanas até 7,5 mg, 2x/dia
- Insuficiência cardíaca: iniciar com 5 mg, 2x/dia; ajustar a dose após 2 semanas, baseando-se na frequência cardíaca

Função hepática: insuficiência hepática moderada – uso com precaução; insuficiência hepática grave – uso contraindicado

(continua)

Função renal: não há informações disponíveis; ClCr < 15 mL/min – uso com precaução

Ajuste de dose (pacientes geriátricos): considerar dose inicial de 2,5 mg, 2x/dia

Interações medicamentosas: hidroxicloroquina, donepezila

Reações adversas:
- Cardiovasculares: bradicardia, bloqueio atrioventricular, extrassístoles, palpitações, fibrilação atrial, disfunção do nó sinoatrial
- Dermatológicas: angioedema, erupção cutânea, eritema, prurido, urticária
- Hematológica: eosinofilia
- Neurológicas: dor de cabeça, geralmente durante o 1º mês de tratamento; tonturas e síncope, possivelmente relacionadas à bradicardia
- Respiratória: dispneia
- Musculoesquelética: cãibras musculares
- Gastrointestinais: náusea, constipação, diarreia
- Metabolismo: hiperuricemia
- Ocular: visão turva
- Vasculares: PA não controlada, hipotensão possivelmente relacionada à bradicardia
- Miscelânea: astenia, fadiga e mal-estar geral, possivelmente relacionados à bradicardia
- As reações adversas mais frequentemente relatadas, fenômenos luminosos (fosfenos) e bradicardia, são dose-dependentes e estão relacionadas ao efeito farmacológico do medicamento

Precauções: arritmia cardíaca; bloqueio atrioventricular de 2º grau; uso concomitante com bloqueadores dos canais de cálcio; insuficiência cardíaca crônica; AVC

Contraindicações: frequência cardíaca em repouso < 60 bpm antes do tratamento; choque cardiogênico; IAM; hipotensão grave (< 90 x 50 mmHg); síndrome do nó sinusal; bloqueio sinoatrial; insuficiência cardíaca aguda ou descompensada; pacientes dependentes de marca-passo; angina instável; bloqueio atrioventricular de 3º grau; uso concomitante com potentes inibidores do citocromo P450 3A4

ivermectina					
Revectina®					60+
comp 6 mg					
	Sem informações	Sem informações	C	Uso criterioso	MPI? Não

Classificação terapêutica: antinematódeo

Posologia:
- Estrongiloidíase: 200 mcg/kg, em dose única, e acompanhamento com observação das fezes; alternativa – 200 mcg/kg/dia, por 2 dias
- Ascaridíase: 200 mcg/kg, em dose única
- Filariose: *Wuchereria bancrofti* – 200-400 mcg/kg, em dose única, em combinação com o albendazol; *Mansonella ozzardi* – 6 mg, em dose única; *Mansonella streptocerca* – 150 mcg/kg, em dose única
- *Pediculose capitis*: 400 mcg/kg/dose, 1x/semana, por 2 semanas
- *Pediculose corporis*: 200 mcg/kg/dose, 1x/semana, por 3 semanas
- *Phthirus pubis*: 250 mcg/kg/dose, 1x/semana, por 2 semanas
- Escabiose: 200 mcg/kg, em dose única; tratamento pode ser repetido em 14 dias

Função hepática: podem ocorrer aumentos de bilirrubinas e de AST/ALT; não há informações disponíveis sobre a necessidade de ajuste de dose

Função renal: não há informações disponíveis

Interações medicamentosas: sem interações conforme a base de dados Micromedex

Reações adversas:
- Cardiovasculares: alterações eletrocardiográficas discretas, edema facial e periférico, hipotensão arterial, hipotensão ortostática, taquicardia passageira
- Dermatológicas: necrólise epidérmica tóxica, prurido, *rash* cutâneo, síndrome de Stevens-Johnson, urticária
- Hematológicas: anemia, eosinofilia, leucopenia
- Neurológicas: cefaleia, crises convulsivas, encefalopatia (rara, associada à loíase), hipertermia, insônia, sonolência, tontura, vertigem
- Respiratória: exacerbação da asma
- Musculoesqueléticas: fraqueza, limbite, mialgia, tremor
- Gastrointestinais: anorexia, constipação, diarreia, dor abdominal, náusea, vômito
- Oculares: conjuntivite leve, opacidade puntiforme, turvamento da visão
- Miscelânea: reação de Mazzotti (na oncocercíase) – artralgia, edema, febre, lesão ocular, linfadenopatia, prurido, sinovite

Precauções: pacientes com oncodermatite hiper-reativa

L-ornitina L-aspartato

Hepa-Merz®

gran (env) 0,6 g/g embalagem com 10 env de 5 g; sol inj 0,5 g/mL (10 mL)

Sem informações	Contraindicado	Sem informações	Sem informações	MPI? Não

Classificação terapêutica: terapêutica hepática

Posologia:
- Hiperamonemia em hepatopatias agudas e crônicas: EV – até 4 amp diárias; VO – 1 env, 1-2x, com as refeições

Administração parenteral: administrar por infusão EV, à taxa máxima de 5 g/h; pode ser misturado com soluções de infusão convencionais; entretanto, a dose não deve exceder 30 g/500 mL
Obs.: altas doses requerem a monitoração dos níveis de ureias sérica e urinária

Função hepática: não há informações disponíveis

Função renal: insuficiência renal grave – uso contraindicado

Interações medicamentosas: sem interações conforme a base de dados Micromedex

Reações adversas:
- Gastrointestinais: náusea, vômito

lactulose					
Lactulona®					
xpe 667 mg/mL	Sem informações	Sem informações	C	Contraindicado	MPI? Não

Classificação terapêutica: laxante de mecanismo osmótico

Posologia:
- Obstipação: 10-20 g/dia (15-30 mL), VO; pode aumentar até 40 g/dia (60 mL), se necessário
- Prevenção de encefalopatia hepática: 20-30 g (30-45 mL), VO, 3-4x/dia; ajustar dose para manter 2-3 evacuações pastosas por dia
- Tratamento de encefalopatia hepática: 20-30 g (30-45 mL), VO, a cada 1 h, até indução de evacuação; depois, reduzir para 20-30 g, 3-4x/dia, e titular para manter 2-3 evacuações pastosas por dia; via retal – 200 g (300 mL) diluídos em 700 mL de SF ou água; reter por 30-60 min, podendo repetir após 4-6 h

Função hepática: não há informações disponíveis

Função renal: não há informações disponíveis

Interações medicamentosas: varfarina, femprocumona, lítio

Reações adversas:
- Gastrointestinais: cólicas, desconforto abdominal, diarreia (dose excessiva), flatulência, náusea, vômito; reduzir dose em caso de diarreia; suspender o tratamento se a diarreia for constante

Precauções: uso concomitante com outros laxantes, especialmente no início da terapia, não recomendado; diabete; idosos e/ou debilitados tratados por > 6 meses

Contraindicações: dieta restritiva em galactose

lamivudina (3TC) Epivir® comp rev 150 mg; sol oral 10 mg/mL					
	Sem ajuste de dose	Com ajuste de dose	D	Contraindicado	MPI? Não

Classificação terapêutica: antiviral

Posologia:
- HIV (utilizar com pelo menos outros 2 antirretrovirais): peso < 50 kg – 4 mg/kg, VO, 2x/dia; peso ≥ 50 kg – 150 mg, VO, 2x/dia, ou 300 mg, VO, 1x/dia
- Profilaxia pós-exposição para HIV: 150 mg, VO, 2x/dia, ou 300 mg, VO, 1x/dia (em combinação com zidovudina, tenofovir, estavudina ou didanosina, com ou sem inibidor de protease, a depender do risco)
- Hepatite B (tratamento): 100 mg/dia (considerar uso apenas se outros regimes com menor risco de resistência não puderem ser empregados); coinfecção com HIV – utilizar doses maiores (300 mg/dia)

Função hepática: pode ocorrer aumento de transaminases (2-11%); uso com precaução; monitorar a função hepática e descontinuar a terapia

Função renal:
- Insuficiência renal com infecção pelo HIV, peso ≥ 30 kg: ClCr de 30-49 mL/min – 150 mg, 1x/dia; ClCr de 15-29 mL/min – 150 mg desde a 1ª dose e, em seguida, 100 mg, 1x/dia; ClCr de 5-14 mL/min – 150 mg desde a 1ª dose e, em seguida, 50 mg, 1x/dia; ClCr < 5 mL/min – 50 mg com 1ª dose de 25 mg e, em seguida, 1x/dia
- Insuficiência renal com infecção pelo vírus da hepatite B em adultos: ClCr de 30-49 mL/min – 100 mg com 1ª dose de 50 mg e, em seguida, 1x/dia; ClCr de 15-29 mL/min – 100 mg desde a 1ª dose e, em seguida, 25 mg, 1x/dia; ClCr de 5-14 mL/min – 1ª dose de 35 mg e, em seguida, 15 mg, 1x/dia; ClCr < 5 mL/min – 35 mg desde a 1ª dose e, em seguida, 10 mg, 1x/dia

Interações medicamentosas: sorbitol

Reações adversas (pacientes em terapia combinada com outros agentes antirretrovirais em tratamento de infecção pelo HIV ou vírus da hepatite B de adultos):
- Dermatológica: erupção cutânea (5-9%)
- Hematológicas: neutropenia (7-15%), trombocitopenia (1-4%), hemoglobinemia (2-3%)
- Neurológicas: cefaleia (21-35%), fadiga (24-27%), insônia (11%), calafrios (7-10%), febre (7-10%), tontura (10%), depressão (9%)
- Respiratórias: sinais e sintomas nasais (20%), tosse (18%), faringite (13%)
- Musculoesqueléticas: mialgia (8-14%), neuropatia (12%), dor musculoesquelética (12%), aumento de CPK (9%), artralgia (5-7%)

(continua)

- Gastrointestinais: náusea (15-33%), diarreia (14-18%), pancreatite (0,3-18%; porcentagem maior de pacientes pediátricos), dor abdominal (9-16%), vômito (13-15%), anorexia (10%), aumento de lipase (10%), cólicas abdominais (6%), dispepsia (5%), aumento de amilase (1-4%), azia
- Miscelânea: infecções (25%, incluindo de ouvido, nariz e garganta)

Precauções: doenças autoimunes (p. ex., doença de Graves, polimiosite, síndrome de Guillain-Barré), na configuração de reconstituição imunológica, podem ocorrer meses após o início do tratamento – podem ser necessários avaliação mais aprofundada e tratamento; coinfecção de hepatite B e HIV – utilizar a dose terapêutica mais elevada de lamivudina para o HIV-1 como parte de um regime de combinação adequada; uso concomitante com interferona, com ou sem ribavirina – risco aumentado de descompensação hepática; uso concomitante com zalcitabina não recomendado; sexo feminino, obesidade, exposição prolongada a nucleosídeos ou fatores de risco para doença hepática aumentam o risco de acidose láctica e hepatomegalia grave com esteatose; YMDD-mutante do vírus da hepatite B

lamotrigina

Lamictal®

comp 25, 50 e 100 mg

Com ajuste de dose	Com ajuste de dose	C	Contraindi-cado	MPI? Não

Classificação terapêutica: antiepiléptico

Posologia:

- Crise parcial e convulsões tonico-clônicas generalizadas (VO): mono-terapia – dose inicial de 25 mg, 1x/dia, por 2 semanas; depois, 50 mg, 1x/dia, por 2 semanas; e, então, aumentar 50 mg, a cada 1-2 sema-nas, até a quantidade usual de 225-375 mg/dia, em 2 doses diárias; com ácido valproico em terapia dupla – dose inicial de 25 mg, em dias intercalados, por 2 semanas; depois, 25 mg, 1x/dia, por 2 semanas; e, então, aumentar 25-50 mg, a cada 1-2 semanas, até a quantidade usual de 100-200 mg/dia, em 1-2 doses diárias; com drogas antiepi-lépticas indutoras enzimáticas (carbamazepina, fenitoína, fenobarbital, primidona) – dose inicial de 50 mg, 1x/dia, por 2 semanas; depois, 50 mg, 2x/dia, por 2 semanas; e, então, aumentar a quantidade diária em 100 mg, a cada 1-2 semanas, até a medida usual de 300-500 mg/dia, em 2 doses diárias (máximo: 700 mg/dia)
- Transtorno afetivo bipolar (VO): monoterapia – dose inicial de 25 mg, 1x/dia, por 2 semanas; depois, 50 mg, 1x/dia, por 2 semanas; e, então, 100 mg, 1x/dia, por 1 semana (usual/máximo: 200 mg/dia); com ácido valproico em terapia dupla – dose inicial de 25 mg, em dias intercalados, por 2 semanas; depois, 25 mg, 1x/dia, por 2 semanas; e, então, 50 mg, 1x/dia, por 1 semana (usual/máximo: 100 mg/dia); com drogas antiepilépticas indutoras enzimáticas (carbamazepina, fenitoína, fenobarbital, primidona) – dose inicial de 50 mg, 1x/dia, por 2 semanas; depois, 50 mg, 2x/dia, por 2 semanas; depois, 100 mg, 2x/dia, por 1 semana; e, por fim, 150 mg, 2x/dia, por 1 semana (usual/máximo: 200 mg, 2x/dia)

Função hepática: insuficiência hepática moderada e grave, sem ascite – as doses inicial, de escalonamento e manutenção devem ser reduzidas em aproximadamente 25%; insuficiência hepática grave, com ascite – a dose inicial, de escalonamento e manutenção, deve ser reduzida em aproximadamente 50%

Função renal: insuficiência renal grave – diminuir a dose de manutenção

Ajustes de dose: descontinuação do uso – reduzir a dose em cerca de 50% por semana, durante pelo menos 2 semanas; distúrbio bipolar (inter-rupção de ácido valproico) – dobrar a dose ao longo de período de 2 se-manas em intervalos semanais iguais; transtorno bipolar (interrupção de medicamentos indutores de enzimas) – manter a dose para a 1ª semana e, em seguida, reduzir pela metade ao longo de período de 2 semanas, em decréscimos semanais iguais; distúrbio bipolar (após adição de ácido valproico) – reduzir a dose de lamotrigina; durante gravidez – ajustar a

(continua)

dose para manter a concentração de referência determinada antes da gravidez e, se o nível plasmático cair abaixo da referência, aumentar a dose em 20-25% e, novamente, checar os níveis plasmáticos após 4-5 semanas; após gravidez – medir o nível de plasma dentro da 1ª semana após o nascimento e, se estiver acima da referência, diminuir a dose em 20-25%; verificar novamente o nível plasmático a cada 1-2 semanas, até que atinja a concentração de referência

Interações medicamentosas: lopinavir, ácido valproico, carbamazepina, orlistate, rifampicina, risperidona, contraceptivos (medroxiprogestero-na, estradiol, levonorgestrel, noretindrona, dienogeste, drospirenona, norelgestromina, desogestrel, norgestrel, norgestimato, etinilestradiol, eto-nogestrel), ritonavir, *ginseng*, fenobarbital, escitalopram, *ginkgo*, sertralina, primidona, rufinamida, oxcarbazepina

Reações adversas (de adultos, sob monoterapia, para epilepsia ou transtorno bipolar):
- Cardiovasculares: dor torácica (5%), edema periférico (2-5%), edema (1-5%), vômito (5-9%), dispepsia (7%), dor abdominal (6%), xerostomia (2-6%), constipação (5%), perda de peso (5%), anorexia (2-5%), he-morragia retal (2-5%), úlcera péptica (2-5%), flatulência (1-5%), ganho de peso (1-5%)
- Dermatológicas: erupção cutânea (não grave: 7%), dermatite (2-5%), pele ressecada (2-5%)
- Neurológicas: insônia (5-10%), sonolência (9%), fadiga (8%), tontura (7%), ansiedade (5%), déficit de coordenação (7%), dor (5%), ataxia (2-5%), ideação suicida (2-5%), irritabilidade (2-5%), agitação (1-5%), amnésia (1-5%), depressão (1-5%), enxaqueca (1-5%), febre (1-5%), hipoestesia (1-5%), labilidade emocional (1-5%), pensamentos anor-mais (1-5%), sonhos anormais (1-5%), confusão mental (1%)
- Respiratórias: rinite (7%), faringite (5%), tosse (5%), bronquite (2-5%), dispneia (2-5%), epistaxe (2-5%), sinusite (1-5%)
- Musculoesqueléticas: dorsalgia e/ou lombalgia (8%), fraqueza (2-5%), artralgia (1-5%), cervicalgia (1-5%), mialgia (1-5%), parestesia (1%)
- Gastrointestinal: náusea (7-14%)
- Endócrinas e metabólicas: dismenorreia (5%), aumento da libido (2-5%)
- Geniturinária: aumento da frequência urinária (1-5%)
- Oculares: nistagmo (2-5%), visão anormal (2-5%), ambliopia (1%)
- Miscelânea: infecção (5%), aumento ou redução de reflexos (2-5%), diaforese (2-5%), dispraxia (1-5%)

Precauções: administração concomitante com valproato ou exceden-te da dose inicial recomendada podem aumentar o risco de erupções cutâneas graves; descontinuação abrupta da droga deve ser evitada pelo potencial para aumento da frequência das crises; possível aumento do risco do agravamento da depressão ou de tendências suicidas de pacientes com transtorno bipolar; estado de mal epiléptico pode ocorrer; risco aumentado de suicídio

lansoprazol

Prazol®

cap dura lib prol 15 e 30 mg

Com ajuste de dose	Sem informações	B	Contraindicado	MPI? Sim

Classificação terapêutica: inibidor da bomba de prótons

Posologia:
- Doença do refluxo gastroesofágico: 15 mg, 1x/dia, por 8 semanas
- Esofagite erosiva: 30 mg, 1x/dia, por 8-16 semanas; dose de manutenção de 15 mg/dia
- Úlcera duodenal: 15 mg, 1x/dia, por 4 semanas
- Úlcera gástrica: 30 mg, 1x/dia, por 8 semanas
- Condições hipersecretoras ácidas: dose inicial de 60 mg, 1x/dia, até 90 mg, 2x/dia
- Infecção por *Helicobacter pylori*: 30 mg, 2x/dia, por 10-14 dias, associado a antibióticos (p. ex., amoxicilina, 1.000 mg, 2x/dia, e claritromicina, 500 mg, 2x/dia)

Obs.: administrar antes das refeições; administrar 2x/dia se doses > 120 mg/dia

Função hepática: insuficiência hepática grave – redução da dose pode ser necessária

Função renal: não há informações disponíveis

Interações medicamentosas: pazopanibe, clopidogrel, voriconazol, sunitinibe, nelfinavir, erlotinibe, capecitabina, tacrolimo, varfarina, femprocumona, levotiroxona

Reações adversas:
- Neurológicas: cefaleia (1-11 anos de idade: 3%; 12-17 anos de idade: 7%)
- Gastrointestinais: dor abdominal (12-17 anos de idade: 5%; adultos: 2%), constipação (1-11 anos de idade: 5%; adultos: 1%), diarreia (60 mg/dia, adultos: 7%), náusea (12-17 anos de idade: 3%; adultos: 1%)

Precauções: fraturas ósseas (de quadril, punho ou coluna) relacionadas com osteoporose podem ocorrer com o uso de inibidores da bomba de prótons – aumento do risco com maior dose (múltiplas doses diárias) e/ou tempo de uso (≥ 1 ano); diarreia associada a *Clostridium difficile*; evitar uso concomitante com atazanavir; hipomagnesemia com administração prolongada

leflunomida					
Arava®					60+
comp rev 20 e 100 mg	Contraindicado	Precaução	X	Contraindicado	MPI? Não

Classificação terapêutica: imunossupressor

Posologia:
- Artrite reumatoide: dose de ataque de 100 mg, VO, 1x/dia, por 3 dias (pode ser omitida para pacientes com risco de hepatotoxicidade ou mielotoxicidade, como no uso concomitante com metotrexato ou outros imunossupressores); dose de manutenção de 20 mg/dia (pode ser reduzida para 10 mg/dia se houver baixa tolerância)

Função hepática: insuficiência hepática, doença hepática preexistente e/ou elevações de ALT > 2x LSN – uso contraindicado; toxicidade hepática com elevações de ALT > 3x LSN durante o tratamento – interromper e investigar a causa; se leflunomida for a causa possível, iniciar o processo de eliminação do medicamento e monitorar testes de função hepática semanalmente até o valor de ALT atingir a normalidade

Função renal: insuficiência renal potencial e aumento do risco de toxicidade dos medicamentos – uso com precaução

Interações medicamentosas: metotrexato, repaglinida, varfarina

Reações adversas:
- Cardiovasculares: hipertensão arterial (10%), dor torácica (2%), edema (periférico), palpitação, taquicardia, vasculite, vasodilatação, veias varicosas
- Dermatológicas: alopecia (10%), erupção cutânea (10%), prurido (4%), eczema (2%), ressecamento da pele (2%), alteração da cor dos pelos, dermatite, distúrbios ou alteração da cor da pele, nódulos subcutâneos
- Hematológica: 1-10% – anemia
- Neurológicas: cefaleia (7%), tontura (4%), dor (2%), ansiedade, depressão, distúrbios do sono, enxaqueca, febre, insônia, mal-estar
- Respiratórias: infecção do trato respiratório (15%), bronquite (7%), faringite (3%), tosse (3%), pneumonia (2%), rinite (2%), sinusite (2%), asma, dispneia
- Musculoesqueléticas: tenossinovite (3%), artralgia (1%), cãibras musculares (1%), artrose, bursite, cervicalgia, dor pélvica, mialgia, necrose óssea, ostealgia, ruptura de tendão
- Gastrointestinais: diarreia (17%), náusea (9%), dor abdominal (5%), anorexia (3%), estomatite (3%), gastroenterite (3%), vômito (3%), colelitíase, colite, esofagite, gengivite, melena, candidíase oral
- Endócrinas e metabólicas: hipopotassemia (1%), DM, distúrbios menstruais, hiperglicemia, hiperlipidemia, hipertireoidismo
- Geniturinárias: ITU (5%), albuminúria, cistite, disúria, hematúria
- Oculares: 1-10% – catarata, conjuntivite
- Miscelânea: infecção (4%), lesão acidental (5%), infecção por herpes

(continua)

Precauções: uso não recomendado em displasia da medula óssea; uso concomitante com vacinas vivas não indicado; uso não recomendado em imunodeficiência grave; risco de reativação de tuberculose latente – tratar antes de iniciar a terapia

lercanidipino

Zanidip®

comp rev 10 e 20 mg

Com ajuste de dose	Contraindicado	C	Uso criterioso	MPI? Não

Classificação terapêutica: bloqueador seletivo dos canais do cálcio

Posologia:
* Hipertensão: dose inicial de 10 mg, VO, 2x/dia; dose usual – 10-20 mg, VO, 1x/dia (máximo: 30 mg, VO, 1x/dia)

Função hepática: insuficiência hepática – ajuste de dose deve ser considerado

Função renal: insuficiência renal leve ou moderada – esquema de dose geralmente recomendado pode ser tolerado, mas aumento para 20 mg/dia deve ser introduzido com cuidado; insuficiência renal grave com ClCr < 30 mL/min – uso contraindicado

Interações medicamentosas: ciclosporina, bloqueadores dos canais de cálcio

Reações adversas:
* Cardiovasculares: edema periférico, taquicardia, palpitações, *angina pectoris*, rubor
* Dermatológicas: vermelhidão, *rash*
* Neurológicas: dor de cabeça, vertigem, sonolência
* Musculoesquelética: mialgia
* Gastrointestinais: náusea, dispepsia, diarreia, dor abdominal, vômito
* Geniturinário: poliúria

Precauções: uso com cuidado na síndrome do seio enfermo (se não houver um marca-passo *in situ*); pacientes com disfunção do ventrículo esquerdo requerem atenção especial; algumas di-hidropiridinas raramente podem conduzir a dor precordial ou *angina pectoris*; casos isolados de infarto do miocárdio podem ser observados; podem ocorrer vertigem, tontura, fraqueza, fadiga e, em casos raros, sonolência

levamisol					
Ascaridil®					60+
comp 80 e 150 mg	Com ajuste de dose	Sem ajuste de dose	C	Contraindicado	MPI? Não

Classificação terapêutica: antinematódeo

Posologia:
• Ascaridíase: 150 mg, VO, em dose única

Função hepática: extensivamente metabolizado no fígado; ajuste de dose pode ser necessário (não há informações específicas)

Função renal: ajuste de dose não é necessário; apenas 3% são eliminados pela urina

Interações medicamentosas: varfarina, fluorouracila (fluorouracila, tegafur, capecitabina)

Reações adversas:
• Neurológicas: cefaleia, insônia, vertigem, convulsões, febre, palpitações e transtornos
• Gastrointestinais: náusea, diarreia, vômito, cólicas

Precauções: artrite reumatoide e HLA-B27 positivo (possivelmente, aumento do risco de agranulocitose); síndrome de Sjögren; epilepsia – pode possuir atividade anticonvulsiva, particularmente em doses elevadas; evitar uso concomitante com bebida alcoólica

levocabastina
Livostin®

gotas oft e spr nas
0,54 mg/mL

Sem ajuste de dose	Precaução	C	Uso criterioso	MPI? Não

Classificação terapêutica: descongestionante

Posologia:
- Conjuntivite alérgica: 1 gota no olho afetado, 2x/dia; pode-se aumentar para 1 gota, 3-4x/dia; se não houver melhora em 3 dias, descontinuar uso
- Rinite alérgica: 2 *sprays* em cada narina, 2x/dia; pode-se aumentar para 2 *sprays*, 3-4x/dia; considerar descontinuação se não houver resposta em 3 dias

Função hepática: é minimamente metabolizado no fígado; ajuste de dose pode não ser necessário

Função renal: doença renal – uso com precaução

Interações medicamentosas: sem interações conforme a base de dados Micromedex

Reações adversas:
- Dermatológica: 1-10% – erupção cutânea
- Neurológicas: 1-10% – cefaleia, fadiga, sonolência
- Respiratória: 1-10% – dispneia
- Gastrointestinal: 1-10% – xerostomia
- Locais: > 10% – desconforto, sensação passageira de queimação ou picada
- Oculares: 1-10% – edema palpebral, hiperemia ocular, oftalmalgia, sonolência, visão turva

Contraindicação: lentes de contato gelatinosas

levodopa + benserazida					
levodopa + benserazida: Prolopa® BP, Prolopa® DR, Prolopa® HBS,	Precaução	Precaução	C	Contraindicado	MPI? Não
Prolopa®: comp 250 mg, comp disp 125 mg; comp 125 mg; comp lib mod (lib dupla) 250 mg; cap (lib prol) 125 mg					

Classificação terapêutica: agente dopaminérgico

Posologia:
- Parkinson: levodopa + benserazida – nos estágios iniciais da doença de Parkinson, é recomendável começar o tratamento com 50 + 12,5 mg, 3-4x/dia; assim que se confirmar a tolerabilidade ao esquema inicial, a dose pode ser aumentada lentamente, de acordo com a resposta do paciente (otimização do efeito, em geral, é obtida com dose diária de 300-800 mg de levodopa + 75-200 mg de benserazida, em ≥ 3 administrações); podem ser necessárias 4-6 semanas para se atingir o efeito ideal; se forem precisos incrementos adicionais, devem ser realizados em intervalos mensais; dose média de manutenção de 100 + 25 mg, 3-6x/dia (300-600 mg/dia de levodopa); número ideal de administrações (≥ 3) e distribuição ao longo do dia devem ser titulados para um efeito ideal; comprimidos convencionais – podem ser substituídos ou complementados pelos de liberação prolongada para otimização do efeito; carbidopa + levodopa – dose inicial de 25 + 100 mg, 3x/dia; pode-se aumentar 1 comprimido, a cada 1-2 dias (máximo: 200 + 2.000 mg/dia); liberação controlada – 2x/dia, em intervalos ≥ 6 h

Função hepática: insuficiência hepática com exacerbação potencial – uso com precaução

Função renal: insuficiência renal – potencial de retenção urinária

Interações medicamentosas: linezolida, moclobemida, tranilcipromina, azul de metileno, furazolidona, isoniazida, indinavir, tirosina, fenilalanina, ferro, fenitoína, espiramicina

Reações adversas:
- Cardiovasculares: taquicardia, extrassístoles ventriculares, redução da PA
- Neurológicas: discinesias, acinesia, tremor, rigidez, cefaleia, euforia, insônia, ansiedade, hiperatividade, alucinações, irritabilidade, inquietação e sonhos vívidos
- Respiratórias: tosse, rouquidão, corrimento nasal, respiração convulsiva e ofegante, fungação, sensação de pressão no peito, taquipneia ou bradipneia
- Gastrointestinais: anorexia, náusea e vômito
- Ocular: midríase

(continua)

Precauções: glaucoma de ângulo fechado; terapia anti-hipertensiva concomitante; fibrilação residual, arritmias nodais ou ventriculares após o IAM; asma ou outra doença pulmonar grave; histórico de úlcera péptica; depressão subjacente ou psicose; DM; doenças endócrinas/distúrbios; histórico de melanoma; uso com piridoxina concomitante (vitamina B6)

Contraindicação: uso concomitante com inibidores da monoaminoxidase ou até 2 semanas após o uso

---

levofloxacino

Levofloxacino genérico; Levaquin®					
sol inj 5 mg/mL; comp rev 500 mg	Precaução	Com ajuste de dose	Sem informações	Uso criterioso	MPI? Não

Classificação terapêutica: fluoroquinolona

Posologia (VO/EV):
- Infecções bacterianas: dose usual de 500 mg, 1x/dia, por 7-14 dias
- Infecção urinária não complicada: 250 mg, por 3 dias
- Diverticulite, infecção urinária complicada e pneumonia: considerar uso de doses maiores (750 mg, 1x/dia, por 7-14 dias)
- Prostatite: 500 mg, 1x/dia, por 28 dias

Função hepática: pode ocorrer hepatotoxicidade, incluindo hepatite aguda; aumento da incidência em idade ≥ 65 anos – uso com precaução

Função renal:
- Regime para adultos na dose de 750 mg, a cada 24 h (infecção complicada de pele e tecido subcutâneo, pneumonia, sinusite): ClCr > 50 mL/min – não é necessário ajuste da dose; ClCr de 20-49 mL/min – dose inicial de 750 mg e, em seguida, 750 mg, a cada 48 h; ClCr de 10-19 mL/min ou hemodiálise/diálise peritoneal ambulatorial crônica – dose inicial de 750 mg e, em seguida, 500 mg, a cada 48 h
- Regime para adultos na dose de 500 mg, a cada 24 h (infecção respiratória aguda, infecção não complicada de pele e tecido subcutâneo, osteomielite, pneumonia, sinusite): ClCr de 20-49 mL/min – dose inicial de 500 mg e, em seguida, 250 mg, a cada 24 h; ClCr de 10-19 mL/min ou hemodiálise/diálise peritoneal – dose inicial de 500 mg e, em seguida, 250 mg, a cada 48 h
- Regime para adultos na dose de 250 mg, a cada 24 h (ITU complicada, pielonefrite aguda): ClCr > 20 mL/min – ajuste de dose não é necessário; ClCr de 10-19 mL/min – dose inicial de 250 mg e, em seguida, 250 mg, a cada 48 h (não é necessário ajuste da dose se o tratamento for sem complicações de UTI)

(continua)

Administração parenteral (compatível – SF, SG5% e SG5% em NaCl a 0,45 e 0,9%): administrar na concentração de 5 mg/mL por infusão lenta (aproximadamente 60 min); doses de 750 mg devem ser infundidas em 90 min
Obs.: estabilidade de 72 h em TA e de 14 dias em REF

Interações medicamentosas: rasagilina, varfarina, hidroxicloroquina, donepezila, carbonato de lantânio, ferro, ácido aminolevulínico, medicamentos contendo alumínio, cálcio ou magnésio (cálcio, carbonato de magnésio, hidróxido de magnésio, trissilicato de magnésio, óxido de magnésio, carbonato de alumínio, hidróxido de alumínio, fosfato de alumínio, magaldrato)

Reações adversas:
- Cardiovasculares: dor torácica (1%), edema (1%)
- Dermatológicas: erupção cutânea (1%), prurido (1%)
- Neurológicas: cefaleia (6%), insônia (4%), tontura (3%), fadiga (1%), dor (1%)
- Gastrointestinais: náusea (7%), diarreia (5%), constipação (3%), dor abdominal (3%), dispepsia (2%), vômito (2%)
- Respiratórias: faringite (4%), dispneia (1%)
- Geniturinária: vaginite (1%)
- Local: reação no local da injeção (1%)
- Oculares: solução oftálmica – fotofobia, oftalmalgia ou desconforto, redução da visão (passageira), sensação de corpo estranho, sensação passageira de queimação ocular

Precauções: evitar uso para miastenia grave; aumento do risco de ruptura de tendão e tendinite, maior de pacientes com idade > 60 anos – em uso concomitante com esteroides, descontinuar o tratamento ao primeiro sinal de dor no tendão, inchaço ou inflamação; distúrbios do SNC; aumento do risco do prolongamento do intervalo QT, principalmente de pacientes idosos; neuropatia periférica tem sido relatada com fluoroquinolonas VO e injetáveis – pode ocorrer a qualquer momento durante a terapia e persistir por meses a anos ou tornar-se permanente, mesmo após a interrupção; fototoxicidade moderada ou grave pode ocorrer; evitar exposição excessiva à luz solar ou à luz UV e descontinuar se ocorrer fototoxicidade; atividade física intensa pode aumentar o risco de ruptura do tendão

levosimendana Simdax® sol inj 2,5 mg/mL				
Contraindicado	Contraindicado	C	Sem informações	MPI? Não

Classificação terapêutica: fármaco inotrópico

Posologia:
- Insuficiência cardíaca descompensada: dose inicial de 6-24 mcg/kg, em 10 min, seguida de infusão contínua de 0,05-0,2 mcg/kg/min, ajustando conforme resposta

Função hepática: comprometimento leve a moderado – monitoração da PA e da frequência cardíaca por, pelo menos, 5 dias após o término da infusão; uso com precaução; comprometimento grave – uso contraindicado

Função renal: comprometimento leve a moderado – monitoração da PA e da frequência cardíaca por, pelo menos, 5 dias após o término da infusão; uso com precaução; ClCr < 30 mL/min – uso contraindicado

Administração parenteral (compatível – SG5%): diluir a dose em 250-500 mL e infundir a 0,05-0,2 mcg/kg/min
Obs.: estabilidade de 24 h em TA

Interações medicamentosas: sem interações conforme a base de dados Micromedex

Reações adversas:
- Cardiovasculares: hipotensão (5%), extrassístoles (1,3%), fibrilação atrial (1,4%), taquicardia (2,4%), taquicardia ventricular (1%), palpitações (0,9%), isquemia miocárdica (2%)
- Neurológicas: cefaleia (~ 5%)

Precauções: hipovolemia grave deve ser corrigida antes de se iniciar o uso; efeitos sobre a PA duram 3-4 dias e sobre a frequência cardíaca, 7-9 dias; isquemia coronariana; taquicardia, fibrilação atrial com resposta ventricular rápida ou arritmia com potencial risco de morte; avaliar débito urinário; uso concomitante com agentes vasoativos, incluindo agentes inotrópicos; monitorar potássio sérico

Contraindicações: pacientes com hipotensão grave, taquicardia e obstruções mecânicas significativas; histórico de *torsades de pointes*

levotiroxina

Puran T4®; Synthroid®

comp 12,5, 25, 37,5, 50, 62,5, 75, 88, 100, 112, 125, 150, 175, 200 e 300 mcg; comp 25, 50, 75, 88, 100, 112, 125, 137, 150, 175 e 200 mcg

Precaução	Sem informações	A	Compatível	MPI? Não

Classificação terapêutica: terapêutica tiróidea

Posologia:
- Hipotireoidismo: dose usual VO de cerca de 1,7 mcg/kg/dia; dose usual geralmente > 200 mcg/dia (cerca de 100-125 mcg/dia para adulto de 70 kg; doses > 300 mcg são raras (considerar má adesão, disabsorção e/ou interação medicamentosa); as doses devem ser ajustadas com base na resposta clínica e em parâmetros laboratoriais; titular a dose a cada 6 semanas; idosos e pacientes com doença cardiovascular – considerar doses iniciais menores

Função hepática: aumento nas provas de função hepática – uso com precaução

Função renal: não há informações disponíveis

Ajuste de dose: pacientes geriátricos – não iniciar com doses de substituição total; titular com incrementos graduais das doses para intervalos de 8 semanas com base na resposta clínica e nos níveis séricos de hormônio estimulante da tireoide; dose de substituição total pode ser < 1 mcg/kg/dia; doença cardiovascular de pacientes < 50 anos – 25-50 mcg/dia, VO, com incrementos graduais de dose para intervalos de 8 semanas; pacientes com > 50 anos – 12,5-25 mcg/dia, VO, com incrementos de 12,5-25 mcg para intervalos de 6 semanas; se os sintomas cardíacos se desenvolverem ou piorarem, reduzir ou manter a dose durante 1 semana e, em seguida, reiniciar com dose mais baixa

Interações medicamentosas: imatinibe, carbonato de cálcio, antiácidos (carbonato de magnésio, hidróxido de magnésio, trissilicato de magnésio, óxido de magnésio, carbonato de alumínio, hidróxido de alumínio, fosfato de alumínio, magaldrato), ciprofloxacino, acetato de cálcio, estrogênios (estrogênios conjugados, estradiol, estrogênios esterificados, estrona, estriol), sinvastatina, ferro, ritonavir, colestiramina, cromo, sevelamer, rifampicina, inibidores da bomba protônica (omeprazol, lansoprazol, pantoprazol, rabeprazol, esomeprazol, deslansoprazol), eltrombopague, colesevelam, lopinavir, fenitoína, citrato de cálcio

(continua)

Reações adversas:
- Cardiovasculares: angina, arritmia, aumento da frequência de pulso, aumento da PA, infarto do miocárdio, insuficiência hepática, palpitação, parada cardíaca, rubor, taquicardia
- Dermatológica: alopecia
- Neurológicas: ansiedade, cefaleia, crises convulsivas (raras), fadiga, febre, hiperatividade, insônia, irritabilidade, labilidade emocional, nervosismo, pseudotumor cerebral (crianças)
- Respiratória: dispneia
- Musculoesqueléticas: deslizamento da cabeça do fêmur (crianças), redução da densidade mineral óssea, fraqueza muscular, tremor
- Gastrointestinais: aumento do apetite, cólicas abdominais, diarreia, perda de peso, vômito
- Endócrinas e metabólicas: comprometimento da fertilidade, irregularidades menstruais
- Miscelânea: diaforese, intolerância ao calor, hipersensibilidade (a ingredientes inativos; os sintomas incluem angioedema, artralgia, doença do soro, erupção cutânea, febre, prurido, rubor, sibilos, sintomas gastrointestinais, urticária)

Precauções: aumento do risco de manifestações graves ou potencialmente fatais de toxicidade, especialmente de idosos e pessoas com doença cardíaca subjacente se houver uso de doses acima de faixa recomendada, incluindo excessivas com *bolus* > 500 mcg; iniciar a terapêutica com dose inferior para doença cardiovascular subjacente; DM insulinodependente; anemia perniciosa; idosos; titulação cuidadosa da dose é necessária para evitar consequências em caso de índice terapêutico estreito; procedimentos cirúrgicos de pacientes com doença arterial coronariana preexistente

Contraindicações: IAM; bócio difuso tóxico ou doença da tireoide nodular (com hormônio estimulante da tireoide suprimido); tireotoxicose subclínica ou evidente; insuficiência adrenal não corrigida

lidocaína

Xylocaína® gel; Xylocaína® pomada; Xylocaína® pomada sabor laranja; Dermomax®; Xylestesin®

geleia tópica 2%, pom 5%, pom sabor laranja 5%; crem derm 4%; sol inj sem vasoconstritor (com epinefrina 1:200.000) 1 e 2%; spray 10%

Com ajuste de dose	Sem ajuste de dose	B	Compatível	MPI? Não

Classificação terapêutica: antiarrítmico, classe Ib e anestésico

Posologia:
- Antiarrítmico: fibrilação ventricular ou taquicardia ventricular sem pulso (após tentativas de desfibrilação, manobras de reanimação, uso de vasopressor e ausência de amiodarona) – dose inicial de 1-1,5 mg/kg, EV ou intraóssea, em *bolus*; persistência de arritmia – 2 doses adicionais de 0,5-0,75 mg/kg, a cada 5-10 min (máximo: 3 mg/kg); após retorno da circulação – dose de manutenção de 1-4 mg/min; uso endotraqueal – dose inicial de 2-3,75 mg/kg diluídos em 5-10 mL de SF ou AD; taquicardia ventricular monomórfica hemodinamicamente estável – utilizar doses semelhantes à da fibrilação ventricular, mas não fazer em *bolus*
- Anestésico local: dose máxima de 4,5 mg/kg (não ultrapassar 300 mg)

Função hepática: doença hepática grave – pode ser necessário reduzir a área e o tempo de aplicação

Função renal: insuficiência renal – ajuste de dose não é necessário; hemodiálise – ajustes de dose e dose suplementar não são necessários

Interações medicamentosas: lopinavir, metoprolol, erva-de-são-joão, propofol, fenitoína, amiodarona, amprenavir, nadolol, propranolol, atazanavir, suxametônio, cimetidina, quinupristina, dalfopristina

Reações adversas (variam conforme a via de administração; muitos são relacionados à dose):
- Cardiovasculares: arritmia, aumento do limiar do desfibrilador, bloqueio cardíaco, bradicardia, colapso cardiovascular, edema, espasmos arteriais, hipotensão arterial, insuficiência vascular (injeção periarticular), rubor, supressão do nó sinusal
- Dermatológicas: angioedema, dermatite de contato, despigmentação (sistema transdérmico), edema cutâneo, equimoses (sistema transdérmico), erupção cutânea, petéquias (sistema transdérmico), prurido, urticária

(continua)

- Neurológicas: agitação, alucinações, ansiedade, apreensão, cefaleia, coma, confusão mental, crises convulsivas, desorientação, euforia, hiperestesia, hipoestesia, letargia, nervosismo, perda de consciência, psicose, fala desarticulada, sensação de desmaio, sonolência, tontura
- Respiratórias: broncoespasmo, depressão ou parada respiratória, dispneia
- Musculoesqueléticas: dor radicular passageira (administração subaracnóidea: < 1,9%), espasmos, exacerbação da dor (sistema transdérmico), fraqueza, parestesia, tremor
- Gastrointestinais: náusea, sabor metálico, vômito
- Locais: irritação (sistema transdérmico), tromboflebite
- Auditiva: zumbido
- Oculares: alterações visuais, diplopia
- Após anestesia espinhal: cefaleia postural (3%), tremor (2%), hipotensão arterial, síndrome da cauda equina, sintomas nervosos periféricos
- Miscelânea: reação anafilactoide, reações alérgicas, sensibilidade a temperaturas extremas

Precauções: doses excessivas ou pequenos intervalos entre as doses podem resultar em níveis plasmáticos altos e reações adversas graves; evitar locais de administração não recomendados; a absorção em superfícies e mucosas lesionadas é relativamente alta; para pacientes tratados com fármacos antiarrítmicos classe III (p. ex., amiodarona), os efeitos cardíacos podem ser aditivos; dependendo da dose do anestésico local, pode haver efeito muito leve na função mental e prejudicar temporariamente a locomoção e a coordenação

lidocaína + prilocaína					
EmLa®					60+
crem derm 25 + 25 mg/g	Com ajuste de dose	Sem informações	B	Uso criterioso	MPI? Não

Classificação terapêutica: anestésico local

Posologia:
- Anestesia tópica: aplicar uma camada espessa sobre a pele, sob uma bandagem oclusiva, geralmente 1 h antes do procedimento (se for sobre a mucosa, o tempo necessário para a anestesia será menor: 15-60 min)

Função hepática: doença hepática grave – risco de concentrações plasmáticas tóxicas; ajuste de dose pode ser necessário

Função renal: não há informações disponíveis

Interações medicamentosas: lopinavir, metoprolol, fenitoína, amiodarona, amprenavir, nadolol, propranolol, atazanavir, suxametônio, quinupristina, dalfopristina

Reações adversas:
- Cardiovasculares: angioedema, hipotensão arterial
- Dermatológicas: eritema, erupção cutânea, hiperpigmentação, prurido, sensação de queimação, urticária
- Neurológica: choque
- Respiratória: broncoespasmo
- Geniturinária: vesiculação em prepúcio (rara)
- Locais: edema, picada, sensação de queimação
- Miscelânea: alteração da sensibilidade térmica, reações de hipersensibilidade

Precauções: doença aguda ou pacientes debilitados; meta-hemoglobinemia congênita ou idiopática; contato com os olhos; tamanho do local de aplicação; idosos; deficiências de glicose-6-fosfato-desidrogenase; irritação ou lesão na pele; efeitos ototóxicos (aplicação otológica) com aumento da temperatura da pele

linagliptina

Trayenta®

comp rev 5 mg

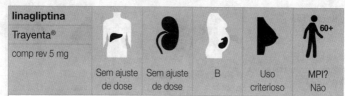

Sem ajuste de dose	Sem ajuste de dose	B	Uso criterioso	MPI? Não

Classificação terapêutica: antidiabético

Posologia:
- DM tipo 2: 5 mg, VO, 1x/dia

Função hepática: insuficiência hepática – ajuste de dose não é necessário

Função renal: insuficiência renal – ajuste de dose não é necessário

Interações medicamentosas: betabloqueadores (propranolol, metoprolol, timolol, nadolol, pindolol, atenolol, labetalol, acebutolol, betaxolol, levobunolol, esmolol, carteolol, bisoprolol, sotalol, metipranolol, carvedilol, nevibolol)

Reações adversas:
- Cardiovascular: angioedema
- Dermatológicas: hipersensibilidade, *rash*, urticária
- Respiratórias: nasofaringite, tosse
- Gastrointestinal: ganho de peso
- Miscelânea: pancreatite, hiperlipidemia, hipertrigliceridemia, hipoglicemia

Precauções: uso concomitante com um secretagogo de insulina (p. ex., sulfonilureia) ou insulina; aumento do risco de hipoglicemia; baixa dose de sulfonilureia ou insulina pode ser necessária; pancreatite, incluindo casos fatais, tem sido relatada – monitoração recomendada e, se houver suspeita, interromper imediatamente o uso

linezolida					
Zyvox®					60+
sol infus EV 2 mg/mL; comp rev 600 mg	Sem ajuste de dose	Sem ajuste de dose	C	Contraindi- cado	MPI? Não

Classificação terapêutica: antibacteriano

Posologia:
- Infecções bacterianas: dose usual de 600 mg, EV, a cada 12 h, por 7-14 dias; tempo estendido de tratamento em algumas infecções, como osteomielite e artrite séptica

Administração parenteral (compatível – SF, SG5%, SG5% em NaCl a 0,2, 0,45 e 0,9%, SG5% em Ringer lactato): pode ser administrado diluí- do ou não, infundido em 30-120 min, somente para uso EV
Obs.: deve ser protegido da luz até o momento de uso e congelamento

Função hepática: podem ocorrer alterações nas provas de função hepá- tica (≤ 10%) e aumento de bilirrubinas (≤ 1%); disfunção leve a moderada (Child-Pugh classe A ou B) – ajuste de dose não é necessário; disfunção grave – não há informações disponíveis

Função renal: hemodiálise – administrar nova dose

Interações medicamentosas: escitalopram, inibidores da monoami- noxidase (tranilcipromina, selegilina, azul de metileno, furazolidona, moclobemida, linezolida, rasagilina), citalopram, paroxetina, mirtazapina, ciproeptadina, fluoxetina, levodopa/carbidopa, metildopa, amitriptilina, fenilpropanolamina, duloxetina, venlafaxina, ciclobenzaprina, sertralina, risperidona, remifentanila, lítio, dextrometorfano, hidrocodona, rifampicina, *ginseng*, claritromicina, antidiabéticos (insulina humana regular, insulina humana isofana [NPH], insulina glargina, clorpropamida, glibenclamida, glipizida, metformina, acarbose, insulina lispro, repaglinida, insulina aspar- te, insulina glulisina, exenatida, insulina detemir, glimepirida, nateglinida)

Reações adversas (frequência em adultos; similar a pacientes pediátricos):
- Dermatológica: erupção cutânea (2%)
- Hematológicas: redução de Hb (1-7%), trombocitopenia (≤ 3%), anemia, leucopenia, neutropenia; mielossupressão (incluindo anemia, leucopenia, pancitopenia e trombocitopenia) pode ser mais comum em pacientes que utilizam linezolida por > 2 semanas
- Neurológicas: cefaleia (< 1-11%), insônia (3%), febre (2%), tontura (≤ 2%)
- Hepáticas: provas de função hepática anormais (≤ 10%), aumento de bilirrubinas (≤ 1%)
- Gastrointestinais: diarreia (3-11%), náusea (3-10%), vômito (1-4%), aumento de enzimas pancreáticas (≤ 4%), constipação (2%), alteração do paladar (1-2%), alteração da cor da língua (≤ 1%), monilíase oral (≤ 1%), pancreatite
- Geniturinária: monilíase vaginal (1-2%)
- Miscelânea: aumento de DHL (< 1-2%), infecção fúngica (0,1-2%)

(continua)

Precauções: síndrome carcinoide – uso não recomendado, a menos que seja clinicamente necessário; tratamento > 2 semanas e uso concomitante de medicamentos supressores da medula óssea – risco aumentado de mielossupressão; uso concomitante com agentes simpaticomiméticos (p. ex. pseudoefedrina), agentes vasopressores (p. ex., epinefrina, norepinefrina) ou agentes dopaminérgicos (p. ex., dopamina, dobutamina) – ingestão não recomendada; uso concomitante com inibidores seletivos da recaptação da serotonina, antidepressivos tricíclicos, triptanos, meperidina, bupropiona ou buspirona – ingestão não recomendada; hipertensão não controlada, feocromocitoma, tireotoxicose – uso não recomendado, a menos que o paciente seja monitorado para possíveis aumentos de PA; hipoglicemia sintomática tem sido relatada de diabéticos que recebem insulina concomitante ou hipoglicemiantes VO; acidose láctica tem sido relatada – avaliar imediatamente os pacientes que desenvolvem náusea ou vômito recorrente, acidose inexplicável ou nível baixo de bicarbonato; neuropatia periférica e óptica têm ocorrido – maior risco para pacientes tratados por > 28 dias; aumento do risco de convulsões; alguns casos fatais de síndrome serotoninérgica foram relatados com o uso concomitante de agentes serotoninérgicos; distúrbios visuais (p. ex., alterações na acuidade visual ou visão de cores, visão embaçada, defeitos do campo visual) foram relatados; monitoração recomendada para uso prolongado de linezolida (≥ 3 meses) e no caso de pacientes que relatam novos sintomas visuais

Contraindicações: uso concomitante de inibidores da monoaminoxidase (utilizar somente a partir de 2 semanas após interrupção do uso deste inibidor)

liraglutida

Victoza®

sol inj (caneta descartável) 6 mg/mL

Sem informações	Com ajuste de dose	X	Contraindicado	MPI? Não

Classificação terapêutica: antidiabético

Posologia:
- DM tipo 2: dose inicial de 0,6 mg, SC, 1x/dia, por 1 semana, seguida de aumento para 1,2 mg, 1x/dia, podendo ser elevada para 1,8 mg, 1x/dia, se controle glicêmico não for atingido
- Obesidade: dose inicial de 0,6 mg, SC, 1x/dia, por 1 semana, com aumentos de 0,6 mg/dia, a cada semana, até alvo de 3 mg, 1x/dia

Administração parenteral: uso exclusivo por SC

Função hepática: pode ocorrer hiperbilirrubinemia (4%); não há informações disponíveis sobre necessidade de ajuste de dose

Função renal: insuficiência renal aguda ou agravamento da doença renal crônica – ajuste da dose inicial e posteriores necessário; não há informações específicas de ajuste

Interações medicamentosas: betabloqueadores (propranolol, metoprolol, timolol, nadolol, pindolol, atenolol, labetalol, acebutolol, betaxolol, levobunolol, esmolol, carteolol, bisoprolol, sotalol, metipranolol, carvedilol, nevibolol)

Reações adversas:
- Cardiovascular: hipertensão arterial (3%)
- Neurológicas: cefaleia (9%), tontura (6%)
- Respiratórias: infecção de vias aéreas superiores (10%), sinusite (6%), nasofaringite (5%)
- Musculoesqueléticas: dorsalgia e/ou lombalgia (5%)
- Gastrointestinais: náusea (28%), diarreia (17%), vômito (11%), constipação (10%)
- Geniturinária: ITU (6%)
- Locais: reações no local da injeção (2%; inclui eritema e erupção cutânea)
- Miscelânea: anticorpos antiliraglutida (títulos baixos: 9%; reatividade cruzada: 7%), influenza (7%)

Precauções: hiperplasia de células C da tireoide tem sido relatada; tumores de células C da tireoide – risco aumentado para animais e desconhecido para humanos; reações anafiláticas e angioedema foram relatados; uso concomitante de secretagogos de insulina (p. ex., sulfonilureias) – aumento do risco de hipoglicemia; pode exigir redução da dose de insulina; pancreatites fatal e não fatal, hemorrágica ou necrosante, foram relatadas

Contraindicações: carcinoma medular da tireoide; síndrome de neoplasia endócrina múltipla tipo 2

lisinopril

Zestril®

comp 5, 10 e 20 mg

Sem informações	Com ajuste de dose	D	Uso criterioso	MPI? Não

Classificação terapêutica: inibidor da enzima de conversão da angiotensina

Posologia:
- HAS: dose inicial de 10 mg (5 mg, se o paciente fizer uso de diurético concomitante), 1x/dia, até dose usual de 20-40 mg/dia (máximo: 80 mg, porém há pouco benefício adicional com essa dose)
- Insuficiência cardíaca: dose inicial de 2,5-5 mg, 1x/dia, com aumento a cada 2 semanas, até alvo de 20-40 mg/dia
- IAM (nas primeiras 24 h, paciente hemodinamicamente estável): dose inicial de 5 mg/dia, nos primeiros 2 dias, e depois 10 mg/dia, por 8 semanas

Função hepática: não há informações disponíveis

Função renal: estenose da artéria renal, unilateral ou bilateral – aumentos de ureia e creatinina séricas foram relatados com inibidores da enzima conversora da angiotensina; ClCr < 60 mL/min – evitar o uso concomitante com alisquireno; insuficiência renal com ClCr de 10-30 mL/min – dose inicial de 5 mg/dia (máximo: 40 mg/dia); ClCr < 10 mL/min – dose inicial de 2,5 mg/dia (máximo: 40 mg/dia); insuficiência cardíaca com ClCr ≤ 30 mL/min – dose inicial de 2,5 mg/dia; insuficiência renal com ClCr de 30 mL/min e insuficiência cardíaca – dose inicial de 2,5 mg/dia

Ajuste de dose: hiponatremia (sódio sérico < 130 mEq/L) e insuficiência cardíaca – dose inicial de 2,5 mg/dia; PA sistólica baixa (< 120 mmHg) e 3 dias após IAM – diminuir a dose de manutenção para 5 mg/dia (ou 2,5 mg, se necessário)

Interações medicamentosas: alisquireno, sirolimo, everolimo, bloqueadores do receptor de angiotensina II (losartana, irbesartana, valsartana, eprosartana, candesartana, olmesartana, azilsartana), alteplase, potássio, telmisartana, diuréticos poupadores de potássio (espironolactona, amilorida, triantereno, eplerenona), anti-inflamatórios não esteroidais (ácido acetilsalicílico, naproxeno, fenilbutazona, ácido mefenâmico, fenoprofeno, ibuprofeno, indometacina, piroxicam, diclofenaco, cetoprofeno, flurbiprofeno, cetorolaco, tenoxicam, etofenamato, dipirona, nimesulida, lornoxicam, acemetacina, propifenazona, meloxicam, celecoxibe, proglumetacina, rofecoxibe, dexcetoprofeno, parocoxibe, valdecoxibe, etoricoxibe, nepafenaco, loxoprofeno, lumiracoxibe, ácido tolfenâmico, nimesulida, ácido flufenâmico), ácido acetilsalicílico, capsaicina, bupivacaína, diuréticos de alça (furosemida, bumetanida), tizanidina, nesiritida)

(continua)

Reações adversas:

- Cardiovasculares: hipotensão arterial (1-4%), hipotensão ortostática (1%)
- Dermatológica: erupção cutânea (1-2%)
- Hematológica: diminuição da Hb (pequena)
- Neurológicas: tontura (5-12%), cefaleia (4-6%), fadiga (3%)
- Respiratórias: tosse (4-9%), infecção de vias aéreas superiores (1-2%)
- Musculoesqueléticas: dor torácica (3%), fraqueza (1%)
- Gastrointestinais: diarreia (3-4%), dor abdominal (2%), náusea (2%), vômito (1%)
- Endócrina e metabólica: hiperpotassemia (2-5%)
- Geniturinária: impotência (1%)
- Renais: aumento de BUN (2%), deterioração da função renal (de pacientes com estenose de artéria renal bilateral ou hipovolemia), aumento de creatinina sérica (frequentemente passageiro)

Precauções: depressão da medula óssea e agranulocitose; estenose aórtica/cardiomiopatia hipertrófica; pacientes negros têm risco aumentado de angioedema; aumento do risco de hipotensão excessiva em doença cerebrovascular; tratamento concomitante com dessensibilização de veneno de himenópteros; insuficiência cardíaca congestiva grave; uso concomitante com diuréticos poupadores de potássio; evitar o uso para pacientes com insuficiência cardíaca; hiperpotassemia; aumento do risco de disfunção renal e/ou hipotensão persistente de paciente que sofreu IAM; perda de volume e/ou depleção de sal (p. ex., diurese intensa, diálise renal) grave

Contraindicações: histórico de angioedema hereditário ou idiopático; uso concomitante com alisquireno por diabéticos

loperamida Imosec® comp 2 mg					
	Precaução	Sem informações	B	Uso criterioso	MPI? Não

Classificação terapêutica: antipropulsivo

Posologia:
- Diarreia: dose inicial de 4 mg, VO, com adicional de 2 mg, a cada evacuação diarreica (máximo: 16 mg/dia)

Função hepática: insuficiência hepática – pode ocorrer redução do metabolismo de 1ª passagem; uso com precaução

Função renal: não há informações disponíveis

Interações medicamentosas: saquinavir, genfibrozila

Reações adversas:
- Neurológica: tontura (1%)
- Gastrointestinais: constipação (2-5%), cólicas abdominais (1-3%), náusea (1-3%)

Precauções: para pacientes com HIV, parar a terapia aos primeiros sinais de distensão abdominal; interromper o uso se não houver melhora clínica observada dentro de 48 h de pacientes com diarreia aguda; fluido e exaustão de eletrólitos; interromper imediatamente o uso quando ocorrer constipação ou distensão abdominal

Contraindicações: dor abdominal na ausência de diarreia; em enterocolites bacterianas, causadas por organismos invasores, incluindo *Salmonella*, *Shigella* e *Campylobacter*, não utilizar como terapia primária; em disenteria aguda e colite pseudomembranosa, associada com a utilização de antibióticos de largo espectro e colite ulcerativa aguda, não utilizar como terapia primária

loperamida

433

lopinavir + ritonavir Kaletra® comp rev 200 + 50 e 100 + 25 mg; sol oral 80 + 20 mg/mL	Precaução	Sem informações	C	Uso criterioso	MPI? Não

Classificação terapêutica: antiviral

Posologia:
- Infecção pelo HIV: 400 + 100 mg, VO, 2x/dia; uso concomitante com efavirenz, fosamprenavir, nelfinavir ou nevirapina – dose de 500 + 125, 2x/dia; possibilidade de dose de 800 + 200 mg, 1x/dia, para pacientes virgens de tratamento e se paciente com menos de 3 mutações associadas ao lopinavir, sem uso concomitante de carbamazepina, fenobarbital ou fenitoína

Função hepática: podem ocorrer aumento de gamaglutamil transferase (10-29%), aumento de ALT (graus 3 e 4: 3-11%), aumento de AST (graus 3 e 4: 2-10%), aumento de bilirrubinas (1%; crianças: 3%); insuficiência hepática leve a moderada – ajuste de dose não é necessário para pacientes com HIV e vírus da hepatite C com ou sem cirrose; insuficiência hepática grave – não há informações disponíveis; uso com precaução

Função renal: não há informações disponíveis

Interações medicamentosas: rifampicina, sildenafila, cetoconazol, efavirenz, colchicina, carbamazepina, di-hidroergotamina, pimozida, ergotamina, astemizol, voriconazol, cisaprida, lurasidona, quinidina, amiodarona, silodosina, sinvastatina, saquinavir, boceprevir, lamotrigina, ciclosporina, omeprazol, pravastatina, nifedipino, lumefantrina, ciclofosfamida, fentanila, fluoxetina, simeprevir, rosuvastatina, claritormicina, rosuvastatina, quinina, tipranavir, cabazitaxel, atorvastatina, rivaroxabana, darunavir, lidocaína, metadona, hidroxicloroquina, vimblastina, donepezila, bosentana, fenitoína, atovaquona, bupropiona, digoxina, docetaxel, quinidina, prednisona, fenobarbital, etravirina, tadalafila, ácido fusídico, delavirdina, eltrombopague, prasugrel, nevirapina, nelfinavir, amprenavir, atazanavir, genfibrozila, olanzapina, fosamprenavir, lamotrigina, varfarina, tenofovir, ácido valproico, teofilina, nefazodona, levotiroxina, clonazepam, contraceptivos (medroxiprogesterona, estradiol, levonorgestrel, noretindrona, dienogeste, drospirenona, norelgestromina, desogestrel, norgestrel, norgestimato, etinilestradiol, etonogestrel), aripiprazol, paroxetina, itraconazol, petidina, disopiramida, quinupristina, dalfopristina, trazodona, didanosina, amitriptilina, imipramina

Reações adversas (terapia antirretroviral combinada de curto e longo prazos, tanto para pacientes que nunca receberam a terapia como os que já a receberam):
- Cardiovasculares: distensão venosa (< 3%), hipertensão arterial (< 2%)
- Dermatológica: erupção cutânea (< 5%)
- Hematológicas: redução de plaquetas (graus 3 e 4: 4% em crianças), neutropenia (graus 3 e 4: 1-5%)

(continua)

- Neurológicas: cefaleia (2-6%), insônia (< 3%), calafrios (< 2%), depressão (< 2%), febre (2%)
- Respiratória: bronquite (< 2%)
- Musculoesqueléticas: fraqueza (< 9%), mialgia (< 2%), parestesia (< 2%)
- Gastrointestinais: diarreia (5-28%), náusea (5-16%), dor abdominal (2-11%), aumento de amilase (3-8%), fezes anormais (< 6%), vômito (2-6%), dispepsia (< 5%), flatulência (1-4%), perda de peso (< 3%), disfagia (< 2%), anorexia (< 1-2%)
- Endócrinas e metabólicas: hipercolesterolemia (3-39%), aumento de TG (4-36%), amenorreia (< 5%), hiperglicemia (1-5%), hiperuricemia (< 5%), redução ou aumento de sódio (crianças: 3%), hipogonadismo (homens: < 2%), redução de fósforo inorgânico (1-2%), redução da libido (< 2%)

Precauções: DM/hiperglicemia; pancreatite; resistência cruzada; hemofilia; efeitos no ECG; redistribuição de gordura; elevação de lipídeos; síndrome da reconstituição imunológica

Contraindicações: não deve ser administrado em combinação com outros medicamentos cujo mecanismo de eliminação seja o mesmo e cuja alta concentração no sangue esteja associada a reações adversas graves; medicamentos que não devem ser administrados: antagonistas alfa-1-adrenoceptores (cloridrato de alfuzosina), antibióticos (ácido fusídico), benzodiazepínicos (midazolam, triazolam), derivados do ergot (ergotamina, di-hidroergotamina, ergonovina e metilergonovina), neurolépticos (pimozida), agentes que atuam na motilidade gastrointestinal (cisaprida), anti-histamínicos (astemizol, terfenadina), antipsicóticos (blonanserina), produtos herbais (erva-de-são-joão, *Hypericum perforatum*), inibidores de HMG-CoA-redutase (lovastatina, sinvastatina), agonistas de longa duração de beta-adrenoceptores (salmeterol), inibidores da enzima PDE5 (sildenafila – somente quando utilizada para tratamento da hipertensão arterial pulmonar)

loratadina					
Claritin®					
comp 10 mg; xpe 1 mg/mL	Com ajuste de dose	Com ajuste de dose	B	Compatível	MPI? Não

Classificação terapêutica: anti-histamínico

Posologia:
- Asma alérgica: 10-20 mg, VO, 1x/dia
- Rinite alérgica, urticária: 10 mg, VO, 1x/dia

Função hepática: doença hepática – 10 mg, a cada 2 dias

Função renal: insuficiência renal com ClCr < 30 mL/min – 10 mg, a cada 2 dias

Interações medicamentosas: cimetidina, amiodarona

Reações adversas:
- Neurológicas: cefaleia (12%), sonolência (8%), fadiga (4%)
- Gastrointestinais: xerostomia (3%)

Precauções: insuficiência renal; insuficiência hepática; gestação

lorazepam Lorax® comp 1 e 2 mg					
	Com ajuste de dose	Sem ajuste de dose	C	Contraindicado	MPI? Sim

Classificação terapêutica: benzodiazepínico

Posologia:
- Transtorno de ansiedade: 1-10 mg/dia, em 2-3 doses diárias
- Insônia por ansiedade ou estresse: 2-4 mg, ao se deitar

Função hepática: insuficiência hepática grave e/ou encefalopatia – risco de agravamento da encefalopatia; considerar ajustes de dose

Função renal: não há informações disponíveis

Ajustes de dose: pacientes geriátricos – 1-2 mg/dia, em doses divididas; em seguida, aumentar a dose gradualmente conforme necessário e tolerado; pacientes debilitados – 1-2 mg/dia, em doses divididas; em seguida, aumentar a dose gradualmente conforme necessário e tolerado; mulheres que tomam contraceptivos – pode ser necessário aumento da dose

Interações medicamentosas: opioides (difenoxilato, alcaloides, ópio), barbitúricos (primidona, fenobarbital, tiopental), orlistate, erva-de-são--joão, posaconazol, teofilina, probenecida, pirimetamina, ácido valproico

Reações adversas:
- Cardiovascular: 1-10% – hipotensão arterial
- Dermatológicas: 1-10% – dermatite, erupção cutânea
- Neurológicas: > 10% – sedação; 1-10% – acatisia, amnésia, ataxia, cefaleia, confusão mental, depressão, desorientação, tontura
- Respiratórias: > 10% – depressão respiratória; 1-10% – apneia, congestão nasal, hiperventilação
- Musculoesquelética: 1-10% – fraqueza
- Gastrointestinais: 1-10% – alteração do apetite, ganho de peso, náusea, perda de peso
- Ocular: 1-10% – transtornos visuais

Precauções: uso concomitante com anestésicos, álcool e depressores do SNC; uso concomitante com medicamentos que reduzam o limiar convulsivo (p. ex., antidepressivos); pacientes debilitados; transtorno depressivo primário ou psicose – potencial suicídio; idosos; doses elevadas aumentam o risco de toxicidade do propilenoglicol ou do polietilenoglicol, especialmente para doentes com insuficiência renal (injetável); reações paradoxais; pode ocorrer dependência física e psicológica; função respiratória comprometida; convulsões; estado de mal epiléptico; na descontinuação, reduzir gradualmente a dose após o uso prolongado

Contraindicações: EV – pode produzir arterioespasmo, resultando em gangrena; glaucoma de ângulo estreito agudo; insuficiência respiratória

losartana

Cozaar®, Losartana®

comp rev 12,5, 50 e 100 mg

Com ajuste de dose	Contraindicado	C/D	Uso criterioso	MPI? Não

Classificação terapêutica: antagonista da angiotensina II

Posologia:
- HAS: dose inicial de 50 mg, 1x/dia; pode ser administrado 1-2x/dia, com dose diária de 25-100 mg
- Insuficiência cardíaca: dose inicial de 12,5-25 mg, 1x/dia; alvo de 100-150 mg/dia

Função hepática: cirrose – pode ocorrer aumento significativo da concentração plasmática; dose inicial de 25 mg/dia

Função renal: podem ocorrer alterações na função renal; ClCr < 60 mL/min – uso concomitante com alisquireno contraindicado

Ajuste de dose (depleção do volume): dose inicial de 25 mg/dia

Interações medicamentosas: alisquireno, inibidores da enzima conversora de angiotensina (captopril, enalapril, lisinopril, ramipril, quinapril, benazepril, fosinopril, perindopril, trandolapril), anti-inflamatórios não esteroidais (ácido acetilsalicílico, naproxeno, fenilbutazona, ácido mefenâmico, fenoprofeno, ibuprofeno, indometacina, piroxicam, diclofenaco, cetoprofeno, flurbiprofeno, cetorolaco, tenoxicam, etofenamato, dipirona, nimesulida, lornoxicam, acemetacina, propifenazona, meloxicam, celecoxibe, proglumetacina, rofecoxibe, dexcetoprofeno, parocoxibe, valdecoxibe, etoricoxibe, nepafenaco, loxoprofeno, lumiracoxibe, ácido tolfenâmico, nimesulida, ácido flufenâmico), rifampicina, fluconazol

Reações adversas:
- Cardiovasculares: dor torácica (nefropatia diabética: 12%); hipotensão arterial (nefropatia diabética: 7%), hipotensão ortostática (hipertensão arterial: 4%; nefropatia diabética: 4%), hipotensão arterial na 1ª dose (relacionada à dose: < 1% com 50 mg; 2% com 100 mg)
- Dermatológica: celulite (nefropatia diabética: 7%)
- Hematológica: anemia (nefropatia diabética: 14%)
- Neurológicas: fadiga (nefropatia diabética: 14%), hipoestesia (nefropatia diabética: 5%), febre (nefropatia diabética: 4%), tontura (4%), insônia (1%)
- Respiratórias: tosse (3-11%, similar ao placebo; incidência mais alta em pacientes com tosse prévia relacionada à terapia com inibidor da enzima conversora da angiotensina), bronquite (nefropatia diabética: 10%), infecção de vias aéreas superiores (8%), sinusite (hipertensão arterial: 1%; nefropatia diabética: 6%), congestão nasal (2%)
- Musculoesqueléticas: fraqueza (nefropatia diabética: 14%), dorsalgia e/ou lombalgia (hipertensão arterial: 2%; nefropatia diabética: 12%), fraqueza muscular (nefropatia diabética: 7%), gonialgia (nefropatia diabética: 5%), dor em membros inferiores (1-5%), cãibras musculares (1%), mialgia (1%)

(continua)

- Gastrointestinais: diarreia (hipertensão arterial: 2%; nefropatia diabética: 15%), gastrite (nefropatia diabética: 5%), ganho de peso (nefropatia diabética: 4%), dispepsia (1-4%), dor abdominal (2%), náusea (2%)
- Endócrinas: hipoglicemia (nefropatia diabética: 14%), hiperpotassemia (hipertensão arterial: < 1%; nefropatia diabética: 7%)
- Geniturinária: ITU (nefropatia diabética: 13%)
- Miscelânea: síndrome similar à gripe (nefropatia diabética: 10%), infecção (nefropatia diabética: 5%)

Precauções: angioedema, incluindo edema de laringe e glote, causando obstrução das vias aéreas ou inchaço da face, lábios, faringe ou língua, foi raramente relatado; alguns dos pacientes tiveram angioedema previamente com outras drogas, como os inibidores da enzima conversora da angiotensina; uso concomitante com outras drogas que causam bloqueio do sistema renina-angiotensina-aldosterona (p. ex., inibidores da enzima conversora da angiotensina, alisquireno); aumento do risco de hipotensão, síncope e disfunção renal (incluindo insuficiência renal aguda); insuficiência cardíaca congestiva grave, oligúria, azotemia progressiva, insuficiência renal aguda e morte foram relatadas com inibidores da enzima conversora da angiotensina; hiperpotassemia tem sido relatada; aumento do risco de desequilíbrio hidroeletrolítico de doentes com insuficiência renal (com ou sem diabete); hipotensão sintomática pode ocorrer com pacientes com depleção de volume, incluindo aqueles em tratamento com diuréticos; redução da dose pode ser necessária; estenose da artéria renal bilateral ou unilateral; aumento da creatinina sérica e da ureia foi relatado

Contraindicação: uso concomitante de alisquireno por pacientes com diabete

lovastatina

Lovastatina®

comp 20 e 40 mg

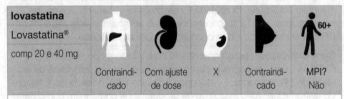

| Contraindicado | Com ajuste de dose | X | Contraindicado | MPI? Não |

Classificação terapêutica: inibidor da HMG-CoA reductase

Posologia:
- DLP: 10-80 mg/dia, à noite

Função hepática: contraindicado para pacientes com doença hepática ativa ou elevações persistentes e sem explicação das transaminases séricas; histórico de abuso de álcool – uso com precaução; casos fatais foram relatados; interromper o tratamento se ocorrer lesão hepática grave

Função renal: aumento do risco de rabdomiólise ou miopatia relacionado com a dose; ClCr < 30 mL/min – ajuste de dose pode ser necessário

(continua)

Ajuste de dose: pacientes geriátricos – ajuste de dose necessário (liberação imediata); uso concomitante com amiodarona (liberação imediata) – dose máxima de 40 mg/dia; uso concomitante de danazol ou diltiazem (liberação imediata) – dose inicial de 10 mg/dia (máximo: 20 mg/dia); uso concomitante com verapamil (liberação imediata) – dose inicial de 10 mg/dia (máximo: 20 mg/dia)

Interações medicamentosas: itraconazol, eritromicina, nefazodona, voriconazol, ciclosporina, genfibrozila, diltiazem, ciprofibrato, quinupristina, dalfopristina, clofibrato, niacina, colchicina, danazol, clopidogrel, azitromicina, erva-de-são-joão, pectina, bosentana

Reações adversas (relatadas com o comp de liberação imediata; reações adversas similares foram observadas com o comp de liberação prolongada):
- Dermatológica: erupção cutânea (0,8-1%)
- Neurológicas: cefaleia (2-3%), tontura (0,5-1%)
- Musculoesqueléticas: aumento da CPK (> 2x LSN: 11%), mialgia (2-3%), fraqueza (1-2%), cãibras musculares (0,6-1%)
- Gastrointestinais: flatulência (4-5%), constipação (2-4%), diarreia (2-3%), dor abdominal (2-3%), náusea (2-3%), dispepsia (1-2%)
- Ocular: turvamento da visão (0,8-1%)

Precauções: eficácia reduzida e aumento do risco de elevação das transaminases séricas na hipercolesterolemia familiar homozigótica; risco aumentado de miopatia e rabdomiólise em idades > 65 anos; esclerose lateral amiotrófica preexistente; taxa de ALS em declínio funcional pode aumentar com a terapia com estatinas; aumentos foram relatados nos níveis de glicose e de Hb glicada; AVC hemorrágico tem sido relatado; maior incidência de AVC ou de ataque isquêmico transitório sem doença cardiovascular dentro dos 6 meses anteriores; risco aumentado de miopatia e rabdomiólise em hipotireoidismo descontrolado; miopatia necrotizante imunomediada (miopatia autoimune) foi relatada – interromper o tratamento assim que houver suspeita ou for diagnosticada; níveis acentuadamente elevados de CPK foram relatados – descontinuação pode ser justificada

Contraindicações: uso concomitante com inibidores potentes do CYP3A4 (p. ex., boceprevir, claritromicina, eritromicina, inibidores da protease do HIV, itraconazol, cetoconazol, nefazodona, posaconazol, telaprevir, telitromicina, voriconazol) ou de produtos que contenham cobicistate

M

manidipino
Manivasc®
comp 10 e 20 mg

Contraindicado	Contraindicado	Sem informações	Contraindicado	MPI? Não

Classificação terapêutica: bloqueador seletivo dos canais do cálcio

Posologia:
- Hipertensão: 10-20 mg, VO, 1x/dia

Função hepática: insuficiência hepática moderada a grave – uso contraindicado

Função renal: insuficiência renal com ClCr < 10 mL/min – uso contraindicado

Interações medicamentosas: amiodarona, quinupristina, dalfopristina

Reações adversas:
- Cardiovasculares: palpitações, fogachos, edema
- Dermatológica: erupções cutâneas
- Hematológicas: aumentos reversíveis dos parâmetros da função hepática (ALT, AST, DHL, gamaglutamil transferase e fosfatase alcalina) e renal (azotemia, creatininemia)
- Neurológicas: cefaleia, tonturas ou vertigens
- Gastrointestinais: náusea, vômito, distúrbios gastrointestinais, ressecamento da boca

Precauções: pacientes coronarianos estáveis – possível aumento do risco cardíaco; idosos – ajuste da dose é necessário; intolerância à galactose, má absorção de glucose-galactose, deficiência de lactase – uso não recomendado; insuficiência cardíaca do lado direito e isolada; disfunção ventricular esquerda; obstrução do canal de saída do ventrículo esquerdo; síndrome do nó sinusal, se um marca-passo não estiver presente

Contraindicações: uso concomitante com inibidores e indutores de CYP3A4; IAM, nas primeiras 4 semanas; uso pediátrico; angina instável; insuficiência cardíaca não tratada

manitol

Manitol®

sol inj 20% (200 mg/mL)

Sem informações	Contraindicado	C	Uso criterioso	MPI? Não

Classificação terapêutica: laxante de mecanismo osmótico

Posologia:
- Hipertensão intracraniana: 0,25-1 g/kg/dose; pode repetir a cada 6-8 h

Função hepática: não há informações disponíveis

Função renal: podem ocorrer insuficiência renal aguda e necrose tubular aguda (> 200 g/dia; osmolalidade sérica > 320 mOs/mL); doença renal grave – uso contraindicado

Administração parenteral: manitol a 20% deve ser administrado EV; a dosagem precisa ser individualizada; antes da administração – verificar a presença ou não de cristais na solução (podem ser dissolvidos em banho-maria, a 60-80 ºC, com agitação vigorosa); esperar a solução voltar à TA antes de administrar, usando equipamento com filtro

Interações medicamentosas: sotalol

Reações adversas:
- Cardiovasculares: dor torácica, insuficiência cardíaca congestiva, sobrecarga circulatória, hipertensão/hipotensão arterial, taquicardia
- Dermatológicas: erupção cutânea, urticária
- Neurológicas: calafrios, cefaleia, convulsões, tontura
- Respiratórias: edema pulmonar, rinite
- Gastrointestinais: náusea, vômito, xerostomia
- Endócrinas e metabólicas: acidose metabólica (dilucional), aumento do hiato osmolar, desequilíbrio hidroeletrolítico, desidratação e hipovolemia secundárias à diurese rápida, hiperpotassemia induzida pela hiperosmolalidade, hiperglicemia, hipernatremia, hiponatremia (dilucional), intoxicação hídrica
- Geniturinárias: disúria, poliúria
- Locais: dor, tromboflebite, necrose tecidual
- Miscelânea: reações alérgicas

Precauções: pode ocorrer cristalização – dissolver colocando em banho de água quente; aquecer à temperatura corporal antes de administrar; cristalização por contato com policloreto de vinila e com plástico e superfícies de vidro em estado bruto – não tentar ressolubilizar com o calor; asma ou testes muito baixos de função pulmonar; disfunção cardiopulmonar; broncoespasmo; diurese após a infusão rápida pode aumentar a hemoconcentração preexistente; desequilíbrio hidroeletrolítico e perda de água; pode ocorrer hipernatremia com o uso continuado

Contraindicações: condições agravadas por broncoespasmo induzido ou espirometria; desidratação grave; insuficiência cardíaca ou congestão pulmonar progressiva; hemorragia intracraniana ativa; edema pulmonar; congestão grave

mebendazol

Pantelmin®

comp 500 mg; sol oral 20 mg/mL

Com ajuste de dose	Sem informações	C	Uso criterioso	MPI? Não

Classificação terapêutica: antinematódeo

Posologia:
- *Ancylostoma duodenale, Necator americanus, Ascaris lumbricoides, Strongyloides stercoralis, Taenia solium*: 100 mg, 2x/dia, por 3 dias; pode ser repetido em 3 semanas se não obtiver cura
- *Enterobius vermicularis*: 100 mg, em dose única; pode ser repetida em 2 ou 4 semanas

Função hepática: doença hepática – pode ser necessário reduzir a dose plo extenso metabolismo hepático (não há informações de ajuste específico)

Função renal: não há informações disponíveis

Interações medicamentosas: metronidazol

Reações adversas:
- Cardiovascular: angioedema
- Dermatológicas: alopecia (com altas doses), erupção cutânea, prurido
- Hematológica: neutropenia (faringite, fadiga incomum)
- Neurológicas: cefaleia, crises convulsivas, febre, tontura
- Musculoesquelética: fraqueza incomum
- Gastrointestinais: diarreia, dor abdominal, náusea, vômito

Precaução: ineficaz em hidatidose

mebendazol

medroxipro-gesterona					
Depo-provera®; Provera®					
susp inj 50 mg/mL; comp 10 mg	Contraindicado	Sem informações	X	Uso criterioso	MPI? Não

Classificação terapêutica: progestagênio

Posologia:
- Sangramento uterino: 5-10 mg, VO, por 5-10 dias, iniciando no 16º ou 21º dia do ciclo
- Contracepção: 150 mg, IM, a cada 3 meses

Administração parenteral: pode ser administrada SC ou IM; IM – agitar as seringas antes de modo vigoroso e imediato

Função hepática: disfunção hepática (VO) ou doença significativa do fígado (injetável) – uso contraindicado

Função renal: não há informações disponíveis

Interações medicamentosas: ácido tranexâmico, carbamazepina, telaprevir, fosamprenavir, lamotrigina, prednisolona, colesevelam, micofenolato de sódio, ciclosporina, bexaroteno, ritonavir, amprenavir, varfarina, rosuvastatina, atazanavir, rufinamida, selegilina, nelfinavir, micofenolato de mofetila, betametasona, efavirenz

Reações adversas (relatadas com qualquer forma de apresentação; as variações percentuais indicadas referem-se ao contraceptivo injetável)
- Musculoesqueléticas: 1-5% – fraqueza, artralgia, cãibras em membros inferiores, dorsalgia ou lombalgia
- Endócrinas e metabólicas: < 5% – irregularidades menstruais (incluindo sangramento e/ou amenorreia; 1-5% – redução da libido
- Dermatológicas: acne, alopecia, erupção cutânea
- Gastrointestinais: < 5% – dor ou desconforto abdominal, alterações do peso (média de 1,5-2,5 kg após 1 ano e de 4 kg após 2 anos); 1-5% – náusea, timpanismo
- Neurológicas: < 5% – cefaleia, nervosismo, tontura; 1-5% – depressão, dor, fadiga, insônia, irritabilidade
- Cardiovascular: 1-5% – edema
- Dermatológicas: 1-5% – acne, alopecia, erupção cutânea
- Geniturinárias: 1-5% – dor pélvica, esfregaço cervical anormal, hemorragia vaginal, infecção vaginal, ITU, leucorreia, menometrorragia, menorragia, vaginite
- Locais: 1-5% – atrofia, reação ou dor no local da injeção
- Respiratórias: 1-5% – infecções do trato respiratório

(continua)

Precauções: perda de densidade mineral óssea; demência (mulheres pós-menopáusicas, com idade ≥ 65 anos); mulheres na pós-menopausa (50-79 anos de idade); não deve ser usada como método de controle de natalidade em longo prazo (> 2 anos); asma; epilepsia; enxaqueca; cardíacos; disfunção renal; hemangioma hepático; hipocalcemia grave; enxaqueca; porfiria; lúpus eritematoso sistêmico; epilepsia; distúrbios tromboembólicos; distúrbios da visão

Contraindicações: aborto; gravidez; câncer de mama conhecido ou suspeito; neoplasia; dependência de estrógeno ou progesterona conhecida ou suspeita; tromboflebite: histórico atual ou passado de distúrbios tromboembólicos ou doença vascular cerebral; hemorragia vaginal não diagnosticada

megestrol Megestat® comp 160 mg	Sem informações	Com ajuste de dose	D	Contraindicado	MPI? Sim

Classificação terapêutica: progestagênio

Posologia:
* Carcinoma de mama: 160 mg/dia, VO, em dose única ou fracionada
* Carcinoma de endométrio: 40-320 mg/dia, VO, em dose única ou fracionada

Função hepática: podem ocorrer hepatomegalia (1-3%), aumento de DHL (1-3%), hepatotoxicidade, icterícia colestática; não há informações disponíveis sobre necessidade de ajuste de dose

Função renal: pode ocorrer albuminúria (1-3%); insuficiência renal – aumento do risco de reações de toxicidade; redução da dose pode ser necessária

Interações medicamentosas: sem interações conforme a base de dados Micromedex

Reações adversas:
* Cardiovasculares: hipertensão arterial (5-8%), dor torácica (1-3%), edema (1-3%), edema periférico (1-3%), cardiomiopatia (1-3%), palpitação (1-3%), insuficiência cardíaca
* Dermatológicas: erupção cutânea (2-12%), alopecia (1-3%), exantema vesicobolhoso (1-3%), prurido (1-3%)
* Hematológicas: anemia (≤ 5%), leucopenia (1-3%)
* Neurológicas: cefaleia (≤ 10%), insônia (≤ 6%), febre (1-6%), dor (≤ 6%, similar ao placebo), confusão mental (1-3%), crise convulsiva (1-3%), depressão (1-3%), hipoestesia (1-3%), pensamento anormal (1-3%), alterações de humor, letargia, mal-estar
* Respiratórias: dispneia (1-3%), faringite (1-3%), tosse (1-3%), pneumonia (≤ 2%), hiperpneia

(continua)

- Musculoesqueléticas: fraqueza (2-8%), neuropatia (1-3%), parestesia (1-3%), síndrome do túnel do carpo
- Gastrointestinais: diarreia (6-15%, similar ao placebo), flatulência (≤ 10%), vômito (≤ 6%), náusea (≤ 5%), dispepsia (≤ 4%); 1-3% – sialorreia, constipação, dor abdominal, xerostomia; ganho de peso (não atribuído ao edema ou à retenção líquida)
- Endócrinas e metabólicas: hiperglicemia (≤ 6%), ginecomastia (1-3%), alterações na erosão e nas secreções cervicais, alterações no fluxo menstrual, alterações no padrão de sangramento vaginal, aumento da sensibilidade mamária, diabete, fogachos, hipercalcemia, insuficiência adrenal, manchas sanguíneas, sangramento repentino e amenorreia, síndrome de Cushing, supressão do eixo hipotálamo-hipófise-adrenal

- Geniturinárias: impotência (4-14%), redução da libido (≤ 5%), incontinência urinária (1-3%), ITU (1-3%), aumento da frequência miccional (≤ 2%)
- Ocular: ambliopia (1-3%)
- Miscelânea: diaforese (1-3%), infecção (1-3%), infecção por herpes (1-3%), exacerbação tumoral
Relatos após colocação no mercado e/ou de caso: embolia pulmonar, fenômenos tromboembólicos, intolerância à glicose, tromboflebite

Precauções: histórico de doença tromboembólica; ocorrência de insuficiência adrenal tem sido observada; redução da dose pode ser necessária para idosos

meloxicam					
Movatec®					60+
comp 15 mg; sol inj 15 mg/amp	Precaução	Contraindi-cado	C	Compatível	MPI? Sim

Classificação terapêutica: anti-inflamatório e antirreumático não esteroidal

Posologia:
- Osteoartrose, artrite reumatoide: 7,5-15 mg, VO, 1x/dia

Administração parenteral: administrar apenas IM profunda (inj); recomenda-se IM somente para o início do tratamento e, para dar continuidade, são indicadas VO; a dosagem inicial pode ser de 7,5 mg, e a máxima (VO e IM) não deve ultrapassar 15 mg/dia

Função hepática: histórico de disfunção hepática – aumento do risco de toxicidade renal e hepática; uso com precaução

Função renal: ClCr $\geq$ 15 mL/min – ajuste de dose não é necessário; ClCr < 15 mL/min – uso contraindicado

Interações medicamentosas: antidepressivos tricíclicos (nortriptilina, imipramina, amitriptilina, clomipramina), inibidores seletivos da recaptação de serotonina e norepinefrina (venlafaxina, sibutramina, duloxetina, desvenlafaxina), ciclosporina, inibidores seletivos da recaptação da serotonina (fluoxetina, fluvoxamina, paroxetina, sertralina, citalopram, escitalopram, vilazodona), diuréticos poupadores de potássio (espironolactona, amilorida, triantereno, eplerenona), *ginkgo*, heparina de baixo peso molecular (enoxaparina, dalteparina, nadroparina, bemiparina, reviparina), diuréticos tiazídicos (diazóxido, hidroclorotiazida, clortalidona, indapamida, clopamida), tacrolimo, diuréticos de alça (furosemida, bumetanida), itraconazol, voriconazol, betabloqueadores (propranolol, metoprolol, timolol, nadolol, pindolol, atenolol, labetalol, acebutolol, betaxolol, levobunolol, esmolol, carteolol, bisoprolol, sotalol, metipranolol, carvedilol, nevibolol), colestiramina, inibidores do receptor de angiotensina e inibidores da enzima conversora de angiotensina (captopril, enalapril, lisonopril, ramipril, quinapril, cilazapril, benazepril, fosinopril, perindopril, trandolapril, losartana, espirapril, irbesartana, valsartana, eprosartana, delapril, telmisartana, candesartana, olmesartana, azilsartana)

Reações adversas:
- Cardiovasculares: angina (< 2%), insuficiência cardíaca congestiva (< 2%), hipertensão (< 2%), infarto do miocárdio (< 2%), trombose
- Dermatológicas: eritema multiforme, eritrodermia, síndrome de Stevens-Johnson, necrólise epidérmica tóxica
- Hematológicas: anemia (< 1-4%), diminuição da agregação plaquetária, desordem purpúrica (< 2%)
- Neurológicas: cefaleia (2-8%), insônia (< 1-4%), tontura (< 1-4%)
- Respiratórias: infecção de vias aéreas superiores (2-8%), faringite (< 1-3%), tosse (< 1-2%)

(continua)

- Musculoesqueléticas: artralgia (< 1-5%), dorsalgia e/ou lombalgia (< 1-3%)
- Gastrointestinais: dispepsia (4-9%), diarreia (3-8%), náusea (2-7%), dor abdominal (2-5%), constipação (< 1-3%), flatulência (< 1-3%), vômito (< 1-3%)
- Miscelânea: sintomas similares aos do resfriado (2-6%), quedas (3%)

Precauções: doença cardiovascular; eventos trombóticos cardiovasculares; aumento do risco de eventos gastrointestinais adversos graves em idosos; risco de broncoespasmo grave se houver asma preexistente; distúrbio de coagulação ou uso de anticoagulantes; desidratação considerável; pacientes do sexo feminino com dificuldade para engravidar ou em estudos de infertilidade; hipertensão; tabagismo ou uso de álcool

Contraindicações: dor no período perioperatório de revascularização do miocárdio; asma e urticária

meropeném

Meronem® EV; Meromax®

pó sol inj 500 e 1.000 mg; pó sol inj 2 g

Sem informações	Com ajuste de dose	C	Uso criterioso	MPI? Não

Classificação terapêutica: carbapenêmico

Posologia:
- Habitual: 1 g, EV, a cada 8 h
- Meningite: 2 g, EV, a cada 8 h

Administração parenteral (compatível – SF e SG5%): reconstituir 500 mg com 10 mL de AD ou solução compatível; pode ser administrado por injeção EV, em *bolus* ou diluído e infundido em 15-30 min; a faixa de dosagem varia em 1,5-6 g/dia, dividida em 3 tomadas
Obs.: estabilidade de 10 h em TA e de 48 h em REF para soluções em SF, e de 1 h em TA e 4 h em REF para soluções contendo SG5%

Função hepática: não há informações disponíveis

Função renal: ClCr de 26-50 mL/min – administrar a cada 12 h; ClCr de 10-25 mL/min – administrar metade da dose a cada 12 h; ClCr < 10 mL/min – administrar metade da dose a cada 24 h; hemodiálise – 1 dose adicional após a sessão é recomendada

Interações medicamentosas: ácido valproico, probenecida

Reações adversas:
- Dermatológicas: erupção cutânea (2-3%, incluindo monilíase na área da fralda de pacientes pediátricos), prurido (1%)
- Hematológica: anemia (até 6%)
- Neurológicas: cefaleia (2,3-7,8%), dor (5%)
- Respiratória: apneia (1%)
- Gastrointestinais: náusea ou vômito (1-8%), constipação (1-7%), diarreia (4-5%), monilíase oral (pacientes pediátricos): < 2%), glossite
- Locais: inflamação no local da injeção (2%), flebite ou tromboflebite (1%), reação no local da injeção (1%)
- Miscelânea: sepse (2%), choque séptico (1%)

Precauções: diarreia associada a *Clostridium difficile*; uso concomitante com probenecida, ácido valproico ou divalproato de sódio não é recomendado; podem ocorrer comprometimento neuromotor, dores de cabeça, convulsões ou parestesias e interferência no estado de alerta mental; aumento do risco de convulsões e outros efeitos adversos no SNC de pacientes com distúrbios preexistentes; monitoração e ajuste de dose recomendados para idosos

Contraindicações: reação anafilática com antibióticos betalactâmicos

mesalazina					
Mesacol®; Mesacol® MMX; Pentasa®; Asalit®	Precaução	Precaução	B	Contraindi- cado	MPI? Não
comp rev 800 mg; supos 50 mg; comp rev lib prol 1.200 mg, comp lib prol 500 e 1.000 mg, gran lib prol (sachê) 1 e 2 g, supos 1 g e enema 10 mg/ mL; supos 250 mg, susp retal 3 g/100 mL					

Classificação terapêutica: medicamento utilizado em doenças inflamató-rias do intestino

Posologia:
- Tratamento de retocolite ulcerativa: 1 g (cápsula), 4x/dia; 800 mg, 3x/dia, por 3-6 semanas
- Manutenção de remissão de retocolite ulcerativa: 1 g (cápsula), 4x/dia
- Proctite, proctossigmoidite, retocolite distal: enema de retenção à noite de 100 mL (1.000 mg) por 8 h, ou supositório retal de 1.000 mg, 1-2x/dia, por 3-6 semanas

Função hepática: doença hepática preexistente – pode ocorrer insufi-ciência; uso com precaução

Função renal: disfunção renal – risco aumentado de reações tóxicas; uso com precaução

Interações medicamentosas: mercaptopurina, vacina varicela, varfarina

Reações adversas:
- Cardiovasculares: dor torácica (3%), edema periférico (3%)
- Dermatológicas: erupção cutânea (6%; enema: 3%; supos: 1%), pruri-do (1-3%), acne (2%; supos: 1%), alopecia (1%)
- Hematológicas: tontura (8%; enema: 2%; supos: 3%), febre (6%; cap: 1%; enema: 3%; supos: 1%), calafrios (3%), mal-estar (2%; enema: 3%), insônia (2%)
- Neurológicas: cefaleia (3-35%; cap: 2%; enema: 7%; supos: 14%), dor (14%)
- Respiratória: aumento da tosse (2%)
- Musculoesqueléticas: dorsalgia ou lombalgia (7%; enema: 1%), artral-gia (5%), hipertonia (5%), mialgia (3%), artrite (2%), dor em membros inferiores ou articulares (enema: 2%)

(continua)

- Gastrointestinais: dor abdominal (3-18%; enema: 8%; supos: 5%), eructação (16%), náusea (13%; cap: 3%; enema: 6%; supos: 3%), dispepsia (6%), flatulência (3-4%; enema: 6%; supos: 5%), constipação (5%), vômito (5%; cap: 1%), exacerbação da colite (3%; supos: 1%), dor retal (enema: 1%; supos: 2%), hemorroidas (enema: 1%)
- Local: dor na inserção da ponta do enema (enema: 1%)
- Ocular: conjuntivite (2%)
- Miscelânea: síndrome similar à gripe (3%; enema: 5%), diaforese (3%), síndrome de intolerância (3%)

Precauções: evitar uso concomitante de cap de liberação prolongada com antiácidos; uso com cautela para pacientes predispostos à miocardite ou à pericardite como reações de hipersensibilidade cardíaca; para pacientes com obstrução gastrointestinal superior ou estenose do piloro, pode ocorrer retenção gástrica prolongada

Contraindicação: hipersensibilidade a outros salicilatos (incluindo ácido acetilsalicílico) ou aminossalicilatos

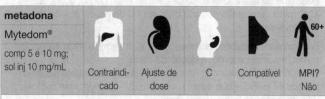

metadona					
Mytedom®					60+
comp 5 e 10 mg; sol inj 10 mg/mL	Contraindicado	Ajuste de dose	C	Compatível	MPI? Não

Classificação terapêutica: medicamento utilizado na dependência de opioides

Posologia:
- Dor: 2,5-10 mg, VO, a cada 8-12 h; ou 2,5 mg, EV, a cada 8-12 h (pode ser SC ou IM)

Administração parenteral (compatível – SF): IM – pode ser administrada de modo profundo; EV – pode ser administrada em *bolus*, diluída em 10 mL, ou infundida em 24 h, se diluída em 50 mL
Obs.: estabilidade de 28 dias em TA para soluções diluídas

Função hepática: insuficiência hepática – risco de acúmulo após doses repetidas; recomenda-se redução da dose inicial e titulação lenta; insuficiência hepática grave – uso contraindicado

Função renal: doença renal – pode aumentar o risco de efeitos depressores do SNC; ClCr < 10 mL/min – administrar 50-75% da dose usual

Interações medicamentosas: fluconazol, naltrexona, itraconazol, tipranavir, amprenavir, telaprevir, lopinavir, ritonavir, hidroxicloroquina, donepezila, risperidona, nevirapina, estavudina, fosamprenavir, abacavir, peginterferona alfa 2A, zidovudina, etravirina, atazanavir, didanosina

(continua)

Reações adversas (durante a administração prolongada, os efeitos adversos podem diminuir ao longo de várias semanas; no entanto, a constipação e a sudorese talvez persistam)

- Cardiovasculares: alterações eletrocardiográficas, arritmia, bigeminismo, bradicardia, choque, edema, extrassístoles, fibrilação ventricular, flebite, fraqueza, hipotensão arterial, hipotensão ortostática, insuficiência cardíaca, inversão da onda T, cardiomiopatia, palpitação, parada cardíaca, prolongamento do intervalo QT, rubor, síncope, taquicardia, taquicardia ventricular, *torsades de pointes*, vasodilatação periférica
- Dermatológicas: prurido, *rash* cutâneo, urticária, urticária hemorrágica
- Hematológica: trombocitopenia (reversível, relatada em pacientes com hepatite crônica)
- Neurológicas: agitação, cefaleia, confusão mental, crises convulsivas, desorientação, disforia, euforia, insônia, sedação, sensação de desmaio, sonolência, tontura
- Respiratórias: depressão respiratória, edema pulmonar, parada respiratória
- Musculoesquelética: fraqueza
- Gastrointestinais: anorexia, cólicas estomacais, constipação, dor abdominal, espasmos do trato biliar, ganho de peso, glossite, náusea, vômito, xerostomia

- Endócrinas e metabólicas: amenorreia, efeito antidiurético, hipopotassemia, hipomagnesemia, redução da libido
- Geniturinárias: impotência, retenção urinária ou hesitação miccional
- Locais: IM ou SC – dor, edema, eritema; EV – prurido, *rash* cutâneo, urticária, urticária hemorrágica (rara)
- Oculares: distúrbios visuais, miose
- Miscelânea: dependência física e psicológica, diaforese, morte

Precauções: doenças preexistentes – doença cardiovascular, doença de Addison, hipotireoidismo, obstrução gastrointestinal, distúrbios abdominais agudos, doença crônica pulmonar, hipertrofia prostática ou uretral, síndrome da apneia do sono; alterações da consciência ou coma; risco ou aumento da pressão intracraniana; pacientes idosos, caquéticos ou debilitados – uso concomitante de depressores do SNC pode induzir ou agravar convulsões; sintomas de abstinência graves podem ocorrer com a interrupção abrupta; síndrome de abstinência neonatal de opioides tem sido relatada com o uso prolongado durante a gravidez

Contraindicações: asma brônquica aguda; íleo paralítico conhecido ou suspeito; depressão respiratória significativa; hipercarbia

Observações: titular e converter entre opioides

metformina					
Glifage®; Glifage® XR comp rev 500, 850 e 1.000 mg; comp lib prol 500, 750 e 1.000 mg	Contraindicado	Contraindicado	C	Compatível	MPI? Não

Classificação terapêutica: antidiabético

Posologia:
- Liberação imediata: dose inicial de 500 mg, 2x/dia, ou 850 mg, 1x/dia; aumentar 500 mg/semana ou 850 mg, a cada 2 semanas (máximo: 2.550 mg/dia); dividir doses > 2.000 mg/dia em 3 tomadas
- Liberação prolongada: 1.000 mg, 1x/dia (máximo: 2.000 mg/dia)

Função hepática: doença hepática – fator de risco no desenvolvimento de acidose láctica; uso contraindicado

Função renal: redução do ClCr ou valor de creatinina no soro $\geq$ 1,5 mg/dL (homens) e $\geq$ 1,4 mg/dL (mulheres) – uso contraindicado

Interações medicamentosas: iobitridol, vandetanibe, dolutegravir, rifampicina, verapamil, betabloqueadores (propranolol, metoprolol, timolol, nadolol, pindolol, atenolol, labetalol, acebutolol, betaxolol, levobunolol, esmolol, carteolol, bisoprolol, sotalol, metipranolol, carvedilol, nevibolol), inibidores da monoaminoxidase (tranilcipromina, selegilina, azul de metileno, furazolidona, moclobemida, linezolida, rasagilina), glucomannan, *psyllium*, ranolazina

Reações adversas:
- Cardiovasculares: 1-10% – desconforto torácico, palpitação, rubor
- Dermatológica: 1-10% – erupção cutânea
- Neurológicas: 1-10% – cefaleia (6%), calafrios, sensação de desmaio, tontura
- Respiratórias: 1-10% – dispneia, infecção de vias aéreas superiores
- Musculoesqueléticas: fraqueza (9%), mialgia
- Gastrointestinais: náusea ou vômito (6-25%), diarreia (10-53%), flatulência (12%), indigestão (7%), desconforto abdominal (6%), constipação, dispepsia ou azia, distensão abdominal, distúrbio do paladar, fezes anormais
- Endócrina e metabólica: 1-10% – hipoglicemia
- Miscelânea: redução dos níveis de vitamina B12 (7%), aumento da diaforese, distúrbios ungueais, síndrome similar à gripe

Precauções: ocorrência de acidose láctica; ingestão excessiva de álcool (aguda ou crônica); idosos, especialmente aqueles com idade $\geq$ 80 anos; estados de hipóxia, incluindo choque cardiovascular, insuficiência cardíaca congestiva aguda, IAM e outras condições caracterizadas por hipoxemia; desidratação; sepse e cirurgia

Contraindicações: uso intravascular de contraste iodado em estudos radiológicos com possível alteração aguda da função renal, resultando em aumento do risco de acidose láctica; acidose metabólica aguda ou crônica, incluindo cetoacidose diabética

metildopa

Aldomet®

comp rev 250 e 500 mg

Contraindi-cado	Com ajuste de dose	B	Compatível	MPI? Sim
				60+

Classificação terapêutica: anti-hipertensivo

Posologia:
- Hipertensão: dose inicial de 250 mg, 2-3x/dia; ajustes graduais em intervalos ≥ 2 dias (máximo: 3 g/dia)

Função hepática: doença hepática ativa – uso contraindicado; podem ocorrer elevações de AST, bilirrubina e TP nas primeiras semanas de tratamento

Função renal: ClCr > 50 mL/min – administrar a cada 8 h; ClCr de 10-50 mL/min – administrar a cada 8-12 h; ClCr < 10 mL/min – administrar a cada 12-24 h; hemodiálise – 250 mg de dose suplementar são recomendados após as sessões; diálise peritoneal – intervalo entre as doses de 12-24 h; diálise – risco de hipertensão após o procedimento

Interações medicamentosas: inibidores da monoaminoxidase (tranilcipromina, selegilina, azul de metileno, furazolidona, moclobemida, linezolida, rasagilina), tranilcipromina, pseudoefedrina, entacapona, haloperidol, bisoprolol, sotalol, fenilpropanolamina, ferro, timolol, ioimbina, metipranolol, betaxolol, pindolol, tolcapona, nebivolol, propranolol, lítio, carteolol, carvedilol, levobunolol, metoprolol, atenolol, acebutolol, esmolol, nadolol

Reações adversas:
- Cardiovascular: 1-10% – edema periférico
- Neurológicas: 1-10% – cefaleia, depressão mental, febre medicamentosa, pesadelos, sonolência
- Gastrointestinal: 1-10% – ressecamento da boca

Precauções: aumento do risco de positivação do teste de Coombs; maior chance de anemia hemolítica

Contraindicações: terapia concomitante com inibidores da monoaminoxidase

metilfenidato

Ritalina®;
Ritalina® LA

comp 10 mg; cap dura lib prol 10, 20, 30 e 40 mg

Precaução	Sem informações	C	Contraindicado	MPI? Não

Classificação terapêutica: psicoestimulante

Posologia:
- Transtorno de déficit de atenção: liberação imediata – dose inicial de 5 mg, 2x/dia; aumentos de 5-10 mg/dia em intervalos semanais (máximo: 60 mg/dia, em 2-3 doses); liberação prolongada – dose inicial de 20 mg/dia; aumentos de 10 mg (máximo: 60 mg/dia – doses para pacientes virgens de uso de formulação de liberação imediata; para pacientes em uso prévio de cap de liberação imediata, verificar conversão em bibliografia suplementar)

Função hepática: podem ocorrer aumento da bilirrubina, aumento de transaminases, coma hepático, provas anormais da função hepática; usar com precaução

Função renal: pode ocorrer vasculite necrotizante; não há informações sobre necessidade de ajuste de dose

Interações medicamentosas: carbamazepina

Reações adversas:
- Cardiovasculares: angina, arritmia cardíaca, arterite cerebral, aumento ou redução do pulso, AVC, fenômeno de Raynaud, hemorragia cerebral, hipertensão ou hipotensão arterial, infarto do miocárdio, oclusão cerebral, palpitação, sopro, taquicardia, vasculite
- Dermatológicas: alopecia, dermatite esfoliativa, eritema multiforme, hiperidrose, *rash* cutâneo, urticária
- Hematológicas: anemia, leucopenia, pancitopenia, púrpura trombocitopênica, trombocitopenia
- Neurológicas: agitação, agressividade, ansiedade, alterações de humor, AVC, cefaleia, depressão, estado de confusão mental, fadiga, febre, hipervigilância, inquietação, insônia, irritabilidade, letargia, nervosismo, psicose tóxica, raiva, síndrome de Tourette (rara), síndrome neuroléptica maligna (rara), sonolência, tensão, tontura, tremor, vertigem
- Respiratórias: aumento da tosse, dispneia, dor faringolaríngea, faringite, infecção de vias aéreas superiores, rinite, sinusite
- Musculoesqueléticas: artralgia, constrição muscular, discinesia, parestesia
- Gastrointestinais: anorexia, bruxismo, constipação, diarreia, dispepsia, dor abdominal, náusea, perda de peso, redução do apetite, vômito, xerostomia
- Endócrinas e metabólicas: dismenorreia, redução da libido, retardo do crescimento
- Geniturinária: disfunção erétil

(continua)

- Oculares: midríase, olhos ressecados, transtorno da acomodação visual, visão turva
- Miscelânea: lesão acidental, reações de hipersensibilidade

Precauções: utilizar com cautela para pacientes com histórico de dependência de drogas ou alcoolismo por causa do alto potencial de abuso e dependência; o uso de estimuladores do SNC foi associado a eventos cardiovasculares graves, incluindo morte súbita, derrame, infarto do miocárdio, aumento da PA, doença vascular periférica (incluindo fenômeno de Raynaud); uso com cuidado para pacientes com distúrbios psiquiátricos; pode ocorrer comportamento agressivo; pode ocorrer, às vezes, priapismo, com necessidade de intervenção cirúrgica

Contraindicações: *angina pectoris*; arritmias cardíacas; no dia de cirurgia de glaucoma; insuficiência cardíaca; hipertireoidismo ou tireotoxicose; tiques motores; síndrome de Tourette com histórico familiar ou diagnóstico; agitação acentuada, ansiedade e tensão – pode agravar o infarto do miocárdio sintomático; uso concomitante a inibidores de monoaminoxidase ou no prazo de 14 dias após a suspensão; uso concomitante com anestésicos halogenados

metilprednisolona					
Advantan®; Depo-medrol®; Solu-medrol® crem derm 1 mg/g, loção 1 mg/g, sol derm 1 mg/mL, susp inj 40 mg/mL; pó liof inj 40, 125, 500 e 1.000 mg	Precaução	Precaução	C	Não recomendado	MPI? Não

Classificação terapêutica: corticosteroide

Posologia:
- Succinato de metilprednisolona: 10-40 mg, EV; pode ser repetida a depender da resposta clínica; doses mais altas, de 30 mg/kg, EV, podem ser repetidas a cada 4-6 h, por 48 h
- Pulsoterapia: esquema padrão de 1 g/dia, EV, por 3-5 dias; pode variar conforme indicação clínica (succinato)
- IM (acetato): 10-80 mg, a cada 1-2 semanas
- Intra-articular (acetato): 4-80 mg, a depender do tamanho da articulação
- Creme dermatológico: aplicar uma camada fina do creme uma vez ao dia nas regiões afetadas. De modo geral, a duração do tratamento não deve exceder 12 semanas em adultos e 4 semanas em crianças
- Loção: aplicar uma camada fina da loção uma vez ao dia nas regiões afetadas, friccionando levemente

Administração parenteral (compatível – SF, SG5% e SG5% em NaCl a 0,45 e 0,9%): acetato de metilprednisolona – só pode ser administrado IM e não deve ser diluído com outras soluções; evitar administração no músculo deltoide; succinato de metilprednisolona, EV – deve ser reconstituído em diluente próprio e injetado lentamente sem diluição caso a dose seja < 250 mg; também pode ser diluído para administração em infusão (30 min)
Obs.: estabilidade de 48 h em TA para soluções reconstituídas e de 8 h em TA para soluções diluídas em SG5%

Função hepática: disfunção hepática – uso com precaução

Função renal: disfunção renal – uso com precaução

Interações medicamentosas: vacina rotavírus, varfarina, nefazodona, claritromicina, atracúrio, fenobarbital, primidona, ácido acetilsalicílico, quinupristina, dalfopristina, diltiazem, carbamazepina, ciclosporina, cetoconazol, eritromicina, rifampicina, aprepitanto, fosaprepitanto, alcurônio

(continua)

Reações adversas:
- Cardiovasculares: arritmia, edema, hipertensão arterial
- Dermatológicas: acne, atrofia cutânea, equimoses, hiperpigmentação, hirsutismo
- Hematológicas: leucocitose passageira
- Neurológicas: alucinações, cefaleia, crises convulsivas, delírio, euforia, insônia, nervosismo, oscilações do humor, pseudotumor cerebral, psicoses, vertigem
- Musculoesqueléticas: artralgia, fraqueza muscular, fraturas, osteoporose

- Gastrointestinais: aumento do apetite, distensão abdominal, esofagite ulcerativa, indigestão, náusea, pancreatite, úlcera péptica, vômito
- Endócrinas e metabólicas: alcalose, amenorreia, DM, hiperglicemia, hiperlipidemia, hipopotassemia, intolerância à glicose, retenção de sódio e água, síndrome de Cushing, supressão adrenal, supressão do crescimento, supressão do eixo hipófise-adrenal
- Oculares: catarata, glaucoma
- Miscelânea: infecções, necrose avascular, processos malignos secundários, reações de hipersensibilidade, soluços intratáveis

Precauções: insuficiência secundária do córtex suprarrenal; hipotireoidismo; cirrose; herpes simples oftálmico; os corticosteroides podem agravar condições preexistentes de instabilidade emocional ou tendências psicóticas; transtornos psíquicos podem ocorrer após a terapia com corticosteroides; colite ulcerativa inespecífica; abscesso ou outra infecção piogênica; diverticulite; anastomoses intestinais recentes; úlcera péptica ativa ou latente; insuficiência renal; hipertensão; osteoporose e miastenia grave; altas doses de corticosteroides, bem como doses habituais, podem causar elevação da PA, retenção de sal e água, além de aumento da excreção de potássio; tuberculose

Contraindicações: infecções fúngicas sistêmicas

Observações: pacientes dependentes de corticosteroides que apresentem estresse – aumento da dose deve ser considerado antes, durante e depois de situações estressantes

metoclopra-mida Plasil® comp 10 mg; sol oral 1 mg/mL; sol oral (gotas) 4 mg/ mL; sol inj 5 mg/mL	Precaução	Com ajuste de dose	B	Uso criterioso	MPI? Sim 60+

Classificação terapêutica: propulsivo

Posologia:
* Refluxo gastroesofágico e gastroparesia: 10 mg, VO, 4x/dia, 30 min antes das refeições; IM ou EV – 10 mg, a cada 8 h

Administração parenteral (compatível – SF e SG5%): IM – pode ser administrada sem diluição; EV – pode ser administrada sem diluição na forma de injeção lenta (1-2 min) ou ser diluída em 50 mL e infundida por pelo menos 15 min
Obs.: estabilidade de 24 h

Função hepática: pode ocorrer hepatotoxicidade (rara); cirrose – aumento do risco de retenção de líquidos e sobrecarga de volume pelo aumento transitório da aldosterona plasmática; uso com precaução

Função renal: ClCr < 40 mL/min – administrar metade da dose habitual

Ajuste de dose (pacientes geriátricos): reduzir 50% da dose

Interações medicamentosas: digoxina, ciclosporina, didanosina, suxametônio

Reações adversas:
* Cardiovasculares: bloqueio atrioventricular, bradicardia, hipertensão ou hipotensão arterial, insuficiência cardíaca congestiva, retenção líquida, rubor (após altas doses EV), taquicardia supraventricular
* Dermatológicas: edema angioneurótico (raro), erupção cutânea, urticária
* Hematológicas: agranulocitose, leucopenia, neutropenia, porfiria
* Neurológicas: sonolência (relacionada com a dose: ~10-70%), reações distônicas agudas (relacionadas com a dose e a idade: 1-25%), agitação (~10%), fadiga (~10%), acatisia, alucinações (raras), cefaleia, confusão mental, crises convulsivas, depressão, discinesia tardia, ideação suicida, insônia, síndrome neuroléptica maligna (rara), sintomas similares aos parkinsonianos, tontura
* Respiratórias: broncoespasmo, edema laríngeo (raro)
* Gastrointestinais: diarreia, náusea
* Endócrinas e metabólicas: amenorreia, galactorreia, ginecomastia, impotência
* Geniturinárias: aumento da frequência miccional, incontinência
* Ocular: distúrbio visual
* Miscelânea: meta-hemoglobinemia, reações alérgicas, sulfemoglobinemia

(continua)

Precauções: pacientes adultos com idade < 30 anos (doses mais elevadas); mulheres; diabéticos; idosos; com o uso crônico, doses cumulativas totais mais elevadas; evitar uso prolongado (> 12 semanas); insuficiência cardíaca congestiva; histórico de depressão; hipertensão; deficiência de nicotinamida-adenina dinucleotídeo; deficiência NADH citocromo B5 redutase; doença de Parkinson preexistente

Contraindicações: uso concomitante com fármacos suscetíveis de provocar efeitos extrapiramidais; aumento do risco de gravidade e/ou frequência das crises epilépticas; hemorragia gastrointestinal, obstrução mecânica, perfuração ou qualquer outro uso com a estimulação da motilidade gastrointestinal; feocromocitoma preexistente – risco aumentado de crise hipertensiva; uso concomitante com inibidores da monoaminoxidase ou até 2 semanas após a interrupção

metoprolol succinato Selozok® comp lib control 25, 50 e 100 mg					
	Com ajuste de dose	Sem ajuste de dose	C	Compatível	MPI? Não

Classificação terapêutica: betabloqueador seletivo

Posologia:
- Dose menor para idosos
- Hipertensão: dose inicial de 25-100 mg, 1x/dia; pode-se aumentar em intervalos semanais (máximo: 400 mg/dia)
- *Angina pectoris*: 100-200 mg, 1x/dia
- Insuficiência cardíaca: iniciar com 25 mg, 1x/dia; pode-se dobrar a dose a cada 2 semanas (máximo: 2 semanas; alvo: 200 mg/dia)
- Arritmia cardíaca (fibrilação/*flutter* atrial, taquicardia supraventricular): 100-200 mg, 1x/dia
- Pós-infarto do miocárdio: alvo de 200 mg, 1x/dia

Função hepática: disfunção hepática – iniciar com dose baixa e aumentar gradativamente, se necessário

Função renal: disfunção renal – ajuste de dose não é necessário

Interações medicamentosas: lidocaína, diltiazem, dronedarona, terbinafina, verapamil, mirabegrona, venlafaxina, amiodarona, bloqueadores alfa-1 adrenérgicos (fentolamina, prazosina, terazosina, doxazosina, alfuzosina, tansulosina), anti-inflamatórios não esteroidais (ácido acetilsalicílico, naproxeno, fenilbutazona, ácido mefenâmico, fenoprofeno, ibuprofeno, indometacina, piroxicam, diclofenaco, cetoprofeno, flurbiprofeno, cetorolaco, tenoxicam, etofenamato, dipirona, nimesulida, lornoxicam, acemetacina, propifenazona, meloxicam, celecoxibe, proglumetacina, rofecoxibe, dexcetoprofeno, parocoxibe, valdecoxibe, etoricoxibe, nepafenaco, loxoprofeno, lumiracoxibe, ácido tolfenâmico, nimesulida, ácido flufenâmico), erva-de-são-joão, rifampicina, citalopram, fenobarbital, telitromicina, antidiabéticos (insulina humana regular, insulina humana isofana [NPH], insulina glargina, clorpropamida, glibenclamida, glipizida, metformina, acarbose, insulina lispro, repaglinida, rosiglitazona, pioglitazona, insulina asparte, insulina glulisina, exenatida, insulina detemir, sitagliptina, saxagliptina, liraglutida, linagliptina, vildagliptina, alogliptina, insulina degludeca, canaglifozina, lixisenatida, dapaglifozina, albiglutida, empaglifozina, dulaglutida, glimepirida, nateglinida), glicosídeos digitálicos (digoxina, deslanosídeo)

Reações adversas:
- Cardiovasculares: hipotensão arterial (1-27%), bradicardia (2-16%), bloqueio atrioventricular de 1° grau (intervalo P-R $\geq$ 0,26 segundo: 5%), dor torácica (1%), edema (periférico: 1%), insuficiência cardíaca congestiva (1%), insuficiência arterial (geralmente do tipo Raynaud: 1%), palpitação (1%), síncope (1%)

(continua)

- Dermatológicas: erupção cutânea (5%), prurido (5%), exacerbação da psoríase, fotossensibilidade
- Hematológica: claudicação
- Neurológicas: tontura (2-10%), fadiga (1-10%), depressão (5%), alucinações, cefaleia, confusão mental, distúrbios do sono, insônia, perda de memória (curto prazo), pesadelos, sonolência, vertigem
- Respiratórias: dispneia (1-3%), broncoespasmo (1%), sibilos (1%), rinite
- Neurológicas: tontura (2-10%), fadiga (1-10%), depressão (5%), alucinações, cefaleia, confusão mental, distúrbios do sono, insônia, perda de memória (curto prazo), pesadelos, sonolência, vertigem
- Respiratórias: dispneia (1-3%), broncoespasmo (1%), sibilos (1%), rinite
- Musculoesquelética: dor
- Gastrointestinais: diarreia (5%), azia (1%), constipação (1%), dor (1%), flatulência (1%), náusea (1%), xerostomia (1%), vômito
- Auditiva: zumbido
- Endócrinas e metabólicas: doença de Peyronie (1%), exacerbação do diabete, redução da libido
- Oculares: distúrbios visuais, turvamento da visão
- Miscelânea: extremidades frias (1%)

Precauções: doença broncoespástica; insuficiência cardíaca congestiva; DM; paciente hemodinamicamente comprometido ou uso concomitante com drogas que diminuam a resistência periférica, o enchimento miocárdico, a contratilidade miocárdica ou a propagação do impulso elétrico no miocárdio; hipertensão; hipotensão relacionada com a dose

Contraindicações: bloqueio atrioventricular de 2º ou 3º grau; bradicardia grave; asma brônquica ou condição broncoespástica; choque cardiogênico; insuficiência cardíaca descompensada; arritmia sinusal; pacientes com suspeita de IAM com frequência cardíaca < 45 bpm, intervalo PQ > 0,24 segundo ou PA sistólica < 100 mmHg

metoprolol tartarato

Lopressor®; Seloken®; Seloken® injetável

comp rev 100 mg; comp 100 mg; sol inj 1 mg/mL (5 mg)

Com ajuste de dose	Sem ajuste de dose	B	Compatível	MPI? Não

Classificação terapêutica: betabloqueador seletivo

Posologia:
- Dose menor para idosos
- Hipertensão: 100-200 mg, VO, 1-2x/dia
- *Angina pectoris*: 100-200 mg/dia, VO, 2x/dia
- Arritmia cardíaca (fibrilação/*flutter* atrial, taquicardia supraventricular): 100-200 mg/dia, VO, 2x/dia; 2,5-5 mg, EV, a cada 5 min (não exceder total de 15 mg, em 15 min)
- Pós-infarto do miocárdio: alvo de 200 mg/dia, VO, 2x/dia; 5 mg, EV, a cada 3 min, em 3 doses

Administração parenteral (compatível – SF e SG5%): pode ser administrado por injeção EV lenta ou pode ser diluído à concentração de 5-10 mg/mL e infundido em 30-60 min
Obs.: estabilidade de 24 h em TA

Função hepática: disfunção hepática – iniciar com dose baixa e aumentar gradativamente, se necessário

Função renal: disfunção renal – ajuste de dose não é necessário

Interações medicamentosas: lidocaína, diltiazem, dronedarona, terbinafina, verapamil, mirabegrona, venlafaxina, amiodarona, bloqueadores alfa-1 adrenérgicos (fentolamina, prazosina, terazosina, doxazosina, alfuzosina, tansulosina), anti-inflamatórios não esteroidais (ácido acetilsalicílico, naproxeno, fenilbutazona, ácido mefenâmico, fenoprofeno, ibuprofeno, indometacina, piroxicam, diclofenaco, cetoprofeno, flurbiprofeno, cetorolaco, tenoxicam, etofenamato, dipirona, nimesulida, lornoxicam, acemetacina, propifenazona, meloxicam, celecoxibe, proglumetacina, rofecoxibe, dexcetoprofeno, parocoxibe, valdecoxibe, etoricoxibe, nepafenaco, loxoprofeno, lumiracoxibe, ácido tolfenâmico, nimesulida, ácido flufenâmico), erva-de-são-joão, rifampicina, citalopram, fenobarbital, telitromicina, antidiabéticos (insulina humana regular, insulina humana isofana [NPH], insulina glargina, clorpropamida, glibenclamida, glipizida, metformina, acarbose, insulina lispro, repaglinida, rosiglitazona, pioglitazona, insulina asparte, insulina glulisina, exenatida, insulina detemir, sitagliptina, saxagliptina, liraglutida, linagliptina, vildagliptina, alogliptina, insulina degludeca, canaglifozina, lixisenatida, dapaglifozina, albiglutida, empaglifozina, dulaglutida, glimepirida, nateglinida), glicosídeos digitálicos (digoxina, deslanosídeo)

(continua)

Reações adversas:
- Cardiovasculares: hipotensão arterial (1-27%), bradicardia (2-16%), bloqueio atrioventricular de 1° grau (intervalo P-R $\geq$ 0,26 segundo: 5%), dor torácica (1%), edema (periférico: 1%), insuficiência cardíaca congestiva (1%), insuficiência arterial (geralmente do tipo Raynaud: 1%), palpitação (1%), síncope (1%)
- Dermatológicas: erupção cutânea (5%), prurido (5%), exacerbação da psoríase, fotossensibilidade
- Hematológica: claudicação
- Neurológicas: tontura (2-10%), fadiga (1-10%), depressão (5%), alucinações, cefaleia, confusão mental, distúrbios do sono, insônia, perda de memória (curto prazo), pesadelos, sonolência, vertigem
- Respiratórias: dispneia (1-3%), broncoespasmo (1%), sibilos (1%), rinite
- Musculoesquelética: dor
- Gastrointestinais: diarreia (5%), azia (1%), constipação (1%), dor (1%), flatulência (1%), náusea (1%), xerostomia (1%), vômito
- Auditiva: zumbido
- Endócrinas e metabólicas: doença de Peyronie (1%), exacerbação do diabete, redução da libido
- Oculares: distúrbios visuais, turvamento da visão
- Miscelânea: extremidades frias (1%)

Precauções: doença broncoespástica; insuficiência cardíaca congestiva; DM; paciente hemodinamicamente comprometido ou uso concomitante com drogas que diminuam a resistência periférica, o enchimento miocárdico, a contratilidade miocárdica ou a propagação do impulso elétrico no miocárdio; hipertensão; hipotensão relacionada com a dose

Contraindicações: bloqueio atrioventricular de 2° ou 3° grau; bradicardia grave; asma brônquica ou condição broncoespástica; choque cardiogênico; insuficiência cardíaca descompensada; arritmia sinusal; pacientes com suspeita de IAM com frequência cardíaca < 45 bpm, intervalo PQ > 0,24 segundo ou PA sistólica < 100 mmHg

metotrexato					
Miantrex CS®;
Metotrexato®					60+
sol inj 25 e 100 mg/mL; comp 2,5 mg	Contraindicado	Contraindicado	X	Contraindicado	MPI?
Não

Classificação terapêutica: imunossupressor

Posologia:
- Indicações oncológicas: doses específicas para cada tumor
- Psoríase grave: 10-25 mg, IM ou EV, 1x/semana
- Artrite reumatoide: 15 mg, IM, 1x/semana (pode variar de acordo com a condição clínica do paciente)

Administração parenteral (compatível – bicarbonato de sódio 0,05 M, SG5% e SG5% em SF): pode ser administrado IM, intratecal e por infusão EV; posologia depende da indicação e das condições do paciente – doses EV muito elevadas (12-15 g/m^2) devem ser administradas com ácido folínico, a fim de proteger contra toxicidade excessiva
Obs.: fotossensível

Função hepática: podem ocorrer cirrose e fibrose portal na terapia crônica; a elevação aguda de enzimas hepáticas é comum após alta dose e geralmente desaparece em até 10 dias (1-10%); doença hepática crônica, incluindo a alcoólica – uso contraindicado

Função renal: pode ocorrer disfunção renal; azotemia, insuficiência renal e nefropatia são mais comuns com dose alta (1-10%); em casos de insuficiência renal, ascite ou derrame pleural, a eliminação é reduzida; ClCr de 10-50 mL/min – administrar 50% da dose; ClCr < 10 mL/min – uso contraindicado; hemodiálise – administrar 50% da dose

Interações medicamentosas: vacinas de vírus vivos (bacilo Calmette-Guérin, vacina vírus rubéola, vacina caxumba, vacina poliomielite, vacina sarampo, vacina influenza, vacina catapora [varicela], vacina febre amarela, vacina febre tifoide, vacina adenovírus tipo 4, vacina adenovírus tipo 7, vacina rotavírus), leflunomida, fenitoína, pantoprazol, tenoxicam, tamoxifeno, dantroleno, hidrato de cloral, ticarcilina, omeprazol, doxiciclina, diclofenaco, triantereno, dipirona, hidroclorotiazida, indometacina, cetoprofeno, penicilina V, penicilina G, esomeprazol, levetiracetam, pristinamicina, flurbiprofeno, amoxicilina, piperacilina, ibuprofeno, ácido acetilsalicílico, varfarina, nimesulida, ciclosporina, rofecoxibe, amiodarona, etoricoxibe, eltrombopague, mercaptopruina, teofilina

Reações adversas (variam conforme a via de administração e a dose; toxicidade hematológica e/ou gastrointestinal podem ser comuns com doses utilizadas na quimioterapia, mas são menos frequentes com doses tipicamente empregadas em doenças reumáticas):
- Cardiovascular (1-10%): vasculite
- Dermatológicas: hiperemia cutânea (> 10%); 1-10% – alopecia, despigmentação ou hiperpigmentação cutânea, erupção cutânea, fotossensibilidade

(continua)

- Hematológicas: leucopenia (> 10%), trombocitopenia (> 10%); 1-10% – hemorragia; mielossupressão (é o principal fator limitador da administração – com a mucosite – de metotrexato; ocorre aproximadamente 5-7 dias após a terapia e deve desaparecer em até 2 semanas); contagem leucocitária (redução discreta); contagem de plaquetas (redução moderada; início: 7 dias; nadir: 10 dias; recuperação: 21 dias)
- Neurológicas (com a administração intratecal ou com a terapia com dose muito alta): aracnoidite (> 10%) – reação aguda que se manifesta como cefaleia intensa, rigidez nucal, vômito e febre e pode ser aliviada com a redução do medicamento; toxicidade subaguda (10% dos pacientes tratados com 12-15 mg/m^2 de metotrexato intratecal podem apresentá-la na 2ª ou 3ª semana de terapia) – paralisia motora de extremidades, paralisia de nervos cranianos, crises convulsivas ou coma, também foi observada em crianças que receberam doses EV muito altas; encefalopatia desmielinizante (> 10%) – observada após meses ou anos de uso, geralmente associada à radioterapia craniana ou a outra quimioterapia sistêmica; 1-10% – calafrios, crises convulsivas, encefalopatia, febre, mal-estar, tontura
- Respiratórias: faringite (> 10%); 1-10% – pneumonite associada a febre, tosse e infiltração intersticial pulmonar (suspender o uso durante a reação aguda) – a incidência relatada foi de 1% em pacientes com artrite reumatoide (dose: 7,5-15 mg/semana)
- Musculoesquelética (1-10%): artralgia
- Gastrointestinais (> 10%): anorexia, diarreia, estomatite ulcerativa, gengivite, glossite, mucosite, náusea, perfuração intestinal, vômito (dependente da dose – manifesta-se 3-7 dias após a terapia; resolução em até 2 semanas)
- Endócrinas e metabólicas (> 10%): defeito da oogênese ou espermatogênese, hiperuricemia; diabete (1-10%)
- Geniturinária (1-10%): cistite
- Ocular (1-10%): turvamento da visão

Precauções: uso concomitante de radioterapia; diarreia, vômito e estomatite; toxicidade grave, inclusive mortes relacionadas com a dose – ajuste e/ou suspensão podem ser necessárias; síndrome de lise tumoral; uso concomitante com vacina e vírus vivo; uso concomitante de AINH com o metotrexato em dose elevada; debilitados; idosos; infecção ativa; obesidade, diabete, fibrose hepática ou esteato-hepatite – aumento do risco de lesão hepática e fibrose; úlcera péptica ou colite ulcerativa preexistente

Contraindicações: alcoolismo; discrasias sanguíneas preexistentes; síndromes de imunodeficiência; homens sexualmente ativos – evitar a fecundação do sexo feminino durante e por período mínimo de 3 meses após a terapia

metronidazol

Flagyl®; Flagyl® ginecológico

sol inj 0,5% (500 mg); comp rev 250 e 400 mg; gel vag 100 mg/g

Contraindicado	Com ajuste de dose	B	Contraindicado	MPI? Não

Classificação terapêutica: anti-infeccioso, medicamento contra a amebíase e outras doenças por protozoário

Posologia:
- Infecções por anaeróbios: EV – 500 mg, a cada 8 h; vaginal – 1 aplicação à noite por 10-20 dias
- Doses por VO e EV podem variar conforme indicação clínica

Administração parenteral: solução injetável pronta para uso não requer diluição ou tamponamento; deve ser infundida em 30-60 min
Obs.: precisa ser protegida de luz e congelamento

Função hepática: insuficiência hepática leve a moderada – ajuste de dose não é necessário; insuficiência hepática grave (Child-Pugh classe C) – comprimidos de liberação prolongada contraindicados, a menos que benefícios sejam superiores a risco; comprimidos de liberação imediata – reduzir a dose em 50% em relação ao uso EV

Função renal: ClCr < 10 mL/min – reduzir 50% da dose habitual; hemodiálise – considerar uma dose suplementar depois se a administração não puder ser separada a partir da sessão de diálise; CAPD – ajuste de dose não é necessário

Interações medicamentosas: dissulfiram, amprenavir, micofenolato de sódio, micofenolato de mofetila, mebendazol, bussulfano, varfarina, hidroxicloroquina, donepezila, tacrolimo, lítio, ciclosporina, carbamazepina, colestiramina

Reações adversas:
- Cardiovasculares: sistêmico – achatamento da onda T, rubor
- Dermatológicas: sistêmico – exantema eritematoso, urticária; tópico – dermatite de contato, erupção cutânea, irritação, prurido, ressecamento, sensação de queimação
- Hematológicas: sistêmico – neutropenia (reversível), trombocitopenia (reversível, rara)
- Neurológicas: sistêmico – ataxia, cefaleia, comprometimento da coordenação, confusão mental, crise convulsiva, febre, insônia, irritabilidade, vertigem; tópico – cefaleia; vaginal – cefaleia (5%), tontura (2%)
- Respiratórias: sistêmico – congestão nasal, faringite, rinite, sinusite
- Musculoesqueléticas: sistêmico – fraqueza, neuropatia periférica; tópico – sensação de formigamento ou anestesia de extremidades

(continua)

- Gastrointestinais: sistêmico – náusea (~12%), anorexia, cólicas abdominais, constipação, diarreia, estomatite, glossite, língua saburrosa, sabor incomum ou metálico, proctite, vômito, xerostomia; tópico – constipação, náusea, sabor incomum ou metálico; vaginal – desconforto (7%), náusea ou vômito (4%), sabor incomum ou metálico (2%), diarreia (1%)
- Endócrinas e metabólicas: sistêmico – dismenorreia, reação similar à do dissulfiram, redução da libido
- Geniturinárias: sistêmico – cistite, disúria, incontinência, poliúria, urina escurecida (rara), vaginite; vaginal – secreção vaginal (12%), vaginite (10%), irritação vulvar ou vaginal (9%), desconforto pélvico (3%)
- Miscelânea: sistêmico – monilíase, síndrome similar à gripe
- Local: tópico – reação alérgica local
- Ocular: irritação

Precauções: meningite asséptica; discrasia sanguínea; candidíase; doença do SNC; pacientes predispostos a edema (injetável); encefalopatia; convulsões

micafungina Mycamine® sol inj 50 e 100 mg					
	Sem informações	Precaução	C	Uso criterioso	MPI? Não

Classificação terapêutica: antimicótico

Posologia:
- Candidíase esofágica: 150 mg, EV, a cada 24 h
- Candidemia: 100 mg, EV, a cada 24 h
- Profilaxia em transplante de medula óssea: 50 mg, a cada 24 h

Administração parenteral (compatível – SF e SG5%): reconstituir com 5 mL de solução compatível, gerando soluções de 10 e 20 mg/mL, respectivamente; não agitar vigorosamente; adicionar o volume da dose correspondente em 100 mL de solução compatível e administrar infusão EV (cerca de 1 h)
Obs.: estabilidade de 24 h em TA

Função hepática: podem ocorrer aumento de AST (6%), aumento da fosfatase alcalina sérica (5%) e aumento de ALT (5%); não há informações sobre necessidade de ajuste de dose

Função renal: disfunção renal – monitoração recomendada para doentes que desenvolveram alterações nos exames da função renal; sem ajuste de dose; uso com precaução

Interações medicamentosas: sirolimo, itraconazol, nifedipino

Reações adversas (incidência de todas as indicações aprovadas para profilaxia e tratamento; maior frequência em estudos com pacientes de transplante de células-tronco hematopoiéticas):
- Cardiovasculares: hipotensão arterial (9%), taquicardia (8%), edema periférico (7%), hipertensão arterial (7%), flebite (6%), edema (5%)
- Dermatológicas: erupção cutânea (9%), prurido (6%)
- Hematológicas: trombocitopenia (15%), neutropenia (14%), anemia (10%), neutropenia febril (6%)
- Neurológicas: febre (20%), cefaleia (16%), insônia (10%), ansiedade (6%), fadiga (6%)
- Respiratórias: tosse (8%), dispneia (6%)
- Musculoesqueléticas: rigidez (9%), dorsalgia ou lombalgia (5%)
- Gastrointestinais: diarreia (23%), náusea (22%), vômito (22%), inflamação da mucosa, constipação (11%), dor abdominal (10%), anorexia (6%), dispepsia (6%)
- Endócrinas e metabólicas: hipopotassemia (18%), hipomagnesemia (13%), hipocalcemia (7%), hiperglicemia (6%)
- Miscelânea: bacteriemia (6%), sepse (5%)

Precauções: anemia hemolítica e hemólise significativa (incluindo hemólise intravascular aguda)

micofenolato de mofetila					
Cellcept®					
comp rev (gastrorre-sistente) 500 mg	Precaução	Com ajuste de dose	D	Uso criterioso	MPI? Não

Classificação terapêutica: imunossupressor

Posologia:
- Pós-transplante renal: 1 g, VO, 2x/dia
- Pós-transplante cardíaco: 1,5 g, VO, 2x/dia
- Pós-transplante hepático: 1,5 g, 2x/dia
- Nefrite lúpica: indução: 1 g, 2x/dia, por 6 meses; dose manutenção de 0,5-3 g, 1x/dia, ou 1 g, 2x/dia

Função hepática: podem ocorrer provas de função hepática anormais (< 25%), ascite (24%), alcalose, aumento da fosfatase alcalina, aumento da gamaglutamil transferase, aumento de transaminases, bilirrubinemia, colangite, hepatite, icterícia, icterícia colestática, lesão hepática; uso com precaução

Função renal: podem ocorrer albuminúria, aumento de creatinina (< 39%), aumento de BUN (< 35%), disúria, hematúria, hidronefrose, insuficiência renal, necrose tubular renal, oligúria; transplantados renais com ClCr < 25 mL/min – não exceder dose de 1 g/dia no período pós-transplante; após isso, não é necessário ajuste de dose

Interações medicamentosas: metronidazol, norfloxacino, omeprazol, antiácidos (carbonato de magnésio, hidróxido de magnésio, trissilicato de magnésio, óxido de magnésio, carbonato de alumínio, hidróxido de alumínio, fosfato de alumínio, magaldrato), colestiramina, pantoprazol, rifampicina, ciprofloxacino, ciclosporina, aciclovir, valaciclovir, sevelamer, contraceptivos (medroxiprogesterona, estradiol, levonorgestrel, noretindrona, dienogeste, drospirenona, norelgestromina, desogestrel, norgestrel, norgestimato, etinilestradiol, etonogestrel)

Reações adversas (relatadas em estudos de rejeição de aloenxertos renais, cardíacos e hepáticos de adultos após a administração VO; em geral, as doses mais baixas utilizadas para pacientes com rejeição de transplante renal produziram menos efeitos adversos que as mais altas; as taxas de efeitos adversos foram similares para cada indicação, exceto para aqueles exclusivos do órgão específico envolvido; os efeitos adversos observados em pacientes pediátricos foram semelhantes aos observados em adultos; anemia, diarreia, dor abdominal, faringite, febre, hipertensão arterial, infecção, infecção do trato respiratório, sepse e vômito foram observados em maior proporção; o único tipo de processo maligno observado foi o distúrbio linfoproliferativo):

(continua)

- Cardiovasculares: hipertensão arterial (28-77%), edema periférico (27-64%), hipotensão arterial (< 33%), edema (27-28%), taquicardia (20-22%); 3-20% – angina, arritmia, aumento da pressão venosa, bradicardia, derrame pericárdico, distúrbio vascular periférico, extrassístoles supraventriculares, extrassístoles ventriculares, extrassístoles, edema facial, fibrilação atrial, *flutter* atrial, hipervolemia, hipotensão postural, insuficiência cardíaca congestiva, insuficiência cardíaca, palidez, palpitação, parada cardíaca, síncope, taquicardia supraventricular, taquicardia ventricular, trombose, trombose arterial, vasodilatação, vasoespasmo
- Dermatológicas: erupção cutânea (< 22%); 3-20% – acne, alopecia, carcinoma de pele, celulite, equimoses, exantema vesicobolhoso, hipertrofia cutânea, hirsutismo, petéquias, prurido, úlcera cutânea
- Hematológicas: leucopenia (23-46%), anemia hipocrômica (26-43%), leucocitose (22-40%), trombocitopenia (36%); 3-20% – aumento de tromboplastina, aumento do TP, distúrbios da coagulação, hemorragia, neutropenia, pancitopenia, policitemia
- Neurológicas: dor (31-76%), cefaleia (16-54%), insônia (41-52%), febre (21-52%), tontura (< 29%), ansiedade (28%); 3-20% – agitação, alucinações, calafrios com febre, confusão mental, convulsão, delírio, depressão, labilidade emocional, hipoestesia, mal-estar, nervosismo, pensamento anormal, psicose, sonolência, vertigem
- Respiratórias: dispneia (31-37%), infecção do trato respiratório (22-37%), tosse (31%), distúrbios pulmonares (22-30%); 3-20%: acidose respiratória, alteração da voz, apneia, asma, atelectasia, aumento de escarro, bronquite, derrame pleural, edema pulmonar, epistaxe, faringite, hemoptise, hipertensão pulmonar, hiperventilação, hipóxia, moníliase respiratória, pneumonia, pneumotórax, rinite, sinusite, soluços
- Musculoesqueléticas: dorsalgia/lombalgia (35-47%), fraqueza (35-43%), tremor (24-34%), parestesia (21%); 3-20% – artralgia, cãibras em membros inferiores, cervicalgia, distúrbios articulares, hipertonia, mialgia, miastenia, neuropatia, osteoporose
- Gastrointestinais: dor abdominal (25-62%), náusea (20-54%), diarreia (31-52%), constipação (18-41%), vômito (33-34%), anorexia (< 25%), dispepsia (22%); 3-20% – aumento do abdome, disfagia, distúrbios gástricos, esofagite, estomatite, flatulência, gastroenterite, gastrite, gengivite, hemorragia gastrointestinal, hiperplasia gengival, íleo paralítico, melena, moníliase gastrointestinal, moníliase oral, ressecamento da boca, ulceração bucal
- Endócrinas e metabólicas: hiperglicemia (44-47%), hipercolesterolemia (41%), hipomagnesemia (< 39%), hipopotassemia (32-37%), hipocalcemia (< 30%), hiperpotassemia (até 22%); 3-20%: acidose, desidratação, DM, distúrbios das paratireoides, ganho ou perda de peso, gota, hipercalcemia, hiperfosfatemia, hiperlipidemia, hiperuricemia, hipocloremia, hipoglicemia, hiponatremia, hipoproteinemia, hipotireoidismo, síndrome de Cushing
- Geniturinárias: ITU (37%); 3-20% – aumento da frequência miccional, distúrbio prostático, distúrbios do trato urinário, dor pélvica, edema escrotal, impotência, incontinência urinária, noctúria, retenção urinária

(continua)

- Miscelânea: infecção (18-27%), candidíase (11-22%), herpes simples (10-21%); 3-20% – candidíase (mucocutânea: 15-18%), viremia ou síndrome do citomegalovírus (12-14%), doença invasiva tecidual causada pelo citomegalovírus (6-11%), doença cutânea causada pelo herpes-zóster (4-10%), aumento da DHL, cicatrização anormal, cisto, dermatite fúngica, diaforese, hérnia, íleo paralítico, infecção, peritonite, pielonefrite, sede, síndrome similar à gripe
- Auditivas (3-20%): distúrbios auditivos, otalgia, surdez, zumbido
- Oculares (3-20%): ambliopia, catarata, conjuntivite, distúrbios da lacrimação, hemorragia ocular, visão anormal
- Local (3-20%): abscesso

Precauções: utilização de vários regimes de tratamento imunossupressor; pacientes submetidos a transplante cardíaco; uso concomitante com azatioprina, colestiramina ou agentes que interfiram na recirculação entero-hepática, como norfloxacino e rifampicina, não é recomendado; função retardada do enxerto; doenças do sistema digestivo ativo e grave; reativação do vírus da hepatite B ou C; deficiência hereditária de hipoxantina-guanina-fosforribosil-transferase, como de síndrome de Lesch-Nyhan e síndrome de Kelley-Seegmiller; infecção por vírus polioma; vacinação pode ser menos eficaz – evitar o uso de vacinas de vírus vivos atenuados

micofenolato de sódio					
Myfortic®					60+
comp rev 180 e 360 mg	Precaução	Precaução	D	Uso criterioso	MPI? Não

Classificação terapêutica: imunossupressor

Posologia:
* Pós-transplante: 720 mg, VO, 2x/dia

Função hepática: provas de função hepática anormais (< 25%), ascite (24%); 3-20% – alcalose, aumento da fosfatase alcalina, aumento da gamaglutamil transferase, aumento de transaminases, bilirrubinemia, colangite, hepatite, icterícia, icterícia colestática, lesão hepática; uso com precaução

Função renal: podem ocorrer aumento de creatinina (< 39%), aumento de BUN (< 35%), albuminúria, disúria, hematúria, hidronefrose, insuficiência renal, necrose tubular renal, oligúria; ClCr < 25 mL/min/1,73 m^2 – aumento da exposição plasmática da droga ativa e do metabólito; uso com precaução

Ajuste de dose: neutropenia (contagem absoluta de neutrófilos < 1.300/mcL) ou anemia – reduzir a dose ou interromper a terapia

Interações medicamentosas: metronidazol, norfloxacino, omeprazol, antiácidos (carbonato de magnésio, hidróxido de magnésio, trissilicato de magnésio, óxido de magnésio, carbonato de alumínio, hidróxido de alumínio, fosfato de alumínio, magaldrato), rifampicina, ciclosporina, deslanzoprazol, colestiramina, vacinas de vírus vivos (bacilo Calmette-Guérin, vacina rubéola, vacina caxumba, vacina poliomielite, vacina sarampo, vacina influenza, vacina catapora [varicela], vacina febre amarela, vacina febre tifoide, vacina adenovírus tipo 4, vacina adenovírus tipo 7, vacina rotavírus), colestipol, azatioprina, colesevelam, contraceptivos (medroxiprogesterona, estradiol, levonorgestrel, noretindrona, dienogeste, drospirenona, norelgestromina, desogestrel, norgestrel, norgestimato, etinilestradiol, etonogestrel), aciclovir, valaciclovir, sevelamer, ferro, equinacina, fenofibrato, ganciclovir, valganciclovir

Reações adversas (relatadas por adultos após a administração VO isoladamente em estudos de rejeição de aloenxertos renais, cardíacos e hepáticos; em geral, as doses mais baixas utilizadas para pacientes com rejeição de transplante renal produziram menos efeitos adversos que as mais altas; as taxas de efeitos adversos foram similares para cada indicação, exceto para aqueles exclusivos do órgão específico envolvido; os efeitos adversos observados em pacientes pediátricos foram similares aos observados em adultos; anemia, diarreia, dor abdominal, faringite, febre, hipertensão arterial, infecção, infecção do trato respiratório, sepse e vômito foram observados em maior proporção; o único tipo de processo maligno observado foi o distúrbio linfoproliferativo):

(continua)

- Cardiovasculares: hipertensão arterial (28-77%), edema periférico (27-64%), hipotensão arterial (< 33%), edema (27-28%), taquicardia (20-22%); 3-20% – angina, arritmia, aumento da pressão venosa, bradicardia, derrame pericárdico, distúrbio vascular periférico, extrassístoles supraventriculares, extrassístoles ventriculares, extrassístoles, edema facial, fibrilação atrial, *flutter* atrial, hipervolemia, hipotensão postural, insuficiência cardíaca congestiva, insuficiência cardíaca, palidez, palpitação, parada cardíaca, síncope, taquicardia supraventricular, taquicardia ventricular, trombose, trombose arterial, vasodilatação, vasoespasmo
- Dermatológicas: erupção cutânea (< 22%); 3-20% – acne, alopecia, carcinoma de pele, celulite, equimoses, exantema vesicobolhoso, hipertrofia cutânea, hirsutismo, petéquias, prurido, úlcera cutânea
- Hematológicas: leucopenia (23-46%), anemia hipocrômica (26-43%), leucocitose (22-40%), trombocitopenia; 3-20% – aumento de tromboplastina, aumento do TP, distúrbios da coagulação, hemorragia, neutropenia, pancitopenia, policitemia
- Neurológicas: dor (31-76%), cefaleia (16-54%), insônia (41-52%), febre (21-52%), tontura (< 29%), ansiedade (28%); 3-20% – agitação, alucinações, calafrios com febre, confusão mental, convulsão, delírio, depressão, labilidade emocional, hipoestesia, mal-estar, nervosismo, pensamento anormal, psicose, sonolência, vertigem
- Respiratórias: dispneia (31-37%), infecção do trato respiratório (22-37%), tosse (31%), distúrbios pulmonares (22-30%); 3-20%: acidose respiratória, alteração da voz, apneia, asma, atelectasia, aumento de escarro, bronquite, derrame pleural, edema pulmonar, epistaxe, faringite, hemoptise, hipertensão pulmonar, hiperventilação, hipóxia, moníliase respiratória, pneumonia, pneumotórax, rinite, sinusite, soluços
- Musculoesqueléticas: dorsalgia/lombalgia (35-47%), fraqueza (35-43%), tremor (24-34%), parestesia (21%); 3-20% – artralgia, cãibras em membros inferiores, cervicalgia, distúrbios articulares, hipertonia, mialgia, miastenia, neuropatia, osteoporose
- Gastrointestinais: dor abdominal (25-62%), náusea (20-54%), diarreia (31-52%), constipação (18-41%), vômito (33-34%), anorexia (< 25%), dispepsia (22%); 3-20% – aumento do abdome, disfagia, distúrbios gástricos, esofagite, estomatite, flatulência, gastroenterite, gastrite, gengivite, hemorragia gastrointestinal, hiperplasia gengival, íleo paralítico, melena, moníliase gastrointestinal, moníliase oral, ressecamento da boca, ulceração bucal
- Endócrinas e metabólicas: hiperglicemia (44-47%), hipercolesterolemia (41%), hipomagnesemia (< 39%), hipopotassemia (32-37%), hipocalcemia (< 30%), hiperpotassemia (até 22%); 3-20%: acidose, desidratação, DM, distúrbios das paratireoides, ganho ou perda de peso, gota, hipercalcemia, hiperfosfatemia, hiperlipidemia, hiperuricemia, hipocloremia, hipoglicemia, hiponatremia, hipoproteinemia, hipotireoidismo, síndrome de Cushing
- Geniturinário: ITU (37%); 3-20% – aumento da frequência miccional, distúrbio prostático, distúrbios do trato urinário, dor pélvica, edema escrotal, impotência, incontinência urinária, noctúria, retenção urinária

(continua)

- Miscelânea: infecção (18-27%), candidíase (11-22%), herpes simples (10-21%); 3-20% – candidíase (mucocutânea: 15-18%), viremia ou síndrome do citomegalovírus (12-14%), doença invasiva tecidual causada pelo citomegalovírus (6-11%), doença cutânea causada pelo herpes-zóster (4-10%), aumento da DHL, cicatrização anormal, cisto, dermatite fúngica, diaforese, hérnia, íleo paralítico, infecção, peritonite, pielonefrite, sede, síndrome similar à gripe
- Auditivas (3-20%): distúrbios auditivos, otalgia, surdez, zumbido
- Oculares (3-20%): ambliopia, catarata, conjuntivite, distúrbios da lacrimação, hemorragia ocular, visão anormal
- Local (3-20%): abscesso

Precauções: uso concomitante não recomendado – azatioprina, micofenolato de mofetila, colestiramina ou outros agentes que interfiram na recirculação entero-hepática, ou drogas que possam ligar ácidos biliares (p. ex., carvão ativado VO, sequestradores dos ácidos biliares); combinação de norfloxacino e metronidazol, vacinas de vírus vivos, rifampicina; evitar uso concomitante de vacinas de vírus vivos; função retardada do enxerto; doença do sistema digestivo ativa e grave; hemorragia gastrointestinal; deficiência hereditária de hipoxantina-guanina-fosforribosil-transferase, como de síndrome de Lesch-Nyhan e síndrome de Kelley-Seegmiller; infecção por vírus polioma; vacinação pode ser menos eficaz – evitar o uso de vacinas de vírus vivos atenuados; exposição à luz do sol ou à luz UV

miconazol

Daktarin®; Daktarin® gel oral; Daktazol®

gel 20 mg/g; creme e loção 20 mg/g | Sem ajuste de dose | Precaução | C | Compatível | MPI? Não

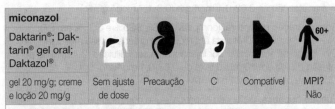

Classificação terapêutica: anti-infeccioso

Posologia:
- Tinea pedis ou corporis: aplicar na região afetada 2x/dia

Função hepática: insuficiência hepática – risco para o aumento da exposição sistêmica; uso com precaução

Função renal: insuficiência renal – ajuste de dose não é necessário

Interações medicamentosas: escitalopram, fenitoína, varfarina, trimetrexato, tolterodina

Reações adversas:
- Dermatológicas: tópico – dermatite alérgica de contato, maceração; vaginal – irritação, prurido
- Gastrointestinais: tópico – sensação de queimação; vaginal – cólicas abdominais

Precauções: crianças; jovens; perigo potencial de asfixia – uso não recomendado

midazolam

Dormonid®

sol inj 15 mg/3 mL, 5 mg/5 mL, 50 mg/10 mL, comp rev 7,5 e 15 mg

 Contraindicado Com ajuste de dose C Contraindicado · MPI? Não

Classificação terapêutica: benzodiazepínico

Posologia:
- Sedação pré-procedimento/cirurgia: adultos < 60 anos – 0,07-0,08 mg/kg, IM, 30-60 min antes da cirurgia (usual: 5 mg, IM); dose de 0,02-0,04 mg/kg pode ser repetida a cada 5 min até 0,1-0,2 mg/kg; idosos > 60 anos – 0,02-0,05 mg/kg, IM, 30-60 min antes da cirurgia (usual: 2-3 mg, IM)
- Sedação pré-procedimento e coma ansiolítico de pacientes pediátricos: dose única de 0,25-1 mg/kg (máximo: 20 mg)
- Sedação consciente: adultos < 60 anos – 1 mg, EV (não administrar > 2,5 mg em período de 2 min); doses adicionais a cada 2 min podem ser realizadas; em geral, doses < 5 mg são necessárias; idosos > 60 anos – 0,5 mg, EV (não administrar > 1,5 mg em período de 2 min); doses adicionais a cada 2 min podem ser realizadas; em geral, doses < 3,5 mg são necessárias
- Sedação em ventilação mecânica: dose inicial de 0,01-0,05 mg/kg (0,5-4 mg) pode ser repetida em intervalos de 5-15 min; dose de manutenção de 0,02-0,1 mg/kg/h (0,3-1,7 mcg/kg/min)

Administração parenteral (compatível – SF, SG5% e SG5% em SF):
IM – administração profunda em região de grande massa muscular;
EV – pode-se administrar por injeção lenta sem diluição (2-4 min) ou por infusão diluída em 30 mL, à taxa de 0,03-0,1 mg/kg/h
Obs.: estabilidade de 24 h em TA

Função hepática: disfunção hepática – uso contraindicado

Função renal: doença renal crônica – risco de toxicidade de drogas; ClCr < 10 mL/min – reduzir 50% da dose recomendada

Ajustes de dose: pacientes idosos, debilitados, cirúrgicos e doentes de alto risco – redução da dose é necessária ou não se recomenda o uso; uso antecedente a narcóticos ou outros depressores do SNC – dose de diminuição em 30-50% para sedação/ansiolítico/amnésia

Interações medicamentosas: telaprevir, itraconazol, cetoconazol, boceprevir, nelfinavir, fosamprenavir, amprenavir, posaconazol, simeprevir, claritromicina, nilotinibe, orlistate, barbitúricos (primidoma, fenobarbital, tiopental), ciclosporina, erva-de-são-joão, mitotano, eritromicina, fluconazol, voriconazol, *ginkgo biloba*, laropipranto, quinupristina, dalfopristina, halotano, teofilina, equinacina, aprepipanto, fosamprepipanto, armodafilina, verapamil, fenitoína, diltiazem, cimetidina, fluvoxamina, crizotinibe, telitromicina, roxitromicina, carbamazepina

(continua)

Reações adversas:
- Cardiovascular: hipotensão arterial (crianças: 3%)
- Neurológicas (1-10%): atividade similar à crise convulsiva (crianças: 1%), cefaleia (1%), sonolência (1%), exacerbação da sedação
- Respiratórias (> 10%): apneia (crianças: 3%), redução do volume corrente e/ou da frequência respiratória; tosse (1%)
- Gastrointestinais: náusea (3%), vômito (3%)
- Locais: dor e reações no local da injeção (IM: 4%; EV: 5%; gravidade menor que com diazepam)
- Ocular: nistagmo (crianças: 1%)
- Miscelânea (1-10%): soluços (4%; crianças: 1%), reação paradoxal (crianças: 2%), dependência física e psicológica com o uso prolongado

Precauções: eventos adversos cardiorrespiratórios foram relatados; função cardíaca ou função respiratória comprometida; insuficiência cardíaca congestiva; doença pulmonar obstrutiva crônica; procedimentos que envolvam vias aéreas superiores

Contraindicações: uso concomitante com inibidores da protease do HIV, efavirenz ou elvitegravir/cobicistat; glaucoma de ângulo estreito agudo; glaucoma de ângulo aberto não tratado; redução dos sinais vitais ou intoxicação por álcool; choque ou coma; doença aguda descompensada

milrinona					
milrinona Primacor® sol inj 1 mg/mL	Sem informações	Com ajuste de dose	C	Semi nformações	MPI? Não

Classificação terapêutica: inibidores da fosfodiesterase

Posologia:
- Inotrópico positivo: dose de ataque de 50 mcg/kg, em 10 min; dose de manutenção de 0,1-0,75 mcg/kg/min

Administração parenteral (compatível – SF e SG5%): pode ser administrada sem diluição em injeção EV lenta (10 min) na forma de dose de ataque; doses subsequentes de manutenção devem ser diluídas até a concentração de 200 mcg/mL e infundidas em 0,375-0,75 mcg/kg/min
Obs.: estabilidade de 24 h em TA para soluções diluídas

Função hepática: não há informações disponíveis

Função renal: ClCr de 50 mL/min – administrar 0,43 mcg/kg/min; ClCr de 40 mL/min – administrar 0,38 mcg/kg/min; ClCr de 30 mL/min – administrar 0,33 mcg/kg/min; ClCr de 20 mL/min – administrar 0,28 mcg/kg/min; ClCr de 10 mL/min – administrar 0,23 mcg/kg/min; ClCr de 5 mL/min – administrar 0,2 mcg/kg/min

Interações medicamentosas: sem interações conforme a base de dados Micromedex

Reações adversas:
- Cardiovascular: arritmia ventricular (ectópica: 9%; taquicardia não supraventricular: 3%; taquicardia ventricular sustentada: 1%), arritmia supraventricular (4%), hipotensão arterial (3%), dor torácica e/ou angina (1%)
- Neurológicas: cefaleia (3%)

Precauções: fibrilação atrial/*flutter* descontrolados por digitálicos; insuficiência cardíaca classe EV; hipotensão; tratamento VO ou EV > 48 h; doença pulmonar obstrutiva ou aórtica valvular grave

minociclina

Cloridrato de minociclina®

comp rev 100 mg

	Precaução	Com ajuste de dose	D	Contraindicado	MPI? Não

Classificação terapêutica: tetraciclina

Posologia:
- Dose menor para idosos
- Infecções: dose inicial de 200 mg, VO, seguidos de 50 mg, 4x/dia, ou 100 mg, a cada 12 h

Função hepática: podem ocorrer aumento de enzimas hepáticas, colestase hepática, hepatite, hiperbilirrubinemia, icterícia; insuficiência hepática – uso com precaução

Função renal: podem ocorrer aumento de BUN, insuficiência renal aguda, nefrite intersticial; ClCr < 80 mL/min – não exceder dose de 200 mg/dia

Interações medicamentosas: atazanavir, dasatinibe, hidroxicloroquina, donepezila, erlotinibe, ciclosporina, cefpodoxima, probenecida, penicilinas (ampicilina, cloxacilina, amoxicilina, oxacilina, penicilina G, penicilina V, piperacilina, sultamicilina), vitamina A, medicamentos contendo alumínio, cálcio ou magnésio (cálcio, carbonato de magnésio, hidróxido de magnésio, trissilicato de magnésio, óxido de magnésio, carbonato de alumínio, hidróxido de alumínio, fosfato de alumínio, magaldrato), ácido aminomevulínico, ferro

Reações adversas:
- Cardiovasculares: miocardite, pericardite, vasculite
- Dermatológicas: alopecia, angioedema, dermatite esfoliativa, eritema multiforme, eritema nodoso, exantema eritematoso, exantema maculopapular, fotossensibilidade, hiperpigmentação das unhas, necrólise epidérmica tóxica, pigmentação da pele e das membranas mucosas, prurido, síndrome de Stevens-Johnson, urticária
- Hematológicas: agranulocitose, anemia hemolítica, eosinofilia, leucopenia, neutropenia, pancitopenia, trombocitopenia
- Neurológicas: alterações de humor, cefaleia, crises convulsivas, fadiga, febre, hiperatividade, hipoestesia, parestesia, protrusão da fontanela, pseudotumor cerebral, sedação, sonolência, tontura, vertigem
- Respiratórias: asma, broncoespasmo, dispneia, infiltrados pulmonares (com eosinofilia), pneumonite, tosse
- Musculoesqueléticas: alteração da cor dos ossos, artralgia, artrite, edema articular, mialgia, rigidez articular
- Gastrointestinais: alteração da cor da cavidade, alteração da cor dos dentes, anorexia, colite pseudomembranosa, diarreia, disfagia, dispepsia, enterocolite, esofagite, estomatite, glossite, hipoplasia do esmalte, lesões inflamatórias na região anogenital, moníliase, náusea, pancreatite, ulcerações esofágicas, vômito, xerostomia
- Auditivas: perda de audição, zumbido

(continua)

- Endócrinas e metabólicas: alteração da cor da tireoide, disfunção tireoidiana
- Geniturinárias: balanite, vulvovaginite
- Oculares: perda da audição, zumbido
- Miscelânea: anafilaxia, doença do soro, hipersensibilidade, lúpus eritematoso, síndrome similar ao lúpus

Precauções: diarreia associada ao *Clostridium difficile*; diarreia até 2 meses após a interrupção do tratamento; uso concomitante com isotretinoína não é recomendado; uso concomitante com penicilina não é recomendado; usar 2 métodos de contracepção durante o tratamento; não é recomendado o uso por ambos os sexos de um casal tentando conceber; papiledema; descoloração permanente dos dentes e hipoplasia do esmalte – aumento do risco com o uso em longo prazo

minoxidil					
Loniten®; Aloxidil®					60+
comp 10 mg; sol capilar 5% (50 mg/mL)	Sem informações	Com ajuste de dose	C	Compatível	MPI? Não

Classificação terapêutica: agente que atua sobre o músculo liso arteriolar

Posologia:
- Hipertensão: dose inicial de 5 mg, 1x/dia, aumentos graduais a cada 3 dias (faixa terapêutica habitual: 2,5-80 mg/dia, em 2 tomadas)
- Alopecia: aplicar na região 2x/dia

Função hepática: pode ocorrer aumento da fosfatase alcalina (VO); não há informações disponíveis sobre a necessidade de ajuste de dose

Função renal: pode ocorrer aumento passageiro do BUN e da creatinina sérica; redução de dose pode ser necessária

Interações medicamentosas: sem interações conforme a base de dados Micromedex

Reações adversas:
- Cardiovasculares: VO – alterações eletrocardiográficas (alterações da onda T: 60%), edema periférico (7%), derrame pericárdico com tamponamento (3%), derrame pericárdico sem tamponamento (3%), angina de peito, insuficiência cardíaca, pericardite, hipertensão arterial de rebote (em crianças, após abstinência gradual), retenção hídrica e sódica, taquicardia; tópico – aumento da massa ventricular esquerda, aumento do débito cardíaco, aumento do volume diastólico ventricular esquerdo, aumento ou redução da PA, dor torácica (passageira), edema, palpitação, taquicardia

(continua)

- Dermatológicas: VO – erupção cutânea, hipertricose (comum: 80%), erupção bolhosa (rara), síndrome de Stevens-Johnson (rara); tópico – dermatite alérgica de contato (7,4%), alopecia, aumento do crescimento capilar fora da área de aplicação (face, barba, sobrancelhas, orelha, braço), descamação e descascamento, eczema, eritema local, exacerbação da perda capilar, exantema papular, foliculite, hipertricose, prurido, exantema papular, ressecamento, rubor, seborreia
- Hematológicas: VO – leucopenia (rara), redução passageira da contagem eritrocitária (hemodiluição), redução passageira de Ht e Hb (hemodiluição), trombocitopenia (rara); tópico – linfadenopatia, trombocitopenia
- Neurológicas: tópico – alterações do paladar, ansiedade (rara), cefaleia, depressão mental (rara), desmaio, tontura
- Respiratórias: VO – edema pulmonar; tópico – bronquite, infecção das vias aéreas superiores
- Musculoesqueléticas: tópico – tendinite (2,6%), dorsalgia ou lombalgia, dor torácica retroesternal de origem muscular, fraqueza, fraturas

- Gastrointestinais: VO – ganho de peso, náusea, vômito; tópico – diarreia, náusea
- Endócrinas e metabólicas: VO – sensibilidade mamária (rara: < 1%); tópico – alterações menstruais
- Oculares: conjuntivite, distúrbios visuais, redução da acuidade visual
- Geniturinárias: tópico – epididimite (rara), impotência (rara), ITU (rara), litíase renal (rara), prostatite (rara), uretrite (rara)

Precauções: angina (exacerbação); doença cerebrovascular; uso concomitante de guanetidina (profundos efeitos ortostáticos); hipertensão maligna; infarto do miocárdio (recente); derrame pericárdico, pericardite

Contraindicação: feocromocitoma (uso sistêmico)

mirtazapina

mirtazapina					
Remeron® Soltab; Mirtazapina®					60+
comp orodispersível 15, 30 e 45 mg; comp rev 30 e 45 mg	Com ajuste de dose	Com ajuste de dose	C	Uso criterioso	MPI? Não

Classificação terapêutica: antidepressivo

Posologia:
- Depressão: dose inicial de 15 mg, à noite; ajustar com intervalos de pelo menos 2 semanas (faixa terapêutica: 15-45 mg/dia)

Função hepática: pode ocorrer aumento de ALT ($\geq$ 3x LSN: 2%); aumentar a dose conforme necessário e tolerado

(continua)

Função renal: disfunção renal com *clearance* diminuído – aumentar a dose conforme necessário e tolerado
Interações medicamentosas: linezolida, varfarina, propafenona, alfentanila, clonidina, cimetidina
Reações adversas: • Cardiovascular (1-10%): edema periférico (2%), edema (1%), hipertensão arterial, vasodilatação • Neurológicas: sonolência (54%); 1-10% – confusão mental (2%), mal-estar, pensamentos anormais (3%), sonhos anormais (4%), tontura (7%) • Respiratória: dispneia (1%) • Musculoesqueléticas: artralgia, dorsalgia e/ou lombalgia (2%), fraqueza (8%), mialgia (2%), tremor (2%) • Gastrointestinais: xerostomia (25%), aumento do apetite (17%), constipação (13%), ganho de peso (12%; ganho de peso > 7% relatado em 8% dos adultos, ≤ 49% em pacientes pediátricos); 1-10% – anorexia, dor abdominal, vômito • Endócrinas e metabólicas: aumento do colesterol (> 10%), aumento de TG (1-10%) • Geniturinária: aumento da frequência urinária (2%) • Miscelânea: sede (< 1%), síndrome similar à gripe (5%)
Precauções: uso concomitante com outros fármacos serotoninérgicos (p. ex., triptanos, antidepressivos tricíclicos, fentanila, lítio, tramadol, buspirona, triptofano, erva-de-são-joão), inibidores da monoaminoxidase (incluindo azul de metileno EV e linezolida) e outras drogas que prejudiquem o metabolismo da serotonina – monitoração recomendada; ideação suicida, piora de comportamento ou depressão durante o início da terapia ou após alterações da dose – monitoração recomendada; reduzir a dose gradualmente; transtorno bipolar; doença cardiovascular ou cerebrovascular ou condições que predispõem os doentes à hipotensão; hipotensão ortostática; convulsões
Contraindicações: uso concomitante com um inibidor da monoaminoxidase, incluindo linezolida ou azul de metileno EV ou no prazo de 14 dias após a descontinuação de um inibidor de monoaminoxidase; aguardar pelo menos 5 semanas após a suspensão do cloridrato de fluoxetina antes do início de um inibidor de monoaminoxidase; aumento do risco de síndrome serotoninérgica

modafinila

Stavigile®

comp 100 e 200 mg

	Com ajuste de dose	Sem informações	C	Contraindicado	MPI? Não

Classificação terapêutica: psicoestimulante

Posologia:
- Dose menor para idosos
- Narcolepsia: 200 mg, VO, em dose única matinal

Função hepática: podem ocorrer provas de função hepática anormais (2%); insuficiência hepática grave – administrar 50% da dose habitual

Função renal: não há informações disponíveis

Interações medicamentosas: fentanila, perampanel, nifedipino, ciclosporina, clomipramina

Reações adversas:
- Cardiovascular: dor torácica (3%), hipertensão arterial (3%), palpitação (2%), taquicardia (2%), vasodilatação (2%), edema (1%)
- Dermatológica: erupção cutânea (1%; inclui alguns casos graves que exigem hospitalização)
- Hematológica: eosinofilia (1%)
- Neurológicas: cefaleia (relacionada à dose: 34%), nervosismo (7%), tontura (5%), ansiedade (relacionada à dose: 5%), insônia (5%), depressão (2%), sonolência (2%), agitação (1%), calafrios (1%), confusão mental (1%), labilidade emocional (1%), vertigem (1%)
- Respiratórias: rinite (7%), faringite (4%), distúrbio pulmonar (2%), asma (1%), epistaxe (1%)
- Gastrointestinais: náusea (11%), diarreia (6%), dispepsia (5%), anorexia (4%), xerostomia (4%), constipação (2%), alteração do paladar (1%), flatulência (1%), ulceração bucal (1%)
- Musculoesqueléticas: dorsalgia/lombalgia (6%), parestesia (2%), discinesia (1%), hipercinesia (1%), hipertonia (1%), rigidez cervical (1%), tremor (1%)
- Geniturinárias: urina anormal (1%), hematúria (1%), piúria (1%)
- Oculares: ambliopia (1%), oftalmalgia (1%), visão anormal (1%)
- Miscelânea (1-10%): diaforese

Precauções: uso concomitante e 1 mês após a suspensão de contraceptivos esteroides – eficácia reduzida, recomenda-se contracepção alternativa; histórico de depressão, mania, psicose ou ideação suicida – aumento do risco de efeitos adversos psiquiátricos; em idosos, a depuração do fármaco pode ser reduzida; histórico de hipertrofia ventricular esquerda; prolapso da válvula mitral com o uso de estimulantes do SNC – aumento do risco de eventos cardíacos adversos; sonolência anormal ou excessiva – nível de vigília pode não retornar ao normal

mometasona

Oximax®; Elocom®

cap dura pó inal oral + inal 200 e 400 mcg; crem e pom derm 1 mg/g

Sem informações	Sem informações	C	Uso criterioso	MPI? Não

Classificação terapêutica: corticosteroide

Posologia:
- Inalação VO: 200-400 mcg, 1x/dia; pacientes com asma grave – 400 mcg, 2x/dia
- Tópico: aplicar na região 1x/dia, por até 2 semanas

Função hepática: não há informações disponíveis

Função renal: não há informações disponíveis

Interações medicamentosas: cetoconazol

Reações adversas:
- Cardiovascular: inalação (1-10%) – dor torácica
- Dermatológicas: tópico (1-10%) – atrofia cutânea, furunculose, infecção bacteriana cutânea, prurido, sensação de formigamento ou picada, sensação de queimação
- Neurológicas: inalação – cefaleia (17-22%), fadiga (inalação VO: 1-13%), depressão (inalação VO: 11%)
- Respiratórias: inalação – sinusite (inalação VO: 22%), rinite (2-20%), infecção de vias aéreas superiores (8-15%), faringite (8-13%), tosse (inalação nasal: 7-13%), epistaxe (1-11%), asma (1-10%), disfonia (1-10%), epistaxe (1-10%), irritação nasal (1-10%), sibilos (1-10%)
- Musculoesqueléticas: inalação – dor musculosquelética (1-22%), artralgia (inalação VO: 13%), dorsalgia ou lombalgia (1-10%), mialgia (1-10%)
- Gastrointestinais: inalação – vômito (1-5%), diarreia, dispepsia, dor abdominal, flatulência, gastroenterite, náusea, ressecamento da orofaringe (inalação VO), vômito
- Miscelânea: inalação – candidíase oral (inalação VO: 4-22%), infecção viral (inalação nasal: 8-14%), lesão acidental, sintomas similares aos do resfriado
- Auditivas: inalação (1-10%) – otalgia, otite média
- Geniturinária: inalação (1-10%) – dismenorreia
- Ocular: inalação (1-10%) – conjuntivite

Precauções: infecção da pele no local do tratamento; imunossupressão; tuberculose ativa; evitar o uso em pacientes com infecções não tratadas; condições alérgicas; infecção por *Candida albicans* na boca, nariz ou faringe; broncoespasmo paradoxal e sintomas das vias aéreas superiores; pode ocorrer perfuração do septo nasal; cicatrização de feridas pode ser prejudicada

Contraindicações: tratamento primário do estado asmático ou outros episódios agudos de asma

mononitrato de isossorbida					
Monocordil®					
comp 20 e 40 mg, cap retard 50 mg, comp SL 5 mg	Sem ajuste de dose	Com ajuste de dose	C	Uso criterioso	MPI? Não

Classificação terapêutica: vasodilatador

Posologia:
- Comprimidos de liberação imediata: 10-40 mg, 2-3x/dia
- Cápsulas de liberação prolongada: 50 mg, 1x/dia
- Sublingual: 5 mg; pode ser repetido em 2-3 h

Função hepática: insuficiência hepática – ajuste de dose não é necessário

Função renal: insuficiência renal – ajuste de dose não é necessário; hemodiálise – ajuste de dose pode ser necessário

Interações medicamentosas: sildenafila, vardenafila, tadalafila

Reações adversas:
- Cardiovasculares: bradiarritmia (< 5%), insuficiência cardíaca (< 5%)
- Neurológico: tontura, cefaleia (38-57%)

Precauções: IAM; uso de álcool; bloqueadores dos canais de cálcio; hemorragia cerebral; insuficiência cardíaca congestiva; glaucoma; hipertireoidismo; cardiomiopatia hipertrófica; hipotensão; meta-hemoglobinemia; traumatismo craniano recente; anemia grave; depleção do volume

Contraindicações: uso concomitante de sildenafila e tadalafila

mononitrato de isossorbida

montelucaste					
Singulair®; Singulair® baby					
comp rev 10 mg, comp mast 4 e 5 mg; gran (sachê) 4 mg	Sem informações	Sem informações	B	Compatível	MPI? Não

Classificação terapêutica: medicamento de uso sistêmico para doenças obstrutivas das vias aéreas

Posologia:
- Asma, rinite alérgica: 10 mg, VO, 1x/dia
- Prevenção de broncoespasmo associado a exercício: 10 mg, VO, pelo menos 2 h antes do exercício

Função hepática: pode ocorrer aumento de AST (2%); disfunção hepática leve a moderada – ajuste de dose não é necessário; disfunção hepática grave – não há informações disponíveis

Função renal: não há informações disponíveis

Interações medicamentosas: genfibrozila, prednisona

Reações adversas:
- Dermatológica: erupção cutânea (2%)
- Neurológicas: fadiga (2%), febre (2%), tontura (2%)
- Respiratórias: tosse (3%), congestão nasal (2%)
- Musculoesquelética: fraqueza (2%)
- Gastrointestinais: dor abdominal (3%), dispepsia (2%), gastroenterite (2%), odontalgia (2%)

morfina

Dimorf®; Dimorf® LC

comp 10 e 30 mg, sol inj 0,1 e 0,2 mL (amp 1 mL), sol inj 1 mg/mL (amp 2 mL) e 10 mg/mL (amp 1 mL), sol oral (gts) 10 mg/mL; cap dura lib prol 30, 60 e 100 mg	Com ajuste de dose	Com ajuste de dose	C	Compatível	MPI? Não

Classificação terapêutica: opiáceo

Posologia:
* Dor aguda: faixa terapêutica usual de 10-30 mg, VO de liberação imediata, a cada 4 h (podem ser necessárias doses maiores); 5-15 mg, SC, a cada 4 h; 2,5-5 mg, EV, a cada 4 h
* Dor crônica: dose inicial de 30 mg, VO, 1x/dia para liberação estendida; aumentos de até 30 mg a cada 4 dias

Administração parenteral: deve ser administrada por injeção EV lenta; pode ser administrada diretamente (0,2 mg/mL) ou 2,5-15 mg podem ser diluídos em 4-5 mL de AD para injeção lenta, em 5 min

Função hepática: insuficiência hepática – iniciar com dose baixa e titular lentamente ou aumentar o intervalo da dose habitual em 1,5 ou 2x

Função renal: ClCr de 10-50 mL/min – administrar 75% da dose habitual; ClCr < 10 mL/min – administrar 50% da dose habitual

Ajuste de dose (pacientes geriátricos): começar em extremidade inferior do intervalo de doses; na descontinuação após o tratamento por mais de algumas semanas, diminuir gradualmente a dose para evitar a precipitação de sintomas de abstinência; a titulação é recomendada a cada 2-4 dias

Interações medicamentosas: naltrexona, antagonistas seletivos de opioides (naloxona, metilnaltrexona), ciclosporina, cimetidina, ciclobenzaprina, rifampicina, gabapentina, somatostatina, esmolol, ioimbina

Reações adversas:
* Cardiovasculares: hipotensão, arritmia
* Dermatológica: prurido
* Neurológicas: síndrome de abstinência, depressão respiratória, sedação, euforia, desconforto, fraqueza, dor de cabeça, insônia, agitação, desorientação e distúrbios visuais
* Musculoesquelética: espasmo retovaginal
* Gastrointestinais: constipação, náusea ou vômito
* Miscelânea: retenção urinária, sudorese aumentada, rubor nas faces, respiração ofegante, vertigem, cansaço ou fraqueza

(continua)

Precauções: abuso, mau uso ou dependência de opioides; evitar uso de álcool; choque circulatório; hipotensão grave; insuficiência suprarrenal; hipotireoidismo ou mixedema; condições abdominais agudas – diagnóstico ou curso clínico podem ser obscurecidos; obstrução gastrointestinal; doença do trato biliar; consciência prejudicada ou coma; elevações da pressão intracraniana; psicose tóxica; hipertrofia da próstata ou estenose uretral; doença pulmonar crônica ou a respiração de outra forma prejudicada; pacientes idosos ou debilitados estão em risco maior de depressão respiratória; retirada abrupta pode resultar em graves sintomas e deve ser evitada; evitar o uso concomitante com agonista/antagonista (p. ex., pentazocina, nalbufina, butorfanol) ou agonistas parciais; evitar o uso concomitante de inibidores da monoaminoxidase ou dentro de 14 dias após a suspensão; uso concomitante com outros depressores do SNC

Contraindicações: alcoolismo agudo e *delirium tremens*; asma brônquica aguda ou grave; cirurgia do trato biliar, pós-procedimento; tumor cerebral; arritmias cardíacas; depressão do SNC grave; PA comprometida (p. ex., esgotamento do volume de sangue ou administração concomitante de fenotiazina ou anestésicos gerais); potencial de hipotensão grave; distúrbios convulsivos; uso concomitante com inibidores da monoaminoxidase ou uso de inibidores da monoaminoxidase dentro de 14 dias após a suspensão; ferimentos na cabeça; insuficiência cardíaca secundária à doença pulmonar crônica; hipercapnia; aumento de pressão intracraniana ou cerebroespinhal; íleo paralítico conhecido ou suspeito; depressão respiratória; cirurgia de abdome; anastomose cirúrgica; obstrução das vias aéreas superiores
Obs.: solução oral 1 mL corresponde a 32 gotas

moxifloxacino

Avalox®; Vigamox® sol infus EV 1,6 mg/mL, comp rev 400 mg; sol oft 5,45 mg/mL	Sem ajuste de dose	Sem ajuste de dose	C	Compatível	60+ MPI? Não

Classificação terapêutica: quinolona

Posologia:
- Infecções bacterianas: dose usual de 400 mg, VO ou EV, 1x/dia

Administração parenteral: deve ser administrado apenas por infusão EV, em 60 min; o cateter deve ser lavado antes e depois da infusão; não administrar com outros aditivos ou medicamentos

Função hepática: podem ocorrer redução ou aumento ($\geq$ 2%) de bilirrubinas, aumento de gamaglutamil transferase e provas de função hepática anormais; insuficiência hepática leve, moderada ou grave (Child-Pugh classes A, B ou C) – nenhum ajuste de dose recomendado; alterações metabólicas associadas à insuficiência hepática podem levar a prolongamento do intervalo QT

Função renal: podem ocorrer nefrite intersticial, insuficiência renal aguda e aumento da albumina sérica ($\geq$ 2%); disfunção renal – ajuste de dose não é necessário; hemodiálise ou diálise peritoneal – ajuste de dose não é necessário

Interações medicamentosas: varfarina, rasagilina, hidroxicloroquina, donepezila, rifampicina, sucralfato, didanosina, ferro, carbonato de lantânio, zinco, ácido aminolevulínico, antiácidos (carbonato de magnésio, hidróxido de magnésio, trissilicato de magnésio, óxido de magnésio, carbonato de alumínio, hidróxido de alumínio, fosfato de alumínio, magaldrato)

Reações adversas:
- Dermatológicas: 0,1-3% – exantema (maculopapular, purpúrico, pustular), prurido, ressecamento da pele
- Hematológicas: 0,1-3% – aumento do INR, aumento do TP, eosinofilia, leucopenia, trombocitemia, aumento dos níveis séricos ($\geq$ 2%) do hormônio concentrador de melanina, de neutrófilos e da contagem leucocitária, diminuição dos níveis séricos ($\geq$ 2%) de basófilos, eosinófilos, Hb, eritrócitos, neutrófilos
- Neurológicas: 0,1-3% – tontura (2%), ansiedade, calafrios, cefaleia, dor, insônia, mal-estar, nervosismo, sonolência, tremor, vertigem
- Respiratórias: 0,1-3% – aumento da pO_2 ($\geq$ 2%), faringite, pneumonia, rinite, sinusite
- Musculoesqueléticas: 0,1-3% – artralgia, fraqueza, mialgia
- Gastrointestinais: náusea (6%), diarreia (5%), redução da amilase ($\geq$ 2%), alteração do paladar, anorexia, aumento da amilase, aumento da DHL, constipação, dispepsia, dor abdominal, estomatite, flatulência, glossite, ressecamento da boca, vômito
- Endócrinas e metabólicas: 0,1-3% – aumento de cloreto sérico ($\geq$ 2%), aumento de cálcio ionizado sérico ($\geq$ 2%), redução da glicemia

(continua)

- Geniturinárias: 0,1-3% – moniliase vaginal, vaginite
- Local: 0,1-3% – reação no local da injeção
- Miscelânea: 0,1-3% – reação alérgica, infecção, diaforese, moniliase oral
- Reações adicionais com a preparação oftálmica (1-6%): conjuntivite, desconforto ocular, hemorragia subconjuntival, hiperemia ocular, lacrimejamento, oftalmalgia, prurido ocular, redução da acuidade visual, ressecamento dos olhos

Precauções: miastenia grave; idade > 60 anos – tratamento concomitante com esteroides ou transplante de pulmão, atividade física extenuante, insuficiência renal e histórico de distúrbios de tendões; diarreia associada ao *Clostridium difficile*; hipertensão intracraniana e convulsões; uso concomitante com antiarrítmicos de classe Ia (p. ex., procainamida, quinidina) ou classe III (p. ex., amiodarona, sotalol) deve ser evitada; evitar uso concomitante com medicamentos que causem hipopotassemia ou prolongamento do intervalo QT; exposição à luz solar ou à luz UV; pneumonite alérgica; vasculite

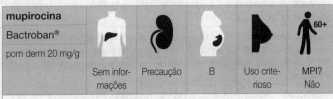

mupirocina Bactroban® pom derm 20 mg/g	Sem informações	Precaução	B	Uso criterioso	60+ MPI? Não

Classificação terapêutica: antibiótico para uso tópico

Posologia:
- Infecções bacterianas cutâneas: aplicar uma fina camada na região afetada, 3x/dia, por até 10 dias

Função hepática: não há informações disponíveis

Função renal: insuficiência renal (moderada ou grave) – aplicação sobre feridas e a pele danificada; risco de toxicidade a polietilenoglicol pela absorção sistêmica; uso com precaução

Interações medicamentosas: sem interações conforme a base de dados Micromedex

Reações adversas:
- Dermatológicas: celulite, dermatite, eritema, estomatite ulcerativa, prurido, *rash* cutâneo, ressecamento da pele, urticária
- Neurológicas: tontura, cefaleia
- Respiratórias: faringite, infecção de vias aéreas superiores, rinite, tosse
- Gastrointestinais: alteração do paladar, diarreia, dor abdominal, náusea, xerostomia
- Auditiva: otalgia
- Locais: dor, edema, sensação de queimação e picada, sensibilidade
- Ocular: blefarite
- Miscelânea: infecção secundária da ferida

Precauções: feridas e pele danificada

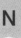

nadolol

Corgard®
comp 40 e 80 mg

Sem informações	Com ajuste de dose	C/D	Uso criterioso	MPI? Não

Classificação terapêutica: betabloqueador seletivo

Posologia:
- Angina: iniciar com 40 mg, 1x/dia; aumentar 40-80 mg, a cada 3-7 dias; dose usual de 40-80 mg, 1x/dia (máximo: 240 mg/dia)
- Hipertensão: iniciar com 40 mg, 1x/dia; aumentar 40-80 mg, a cada 3-7 dias; dose usual de 40-80 mg/dia (máximo: 240-320 mg/dia)

Função hepática: não há informações disponíveis

Função renal: ClCr > 50 mL/min – administrar a cada 24 h; ClCr de 31-50 mL/min – administrar a cada 24-36 h; ClCr de 10-30 mL/min – administrar a cada 24-48 h; ClCr < 10 mL/min – administrar a cada 40-60 h

Interações medicamentosas: epinefrina, diltiazem, dronedarona, lidocaína, verapamil, amiodarona, bloqueadores alfa-1 adrenérgicos (fentolamina, prazosina, terazosina, doxazosina, alfuzosina, tansulosina), anti-inflamatórios não esteroidais (ácido acetilsalicílico, naproxeno, fenilbutazona, ácido mefenâmico, fenoprofeno, ibuprofeno, indometacina, piroxicam, diclofenaco, cetoprofeno, flurbiprofeno, cetorolaco, tenoxicam, etofenamato, dipirona, nimesulida, lornoxicam, acemetacina, propifenazona, meloxicam, celecoxibe, proglumetacina, rofecoxibe, dexcetoprofeno, parocoxibe, valdecoxibe, etoricoxibe, nepafenaco, loxoprofeno, lumiracoxibe, ácido tolfenâmico, nimesulida, ácido flufenâmico), erva-de-são-joão, mibefradil, antidiabéticos (insulina humana regular, insulina humana isofana [NPH], insulina glargina, clorpropamida, glibenclamida, glipizida, metformina, acarbose, insulina lispro, repaglinida, rosiglitazona, pioglitazona, insulina asparte, insulina glulisina, exenatida, insulina detemir, sitagliptina, saxagliptina, liraglutida, linagliptina, vildagliptina, alogliptina, insulina degludeca, canaglifozina, lixisenatida, dapaglifozina, albiglutida, empaglifozina, dulaglutida, glimepirida, nateglinida), glicosídeos digitálicos (digoxina, deslanosídeo)

Reações adversas:
- Cardiovasculares: 1-10% – bradicardia, edema, insuficiência cardíaca congestiva, palpitação, redução da circulação periférica
- Neurológicas: > 10% – insônia, sonolência; 1-10% – depressão mental
- Respiratória: 1-10% – broncoespasmo
- Gastrointestinais: 1-10% – desconforto gástrico, diarreia ou constipação, náusea, vômito
- Endócrina e metabólica: > 10% – redução da capacidade sexual
- Miscelânea: 1-10% – extremidades frias

(continua)

Precauções: redução gradual da dose e monitoração recomendada durante a retirada; tireotoxicose e retirada abrupta; doença broncoespástica; insuficiência cardíaca congestiva; DM; liberação de insulina pode ser reduzida; grande cirurgia e anestesia

Contraindicações: bloqueio atrioventricular de 2º ou 3º graus; bradicardia grave; asma brônquica ou condição broncoespástica relacionada (foi relatada morte de paciente asmático); choque cardiogênico; insuficiência cardíaca descompensada; arritmia sinusal

nadroparina cálcica Fraxiparina®					60+
seringa preenchida 2.850 e 5.700 UI	Precaução	Com ajuste de dose	C	Uso criterioso	MPI? Não

Classificação terapêutica: heparina de baixo peso molecular

Posologia:
- Profilaxia de trombose na cirurgia geral: 2.850 UI, SC, 2-4 h antes da cirurgia; depois, 2.850 UI, 1x/dia, por 7 dias ou até que cesse o risco de trombose
- Profilaxia de trombose na cirurgia de quadril: 38 UI/kg, SC (máximo: 3.800 U), 12 h antes da cirurgia e 12 h após; depois, 38 UI/kg, 1x/dia, até o 3º dia de pós-operatório; no 4º dia, administrar 57 UI/kg (máximo: 5.700 UI) até o 10º dia de pós-operatório ou até que o risco de trombose cesse
- Tratamento de trombose venosa profunda: 171 UI/kg, SC, 1x/dia (máximo: 17.100 UI/dia); nível-alvo de anti-Xa – 1,2-1,8 UI/mL, 3-4 h após a injeção

Administração parenteral: administração exclusiva SC

Função hepática: doença hepática – uso com precaução

Função renal: insuficiência renal – monitorar os níveis plasmáticos de anti-Xa; ajustar dose para evitar efeitos cumulativos

Interações medicamentosas: fluvoxamina, paroxetina, apixabana, anti-inflamatórios não esteroidais (ácido acetilsalicílico, naproxeno, fenilbutazona, ácido mefenâmico, fenoprofeno, ibuprofeno, indometacina, piroxicam, diclofenaco, cetoprofeno, flurbiprofeno, cetorolaco, tenoxicam, etofenamato, dipirona, nimesulida, lornoxicam, acemetacina, propifenazona, meloxicam, celecoxibe, proglumetacina, rofecoxibe, dexcetoprofeno, parocoxibe, valdecoxibe, etoricoxibe, nepafenaco, loxoprofeno, lumiracoxibe, ácido tolfenâmico, nimesulida, ácido flufenâmico), sertralina, citalopram, fluoxetina, escitalopram, milnaciprana

(continua)

Reações adversas:
- Dermatológica: erupção cutânea
- Hematológicas: sangramento, trombocitopenia
- Musculoesqueléticas: efeitos osteopênicos
- Hepática: aumento de AST/ALT
- Endócrina e metabólica: hipoaldosterismo (causando hiperpotassemia e/ou hiponatremia)
- Locais: dor no local da injeção, hematoma no local da injeção
- Miscelânea: reações alérgicas

Precauções: trombocitopenia; parto recente; epidural/raquianestesia ou punção lombar (risco de hematoma epidural/espinhal, resultando em paralisia); úlcera péptica; punção lombar recente; vasculites; uso concomitante com ácido acetilsalicílico – aumento do risco de sangramento; pericardite ou derrame pericárdico

Contraindicações: hemorragia cerebrovascular ou outras hemorragias ativas (exceto coagulação intravascular disseminada); aneurisma cerebral; hipertensão grave e descontrolada (risco de hemorragia cerebral); gastrite grave ou úlcera duodenal; endocardite bacteriana aguda; retinopatia diabética; teste positivo *in vitro* de presença de agregação de pacientes com histórico de trombocitopenia associada à heparina

nadroparina cálcica

nafazolina					
Privina®					60+
sol nasal 1 mg/mL	Sem informações	Sem informações	C	Uso criterioso	MPI? Não

Classificação terapêutica: descongestionante nasal

Posologia:
- Congestão nasal: 1-2 gotas da solução em cada narina, a cada 3 h; não exceder 4 aplicações/dia; não exceder a duração de 3-5 dias

Função hepática: não há informações disponíveis

Função renal: não há informações disponíveis

Interações medicamentosas: sem interações conforme a base de dados Micromedex

Reações adversas:
- Cardiovasculares: distúrbios cardíacos, hipertensão arterial
- Neurológicas: cefaleia, nervosismo, redução da temperatura corporal, sonolência, tontura
- Respiratória: espirros
- Musculoesquelética: fraqueza
- Gastrointestinal: náusea
- Endócrinas e metabólicas: hiperglicemia
- Locais: congestão de rebote, irritação da mucosa nasal, ressecamento, sensação passageira de picada
- Oculares: aumento da pressão intraocular, ceratite puntiforme, desconforto, hiperemia, irritação, lacrimejamento, midríase, turvamento da visão
- Miscelânea: diaforese

Precauções: anestesia com agentes que sensibilizem o miocárdio aos simpaticomiméticos (p. ex., tricloroetileno, ciclopropano, halotano); asma brônquica; doença cardiovascular; aterosclerose cerebral; uso de lentes de contato durante o uso oftálmico não é recomendado; DM; hipertensão; rebote de vasodilatação, congestão e rinite medicamentosa; não utilizar por períodos > 3-5 dias; doenças da tireoide

Contraindicações: glaucoma de ângulo fechado; não é recomendada a crianças < 6 anos; seu emprego em crianças mais velhas e cardiopatas deve ser cauteloso, devendo-se preferir outros fármacos

naloxona

Narcan®

sol inj 0,4 mg

				60+
Sem informações	Sem ajuste de dose	C	Uso criterioso	MPI? Não

Classificação terapêutica: antídoto

Posologia:
- *Overdose* de opioide: 0,2-2 mg, EV, IM ou SC; pode repetir a cada 2-3 min; considerar outras causas de depressão respiratória se não ocorrer melhora após 10 mg total
- Reversão de depressão respiratória com uso de dose terapêutica de opioide: 0,04-0,4 mg, IM, EV ou SC; pode repetir a cada 2-3 min; considerar outras causas de depressão respiratória se não ocorrer melhora após 0,8 mg total

Administração parenteral (compatível – SF e SG5%): IM – administração IM na região lateral da coxa; EV – pode ser administrada sem diluição (ou misturada com 10 mL de solução compatível) por injeção em *bolus*; pode também ser diluída em 100 mL e administrada por infusão contínua
Obs.: estabilidade de 24 h em TA

Função hepática: doença hepática – uso com precaução

Função renal: insuficiência renal – ajuste de dose não é necessário

Interações medicamentosas: morfina, oxicodona, ioimbina, clonidina

Reações adversas (relacionadas com a reversão da dependência e a precipitação da suspensão do medicamento; os sintomas de abstinência são resultado do excesso simpático; secundariamente, ocorrem efeitos adversos para a reversão da analgesia ou da sedação por narcóticos – abstinência):
- Cardiovasculares: parada cardíaca, hipertensão, hipotensão, taquicardia, fibrilação ventricular, taquicardia ventricular
- Dermatológica: suor
- Gastrointestinal: náusea, vômito
- Neurológicas: coma, encefalopatia, apreensão, tremor
- Respiratória: edema pulmonar
- Outros: retirada de opioides

Precauções: agitação – doses excessivas podem resultar em reversão significativa da analgesia; durante o parto – risco de episódios hipertensivos graves para pacientes com hipertensão leve a moderada; pacientes no pós-operatório com o uso concomitante de drogas cardiotóxicas; pacientes no pós-operatório com doença cardíaca preexistente; depressão respiratória e/ou do SNC; pacientes com choque séptico

naltrexona					
Revia®					60+
comp 50 mg	Contraindi-cado	Sem infor-mações	C	Uso criterioso	MPI? Não

Classificação terapêutica: medicamento utilizado na dependência do álcool

Posologia:
- Dependência de álcool ou opioide: dose inicial de 25 mg, VO; administrar 50 mg no 2º dia; dose de manutenção de 50 mg/dia
- Há regimes alternativos; dependentes de opioides devem estar abstinentes por 7-10 dias

Função hepática: pode ocorrer aumento de AST (2%); insuficiência hepática (cirrose descompensada e compensada) – risco de aumento da exposição; uso contraindicado

Função renal: insuficiência renal – risco de aumento da exposição; uso com precaução

Interações medicamentosas: opioides (petidina, difenoxilato, codeína, morfina, butorfanol, metadona, nalbufina, alcaloides do ópio, buprenorfina, oxicodona, hidromorfona, sufentanila, fentanila, alfentanila, hidrocodona, ópio, tramadol, remifentanila, tapentadol, elixir paregórico), ioimbina

Reações adversas:
- Cardiovascular: síncope (13%)
- Dermatológica: erupção cutânea (6%)
- Neurológicas: cefaleia (25%), insônia (14%), tontura (13%), ansiedade (12%), sonolência (4%), fadiga, nervosismo, depressão (8%), pensamentos suicidas (1%), aumento da energia, desânimo
- Respiratórias: infecção das vias aéreas superiores (13%), faringite (11%)
- Musculoesqueléticas: artralgia (12%), aumento de CPK (11%), cãibras musculares (8%), dorsalgia ou lombalgia (6%)
- Gastrointestinais: náusea (33%), redução do apetite (14%), vômito (14%), diarreia (13%), dor abdominal (11%), cólicas abdominais, ressecamento da boca (5%)
- Local: reação no local da injeção (69%)
- Endócrina e metabólica: polidipsia
- Geniturinárias: 1-10% – ejaculação retardada, impotência

Contraindicações: uso concomitante com analgésicos opioides; dependência de opioides; abstinência aguda a opioides

496

naproxeno

Naprosyn®; Flanax®

comp 250 e 500 mg; comp rev 275 e 550 mg

Com ajuste de dose	Precaução	C/D	Uso criterioso	MPI? Sim

Classificação terapêutica: anti-inflamatório e antirreumático não esteroidal

Posologia:

- Osteoartrose, artrite reumatoide, espondilite anquilosante: 250-500 mg, 2x/dia, ou 500-1.000 mg, em 1 tomada diária; se necessário, pode-se utilizar 1.500 mg/dia
- Dor musculoesquelética aguda, dismenorreia: dose inicial de 500 mg seguida de 250 mg, a cada 6-8 h, conforme a necessidade
- Enxaqueca: dose inicial de 500-750 mg, VO, seguida de 250-500 mg, se necessário (máximo: 1.250 mg/dia)
- Profilaxia da enxaqueca: 500 mg, 2x/dia; deve ocorrer melhora em 4-6 semanas

Função hepática: pode ocorrer aumento de enzimas hepáticas (1-10%); disfunção hepática – utilizar a menor dose efetiva; se doses maiores forem necessárias, poderá precisar de ajuste

Função renal: podem ocorrer necrose tubular renal e outras lesões renais; ClCr < 30 mL/min – uso não recomendado; usar com precaução

Ajuste de dose (pacientes geriátricos): iniciar o tratamento na extremidade mais baixa da gama de dosagem e, quando doses mais elevadas são indicadas, ajuste de dose pode ser necessário

Interações medicamentosas: antidepressivos tricíclicos (nortriptilina, imipramina, amitriptilina, clomipramina), inibidores seletivos da recaptação de serotonina e norepinefrina (venlafaxina, sibutramina, duloxetina, desvenlafaxina), ciclosporina, inibidores seletivos da recaptação da serotonina (fluoxetina, fluvoxamina, paroxetina, sertralina, citalopram, escitalopram, vilazodona), diuréticos poupadores de potássio (espironolactona, amilorida, triantereno, eplerenona), *ginkgo*, heparina de baixo peso molecular (enoxaparina, dalteparina, nadroparina, bemiparina, reviparina), diuréticos tiazídicos (diazóxido, hidroclorotiazida, clortalidona, indapamida, clopamida), tacrolimo, diuréticos de alça (furosemida, bumetanida), inibidores do receptor de angiotensina e inibidores da enzima conversora de angiotensina (captopril, enalapril, lisonopril, ramipril, quinapril, cilazapril, benazepril, fosinopril, perindopril, trandolapril, losartana, espiparil, irbesartana, valsartana, eprosartana, delapril, telmisartana, candesartana, olmesartana, azilsartana), betabloqueadores (propranolol, metoprolol, timolol, nadolol, pindolol, atenolol, labetalol, acebutolol, betaxolol, levobunolol, esmolol, carteolol, bisoprolol, sotalol, metipranolol, carvedilol, nevibolol)

(continua)

Reações adversas:
- Cardiovasculares: 3-9% – edema; < 3% – palpitações
- Dermatológicas: 3-9% – equimose, erupção cutânea, prurido; < 3% – púrpura; erupção cutânea
- Hematológicas: 3-9% – equimose, hemólise; anemia, aumento do tempo de sangramento
- Neurológicas: 3-9% – cefaleia, sonolência, tontura; < 3% – sensação de desmaio, vertigem
- Respiratória: 3-9% – dispneia
- Gastrointestinais: 3-9% – azia, constipação, dor abdominal, náusea; < 3% – diarreia, dispepsia, estomatite; flatulência, indigestão, perfuração ou sangramento macroscópico, úlceras, vômito
- Auditivas: 3-9% – zumbido; < 3% – distúrbios auditivos
- Endócrina e metabólica: 3-9% – retenção hídrica
- Geniturinária: 1-10% – função renal anormal
- Ocular: < 3% – distúrbios visuais
- Miscelânea: < 3% – diaforese, sede

Precauções: doença cardiovascular conhecida ou fatores de risco; eventos trombóticos cardiovasculares; aumento do risco de toxicidade ou lesão renal e de eventos adversos gastrointestinais graves em idosos; eventos adversos gastrointestinais; aumento do risco de insuficiência cardíaca, disfunção hepática, insuficiência renal; uso concomitante de inibidores da enzima conversora da angiotensina, broncoespasmo de pacientes asmáticos com rinite, com ou sem pólipos nasais, após administração de ácido acetilsalicílico ou de AINH; asma preexistente; distúrbios de coagulação; longa duração de terapia – aumento do risco de hemorragia gastrointestinal; hipertensão

Contraindicações: asma, urticária ou reação alérgica após administração de ácido acetilsalicílico ou AINH; tratamento da dor perioperatória em cirurgia de revascularização do miocárdio

nateglinida					
Starlix®					60+
comp rev 120 mg	Precaução	Precaução	C	Uso criterioso	MPI? Não

Classificação terapêutica: antidiabético

Posologia:
- DM tipo 2: pacientes próximos à meta terapêutica podem iniciar com 60 mg, 3x/dia, 1-30 min antes das refeições (usual: 120 mg, 3x/dia)

Função hepática: insuficiência hepática moderada a grave – uso com precaução

Função renal: insuficiência renal leve a moderada – ajuste de dose é necessário; insuficiência renal grave – aumento do risco de hipoglicemia; uso com precaução

Ajuste de dose (pacientes geriátricos): ajuste de dose não é necessário; pode ocorrer maior sensibilidade

Interações medicamentosas: eltrombopague, betabloqueadores (propranolol, metoprolol, timolol, nadolol, pindolol, atenolol, labetalol, acebutolol, betaxolol, levobunolol, esmolol, carteolol, bisoprolol, sotalol, metipranolol, carvedilol, nebivolol), inibidores da monoaminoxidase (tranilcipromina, selegilina, azul de metileno, furazolidona, moclobemida, linezolida, rasagilina), glucomannan, *psyllium*

Reações adversas:
- Neurológica: tontura (4%)
- Respiratória: infecção das vias aéreas superiores (10%)
- Musculoesquelética: artropatia (3%)
- Gastrointestinal: ganho de peso (1-10%)
- Endócrinas e metabólicas: hipoglicemia (2%), aumento de ácido úrico
- Miscelânea: sintomas gripais (4%)

Precauções: insuficiência adrenal ou pituitária – aumento do risco de hipoglicemia; idosos, desnutridos – aumento do risco de hipoglicemia; estresse por infecção, febre, trauma ou cirurgia; potencial de perda de controle glicêmico; insulinoterapia temporária pode ser necessária

Contraindicações: diabete tipo 1; cetoacidose diabética

nebivolol					
Nebilet®					60+
comp 5 mg	Contraindicado	Com ajuste de dose	C/D	Criterioso	MPI? Não

Classificação terapêutica: betabloqueador seletivo

Posologia:
- Hipertensão: dose inicial de 5 mg, 1x/dia; pode-se aumentar em intervalos de 2 semanas; dose máxima de 40 mg, 1x/dia
- Insuficiência cardíaca: dose inicial de 1,25 mg, 1x/dia; aumentar 2,5 mg, a cada 1-2 semanas (máximo: 10 mg, 1x/dia)

Função hepática: pode ocorrer aumento de AST, ALT e bilirrubina; disfunção hepática moderada – iniciar com dose de 2,5 mg/dia; insuficiência hepática grave (Child-Pugh > classe B) – uso contraindicado

Função renal: ClCr < 30 mL/min – iniciar com dose de 2,5 mg/dia

Interações medicamentosas: diltiazem, dronedarona, verapamil, amiodarona, sildenafila, bloqueadores alfa-1 adrenérgicos (fentolamina, prazosina, terazosina, doxazosina, alfuzosina, tansulosina), anti-inflamatórios não esteroidais (ácido acetilsalicílico, naproxeno, fenilbutazona, ácido mefenâmico, fenoprofeno, ibuprofeno, indometacina, piroxicam, diclofenaco, cetoprofeno, flurbiprofeno, cetorolaco, tenoxicam, etofenamato, dipirona, nimesulida, lornoxicam, acemetacina, propifenazona, meloxicam, celecoxibe, proglumetacina, rofecoxibe, dexcetoprofeno, parocoxibe, valdecoxibe, etoricoxibe, nepafenaco, loxoprofeno, lumiracoxibe, ácido tolfenâmico, nimesulida, ácido flufenâmico), erva-de-são-joão, mibefradil, antidiabéticos (insulina humana regular, insulina humana isofana [NPH], insulina glargina, clorpropamida, glibenclamida, glipizida, metformina, acarbose, insulina lispro, repaglinida, rosiglitazona, pioglitazona, insulina asparte, insulina glulisina, exenatida, insulina detemir, sitagliptina, saxagliptina, liraglutida, linagliptina, vildagliptina, alogliptina, insulina degludeca, canaglifozina, lixisenatida, dapaglifozina, albiglutida, empaglifozina, dulaglutida, glimepirida, nateglinida), cimetidina, glicosídeos digitálicos (digoxina, deslanosídeo)

Reações adversas:
- Cardiovasculares: bradicardia, insuficiência cardíaca, redução da condução atrioventricular/bloqueio atrioventricular, vasculopatias, hipotensão, claudicação intermitente, edema, insuficiência cardíaca, infarto do miocárdio
- Dermatológicas: hipersensibilidade, prurido, erupção eritematosa, agravamento da psoríase
- Hematológica: trombocitopenia
- Neurológicas: pesadelos, depressão, cefaleias, tonturas, parestesia, alucinações, psicose, confusão, extremidades frias/cianóticas, fenômeno de Raynaud, sonolência
- Respiratórias: dispneia, broncoespasmo, edema pulmonar agudo
- Musculoesquelética: fadiga

(continua)

- Gastrointestinais: obstipação, náusea e diarreia, dispepsia, flatulência, vômito
- Miscelânea: edema angioneurótico, doenças do sistema imunitário, diminuição da visão, olhos secos e toxicidade oculomucocutânea, injúria renal aguda

Precauções: retirada abrupta; retirada abrupta em tireotoxicose; anestesia/cirurgia; uso não recomendado em caso de broncoespasmo; uso concomitante com agentes betabloqueadores ou com bloqueadores dos canais de cálcio (verapamil e diltiazem) pode afetar significativamente a frequência cardíaca ou o ritmo; uso concomitante com clonidina; descontinuação do hidrocloreto de nebivolol vários dias antes de uma redução gradual da clonidina; uso concomitante com inibidores da CYP2D6; aumento da exposição ao nebivolol – redução da dose pode ser necessária; insuficiência cardíaca congestiva compensada; DM; doença vascular periférica

Contraindicações: bradicardia grave; insuficiência cardíaca descompensada; choque cardiogênico; bloqueio atrioventricular de 2º e 3º grau; arritmia sinusal (sem funcionamento do marca-passo artificial)

neomicina

Neomicina®

pom derm 3,5 e 5 mg/g

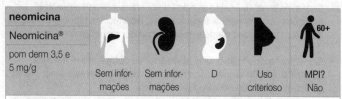

Sem informações | Sem informações | D | Uso criterioso | MPI? Não

Classificação terapêutica: aminoglicosídeo

Posologia:
- Infecções bacterianas cutâneas: aplicar na região afetada 3x/dia

Função hepática: não há informações disponíveis

Função renal: não há informações disponíveis

Interações medicamentosas: bloqueadores neuromusculares não despolarizantes (pancurônio, atracúrio, vecurônio, galamina, alcurônio, rocurônio, cisatracúrio)

Reações adversas:
- Dermatológica: tópico (> 10%) – dermatite de contato
- Gastrointestinais: VO (> 10%) – diarreia, irritação ou ulceração bucal ou retal, náusea, vômito

Precauções: deficiência vestibular ou auditiva; anestesia concomitante ou bloqueadores neuromusculares; uso concomitante com medicamentos neurotóxicos, ototóxicos ou nefrotóxicos

Contraindicações: doença gastrointestinal inflamatória/ulcerativa; obstrução intestinal

neomicina + polimixina + hidrocortisona					
Otosporin®					
susp otol 5 mg + 10.000 UI + 10 mg/mL	Sem informações	Sem informações	D	Uso criterioso	MPI? Não

Classificação terapêutica: antibióticos + corticosteroide

Posologia:
- Otite externa: aplicar 3 gotas na orelha acometida, 3-4x/dia, por 7-10 dias

Função hepática: não há informações disponíveis

Função renal: não há informações disponíveis

Interações medicamentosas: sem interações conforme a base de dados Micromedex

Reações adversas:
- Dermatológicas: *rash* cutâneo, retardamento da cicatrização de feridas, atrofia cutânea, dermatite alérgica de contato, dermatite perioral, erupções acneiformes, estrias, foliculite, hipertricose, hipopigmentação, irritação, maceração da pele, miliária, prurido, ressecamento, sensação de queimação
- Oculares: hipertensão ocular, afilamento da córnea, afilamento da esclera, aumento da pressão intraocular, catarata, ceratite (bacteriana), glaucoma, lesão do nervo ocular, irritação
- Auditivas: ototoxicidade, sensação de picada, sensação de queimação
- Renal: nefrotoxicidade
- Miscelânea: hipersensibilidade (inclusive anafilaxia), infecção secundária, sensibilização por canamicina, estreptomicina, paromomicina e gentamicina

Precauções: tratamento prolongado pode resultar em crescimento excessivo de microrganismos não sensíveis, inclusive fungos; não deve ser usado por > 10 dias, a não ser a critério médico; não se deve usar sabão na limpeza do meato e do canal auditivo externo – inativação dos antibióticos; se houver persistência ou piora de sensação de agulhadas e queimação no ouvido após a aplicação, o paciente deverá ser reavaliado; pacientes com eczema e ulceração de estase venosa e otite crônica externa podem ter sensibilidade à neomicina aumentada; não deve ser utilizado em pacientes com perfuração ou suspeita de perfuração do tímpano e otite média crônica; todos os corticosteroides de ação tópica possuem potencial para suprimir o eixo hipotálamo-hipófise-adrenal após absorção sistêmica; embora o desenvolvimento de efeitos sistêmicos adversos por causa da hidrocortisona seja considerado improvável, não se deve exceder as doses recomendadas, especialmente para crianças

Contraindicações: infecção auricular fúngica; infecção auricular causada por vírus; tuberculose auricular; perfuração da membrana timpânica confirmada ou suspeita

neomicina + polimixina B + fluocinolona + lidocaína					
Otosynalar®	Sem informações	Sem informações	D	Uso criterioso	MPI?
sol otol 3,5 mg + 10.000 UI + 0,2 mg + 20 mg/mL					Não

Classificação terapêutica: antibióticos + corticosteroide + anestésico

Posologia:
- Otite externa: 3-4 gotas na orelha acometida, 2-4x/dia

Função hepática: não há informações disponíveis

Função renal: não há informações disponíveis

Interações medicamentosas: sem interações conforme a base de dados Micromedex

Reações adversas:
- Dermatológicas: dermatite de contato, eritema, erupção cutânea, urticária
- Geniturinária: irritação vesical
- Auditiva: ototoxicidade
- Local: sensação de queimação
- Renal: nefrotoxicidade

Precauções: uso prolongado de corticosteroides tópicos pode produzir atrofia da pele e dos tecidos subcutâneos; os glicocorticoides podem mascarar alguns sinais de infecção e novas infecções podem aparecer durante o uso; o uso prolongado pode resultar em crescimento excessivo de bactérias e fungos não suscetíveis; podem ocorrer reações alérgicas cruzadas que poderão impedir o uso futuro de canamicina, paromomicina e estreptomicina

Contraindicações: se houver hipersensibilidade aos componentes da formulação, perfuração do tímpano ou herpes simples; vacina contra varicela; uso em crianças deve se limitar a curto intervalo e à menor quantidade possível do produto, mas que seja condizente com o tratamento eficaz

niclosamida					
Atenase® comp mast 500 mg	Precaução	Sem ajuste de dose	C	Contraindicado	60+ MPI? Não

Classificação terapêutica: anticestódeo
Posologia: • Teníase (*Taenia solium* e *Taenia saginata*): administrar 2 comp de cada vez, com intervalo de 1 h (total: 4 comprimidos)   • Himenolepíase (*Hymenolepis nana* e *Hymenolepis diminuta*): administrar 2 comp, pela manhã, durante 6 dias consecutivos
Função hepática: pode ocorrer lesão hepática; uso com precaução
Função renal: ajuste de dose não é necessário
Interações medicamentosas: sem interações conforme a base de dados Micromedex
Reações adversas: • Dermatológicas: erupção na pele, prurido anal (0,3%), alopecia   • Neurológicas: sonolência, cefaleia (1,4%), fraqueza   • Gastrointestinais: náusea/vômito (4,1%), incômodo intestinal, perda de apetite (3,4%), diarreia (1,6%), hemorragia retal, irritação bucal, gosto desagradável na boca   • Miscelânea: febre, transpiração, palpitações, edema, dor lombar, irritabilidade
Precauções: não eficaz para infecções sistêmicas ou cisticercose

nicotina

Nicorette®; Niquitin®

goma mast 2 e 4 mg; ades transderm 7, 14 e 21 mg, pas (dura) 2 e 4 mg

Sem informações	Precaução	D	Contraindicado	MPI? Não

Classificação terapêutica: auxiliar no abandono do tabagismo

Posologia:
- Goma: < 25 cigarros/dia – iniciar com 2 mg; ≥ 25 cigarros/dia – iniciar com goma de 4 mg; utilizar 1 goma quando sentir vontade de fumar (máximo: 24 gomas/dia); esquema proposto – 1 goma, a cada 2-4 h (pelo menos 9 gomas/dia), nas primeiras 6 semanas; 1 goma, a cada 2-4 h, nas semanas 7-9; e 1 goma, a cada 4-8 h, nas semanas 10-12
- Adesivo: aplicar a cada 24 h em pele limpa e seca, alternando os locais de aplicação; ≤ 10 cigarros/dia – *patch* de 14 mg, por 6 semanas, e depois *patch* de 7 mg, por 2 semanas; ≥ 10 cigarros/dia – *patch* de 21 mg, por 6 semanas, depois *patch* de 14 mg, por 2 semanas, e, em seguida, *patch* de 7 mg, por 2 semanas

Função hepática: não há informações disponíveis

Função renal: insuficiência renal grave – pode afetar a eliminação da droga; uso com precaução

Interações medicamentosas: sem interações conforme a base de dados Micromedex

Reações adversas (podem ser específicas do produto ou da dose):
- Dermatológica: erupção cutânea
- Neurológicas: cefaleia, comprometimento da concentração, depressão, dor, insônia, nervosismo, tontura, parestesia
- Respiratórias: sinusite, tosse
- Musculoesqueléticas: artralgia, mialgia
- Gastrointestinais: alteração do paladar, constipação, diarreia, dispepsia, distúrbios dentais, dor mandibular, estomatite, estomatite aftosa, estomatite ulcerativa, flatulência, glossite, náusea, sangramento gengival, sialorreia, soluços, tosse, xerostomia
- Locais: eritema local, edema local, reação no local da aplicação
- Miscelânea: diaforese, reação alérgica

Precauções: alergia à fita adesiva – aumento do risco de erupção cutânea (transdérmica); arritmias cardíacas graves; doença cardíaca coronariana; hipertensão; hipertireoidismo, feocromocitoma ou diabete dependente de NPH; infarto do miocárdio; doenças da pele – aumento do risco de erupção cutânea (transdérmica); uso > 6 meses; não usar discos por > 20 semanas; tratamento com goma não deve ultrapassar 6 meses para não causar dependência

nifedipino

Adalat®; Adalat® oros; Adalat® retard

cap gelat 10 mg; comp camada dupla 20, 30 e 60 mg; comp rev 10 e 20 mg

Precaução	Sem informações	C	Criterioso	MPI? Sim

Classificação terapêutica: bloqueador seletivo dos canais do cálcio

Posologia:
- Hipertensão: liberação prolongada – 30-60 mg, 1x/dia (máximo: 90-120 mg/dia)
- Angina vasoespástica ou crônica estável: liberação imediata – 10 mg, 3x/dia (usual: 10-20 mg, 3x/dia); liberação prolongada – 30-60 mg, 1x/dia (máximo: 120-180 mg/dia)

Função hepática: cirrose leve a moderada – monitorar em razão do risco de exposição e reações tóxicas; uso com precaução

Função renal: não há informações disponíveis

Interações medicamentosas: inibidores fortes de CYP3A4 (cetoconazol, claritromicina, itraconazol, nefazodona, saquinavir, ritonavir, nelfinavir, voriconazol, lopinavir, telitromicina, posaconazol, boceprevir, telaprevir), clopidogrel, mibefradil, fentanila, amiodarona, indutores de CYP3A4 (fenitoína, dexametasona, rifampicina, prednisona, mitotano, oxcarbazepina, modafinila, nevirapina, efavirenz, bosentana, armodafilina, etravirina), tacrolimo, *ginseng*, quinidina, vincristina, quimupristina, dalfopristina, micafungina, magnésio (inj), cimetidina, doxazosina, *ginkgo*, indinavir

Reações adversas:
- Cardiovasculares: edema periférico (< 50%; relacionado com a dose: 7-10%), rubor (10-25%), palpitações (≤ 5: 2-7%), hipotensão arterial passageira (relacionado com a dose: 5%), insuficiência cardíaca congestiva (2%)
- Dermatológicas: ≤ 2% – dermatite, prurido, urticária
- Neurológicas: tontura ou sensação de desmaio (10-27%), cefaleia (10-23%), nervosismo ou alterações do humor (≤ 2-7%); ≤ 2% – calafrios, dificuldades de equilíbrio, distúrbios do sono
- Respiratórias: tosse ou sibilos (6%), congestão nasal ou dor orofaríngea (≤ 2-6%), congestão torácica (≤ 2%), dispneia
- Musculoesqueléticas: fraqueza (10-12%), cãibras musculares ou tremor (≤ 2-8%); ≤ 2% – inflamação, rigidez articular
- Gastrointestinais: náusea ou azia (10-11%); ≤ 2% – constipação, cólicas, diarreia, flatulência, hiperplasia gengival (≤ 10%)
- Ocular: turvamento da visão (≤ 2%)
- Miscelânea: diaforese (≤ 2%), febre, tremor, dificuldades sexuais (≤ 2%)

(continua)

Precauções: evitar o uso em casos de síndrome coronariana aguda e infarto do miocárdio; angina; estenose aórtica avançada; uso concomitante com indutores potentes de CYP3A (p. ex., rifabutina, fenobarbital, fenitoína, carbamazepina); uso concomitante com flecainida; titulação inicial da dose com o uso de betabloqueador concomitante; infarto do miocárdio – não administrar dentro das primeiras 1-2 semanas após ocorrência; doença obstrutiva das artérias coronárias; cirurgia com anestesia com fentanil em altas doses – descontinuar nifedipina pelo menos 36 h antes

Contraindicações: choque cardiogênico; uso concomitante com indutores fortes de P450 (p. ex., rifampicina)

nimodipino					
Nimotop®					60+
comp rev 30 mg	Com ajuste de dose	Sem informações	C	Uso criterioso	MPI? Não

Classificação terapêutica: bloqueador seletivo dos canais do cálcio

Posologia:
- Prevenção de vasoespasmo após hemorragia subaracnóidea: 60 mg, a cada 4 h, por 21 dias; começar tratamento dentro de 96 h após a hemorragia

Função hepática: insuficiência hepática – administrar 30 mg, a cada 4 h, e considerar interrupção do tratamento; cirrose – risco aumentado de reações adversas; ajuste de dose e monitoração necessários

Função renal: não há informações disponíveis

Ajuste de dose: pacientes geriátricos – dosagem recomendada de forma cautelosa; uso concomitante com inibidores moderados de CYP3A4 e fracos concomitantes – a dose pode precisar ser reduzida; uso concomitante com indutores de CYP3A4 moderados e fracos – pode ser necessário aumentar a dose de nimodipino

Interações medicamentosas: carbamazepina, fenitoína, fenobarbital, quonipristina, dalfopristina, ácido valproico

Reações adversas:
- Cardiovascular: reduções da PA sistêmica (1-8%)
- Dermatológica: erupção cutânea (1-2%)
- Neurológica: cefaleia (1-4%)
- Gastrointestinais: diarreia (2-4%), desconforto abdominal (2%)

Precauções: uso concomitante com indutores potentes de CYP3A4 (rifampicina, fenobarbital, fenitoína, carbamazepina); utilização concomitante com inibidores potentes de CYP3A4, como os antibióticos macrolídeos (p. ex. claritromicina, telitromicina), alguns inibidores da protease do HIV (p. ex., indinavir, nelfinavir, ritonavir, saquinavir), alguns inibidores de protease da hepatite C (p. ex., vírus, boceprevir, telaprevir), alguns azol antimicóticos (p. ex., cetoconazol, itraconazol, posaconazol, voriconazol), conivaptan, delaviridina e nefazodona; risco aumentado de hipotensão significativa

Contraindicações: uso concomitante com inibidores fortes de CYP3A4, como os antibióticos macrolídeos (p. ex., claritromicina, telitromicina), alguns inibidores da protease anti-HIV (p. ex., delaviridina, indinavir, nelfinavir, ritonavir, saquinavir), alguns antimicóticos (p. ex., cetoconazol, itraconazol e voriconazol) e alguns antidepressivos (p. ex., nefazodona)

nistatina					
Micostatin®					
crem vag 100.000 UI/g, susp oral 100.000 UI/mL, past 200.000 UI, crem vag 2.500 UI/g, drg 500.000 U	Sem informações	Sem informações	Vaginal (A) Oral e demais (C)	Uso criterioso	MPI? Não

Classificação terapêutica: antifúngico

Posologia:
- Suspensão oral: 100.000-600.000 UI, 4x/dia
- Drágea: 500.000 ou 1.000.000 UI, 3 ou 4x/dia

Função hepática: não há informações disponíveis

Função renal: não há informações disponíveis

Interações medicamentosas: sem interações conforme a base de dados Micromedex

Reações adversas:
- Dermatológicas: dermatite de contato, síndrome de Stevens-Johnson
- Gastrointestinais: epigastralgia, náusea, vômito

nitazoxanida					
Annita®					
comp 500 mg, susp oral 20 mg/mL	Sem informações	Sem informações	B	Uso criterioso	MPI? Não

Classificação terapêutica: gastroenterites virais, antiparasitário

Posologia:
- *Giardia lamblia*, gastroenterites causadas por rotavírus e norovírus, helmintíases, amebíase, giardíase, isosporíase, balantidíase, blastocistose e criptosporidíase em pacientes sem imunodepressão: 500 mg, a cada 12 h, por 3 dias
- *Clostridium difficile*, diarreia: 500 mg, a cada 12 h, por 10 dias

Função hepática: não há informações disponíveis

Função renal: não há informações disponíveis

Interações medicamentosas: sem interações conforme a base de dados Micromedex

Reações adversas (similares às relatadas com o placebo):
- Neurológica: cefaleia (1-3%)
- Gastrointestinais: dor abdominal (7-8%), diarreia (2-4%), náusea (3%), vômito (1%)

Precauções: pacientes HIV-positivos, pacientes imunocomprometidos – segurança e eficácia não foram estabelecidas; observar a administração para pacientes idosos, diabéticos (a suspensão oral contém sacarose); pode alterar ALT e creatinina

nitrendipino					
Caltren®					60+
comp rev 10 e 20 mg	Com ajuste de dose	Com ajuste de dose	C	Contraindi- cado	MPI? Não

Classificação terapêutica: bloqueador seletivo dos canais do cálcio

Posologia: 10-40 mg/dia, 1x/dia, pela manhã

Função hepática: podem ocorrer aumento isolado das transaminases, geralmente leve e transitório, e lesão hepatocelular; insuficiência hepática – iniciar com a menor dose efetiva (5 ou 10 mg/dia)

Função renal: insuficiência renal – ajuste de dose pode ser necessário; não há recomendações específicas

Interações medicamentosas: amiodarona

Reações adversas:
- Cardiovasculares: edema, palpitação, rubor, taquicardia, vasodilatação
- Neurológicas: cefaleia, fadiga, tontura
- Gastrointestinais: hiperplasia gengival, náusea
- Auditiva: zumbido

Precauções: angina (exacerbação) durante o início do tratamento e com o aumento de doses; durante a retirada de betabloqueador; bloqueador dos canais de cálcio; terapia de combinação com betabloqueadores (com disfunção ventricular esquerda); insuficiência cardíaca congestiva; anestesia com fentanil; perigo com nifedipino pode também se aplicar a outros derivados di-hidropiridínicos; hipermotilidade gastrointestinal; obstrução gastrointestinal; hipotensão (com terapia inicial; combinação de betabloqueadores); edema periférico (confundindo achados físicos em insuficiência cardíaca congestiva); reações dermatológicas persistentes induzidas por antagonistas do cálcio evoluíram para eritema multiforme ou dermatite esfoliativa

Contraindicações: pacientes portadores de estenose aórtica grave

nitroglicerina Tridil® ades 25 e 50 mg; sol inj 5 mg/mL					
	Sem informações	Sem informações	C	Uso criterioso	MPI? Não

Classificação terapêutica: vasodilatador

Posologia:
- Angina/doença coronariana: adesivo – iniciar com 0,2-0,4 mg/h e titular até 0,4-0,8 mg/h; deixar período de 10-12 h para evitar tolerância; EV – iniciar com 5 mcg/min e aumentar 5 mcg/min, a cada 3-5 min; quando atingir 20 mcg/min, poderá aumentar 20 mcg/min, a cada 3-5 min (máximo: 400 mcg/min); diluição habitual: nitroglicerina, 50 mg + SF, 240 mL, EV, em bomba de infusão contínua (200 mcg/mL)

Administração parenteral (compatível – SF, SG5%, SG5% em NaCl a 0,45 e 0,9%, SG5% em Ringer lactato e Ringer lactato): deve ser administrada por infusão EV, sendo diluída em 125-250 mL; tempo de infusão ACM Obs.: estabilidade de 24 h em TA e de 7 dias em REF; incompatível com PVC, uma vez que há perda de fármaco

Função hepática: não há informações disponíveis

Função renal: não há informações disponíveis

Ajuste de dose (pacientes geriátricos): são recomendadas doses iniciais mais baixas (orientações específicas indisponíveis)

Interações medicamentosas: sildenafila, vardenafila, tadalafila, alteplase, acetilcisteína, pancurônio, ácido acetilsalicílico

Reações adversas:
- Cardiovasculares: hipotensão arterial (4%), agravamento da angina (2%), edema periférico, hipotensão postural, rubor, taquicardia
- Neurológicas: cefaleia (50-63%), sensação de desmaio (6%), síncope (4%), tontura
- Gastrointestinais: incontinência intestinal, náusea, vômito, xerostomia
- Geniturinária: incontinência urinária
- Ocular: turvamento da visão
- Miscelânea: diaforese

Precauções: distúrbio cardíaco; uso concomitante com ergotamina ou agente relacionado; evitar a utilização VO; insuficiência cardíaca congestiva – benefícios do uso não estabelecidos; DM; idosos; tolerância ao exercício pode ser reduzida; cefaleia pode ocorrer, especialmente com doses mais elevadas; angina induzida em cardiomiopatia hipertrófica; IAM; pacientes volume-depletados, especialmente com diuréticos concomitantes

Contraindicações: anemia grave; uso concomitante com fosfodiesterase tipo 5, inibidores como sildenafila, tadalafila ou vardenafila; pericardite constritiva (EV); pressão intracraniana aumentada (unguento intra-anal, aerossol lingual, comp SL); tamponamento cardíaco (EV); cardiomiopatia restritiva (EV); infarto de ventrículo direito, hipotensão, bradicardia ou taquicardia

nitroprusseto de sódio					
Nitroprus®					
pó liof inj 25 mg/mL (50 mg)	Com ajuste de dose	Com ajuste de dose	C	Uso criterioso	MPI? Não

Classificação terapêutica: vasodilatador

Posologia:
- Hipertensão: iniciar com 0,25-0,3 mcg/kg/min, aumentar 0,5/mcg/kg/min, a cada 10 min (usual: 3 mcg/kg/min; máximo: 10 mcg/kg/min); diluição habitual – nitroprusseto de sódio, 50 mg + SG, 248 mL, EV, em bomba de infusão contínua (200 mcg/mL)

Administração parenteral (compatível – SF e SG5%): reconstituir 50 mg em 2 mL de solução própria; a solução deve ser diluída em 250 mL de solução compatível e administrada por infusão em uma dose inicial recomendada de 0,3 mcg/kg/min; a dose normal é de 0,5-10 mcg/kg/min; a taxa máxima de infusão não deve ser > 10 min
Obs.: estabilidade de 48 h em TA

Função hepática: insuficiência hepática – considerações devem ser feitas para a toxicidade por cianeto, uma vez que o nitroprusseto é convertido em tiocianato pelo fígado; ajustes de dose podem ser necessários

Função renal: metabólito tiocianato de nitroprussiato se acumula durante a insuficiência renal e deve ser monitorado para garantir os níveis de permanência em < 10 mg/dL; ajustes de dose podem ser necessários; diálise – dose suplementar não é necessária após sessão

Ajuste de dose (pacientes geriátricos): redução de doses deve ser empregada durante a anestesia hipotensiva controlada

Interações medicamentosas: sem interações conforme a base de dados Micromedex

Reações adversas:
- Cardiovasculares: 1-10% – desconforto subesternal, palpitação, resposta hipotensiva excessiva
- Neurológicas: 1-10% – agitação, cefaleia, desorientação, psicose
- Respiratória: 1-10% – hipóxia
- Musculoesqueléticas: 1-10% – espasmos musculares, fraqueza
- Gastrointestinais: náusea, vômito
- Auditiva: 1-10% – zumbido
- Endócrina e metabólica: 1-10% – supressão da tireoide
- Miscelânea: 1-10% – diaforese, toxicidade por tiocianato

Precauções: anemia; evitar o extravasamento; insuficiência cardiovascular ou cerebrovascular; ventilação e perfusão pulmonar comprometidas; toxicidade por cianeto; pressão intracraniana elevada; hipotensão excessiva (lesões isquêmicas); meta-hemoglobinemia hereditária em decorrência de Hb anormal (Hb M); hipotireoidismo; hipovolemia; cuidado em isquemia cardíaca (roubo de fluxo coronariano); ocorre biotransformação

(continua)

pelos eritrócitos em cianeto, que em seguida é convertido ao metabólito final, tiocinato – este pode se acumular até atingir concentrações tóxicas se forem administradas doses elevadas durante > 3 dias

Contraindicações: infarto de ventrículo direito, hipotensão, bradicardia ou taquicardia; hipertensão compensatória; insuficiência cardíaca congestiva associada à resistência vascular periférica reduzida; atrofia óptica; pacientes submetidos à cirurgia com circulação cerebral inadequada; hipotensão sintomática; ambliopia; uso concomitante com medicamentos hipotensores (p. ex., sildenafila)

norepinefrina Hyponor® amp 8 mg/4 mL (equivalente a 1 mg/mL de norepinefrina base)					60+
	Sem informações	Sem informações	C	Uso criterioso	MPI? Não

Classificação terapêutica: agentes adrenérgicos e dopaminérgicos

Posologia:
- Iniciar com 8-12 mcg/min
- Pós-parada cardiorrespiratória: iniciar com 0,1-0,5 mcg/kg/min (7-35 mcg/min em homem de 70 kg)
- Choque séptico: 0,01-3 mcg/kg/min

Administração parenteral (compatível – SF, SG5% e SG5% com SF): diluir antes de utilizar; a dose média usual é obtida diluindo-se 4 amp (4 mg/1 mL) em 234 mL de SF ou SG5%; a taxa de infusão é ACM
Obs.: estabilidade de 24 h em TA

Função hepática: não há informações disponíveis

Função renal: não há informações disponíveis

Ajuste de dose (pacientes geriátricos): iniciar na extremidade inferior da faixa de dose

Interações medicamentosas: furazolidona, antidepressivos tricíclicos (nortriptilina, imipramina, amitriptilina, clomipramina)

Reações adversas:
- Cardiovasculares: arritmia, bradicardia, isquemia periférica (digital)
- Neurológicas: ansiedade, cefaleia
- Respiratórias: dificuldade respiratória, dispneia
- Local: necrose cutânea (decorrente de extravasamento)

Precauções: uso concomitante com inibidores de monoaminoxidase ou terapia com antidepressivos tricíclicos, ciclopropano ou halotano anestésicos; extravasamento no local de infusão; trombose vascular periférica e mesentérica; hipóxia profunda ou hipercapnia

noretisterona					
Micronor®					60+
comp 0,35 mg	Contraindicado	Sem informações	X	Uso criterioso	MPI? Não

Classificação terapêutica: progestogênio

Posologia:
- Contracepção: 1 comp/dia, a partir do 1° dia de menstruação
- Hemorragias uterinas funcionais: 10 mg/dia, por 10 dias

Função hepática: podem ocorrer anormalidades das provas de função hepática e icterícia colestática; insuficiência hepática aguda ou tumores hepáticos benignos e malignos – uso contraindicado

Função renal: não há informações disponíveis

Interações medicamentosas: indutores de CYP3A4 (fenitoína, dexametasona, rifampicina, prednisona, mitotano, oxcarbazepina, modafinila, nevirapina, efavirenz, bosentana, armodafilina, etravirina), aprepipanto, fosaprepipanto, griseofulvina, nelfinavir, ritonavir, nevirapina, rifabutina, erva-de-são-joão

Reações adversas:
- Cardiovasculares: edema, fenômenos tromboembólicos
- Dermatológicas: acne, cloasma ou melasma, erupção cutânea, prurido, urticária
- Endócrinas e metabólicas: amenorreia, alterações do fluxo menstrual, aumento das mamas ou sensibilidade, sangramento intermenstrual
- Gastrointestinais: ganho ou perda de peso, náusea
- Geniturinária: secreção cervical
- Oculares: neurite óptica (com ou sem perda da visão), trombose vascular retiniana
- Respiratória: embolia pulmonar
- Neurológicas: trombose venosa central, alterações do humor, cefaleia, depressão, enxaqueca, insônia
- Miscelânea: reações anafiláticas ou anafilactoides

Precauções: tabagismo aumenta o risco de fenômenos tromboembólicos (usuárias de contraceptivos VO devem ser aconselhadas a não fumar); gravidez ectópica tem sido relatada com o uso de contraceptivos VO que contenham somente progestógeno; alterações de tolerância à glicose podem ocorrer; mulheres pré-diabéticas e diabéticas devem ser cuidadosamente monitoradas; sangramento genital irregular foi relatado – descartar infecção, malignidade ou outras condições anormais se suspeitado; descartar gravidez em casos de amenorreia prolongada; metabolismo lipídico pode ser afetado

Contraindicações: carcinoma da mama conhecido ou suspeito; sangramento genital anormal e não diagnosticado; tumores do fígado, benignos ou malignos; suspeita ou confirmação de gravidez

norfloxacino

Floxacin®

comp rev 400 mg

Sem informações	Com ajuste de dose	C	Uso criterioso	MPI? Não

Classificação terapêutica: quinolona

Posologia: dose usual de 400 mg, a cada 12 h

Função hepática: não há informações disponíveis

Função renal: comprometimento da função renal – aumento do risco de toxicidade e ruptura do tendão; ajuste da dose recomendado; ClCr ≤ 30 mL/min – administrar 400 mg/dia

Interações medicamentosas: metronidazol, norfloxacino, rasagilina, hidroxicloroquina, donepezila, varfarina, droperidol, ferro, carbonato de lantânio, medicamentos contendo alumínio, cálcio ou magnésio (cálcio, carbonato de magnésio, hidróxido de magnésio, trissilicato de magnésio, óxido de magnésio, carbonato de alumínio, hidróxido de alumínio, fosfato de alumínio, magaldrato), sucralfato, didanosina, probenecida, ciclosporina, ácido aminolevulínico

Reações adversas:
- Neurológicas: cefaleia (3%), tontura (3%)
- Musculoesquelética: fraqueza (1%)
- Gastrointestinais: náusea (4%), cólicas abdominais (2%)

Precauções: miastenia grave; desordens do SNC; coadministração com antiarrítmicos classe IA (p. ex., procainamida, quinidina) ou classe III (p. ex., amiodarona, sotalol); idosos; exposição excessiva à luz solar; hipopotassemia; aumento do risco de prolongamento do intervalo QT; neuropatia periférica; atividade física extenuante; condições pró-arrítmicas

Contraindicações: histórico de tendinite ou ruptura do tendão associada com norfloxacino ou outras quinolonas

nortriptilina					
Pamelor®					60+
cap dura 10, 25, 50 e 75 mg, sol oral 2 mg/mL	Precaução	Sem informações	D	Uso criterioso	MPI? Sim

Classificação terapêutica: inibidor não seletivo da recaptação das monoaminas

Posologia:
- Depressão: 25 mg, 3-4x/dia, até 150 mg/dia; pode ser dose única diária
- Dor miofascial, neuralgia: 10-25 mg, à noite; dose de manutenção habitual de 75 mg, à noite
- Cessação do tabagismo: 25 mg/dia; pode aumentar até 75-100 mg/dia

Função hepática: podem ocorrer aumento de transaminases e icterícia colestática; uso com precaução

Função renal: não há informações disponíveis

Ajuste de dose (pacientes geriátricos): 30-50 mg/dia, VO (em dose única ou dividida)

Interações medicamentosas: anti-inflamatórios não esteroidais (ácido acetilsalicílico, naproxeno, fenilbutazona, ácido mefenâmico, fenoprofeno, ibuprofeno, indometacina, piroxicam, diclofenaco, cetoprofeno, flurbiprofeno, cetorolaco, tenoxicam, etofenamato, dipirona, nimesulida, lornoxicam, acemetacina, propifenazona, meloxicam, celecoxibe, proglumetacina, rofecoxibe, dexcetoprofeno, parecoxibe, valdecoxibe, etoricoxibe, nepafenaco, loxoprofeno, lumiracoxibe, ácido tolfenâmico, nimesulida, ácido flufenâmico), enflurano, trifluoperazina, sertralina, alfapeginterferona 2b, halofantrina, clonidina, simpatomiméticos de ação direta (epinefrina, fenilefrina, norepinefrina, midodrina, etilefrina), fluconazol, bupropiona, terbinafina, atomoxetina, ácido valproico, carbamazepina, cimetidina

Reações adversas:
- Cardiovasculares: arritmia, bloqueio cardíaco, hipertensão arterial, hipotensão postural, infarto do miocárdio, palpitação, rubor, taquicardia
- Dermatológicas: alopecia, erupção cutânea, fotossensibilidade, petéquias, prurido, urticária
- Hematológicas: agranulocitose (rara), eosinofilia, púrpura, trombocitopenia
- Neurológicas: agitação, alterações encefalográficas, alucinações, ansiedade, ataxia, cefaleia, confusão mental, crises convulsivas, delírios, desorientação, exacerbação de psicose, fadiga, hipomania, incoordenação, inquietação, insônia, pânico, pesadelos, sintomas extrapiramidais, sonolência, tontura
- Musculoesqueléticas: fraqueza, neuropatia periférica, parestesia, tremor
- Gastrointestinais: anorexia, cólicas abdominais, constipação, desconforto epigástrico, diarreia, estomatite, ganho ou perda de peso, íleo paralítico, náusea, transtorno do paladar, vômito, xerostomia

(continua)

- Auditiva: zumbido
- Endócrinas e metabólicas: aumento ou redução da glicemia, aumento ou redução da libido, disfunção sexual, galactorreia, ginecomastia, síndrome da secreção inapropriada de hormônio antidiurético
- Geniturinárias: edema testicular, impotência, noctúria, poliúria, retardo da micção, retenção urinária
- Oculares: midríase, oftalmalgia, transtornos da acomodação, visão turva
- Miscelânea: diaforese, reações alérgicas (p. ex., edema generalizado, da face ou da língua), sintomas de abstinência

Precauções: não é recomendado o uso concomitante com precursores da serotonina (p. ex., triptofano), outros inibidores seletivos da recaptação da serotonina ou inibidores da recaptação de serotonina e norepinefrina; transtorno bipolar; histórico de mania; esquizofrenia; glaucoma de ângulo fechado ou aumento da pressão intraocular; doenças cardiovasculares; uso concomitante de álcool em excesso; hipertireoidismo ou uso concomitante de medicamentos da tireoide; cirurgia eletiva – descontinuar vários dias antes, se possível; retenção urinária

Contraindicações: uso concomitante com um inibidor da monoaminoxidase, incluindo linezolida ou azul de metileno EV ou no prazo de 14 dias após a descontinuação de um inibidor da monoaminoxidase (intervalo de pelo menos 5 semanas entre a interrupção do cloridrato de fluoxetina e o início do inibidor da monoaminoxidase); aumento do risco de síndrome serotoninérgica; uso concomitante de pimozida ou tioridazina; período de recuperação do IAM

nortriptilina

O

octreotida

Sandostatin®; Sandostatin® LAR

sol inj 0,05 mg/mL, 0,1 mg/mL e 0,5 mg/mL; pó susp inj 10, 20 e 30 mg

Com ajuste de dose	Com ajuste de dose	C	Uso criterioso	MPI? Não

Classificação terapêutica: hormônio anticrescimento

Posologia:
- Acromegalia: iniciar com 50 mcg, SC ou EV, 2 ou 3x/dia; titular dose até que o nível do hormônio de crescimento avaliado mensalmente esteja < 5 ng/mL ou IGF-1 < 1,9 U/mL em homens e < 2,2 U/mL em mulheres; dose efetiva habitual de 100-200 mcg, 3x/dia (máximo: 1.500 mcg/dia); depósito – 20 mg, IM, a cada 4 semanas
- Tumores carcinoides: iniciar com 100-600 mcg/dia, em 2-4 doses diárias, nas primeiras 2 semanas; dose habitual de 50-750 mcg/dia; depósito – 20-30 mg, IM, a cada 4 semanas
- VIPomas: iniciar com 200-300 mcg/dia, EV ou SC, em 2-4 doses; dose habitual de 150-750 mcg/dia; depósito – 20-30 mg, IM, a cada 4 semanas

Administração parenteral (compatível – SF e SG5%): IM – suspensão deve ser reconstituída com solução própria e administrada por injeção profunda na região glútea; o local deve ser alternado entre o músculo direito e o esquerdo; EV – solução para administração pode não ser diluída, administrada por injeção lenta, ou diluída em 50-200 mL e infundida em 15-30 min

Obs.: estabilidade de 24 h em TA; a formulação EV é incompatível com nutrição parenteral; suspensão é apenas para IM

Função hepática: cirrose – iniciar com 10 mg (depósito), a cada 4 semanas

Função renal: podem ocorrer litíase renal (5-15%), abscesso renal (1-4%) e albuminúria; insuficiência renal sem diálise – ajuste de dose não é necessário; diálise – iniciar com 10 mg (depósito), a cada 4 semanas

Interações medicamentosas: hidroxicloroquina, ciclosporina, donepezila, gemifloxacino, pegvisomanto

Reações adversas (podem variar conforme a via de administração; a frequência de reações cardíacas, endócrinas e gastrointestinais foi maior em acromegálicos):
- Cardiovasculares: bradicardia sinusal (19-25%), dor torácica (não depósito: ≤ 20%); 5-15% – hipertensão arterial (não depósito: ≤ 13%), anormalidades da condução (9-10%), arritmia (3-9%), edema periférico, palpitação; 1-4% – angina, edema, flebite, hematoma, insuficiência cardíaca, rubor

(continua)

- Dermatológicas: prurido (≤ 18%), erupção cutânea (≤ 15%), alopecia (13%); 1-4% – acne, celulite, equimose
- Hematológicas: anemia (≤ 15%; não depósito: < 1%); 1-4% – epistaxe
- Neurológicas: fadiga (1-32%), cefaleia (6-30%), febre (16-20%), mal-estar (16-20%), tontura (5-20%); 5-15% – dor (4-15%), ansiedade, confusão mental, depressão, hipoestesia, insônia; 1-4% – alucinações, amnésia, disfonia, marcha anormal, nervosismo, neuropatia, sonolência, tremor, vertigem, parestesia
- Respiratórias: infecção das vias aéreas superiores (10-23%), dispneia (não depósito: ≤ 20%); 5-15% – faringite, rinite, sinusite, tosse; 1-4% – bronquite
- Musculoesqueléticas: dorsalgia ou lombalgia (1-27%), artropatia (8-19%), mialgia (≤ 18%); 5-15% – artralgia, fraqueza, mialgia, rigidez
- Gastrointestinais: dor abdominal (5-61%), fezes líquidas (5-61%), náusea (5-61%), diarreia (36-58%), flatulência (≤ 38%), colelitíase (13-38%, depende da extensão da terapia), sedimento biliar (24%, depende da extensão da terapia), constipação (9-21%), vômito (4-21%), dilatação do duto biliar (12%); 5-15% – alteração da cor das fezes (4-6%), dispepsia (4-6%), esteatorreia (4-6%), tenesmo (4-6%), anorexia, cólicas, desidratação; 1-4% – alteração do paladar, colite, disfagia, diverticulite, estomatite, gastrite, gastroenterite, gengivite, glossite, má absorção da gordura, melena, xerostomia
- Endócrinas e metabólicas: hiperglicemia (15-27%), hipotireoidismo (não depósito: ≤ 12%), bócio (não depósito: ≤ 8%), 1-4% – hipoglicemia (2-4%), caquexia, gota, hipopotassemia, hipoproteinemia, impotência, mastalgia
- Locais: dor causada por injeção (relacionada à dose e à formulação: 2-50%); 1-4% – hematoma no local de injeção
- Auditivas: 1-15% – otalgia; 1-4% – zumbido
- Oculares: 1-4% – distúrbio visual, turvamento da visão
- Geniturinárias: incontinência urinária, ITU, polaciúria (não depósito)
- Miscelânea: anticorpos contra a octreotida (≤ 25%, sem alteração da eficácia), sintomas gripais (1-20%); 5-15% – anafilaxia, diaforese; 1-4% – infecção bacteriana, moniliíase

Precauções: a absorção de gorduras alimentares foi alterada em alguns doentes; anormalidades do trato biliar; deficiência de vitamina B12; DM tipos 1 e 2; anormalidades da tireoide; tratamento por tempo prolongado, como no caso da acromegalia, pode causar colelitíase; em tratamento prolongado deve-se fazer controle da função tireoidiana

ofloxacino					
Oflox®					60+
sol oft 3 mg/mL	Com ajuste de dose	Com ajuste de dose	C	Uso criterioso	MPI? Não

Classificação terapêutica: quinolona

Posologia:
- Conjuntivite: aplicar 1-2 gotas no olho afetado, a cada 2-4 h, pelos primeiros 2 dias; depois mudar para a cada 6 h, por mais 5 dias
- Úlcera de córnea: aplicar 1-2 gotas, a cada 30 min, enquanto acordado, e, então, a cada 4-6 h, pelos primeiros 2 dias; depois, mudar para a cada 1 h quando acordado, por 4-6 dias; e, por fim, 4x/dia até a cura

Função hepática (VO): insuficiência hepática grave – dose máxima diária de 400 mg

Função renal (VO): ClCr de 20-50 mL/min – dose habitual, a cada 24 h; ClCr < 20 mL/min – metade da dose habitual, a cada 24 h

Interações medicamentosas: rasagilina, droperidol, varfarina, hidroxi-cloroquina, donepezila, ferro, carbonato de lantânio, sucralfato, zinco, didanosina, ácido aminolevulínico

Reações adversas:
- Cardiovascular: dor torácica (1-3%)
- Dermatológicas: erupção cutânea e/ou prurido (1-3%)
- Respiratória: faringite (1-3%)
- Gastrointestinais: náusea (3-10%), diarreia (1-4%), vômito (1-4%); 1-3% – cólicas abdominais, constipação, flatulência, paladar anormal, redução do apetite, sofrimento gastrointestinal, xerostomia
- Geniturinárias: vaginite (1-5%), prurido genital externo em mulheres (1-3%)
- Miscelânea: dor no tronco
- Ocular: distúrbio visual (1-3%)

Precauções: miastenia grave; idade > 60 anos, tratamento concomitante com esteroides ou transplante de pulmão, atividade física extenuante, insuficiência renal e histórico de distúrbios de tendões; uso concomitante com antiarrítmicos classe Ia (p. ex., procainamida, quinidina) ou classe III (p. ex., amiodarona, sotalol) deve ser evitado, assim como com medicamentos que causem hipopotassemia ou prolongamento do intervalo QT; exposição à luz solar ou à luz UV; diabéticos

olanzapina

Zyprexa®;
Zyprexa® IM;
Zyprexa® zydis

pó liof sol inj 10 mg; comp rev 2,5, 5 e 10 mg; comp orodispersível 5 e 10 mg

Com ajuste de dose	Sem ajuste de dose	C	Uso criterioso	MPI? Sim

Classificação terapêutica: antipsicótico

Posologia:
- Esquizofrenia: iniciar com 5-10 mg, 1x/dia; depois, aumentar 5 mg/dia, a cada semana, até dose máxima recomendada de 20 mg/dia; dose de manutenção de 10-20 mg/dia; pacientes debilitados, com predisposição à hipotensão – iniciar com doses menores (5 mg); risco para redução do metabolismo da olanzapina (p. ex., mulheres > 65 anos); injeção IM de longa duração – até 300 mg, a cada 2 semanas, ou 405 mg, a cada 4 semanas
- Episódio de mania: iniciar com 10-15 mg/dia e aumentar 5 mg/dia, a cada semana, até dose máxima recomendada de 20 mg/dia
- Agitação aguda, associada com transtorno afetivo bipolar ou esquizofrenia: dose inicial de 5-10 mg/ IM, até 30 mg/dia

Administração parenteral: deve ser administrada exclusivamente por IM profunda; reconstituir em 2,1 mL de AD para injeção; incompatível com diazepam, lorazepam e haloperidol injetáveis na mesma seringa, sob risco de degradação prolongada da olanzapina decorrente da alteração de pH; usar em até 1 h após a reconstituição

Função hepática: podem ocorrer VO – aumento de ALT ≥ 3x LSN (adolescentes: 12%; adultos: 5%); injeção (1-10%) – aumento de enzimas hepáticas; insuficiência hepática – ajuste de dose pode ser necessário (não há recomendações específicas); disfunção hepática e fluoxetina – dose inicial de 2,5-5 mg, VO, com fluoxetina de 20 mg, VO

Função renal: insuficiência renal – ajuste de dose não é necessário; não removido por diálise

Ajuste de dose: idosos – 5 mg, IM; populações especiais (monoterapia) – iniciar com 5 mg, VO, para pacientes que estejam debilitados, predispostos a reações hipotensoras, com combinação de fatores que apresentem metabolismo lento de olanzapina, ou possam ser farmacodinamicamente sensíveis à olanzapina; populações especiais (com fluoxetina) – iniciar com 2,5-5 mg, com fluoxetina 20 mg, VO, para pacientes que tenham predisposição a reações hipotensoras, combinação de fatores que apresentem metabolismo lento de olanzapina, ou possam ser farmacodinamicamente sensíveis à olanzapina; populações especiais (IM) – 2,5 mg por injeção para pacientes que estejam debilitados, predispostos a reações de hipotensão, ou que possam ser farmacodinamicamente sensíveis à olanzapina

(continua)

Interações medicamentosas: clomipramina, hidroxicloroquina, carbamazepina, donepezila, lítio, ácido valproico, ritonavir, fosamprenavir, amprenavir, fosamprenavir, fluvoxamina, haloperidol, ciprofloxacino

Reações adversas:

- Cardiovascular: VO (1-10%) – dor torácica, edema periférico, hipertensão arterial, hipotensão postural, taquicardia; injeção (1-10%) – hipertensão arterial, hipotensão arterial (ação curta), hipotensão postural (ação curta), prolongamento do intervalo QT
- Dermatológicas: VO (1-10%) – sensação de queimação; injeção (1-10%) – acne
- Neurológicas: sonolência (dose-dependente: 20-39%; adolescentes: 39-48%), sintomas extrapiramidais (dose-dependente: ≤ 32%), tontura (11-18%), cefaleia (adolescentes: 17%), fadiga (adolescentes: 3-14%), insônia (12%); VO (1-10%) – febre, inquietação (adolescentes), mudanças de personalidade; injeção – cefaleia (13-18%), sedação (8-13%); injeção (1-10%) – alucinação auditiva, tontura, disartria, dor, fadiga, febre, inquietação, pensamento anormal, sintomas extrapiramidais, sonhos anormais, sonolência
- Respiratórias: VO (1-10%) – epistaxe (adolescentes), faringite, infecção do trato respiratório (adolescentes), rinite, sinusite (adolescentes), tosse; injeção (1-10%) – congestão nasal, dor faringolaríngea, espirros, infecção das vias aéreas superiores, nasofaringite, tosse
- Musculoesqueléticas: VO – fraqueza (dose-dependente: 8-20%); 1-10% – acatisia, artralgia ou dor em extremidades, comprometimento da articulação, dorsalgia e/ou lombalgia, hipertonia, marcha anormal, queda, rigidez muscular (adolescentes), tremor (dose-dependente); injeção (1-10%) – artralgia, dorsalgia e/ou lombalgia, espasmos musculares, fraqueza (ação curta), rigidez, tremor
- Gastrointestinais: VO – ganho de peso (5-6%, há relatos de até 40%; adolescentes: 29-31%), aumento do apetite (3-6%; adolescentes: 17-29%), xerostomia (dose-dependente: 3-22%), constipação (9-11%), dispepsia (7-11%); 1-10% – diarreia (adolescentes), dor abdominal (adolescentes), flatulência, náusea (dose-dependente), vômito; injeção (1-10%) – aumento do apetite, diarreia, dor abdominal, flatulência, ganho de peso, náusea, vômito, xerostomia
- Endócrinas e metabólicas: VO – hiperprolactinemia (30%; adolescentes: 47%); VO (1-10%) – eventos relacionados com a função sexual (alterações da libido, anorgasmia, atraso da ejaculação, disfunção erétil, disfunção sexual, orgasmo anormal), eventos relacionados com as mamas (adolescentes: aumento, galactorreia, ginecomastia, secreção, transtorno de lactação), eventos relacionados com o ciclo menstrual (amenorreia, atraso da menstruação, hipomenorreia, oligomenorreia)
- Geniturinárias: VO (1-10%) – incontinência, ITU; injeção (1-10%) – corrimento vaginal
- Oculares: VO (1-10%) – ambliopia
- Miscelânea: lesão acidental (12%); injeção (1-10%) – infecção dentária, infecção viral, odontalgia
- Auditivas: injeção (1-10%) – otalgia
- Locais: injeção (1-10%) – dor no local da injeção

(continua)

Precauções: idosos com psicose relacionada à demência (uso não aprovado); idosos, especialmente mulheres; duração prolongada do tratamento e/ou doses cumulativas mais altas; não é recomendado o uso concomitante de benzodiazepínicos parenterais e olanzapina IM; hipertrofia prostática clinicamente significativa, glaucoma de ângulo fechado ou histórico de íleo paralítico; não existem estudos que suportem o uso para indivíduos com idade < 18 anos; usar com cuidado em portadores de disfunção hepática pelo potencial de alterações nas enzimas hepáticas; atenção aos pacientes com depressão da medula óssea ou que apresentem leucopenia; atenção aos pacientes com tendências suicidas

óleo mineral					
Nujol®					60+
Fr 120 ou 200 mL	Sem informações	Sem informações	B	Uso criterioso	MPI? Sim

Classificação terapêutica: lubrificante

Posologia:
- Obstipação: adultos – 15-45 mL, 2x/dia; crianças > 6 anos – 10-15 mL ao deitar ou 10-15 mL, 2x/dia

Função hepática: não há informações disponíveis

Função renal: não há informações disponíveis

Interações medicamentosas: sem interações conforme a base de dados Micromedex

Reações adversas:
- Respiratórias: pneumonite lipídica, embolismo
- Gastrointestinais: incontinência, prurido anal
- Metabólicas: relato de redução do nível sérico de betacaroteno, pode diminuir a absorção de vitaminas A, D, E e K, além de afetar a absorção de cálcio e fosfatos

Precauções: náusea, vômito ou dor abdominal; súbita mudança nos hábitos intestinais que persistem durante 2 semanas

Contraindicações: apendicite; colostomia/ileostomia; diverticulite; colite ulcerativa; sangramento retal

Observações: VO – não é recomendado para idosos acamados (risco de aspiração); o uso por tempo prolongado pode diminuir a absorção de alimentos, vitaminas lipossolúveis e alguns medicamentos VO; o uso crônico durante a gravidez pode causar hipoprotrombinemia e doença hemorrágica do recém-nascido

olmesartana					
Benicar® comp rev 20 e 40 mg	Sem ajuste de dose	Contraindi- cado	C/D	Contraindi- cado	MPI? Não

Classificação terapêutica: antagonista da angiotensina II

Posologia:
- Hipertensão: iniciar com 20 mg, 1x/dia, podendo aumentar para até 40 mg, 1x/dia

Função hepática: insuficiência hepática – ajuste de dose não é necessário

Função renal: podem ocorrer insuficiência renal; estenose da artéria renal (unilateral ou bilateral) ou aumento dos níveis de creatinina sérica ou de BUN – uso com precaução; uso concomitante com alisquireno com ClCr < 60 mL/min – uso contraindicado

Ajuste de dose: considerar dose inicial mais baixa para pacientes com depleção de sódio (em tratamento com diuréticos, especialmente aqueles com insuficiência renal) e volume

Interações medicamentosas: alisquireno, inibidores da enzima converso-ra de angiotensina (captopril, enalapril, lisinopril, ramipril, quinapril, bena-zepril, fosinopril, perindopril, trandolapril), antiinflamatórios não esteroidais (ácido acetil salicílico, naproxeno, fenilbutazona, ácido mefenâmico, fenoprofeno, ibuprofeno, indometacina, piroxicam, diclofenaco, cetopro-feno, flurbiprofeno, cetorolaco, tenoxicam, etofenamato, dipirona, nime-sulida, lornoxicam, acemetacina, propifenazona, meloxicam, celecoxibe, proglumetacina, rofecoxibe, dexcetoprofeno, parocoxibe, valdecoxibe, etoricoxibe, nepafenaco, loxoprofeno, lumiracoxibe, ácido tolfenâmico, nimesulida, ácido flufenâmico), colesevelam

Reações adversas:
- Neurológicas: tontura (3%); 1-10% – cefaleia
- Respiratórias: 1-10% – bronquite, faringite, rinite, sinusite
- Musculoesqueléticas: 1-10% – aumento da CPK, dorsalgia ou lombalgia
- Gastrointestinal: 1-10% – diarreia
- Endócrinas e metabólicas: 1-10% – hiperglicemia, hipertrigliceridemia
- Renal: 1-10% – hematuria
- Miscelânea: síndrome gripal

Precauções: insuficiência cardíaca congestiva grave, oligúria, azotemia progressiva, injúria renal aguda e morte podem ocorrer durante o trata-mento com inibidores da enzima conversora da angiotensina ou com antagonistas dos receptores da angiotensina; estenose da artéria renal, unilateral ou bilateral – aumento dos níveis de creatinina sérica ou de BUN foram relatados; depleção de sal e/ou depleção de volume (p. ex., terapia de altas doses de diurético concomitante – risco aumentado de hipotensão sintomática – podem ser necessários ajuste da dose e tratamento médico;

(continua)

> enteropatia, caracterizada por diarreia aguda, crônica, com perda de peso substancial, pode ocorrer – talvez leve meses ou anos para se desenvolver
>
> **Contraindicação:** uso concomitante com alisquireno em pacientes diabéticos

olodaterol Striverdi® Respimat 2,5 mcg/dose					
	Sem ajuste de dose	Sem ajuste de dose	C	Sem informações	MPI? Não

Classificação terapêutica: medicamento para doenças obstrutivas das vias aéreas

Posologia:
- Doença pulmonar obstrutiva crônica – 5 mcg (2 *puffs*), 1x/dia

Administração parenteral: apenas SC

Função hepática: não é necessário ajuste de dose

Função renal: não é necessário ajuste de dose

Interações medicamentosas: sem interações conforme a base de dados Micromedex

Reações adversas:
- Reações incomuns (≥ 1/1.000 e < 1/100): nasofaringe, tontura, *rash*
- Reação rara (≥ 1/10.000 e < 1/1.000): artralgia
- Reação com frequência desconhecida: hipertensão

Precaução: não deve ser utilizado por pacientes com idade < 18 anos; não foi estudado para asma

omalizumabe Xolair® pó sol inj 150 mg					
	Sem informações	Sem informações	B	Uso criterioso	MPI? Não

Classificação terapêutica: medicamento de uso sistêmico para doenças obstrutivas das vias aéreas

Posologia:
- Asma: dose e frequência apropriadas de acordo com o peso do paciente e níveis de IgE pré-tratamento (75-600 mg em cada administração)
- Urticária: 150-300 mg, SC, a cada 4 semanas

Administração parenteral: apenas SC

Função hepática: não há informações disponíveis

Função renal: não há informações disponíveis

Interações medicamentosas: sem interações conforme a base de dados Micromedex

Reações adversas:
- Dermatológicas: dermatite (2%), prurido (2%)
- Neurológicas: cefaleia (15%), dor (7%), fadiga (3%), tontura (3%)
- Respiratórias: infecção das vias aéreas superiores (20%), sinusite (16%), faringite (11%)
- Musculoesqueléticas: artralgia (8%), dor em membros inferiores (4%), dor em membros superiores (2%), fratura (2%)
- Local: reação no local da injeção (45%; placebo: 43%; grave: 12%)
- Miscelânea: infecção viral (23%)
- Auditiva: otalgia (2%)

Precauções: não usar em casos de broncoespasmo agudo, exacerbações agudas de asma ou estado de mal asmático; podem ocorrer infecções por helmintos; elevações de nível sérico de IgE persistentes (ou seja, até 1 ano após a interrupção do tratamento) podem afetar regimes de dosagem em pacientes com asma alérgica; reação semelhante à da doença do soro (p. ex., febre, artrite, artralgia, exantema, linfadenopatia) foi observada 1-5 dias após administração; vigiar a administração em pacientes com idade > 65 anos

omalizumabe

omeprazol					
Losec® MUPS; Omeprazol® genérico					
comp rev 10, 20 e 40 mg; pó liof sol inj 40 mg	Com ajuste de dose	Sem ajuste de dose	C	Uso criterioso	MPI? Sim

Classificação terapêutica: inibidor da bomba de prótons

Posologia:
- Úlcera duodenal ativa: 20 mg, 1x/dia, por 4-8 semanas
- Úlcera gástrica: 40 mg, 1x/dia, por 4-8 semanas
- Doença do refluxo gastroesofágico: sem lesões esofágicas – 20 mg, 1x/dia, por 4 semanas; com esofagite – 20 mg, 1x/dia, por 4-8 semanas, podendo se estender por até 12 meses
- Erradicação do *Helicobacter pylori*: 20 mg, 2x/dia, ou 40 mg, 1x/dia, por 10-14 dias
- Condições hipersecretivas: iniciar com 60 mg, até 120 mg, 3x/dia
- Úlcera por AINH: 20 mg, por 1-6 meses
- Profilaxia para úlcera de estresse: 40 mg, VO, 1x/dia

Administração parenteral: o pó deve ser reconstituído com solução própria e administrado por injeção direta lenta (2 min)
Obs.: estabilidade de 4 h em TA

Função hepática: disfunção hepática – não há ajuste de dose recomendado pelo fabricante, mas orienta-se redução da dose na insuficiência hepática, uma vez que a biodisponibilidade está aumentada

Função renal: ajuste de dose não é necessário

Ajuste de dose: recomendado na população asiática

Interações medicamentosas: ritonavir, nelfinavir, pazopanibe, voriconazol, clopidogrel, saquinavir, micofenolato de sódio, micofenolato de mofetila, indinavir, tacrolimo, metotrexato, sunitinibe, erlotinibe, capecitabina, clorazepato, fluconazol, raltegravir, tipranavir, armodafinila, ferro, varfarina, dissulfiram, levotiroxina, erva-de-são-joão, carbamazepina, digoxina, *ginkgo biloba*

Reações adversas:
- Dermatológica: erupção cutânea (2%)
- Neurológicas: cefaleia (3-7%), tontura (2%)
- Respiratórias: infecção das vias aéreas superiores (2%), tosse (1%)
- Musculoesqueléticas: dorsalgia e/ou lombalgia (1%), fraqueza (1%)
- Gastrointestinais: 1-10% – dor abdominal (2-5%), diarreia (3-4%), náusea (2-4%), flatulência (≤ 3%), vômito (2-3%), regurgitação ácida (2%), constipação (1-2%), alteração do paladar

Precauções: aumento aproximado de 4x na exposição em pacientes asiáticos – pode ser necessário ajuste da dose; diarreia associada a *Clostridium difficile*; evitar o uso concomitante com clopidogrel, indutores de CYP2C19 ou CYP3A4 (p. ex., rifampicina); uso concomitante com atazanavir ou nelfinavir não é recomendado; hipomagnesemia; os níveis do soro cromogranina A (CGA) podem aumentar, causando resultados falso-positivos

ondansetrona

Vonau®; Vonau Flash®; Zofran®

sol inj 4 mg/2 mL e 8 mg/4 mL; comp desint oral 4 e 8 mg; comp rev 4 e 8 mg; sol inj 2 mg/mL

Com ajuste de dose	Precaução	C	Uso criterioso	MPI? Não

Classificação terapêutica: antiemético e antinauseante

Posologia:
- Prevenção de náusea associada à quimioterapia: 8-16 mg, EV, em 15-30 min antes da sessão; doses adicionais de 8 mg, EV, podem ser aplicadas 1-8 h após a sessão; pode-se seguir, após 24 h do uso EV, o uso VO – 8 mg, a cada 8 h, por até 5 dias após a quimioterapia
- Prevenção de náusea associada à radioterapia: 8 mg, VO, 1-2 h antes da sessão, seguidos de 8 mg, VO, a cada 8 h, nos próximos 1-2 dias; se houver risco baixo de êmese, pode ser administrada como medicação de resgate
- Prevenção de náusea e vômito pós-operatórios: 4 mg, EV, cerca de 30 min antes do final da anestesia ou como resgate se ocorrerem os sintomas
- Hiperêmese gravídica: 8 mg, EV ou VO, a cada 12 h
- Doses > 16 mg não são recomendadas pelo risco de prolongamento do intervalo QT

Administração parenteral (compatível – SF, SG5%, manitol a 10% e solução de Ringer): doses ≤ 8 mg não precisam ser diluídas e podem ser administradas por injeção IM ou EV, ≥ 30 segundos; doses de 8-16 mg devem ser diluídas em 50-100 mL de solução compatível e infundidas em 15-30 min
Obs.: estabilidade de 24 h em TA; a dose recomendada inicial é de 8 mg, seguida de 2 doses adicionais em intervalos de 2-4 h, ou por uma infusão de 1 mg/h, por 24 h

Função hepática: pode ocorrer aumento de AST e/ou ALT (1-5%); insuficiência hepática grave (Child-Pugh ≥ 10) – não utilizar dose > 8 mg/dia

Função renal: não existe experiência para além do 1º dia de administração; uso com precaução

Interações medicamentosas: apomorfina, alfentanila, hidroxicloroquina, donepezila, ciclofosfamida

Reações adversas (porcentagens relatadas em pacientes adultos):
- Dermatológicas: prurido (2-5%), erupção cutânea (1%)
- Neurológicas: cefaleia (9-27%), mal-estar e/ou fadiga (9-13%), sonolência (8%), febre (2-8%), tontura (4-7%), ansiedade (6%), sensação de frio (2%)
- Respiratória: hipóxia (9%)
- Musculoesquelética: parestesia (2%)

(continua)

- Gastrointestinais: constipação (6-11%), diarreia (2-7%)
- Geniturinárias: distúrbios ginecológicos (7%), retenção urinária (5%)
- Local: reação no local da injeção (4%; dor, hiperemia, sensação de queimação)

Precauções: evitar uso em síndrome do prolongamento de QT congênita; sensibilidade cruzada entre os antagonistas dos receptores 5-HT3 seletivos

orlistate					
Xenical®					60+
cap dura 120 mg	Precaução	Precaução	X	Uso criterioso	MPI? Não

Classificação terapêutica: medicamento antiobesidade de ação periférica

Posologia:
- Obesidade: 120 mg, VO, até 3x/dia, durante ou até 1 h após as refeições que contenham gorduras

Função hepática: raramente, pode ocorrer lesão hepática grave (com necrose hepatocelular ou insuficiência hepática aguda); uso com precaução

Função renal: podem ocorrer nefrolitíase e nefropatia com insuficiência renal; uso com precaução

Interações medicamentosas: ciclosporina, anticonvulsivantes (fenitoína, lorazepam, clorazepato, ácido valproico, carbamazepina, clonazepam, primidona, etossuximida, fenobarbital, diazepam, midazolam, clobazam, oxcarbazepina, piracetam, vigabatrina, felbamato, gabapentina, lamotrigina, topiramato, levetiracetam, pregabalina, lacosamida, perampanel), ácido linoleico

Reações adversas:
- Dermatológica: pele seca (2%)
- Neurológicas: cefaleia (31%), fadiga (7%), ansiedade (5%), distúrbios do sono (4%)
- Respiratórias: infecção das vias aéreas superiores (38%)
- Musculoesqueléticas: dorsalgia e/ou lombalgia (14%), artrite (5%), mialgia (4%)
- Gastrointestinais: marcas gordurosas nas roupas íntimas (27%), dor ou desconforto abdominal (26%), eliminação de flatos com fezes (24%), urgência para evacuar (22%), fezes oleosas (20%), evacuação oleosa (12%), aumento da frequência de evacuação (11%), incontinência fecal (8%), náusea (8%), diarreia infecciosa (5%), dor ou desconforto retal (5%), vômito (4%)
- Auditiva: otite (4%)
- Endócrina e metabólica: irregularidades menstruais (10%)

Precauções: dieta rica em gordura; histórico de nefrolitíase; redução da absorção de ciclosporina – administração separada por, pelo menos, 3 h; redução da absorção de vitaminas lipossolúveis – administrações separadas por, pelo menos, 2 h; perda de peso substancial; aumento do risco de colelitíase; separar doses de orlistate e levotiroxina em, pelo menos, 4 h para manter ótima absorção do hormônio tireoidiano

Contraindicações: colestase; síndrome de má absorção crônica

oxacilina

Oxacilina® sódica

pó sol inj 166,67 mg/mL (500 mg) | Precaução | Com ajuste de dose | C | Uso com cautela | MPI? Não

Classificação terapêutica: penicilina resistente às betalactamases

Posologia:
- Infecções estafilocócicas: 2 g, EV, a cada 4 h (12 g/24 h)

Administração parenteral (compatível – SF, SG5% e SG5% em SF): IM – reconstituir com 2,7 mL de solução própria e administrar por IM profunda em região de grande massa muscular; EV – reconstituir com 5 mL; pode ser administrada sem diluição, por injeção direta lenta (10 min), ou por infusão, diluída em 20-50 mL, em 30 min
Obs.: estabilidade das soluções reconstituídas é de 3 dias em TA e de 7 dias em REF; estabilidade das soluções diluídas é de 24 h em TA; a administração rápida de oxacilina pode provocar crise convulsiva

Função hepática: aumento de AST, hepatotoxicidade; insuficiência hepática grave – reduzir a dose

Função renal: podem ocorrer hematúria, nefrite intersticial aguda; insuficiência renal – ajuste de dose pode ser necessário; ClCr < 10 mL/min – alguns autores recomendam diminuir a dose para 0,5-1 g, a cada 4-6 h; infecções graves – recomenda-se manter doses altas; na bula, não há indicação de ajuste de dose; antibiótico não dialisável

Interações medicamentosas: tetraciclinas (tetraciclina, minociclina, oxitetraciclina, doxiciclina, limeciclina, clortetraciclina)

Reações adversas:
- Dermatológica: erupção cutânea
- Hematológicas: agranulocitose, eosinofilia, leucopenia, neutropenia, trombocitopenia
- Neurológica: febre, crise convulsiva (infusão rápida)
- Miscelânea: reações similares às da doença do soro

Precauções: reações anafiláticas graves, incluindo mortes, foram relatadas com terapia com penicilina; histórico de hipersensibilidade a múltiplos alérgenos, aumento do risco de reação grave e potencialmente fatal; uso com cautela para asmáticos; o emprego prolongado pode acarretar superinfecção fúngica ou bacteriana, inclusive associada a *Clostridium difficile* e à colite pseudomembranosa; diarreia foi observada em menos de 2 meses da terapia pós-antibiótico

Observações: cuidado com o risco de flebite quando usado em veia periférica; utilizar altas doses nas infecções moderadas e graves

oxibutinina					
Retemic®					60+
xpe 1 mg/mL; comp 5 mg	Sem informações	Sem informações	C	Uso criterioso	MPI? Não

Classificação terapêutica: medicamento utilizado para incontinência urinária, urgência miccional, noctúria, distúrbios psicossomáticos da micção, enurese noturna

Posologia:
- Bexiga hiperativa: liberação imediata – 5 mg, 2-3x/dia, até 5 mg, 4x/dia; liberação prolongada – 5-10 mg, 1x/dia, podendo-se aumentar 5 mg em intervalos semanais até dose máxima de 30 mg/dia

Função hepática: não há informações disponíveis

Função renal: não há informações disponíveis

Ajuste de dose: idosos, pessoas frágeis (comprimidos de liberação imediata ou xarope) – dose inicial de 2,5 mg, VO, 2 ou 3x/dia

Interações medicamentosas: donepezila, rivastigmina, galantamina, cetoconazol

Reações adversas:
- Gastrointestinais: xerostomia (61-71%), constipação (13%), náusea (9-10%), diarreia (5-9%), dispepsia (7%), dor abdominal (2-6%); 2-< 5% – alteração do paladar, flatulência, refluxo gastrointestinal
- Neuromuscular e esquelética: fraqueza (2-7%)
- Dermatológicas: 2-< 5% – erupção cutânea, ressecamento da pele
- Respiratórias: rinite (6%), ressecamento da mucosa sinusal e nasal (2-< 5%)
- Oculares: turvamento da visão (8-9%), ressecamento dos olhos (2-6%)
- Neurológicas: tontura (6-16%), sonolência (12-13%), cefaleia (6-10%), dor (7%), 2-< 5% – confusão mental, insônia, nervosismo
- Geniturinárias: comprometimento da micção (11%), aumento do resíduo pós-miccional (2-9%), ITU (5%)
- Cardiovasculares: 2-< 5% – edema periférico, hipertensão arterial, palpitação, vasodilatação)

Precauções: angioedema, requerendo hospitalização e tratamento de emergência, tem sido relatado com as primeiras ou subsequentes doses de oxibutinina; descontinuação recomendada; obstrução do fluxo da bexiga clinicamente significativa – risco de retenção urinária; efeitos anticolinérgicos (p. ex., sonolência, dor de cabeça, tontura) foram relatados; refluxo gastroesofágico e/ou uso concomitante com fármacos (p. ex., bisfosfonatos) que podem causar ou exacerbar a esofagite; distúrbios obstrutivos gastrointestinais como atonia e colite ulcerativa – risco de retenção gástrica; miastenia grave

Contraindicações: retenção gástrica e/ou urinária; glaucoma de ângulo fechado sem controle; evitar uso de álcool ou outros depressores do SNC; não conduzir veículos nem operar máquinas perigosas

oxicodona

Oxycontin®

comp rev lib prol 10, 20 e 40 mg

Com ajuste de dose	Com ajuste de dose	B/D	Contraindi-cado	60+ MPI? Não

Classificação terapêutica: opiáceo

Posologia:
- Dor moderada a grave: comprimidos de liberação controlada, com 2 meias-vidas de absorção de cerca de 1 e 7 h – essa formulação permite a utilização a cada 12 ou 24 h; assim, os comp devem ser ingeridos inteiros, sem divisão, maceração ou mastigação; taxa de conversão para morfina, VO: 1 mg de morfina = 2 mg de oxicodona; único opioide forte que pode ser prescrito com receita branca carbonada

Função hepática: disfunção hepática – reduzir a dose para ⅓ ou ½ da usual

Função renal: ClCr < 60 mL/min – concentração sérica aumenta em 50%; iniciar com dose conservadora e ajustar de acordo com a condição clínica

Interações medicamentosas: naltrexona, antagonistas seletivos de opioides (naloxona, metilnaltrexona), escitalopram, fluvoxamina, sertralina, erva-de-são-joão

Reações adversas:
- Cardiovascular: hipotensão postural (1-5%)
- Dermatológicas: prurido (12-13%), erupção cutânea (1-5%)
- Neurológicas: sonolência (23-24%), tontura (13-16%), cefaleia (7-8%); 1-5% – anormalidades do pensamento, ansiedade, calafrios, confusão mental, euforia, febre, insônia, nervosismo, sonhos anormais
- Respiratórias: 1-5% – dispneia, soluços
- Musculoesqueléticas: fraqueza (6-7%), espasmos (1-5%)
- Gastrointestinais: náusea (23-27%), constipação (23-26%), vômito (12-14%), xerostomia (6-7%); 1-5% – anorexia, diarreia, dispepsia, dor abdominal, gastrite
- Miscelânea: diaforese (5-6%)

Precauções: abuso, mau uso ou dependência de opioides; início de inibidores de CYP3A4 (ou interrupção dos indutores de CYP3A4); choque circulatório preexistente; insuficiência adrenocortical (p. ex., doença de Addison); hipotireoidismo; obstrução gastrointestinal; elevações da pressão intracraniana; convulsões; coma ou consciência diminuída; psicose tóxica; hipertrofia da próstata ou estenose uretral; doença pulmonar obstrutiva crônica ou diminuição da reserva respiratória (cifoescoliose grave), hipóxia, hipercapnia ou depressão respiratória preexistente; retirada abrupta; idosos debilitados ou pacientes caquéticos; evitar a utilização concomitante com misto agonista/antagonista (p. ex., pentazocina, nalbufina, butorfanol) ou agonista parcial (p. ex., buprenorfina); evitar uso concomitante com álcool ou medicamentos que contenham álcool, e também com inibidores da monoaminoxidase ou no prazo de 14 dias de interrupção

(continua)

> **Contraindicações:** asma brônquica aguda ou grave; obstrução gastrointestinal; hipercapnia; íleo paralítico conhecido ou suspeito; depressão respiratória significativa

oxiconazol					
Oceral®					60+
crem derm 10 mg/g; sol tópica 10 ou 20 mL	Sem informações	Sem informações	B	Uso criterioso	MPI? Não

Classificação terapêutica: antifúngico

Posologia:
- Infecções fúngicas superficiais: aplicar 1-2x/dia, por 2-4 semanas, de acordo com a indicação (p. ex., 2 semanas para *Tinea cruris, Tinea corporis* e *Tinea versicolor*; 4 semanas para *Tinea pedis*)

Função hepática: não há informações disponíveis

Função renal: não há informações disponíveis

Interações medicamentosas: benzodiazepínicos (flurazepam, clordiazepóxido, lorazepam, clorazepato, clonazepam, diazepam, nitrazepam, alprazolam, clobazam, estazolam, flunitrazepam)

Reações adversas:
- Dermatológica: prurido (< 2%)
- Local: queimação (≤ 1%)

oxiconazol

P

pamidronato dissódico

Pamidronato® dissódico; Fauldpami®

pó liof sol inj 30 e 90 mg; sol inj 9 mg/mL (90 mg)

Sem informações	Contraindicado	D	Uso criterioso	MPI? Não

Classificação terapêutica: medicamento para tratamento de doenças ósseas

Posologia:
- Metástases ósseas, mieloma múltiplo: 90 mg, em 500 mL, por 4 h, a cada 4 semanas
- Hipercalcemia moderada induzida por tumor (cálcio total: 12-13,5 mg/dL): 60-90 mg, em 2-24 h
- Hipercalcemia grave induzida por tumor (cálcio total > 13,5 mg/dL): 90 mg, em 2-4 h
- Doença de Paget: 30 mg, em 4 h, 1x/dia, por 3 dias

Administração parenteral (compatível – SF e SG5%): sol inj – deve ser sempre diluída e administrada por infusão lenta; pó – deve ser reconstituído em 10 mL de diluente próprio e diluído posteriormente em solução compatível; o medicamento possui diferentes finalidades e a diluição e o tempo de infusão podem variar (taxa de infusão ≤ 60 mg/h); a dose total recomendada depende dos valores de cálcio sérico (15-90 mg)
Obs.: estabilidade de 24 h em TA para soluções diluídas; não deve entrar em contato com soluções contendo cálcio

Função hepática: disfunção hepática leve a moderada – ajuste de dose não é necessário; disfunção hepática grave – não há informações disponíveis

Função renal: podem ocorrer deterioração da função renal com aumento da creatinina sérica (< 19%) e da uremia (< 4%) e progressão para insuficiência renal e diálise; ClCr < 30 mL/min – considerar redução da dose inicial e infundir a cada 4 ou 6 h; tratamento de metástases ósseas em insuficiência renal grave – uso contraindicado

Interações medicamentosas: sem interações conforme a base de dados Micromedex

Reações adversas (variam conforme a dose e a duração da infusão):
- Cardiovasculares: fibrilação atrial (≤ 6%), hipertensão arterial (≤ 6%), síncope (≤ 6%), taquicardia (≤ 6%)
- Hematológicas: anemia (≤ 43%), granulocitopenia (≤ 20%), leucopenia (≤ 4%)

(continua)

- Neurológicas: fadiga ($\leq$ 37%), febre (18-39%), cefaleia ($\leq$ 26%), insônia ($\leq$ 22%), sonolência ($\leq$ 6%), psicose ($\leq$ 4%)
- Respiratórias: dispneia ($\leq$ 30%), tosse ($\leq$ 26%), infecção das vias aéreas superiores ($\leq$ 24%), sinusite ($\leq$ 16%), derrame pleural ($\leq$ 11%), estertores ($\leq$ 6%), rinite ($\leq$ 6%)
- Musculoesqueléticas: mialgia ($\leq$ 26%), fraqueza ($\leq$ 22%), artralgia ($\leq$ 14%), osteonecrose da mandíbula (pacientes oncológicos: 1-11%), dorsalgia ou lombalgia ($\leq$ 5%), ostealgia ($\leq$ 5%)
- Gastrointestinais: náusea ($\leq$ 54%), vômito ($\leq$ 36%), anorexia ($\leq$ 26%), dispepsia ($\leq$ 23%), dor abdominal ($\leq$ 23%), constipação ($\leq$ 6%), hemorragia gastrointestinal ($\leq$ 6%)
- Endócrinas e metabólicas: hipofosfatemia ($\leq$ 18%), hipopotassemia (4-18%), hipomagnesemia (4-12%), hipocalcemia ($\leq$ 12%), hipotireoidismo ($\leq$ 6%)
- Geniturinária: > 10% – ITU
- Local: reação no local da infusão ($\leq$ 18%; inclui induração, dor, hiperemia e edema)
- Miscelânea: moniliíase ($\leq$ 6%)

Precauções: anemia, leucopenia e trombocitopenia; histórico de cirurgia da tireoide

pantoprazol

Pantozol®

comp lib retard 20 e 40 mg, pó liof sol inj 4 mg/mL (40 mg)

Precaução	Sem ajuste de dose	D	Criterioso	MPI? Sim

Classificação terapêutica: inibidor da bomba de prótons

Posologia:
- Dispepsia: 20-40 mg, VO, 1x/dia
- Doença do refluxo gastroesofágico: 40 mg, VO, 1x/dia
- Prevenção de ressangramento de úlcera: 80 mg, EV, seguidos de 8 mg/h, por 72 h, ou 40 mg, EV, a cada 12 h, por 72 h

Administração parenteral (compatível – SF, SG5% e Ringer lactato): reconstituir com 10 mL de SF até a concentração de 4 mg/mL; pode ser administrado por injeção EV lenta, de aproximadamente 2 min, ou diluído até a concentração de 0,4 mg/mL e infundido por 15 min
Obs.: estabilidade de 6 h em TA para soluções reconstituídas e de 24 h em TA para soluções diluídas; não é necessário proteger do sol

Função hepática: podem ocorrer alterações na função hepática (≤ 2%); insuficiência hepática – ajuste de dose não é necessário; doses > 40 mg/dia não foram estudadas; uso com precaução

Função renal: ajuste de dose não é necessário

Interações medicamentosas: pazopanibe, nelfinavir, metotrexato, micofenolato de mofetila, neratinibe, sunitinibe, erlotinibe, capecitabina, levotiroxina, varfarina

Reações adversas:
- Cardiovascular: ≥ 1% – dor torácica
- Dermatológica: erupção cutânea (≤ 2%)
- Neurológicas: cefaleia (5-9%), insônia (≤ 1%), ansiedade, enxaqueca, tontura
- Respiratórias: ≤ 1% – bronquite, dispneia, faringite, infecção das vias aéreas superiores, rinite, sinusite, tosse
- Gastrointestinais: diarreia (2-6%), flatulência (2-4%), dor abdominal (1-4%); ≤ 2% – náusea, vômito, eructação (≤ 1%), constipação, dispepsia, distúrbios retais, gastroenterite
- Endócrinas e metabólicas: hiperglicemia (≤ 1%), hiperlipidemia (≥ 1%)

Precauções: gastrite atrófica com uso em longo prazo; fratura óssea; diarreia associada a *Clostridium difficile*; uso concomitante com atazanavir ou nelfinavir não recomendado; hipomagnesemia; longa duração da terapia (p. ex., > 3 anos) pode resultar em má absorção de cianocobalamina (VO)

papaverina					
Papaverina®; Hypoverin® comp 100 mg, sol inj 50 mg/mL; sol inj 50 mg/mL	 Precaução	 Precaução	 D	 Uso criterioso	 MPI? Não

Classificação terapêutica: antiespasmódico e anticolinérgico

Posologia:
- Espasmo arterial: 30-120 mg, EV ou IM; pode-se repetir a dose em 3 h

Administração parenteral (compatível – SF e SG5%): intra-arterial – 40 mg, durante 1-2 min; IM ou EV – 30-120 mg, a cada 3 h; EV (casos urgentes) – 100 mg, lentamente, durante 2 min, a cada 3 h

Função hepática: comprometimento hepático – uso com precaução

Função renal: comprometimento renal – uso com precaução

Interações medicamentosas: *ginkgo*

Reações adversas:
- Cardiovasculares: arritmias (EV rápida), hipertensão arterial leve, rubores faciais, taquicardia
- Neurológicas: cefaleia, letargia, sedação, sonolência, vertigem
- Respiratória: apneia (EV rápida)
- Gastrointestinais: anorexia, constipação, desconforto abdominal, diarreia, náusea

Precaução: tabagismo ativo

Contraindicação: bloqueio coronariano atrioventricular completo

paracetamol

Vick® Pirena; Sonridor®; Tylenol®; Tylenol® AP; Tylenol® bebê; Tylenol® criança, Tylenol® gel cap; Tylenol® gotas

pó prep extemp 100 mg/g; comp eferv 500 mg; comp rev 500 mg, comp rev 750 mg, comp rev 650 mg; susp oral 100 mg/mL; susp oral 32 mg/mL; comp rev gelat 500 mg; sol oral 200 mg/mL

Contraindicado	Com ajuste de dose	B/D (se usado em doses elevadas)	Compatível	MPI? Não

Classificação terapêutica: analgésico e antipirético

Posologia:
- Dor ou febre: 500-750 mg, VO, 3-5x/dia (máximo: 3 g)

Função hepática: podem ocorrer aumento de bilirrubinas e aumento da fosfatase alcalina; insuficiência hepática aguda – ocorreram casos que resultaram em necessidade de transplante de fígado ou morte; doença hepática preexistente ou uso concomitante de álcool – aumento do risco; evitar exceder o limite máximo diário ou o uso de ≥ 1 produto contendo paracetamol; insuficiência hepática – redução da dose diária total pode ser justificada; insuficiência hepática grave e doença hepática ativa – uso contraindicado

Função renal: podem ocorrer aumento do nível de amônia, nefrotoxicidade com *overdose* crônica, nefropatia analgésica; ClCr de 10-50 mL/min – administrar a cada 6 h; ClCr < 10 mL/min – administrar a cada 8 h; hemodiálise ou diálise peritoneal – doses suplementares não requeridas após sessão

Ajuste de dose (pacientes geriátricos): meia-vida prolongada; é necessário ajuste posológico específico com base em dados cinéticos atuais

Interações medicamentosas: isoniazida, vacina pneumococos, vacina difteria, varfarina, lixisenatida, fenitoína, carbamazepina, zidovudina

Reações adversas:
- Dermatológica: erupção cutânea
- Hematológicas: anemia, discrasias sanguíneas (neutropenia, pancitopenia, leucopenia)
- Endócrinas e metabólicas: aumento do nível de cloreto, ácido úrico e glicose; diminuição do nível de sódio, bicarbonato e cálcio
- Miscelânea: reações de hipersensibilidade (raras)

(continua)

Precauções: não exceder a dose diária máxima recomendada; aumento do risco de lesão hepática em hipovolemia grave e desnutrição crônica; administração com alimentos ricos em carboidratos pode retardar a absorção

Obs.: em caso de superdosagem, o antídoto para intoxicação é a acetilcisteína; em seguida, realizar lavagem estomacal ou indução de êmese com xarope de ipecacuanha

---

paricalcitol

Zemplar®

sol inj 5 mcg/mL

Sem informações	Com ajuste de dose	C	Uso criterioso	MPI? Não

Classificação terapêutica: vitamina D e análogos

Posologia:
- Hiperparatireoidismo secundário: 0,04-0,1 mcg/kg, em *bolus*, a cada 48 h durante diálise; ajuste posterior de dose com base no nível de paratormônio

Administração parenteral: administrar a sol inj em *bolus*

Função hepática: disfunção hepática leve a moderada – ajuste de dose não é necessário; disfunção hepática grave – não há informações disponíveis

Função renal:
- Hipercalcemia (VO) ou produto cálcio x fósforo elevado: doença renal crônica (estágios 3 ou 4) – reduzir a dose ou manter a terapia até que o nível de cálcio ou produto cálcio x fósforo normalize
- Nível de cálcio (VO) elevado ou produto cálcio x fósforo elevado: doença renal crônica (estágio 5) – diminuir a dose em 2-4 mcg em relação à dose mais recente calculada; usando o cálculo paratormônio (pg/mL) ÷ 80 – reduzir a dose ou manter a terapia até que o nível de cálcio ou produto cálcio x fósforo normalize

Ajuste de dose (EV): nível de cálcio elevado ou produto cálcio x fósforo > 75 – reduzir a dose ou manter a terapia até que o nível de cálcio ou o produto cálcio x fósforo normalize; reiniciar com uma dose inferior

Interações medicamentosas: cetoconazol

(continua)

Reações adversas:
- Cardiovasculares: edema (7%), hipertensão arterial (7%), hipotensão arterial (5%), dor torácica (3%), palpitação (3%), síncope (3%), hipotensão postural (2%), infarto do miocárdio (2%), cardiomiopatia (2%)
- Dermatológicas: erupção cutânea (2-6%), úlcera cutânea (3%), hipertrofia cutânea (2%)
- Neurológicas: dor (8%), calafrios (5%), cefaleia (5%), sensação de desmaio (5%), tontura (5%), vertigem (5%), febre (3-5%), depressão (3%), insônia (2%)
- Respiratórias: rinite (5%), pneumonia (2-5%), bronquite (3%), sinusite (3%), tosse (3%), epistaxe (2%)
- Musculoesqueléticas: artrite (5%), dorsalgia ou lombalgia (4%), cãibras em membros inferiores (3%), fraqueza (3%), neuropatia (2%)
- Gastrointestinais: náusea (6-13%), vômito (6-8%), diarreia (7%), sangramento gastrointestinal (5%), constipação (4%), dor abdominal (4%), gastroenterite (3%), xerostomia (3%), dispepsia (2%), distúrbios retais (2%), gastrite (2%)

- Endócrinas e metabólicas: desidratação (3%), 2% – acidose, hipopotassemia
- Geniturinárias: ITU (3%), função renal anormal (2%)
- Oculares: ambliopia (2%), distúrbios da retina (2%)
- Miscelânea: infecção (bacteriana, fúngica ou viral: 2-8%); reações alérgicas (6%), sepse (5%), síndrome similar à gripe (2-5%), cisto (2%)

Precauções: sobrecarga de alumínio e toxicidade; uso concomitante com digitálicos; evitar o uso concomitante de doses farmacológicas de compostos relacionados com a vitamina D; alta ingestão de cálcio

Contraindicações: toxicidade com vitamina D; hipercalcemia

paricalcitol

paroxetina					
Aropax®; Paxil® CR comp rev 20 mg; comp lib control 12,5 e 25 mg	Com ajuste de dose	Com ajuste de dose	X	Uso criterioso	MPI? Sim

Classificação terapêutica: inibidor seletivo da recaptação da serotonina

Posologia:
- Depressão, transtorno de ansiedade generalizada: 20-50 mg/dia, VO, 1x/dia
- Transtorno obsessivo-compulsivo: 40-60 mg/dia, VO, 1x/dia
- Transtorno do pânico: 10-50 mg/dia, VO, 1x/dia

Função hepática: doença do fígado (liberação imediata) – 10 mg/dia, VO, na parte da manhã; aumentar a dose com incrementos de 10 mg/dia em intervalos de pelo menos 1 semana (máximo: 40 mg/dia); doença do fígado (liberação controlada) – 12,5 mg/dia, VO, na parte da manhã; aumentar a dose com incrementos de 12,5 mg/dia em intervalos de pelo menos 1 semana (máximo: 50 mg/dia)

Função renal: insuficiência renal (liberação imediata) – 10 mg/dia, VO, na parte da manhã; aumentar a dose com incrementos de 10 mg/dia a intervalos de pelo menos 1 semana (máximo: 40 mg/dia); insuficiência renal (liberação controlada) – 12,5 mg/dia, VO, na parte da manhã; pode-se aumentar a dosagem com incrementos de 12,5 mg/dia em intervalos de pelo menos 1 semana (máximo: 50 mg/dia)

Ajuste de dose: pacientes debilitados e/ou geriátricos (liberação imediata) – 10 mg/dia, VO, na parte da manhã; aumentar a dosagem com incrementos de 10 mg/dia em intervalos de pelo menos 1 semana (máximo: 40 mg/dia)

Interações medicamentosas: linezolida, pimozida, tioridazina, inibidores seletivos da recaptação da serotonina (fluoxetina, fluvoxamina, paroxetina, sertralina, citalopram, escitalopram, vilazodona), sibutramina, erva-de-são-joão, dextrometorfano, anticoagulantes (heparina, varfarina, antitrombina humana III, enoxaparina, dalteparina, nadroparina, bivalirrudina, defibrotida, desirudina, fondaparinux, bemiparina, tinzaparina, reviparina), hidroxicloroquina, trazodona, nefazodona, donepezila, rizatriptana, claritromicina, tamoxifeno, naratriptana, antiplaquetários (dipiridamol, ticlopidina, iloprosta, abciximabe, tirofibana, clopidogrel, eptifibatide, cilostazol, treprostinila, prasugrel, ticagrelor), sumatriptana, duloxetina, zolmitriptana, amprenavir, fosamprenavir, lítio, tetrabenazina, fenitoína, protriptilina, cimetidina, asenapina, flufenazina, quinidina, ritonavir, *ginkgo*, ciproeptadina, galantamina, paliperidona

(continua)

Reações adversas (variam conforme a dose e a indicação; referem-se ao conjunto de todas as indicações):
- Cardiovasculares: vasodilatação (2-4%), dor torácica (3%), palpitações (2-3%), hipertensão arterial ($\geq 1\%$)
- Dermatológicas: erupção cutânea (2-3%), prurido ($\geq 1\%$)

- Neurológicas: sonolência (15-24%), insônia (11-24%), cefaleia (17-18%), tontura (6-14%), nervosismo (4-9%), ansiedade (5%), agitação (3-5 %), comprometimento da concentração (3-4%), sonhos anormais (3-4%), bocejos (2-4%), despersonalização (< 3%), amnésia (2%), calafrios (2%), labilidade emocional ($\geq 1\%$), vertigem ($\geq 1\%$), confusão mental (1%)
- Respiratórias: transtornos respiratórios (< 7%), faringite (4%), sinusite (< 4%), rinite (3%)
- Musculoesqueléticas: fraqueza (12-22%), tremor (4-11%), parestesia (4%), mialgia (2-4%), dorsalgia e/ou lombalgia (3%), mioclonia (2-3%), miopatia (2%), artralgia ($\geq 1\%$), miastenia (1%)
- Gastrointestinais: náusea (19-26%), xerostomia (9-18%), constipação (5-16%), diarreia (9-12%), redução do apetite (5-9%), dispepsia (2-5%), dor abdominal (4%), flatulência (4%), aumento do apetite (2-4%), vômito (2-3%), alteração do paladar (2%), ganho de peso ($\geq 1\%$)
- Endócrinas e metabólicas: redução da libido (3-15%), transtornos do orgasmo (2-9%), dismenorreia (5%)
- Geniturinárias: transtornos da ejaculação (13-28%), transtornos genitais (homens: 10%; mulheres: 2-9%), impotência (2-9%), aumento da frequência urinária (2-3%), ITU (2%)
- Auditiva: zumbido ($\geq 1\%$)
- Oculares: visão turva (4%), visão anormal (2-4%)
- Miscelânea: diaforese (5-14%), infecção (5-6%)

Precauções: não recomendado uso concomitante com precursores da serotonina (p. ex., triptofano), outros inibidores seletivos da recaptação de serotonina ou inibidores da recaptação de serotonina e norepinefrina; uso concomitante de AINH, ácido acetilsalicílico, varfarina e outros anticoagulantes; transtorno bipolar; depressão; mania/hipomania; recomenda-se retirada gradual; glaucoma de ângulo fechado ou aumento da pressão intraocular; diabete; aumento do volume de depleção, idade avançada ou uso concomitante com diuréticos; não recomendado uso concomitante de álcool

Contraindicações: uso concomitante com um inibidor da monoaminoxidase, incluindo linezolida ou azul de metileno EV, ou no prazo de 14 dias após a descontinuação de um inibidor da monoaminoxidase; aumento do risco de síndrome serotoninérgica; uso concomitante de pimozida ou tioridazina; risco de prolongamento do intervalo QT; evitar consumo de bebidas alcoólicas durante o tratamento

paroxetina

penciclovir

Penvir lábia®

crem derm 1%

Sem informações	Sem informações	B	Uso criterioso	MPI? Não

Classificação terapêutica: antiviral

Posologia:
- Herpes simples labial: aplicar a cada 2 h, por 4 dias (exceto período do sono)

Função hepática: não há informações disponíveis

Função renal: não há informações disponíveis

Interações medicamentosas: sem interações conforme a base de dados Micromedex

Reações adversas:
- Dermatológica: eritema leve (50%)
- Neurológicas: cefaleia (5,3%), anestesia local (0,9%)

Precaução: não utilizar em membranas mucosas ou perto dos olhos

penicilamina

Cuprimine®

cap 250 mg

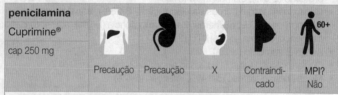

Precaução	Precaução	X	Contraindicado	MPI? Não

Classificação terapêutica: agente antirreumático

Posologia:
- Artrite reumatoide: 125-250 mg/dia até 1-1,5 g/dia, VO, divididos em 4x/dia (interromper se não houver resposta em 3-4 meses)
- Cistinúria: 1-4 g/dia, VO, divididos em 4x/dia
- Doença de Wilson: 750-1.500 mg/dia, que resulta na excreção urinária inicial de cobre de 24 h > 2 mg; deve ser continuada por aproximadamente 3 meses; após esse período, realizar controle pelo cobre livre sérico

Função hepática: podem ocorrer aumento da fosfatase alcalina, coléstase intra-hepática, hepatite tóxica e insuficiência hepática; uso com precaução

Função renal: artrite reumatoide e insuficiência renal – uso contraindicado; ClCr < 50 mL/min – evitar o uso; uso com precaução

Interações medicamentosas: ferro

(continua)

Reações adversas (podem variar conforme a indicação; foram relatados efeitos adversos que exigiram a suspensão do tratamento em 20-30% dos pacientes com doença de Wilson):
- Cardiovascular: vasculite
- Dermatológicas: erupção cutânea (precoce e tardia: 5%), alopecia, aumento da friabilidade cutânea, dermatite esfoliativa, dermatomiosite, enrugamento (excessivo), líquen plano, necrólise epidérmica tóxica, pênfigo, prurido, queilose, síndrome da unha amarela, urticária
- Hematológicas: trombocitopenia (4-5%), leucopenia (2-5%), anemia aplástica, anemia hemolítica, eosinofilia, leucocitose, monocitose, púrpura trombocitopênica trombótica, trombocitose
- Neurológicas: ansiedade, agitação, distúrbios psiquiátricos, febre, hipertermia, agravamento de sintomas neurológicos (doença de Wilson: 10-50%)
- Respiratórias: asma, bronquiolite obliterante, fibrose pulmonar, pneumonite intersticial
- Musculoesqueléticas: artralgia, distonia, fraqueza muscular, miastenia grave, neuropatias, poliartralgia (migratória, frequentemente com sinovite objetiva), polimiosite
- Gastrointestinais: diarreia (17%), alteração do paladar (12%), anorexia, dor epigástrica, gengivoestomatite, glossite, náusea, pancreatite, reativação de úlcera péptica, ulcerações orais, vômito
- Auditiva: zumbido
- Endócrinas e metabólicas: hipoglicemia, tireoidite
- Locais: pápulas brancas no local de punção venosa e sítios cirúrgicos, tromboflebite

- Oculares: diplopia, distúrbios visuais, fraqueza da musculatura extraocular, neurite óptica, ptose
- Renais: proteinúria (6%), hematúria, insuficiência renal, síndrome de Goodpasture, síndrome nefrótica, vasculite renal
- Miscelânea: alveolite alérgica, anetoderma, anticorpo antinuclear positivo, aumento de HDL, elastose perfurante serpiginosa, hiperplasia mamária, linfadenopatia, síndrome similar ao lúpus

Precauções: uso concomitante com antimaláricos ou citotóxicos, como oxifenobutazona ou fenilbutazona

Contraindicações: anemia aplástica; agranulocitose relacionada com penicilamina

pentoxifilina					
Trental®					60+
comp rev lib prol 400 mg, sol inj 20 mg/mL	Sem informações	Com ajuste de dose	C	Criterioso	MPI? Não

Classificação terapêutica: vasodilatador periférico

Posologia:
- Claudicação intermitente: 400 mg, VO, 3x/dia
- Hepatite alcoólica (*off-label*): 400 mg, VO, 3x/dia, por 4 semanas

Administração parenteral (compatível – SF): diluir em 125-250 mL e infundir por no mínimo 60 min

Função hepática: não há informações disponíveis

Função renal: insuficiência renal moderada – 400 mg, a cada 12 h; insuficiência renal grave – 400 mg, a cada 24 h; redução adicional pode ser necessária para 200 mg, a cada 24 h, ou 400 mg, a cada 2 dias

Interações medicamentosas: varfarina, teofilina, cimetidina

Reações adversas:
- Gastrointestinais: náusea (2%), vômito (1%)

Precauções: angina, hipotensão e arritmias; sangramento e/ou TP prolongado foram relatados com e sem o uso concomitante de anticoagulantes ou inibidores da agregação plaquetária; cirurgia recente; doença cerebrovascular ou doença arterial coronariana; angina, hipotensão e arritmias foram relatadas; úlcera péptica; aumento do risco de sangramento

Contraindicações: hemorragia cerebral e retiniana recentes

perindopril Coversyl® comp 4 e 8 mg					
	Precaução	Precaução	C/D (se usado no 2° e 3° trimestres)	Uso criterioso	MPI? Não

Classificação terapêutica: inibidor da enzima de conversão da angiotensina

Posologia:
- HAS: dose inicial de 4 mg/dia; dose usual de 4-8 mg/dia, VO, 1-2x/dia; dose máxima de 16 mg/dia; uso concomitante com diuréticos – considerar doses iniciais menores (2-4 mg)
- Insuficiência cardíaca: dose inicial de 2 mg, VO, 1x/dia; titular dose a cada 2-4 semanas até alvo de 8-16 mg, VO, 1x/dia
- Doença coronariana estável: dose inicial de 4 mg/dia, VO, por 2 semanas; depois, aumentar conforme tolerância para 8 mg/dia

Função hepática: pode ocorrer aumento de ALT (2%); síndrome hepática iniciando com icterícia e progredindo para necrose hepática fulminante e morte tem sido relatada com inibidores da enzima conversora da angiotensina; descontinuar o tratamento se houver icterícia ou elevações acentuadas das enzimas hepáticas; uso com precaução

Função renal: ClCr < 60 mL/min – evitar uso concomitante com alisquireno; ClCr > 30 mL/min – dose inicial de 2 mg/dia, ajustada até o máximo de 8 mg/dia; ClCr < 30 mL/min – uso não recomendado; uso com precaução

Ajuste de dose (pacientes geriátricos): idade > 70 anos com doença arterial coronariana estável – dose inicial de 2 mg/dia, VO, durante a 1ª semana; e, depois, 4 mg, 1x/dia, para a 2ª semana (máximo: 8 mg, 1x/dia); hipertensão – dose inicial de 4 mg, VO, 1x/dia ou em 2 doses divididas; cuidado com doses > 8 mg

Interações medicamentosas: alisquireno, inibidores da mTOR (sirolimo, everolimo), bloqueadores do receptor de angiotensina II (losartana, irbesartana, valsartana, eprosartana, candesartana, olmesartana, azilsartana, telmisartana, alteplase), diuréticos poupadores de potássio (espironolactona, amilorida, triantereno, eplerenona), inibidores do receptor de angiotensina e inibidores da enzima conversora de angiotensina (captopril, enalapril, lisonopril, ramipril, quinapril, cilazapril, benazepril, fosinopril, perindopril, trandolapril, losartana, espirapril, irbesartana, valsartana, eprosartana, delapril, telmisartana, candesartana, olmesartana, azilsartana), capsaicina, bupivacaína, diuréticos de alça (furosemida, bumetanida), nesiritida

Reações adversas:
- Cardiovasculares: edema (4%), anormalidades eletrocardiográficas (2%), dor torácica (2%), palpitação (1%)
- Dermatológica: erupção cutânea (2%)

(continua)

- Neurológicas: cefaleia (24%), tontura (8%, menor que com placebo), distúrbios do sono (3%), depressão (2%), febre (2%), nervosismo (1%), sonolência (1%)
- Respiratórias: tosse (12%; maior em mulheres, 3:1), infecção das vias aéreas superiores (9%), rinite (5%), sinusite (5%), faringite (3%)
- Musculoesqueléticas: fraqueza (8%), dorsalgia ou lombalgia (6%), dor em extremidade inferior (5%), dor em extremidade superior (3%), hipertonia (3%), parestesia (2%), artralgia (1%), artrite (1%), cervicalgia (1%), mialgia (1%)
- Gastrointestinais: diarreia (4%), náusea (2%), dispepsia (2%), dor abdominal (1%), flatulência (1%)
- Auditivas: zumbido (2%), infecção de ouvido (1%)
- Endócrinas e metabólicas: aumento de TG (1%), distúrbios menstruais (1%), hiperpotassemia (1%, menor que com placebo)
- Geniturinárias: ITU (3%), proteinúria (2%), disfunção sexual (homens: 1%)
- Miscelânea: infecção viral (3%), alergia (2%)

Precauções: pacientes negros têm risco aumentado de angioedema; doença cerebrovascular; insuficiência cardíaca congestiva grave; diabete e uso concomitante de suplementos de potássio e diuréticos poupadores de potássio; alergia a veneno de insetos himenópteros – imunoterapia; doença isquêmica do coração; estenose da artéria renal, unilateral ou bilateral; cirurgia/anestesia – hipotensão excessiva tem sido relatada; volume e/ou depleção de sal

Contraindicações: angioedema hereditário ou idiopático; uso concomitante com alisquireno (usar somente para pacientes diabéticos); histórico de angioedema induzido por inibidores da enzima conversora da angiotensina; não deve ser administrado a crianças, por não ter sido realizado nenhum estudo pediátrico

permetrina					
Nedax®					
sabonete 10 mg/g, loção crem 50 mg/mL	Sem informações	Sem informações	C	Uso criterioso	MPI? Não

Classificação terapêutica: ectoparasiticida

Posologia:
- Pediculose: xampu – utilizar todo o conteúdo do frasco em apenas 1 aplicação; aplicar todo o produto nos cabelos e couro cabeludo, previamente molhados, especialmente na nuca e atrás das orelhas, deixando-o em contato com essas áreas por 10 min; enxaguar bem e secar com uma toalha limpa; após a secagem, sugere-se a remoção das lêndeas que tenham permanecido nas regiões tratadas, com o auxílio de pente fino; se forem observados piolhos após ≥ 7 dias (< 14 dias) após a 1ª aplicação, pode-se efetuar uma 2ª aplicação, ou a critério médico; sabonete – massagear energicamente a região afetada durante 3 min, deixando permanecer a espuma por 10 min e enxaguando em seguida; este procedimento deve ter início no dia posterior à aplicação do xampu e ser repetido por 7 dias
- Escabiose: loção cremosa – massagear o produto na pele, desde a cabeça até a sola dos pés; a escabiose raramente infesta o couro cabeludo de adultos, embora o limite entre o couro cabeludo e a pele, pescoço, têmporas e nuca possam estar infestados em crianças e idosos; usualmente, 30 mL são suficientes para um adulto médio; o produto deve ser removido por meio de lavagem com água depois de 8-14 h; bebês devem ter couro cabeludo, nuca e têmporas tratadas (1 aplicação é curativa); os pacientes podem apresentar prurido persistente após o tratamento, mas raramente é sinal de falha no tratamento e não é indicação para a reaplicação do produto; caso seja demonstrada a presença de parasitas viáveis após 14 dias da aplicação, o tratamento deve ser refeito

Função hepática: não há informações disponíveis

Função renal: não há informações disponíveis

Interações medicamentosas: sem interações conforme a base de dados Micromedex

Reações adversas:
- Dermatológicas: eritema, erupção cutânea no couro cabeludo, prurido
- Locais: edema, sensação de queimação, picada, formigamento, anestesia ou desconforto no couro cabeludo

Precauções: pode exacerbar prurido, edema e eritema; evitar contato com os olhos e lavá-los completamente caso ocorra

pidolato de magnésio					
Pidomag®					
flac 1,5 g (130 mg de magnésio elementar)	Sem informações	Sem informações	B	Sem informações	MPI? Não

Classificação terapêutica: suplemento mineral

Posologia:
- Hipomagnesemia: 2 flac/dia, VO

Função hepática: não há informações disponíveis

Função renal: não há informações disponíveis

Interações medicamentosas: fosfatos, tetraciclinas (tetraciclina, minociclina, oxitetraciclina, doxiciclina, limeciclina, clortetraciclina)

Reações adversas:
- Musculoesquelética: paralisia flácida
- Gastrointestinal: diarreia

pilocarpina					
Pilocarpina®					60+
sol oft 10, 20 e 40 mg/mL (1, 2 e 4%)	Precaução	Precaução	C	Uso criterioso	MPI? Não

Classificação terapêutica: parassimpaticomimético

Posologia:
- Glaucoma de ângulo aberto: 1-2 gotas no olho afetado, 3-4x/dia
- Glaucoma agudo de ângulo fechado: 1 gota a 2% (20 mg/mL), a cada 15-60 min (2-4 doses)
- Reversão de midríase: 1 gota a 1% no olho, 1x/dia

Função hepática: uso com precaução

Função renal: uso com precaução

Interação medicamentosa: latanoprosta

Reações adversas: foram relatados casos de espasmo ciliar, irritação ocular, congestão vascular conjuntival, cefaleia temporal ou supraorbitária, dor ocular, hiperemia ocular, hipersensibilidade (incluindo dermatite alérgica), redução da acuidade visual sob iluminação deficiente e indução de miopia, principalmente em pacientes jovens que iniciaram recentemente a administração. O uso prolongado pode causar opacificação do cristalino. Assim como todos os mióticos, raros casos de descolamento da retina foram relatados quando usado em indivíduos sucetíveis

Precauções: diminuição da acuidade visual e percepção de profundidade deficiente resultante de turvação visual; doença pulmonar

Contraindicações: condições em que é indesejável miose; glaucoma/ bloqueio pupilar (solução oftálmica)

pimecrolimo

Elidel®

crem derm 10 mg/g

	Sem informações	Sem informações	D	Uso criterioso	MPI? Não

Classificação terapêutica: medicamento para uso em dermatite atópica

Posologia:
- Dermatite atópica: aplicar uma fina camada na pele afetada 2x/dia e friccionar suave e completamente enquanto os sinais e sintomas persistirem

Função hepática: não há informações disponíveis

Função renal: não há informações disponíveis

Interações medicamentosas: sem interações conforme a base de dados Micromedex

Reações adversas:
- Dermatológicas: infecção cutânea (2-6%), foliculite (1-6%), impetigo (2-4%), papiloma cutâneo (verrugas: ≤ 3%), acne (≤ 2%), dermatite causada por herpes simples (≤ 2%), molusco contagioso (≤ 2%)
- Neurológicas: cefaleia (7-25%), febre (1-13%)
- Respiratórias: rinofaringite (8-27%), infecção das vias aéreas superiores (4-19%), tosse (2-16%), bronquite (≤ 11%), faringite (1-8%), asma (1-4%), agravamento da asma (≤ 4%), congestão nasal (1-3%), sinusite (1-3%), epistaxe (≤ 3%), dispneia (≤ 2%), pneumonia (≤ 2%), rinorreia (≤ 2%)
- Gastrointestinais: diarreia (1-8%), gastroenterite (≤ 7%), constipação (≤ 4%), dor abdominal (≤ 4%)
- Locais: sensação de queimação no local da aplicação (2-26%; tende a desaparecer e/ou melhorar à medida que as lesões desaparecem), irritação no local da aplicação (≤ 6%), prurido no local da aplicação (1-6%), eritema no local da aplicação (≤ 2%)
- Miscelânea: influenza (3-13%), infecção viral (≤ 7%), tonsilite (≤ 6%), hipersensibilidade (3-5%), infecção por herpes simples (≤ 4%), infecção bacteriana (1-2%)
- Auditivas: infecção ótica (1-6%), otite média (1-3%)
- Endócrina e metabólica: dismenorreia (1-2%)

Precauções: evitar utilização contínua em longo prazo; aplicação deve ser limitada a áreas com dermatite atópica; uso concomitante com inibidores da família CYP3A; eritrodermia generalizada – segurança não estabelecida; imunocomprometidos – aumento do risco de infecção por vírus varicela-zóster, pelo vírus herpes simples ou eczema herpético; minimizar ou evitar exposição à luz solar, artificial ou natural; síndrome de Netherton; doenças de pele que potencialmente aumentem a absorção sistêmica; papilomas da pele (verrugas) podem piorar ou não respondem à terapia convencional

pindolol Visken® comp 5 e 10 mg	Com ajuste de dose	Precaução	C	Uso criterioso	MPI? Não

Classificação terapêutica: betabloqueador seletivo

Posologia:
- HAS: dose inicial de 5 mg, VO, 2x/dia; aumentar 10 mg/dia, a cada 3-4 semanas (máximo: 60 mg/dia); dose usual de 15-45 mg/dia (se > 30 mg/dia, administrar 3x/dia)

Função hepática: pode ocorrer aumento de AST/ALT (< 2%); insuficiência hepática – ajuste de dose pode ser necessário

Função renal: pode ocorrer poliúria (≤ 2%); insuficiência renal – uso com precaução

Ajuste de dose (pacientes geriátricos): ajustes de dose podem ser necessários (orientações específicas indisponíveis)

Interações medicamentosas: tioridazina, diltiazem, dronedarona, verapamil, amiodarona, bloqueadores alfa-1 adrenérgicos (fentolamina, prazosina, terazosina, doxazosina, alfuzosina, tansulosina), anti-inflamatórios não esteroidais (ácido acetilsalicílico, naproxeno, fenilbutazona, ácido mefenâmico, fenoprofeno, ibuprofeno, indometacina, piroxicam, diclofenaco, cetoprofeno, flurbiprofeno, cetorolaco, tenoxicam, etofenamato, dipirona, nimesulida, lornoxicam, acemetacina, propifenazona, meloxicam, celecoxibe, proglumetacina, rofecoxibe, dexcetoprofeno, parocoxibe, valdecoxibe, etoricoxibe, nepafenaco, loxoprofeno, lumiracoxibe, ácido tolfenâmico, nimesulida, ácido flufenâmico), betabloqueadores (propranolol, metoprolol, timolol, nadolol, pindolol, atenolol, labetalol, acebutolol, betaxolol, levobunolol, esmolol, carteolol, bisoprolol, sotalol, metipranolol, carvedilol, nebivolol), erva-de-são-joão, mebefradil, antidiabéticos (insulina humana regular, insulina humana isofana [NPH], insulina glargina, clorpropamida, glibenclamida, glipizida, metformina, acarbose, insulina lispro, repaglinida, rosiglitazona, pioglitazona, insulina asparte, insulina glulisina, exenatida, insulina detemir, sitagliptina, saxagliptina, liraglutida, linagliptina, vildagliptina, alogliptina, insulina degludeca, canaglifozina, lixisenatida, dapaglifozina, albiglutida, empaglifozina, dulaglutida, glimepirida, nateglinida), glicosídeos digitálicos (digoxina, deslanosídeo)

Reações adversas:
- Cardiovasculares: edema (6%), dor torácica (3%), bloqueio cardíaco (≤ 2%), bradicardia (≤ 2%), hipotensão arterial (≤ 2%), síncope (≤ 2%), taquicardia (1-2%)
- Dermatológicas: hiperidrose (0,5-2%), prurido (1%)
- Hematológica: claudicação (≤ 2%)
- Neurológicas: insônia (10%), tontura (9%), fadiga (8%), nervosismo (7%), pesadelos e/ou sonhos vívidos (5%), ansiedade (≤ 2%), letargia (≤ 2%)
- Respiratórias: dispneia (5%), sibilos (≤ 2%)

(continua)

- Musculoesqueléticas: mialgia (10%), artralgia (7%), fraqueza (4%), cãibras musculares (3%), parestesia (3%)
- Gastrointestinais: náusea (5%), diarreia (≤ 2%), ganho de peso (≤ 2%), vômito (≤ 2%)
- Geniturinária: impotência (≤ 2%)
- Oculares: desconforto ocular (≤ 2%), distúrbio visual (≤ 2%), sensação de queimação nos olhos (≤ 2%)
- Miscelânea: extremidades frias (≤ 2%)

Precauções: anestesia/cirurgia (depressão do miocárdio); evitar retirada abrupta; doença broncoespástica; insuficiência cardíaca congestiva; DM; hipertireoidismo/tireotoxicose; doença vascular periférica

Contraindicações: bloqueio atrioventricular de 2º ou 3º grau; bradicardia grave; asma brônquica ou condição broncoespástica relacionada; asma – pode resultar em morte; choque cardiogênico; insuficiência cardíaca descompensada; arritmia sinusal

pioglitazona

Actos®

comp 15, 30 e 45 mg

	Com ajuste de dose	Sem ajuste de dose	C	Uso criterioso	MPI? Não

Classificação terapêutica: antidiabético

Posologia:
- DM tipo 2: 15-30 mg, VO, 1x/dia (máximo: 45 mg/dia)

Função hepática: insuficiência hepática – monitoração recomendada; alteração da função hepática – interromper a terapia; não reiniciar se ALT sérica > 3x LSN e nenhuma outra causa for identificada

Função renal: insuficiência renal – ajuste de dose não é necessário

Ajustes de dose: insuficiência cardíaca congestiva (classe NYHA I ou II) – dose inicial de 15 mg/dia (não utilizar se descompensada); uso concomitante com inibidores da CYP2C8 fortes (p. ex., genfibrozila) – dose máxima de 15 mg/dia; hipoglicemia, utilização concomitante com NPH ou secretagogo de NPH – diminuir em 10-25% a dose de NPH ou a dose do secretagogo

Interações medicamentosas: nifedipino, rifampicina, nilotinibe, cetoconazol, atorvastatina, betabloqueadores (propranolol, metoprolol, timolol, nadolol, pindolol, atenolol, labetalol, acebutolol, betaxolol, levobunolol, esmolol, carteolol, bisoprolol, sotalol, metipranolol, carvedilol, nevibolol), topiramato, glucomannan, *psyllium*

Reações adversas:
- Cardiovasculares: edema (5%; estudos combinados com sulfonilureias ou NPH: < 15%), insuficiência cardíaca (exigindo hospitalização; doença macrovascular prévia: < 6%)
- Hematológica: anemia (1-10%)
- Neurológicas: cefaleia (9%), fadiga (4%)
- Respiratórias: infecção das vias aéreas superiores (13%), sinusite (6%), faringite (5%)
- Musculoesquelética: mialgia (5%)
- Gastrointestinais: distúrbios dentais (5%)

Precauções: retenção de líquidos; insuficiência cardíaca congestiva; uso não recomendado para insuficiência cardíaca sintomática; uso não recomendado para histórico de câncer de bexiga ou doença ativa; uso não indicado para cetoacidose diabética ou DM tipo 1; mulheres na pré-menopausa anovulatórias; uso prolongado (> 12 meses) e/ou altas doses cumulativas por pacientes do sexo feminino

Contraindicação: insuficiência cardíaca classe funcional III ou IV

piperacilina + tazobactam					
Tazocin®					
pó liof 2,25 g (2 g + 250 mg), pó liof 4,5 g (4 g + 500 mg)	Com ajuste de dose	Sem informações	B	Contraindicado	MPI? Não

Classificação terapêutica: penicilina + inibidor da betalactamase

Posologia:
• Infecções bacterianas: dose usual de 4,5 g, a cada 6 ou 8 h

Administração parenteral (compatível – SF, SG5% e AD): reconstituir cada 1 g com 5 mL de AD e agitar bem; a solução reconstituída pode ser administrada por injeção direta lenta ou pode ser diluída em 50-150 mL e infundida em 30-60 min
Obs.: estabilidade de 24 h em TA e de 48 h em REF para soluções reconstituídas; de 24 h em TA e de 7 dias em REF para soluções diluídas; AD pode ser utilizada para diluição em até 50 mL

Função hepática: ajuste de dose não é necessário

Função renal: podem ocorrer injúria renal aguda, nefrite intersticial aguda; ClCr > 40 mL/min – ajuste de dose não é necessário; ClCr de 20-40 mL/min – administrar 2,25 g, a cada 6 h; ClCr < 20 mL/min – administrar 2,25 g, a cada 8 h

Interações medicamentosas: vancomicina, tetraciclinas (tetraciclina, minociclina, oxitetraciclina, doxiciclina, limeciclina, clortetraciclina), varfarina, metotrexato, vecurônio

Reações adversas:
• Dermatológicas: erupção cutânea, necrólise epidérmica tóxica, urticária
• Hematológicas: agranulocitose, anemia hemolítica, anormalidade da agregação plaquetária e prolongamento do TP (doses altas), pancitopenia, teste de Coombs positivo
• Neurológicas: confusão mental, convulsões, febre, reação de Jarisch--Herxheimer, sonolência
• Musculoesquelética: mioclonia
• Endócrinas e metabólicas: desequilíbrio hidroeletrolítico, hipopotassemia
• Local: tromboflebite
• Miscelânea: anafilaxia, reações de hipersensibilidade

Precauções: diarreia associada à *Clostridium difficile* pode ocorrer > 2 meses após a utilização; uso concomitante com probenecida não recomendado a menos que benefícios sejam superiores a riscos; fibrose cística – aumento do risco de febre e exantema; pacientes com baixas reservas de potássio e diurético concomitante ou terapia citotóxica; uso prolongado

piretanida					
Arelix®					**60+**
cap desint gradual 6 mg	Contraindicado	Contraindicado	C	Contraindicado	MPI? Não

Classificação terapêutica: diurético de alça

Posologia:
- Hipertensão: 6-12 mg; em razão do efeito diurético, a 2ª cápsula não deve ser tomada à noite; dose de manutenção habitual de 6 mg
- Edema: dose habitual de 6 mg

Função hepática: coma ou pré-coma hepático – uso contraindicado; doença renal – uso com precaução

Função renal: insuficiência renal com anúria – uso contraindicado; insuficiência renal sem anúria – uso com precaução

Interações medicamentosas: glicosídeos digitálicos (digoxina, deslanosídeo), corticosteroides, laxantes, inibidores da enzima conversora de angiotensina (captopril, enalapril, lisinopril, ramipril, quinapril, benazepril, fosinopril, perindopril, trandolapril), anti-inflamatórios não esteroidais (ácido acetilsalicílico, naproxeno, fenilbutazona, ácido mefenâmico, fenoprofeno, ibuprofeno, indometacina, piroxicam, diclofenaco, cetoprofeno, flurbiprofeno, cetorolaco, tenoxicam, etofenamato, dipirona, nimesulida, lornoxicam, acemetacina, propifenazona, meloxicam, celecoxibe, proglumetacina, rofecoxibe, dexcetoprofeno, parecoxibe, valdecoxibe, etoricoxibe, nepafenaco, loxoprofeno, lumiracoxibe, ácido tolfenâmico, nimesulida, ácido flufenâmico), epinefrina, norepinefrina, lítio

Reações adversas:
- Cardiovasculares: hipotensão, distúrbio ortostático de regulação, arritmias cardíacas, vasculite
- Dermatológicas: edema, erupções cutâneas, urticária, exantemas e enantemas maculopapulares a eritemas multiformes, trombocitopenia
- Hematológicas: trombofilia; possível elevação dos níveis séricos de ureia, creatinina e ácido úrico
- Neurológicas: cefaleia, tontura, sonolência, apatia, confusão mental
- Musculoesqueléticas: fraqueza muscular generalizada, cãibras nas pernas, irritabilidade neuromuscular aumentada, tetania
- Gastrointestinais: náusea, vômito, distúrbios digestivos e diarreia (raros), desidratação, perda do apetite
- Miscelânea: hipovolemia, secura da boca e alteração visual; depleção de potássio; depleção de sódio; hipocalcemia; hipomagnesemia; crises de gota; alcalose metabólica; sensibilidade aumentada da pele à luz; impotência; distúrbios na micção ou hipertrofia prostática; sintomas de obstrução do fluxo urinário; possível prejuízo das capacidades de dirigir, atravessar a rua com segurança ou operar máquinas

(continua)

Precauções: como em todos os pacientes em terapia natriurética, deve-se monitorar potássio sérico, glicemia e uricemia; controle metabólico em diabéticos pode, ocasionalmente, ser prejudicado; sugere-se tomar após as refeições; como a cápsula é de desintegração gradual, não é recomendado cortá-la ou mastigá-la

Contraindicações: insuficiência renal com anúria; hipopotassemia ou hiponatremia graves; hipovolemia com ou sem redução concomitante da PA; insuficiência hepática associada com alterações do estado de consciência

pirimetamina						
Daraprim® comp 25 mg						60+
	Sem informações	Sem informações	C	Uso criterioso	MPI? Não	

Classificação terapêutica: antimalárico

Posologia:
- Malária não *Plasmodium falciparum*: uso em conjunto com outros agentes (não é recomendado como agente isolado), 25 mg/dia, VO, por 2 dias; depois do tratamento inicial, administrar 1x/semana, por pelo menos 10 semanas; não é mais recomendada como quimioprofilaxia da malária, pois a resistência é alta em todo o mundo
- Toxoplasmose: 50-75 mg/dia, por 1-3 semanas, dependendo da resposta e da tolerância; depois do período inicial, a dose pode ser reduzida em 50% e continuada por 4-5 semanas; utilizar em combinação com uma sulfonamida e leucovorina

Função hepática: não há informações disponíveis

Função renal: não há informações disponíveis

Interações medicamentosas: lorazepam

Reações adversas:
- Cardiovascular: arritmias (doses altas)
- Dermatológicas: dermatite, eritema multiforme, necrólise epidérmica tóxica, pigmentação anormal da pele, *rash* cutâneo, síndrome de Stevens-Johnson
- Hematológicas: anemia megaloblástica, eosinofilia pulmonar, leucopenia, pancitopenia, trombocitopenia
- Neurológicas: crises convulsivas, depressão, febre, insônia, mal-estar, sensação de desmaio
- Gastrointestinais: anorexia, cólicas abdominais, diarreia, glossite atrófica, vômito, xerostomia
- Geniturinária: hematúria
- Miscelânea: anafilaxia

Precauções: deficiência de folato; não recomendado como monoterapia no tratamento de malária aguda

Contraindicação: anemia megaloblástica por deficiência de folato

piroxicam					
Feldene®; Feldene® SL					60+
cap dura 20 mg; sup 20 mg; comp sol 20 mg; sol inj 20 mg/mL; gel 5 mg/g; comp dissolução instantânea 20 mg	Contraindicado	Contraindicado	C/D (se usado no 3º trimestre ou perto do parto)	Uso criterioso	MPI? Sim

Classificação terapêutica: anti-inflamatório e antirreumático não esteroidal

Posologia:
- Dor de origem inflamatória: 10-20 mg/dia, VO, em 1-2 tomadas (máximo: 20 mg/dia)

Administração parenteral: IM – administrar de maneira profunda, de preferência no quadrante lateral superior do glúteo

Função hepática: disfunção hepática leve a moderada – monitorar e reduzir dose, se necessário; disfunção hepática grave – uso contraindicado

Função renal: disfunção renal leve a moderada – monitorar e reduzir dose, se necessário; disfunção renal grave – uso contraindicado

Interações medicamentosas: antidepressivos tricíclicos (nortriptilina, imipramina, amitriptilina, clomipramina), inibidores do receptor de angiotensina e inibidores da enzima conversora de angiotensina (captopril, enalapril, lisonopril, ramipril, quinapril, cilazapril, benazepril, fosinopril, perindopril, trandolapril, losartana, espirapril, irbesartana, valsartana, eprosartana, delapril, telmisartana, candesartana, olmesartana, azilsartana), ciclosporina, inibidores seletivos da recaptação da serotonina (fluoxetina, fluvoxamina, paroxetina, sertralina, citalopram, escitalopram, vilazodona), diuréticos poupadores de potássio (espironolactona, amilorida, triantereno, eplerenona), *ginkgo*, heparina de baixo peso molecular (enoxaparina, dalteparina, nadroparina, bemiparina, reviparina), diuréticos tiazídicos (diazóxido, hidroclorotiazida, clortalidona, indapamida, clopamida), tacrolimo, diuréticos de alça (furosemida, bumetanida), inibidores seletivos da recaptação de serotonina e norepinefrina (venlafaxina, sibutramina, duloxetina, desvenlafaxina), betabloqueadores (propranolol, metoprolol, timolol, nadolol, pindolol, atenolol, labetalol, acebutolol, betaxolol, levobunolol, esmolol, carteolol, bisoprolol, sotalol, metipranolol, carvedilol, nevibolol), colestiramina

Reações adversas:
- Dermatológicas: > 10% – erupção cutânea; 1-10% – prurido
- Neurológicas: > 10% – tontura; 1-10% – cefaleia, nervosismo
- Gastrointestinais: > 10% – azia, cólicas abdominais, indigestão, náusea; 1-10% – vômito
- Auditiva: 1-10% – zumbido
- Endócrina e metabólica: 1-10% – retenção hídrica

(continua)

Precauções: eventos trombóticos cardiovasculares; doença cardiovascular; idosos; eventos adversos gastrointestinais; anemia; asma preexistente; distúrbios da coagulação ou uso concomitante de agentes anticoagulantes; retenção de fluidos e edema; insuficiência cardíaca; hipertensão; histórico de úlcera péptica; inibição da agregação plaquetária; metabolizadores fracos de substratos CYP2C9 – diminuição do metabolismo levando a níveis plasmáticos elevados; alterações visuais

Contraindicações: asma, urticária ou reação do tipo alérgico; tratamento perioperatório na cirurgia de revascularização do miocárdio

pitavastatina Livalo® comp rev 2 e 4 mg					60+
	Contraindicado	Com ajuste de dose	X	Contraindicado	MPI? Não

Classificação terapêutica: inibidor da HMG-CoA redutase

Posologia:
- Hiperlipidemia mista ou primária: iniciar com 2 mg/dia, VO; aumentar, conforme alvo terapêutico, até máximo de 4 mg/dia

Função hepática: doença hepática ativa ou aumento inexplicável das transaminases – uso contraindicado

Função renal: ClCr de 30-59 mL/min/1,73 m^2 – iniciar com 1 mg, VO, diariamente, e dose máxima de 2 mg/dia; ClCr de 15-29 mL/min/1,73 m^2 – iniciar com 1 mg, VO, diariamente (máximo: 2 mg/dia); hemodiálise – iniciar com 1 mg, VO, diariamente (máximo: 2 mg/dia)

Ajuste de dose: uso concomitante com eritromicina – não deve exceder 1 mg/dia; uso concomitante com rifampicina – não deve exceder 2 mg/dia

Interações medicamentosas: ciclosporina, rifampicina, eritromicina, ciprofibrato, colchicina, fenofibrato, genfibrozila

Reações adversas:
- Musculoesqueléticas: 2-10% – dorsalgia e/ou lombalgia, mialgia, dor em extremidades
- Gastrointestinais: 2-10% – constipação, diarreia; < 2% (limitada a reações graves ou potencialmente letais) – artralgia, aumento da fosfatase alcalina, aumento da CPK, aumento das bilirrubinas, aumento das transaminases, cefaleia, erupção cutânea, hiperglicemia, influenza, nasofaringite, prurido, urticária

Precauções: idade avançada (> 65 anos); abuso de álcool; esclerose lateral amiotrófica preexistente; uso concomitante com genfibrozila; condições predisponentes à insuficiência renal secundária; hipotireoidismo

Contraindicação: uso concomitante com ciclosporina; uso cuidadoso para indivíduos que consomem bebidas alcoólicas em quantidades significativas

poliestirenos-sulfonato de cálcio					
Sorcal®					
pó sol oral 900 mg/g, correspondente a aproximadamente 3,6-4,4 mEq de cálcio; env 30 g	Sem ajuste de dose	Com ajuste de dose	C	Uso criterioso	MPI? Não

Classificação terapêutica: medicamento para tratamento da hipercalemia ou hiperfosfatemia

Posologia:
- Hiperpotassemia: 15 g, VO, 1-4x/dia, ou 30 g, via retal, 1x/dia, na forma de enema de retenção

Função hepática: ajuste de dose não é necessário

Função renal: ajuste de dose não é necessário; deve-se considerar a quantidade de sódio administrada como resultado da dose da resina desde que casos de insuficiência cardíaca, edema e hipertensão foram relatados em pacientes com insuficiência renal

Interações medicamentosas: hidróxido de magnésio, carbonato de alumínio

Reações adversas:
- Gastrointestinais: anorexia, concreções (bezoares; VO), constipação, diarreia, impactação fecal (via retal), irritação gástrica, náusea, obstrução (rara), vômito
- Endócrinas e metabólicas: hipercalcemia, hipopotassemia, hipomagnesemia

Precauções: uso concomitante com hidróxido de magnésio; insuficiência cardíaca congestiva grave; pacientes com risco para constipação ou impactação; edema; hipertensão grave; hipovolemia – risco aumentado de eventos adversos gastrointestinais; histórico de doença intestinal ou cirurgia; constipação pós-cirúrgica – evitar o uso até evacuações se normalizarem; dosar regularmente os eletrólitos sanguíneos, especialmente potássio, cálcio e fósforo

Contraindicações: hipopotassemia; doença intestinal obstrutiva; hiperparatireoidismo, mieloma múltiplo, sarcoidose ou carcinoma metastático, litíase renal ou hipercalcemia

polimixina B

Sulfato de polimixina B®

FA 500.000 UI

Sem informações	Com ajuste de dose	B	Uso criterioso	MPI? Não

Classificação terapêutica: polimixina

Posologia:
- Irrigação vesical: em combinação com neomicina (57 mg); realizar irrigação contínua ou enxágue da bexiga por até 10 dias, usando 20 mg (200.000 U) em 1 L de solução salina; a velocidade de administração deve ser ajustada ao débito urinário do paciente
- Infecções sistêmicas: após os últimos estudos, a dose passou a ser calculada por kg/peso (10.000 UI = 1 mg) e não há limite apesar de a bula da medicação limitar em 25.000 UI/dia; recomenda-se dose de ataque de 2,5 mg/kg, em 2 h, e dose de manutenção de 1,5 mg/kg, a cada 12 h; IM – 25.000-30.000 UI/kg/dia, em 4-6 doses diárias; EV – 15.000-25.000 UI/kg/dia, em 2 doses diárias; uso intratecal – 50.000 UI/dia, por 3-4 dias, e, então, em dias alternados por pelo menos 2 semanas

Administração parenteral: IM – não é a via recomendada em razão de relatos de dores fortes; reconstituir 500.000 UI em 2 mL de AD, SF ou solução de lidocaína a 1%; EV – reconstituir em 10 mL de SG5% e diluir em 300-500 mL de SG5%, infundindo em 60-90 min
Obs.: estabilidade de 72 h em REF para todas as formulações

Função hepática: não há informações disponíveis

Função renal: não é necessário o ajuste para a função renal nem para pacientes em hemodiálise

Interações medicamentosas: bloqueadores neuromusculares não despolarizantes (pancurônio, atracúrio, vecurônio, galamina, alcurônio, rocurônio, cisatracúrio)

Reações adversas (limitadas a reações significativas ou potencialmente letais):
- Neurológicas: neurotoxicidade (irritabilidade, sonolência, ataxia, parestesia perioral, anestesia das extremidades e turvamento da visão), tontura
- Respiratória: parada respiratória
- Musculoesquelética: bloqueio neuromuscular

Precauções: uso concomitante com substâncias nefrotóxicas e neurotóxicas; diarreia associada a *Clostridium difficile*; não possui atividade contra espécies *Serratia, Proteus, Providencia* e *Burkholderia cepacia*; proporciona baixas concentrações urinárias, o que estabelece um ponto negativo para o tratamento das ITU

Contraindicação: uso concomitante com bloqueadores neuromusculares

pravastatina					
Pravacol®					60+
comp 10, 20 e 40 mg	Contraindicado	Com ajuste de dose	X	Contraindicado	MPI? Não

Classificação terapêutica: inibidor da HMG-CoA redutase

Posologia:
- Hiperlipidemia: iniciar com 40 mg, VO, e titular conforme alvos terapêuticos, com dose habitual de 10-80 mg/dia

Função hepática: doença hepática ativa ou elevações persistentes e sem explicação das transaminases séricas – uso contraindicado; histórico de doença hepática ou abuso de álcool – uso com precaução; casos fatais foram relatados; interromper o tratamento se ocorrer lesão hepática grave

Função renal: insuficiência renal – risco aumentado de miopatia ou rabdomiólise; dose inicial de 10 mg/dia

Ajuste de dose: uso concomitante com claritromicina – limite de dose de 40 mg/dia; uso concomitante com ciclosporina – dose inicial de 10 mg/dia; dose máxima de 20 mg/dia

Interações medicamentosas: darunavir, ritonavir, genfibrozila, quinufristina, dalfopristina, ácido fusídico, colchicina, ciprofibrato, ciclosporina, fenofibrato, nelfinavir, boceprevir, efavirenz, amprenavir, fosamprenavir, pectina, eltrombopague, claritromicina, nefazodona

Reações adversas (relatadas em estudos de curto prazo; segurança e tolerabilidade no uso prolongado foram similares às do placebo):
- Cardiovascular: dor torácica (4%)
- Dermatológica: erupção cutânea (4%)
- Neurológicas: cefaleia (2-6%), fadiga (4%), tontura (1-3%)
- Respiratória: tosse (3%)
- Musculoesquelética: mialgia (2%)
- Hepática: aumento de transaminases (> 3x LSN em 2 ocasiões: 1%)
- Gastrointestinais: náusea e/ou vômito (7%), diarreia (6%), azia (3%)

Precauções: idade > 65 anos – risco aumentado de miopatia e rabdomiólise; esclerose lateral amiotrófica preexistente; níveis aumentados de glicose e de Hb glicada podem ocorrer; hipotireoidismo descompensado – risco aumentado de miopatia e rabdomiólise; miopatia necrotizante imunomediada foi relatada; níveis acentuadamente elevados de CPK foram relatados – descontinuação pode ser justificada; evitar uso concomitante com genfibrozila

praziquantel Cisticid® comp 500 mg	Precaução	Precaução	C/D (se usado no 1º trimestre)	Uso criterioso	MPI? Não

Classificação terapêutica: antitrematódeo

Posologia:
- Esquistossomose: 20 mg/kg/dose, 3x/dia, em intervalos de 4-6 h, por 1 dia
- Cisticercose: 50 mg/kg/dia, em 3 doses diárias, por 14 dias
- Clonorquíase, opistorquíase: 25 mg/kg/dose, 3x/dia, em intervalos de 4-6 h, por 1 dia

Função hepática: insuficiência hepática moderada a grave (Child-Pugh classes B e C) e esquistossomose hepatoesplênica – aumento do risco de toxicidade; uso com precaução

Função renal: insuficiência renal preexistente – excreção de metabólitos pode ser adiada e risco de toxicidade pode ser aumentado; uso com precaução

Interações medicamentosas: rifampicina, carbamazepina, fenitoína, cloroquina, cetoconazol

Reações adversas:
- Neurológicas: 1-10% – cefaleia, mal-estar, síndrome do líquido cefalorraquidiano em pacientes em tratamento de neurocisticercose, sonolência, tontura
- Gastrointestinais: 1-10% – dor abdominal, náusea, perda do apetite, vômito
- Miscelânea: 1-10% – diaforese

Precauções: irregularidades cardíacas preexistentes; histórico de epilepsia; sinais de potencial envolvimento do SNC – uso não recomendado

Contraindicações: uso concomitante com indutores potentes do CYP, como rifampicina; cisticercose ocular

prazosina

Minipress® SR

cap lib lenta 1, 2 e 4 mg

| Sem informações | Com ajuste de dose | C | Contraindicado | MPI? 60+ Sim |

Classificação terapêutica: bloqueador do adrenoceptor alfa

Posologia:
- Hipertensão: iniciar com 1 mg/dose, VO, 2-3x/dia (habitual: 1-5 mg, 2x/dia)
- Transtorno do estresse pós-traumático com pesadelos e insônia: iniciar com 1 mg, ao se deitar, podendo aumentar até 2-15 mg, VO, ao se deitar
- Hiperplasia prostática benigna: iniciar com 0,5 mg, VO, 2x/dia; titular até 2 mg, 2x/dia

Função hepática: não há informações disponíveis

Função renal: insuficiência renal – dose inicial de 1 mg/dia; aumentar com cautela, dependendo da resposta do paciente

Ajuste de dose: pacientes geriátricos – dose inicial mais baixa que a recomendada; iniciação de diuréticos concomitantes ou outros agentes anti-hipertensivos – diminuir a dose de prazosina para 1-2 mg, 3x/dia

Interações medicamentosas: vardenafila, sildenafila, sotalol, betabloqueadores (propranolol, metoprolol, timolol, nadolol, pindolol, atenolol, labetalol, acebutolol, betaxolol, levobunolol, esmolol, carteolol, bisoprolol, sotalol, metipranolol, carvedilol, nevibolol)

Reações adversas:
- Cardiovasculares: 1-10% – palpitações (5%), síncope (1%), edema, hipotensão ortostática
- Dermatológica: erupção cutânea (1-4%)
- Neurológicas: tontura (10%); 1-10% – cefaleia (8%), sonolência (8%), depressão, nervosismo, vertigem
- Respiratórias: 1-10% – congestão nasal, dispneia, epistaxe
- Musculoesquelética: fraqueza (7%)
- Gastrointestinais: 1-10% – náusea (5%), constipação, diarreia, vômito
- Endócrina e metabólica: redução da energia (7%)
- Geniturinária: 1-10% – aumento da frequência miccional (1-5%)
- Oculares: 1-10% – hiperemia escleral, turvamento da visão, xerostomia

Precauções: cirurgia de catarata – risco de síndrome da íris flácida intraoperatória; engajamento cauteloso em tarefas que requerem agilidade mental ou coordenação motora; tonturas, vertigens e síncope; uso concomitante com outros anti-hipertensivos, betabloqueadores ou diuréticos; taquicardia grave (120-160 bpm)

prednisolona

Prednisolon®;
Predsim®,
Prelone®; Pred
Mild® Fort;
Pred® Fort

Sem infor-mações	Precaução	C/D (se usado no 1º trimes-tre)	Uso criterioso	MPI? Não

sol oral 1 mg/mL;
comp 5 e 20 mg,
sol oral 3 mg/mL;
sol oral 11 mg/mL
(gotas); susp oft 1,2
mg/mL; 10 mg/mL

Classificação terapêutica: corticosteroide

Posologia:
- Condições responsivas à corticoterapia: dose usual inicial de 5-60 mg/dia; depende da condição de base a ser tratada e da resposta do paciente; administrar com alimento; descontinuação de terapia prolongada (desmame) deve ser feita com redução de dose de forma gradual
- Para condições específicas, consultar doses indicadas na prednisona

Função hepática: VO – aumento de provas da função hepática (geralmente reversível); não há informações sobre a necessidade de ajuste de dose

Função renal: insuficiência renal preexistente – pode provocar elevação da PA, retenção de sal e água, e aumentar a eliminação de potássio e cálcio (VO); uso com precaução

Ajuste de dose (pacientes geriátricos): VO – iniciar na extremidade inferior da faixa de dose

Interações medicamentosas: vacina rotavírus, sorafenibe, contraceptivos (medroxiprogesterona, estradiol, levonorgestrel, noretindrona, dienogeste, drospirenona, norelgestromina, desogestrel, norgestrel, norgestimato, etinilestradiol, etonogestrel), ácido acetilsalicílico, fenitoína, rifampicina, atracúrio, primidona, galamina

Reações adversas:
- Cardiovasculares: VO – edema, edema facial, hipertensão arterial, insuficiência cardíaca congestiva, cardiomiopatia
- Dermatológicas: VO – equimoses, eritema facial, hirsutismo, pele fina e frágil, petéquias, supressão da reação a testes cutâneos, urticária
- Neurológicas: VO – cefaleia, convulsões, distúrbios psíquicos, insônia, mal-estar, nervosismo, pseudotumor cerebral, vertigem
- Respiratória: VO – epistaxe
- Musculoesqueléticas: VO – artralgia, fraqueza, fraqueza muscular, fraturas, miopatia causada por esteroide, necrose asséptica (umeral e/ou cabeça do fêmur), osteoporose, redução da massa muscular, ruptura de tendão

(continua)

- Gastrointestinais: VO – aumento do apetite, distensão abdominal, esofagite ulcerativa, ganho de peso, indigestão, náusea, pancreatite, úlcera péptica
- Endócrinas e metabólicas: oftálmica – hipercorticismo (raro); VO – alcalose hipopotassêmica, balanço nitrogenado negativo, DM, hiperglicemia, hipernatremia, hipopotassemia, irregularidades menstruais, redução da tolerância a carboidratos, síndrome de Cushing, supressão do crescimento, supressão do eixo hipófise-adrenal
- Oculares: oftálmica – aumento da pressão intraocular, ceratite, conjuntivite, formação de catarata subcapsular posterior, glaucoma, hiperemia conjuntival, infecção ocular secundária, lesão do nervo óptico, midríase, perda da acomodação, ptose, retardo da cicatrização de feridas, úlcera corneana; VO – aumento da pressão intraocular, catarata, edema palpebral, exoftalmia, glaucoma, irritação
- Miscelânea: VO – aumento da diaforese, comprometimento da cicatrização de feridas

Precauções: recomenda-se redução gradativa da dose; hipotireoidismo e cirrose; herpes simples oftálmico; condições de instabilidade emocional ou tendências psicóticas; colite ulcerativa inespecífica; hipertensão; osteoporose e miastenia grave; uso prolongado; altas doses; pacientes não deverão ser vacinados contra varíola durante terapia com corticosteroides e outras imunizações também deverão ser evitadas; tuberculose

Contraindicações: risco de exacerbação em infecção fúngica sistêmica, a não ser que o uso seja necessário para controlar uma reação a drogas

prednisona

Meticorten®

comp 5 e 20 mg

Sem informações	Sem ajuste de dose	D	Compatível	MPI? Não

Classificação terapêutica: corticosteroide

Posologia:

- Condições responsivas à corticoterapia: dose usual inicial de 5-60 mg/dia; depende da condição de base a ser tratada e da resposta do paciente; administrar com alimento; descontinuação de terapia prolongada (desmame) deve ser feita com redução de dose de forma gradual
- Crise asmática: 40-80 mg/dia, em 1-2 doses/dia, por 3-10 dias
- Exacerbação de doença pulmonar obstrutiva crônica: 40 mg, 1x/dia, por 5 dias (consenso GOLD; alguns autores sugerem estender uso por até 14 dias)
- Crise de gota: 40 mg/dia (0,5 mg/kg), por 5-10 dias
- Paralisia de Bell: 60 mg/dia (1 mg/kg), por 5-10 dias, seguidos de desmame por 5-10 dias; iniciar nas primeiras 72 h do início dos sintomas
- Pneumocistose (iniciar nas primeiras 72 h do tratamento antimicrobiano): 40 mg, 2x/dia, por 5 dias; seguidos por 40 mg, 1x/dia, por 5 dias; e, depois, 20 mg, 1x/dia, por 11 dias
- Doença de Crohn (moderada a grave): 40-60 mg/dia até resolução dos sintomas e retorno de ganho de peso (usual: 7-28 dias)
- Dermatomiosite/polimiosite: dose inicial de 1 mg/kg/dia, com desmame lento após resposta
- Arterite de células gigantes e arterite de Takayasu: dose inicial de 40-60 mg/dia
- Profilaxia de oftalmopatia de Graves após radioiodoterapia: 0,4-0,5 mg/kg; iniciar 1-3 dias após tratamento e continuar por 1 mês, com desmame gradual por 2 meses
- Púrpura trombocitopênica idiopática: 1-2 mg/kg/dia
- Nefrite lúpica: 0,5-1 mg/kg/dia; associado a outras terapias imunossupressoras
- Esclerose múltipla (exacerbação aguda): 200 mg, 1x/dia, por 1 semana; e, depois, 80 mg, em dias intercalados, por 1 mês
- Hepatite alcoólica aguda (função discriminante de Maddrey ≥ 28): 40 mg/dia (preferível prednisolona em vez de prednisona, pois esta requer conversão hepática para a forma ativa), por 28 dias, após realizar desmame por 2 semanas

Função hepática: não há informações disponíveis

Função renal: ajuste de dose não é necessário

Ajuste de dose: pacientes geriátricos – iniciar terapia VO na extremidade inferior da faixa de dose; hipertireoidismo – aumento da dose a fim de conseguir efeitos terapêuticos adequados

(continua)

Interações medicamentosas: vacina rotavírus, fentanila, nifedipino, lopinavir, pancurônio, montelucaste, fenobarbital, ácido acetilsalicílico, rifampicina, claritromicina, cetoconazol, galamina, fluconazol, varfarina, fenitoína, primidona, atracúrio

Reações adversas:
- Dermatológicas: 1-10% – hirsutismo, hipopigmentação
- Neurológicas: > 10% – insônia, nervosismo; 1-10% – tontura ou sensação de desmaio, cefaleia
- Respiratória: 1-10% – epistaxe
- Musculoesquelética: 1-10% – artralgia
- Gastrointestinais: > 10% – aumento do apetite, indigestão
- Endócrinas e metabólicas: 1-10% – DM, hiperglicemia, intolerância à glicose
- Oculares: 1-10% – catarata, glaucoma
- Miscelânea: 1-10% – diaforese

Precauções: recomenda-se redução gradativa da dose; hipotireoidismo e cirrose; herpes simples oftálmico; condições de instabilidade emocional ou tendências psicóticas; colite ulcerativa inespecífica; hipertensão; osteoporose e miastenia grave; uso prolongado; altas doses; pacientes não deverão ser vacinados contra varíola durante terapia com corticosteroides e outras imunizações também deverão ser evitadas; tuberculose

Contraindicações: risco de exacerbação em infecção fúngica sistêmica, a não ser que seja necessário para controlar uma reação a drogas

prednisona

pregabalina					
Lyrica®					60+
cap dura 25, 75 e 150 mg	Sem informações	Com ajuste de dose	C	Uso criterioso	MPI? Não

Classificação terapêutica: antiepiléptico

Posologia:
- Fibromialgia: dose inicial de 75 mg, VO, 2x/dia; pode-se aumentar para 150 mg, 2x/dia, após 1 semana (máximo: 450 mg/dia)
- Dor neuropática e epilepsia: dose inicial de 75 mg, VO, 2x/dia; pode-se aumentar para 150 mg, VO, 2x/dia, após 1 semana (máximo: 600 mg/dia)

Função hepática: não há informações disponíveis

Função renal: ClCr de 30-60 mL/min – 75-300 mg/dia, em 2 ou 3 doses; ClCr de 15-30 mL/min – 25-150 mg/dia, em 1 ou 2 doses; ClCr < 15 mL/min – 25-75 mg, 1x/dia; hemodiálise – administrar dose suplementar de 25 ou 50 mg para pacientes em regime de 25 mg, 1x/dia; dose suplementar de 50 ou 75 mg para pacientes em regime de 25-50 mg, 1x/dia; dose suplementar de 75 ou 100 mg para pacientes em regime de 50-75 mg, 1x/dia; e dose suplementar de 100 ou 150 mg para pacientes em regime de 75 mg, 1x/dia; a dose suplementar deve ser tomada imediatamente após sessão de diálise de 4 h

Ajuste de dose: descontinuação da terapia – reduzir a dose gradualmente, durante período mínimo de 1 semana

Interação medicamentosa: orlistate

Reações adversas (a frequência pode estar relacionada à dose ou à terapia concomitante; em estudos adicionais sobre epilepsia, a frequência de efeitos adversos sobre o SNC foi maior que as relatadas em estudos de manutenção da dor; a faixa indicada inclui todos os estudos):
- Cardiovasculares: edema periférico (< 16%), edema (< 6%), dor torácica (< 4%)
- Dermatológicas: edema facial (< 3%), equimose (≥ 1%), prurido (≥ 1%)
- Hematológica: trombocitopenia (3%)
- Neurológicas: tontura (8-45%), sonolência (4-28%), ataxia (< 20%), cefaleia (< 14%), neuropatia (< 9%), pensamento anormal (< 9%), fadiga (< 8%), confusão mental (< 7%), distúrbio da fala (< 7%), euforia (< 7%), amnésia (< 6%), distúrbio da atenção (< 6%), incoordenação (< 6%), dor (< 5%), comprometimento da memória (< 4%), vertigem (< 4%), hipoestesia (< 3%), sensação estranha (< 3%), ansiedade (< 2%), depressão (< 2%), desorientação (< 2%), letargia (< 2%), despersonalização (≥ 1%), estupor (≥ 1%), febre (≥ 1%), hipertonia (> 1%), nervosismo (< 1%)
- Respiratórias: sinusite (< 7%), bronquite (< 3%), dispneia (< 3%), dor faringolaríngea (< 3%)

(continua)

- Musculoesqueléticas: tremor (< 11%), distúrbio do equilíbrio (< 9%), marcha anormal (< 8%), fraqueza (< 7%), artralgia (< 6%), espasmos (< 5%), dorsalgia e/ou lombalgia (< 4%), espasmos musculares (< 4%), mioclonia (< 4%), parestesia (> 2%), aumento de CPK (2%)
- Gastrointestinais: ganho de peso (< 16%), xerostomia (1-15%), constipação (< 10%), aumento do apetite (< 7%), flatulência (< 3%), vômito (< 3%), distensão abdominal (< 2%), dor abdominal (≥ 1%), gastroenterite (≥ 1%)
- Oculares: visão turva (1-12%), diplopia (< 12%)
- Miscelânea: infecção (< 14%), lesão acidental (2-11%), síndrome similar à gripe (< 2%), reações alérgicas (≥ 1%)
- Auditivas: otite média (≥ 1%), zumbido (≥ 1%)
- Endócrinas e metabólicas: retenção hídrica (< 3%), hipoglicemia (< 3%), aumento da libido (≥ 1%)
- Geniturinárias: incontinência (< 2%), anorgasmia (≥ 1%), aumento da frequência miccional (≥ 1%), impotência (≥ 1%)
- Oculares: anormalidades visuais (< 5%), defeito do campo visual (≥ 2%), distúrbio ocular (< 2%), nistagmo (> 2%), conjuntivite

> **Precauções:** suspensão gradual em pacientes com doenças convulsivas; vigiar cuidadosamente a administração aos pacientes com antecedentes de angioedema; evitar o uso concomitante com bebidas alcoólicas; vigiar a administração com depressores do SNC; o uso abusivo pode provocar euforia; pode induzir ao suicídio

pregabalina

primaquina					
Primaquina®					60+
comp 5 e 15 mg					
	Sem informações	Sem informações	C	Contraindicado	MPI? Não

Classificação terapêutica: antimalárico

Posologia:
- Malária (prevenção de recaída ou tratamento de forma não complicada de *Plasmodium vivax* ou *Plasmodium ovale*): 30 mg (0,5 mg/kg), VO, 1x/dia, por 7 dias (esquema curto) ou 15 mg (0,25 mg/kg), VO, 1x/dia, por 14 dias (esquema longo), associado à cloroquina; peso ≥ 70kg – podem ser necessários dias adicionais de tratamento
- Malária (quimioprofilaxia): 30 mg, VO, 1x/dia; iniciar 1-2 dias antes da viagem e manter por 7 dias após saída de área endêmica para *Plasmodium vivax* ou *Plasmodium ovale*
- Pneumocistose (alternativa de tratamento): 30 mg, 1x/dia, por 21 dias, em combinação com clindamicina

Função hepática: não há informações disponíveis

Função renal: não há informações disponíveis

Ajuste de dose: malária, pessoas deficientes ou limítrofes da glicose-6--fosfatodesidrogenase – 78,9 mg, VO, 1x/semana, durante 8 semanas; consulta com um especialista em doenças infecciosas e/ou de medicina tropical é aconselhável

Interações medicamentosas: sem interações conforme a base de dados Micromedex

Reações adversas:
- Cardiovascular: arritmias
- Dermatológica: prurido
- Hematológicas: agranulocitose, anemia hemolítica na deficiência de glicose-6-fosfato-desidrogenase, leucocitose, leucopenia, meta-hemoglobinemia em indivíduos com deficiência de NADH meta-Hb-redutase
- Neurológica: cefaleia
- Gastrointestinais: dor abdominal, náusea, vômito
- Ocular: interferência na acomodação visual

Precauções: uso com cautela para pacientes com doença aguda com qualquer doença sistêmica grave caracterizada por tendência à granulocitopenia, como artrite reumatoide ou lúpus eritematoso; usar com cuidado para pacientes com deficiência de glicose-6-fosfato-desidrogenase; interromper uso se houver sinais de hemólise ou meta-hemoglobinemia; contagem de sangue deve ser monitorada periodicamente

Contraindicação: depressão da medula óssea; uso concomitante de fármacos que possam causar depressão medular

prometazina

creme Fenergan®; Fenergan®

crem derm 20 mg/g; comp rev 25 mg, sol inj 25 mg/mL

| Precaução | Sem ajuste de dose | C | Uso criterioso | MPI? Sim |

Classificação terapêutica: anti-histamínico

Posologia:
- Alergia: VO – 6,25-12,5 mg, 3x/dia; EV ou IM – 25 mg; pode repetir após 2 h, se necessário
- Náusea e vômito: 12,5-25 mg, VO, IM ou EV, a cada 4-6 h
- Sedação: 12,5-50 mg/dose, VO, IM ou EV
- Cinetose (*motion sickness*): 25 mg, VO, 2x/dia (iniciar 30 min-1 h antes da viagem)

Administração parenteral (compatível – SF, SG5%, SG5% em NaCl a 0,2, 0,45 e 0,9%, solução de Ringer e Ringer lactato): IM – administração profunda; a injeção deve ser realizada com cuidado, pois dose SC pode causar necrose local; EV – a dose deve ser diluída em 10-20 mL de solução compatível e infundida em 10-15 min
Obs.: estabilidade de 24 h em TA; tomar extremo cuidado para casos de extravasamento, que podem provocar necrose e gangrena periférica

Função hepática: pode ocorrer icterícia; insuficiência renal – ajuste de dose não é necessário

Função renal: sem ajuste de dose

Ajustes de dose: pacientes geriátricos – dose inicial baixa; EV – dose inicial de 6,25-12,5 mg; uso concomitante com depressores do SNC – reduzir a dose de barbitúricos em pelo menos 50%; reduzir a dose de drogas em 25-50%

Interações medicamentosas: hidroxicloroquina, donepezila, lítio, gatifloxacino, fenilalanina, midodrina, ácido aminolevulínico, beladona

Reações adversas:
- Cardiovasculares: alterações inespecíficas do intervalo QT, bradicardia, hipertensão arterial, hipotensão postural, taquicardia
- Dermatológicas: dermatite, edema angioneurótico, fotossensibilidade, pigmentação da pele (cinza-azulada), urticária
- Hematológicas: agranulocitose, anemia aplástica, anemia hemolítica, eosinofilia, leucopenia, púrpura trombocitopênica, trombocitopenia
- Neurológicas: acatisia, alucinações, confusão mental, crises convulsivas, delírio, desorientação, discinesia tardia, distonias, estados catatônicos, euforia, excitação, fadiga, histeria, insônia, lassitude, nervosismo, pesadelos, pseudoparkinsonismo, sedação, síndrome neuroléptica maligna, sintomas extrapiramidais, sonolência, tontura
- Respiratórias: apneia, asma, congestão nasal, depressão respiratória
- Musculoesqueléticas: incoordenação, tremor

(continua)

- Gastrointestinais: constipação, náusea, vômito, xerostomia
- Auditiva: zumbido
- Endócrinas e metabólicas: amenorreia, aumento de mamas, ginecomastia, hiperglicemia ou hipoglicemia, lactação
- Geniturinárias: distúrbios da ejaculação, impotência, retenção urinária
- Locais: trombose venosa, reações no local da injeção (sensação de queimação, eritema, dor, edema)
- Oculares: alterações corneanas e do cristalino, ceratopatia epitelial, diplopia, retinopatia pigmentar, turvamento da visão

Precauções: ferimentos graves nos tecidos (incluindo paralisia, necrose e gangrena), alguns casos que requerem intervenções cirúrgicas (incluindo fasciotomia, enxerto de pele e amputação) têm sido relatados com a administração EV; rota preferida de administração é injeção IM profunda; depressão da medula óssea, leucopenia e agranulocitose foram relatadas; doenças cardiovasculares; função respiratória comprometida (p. ex., doença pulmonar obstrutiva crônica, apneia do sono) – evitar uso, pois há aumento do risco de depressão respiratória potencialmente fatal; uso de epinefrina para tratar hipotensão associada com injeção de cloridrato de prometazina – *overdose* não recomendada; pode ocorrer reversão do efeito vasopressor; síndrome neuroléptica maligna tem sido relatada (alguns casos resultam em morte); pode diminuir o limiar convulsivo

Contraindicações: pacientes pediátricos (idade < 2 anos); aumento do risco de depressão respiratória potencialmente fatal; administração SC ou EV; estados de coma; sintomas do trato respiratório inferior, incluindo asma

propafenona					
Ritmonorm®					
comp rev 300 mg	Com ajuste de dose	Precaução	C	Uso criterioso	MPI? Não

Classificação terapêutica: antiarrítmico

Posologia:
- Fibrilação atrial, taquicardia supraventricular paroxística, arritmias ventriculares (prevenção de recorrência): dose inicial de 150 mg, VO, a cada 8 h; pode-se aumentar para 225 mg, a cada 8 h, e, depois, para 300 mg, a cada 8 h, a cada 3-4 dias de intervalo (máximo: 900 mg/dia); cápsula de liberação prolongada – dose inicial de 225 mg, VO, a cada 12 h; pode-se aumentar após 3-4 dias para 325 mg, a cada 12 h; e, depois, para 425 mg, a cada 12 h
- Fibrilação atrial (cardioversão farmacológica): dose *pill-in-the-pocket* – 450 mg (peso < 70 kg) ou 600 mg (peso ≥ 70 kg), VO; não repetir em menos de 24 h

Função hepática: disfunção hepática – aumento do risco de toxicidade; considerar redução da dose

Função renal: disfunção renal – uso com precaução

Ajuste de dose: pacientes geriátricos (liberação imediata) – começar na extremidade inferior do intervalo de dose e aumentar gradualmente durante o tratamento inicial; prolongamento significativo do complexo QRS (liberação prolongada ou imediata) – considerar redução da dose; bloqueio atrioventricular de 2º ou 3º grau (liberação prolongada ou imediata) – considerar redução da dose

Interações medicamentosas: mirtazapina, hidroxicloroquina, donepezila, fluoxetina, digoxina, teofilina, tolterodina, ciclosporina, varfarina, rifampicina

Reações adversas:
- Cardiovasculares: desencadeamento ou agravamento de arritmias (efeito pró-arrítmico: 2-10%), angina (2-5%), insuficiência cardíaca congestiva (1-4%), bloqueio atrioventricular (1º grau: 1-3%), palpitação (1-3%), taquicardia ventricular (1-3%), aumento do intervalo QRS (1-2%), bradicardia (1-2%), contrações ventriculares prematuras (1-2%), dor torácica (1-2%), síncope (1-2%), fibrilação atrial (1%), bloqueio de ramo (0-1%), edema (0-1%), hipotensão arterial (0-1%), retardo da condução intraventricular (0-1%)
- Dermatológica: erupção cutânea (1-3%)
- Neurológicas: tontura (4-15%), fadiga (2-6%), cefaleia (2-5%), ansiedade (1-2%), ataxia (0-2%), insônia (0-2%), sonolência (1%)
- Respiratória: dispneia (2-5%)
- Musculoesqueléticas: fraqueza (1-2%), artralgia (0-1%), tremor (0-1%)
- Gastrointestinais: sabor incomum (3-23%), náusea e/ou vômito (2-11%), constipação (2-7%), diarreia (1-3%), dispepsia (1-3%), anorexia (1-2%), dor abdominal (1-2%), xerostomia (1-2%), flatulência (0-1%)

(continua)

- Ocular: turvamento da visão (1-6%)
- Miscelânea: diaforese (1%)

Precauções: evitar uso concomitante com inibidor do CYP2D6 e inibidor de CYP3A4; evitar uso concomitante com as classes IA e III de antiarrítmicos (incluindo quinidina e amiodarona); evitar uso concomitante com fármacos que prolonguem o intervalo QT; doença arterial coronariana ou isquemia miocárdica grave preexistente; deficiência de CYP2D6; lúpus eritematoso; miastenia grave

Contraindicações: bradicardia; distúrbios broncoespásticos ou doença pulmonar obstrutiva grave; síndrome de Brugada; choque cardiogênico; insuficiência cardíaca; desequilíbrio hidroeletrolítico acentuado; hipotensão acentuada; distúrbios sinoatrial, atrioventricular e intraventricular de geração de impulso ou de condução, na ausência de um marca-passo artificial

propiltiouracila

Propil®

comp 100 mg

	Precaução	Sem ajuste de dose	D	Contraindicado	MPI? Não

Classificação terapêutica: antitireoidiano

Posologia:
- Hipertireoidismo: dose inicial de 300-400 mg/dia, VO, em 3 doses diárias; alguns pacientes podem precisar de 600-900 mg/dia; dose usual de manutenção de 100-150 mg/dia
- Crise (tempestade) tireotóxica: 800-1.200 mg/dia, VO (200-300 mg, a cada 4-6 h); após resposta inicial, a dose pode ser reduzida gradualmente para dose de manutenção (100-600 mg/dia, em doses divididas)

Função hepática: podem ocorrer icterícia colestática, hepatite e lesão hepática resultando em insuficiência hepática, com necessidade de transplante de fígado ou ocasionando morte, inclusive de grávidas; suspeita de lesão hepática – descontinuar o tratamento; uso com precaução

Função renal: podem ocorrer glomerulonefrite, injúria renal aguda, nefrite; ajuste de dose não é necessário

Uso na gestação: apesar da classificação D, propiltiouracila é considerada terapia de 1ª linha, especialmente durante o 1º trimestre; em razão do risco aumentado de toxicidade hepática, pode ser considerado uso de tiamazol (metimazol) durante o 2º e o 3º trimestres (se houver troca de terapia, monitorar função tireoidiana após 2 semanas e, depois, a cada 2-4 semanas); tentar menor dose de manutenção possível

Interações medicamentosas: varfarina, femprocumona

Reações adversas:
- Cardiovasculares: periarterite, vasculite anticorpo anticitoplasma de neutrófilo (ANCA) positivo, vasculite cutânea, vasculite leucocitoclástica
- Dermatológicas: alopecia, dermatite esfoliativa, eritema nodoso, erupção cutânea, pigmentação na pele, prurido, úlcera cutânea, urticária
- Hematológicas: agranulocitose, anemia aplástica, granulopenia, hipoprotrombinemia, leucopenia, sangramento, trombocitopenia
- Neurológicas: cefaleia, febre, febre medicamentosa, neurite, tontura, vertigem
- Respiratórias: hemorragia alveolar, pneumonite intersticial
- Musculoesqueléticas: artralgia, mialgia, parestesia
- Gastrointestinais: constipação, esplenomegalia, gastralgia, náusea, perda do paladar, perversão do paladar, sialoadenopatia, vômito
- Hepática: insuficiência hepática aguda, icterícia colestática, hepatite
- Endócrinas e metabólicas: bócio, ganho de peso
- Renais: glomerulonefrite, injúria renal aguda, nefrite
- Miscelânea: linfadenopatia, síndrome similar ao lúpus eritematoso

Precauções: anormalidades hematológicas; na presença de febre, deve-se suspender o uso e procurar assistência médica (risco maior de agranulocitose nos primeiros 3 meses de uso)

propofol					
Diprivan®; Diprivan® PFS propofol 1% (10 mg de propofol + 0,05 mg de edetato dissódico) e 2% (propofol 20 mg + edetato dissódico 0,05 mg)	Sem informações	Sem informações	C	Uso criterioso	MPI? Não
emul inj 10 e 20 mg/mL, seringa preenchida 10 e 20 mg/mL					

Classificação terapêutica: anestésico geral

Posologia:

- Indução de anestesia geral: pacientes ASA 1-2 e idade < 55 anos – 2-2,5 mg/kg, EV, administrados como 40 mg, EV, a cada 10 segundos, até início da indução; pacientes ASA 3-4, debilitados ou idosos – 1-1,5 mg/kg (cerca de 20 mg, a cada 10 segundos, até início da indução)
- Manutenção de anestesia geral: pacientes ASA 1 e 2 – dose inicial de 100-200 mcg/kg/min (6-12 mg/kg/h), por 10-15 min; dose de manutenção usual de 50-100 mcg/kg/min (3-6 mg/kg/h); *bolus* intermitentes de 25-50 mg, conforme necessidade
- Sedação em UTI (paciente em IOT): dose inicial de 5 mcg/kg/min (0,3 mg/kg/h); depois pode-se aumentar a dose em 5-10 mcg/kg/min, a cada 5-10 min, até nível de sedação desejado; dose usual de manutenção de 5-50 mcg/kg/min (0,3-3 mg/kg/h); interrupção diária com retitulação ou um nível leve de sedação diária é recomendável para minimizar efeitos sedativos prolongados; idosos e pacientes ASA 3-4 – utilizar 80% da dose habitual
- Sedação anestésica monitorada: indução com infusão lenta de 100-150 mcg/kg/min (6-9 mg/kg/h), por 3-5 min, seguida de infusão de 25-75 mcg/kg/min (1,5-4,5 mg/kg/h); idosos e pacientes ASA 3-4 – utilizar 80% da dose habitual
- Estado de mal epiléptico (paciente em IOT, com monitoração cardiovascular): dose de ataque de 1-2 mg/kg, seguida de infusão contínua inicial de 20 mcg/kg/min (1,2 mg/kg/h); se houver novas crises, aumentar infusão em 5-10 mcg/kg/min (0,3-0,6 mg/kg/h), a cada 5 min (considerar também *bolus* de 1 mg/kg); uso cauteloso com doses > 80 mcg/kg/min (> 4,8 mg/kg/h), por > 48 h; antes do desmame, controle com eletroencefalograma de pelo menos 24-48 h é recomendado, com desmame gradual para prevenir recorrência

(continua)

Administração parenteral (compatível – SG5%, SG5% em NaCl a 0,2 e 0,45%, SG5% em Ringer lactato e Ringer lactato): pode ser administrado por infusão ou injeção EV sem diluição; caso diluído, concentração não deve ser < 2 mg/mL
Obs.: estabilidade de 24 h em TA; filtros com poros de diâmetro < 5 mcg não devem ser utilizados; não utilizar em caso de separação das fases

Função hepática: não há informações disponíveis

Função renal: não há informações disponíveis

Ajuste de dose: há necessidade de ajuste de dose em condições específicas; informações não disponíveis

Interações medicamentosas: bupivacaína, erva-de-são-joão, lidocaína, suxametônio, alfentanila

Reações adversas:
- Cardiovasculares: hipotensão arterial (26%); 1-10% – arritmia, bradicardia, redução do débito cardíaco, taquicardia
- Dermatológicas: 1-10% – erupção cutânea, prurido
- Neurológicas: movimentos distônicos ou coreiformes (3-10%)
- Respiratórias: apneia com duração de 30-60 segundos (24%); apneia com duração > 60 segundos (12%); 1-10% – acidose respiratória durante o desmame
- Locais: sensação de queimação, picada ou dor no local da injeção (18%)
- Endócrina e metabólica: 1-10% – hiperlipidemia

Precauções: infusão em *bolus* rápida – aumento do risco de efeitos cardiorrespiratórios incluindo hipotensão, apneia, obstrução das vias aéreas e/ou dessaturação de oxigênio; queimaduras, diarreia, principais pacientes com sepse – aumento do risco de deficiência de zinco, decorrente da terapia prolongada; duração da infusão > 5 dias – pode levar à deficiência de zinco de 2,5-3 mg/dia em adultos e de 1,5-2 mg/dia; distúrbios do metabolismo lipídico (monitorar TG); idosos; debilitados; mudança de fluido recente ou hemodinamicamente instável; epilépticos; aumento da pressão intracraniana ou circulação cerebral prejudicada

propofol

propranolol

Inderal®

comp 10, 40 e 80 mg

Com ajuste de dose	Com ajuste de dose	C/D (se usado no 2° e 3° trimestres)	Uso criterioso	MPI? Não

Classificação terapêutica: betabloqueador

Posologia:
- Tremor essencial: dose inicial de 40 mg, VO, 2x/dia; dose usual de 120-320 mg/dia
- HAS: dose inicial de 40 mg, VO, 2x/dia, aumentando a cada 3-7 dias; dose usual de 120-240 mg/dia, VO, em 2-3 doses/dia (máximo: 640 mg/dia)
- Profilaxia de enxaqueca: dose inicial de 80 mg/dia, VO, dividida a cada 6-8 h, aumentando em 20-40 mg/dose, VO, a cada 3-4 semanas, até dose máxima de 160-240 mg/dia, VO, a cada 6-8 h; se não houver resposta satisfatória após 6 semanas, realizar retirada gradual em algumas semanas
- Feocromocitoma: 30-60 mg/dia, VO, em doses divididas
- Pós-IAM: 180-240 mg/dia, VO, em 3-4 doses/dia
- Angina estável: 80-320 mg/dia, VO, em 2-4 doses/dia
- Taquiarritmias: 10-40 mg, VO, 3-4x/dia
- Tireotoxicose: 10-40 mg, VO, a cada 6-8 h
- Tempestade tireoidiana: 60-80 mg, VO, a cada 4 h (considerar betabloqueador EV de curta ação, como esmolol)
- Profilaxia de sangramento por varizes esofágicas: dose inicial de 20 mg, VO, 2x/dia; ajustar para reduzir frequência cardíaca de repouso em 25% ou até máxima dose tolerável

Função hepática: podem ocorrer aumento da fosfatase alcalina, aumento de transaminases; insuficiência hepática – risco de toxicidade, pode ser necessário ajuste de dose; iniciar com dose baixa e monitorar

Função renal: pode ocorrer aumento de BUN; insuficiência renal – risco de toxicidade; pode ser necessário ajuste de dose; iniciar com dose baixa e monitorar

Interações medicamentosas: tioridazina, epinefrina, mefloquina, diltiazem, haloperidol, bupivacaína, dronedarona, fluoxetina, verapamil, lidocaína, rizatriptana, amiodarona, disopiramida, bloqueadores alfa-1 adrenérgicos (fentolamina, prazosina, terazosina, doxazosina, alfuzosina, tansulosina), anti-inflamatórios não esteroidais (ácido acetilsalicílico, naproxeno, fenilbutazona, ácido mefenâmico, fenoprofeno, ibuprofeno, indometacina, piroxicam, diclofenaco, cetoprofeno, flurbiprofeno, cetorolaco, tenoxicam, etofenamato, dipirona, nimesulida, lornoxicam, acemetacina, propifenazona, meloxicam, celecoxibe, proglumetacina, rofecoxibe, dexcetoprofeno, parocoxibe, valdecoxibe, etoricoxibe, nepafenaco, loxoprofeno, lumiracoxibe, ácido tolfenâmico, nimesulida,

(continua)

ácido flufenâmico), di-hidroergotamina, ergotamina, erva-de-são-joão, fenilefrina, fluvoxamina, mibefradil, clorpromazina, antidiabéticos (insulina humana regular, insulina humana isofana [NPH], insulina glargina, clorpropamida, glibenclamida, glipizida, metformina, acarbose, insulina lispro, repaglinida, rosiglitazona, pioglitazona, insulina asparte, insulina glulisina, exenatida, insulina detemir, sitagliptina, saxagliptina, liraglutida, linagliptina, vildagliptina, alogliptina, insulina degludeca, canaglifozina, lixisenatida, dapaglifozina, albiglutida, empaglifozina, dulaglutida, glimepirida, nateglinida), antiácidos (carbonato de magnésio, hidróxido de magnésio, trissilicato de magnésio, óxido de magnésio, carbonato de alumínio, hidróxido de alumínio, fosfato de alumínio, magaldrato), cimetidina, glicosídeos digitálicos (digoxina, deslanosídeo), quinidina, colestiramina, sertralina

Reações adversas:

- Cardiovasculares: angina, aumento de transtorno da condução atrioventricular, bradicardia, choque cardiogênico, dor torácica, hipotensão arterial, insuficiência cardíaca congestiva, insuficiência arterial, redução da contratilidade miocárdica, síncope, síndrome de Raynaud, trombose arterial mesentérica (rara)
- Dermatológicas: alopecia, alterações ungueais, dermatite de contato, dermatite esfoliativa, eritema multiforme, erupções eczematosas, erupções psoriasiformes, hiperqueratose, necrólise epidérmica tóxica, prurido, *rash* cutâneo, reação liquenoide ulcerativa, reações oculomucocutâneas, síndrome de Stevens-Johnson, úlceras, urticária
- Hematológicas: agranulocitose, púrpura não trombocitopênica, púrpura trombocitopênica, trombocitopenia
- Neurológicas: artropatia, fraqueza, miotonia, parestesia, poliartrite, síndrome do túnel do carpo (rara), alucinações, amnésia, catatonia, confusão mental, depressão, disfunção cognitiva, fadiga, hipersonolência, insônia, labilidade emocional, letargia, psicose, sensação de desmaio, sonhos vívidos, tontura, vertigem
- Respiratórias: angústia respiratória, broncoespasmo, dispneia, edema pulmonar, faringite, laringoespasmo, sibilos
- Gastrointestinais: anorexia, cólicas, colite isquêmica, constipação, desconforto gástrico, diarreia, náusea, vômito
- Endócrinas e metabólicas: hiperpotassemia, hiperglicemia, hiperlipidemia, hipoglicemia
- Geniturinárias: doença de Peyronie, impotência, nefrite intersticial (rara), oligúria (rara), proteinúria (rara)
- Oculares: hiperemia conjuntival, midríase, redução da acuidade visual, transtornos visuais, xeroftalmia
- Miscelânea: extremidades frias, reação alérgica anafilática ou anafilactoide, síndrome similar ao lúpus (rara)

(continua)

Precauções: anestesia/cirurgia – depressão do miocárdio; evitar retirada abrupta; doença broncoespástica; insuficiência cardíaca congestiva; DM; hipertireoidismo/tireotoxicose; doença vascular periférica; suspensão abrupta da terapêutica concomitante de clonidina pode gerar síndrome de abstinência de clonidina e aumentar o risco de hipertensão-rebote; aumento do risco de bradicardia grave, incluindo pausa sinusal, bloqueio cardíaco e parada cardíaca no uso concomitante com bloqueadores dos canais de cálcio não hidropiridina (p. ex., verapamil, diltiazem), digoxina ou clonidina – monitoração recomendada; pode ser necessária redução da dose ou descontinuação

Contraindicações: bloqueio atrioventricular de 2º ou 3º grau; bradicardia grave; asma brônquica ou condição broncoespástica relacionada – resultou em morte de paciente asmático; choque cardiogênico; insuficiência cardíaca descompensada; arritmia sinusal

proximetacaína

Anestalcon®

sol oft 5 mg/mL

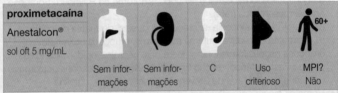

Sem informações	Sem informações	C	Uso criterioso	MPI? Não

Classificação terapêutica: anestésico local

Posologia:
Anestesia tópica oftálmica: anestesias prolongadas como em extração de catarata – instilar 1 gota, a cada 5-10 min (5-7 doses); remoção de suturas, corpo estranho ou realização de tonometria – instilar 1 ou 2 gotas, 2 ou 3 min antes do procedimento

Função hepática: não há informações disponíveis

Função renal: não há informações disponíveis

Interações medicamentosas: sem interações

Reações adversas:
- Locais: 1-10% – hiperemia, sensação de queimação ou picada

Precauções: alergias; doença cardíaca; hipertireoidismo; uso prolongado – pode atrasar a cicatrização de feridas ou causar opacificação da córnea permanente com perda da visão

Q

quetiapina

quetiapina Seroquel®; Seroquel® XRO comp rev 25, 100, 200 e 300 mg; comp rev lib prol 50, 200 e 300 mg	Com ajuste de dose	Sem ajuste de dose	C	Uso criterioso	MPI? Sim

Classificação terapêutica: antipsicótico

Posologia:
- Transtorno afetivo bipolar:
  - Episódios depressivos: liberação imediata ou prolongada – 50 mg, VO, 1x/dia, ao se deitar, com possibilidade de aumento de 100 mg/dia até 300 mg, 1x/dia
  - Episódio de mania (monoterapia ou em adjuvância com lítio ou divalproato): liberação imediata – iniciar com 50 mg, 2x/dia, aumentando 100 mg/dia até 200 mg, 2x/dia; pode-se aumentar até 800 mg após o 6º dia, com incrementos < 200 mg/dia (dose usual: 400-800 mg/dia)
  - Hipomania ou episódio misto (monoterapia ou em adjuvância com lítio ou divalproato): liberação prolongada – iniciar com 300 mg/dia, aumentar para 600 mg no 2º dia e, então, para 400-800 mg, 1x/dia; dose de manutenção (adjuvância com lítio ou divalproato), liberação imediata ou prolongada – dose habitual de 400-800 mg/dia; máximo de 800 mg/dia
- Transtorno depressivo maior (adjuvância com antidepressivos): liberação prolongada – iniciar com 50 mg, 1x/dia, nos 2 primeiros dias; aumentar para 150 mg no 3º dia; dose habitual de 150-300 mg/dia; máximo de 300 mg
- Esquizofrenia: liberação imediata – iniciar com 25 mg, 2x/dia, e aumentar 25 mg, divididos em 2-3x/dia, no 2º e no 3º dia; aumentar para 300-400 mg/dia, divididos em 2-3 doses; dose habitual de 150-750 mg/dia; liberação prolongada – iniciar com 300 mg, 1x/dia, e aumentar até 300 mg/dia, com máximo de 800 mg, 1x/dia; dose de manutenção (liberação prolongada) – 400-800 mg/dia

Função hepática: disfunção hepática (liberação imediata) – iniciar com 25 mg/dia e aumentar 25-50 mg/dia até a dose efetiva; disfunção hepática (liberação prolongada) – iniciar com dose de 50 mg/dia e aumentar 50 mg/dia até a dose efetiva

Função renal: disfunção renal – ajuste de dose não é necessário

(continua)

Ajuste de dose: idosos – iniciar com 50 mg/dia e aumentar em incrementos de 50 mg/dia, dependendo da resposta do paciente e da tolerância; usar escalonamento de dose mais lento e menor dose-alvo; pacientes debilitados – usar aumento de dose mais lento e dose-alvo inferior; doentes com predisposição para hipotensão – aumentar dose lentamente, com dose-alvo menor; uso concomitante com forte indutor do CYP3A4 (tratamento crônico > 7-14 dias) – aumentar a dose de quetiapina em até 5x, titulada com base na resposta clínica e na tolerabilidade; quando o concorrente forte indutor do CYP3A4 for descontinuado, a quetiapina deve ser reduzida à dose original no prazo de 7-14 dias; uso concomitante com forte inibidor do CYP3A4 – reduzir a dose de quetiapina para ⅙ da original

Interações medicamentosas: varfarina, aprepipanto, fosaprepipanto

Reações adversas (frequência real pode ser dependente da dose e/ou da indicação; a menos que observado de outro modo, a frequência é relatada para pacientes adultos; espectro e incidência de efeitos adversos similares em crianças, com observação de exceções significativas):

- Cardiovasculares: aumento da PA diastólica e da sistólica, hipotensão ortostática, taquicardia (1-6%), síncope (< 5%), edema periférico (4%), palpitação (4%), hipotensão arterial (3%), hipertensão arterial (1-2%)
- Dermatológicas: erupção cutânea (4%), hiperidrose (2%)
- Hematológicas: neutropenia (≤ 2%), leucopenia (≥ 1%), hemorragia (1%)
- Neurológicas: sonolência (18-57%), cefaleia (7-21%), agitação (5-20%), tontura (1-18%), fadiga (3-14%), sintomas extrapiramidais (1-13%), insônia (9%), acatisia (~ 8%), dor (1-7%), distonia (5-6%), letargia (1-5%), discinesia tardia (5%), ansiedade (2-4%), irritabilidade (1-4%), parkinsonismo (0,5-4%), sonhos anormais (2-3%), depressão (1-3%), hipersonia (1-3%), ataxia (2%), comprometimento mental (2%), déficit de coordenação (2%), desorientação (2%), enxaqueca (2%), lentidão (2%), hipoestesia (2%), pensamento anormal (2%), transtorno de atenção (2%), vertigem (2%), confusão mental (1-2%), febre (1-2%), inquietação (1-2%), calafrios (1%)
- Respiratórias: faringite (4-6%), rinite (3-4%), tosse (3%), infecção das vias aéreas superiores (2-3%), cefaleia sinusal (2%), sinusite (2%), congestão dos seios nasais (2%), dispneia (~ 1%), ressecamento da orofaringe (1%)
- Musculoesqueléticas: fraqueza (2-10%), tremor (2-8%), dorsalgia e/ou lombalgia (3-5%), disartria (1-5%), contração espasmódica (4%), hipertonia (4%), discinesia (~ 4%), artralgia (1-4%), parestesia (3%), espasmos musculares (1-3%), cervicalgia (2%), dor em extremidades (2%), rigidez cervical (1%)
- Hepáticas: aumento de transaminases (1-6%), aumento de gamaglutamiltransferase (1%)
- Gastrointestinais: xerostomia (9-44%), ganho de peso (relacionado à dose: 3-23%), aumento do apetite (2-12%), constipação (6-11%), náusea (7-8%), dor abdominal (relacionada à dose: 4-7%), dispepsia (relacionada à dose: 2-7%), vômito (1-6%), salivação (5%), gastroenterite (2-4%), dor de dente (2-3%), disfagia (2%), doença do refluxo gastroesofágico (2%), flatulência (2%), redução do apetite (2%), anorexia (≥ 1%), paladar anormal (1%), distensão abdominal

(continua)

- Endócrinas e metabólicas: aumento de TG ($\geq$ 200 mg/dL: 8-22%), aumento do colesterol total ($\geq$ 240 mg/dL: 7-18%), aumento do colesterol LDL ($\geq$ 160 mg/dL: 4-17%), hiperglicemia ($\geq$ 200 mg/dL; após tentativa com glicose ou glicemia em jejum $\geq$ 126 mg/dL: 2-12%), redução do colesterol HDL ($\geq$ 40 mg/dL: 6-19%), hiperprolactinemia (4%), hipotireoidismo ($\leq$ 2%), redução da libido ($\leq$ 2%), lactação na mulher (1%)
- Auditiva: otalgia (1-2%)
- Oculares: visão turva (1-4%), ambliopia (2-3%)
- Geniturinárias: ITU (2%), polaciúria (2%), impotência (1%)
- Miscelânea: diaforese (2%), síndrome das pernas inquietas (2%), síndrome similar à gripe (1-2%), linfadenopatia (1%)

Precauções: idosos com psicose relacionada à demência (uso não aprovado); ideação suicida e comportamento de depressão; retirada abrupta; uso de álcool deve ser evitado; pneumonia por aspiração; histórico de arritmias cardíacas; doenças cardiovasculares; doença cerebrovascular; uso concomitante de medicamentos anti-hipertensivos; evitar o uso concomitante com medicamentos que prolonguem o intervalo QT; insuficiência cardíaca congestiva e hipertrofia cardíaca; desidratação; DM; idosos; hipopotassemia ou hipomagnesemia; hipovolemia; histórico de convulsões

quinidina (sulfato de quinidina)					
Quinicardine®; Quinidine duriles® comp 300 mg; comp 200 mg	Com ajuste de dose	Com ajuste de dose	C	Uso criterioso	MPI? Não

Classificação terapêutica: antiarrítmico

Posologia:
- Fibrilação ou *flutter* atrial: liberação imediata – 400 mg, a cada 8-12 h, podendo ser aumentado até o efeito desejado; liberação prolongada – 300 mg, a cada 8-12 h, podendo ser aumentado até o efeito desejado
- Manutenção do ritmo sinusal: liberação imediata – 200 mg, a cada 6 h, podendo ser aumentado até o efeito desejado; liberação prolongada – 300 mg, a cada 8-12 h, podendo ser aumentado até o efeito desejado

Função hepática: disfunção hepática – pode ser necessário ajuste de dose; disfunção hepática grave – reduzir a dose em 50%

Função renal: ClCr < 10 mL/min – administrar 75% da dose habitual; diálise – dose de manutenção pode ser necessária na hemodiálise ou na diálise peritoneal seguinte

(continua)

Interações medicamentosas: cetoconazol, itraconazol, ritonavir, nelfinavir, digoxina, trimetoprima, sulfametoxazol, dolasetrona, hidroxicloroquina, atazanavir, donepezila, tetrabenazina, lopinavir, halofantrina, imipramina, mexiletina, suxametônio, amprenavir, galantamina, verapamil, fenobarbital, atenolol, antiácidos (carbonato de magnésio, hidróxido de magnésio, trissilicato de magnésio, óxido de magnésio, carbonato de alumínio, hidróxido de alumínio, fosfato de alumínio, magaldrato), nifedipino, tramadol, tolterodina, dextrometorfano, amilorida, paroxetina, cimetidina, fenitoína, propranolol, quinupristina, dalfopristina

Reações adversas:
- Cardiovasculares: > 10% – prolongamento do QT (prolongamento moderado é comum; no entanto, o excessivo é raro e indica toxicidade); 1-10% – palpitação (7%), angina (6%), arritmia nova ou piorada (efeito pró-arrítmico); frequência não definida – hipotensão arterial, síncope
- Dermatológica: erupção cutânea (5%)
- Neurológicas: sensação de desmaio (15%), síncope (1-8%), cefaleia (7%), fadiga (7%), distúrbios do sono (3%), nervosismo (2%), tremor (2%), incoordenação (1%)
- Respiratórias: 1-10% – sibilos
- Musculoesquelética: fraqueza (5%)
- Gastrointestinais: diarreia (35%), cólicas estomacais (22%), angústia do trato gastrointestinal superior, anorexia, gosto amargo, náusea, vômito
- Auditiva: 1-10% – zumbido
- Ocular: 1-10% – visão turva

Precauções: arritmias; fibrilação atrial; bradicardia; insuficiência cardíaca congestiva; intoxicação digitálica sem marca-passo implantado; desequilíbrio hidroeletrolítico; síndromes do QT longo; dieta pobre em sal (10 mEq/dia); taquicardia supraventricular paroxística; histórico de *torsades de pointes*

Contraindicações: bloqueio atrioventricular total ou idioventricular na ausência de um marca-passo artificial; histórico de púrpura trombocitopênica ou terapia com quinino; miastenia grave

Observações: suspender tratamento a qualquer momento se o QRS ou o intervalo QT aumentarem > 130% duração pré-tratamento ou no caso de QT > 500 ms, se ocorrer o desaparecimento da onda P ou se o paciente desenvolver taquicardia, bradicardia sintomática ou hipotensão

rabeprazol						
Pariet®						60+
comp rev 10 e 20 mg	Sem toxicidade	Toxicidade, sem ajuste	C	Uso criterioso	MPI? Sim	

Classificação terapêutica: inibidor da bomba de prótons

Posologia:
- Úlceras gástricas ou duodenais: 20 mg, 1x/dia, por 4-6 semanas; tempo adicional pode ser necessário para pacientes selecionados
- Doença do refluxo gastroesofágico: 20 mg, 1x/dia, por 4-8 semanas; pode ser repetido por mais 4 semanas; caso haja indicação de tratamento prolongado, dose de manutenção de 10 mg, 1x/dia; caso a doença seja não erosiva, pode ser utilizada a dose de 10 mg, 1x/dia, por 4 semanas
- Erradicação de *Helicobacter pylori*: 20 mg, 2x/dia, por 7 dias, em conjunto com amoxicilina e claritromicina; em outros esquemas terapêuticos alternativos, pode ser utilizado por 10-14 dias

Interações medicamentosas: pazopanibe, clopidogrel, digoxina, sunitinibe, nelfinavir, erlotinibe, capecitabina, levotiroxina

Reações adversas:
- Neurológicas: cefaleia (2-5%), dor (3%)
- Respiratória: faringite (3%)
- Gastrointestinais: diarreia (3%), flatulência (3%), constipação (2%), náusea (2%)
- Miscelânea: infecção (2%)

Precauções: deficiência de cianocobalamina pode ocorrer com o uso prolongado (> 3 anos); hipomagnesemia pode ocorrer após 3 meses de tratamento – associa-se a tetania, arritmia e convulsões; fraturas ósseas associadas à osteoporose; nefrite intersticial aguda; evitar uso concomitante com atazanavir

racecadotrila Tiorfan® pó gran 10 e 30 mg; cap 100 mg	 Sem informações	 Sem informações	 C	 Uso criterioso	 MPI? Não

Classificação terapêutica: antidiarreico

Posologia:
- Diarreia aguda: 100 mg, a cada 8 h, até que a diarreia pare, por ≤ 7 dias

Função hepática: não há informações disponíveis

Função renal: não há informações disponíveis

Interações medicamentosas: sem interações conforme a base de dados Micromedex

Reações adversas:
- Cardiovascular: angioedema
- Dermatológicas: *rash* cutâneo, urticária
- Neurológicas: sonolência, cefaleia
- Gastrointestinais: náusea e vômito, constipação
- Miscelânea: vertigem

Precauções: distúrbios intestinais funcionais (exacerbação potencial); síndrome disentérica sangrenta com febre (antibioticoterapia necessária; racecadotrila pode ser ineficaz); presença de desidratação (terapia de reidratação obrigatória)

ramipril Triatec® comp 2,5 e 5 mg					60+
	Precaução	Com ajuste de dose	C/D (se usado no 2° e 3° trimestres)	Uso criterioso	MPI? Não

Classificação terapêutica: inibidor da enzima de conversão da angiotensina

Posologia:
- Insuficiência cardíaca e proteção cardiovascular: 2,5 mg, 1x/dia, podendo ser titulado até 10 mg/dia
- Hipertensão: iniciar com 2,5 mg/dia, titulando conforme efeito (máximo: 20 mg/dia); dose usual de 5-10 mg/dia

Função hepática: risco de níveis plasmáticos elevados na insuficiência hepática; risco de insuficiência hepática iniciando com icterícia, progredindo para necrose hepática fulminante e morte; icterícia ou elevações acentuadas das enzimas hepáticas – descontinuar o tratamento

Função renal: podem ocorrer aumento de BUN (1-3%), aumento da creatinina sérica (1-2%), disfunção renal (1%); elevações passageiras de creatinina e/ou BUN podem ocorrer mais frequentemente; ClCr ≤ 40 mL/min – 25% da dose normal indicada; insuficiência renal em pacientes hipertensos – iniciar com 1,25 mg/dia (máximo: 5 mg/dia); insuficiência renal em pacientes com insuficiência cardíaca – iniciar com 1,25 mg/dia, aumentar a 1,25 mg, 2x/dia (máximo: 2,5 mg, 2x/dia)

Ajuste de dose: depleção de volume (p. ex., uso de diuréticos passado e atual) ou estenose da artéria renal – utilizar dose inicial de 1,25 mg, VO, 1x/dia

Interações medicamentosas: alisquireno, inibidores mTOR (sirolimo, everolimo), bloqueadores do receptor de angiotensina II (losartana, irbesartana, valsartana, eprosartana, candesartana, olmesartana, azilsartana), alteplase, telmisartana, potássio, diuréticos poupadores de potássio (espironolactona, amilorida, triantereno, eplerenona), anti-inflamatórios não esteroidais (ácido acetilsalicílico, naproxeno, fenilbutazona, ácido mefenâmico, fenoprofeno, ibuprofeno, indometacina, piroxicam, diclofenaco, cetoprofeno, flurbiprofeno, cetorolaco, tenoxicam, etofenamato, dipirona, nimesulida, lornoxicam, acemetacina, propifenazona, meloxicam, celecoxibe, proglumetacina, rofecoxibe, dexcetoprofeno, parocoxibe, valdecoxibe, etoricoxibe, nepafenaco, loxoprofeno, lumiracoxibe, ácido tolfenâmico, nimesulida, ácido flufenâmico), capsaicina, bupivacaína, diuréticos de alça (furosemida, bumetanida), nesiritida

(continua)

Reações adversas (dados de estudos da hipertensão arterial e insuficiência cardíaca; geralmente, taxas mais elevadas de reações adversas foram observadas em pacientes com insuficiência cardíaca congestiva; no entanto, a frequência de efeitos adversos associados ao uso de placebo também foi maior nessa população):
- Cardiovasculares: hipotensão arterial (11%), angina (3%), hipotensão postural (2%), síncope (2%)
- Neurológicas: cefaleia (1-5%), tontura (2-4%), fadiga (2%), vertigem (2%)
- Respiratória: aumento da tosse (7-12%)
- Musculoesquelética: dor torácica (não cardíaca: 1%)
- Gastrointestinais: náusea e/ou vômito (1-2%)
- Endócrina e metabólica: hiperpotassemia (1-10%)

Precauções: cirurgia de grande porte; hipotensão, alta dose de diuréticos ou aumento das doses de diuréticos; insuficiência cardíaca, hiponatremia, diálise, azotemia progressiva ou injúria renal aguda – monitoração recomendada, podem ser necessários ajustes de dose ou interrupção; monitoração recomendada para doentes com isquemia cardíaca ou doença cerebrovascular, em que uma queda da PA possa resultar em IAM ou AVC; aumento do risco de hiperpotassemia com o uso concomitante de suplementos de potássio, substitutos do sal contendo potássio e diuréticos poupadores de potássio; pode ocorrer angioedema de face, extremidades, lábios, língua, glote, laringe e intestinos; aumento do risco de angioedema de pacientes negros em comparação com não negros; uso concomitante com outros agentes que afetem o sistema renina-angiotensina-aldosterona não é recomendado e pode aumentar o risco de hipotensão, hiperpotassemia e alterações na função renal

Contraindicações: angioedema; diabéticos em uso de alisquireno; histórico de angioedema induzido por inibidores da enzima conversora da angiotensina; uso concomitante de bloqueadores dos receptores da angiotensina ou outros inibidores da enzima conversora da angiotensina de pacientes diabéticos com insuficiência renal moderada a grave < 60 mL/min/1,73 m², hiperpotassemia (> 5 mmol/L) ou insuficiência cardíaca congestiva com hipotensão

ranelato de estrôncio					
Protos®					60+
pó gran (sachês) 2 g	Sem ajuste de dose	Precaução	Sem informações	Sem informações	MPI? Não

Classificação terapêutica: medicamento que afeta a estrutura óssea e a mineralização

Posologia:
- Osteoporose: 2 g, diluídos em água, 1x/dia, 2 h após a refeição

Função hepática: disfunção hepática – ajuste de dose não é necessário

Função renal: ClCr < 30 mL/min – uso não recomendado, com precaução

Interação medicamentosa: cálcio

Reações adversas:
- Dermatológicas: dermatite, eczema
- Gastrointestinais: náusea, diarreia, fezes moles

Precauções: fatores de risco cardiovasculares; doença cerebrovascular; utilização concomitante (antes e depois) com alimentos e ingestão de cálcio devem ser evitadas; hipertensão não controlada

Contraindicações: doença cerebrovascular (atual ou histórico); imobilização (recuperação pós-cirúrgica, p. ex., repouso prolongado) temporário ou permanente; doença isquêmica do coração (atual ou histórico); doença arterial periférica (atual ou histórico); hipertensão descontrolada; tromboembolismo venoso (atual ou histórico), incluindo trombose venosa profunda ou embolia pulmonar

ranitidina					
Antak®					
comp rev 150 e 300 mg; sol inj 25 mg/mL; xpe 150 mg/mL	Sem ajuste de dose	Com ajuste de dose	B	Uso criterioso	MPI? Não

Classificação terapêutica: antagonista de receptor H2

Posologia:
- Úlcera duodenal e gástrica: 150 mg, 2x/dia, ou 300 mg, ao se deitar; dose de manutenção de 150 mg/dia, ao se deitar
- Doença do refluxo gastroesofágico: 150 mg, 2x/dia
- Esofagite erosiva: tratamento – 150 mg, 4x/dia; manutenção – 150 mg, 2x/dia
- Dispepsia: 150 mg/dia
- Profilaxia de úlcera de estresse: em pacientes com fatores de risco associados (p. ex., coagulopatia, ventilação mecânica > 48 h, sepse), até que os fatores tenham sido resolvidos (preferência na literatura por inibidores da bomba de prótons em relação aos antagonistas H2); 150 mg, 2x/dia, VO ou SNG; ou 50 mg, EV, a cada 6-8 h

Administração parenteral (compatível – SF, SG5%, bicarbonato de sódio a 4,2% e solução de Hartmann): IM – administração lenta; EV – administração por injeção direta lenta (5 min) após diluição em 20 mL; também pode ser administrada por infusão intermitente, diluída a concentrações ≤ 0,5 mg/mL e infundida a 5-7 mL/min, ou por infusão contínua, diluída à concentração ≤ 2,5 mg/mL e infundida a 6,25 mg/h
Obs.: estabilidade de 24 h em TA

Função hepática: podem ocorrer hepatite, hepatite colestática, icterícia, insuficiência hepática e elevação das enzimas transaminases com a terapia EV prolongada; uso com precaução; ajuste de dose não é necessário

Função renal: podem ocorrer aumento da creatinina sérica e nefrite intersticial aguda; ClCr < 50 mL/min – administrar 150 mg, VO, a cada 24 h ou 50 mg, EV, a cada 18-24 h

Interações medicamentosas: fentanila, cetoconazol, erlotinibe, didanosina, varfarina, glipizida, cefpodoxima, amprenavir, fosamprenavir, risperidona

Reações adversas:
- Cardiovasculares: assistolia, batimentos ventriculares prematuros, bloqueio atrioventricular, bradicardia (EV rápida), taquicardia, vasculite
- Dermatológicas: alopecia, eritema multiforme, erupção cutânea
- Hematológicas: agranulocitose, anemia aplástica, anemia hemolítica imune adquirida, ataque porfirítico agudo, granulocitopenia, leucopenia, pancitopenia, trombocitopenia
- Neurológicas: agitação, alucinações, cefaleia, confusão mental, depressão, insônia, mal-estar, sonolência, tontura, vertigem
- Respiratória: pneumonia (relação causal não estabelecida)
- Musculoesqueléticas: artralgia, distúrbio motor involuntário

(continua)

- Gastrointestinais: constipação, diarreia, dor ou desconforto abdominal, náusea, pancreatite, vômito
- Hepáticas: hepatite, hepatite colestática, icterícia, insuficiência hepática
- Endócrina e metabólica: aumento dos níveis de prolactina
- Locais: dor passageira, sensação de queimação ou prurido no local da injeção
- Ocular: turvamento da visão
- Miscelânea: anafilaxia, edema angioneurótico, reações de hipersensibilidade (p. ex., broncoespasmo, eosinofilia, febre)

Precauções: há relatos de ocorrência de bradicardia com a administração rápida em pacientes predispostos a distúrbios do ritmo cardíaco; idosos; doença pulmonar crônica, diabete ou imunocomprometidos – risco aumentado de desenvolver pneumonia adquirida na comunidade; histórico de porfiria aguda

ranitidina

repaglinida Repaglinida® comp 0,5, 1 e 2 mg					
	Com ajuste de dose	Com ajuste de dose	 C	Contraindicado	MPI? Não

Classificação terapêutica: antidiabético

Posologia:
- Diabete tipo 2: iniciar com 0,5 mg, antes de cada refeição, podendo-se aumentar até 4 mg/dose (máximo: 16 mg/dia); adequar dose e tomadas de acordo com padrão alimentar do paciente, mantendo uso sempre antes da alimentação, com supressão da dose caso a refeição não vá ocorrer

Função hepática: disfunção hepática moderada a grave – ajuste de dose com intervalos maiores

Função renal: ClCr de 20-40 mL/min – iniciar com doses de 0,5 mg, às refeições; ClCr < 20 mL/min – não há informações disponíveis

Interações medicamentosas: genfibrozila, teriflunomida, leflunomida, clopidogrel, itraconazol, ciclosporina, telitromicina, claritromicina, trimetoprima, abiraterona, deferasirox, eltrombopague, cetoconazol, betabloqueadores (propranolol, metoprolol, timolol, nadolol, pindolol, atenolol, labetalol, acebutolol, betaxolol, levobunolol, esmolol, carteolol, bisoprolol, sotalol, metipranolol, carvedilol, nevibolol), glucomannan, *psyllium*

Reações adversas:
- Cardiovasculares: isquemia (4%), dor torácica (2-3%)
- Neurológica: cefaleia (9%)
- Respiratórias: infecção das vias aéreas superiores (10-16%), sinusite (3-6%), bronquite (2-6%)
- Musculoesqueléticas: dorsalgia ou lombalgia (5-6%), artralgia (3-6%)
- Gastrointestinais: diarreia (4-5%), constipação (2-3%), distúrbios dentais (< 1-2%)
- Endócrina e metabólica: hipoglicemia (16-31%)
- GenitUrinária: ITU (2-3%)
- Miscelânea: alergia (1-2%)

Precauções: insuficiência adrenal ou pituitária – aumento do risco de hipoglicemia; uso concomitante com insulina NPH; pacientes debilitados, idosos ou desnutridos – aumento do risco de hipoglicemia; estresse causado por infecções, febre, trauma ou cirurgia – potencial descontrole glicêmico; vigiar a administração aos cardiopatas; controlar regularmente a glicemia; quando substituir outro glicemiante oral, iniciar a administração no dia posterior

Contraindicações: uso concomitante com genfibrozila; cetoacidose diabética, com ou sem coma; diabete tipo 1

reserpina					
Ortoserpina®					60+
comp 0,1 e 0,25 mg	Sem informações	Contraindicado	C	Contraindicado	MPI? Não

Classificação terapêutica: anti-hipertensor

Posologia:
- Hipertensão: iniciar com 0,1 mg/dia, aumentando conforme necessário até 0,25 mg, 1x/dia
- Esquizofrenia: dose de manutenção de 0,1-0,25 mg, 1x/dia

Função hepática: não há informações disponíveis

Função renal: ClCr < 10 mL/min – uso contraindicado

Interação medicamentosa: ioimbina

Reações adversas:
- Cardiovasculares: arritmia, bradicardia, contrações ventriculares prematuras, dor torácica, edema periférico, hipotensão arterial, síncope
- Dermatológicas: prurido, púrpura, *rash* cutâneo, rubor cutâneo
- Hematológicas: púrpura trombocitopênica
- Neurológicas: ansiedade paradoxal, cefaleia, letargia, embotamento sensorial, fadiga, nervosismo, parkinsonismo, pesadelos, sonolência, tontura
- Respiratórias: congestão nasal, dispneia, epistaxe
- Musculoesquelética: mialgia
- Gastrointestinais: anorexia, aumento da sialorreia, aumento da secreção ácida gástrica, diarreia, náusea, ressecamento da boca, vômito
- Endócrinas e metabólicas: ganho de peso, ginecomastia
- Geniturinárias: impotência, redução da libido
- Oculares: atrofia do nervo óptico, turvamento da visão

Precauções: asma; histórico de colelitíase, úlcera péptica e colite ulcerativa

Contraindicações: doença gastrointestinal ativa; depressão (atual ou histórico); terapia de eletrochoque; colite ulcerativa

retapamulina					
Altargo®					
pom derm 1% (10 mg/g)	Sem informações	Sem informações	B	Uso criterioso	MPI? Não

Classificação terapêutica: antibiótico para uso tópico

Posologia:
- Impetigo: aplicar na área afetada 2x/dia, por 5 dias

Função hepática: não há informações disponíveis

Função renal: não há informações disponíveis

Interações medicamentosas: sem interações conforme a base de dados Micromedex

Reações adversas:
- Dermatológicas: irritação no local da aplicação, prurido, parestesia, pirexia
- Musculoesquelética: aumento da CPK
- Neurológica: cefaleia
- Gastrointestinais: diarreia, náusea

Precauções: uso concomitante com inibidores potentes do CYP3A4 (p. ex., cetoconazol) não é recomendado para pacientes com idade < 2 anos; pode ocorrer sensibilização ou irritação local grave

ribavirina

Rebetol®; Ribavirina®

cap 200 mg; cap 100 e 250 mg; xpe 50 mg/5 mL

Contraindicado	Contraindicado	X	Uso criterioso	MPI? Não

Classificação terapêutica: antiviral

Posologia:
- Hepatite C crônica: a dose depende do peso do paciente, se monoinfecção ou coinfecção pelo HIV, combinação com interferona-alfa-2b ou peginterferona-alfa-2b, genótipo do vírus de hepatite C; dose diária varia em 400-1.000 mg, por períodos de no mínimo 10 dias

Função hepática: descompensação hepática – uso contraindicado

Função renal: ClCr < 50 mL/min – uso contraindicado

Interações medicamentosas: didanosina, zalcitabina, azatioprina, mercaptopurina, zidovudina, abacavir, estavudina, alfainterferona 2B

Reações adversas:
- Dermatológicas: VO – alopecia (27-36%), prurido (13-29%), erupção cutânea (5-28%), ressecamento da pele (13-24%), dermatite (< 16%)
- Hematológicas: inalatória – anemia (1-10%); VO – leucopenia (6-45%), neutropenia (8-42%; grau 4: 2-11%; coinfecção pelo HIV: 40%), redução de Hb (21-36%), anemia (11-17%), trombocitopenia (1-15%), linfopenia (12-14%), anemia hemolítica (10-13%)
- Neurológicas: inalatória (1-10%) – cefaleia, fadiga, insônia
- Musculoesqueléticas: mialgia (40-64%), rigidez (40-48%), artralgia (22-34%), dor musculoesquelética (19-28%)
- Hepática: aumento de bilirrubinas (10-32%)
- Gastrointestinais: inalatória (1-10%) – anorexia, náusea; VO – náusea (33-47%), anorexia (21-32%), perda de peso (10-29%), diarreia (10-22%), dispepsia (8-16%), vômito (9-14%), dor abdominal (8-13%), dor no quadrante superior direito (< 12%), xerostomia (< 12%)
- Incidência (aproximada) de efeitos adversos de profissionais da saúde: inalatória – cefaleia (51%), conjuntivite (32%), faringite (10-20%), lacrimejamento (10-20%), náusea (10-20%), rinite (10-20%), erupção cutânea e tontura (10-20%), broncoespasmo e/ou dor torácica (relatos de caso em indivíduos com doença das vias aéreas subjacente)
- Endócrina e metabólica: VO – hiperuricemia (33-38%)

Precauções: doença cardíaca, significativa ou instável; uso (VO) de longo prazo – risco aumentado de boca seca e problemas dentários; comprometimento da função pulmonar

Contraindicações: uso concomitante com didanosina; neuropatia periférica, pancreatite e insuficiência hepática fatal foram relatadas (VO); hemoglobinopatias; homens cuja parceira esteja grávida ou mulheres grávidas – pode causar defeitos de nascimento e/ou morte do feto exposto (VO)

(continua)

Observações: a principal toxicidade é a anemia hemolítica que, por sua vez, pode descompensar cardiopatias; não é indicada se cardiopatia presente antes do tratamento; a dose pode ser ajustada conforme a toxicidade

risedronato sódico					
Actonel®, Actonel® Chronos					60+
comp rev lib retard 35 mg; comp rev 35 e 150 mg	Sem ajuste de dose	Precaução	C	Uso criterioso	MPI? Não

Classificação terapêutica: bifosfonato

Posologia:
- Doença de Paget do osso: 30 mg, 1x/dia, por 2 meses; monitorar pela fosfatase alcalina; o tratamento pode ser repetido
- Osteoporose pós-menopausa: 5 mg/dia ou 35 mg, 1x/semana, ou 150 mg, 1x/mês; considerar suspensão após 2-5 anos, conforme resposta ao tratamento e risco de fratura
- Osteoporose em homens: 35 mg, 1x/semana
- Osteoporose induzida por corticosteroides: 5 mg, 1x/dia

Função hepática: insuficiência hepática – ajuste de dose necessário

Função renal: ClCr > 30 mL/min – ajuste de dose não é necessário; ClCr < 30 mL/min – uso não recomendado

Interação medicamentosa: esomeprazol

Reações adversas (pode haver variação com a dose e a indicação):
- Cardiovasculares: hipertensão arterial (11%), edema periférico (8%), dor torácica (5-7%), arritmia (2%)
- Dermatológica: erupção cutânea (8-12%)
- Respiratórias: bronquite (3-10%), faringite (6%), rinite (6%), dispneia (4%)
- Neurológicas: cefaleia (10-18%), depressão (7%), tontura (7%), insônia (5%), neuralgia (4%)
- Musculoesqueléticas: artralgia (12-33%), dorsalgia ou lombalgia (18-28%), distúrbios articulares (7%), mialgia (5-7%), cervicalgia (5%), fraqueza (5%)
- Gastrointestinais: diarreia (5-20%), constipação (7-13%), náusea (7-13%), dor abdominal (7-12%), dispepsia (7-11%), gastrite (3%), duodenite ($\leq$ 1%), glossite ($\leq$ 1%)
- Endócrinas e metabólicas: redução dos níveis séricos de paratormônio (< 30%), hipocalcemia ($\leq$ 5%), hipofosfatemia (< 3%)
- Geniturinárias: ITU (11%), hiperplasia prostática (benigna: 5%), nefrolitíase (3%)
- Miscelânea: infecção ($\leq$ 31%), síndrome gripal (10%), reação na fase aguda (0,5-8%, inclui febre, doença similar à influenza)
- Oculares: catarata (6%), ressecamento dos olhos (3%)

(continua)

Precauções: esôfago de Barrett; distúrbios ósseos e do metabolismo mineral; não é recomendado o uso concomitante com bloqueadores H2 e inibidores da bomba de prótons (liberação retardada); procedimentos odontológicos; osteoporose induzida por glicocorticoides – verificar o estado hormonal de esteroide sexual de homens e mulheres antes de iniciar a terapêutica; má higiene bucal; doença gastrointestinal alta ativa

Contraindicações: alterações esofágicas, que atrasam o esvaziamento esofágico; hipercalcemia; hipocalcemia; incapacidade de se sentar ou ficar em pé por pelo menos 30 min

Observações: assegurar que o paciente receba aporte adequado de vitamina D e cálcio; VO – engolir comprimidos inteiros com copo de água 60 min antes da 1ª refeição do dia e do uso de outros medicamentos; tomar comprimido em pé ou sentado, na posição vertical; não deitar durante 60 min após a administração

risedronato sódico

risperidona

Risperdal®, Risperdal® Consta

comp rev 0,25, 0,5, 1, 2 e 3 mg; sol oral 1 mg/mL; susp inj lib prol 25 mg/2 mL, 37,5 mg/2 mL e 50 mg/2 mL

Com ajuste de dose	Com ajuste de dose	C	Uso criterioso	MPI? Sim

Classificação terapêutica: antipsicótico

Posologia:

- Transtorno bipolar: episódio de mania – iniciar com 2-3 mg, 1x/dia; pode ser aumentada em intervalos de 24 h (máximo: 6 mg/dia); dose de manutenção de 12,5-25 mg, IM, a cada 2 semanas (máximo: 50 mg, a cada 2 semanas); até a medicação de depósito atingir nível terapêutico plasmático, manter uso VO por 3 semanas e, da mesma forma, na troca do uso de depósito para VO, iniciar comprimidos quando da data da próxima injeção programada
- Esquizofrenia: VO – 2 mg, em 1-2 doses diárias; pode-se aumentar até dose recomendada de 4-8 mg/dia; a incidência de sintomas extrapiramidais é maior quando uso > 6 mg/dia (dose estudada: 4-16 mg/dia, dose habitual: 2-8 mg/dia); IM – iniciar com 12,5-25 mg, a cada 2 semanas; pode-se aumentar de maneira gradual até o máximo de 50 mg, a cada 2 semanas; até a medicação de depósito atingir nível terapêutico plasmático, manter uso VO por 3 semanas e, da mesma forma, na troca do uso de depósito para VO, iniciar comprimidos quando da data da próxima injeção programada

Função hepática: pode ocorrer aumento de transaminases (IM: ≥ 1%; VO: 1%); insuficiência hepática grave (VO) – dose inicial de 0,5 mg, VO, 2x/dia; aumentar a dose com incrementos ≤ 0,5 mg, 2x/dia, com aumento para dosagens > 1,5 mg, 2x/dia, que ocorrem em intervalos de pelo menos 1 semana; IM – administrar doses tituladas VO antes de iniciar a terapia IM nesses pacientes; dose inicial de 0,5 mg, VO, 2x/dia, durante 1 semana, e, em seguida, pode-se aumentar para 1 mg, 2x/dia, ou 2 mg, 1x/dia, durante a 2ª semana; se dose VO de 2 mg é bem tolerada, 12,5 mg ou 25 mg de injeção de ação prolongada podem ser administradas IM a cada 2 semanas

Função renal:

- VO: ClCr < 30 mL/min – iniciar com 0,5 mg, 2x/dia; titulação deve ser feita com aumentos de 0,5 mg, 2x/dia; aumentos > 1,5 mg, 2x/dia, devem ser feitos com intervalos > 1 semana
- IM: iniciar com dose VO de 0,5 mg, 2x/dia, por 1 semana, e, depois, 2 mg/dia, por 1 semana; se bem tolerado, administrar 25 mg, IM, a cada 2 semanas, continuando com a dose VO por 3 semanas após a 1ª injeção

(continua)

Interações medicamentosas: itraconazol, cetoconazol, citalopram, linezolida, antiarrítmicos classe IA (quinidina, disopiramida, procainamida), hidroxicloroquina, donepezila, metadona, lítio, sinvastatina, *ginkgo biloba*, fluoxetina, lamotrigina, carbamazepina, ácido valproico, fenitoína, fenobarbital, midodrina, cimetidina, ranitidina, ritonavir

Reações adversas (apresentadas sob a forma de porcentagens absolutas, não sendo estabelecidas com base na frequência líquida em comparação ao placebo; a frequência real pode ser dependente da dose e/ou da indicação; os eventos foram relatados a partir de estudos controlados com placebo e sem considerar a terapia combinada; a menos que observado de outro modo, a frequência dos efeitos adversos é relatada para o uso de formulação VO em adultos):

- Cardiovasculares: taquicardia (1-5%), hipertensão arterial (IM: 3%), dor torácica (1-3%), hipotensão postural ($\leq$ 2%), arritmia ($\leq$ 1%), edema ($\leq$ 1%), hipotensão arterial ($\leq$ 1%), síncope ($\leq$ 1%)
- Dermatológicas: erupção cutânea (2-4%), seborreia (até 2%), acne (1%)
- Hematológicas: anemia (IM: < 2%; VO: 1%), neutropenia (IM < 2%)
- Neurológicas: sonolência (5-14%; IM: 5-6%), fadiga (1-3%), cefaleia (IM: 15-21%), parkinsonismo (12-20%), febre (1-2%), distonia (5-11%), ansiedade (2-16%), tontura (4-10%), acatisia (5-9%)
- Respiratórias: rinite (7-11%), tosse (3%), infecção de vias aéreas superiores (2-3%), dispneia (2%), epistaxe ($\leq$ 2%)
- Musculoesqueléticas: tremor (6%), discinesia (1%), artralgia (2-3%), dorsalgia e/ou lombalgia (2-3%), mialgia ($\leq$ 2%), aumento de CPK ($\leq$ 2%), fraqueza (1%)
- Gastrointestinais: sialorreia (1-3%), constipação (8-9%), dor abdominal (3-4%), náusea (4-9%), dispepsia (4-10%), xerostomia ($\leq$ 4%), diarreia ($\leq$ 3%), anorexia ($\leq$ 2%), ganho de peso ($\leq$ 1%), odontalgia (IM: 1-3%)
- Geniturinárias: incontinência urinária (< 2%), ITU
- Auditiva: otalgia (1%)
- Endócrinas e metabólicas: lactação não puerperal (1%), insuficiência ejaculatória ($\leq$ 1%)
- Oculares: visão anormal (1-3%), visão turva (IM: 2-3%)

Precauções: pacientes idosos com psicose relacionada com demência (uso não aprovado) – pode ocorrer agranulocitose; fatores de risco incluem histórico de leucopenia e neutropenia induzida por drogas; doenças ou condições que predisponham à hipotensão; condições que possam contribuir para a elevação da temperatura corporal; DM ou fatores de risco; idosos, especialmente as mulheres; hiperprolactinemia; aumento da duração do tratamento e/ou doses cumulativas mais altas – aumento do risco de discinesia tardia; doença de Parkinson ou demência com corpúsculos de Lewy; risco de suicídio; ganho de peso

risperidona

rituximabe					
Mabthera®					
sol inj para infus 100 mg/10 mL e 500 mg/50 mL	Precaução	Precaução	C	Contraindicado	MPI? Não

Classificação terapêutica: anticorpo monoclonal

Posologia:
- Linfoma não Hodgkin: 375 mg/m², com periodicidade de acordo com tipo e uso concomitante de outros agentes, com possibilidade de uso no retratamento e na manutenção prolongada
- Leucemia linfocítica crônica: 375 mg/m², a cada 28 dias
- Artrite reumatoide: curso de tratamento com 2 infusões de 1.000 mg, separadas por 14 dias de intervalo; novas doses de acordo com a atividade da doença
- Granulomatose com poliangite; poliangite microscópica: 375 mg/m², 1x/semana, por 4 semanas, em combinação com metilprednisolona em pulso e prednisona, VO

Administração parenteral (compatível – SF e SG5%): deve ser administrado apenas por infusão EV e por meio de acesso exclusivo; a dose desejada deve ser diluída até concentrações de 1-4 mg/mL; misturar lentamente, para evitar a formação de espuma; a taxa de infusão inicial recomendada é de 50 mg/h, podendo ser aumentada em 50 mg/h, a cada 30 min (máximo: 400 mg/h); a taxa recomendada de infusões subsequentes é de 100 mg/h, com aumentos de 100 mg/h, a cada 30 min (máximo: 400 mg/h)
Obs.: estabilidade de 12 h em TA e 24 h em REF

Função hepática: podem ocorrer hepatite B fulminante, insuficiência hepática e morte; avaliar a evidência de infecção antes de iniciar o tratamento e acompanhar de perto para reativação durante e por vários meses após a terapia; interromper o uso se ocorrer reativação; uso com precaução

Função renal: podem ocorrer toxicidade renal (foram relatados alguns casos graves, principalmente de pacientes com doenças hematológicas malignas que tinham elevado número de células malignas circulantes – ≥ 25.000/mm³) ou carga e síndrome de lise tumoral alta, tumor e de pacientes recebendo terapia concomitante com cisplatina (uso não aprovado); uso com precaução

Interações medicamentosas: vacinas de vírus vivos (bacilo Calmette-Guérin, vacina contra rubéola, vacina contra caxumba, vacina contra poliomielite, vacina contra sarampo, vacina contra influenza, vacina contra catapora [varicela], vacina contra febre amarela, vacina contra febre tifoide, vacina contra adenovírus tipo 4, vacina contra adenovírus tipo 7, vacina contra rotavírus), cisplatina, vacina polivalente pneumococo

(continua)

Reações adversas:
- Cardiovasculares: hipotensão arterial (10%), edema periférico (8%), hipertensão arterial (6-8%), edema (< 5%)
- Dermatológicas: erupção cutânea (15%; graus 3 e 4: 1%), prurido (5-14%), angioedema (11%; graus 3 e 4: 1%), rubor (5%), urticária (2-8%)
- Hematológicas: citopenias (graus 3 e 4: ≤ 48%, podem ser prolongadas), linfopenia (48%; graus 3 e 4: 40%; duração média: 14 dias), leucopenia (14%; graus 3 e 4: 4%), neutropenia (14%; graus 3 e 4: 6%; duração média: 13 dias), trombocitopenia (12%; graus 3 e 4: 2%), anemia (8%; graus 3 e 4: 3%)
- Neurológicas: febre (5-53%), calafrios (3-33%), cefaleia (19%), dor (12%), tontura (10%), ansiedade (2-5%); < 5% – agitação, depressão, hipoestesia, insônia, mal-estar, nervosismo, neurite, sonolência, vertigem, enxaqueca (artrite reumatoide: 2%), hipercinesia, hipertonia, neuropatia
- Respiratórias: tosse (13%), rinite (3-12%), irritação da orofaringe (2-9%), broncoespasmo (8%), dispneia (7%), infecção das vias aéreas superiores (artrite reumatoide: 7%), sinusite (6%)
- Musculoesqueléticas: fraqueza (2-26%), dorsalgia ou lombalgia (10%), mialgia (10%), artralgia (6-10%), parestesia (2-5%), artrite (< 5%)
- Gastrointestinais: náusea (8-23%), dor abdominal (2-14%), diarreia (10%), vômito (10%), dispepsia (3-5%), anorexia (< 5%), perda de peso (< 5%)
- Endócrinas e metabólicas: hiperglicemia (9%), hipoglicemia (< 5%), hipercolesterolemia (2%)
- Local: dor no local da injeção (< 5%)
- Oculares: conjuntivite (< 5%), distúrbios da lacrimação (< 5%)
- Miscelânea: reações leves a moderadas relacionadas à infusão (linfoma: 77% na 1ª dose, mas reduzida com as infusões subsequentes; podem incluir: angioedema, broncoespasmo, calafrios, cefaleia, erupção cutânea, febre, hipertensão ou hipotensão arterial, mialgia, náusea, prurido, rigidez, tontura, urticária e vômito; artrite reumatoide: 32% na 1ª infusão); infecção (31%; graus 3 e 4: 4%; bacteriana: 19%; viral: 10%; fúngica: 1%), sudorese noturna (15%), aumento da DHL (7%)

Precauções: reações à infusão; reações mucocutâneas; hepatite B; leucoencefalopatia multifocal progressiva; histórico de angina ou arritmia cardíaca; condições cardíacas; citopenias; pacientes geriátricos; elevados números de células malignas circulantes (≥ 25.000/mm³) ou carga de tumor elevada; infecções bacterianas, fúngicas ou reativação viral; infecção grave ativa; uso da vacina de vírus vivo não é recomendado; manifestações neurológicas de início recente

Observações: a dose deve ser administrada em acesso venoso de uso exclusivo (não misturar com outras medicações ou soluções), de maneira lenta e após pré-medicação com analgésico/antitérmico e anti-histamínico antes de cada infusão; considerar também pré-medicação com corticosteroides; a infusão deve ser bastante lenta inicialmente, até 50 mg/h, podendo ser aumentada em 50 mg/h, a cada 30 min (máximo: 400 mg/h)

rivaroxabana

Xarelto®

comp rev 10, 15 e 20 mg

Contraindicado	Contraindicado	C	Uso criterioso	MPI? Não

Classificação terapêutica: antitrombótico

Posologia:
- Tratamento de trombose venosa profunda e tromboembolismo pulmonar: iniciar com 15 mg, 2x/dia, por 21 dias, passando a 20 mg, 1x/dia, com alimentação; manter por pelo menos 3 meses, de acordo com a indicação; profilaxia secundária para evento tromboembólico recorrente – 20 mg, 1x/dia, após o tratamento
- Profilaxia de evento tromboembólico pós-cirúrgico: iniciar 6-10 h após a cirurgia; artroplastia de joelho – 10 mg, 1x/dia, por 10-14 dias, podendo se estender até 5 semanas; artroplastia de quadril – 10 mg, 1x/dia, por 35 dias (mínimo: 10-14 dias)
- Fibrilação atrial: 20 mg/dia, com a refeição da noite
- Conversão: a partir da varfarina – iniciar assim que INR < 2,5-3; para a varfarina – INR pode não ser confiável, pois a rivaroxabana afeta o TP e continuar rivaroxabana até que INR > 2, com novo TP 24 h após última dose de rivaroxabana; a partir de heparina não fracionada – iniciar rivaroxabana no momento de suspensão da heparina; para heparina não fracionada e outros anticoagulantes – iniciar medicação no momento da próxima dose de rivaroxabana programada; a partir de outros anticoagulantes – suspender o atual e iniciar rivaroxabana menos de 2 h antes da próxima dose programada

Função hepática: podem ocorrer disfunção hepática e icterícia; insuficiência hepática moderada a grave – doença hepática associada ou não à coagulopatia; uso contraindicado

Função renal: podem ocorrer hemorragia do trato urogenital, insuficiência renal/injúria renal aguda secundária à hemorragia suficiente para causar hipoperfusão
- ClCr de 8-15 mL/min: evitar o uso concomitante com fármacos que são inibidores da glicoproteína-P e inibidores moderados do CYP3A4 (p. ex., acetato de abiraterona, diltiazem, dronedarona, eritromicina, verapamil)
- Fibrilação atrial não valvular: ClCr > 50 mL/min – 20 mg, VO, 1x/dia, com a refeição da noite; ClCr de 15-50 mL/min – 15 mg, VO, 1x/dia, com a refeição da noite; ClCr < 15 mL/min – evitar a utilização
- Profilaxia pós-operatória de trombose venosa profunda e tratamento e prevenção de trombose venosa profunda/embolia pulmonar recorrente: ClCr < 30 mL/min – evitar o uso
- Injúria renal aguda: interrupção recomendada

Interações medicamentosas: cetoconazol, claritromicina, ritonavir, rifampicina, varfarina, apixabana, enoxaparina, oxcarbazepina, venlafaxina

(continua)

Reações adversas:

- Hemorragia: por causa do modo de ação farmacológico, a utilização pode estar associada ao risco acrescido de hemorragia, oculta ou evidente, de qualquer tecido ou órgão, que pode resultar em anemia pós-hemorrágica; os sinais, sintomas e gravidade (incluindo desfecho fatal) variam de acordo com a localização e o grau ou a extensão da hemorragia e/ou da anemia; em estudos clínicos, foram observadas com maior frequência hemorragias das mucosas (p. ex., epistaxe, gengival, gastrointestinal, geniturinária) e anemia durante o tratamento prolongado, comparativamente ao tratamento com antivitamina K; assim, para além da vigilância clínica adequada, testes laboratoriais de Hb/Ht podem ser importantes para detectar hemorragias ocultas, quando considerado necessário; o risco de hemorragias pode estar aumentado em certos grupos de doentes, como com hipertensão arterial grave não controlada e/ou em tratamento concomitante; a hemorragia menstrual pode estar intensificada e/ou prolongada; complicações hemorrágicas poderão se apresentar como fraqueza, palidez, tonturas, cefaleias ou edema inexplicável, dispneia e choque inexplicável; em alguns casos, observaram-se, como consequência da anemia, sintomas de isquemia cardíaca, como dor no peito ou angina de peito; foram notificadas complicações secundárias conhecidas à hemorragia grave, como síndrome compartimental e insuficiência renal decorrentes da hipoperfusão; por isso, ao avaliar o estado de qualquer doente tratado com anticoagulantes, deverá ser considerada a possibilidade de hemorragia
- Cardiovascular: taquicardia
- Dermatológicas: reação alérgica, dermatite alérgica, prurido (incluindo casos pouco frequentes de prurido generalizado), exantema cutâneo, equimose, hemorragia cutânea e subcutânea, urticária, hematoma
- Hematológicas: anemia, trombocitemia (incluindo aumento da contagem de plaquetas), aumento das transaminases, aumento da bilirrubina, aumento da fosfatase alcalina no sangue, aumento da HDLA, aumento da lipase, aumento da amilase, aumento da gamaglutamil transferase, aumento da bilirrubina conjugada (com ou sem aumento concomitante da ALT), hemorragia pós-procedimento (incluindo anemia pós-operatória e hemorragia da ferida), contusão, secreção da ferida, pseudoaneurisma vascular
- Neurológicas: tonturas, cefaleia, hemorragia cerebral e intracraniana, síncope
- Respiratórias: epistaxe, hemoptise
- Musculoesqueléticas: dor nas extremidades, hemartrose, hemorragia muscular, síndrome compartimental secundária à hemorragia
- Gastrointestinais: hemorragia gengival, hemorragia do trato gastrointestinal (incluindo hemorragia retal), dores gastrointestinais e abdominais, dispepsia, náusea, obstipação, diarreia, vômito, xerostomia
- Ocular: hemorragia ocular (incluindo hemorragia conjuntival)
- Vascular: hipotensão

rivaroxabana

(continua)

- Renais: hemorragia do trato urogenital (incluindo hematúria e menor-ragia), insuficiência renal/injúria renal aguda secundária à hemorragia suficiente para causar hipoperfusão
- Locais: febre, edema periférico, diminuição da força e da energia de um modo geral (incluindo fadiga, astenia), sensação de mal-estar, edema localizado

Precauções: anestesia no neuroeixo ou punção lombar; não é recomendado o uso concomitante com nenhum inibidor da protease do HIV; uso concomitante com outros anticoagulantes ou drogas que prejudiquem a hemostasia [ou seja, ácido acetilsalicílico, P2Y(12) inibidores plaquetários, fibrinolíticos, outros agentes antitrombóticos, AINH]; uso concomitante com fortes indutores do CYP3A4 (p. ex., carbamazepina, fenitoína, rifampicina, erva-de-são-joão) e fortes inibidores do CYP3A4 (p. ex., cetoconazol, itraconazol, claritromicina, lopinavir/ritonavir, ritonavir, indinavir/ritonavir e conivaptan); maior incidência de eventos trombóticos e hemorragia em idosos; válvula cardíaca (prótese); instabilidade hemodinâmica (embolia pulmonar aguda) – não é recomendado usar como alternativa à heparina não fracionada; cirurgia ou outros procedimentos – interrupção do tratamento 24 h antes do procedimento se for exigida a descontinuação da anticoagulação; trombólise ou tratamento de embolectomia pulmonar (embolia pulmonar aguda) – uso não recomendado como alternativa à heparina não fracionada

rivastigmina					
Exelon®, Exelon® patch					
sol oral 2 mg/mL; cap dura 1,5, 3, 4,5 e 6 mg; ades 5, 10 e 15 cm² (9,18 e 27 mg)	Com ajuste de dose	Com ajuste de dose	C	Uso criterioso	MPI? Não

Classificação terapêutica: medicamento antidemência

Posologia:

- Demência de Alzheimer: leve a moderada – iniciar com 1,5 mg, VO, 2x/dia, e aumentar a cada 2 semanas, 1,5 mg/dose, até 6 mg, 2x/dia; usar com precaução nos pacientes de baixo peso (< 50 kg: monitorar toxicidades, como náusea e vômito); utilizar adesivos com liberação de 4,6 mg/24 h, podendo-se aumentar a dose para 9,5 mg/24 h até o máximo de 13,3 mg/24 h (cada adesivo transdérmico de 5 cm² contém 9 mg de rivastigmina, cujo percentual de liberação é de 4,6 mg/24 h; o adesivo transdérmico de 10 cm² contém 18 mg de rivastigmina, com percentual de liberação de 9,5 mg/24 h; e o adesivo de 15 cm² contém 27 mg de rivastigmina, com percentual de liberação de 13,3 mg/24 h); grave – utilizar o adesivo transdérmico, iniciando com 4,6 mg/24 h, podendo-se aumentar a dose para 9,5 mg/24 h até máximo de 13,3 mg/24 h; dose efetiva recomendada de 13,3 mg/24 h, com troca diária do adesivo
- Doença de Parkinson: iniciar com 1,5 mg, VO, 2x/dia, aumentando-se 1,5 mg/dose, a cada 4 semanas (máximo: 6 mg/dose); para o adesivo transdérmico, aumentar a cada 4 semanas de acordo com tolerância e resultados, até 13,3 mg/24 h

Função hepática: insuficiência hepática leve a moderada (Child-Pugh classes A e B) – dose inicial e de manutenção de 4,6 mg/24 h, por via transdérmica; insuficiência hepática grave – não há informações disponíveis

Função renal: ClCr < 50 mL/min – considerar o uso de menor dose para iniciação e manutenção (transdérmico)

Ajuste de dose: baixo peso (< 50 kg) – titular cuidadosamente e considerar a redução de dose de manutenção de 4,6 mg/24 h se desenvolver toxicidades; peso corporal elevado (> 100 kg) – titular cuidadosamente e considerar doses superiores (9,5 mg/24 h)

Interações medicamentosas: oxibutinina, tolterodina

(continua)

Reações adversas (há relatos de muitos efeitos relacionados à concentração em menor frequência pela via transdérmica):
- Cardiovasculares: hipertensão arterial (3%), síncope (3%)
- Neurológicas: tontura (2-21%), cefaleia (3-17%), fadiga (2-9%), insônia (1-9%), confusão mental (8%), depressão (4-6%), mal-estar (5%), sonolência (4-5%), ansiedade (2-5%), alucinações (4%), agressividade (3%), agravamento de sintomas parkinsonianos (2-3%), vertigem
- Respiratória: rinite (4%)

- Musculoesqueléticas: tremor (1%; doença de Parkinson: < 10%), fraqueza (2-6%)
- Gastrointestinais: náusea (7-47%), vômito (6-31%), diarreia (5-19%), anorexia (3-17%), dor abdominal (1-13%), dispepsia (9%), perda de peso (3-8%), constipação (5%), flatulência (4%), desidratação (2%), eructação (2%)
- Geniturinária: ITU (1-7%)
- Miscelânea: diaforese (4%), síndrome similar à gripe (3%)

Precauções: anestesia; histórico de asma ou doença pulmonar obstrutiva; uso concomitante com outros medicamentos anticolinérgicos ou colinomiméticos não é recomendado, a menos que clinicamente necessário (transdérmico); eventos adversos gastrointestinais; com o uso de nicotina, a depuração oral pode aumentar 23% (VO); arritmia sinusal ou outras condições de condução cardíaca supraventricular

rocurônio					
Esmeron®					60+
sol inj 10 mg/mL (5 mL)	Com ajuste de dose	Sem ajuste de dose	C	Uso criterioso	MPI? Não

Classificação terapêutica: relaxante muscular de ação periférica

Posologia (a dose depende da técnica anestésica e da idade do paciente):
- Sequência rápida de intubação: 0,6-1,2 mg/kg, EV; utilizar peso ideal para pacientes com obesidade mórbida (IMC > 40 kg/m²)
- IOT: iniciar com 0,3-0,6 mg/kg

Administração parenteral (compatível – SF, SG5%, SG5% em SF, solução de Ringer lactato e Haemacel®): pode ser administrado em *bolus* ou por infusão contínua
Obs.: estabilidade de 24 h se diluído

Função hepática: disfunção hepática – pode ser necessária a redução da dose

Função renal: disfunção renal – ajuste de dose não é necessário

Interações medicamentosas: erva-de-são-joão, epinefrina, antibióticos polipeptídeos (colistimetato de sódio, polimixina B, bacitracina), fenitoína, aminoglicosídeos (amicacina, tobramicina, neomicina, gentamicina, estreptomicina, netilmicina, framicetina), enflurano, isoflurano, sevoflurano, magnésio (injetável), carbamazepina

Reações adversas:
- Cardiovasculares: hipotensão e hipertensão arterial passageira (1-2%)

Precauções: alterações acidobásicas ou hidroeletrolíticas; pacientes caquéticos ou debilitados; doenças neuromusculares ou carcinomatose; administração crônica na UTI pode desenvolver tolerância; paralisia prolongada e/ou fraqueza muscular podem ocorrer durante as tentativas iniciais de desmame da ventilação mecânica; miastenia grave (Eaton-Lambert) ou síndrome miastênica – risco de efeitos de bloqueio neuromuscular profundo; hipertensão pulmonar; doença cardíaca valvular

rosuvastatina

Crestor®

comp rev 5, 10, 20 e 40 mg

Contraindicado	Com ajuste de dose	X	Contraindicado	MPI? Não

Classificação terapêutica: inibidor da HMG-CoA redutase

Posologia:
- DLP, aterosclerose, prevenção cardiovascular: iniciar com 10-20 mg/dia, aumentando conforme a necessidade a cada 4-6 semanas (dose habitual: 5-40 mg, 1x/dia)

Função hepática: pode ocorrer aumento de ALT (2%; > 3x LSN); doença hepática ativa ou elevações persistentes e sem explicação das transaminases séricas – uso contraindicado; histórico de doença hepática ou abuso de álcool – uso com precaução

Função renal: insuficiência renal – risco aumentado de miopatia ou rabdomiólise; proteinúria persistente inexplicável ou hematúria, mais comuns com dose de 40 mg – considerar a redução da dose; ClCr < 30 mL/min – iniciar com dose de 5 mg/dia; não exceder 10 mg/dia

Ajuste de dose: asiáticos – dose inicial de 5 mg, VO, 1x/dia; uso concomitante de ciclosporina – 5 mg/dia; uso concomitante de genfibrozil, lopinavir/ritonavir, atazanavir/ritonavir – dose inicial de 5 mg/dia (máximo: 10 mg/dia)

Interações medicamentosas: elbasvir, grazoprevir, lopinavir, ritonavir, simeprevir, genfibrozila, ciclosporina, ciprofibrato, niacina, atazanavir, tipranavir, femprocumona, amiodarona, itraconazol, pectina, eltrombopague, contraceptivos (medroxiprogesterona, estradiol, levonorgestrel, noretindrona, dienogeste, drospirenona, norelgestromina, desogestrel, norgestrel, norgestimato, etinilestradiol, etonogestrel), fluconazol, varfarina

Reações adversas:
- Cardiovasculares: 1-10% – dor torácica, edema periférico, hipertensão arterial, palpitação
- Dermatológica: 1-10% – erupção cutânea
- Hematológicas: 1-10% – anemia, equimoses
- Neurológicas: 1-10% – cefaleia (6%), tontura (4%), ansiedade, depressão, dor, insônia, neuralgia, vertigem, hipertonia, parestesia
- Respiratórias: 1-10% – faringite (9%), bronquite, rinite, sinusite, tosse
- Musculoesqueléticas: mialgia (3-13%); 1-10% – artralgia (10%), aumento de CPK (3%), fraqueza (3%), artrite, dorsalgia ou lombalgia
- Gastrointestinais: 1-10% – náusea (3%), dor abdominal (2%), constipação, diarreia, dispepsia, gastroenterite, vômito
- Miscelânea: síndrome similar gripal

Precauções: pode ocorrer comprometimento cognitivo (confusão, perda de memória ou amnésia, esquecimento), reversível com a interrupção do tratamento; esclerose lateral amiotrófica preexistente; pode ocorrer aumento dos níveis de glicose e Hb glicada; hipotireoidismo descompensado – risco aumentado de miopatia e rabdomiólise; miopatia necrotizante imunomediada foi relatada; pode ocorrer aumento de CPK – descontinuação pode ser justificada

S

sacarato de óxido férrico					
Noripurum®, Noripurum® IM, Noripurum® EV sol oral 50 mg/mL; xpe 10 mg/mL; comp mast 100 mg; sol inj IM 50 mg/mL; sol inj EV 100 mg/5 mL	Sem informações	Sem informações	C	Compatível	MPI? Não

Classificação terapêutica: antianêmico

Posologia: Fe elementar a ser reposto (mg) 5 (Hb-alvo − Hb atual) x peso corporal x 3
- Anemia ferropriva, ferropenia:
  - EV: prep/adm − diluição de cada ampola de 5 mL em pelo menos 100 mL de SF; tempo adm − infusão deve ser lenta em 60 min; adultos − dose máxima diária de 2 amp, 1-3x/semana, até atingir a total calculada; habitualmente, diluem-se 2 amp em 200-250 mL de SF e infunde-se EV em 2 h
  - IM: adultos − dose máxima diária de 2 amp, com frequência a cada 2 dias ou intervalos maiores até a dose total prescrita

Administração parenteral (compatível − SF): deve ser administrado exclusivamente EV, por infusão gota a gota ou injeção EV lenta; antes da administração da 1ª dose de injeção EV lenta, deve-se aplicar uma dose-teste de 20 mg de ferro; se não ocorrerem reações adversas em 15 min, pode-se administrar o ferro a 20 mg/min, não excedendo 200 mg por injeção; antes da administração da 1ª dose de infusão EV, deve-se aplicar uma dose-teste de 20 mg de ferro durante 15 min; se não ocorrerem reações adversas, pode-se diluir em SF, 100 mg e 500 mg, em, no máximo, 100 e 500 mL, respectivamente; o tempo de infusão depende da concentração de ferro, sendo, no mínimo, de 15 min para 100 mg/mL e de 3 h e 30 min para 500 mg/mL
Obs.: uso imediato

Função hepática: não há informações disponíveis

Função renal: não há informações disponíveis

Interações medicamentosas: medicamentos contendo cálcio ou magnésio (cálcio, carbonato de magnésio, hidróxido de magnésio, trissilicato de magnésio, óxido de magnésio, magaldrato), bicarbonato, oxalato, carbonato, ácido ascórbico, ácido cítrico

(continua)

Reações adversas (coloração escura das fezes durante o uso é característica de todos os compostos de ferro, não tendo nenhum significado clínico):
- Cardiovasculares: sensação de calor, rubor, taquicardia
- Dermatológicas: urticária, erupções cutâneas, prurido
- Gastrointestinais: constipação, diarreia, náusea, dores epigástricas, dispepsia, vômito, sensação de plenitude

Precauções: doença hematológica que não seja por deficiência de ferro; hipertensão – monitoração recomendada; superestimação de ferro ligada à transferrina pode ocorrer em ensaios de laboratório por até 24 h após a administração

salbutamol					
Aerolin®, Aerolin® spray, Aerolin® comp, Aerolin® sol para nebulização, Aerolin® Nebules, Aerolin® xpe, Aerolin® inj	Sem informações	Sem ajuste de dose	C	Uso criterioso	MPI? Não
spr aer 100 mcg; comp 2 e 4 mg; sol nebulização 5 mg/mL; sol nebulização 1 e 2 mg/mL; xpe 2 mg/5 mL; sol inj 0,5 mg/mL					

Classificação terapêutica: agonista seletivo do adrenoceptor beta

Posologia:
- Crise aguda de broncoespasmo: 100-200 mcg, via inalatória, a cada 4-6 h
- Prevenção de broncoespasmo induzido por exercício: 200 mcg, via inalatória, antes do exercício

Administração parenteral (compatível – SF, SG5%, SG5% em SF e AD): inj pode ser administrada por SC, IM ou EV; a concentração deverá ser reduzida em pelo menos 50% antes da administração, independentemente da via; IM – 500 mcg, a cada 4 h, conforme necessário; EV – 250 mcg, em administração direta lenta, que pode ser repetida se necessário; a diluição recomendada para administração EV lenta é de 250 mcg, em 5 mL ou de 500 mcg, em 1 mL de AD
Obs.: estabilidade de 24 h em TA após diluição

Função hepática: não há informações disponíveis

Função renal: insuficiência renal – ajuste de dose não é necessário

(continua)

Interações medicamentosas: atomoxetina, digoxina

Reações adversas (a incidência depende da idade do paciente, da dose e da via de administração):

- Cardiovasculares: angina, desconforto torácico, extrassístoles, fibrilação atrial, hipertensão arterial, palpitação, rubores, taquicardia
- Dermatológicas: angioedema, eritema multiforme, erupção cutânea, síndrome de Stevens-Johnson, urticária
- Neurológicas: agitação, cefaleia, enxaqueca, estimulação do SNC, insônia, irritabilidade, nervosismo, pesadelos, sensação de desmaio, sonolência, tontura, tremor
- Respiratórias: broncoespasmo, edema orofaríngeo, epistaxe, exacerbação asmática, laringite, ressecamento ou irritação orofaríngea, tosse
- Musculoesqueléticas: cãibras musculares, fraqueza

- Gastrointestinais: alteração da cor dos dentes, diarreia, gastroenterite, náusea, ressecamento da boca, sabor incomum, vômito
- Auditivas: otite média, vertigem
- Endócrinas e metabólicas: aumento da glicemia, hipopotassemia
- Geniturinária: dificuldade miccional
- Miscelânea: linfadenopatia, reação alérgica

Precauções: uso concomitante com digoxina – uso com cautela por causa da ocorrência de redução dos níveis séricos de digoxina; hipertireoidismo – hipopotassemia transitória pode ocorrer; uso concomitante com diuréticos não poupadores de potássio; uso concomitante de simpaticomiméticos de ação curta (outros broncodilatadores, epinefrina) pode levar a efeitos colaterais cardiovasculares; doenças cardiovasculares preexistentes – usar aminas simpatomiméticas com cautela, possibilidade de eventos cardiovasculares; distúrbio convulsivo preexistente; DM

Contraindicação: uso concomitante com agentes bloqueadores beta-adrenérgicos podem também bloquear os efeitos pulmonares, levando a grave broncoespasmo; uso concomitante ou em 2 semanas da descontinuação do inibidor de monoaminoxidase – aumento do potencial da ação do salbutamol sobre o sistema vascular

salmeterol					
Serevent® Diskus					60+
pó inal 50 mcg	Sem informações	Sem informações	C	Uso criterioso	MPI? Não

Classificação terapêutica: agonista seletivo do adrenoceptor beta

Posologia:
- Broncoespasmo agudo: 1 inalação, 2x/dia

Função hepática: não há informações disponíveis

Função renal: não há informações disponíveis

Interações medicamentosas: cetoconazol, eritromicina

Reações adversas:
- Cardiovasculares: hipertensão arterial (4%), edema (1-< 3%)
- Dermatológicas: erupção cutânea (1-4%), urticária (3%), dermatite de contato (1-3%), eczema (1-3%), fotodermatite (1-2%)
- Neurológicas: cefaleia (13-17%), tontura (4%), febre (1-3%), transtornos do sono (1-3%), ansiedade (1-< 3%), enxaqueca (1-< 3%)
- Respiratórias: traqueíte e/ou bronquite (7%), faringite (< 6%), infecção (5%), influenza (5%), tosse (5%), rinite (4-5%), sinusite (4-5%), congestão nasal (4%), asma (3-4%)
- Musculoesqueléticas: dor (1-12%), cãibras e/ou espasmos musculares (3%), parestesia (1-3%), artralgia (1-< 3%), rigidez muscular (1-< 3%)
- Gastrointestinais: 1-< 3% – náusea, candidíase orofaríngea, dispepsia, infecções, odontalgia, xerostomia
- Endócrina e metabólica: hiperglicemia (1-< 3%)
- Oculares: ceratite e/ou conjuntivite (1-< 3%)

Precauções: uso contraindicado para asma controlada adequadamente com dose média-baixa de corticosteroides inalatórios; não deve ser usado para alívio dos sintomas agudos; não deve ser suspenso abruptamente no caso de asmáticos – aumento do risco de morte e eventos graves de asma; deve ser administrado com cautela aos portadores de tuberculose pulmonar e tireotoxicose; pode ocorrer diminuição passageira dos níveis séricos de potássio pelo uso de drogas simpaticomiméticas em doses mais altas que as recomendadas; efeitos sistêmicos podem surgir com o uso de quaisquer corticosteroides inalatórios, especialmente quando há prescrição de altas doses para longos períodos; pode ocorrer broncoespasmo paradoxal com aumento imediato de sibilos após a administração

Contraindicações: uso para os sintomas da asma sem medicação de controle no longo prazo (p. ex., corticosteroides inalatórios)

salmeterol + fluticasona					
Seretide® spray; Seretide® diskus	Sem informações	Sem informações	C	Uso criterioso	MPI? Não
susp aer inal 25 mcg/50 mcg, 25 mcg/125 mcg e 25 mcg/250 mcg; pó inal 50 mcg/100 mcg, 50 mcg/250 mcg e 50 mcg/500 mcg					

Classificação terapêutica: agonista seletivo do adrenoceptor beta + adrenérgico

Posologia:
- Asma e doença pulmonar obstrutiva crônica: *spray* – 2 inalações, 2x/dia, com dose a depender da gravidade; *diskus*: 1 inalação, 2x/dia, com dose a depender da gravidade

Função hepática: podem ocorrer provas de função hepática anormais (1-3%); não há informações disponíveis sobre a necessidade de ajuste de dose

Função renal: não há informações disponíveis

Interações medicamentosas: itraconazol, cetoconazol, darunavir, tipranavir, eritromicina

Reações adversas (porcentagens relatadas em pacientes com asma; ver também os agentes individualmente):
- Cardiovasculares (1-3%): arritmia, infarto do miocárdio, palpitação, retenção hídrica, síncope, taquicardia
- Dermatológicas (1-3%): dermatite, dermatose, descamação cutânea, eczema, infecção viral cutânea, urticária
- Hematológicas (1-3%): contusões e/ou hematomas, sinais e sintomas linfáticos (não especificados)
- Neurológicas: cefaleia (12-21%), tontura (1-4%), 1-3% – distúrbios do sono, dor, efeitos hipnagógicos, enxaqueca, tremor, síndromes de compressão nervosa
- Respiratórias: infecção de vias aéreas superiores (16-27%), faringite (9-13%), bronquite (2-8%), inflamação do trato respiratório superior (4-7%), tosse (3-6%), sinusite (4-5%), rouquidão e/ou disfonia (1-5%), infecção viral do trato respiratório (4%), epistaxe (1-4%); 1-3% – congestão, distúrbios sinusais, espirros, infecção de ouvido, nariz e/ou garganta, infecção do trato respiratório inferior, irritação nasal, laringite, pneumonia, rinite, rinorreia e/ou gotejamento retronasal, sangue na mucosa nasal, sibilos, sinais e sintomas do trato respiratório inferior (não especificados), sinais e sintomas nasais (não especificados)

(continua)

- Musculoesqueléticas: dor (2-7%), 1-3% – artralgia, cãibras, contração e/ou rigidez, distúrbios ósseos e/ou cartilaginosos, espasmos musculares, fraturas, lesões musculares, ostealgia, reumatismo articular, rigidez muscular
- Gastrointestinais: náusea ou vômito (4-6%), diarreia (2-4%), dor ou desconforto (1-4%), candidíase oral (1-4%); 1-3% – constipação, desconforto oral, lesão de mucosa oral, ganho de peso, infecção gastrointestinal, infecção viral gastrointestinal (0-3%)
- Auditivas (1-3%): sinais e sintomas auditivos (não especificados)
- Endócrina e metabólica: hipotireoidismo
- Geniturinária (1-3%): ITU
- Oculares (1-3%): ceratite, conjuntivite, edema, hiperemia ocular, xeroftalmia
- Miscelânea: candidíase (0-3%), alergias e reações alérgicas, diaforese, distúrbios da sudorese e/ou secreção seborreica, feridas e lacerações, infecção bacteriana, infecção viral, queimaduras

Precauções: não deve ser usado para alívio dos sintomas agudos; não deve ser suspenso abruptamente no caso de asmáticos, pelo risco de exacerbação; deve ser administrado com cautela nos portadores de tuberculose pulmonar e tireotoxicose; pode ocorrer diminuição passageira dos níveis séricos de potássio em virtude do uso de drogas simpaticomiméticas em doses mais altas que as recomendadas; efeitos sistêmicos podem ocorrer com o uso de quaisquer corticosteroides inalatórios, especialmente quando há prescrição de altas doses para longos períodos; pode ocorrer broncoespasmo paradoxal com aumento imediato de sibilos após a administração

Contraindicações: uso isolado em episódios agudos de broncoespasmo

saxagliptina					
Onglyza® comp rev 2,5 e 5 mg	Sem ajuste de dose	Com ajuste de dose	B	Uso criterioso	MPI? Não

Classificação terapêutica: antidiabético

Posologia:
• DM tipo 2: 2,5-5 mg, 1x/dia

Função hepática: insuficiência hepática moderada a grave – ajuste de dose não é necessário

Função renal: ClCr < 50 mL/min – administrar 2,5 mg/dia

Interações medicamentosas: betabloqueadores (propranolol, metoprolol, timolol, nadolol, pindolol, atenolol, labetalol, acebutolol, betaxolol, levobunolol, esmolol, carteolol, bisoprolol, sotalol, metipranolol, carvedilol, nevibolol), insulinas (insulina lispro, insulina bovina, insulina asparte, insulina glulisina, insulina detemir, insulina degludeca) e secretagogos de insulina (clorpropamida, glibenclamida, glipizida, gliclazida, glimepirida)

Reações adversas (frequências e reações adversas relatadas com a monoterapia, a menos que haja observação em contrário):
• Cardiovascular: edema periférico (≤ 4%; incidência elevada em conjunto com tiazolidinedionas: ≤ 8%)
• Hematológica: linfopenia (relacionada com a dose: 2%)
• Neurológica: cefaleia (7%)
• Respiratória: sinusite (3%)
• Gastrointestinais: dores abdominais (2%), gastroenterite (2%), vômito (2%)
• Endócrina e metabólica: hipoglicemia (≤ 6%; incidência elevada em conjunto com secretagogos: ≤ 15%)
• Geniturinária: ITU (7%)
• Miscelânea: reações de hipersensibilidade (2%; incluem urticária e edema facial)

Precaução: pancreatite aguda (incluindo hemorrágica fatal ou pancreatite necrotizante) – interromper a terapia se desenvolver sinais ou sintomas; em pacientes submetidos à hemodiálise, deve ser administrado após o término da sessão; avaliar a função renal antes de iniciar o tratamento

secnidazol

Secnidal®;
Secnidazol®
comp rev 1.000 mg;
comp 500 mg

	Sem informações	Sem informações	C/D (se usado no 1º trimestre)	Contraindicado	MPI? Não

Classificação terapêutica: antiprotozoário
Posologia: • Amebíase intestinal, giardíase, tricomoníase: 2 g, VO, em dose única
Função hepática: insuficiência hepática – elevações de enzimas hepáticas; farmacocinética do medicamento nesses pacientes e eventual necessidade de ajuste de dose não foram estudadas
Função renal: insuficiência renal – elevações nos níveis da ureia; farmacocinética do medicamento nesses pacientes e eventual necessidade de ajuste de dose não foram estudadas
Interações medicamentosas: sem interações conforme a base de dados Micromedex
Reações adversas: • Dermatológica: erupções urticariformes • Hematológica: leucopenia moderada • Gastrointestinais: náusea, epigastralgia, alteração do paladar (gosto metálico), glossites, estomatites • Raramente: vertigens, fenômenos de incoordenação e ataxia, parestesias, polineurites sensitivomotoras
Precauções: doenças do SNC; discrasias sanguíneas; uso concomitante com varfarina; uso concomitante com álcool; uso concomitante com dissulfiram

selegilina
Jumexil®

comp 5 mg

Sem informações	Sem informações	C	Uso criterioso	MPI? Não

Classificação terapêutica: inibidor da monoaminoxidase tipo B

Posologia:
• Mal de Parkinson: adultos – 5 mg, 2x/dia; idosos – 5 mg, pela manhã

Função hepática: insuficiência hepática leve a moderada – ajuste de dose não é necessário; insuficiência hepática grave – não há informações disponíveis

Função renal: insuficiência renal leve a moderada – ajuste de dose não é necessário; insuficiência renal grave – não há informações disponíveis

Ajuste de dose (pacientes geriátricos): 6 mg/24 h, tipicamente a cada 24 h

Interações medicamentosas: amitriptilina, inibidores da monoaminoxidase (tranilcipromina, selegilina, azul de metileno, furazolidona, moclobemida, linezolida, rasagilina), ciproeptadina, sertralina, metildopa, venlafaxina, dextrometorfano, ciclobenzaprina, isomepteno, remifentanila, buspirona, hidrocodona, *ginseng*, dopamina, antidiabéticos seletivos (clorpropamida, glibenclamida, glipizida, metformina, acarbose, insulina lispro, insulina bovina, repaglinida, insulina asparte, insulina glulisina, insulina detemir, insulina degludeca, glimepirida, nateglinida)

Reações adversas:
• Gastrointestinais: indigestão (5%), náusea (11%), irritação oral (comps de desintegração oral: 10%)
• Musculoesquelética: dor lombar (5%)
• Neurológicas: tontura (11%), discinesia (6%), dor de cabeça (7%), insônia (7%)
• Respiratória: rinite (7%)
• Cardiovascular: fibrilação atrial
• Dermatológica: melanoma maligno

Precauções: uso concomitante com inibidores seletivos de recaptação da serotonina, inibidores de recaptação de serotonina e norepinefrina e antidepressivos tricíclicos – aumento do risco de efeitos adversos graves; doses VO > 10 mg/dia diminuem a seletividade para a atividade de monoaminoxidase tipo B e podem aumentar o risco de crises hipertensivas; risco aumentado de hipotensão ortostática e tonturas em pacientes geriátricos; hipotensão, por vezes postural, com sintomas ortostáticos; risco potencial aumentado de melanoma; alimentos ou bebidas com doses mais elevadas de selegilina contendo tiramina – risco aumentado de crise hipertensiva; utilizar após 5 semanas da descontinuação de fluoxetina

Contraindicações: uso concomitante de meperidina, metadona, propoxifeno, tramadol – aumento do risco de efeitos adversos graves (p. ex., hipertensão grave ou hipotensão, hiperpirexia maligna, coma, morte); uso concomitante com outros inibidores da monoaminoxidase pode causar graves reações hipertensivas; uso concomitante com dextrometorfano pode causar psicose ou comportamento incomum

sene/frangula purshiana (cáscara sagrada)					
Cáscara Sagrada® Herbarium	Sem informações	Sem informações	C	Compatível	MPI? Não
caps 75 mg					

Classificação terapêutica: laxante de contato

Posologia:
- Obstipação intestinal: 1-2 cap, 1x/dia, por até 2 semanas

Função hepática: não há informações disponíveis

Função renal: não há informações disponíveis

Interações medicamentosas: sem interações

Reações adversas:
- Gastrointestinais: cólicas intestinais, espasmos, vômito
- Renais: a urina pode apresentar-se amarela ou marrom-avermelhada pela presença de metabólitos

Contraindicações: obstrução intestinal; inflamação aguda (doença de Crohn, apendicite); náusea, vômito; dor abdominal não diagnosticada

sertralina Zoloft®; Tolrest® comp rev 50 e 100 mg; comp rev 25 e 75 mg	Com ajuste de dose	Sem ajuste de dose	C/D (se usado na 2ª metade da gravidez)	Uso criterioso	MPI? Não

Classificação terapêutica: inibidor seletivo da recaptação da serotonina

Posologia:
- Transtornos do humor, transtornos ansiosos, transtorno disfórico pré-
-menstrual: 25-200 mg/dia

Função hepática: insuficiência hepática – redução da dose ou aumento do intervalo podem ser necessários

Função renal: insuficiência renal – ajuste de dose não é necessário

Interações medicamentosas: selegilina, moclobemida, linezolida, tranilcipromina, anti-inflamatórios não esteroidais (ácido acetilsalicílico, naproxeno, fenilbutazona, ácido mefenâmico, fenoprofeno, ibuprofeno, indometacina, piroxicam, diclofenaco, cetoprofeno, flurbiprofeno, cetorolaco, tenoxicam, etofenamato, dipirona, nimesulida, lornoxicam, acemetacina, propifenazona, meloxicam, celecoxibe, proglumetacina, rofecoxibe, dexcetoprofeno, parocoxibe, valdecoxibe, etoricoxibe, nepafenaco, loxoprofeno, lumiracoxibe, ácido tolfenâmico, nimesulida, ácido flufenâmico), sibutramina, nortriptilina, alfentanila, erva-de-são-joão, oxcarbazepina, rizatriptana, anticoagulantes (heparina, varfarina, antitrombina humana III, enoxaparina, dalteparina, nadroparina, bivalirrudina, defibrotida, desirudina, fondaparinux, bemiparina, tinzaparina, reviparina), naratriptana, oxicodona, fenitoína, zolmitriptana, lítio, rifampicina, zolpidem, cimetidina, *ginkgo*, flufenazina, lamotrigina, propranolol

Reações adversas:
- Cardiovasculares: 1-10% – dor torácica, palpitação
- Dermatológica: 1-10% – erupção cutânea
- Neurológicas: > 10% – cefaleia, fadiga, insônia, sonolência, tontura; 1-10% – agitação, ansiedade, dor, hipoestesia, mal-estar, nervosismo
- Respiratória: 1-10% – rinite
- Musculoesqueléticas: > 10% – tremor; 1-10% – dorsalgia e/ou lombalgia, fraqueza, hipertonia, mialgia, parestesia
- Gastrointestinais: > 10% – anorexia, diarreia, náusea, xerostomia; 1-10% – aumento do apetite, constipação, dispepsia, flatulência, ganho de peso, vômito
- Endócrina e metabólica: > 10% – redução da libido
- Geniturinárias: > 10% – transtornos de ejaculação; 1-10% – impotência
- Miscelânea: > 10% – diaforese; 1-10% – bocejos
- Auditiva: 1-10% – zumbido
- Oculares: 1-10% – dificuldade visual, visão anormal

(continua)

- Outras reações adversas relatadas em pacientes pediátricos (frequência > 2%): agressividade, epistaxe, hipercinesia, incontinência urinária, púrpura, sinusite

Precauções: idade > 60 anos – considerar ajuste de dose; não recomendado uso concomitante com precursores da serotonina (p. ex., triptofano), outros inibidores seletivos da recaptação da serotonina ou inibidores da recaptação de serotonina e norepinefrina; eventos hemorrágicos, incluindo hemorragias potencialmente fatais, foram relatados com inibidores seletivos da recaptação da serotonina e inibidores da recaptação de serotonina e norepinefrina; risco pode ser aumentado com o uso concomitante de AINH, ácido acetilsalicílico, varfarina e outros anticoagulantes; transtorno bipolar – aumento do risco de precipitação de um episódio misto/maníaco; piora do comportamento de ideação suicida ou depressão; risco de ativação de mania/hipomania de pacientes com histórico de mania; sintomas de descontinuação graves foram relatados com a retirada abrupta – recomenda-se retirada gradual; glaucoma de ângulo fechado ou aumento da pressão intraocular – midríase foi relatada; diabete – aumento do risco de hipoglicemia; aumento do risco de hiponatremia ocorreu geralmente como resultado da síndrome de secreção inapropriada de hormônio antidiurético – com o aumento de depleção de volume, idade avançada ou uso concomitante a diuréticos; não recomendado uso concomitante com álcool

Contraindicações: uso concomitante com um inibidor da monoaminoxidase, incluindo linezolida e azul de metileno EV, ou no período de 14 dias após a descontinuação de um inibidor da monoaminoxidase; uso concomitante de pimozida ou tioridazina – risco de prolongamento do intervalo QT

sevelamer

Renagel®

comp rev 800 mg

Sem informações	Sem informações	C	Uso criterioso	MPI? Não

Classificação terapêutica: medicamento para tratamento de hipercalemia ou hiperfosfatemia

Posologia:
- Controle do fósforo: até 3 comprimidos, 3x/dia (7.200 mg/dia), antes das refeições

Função hepática: não há informações disponíveis

Função renal: não há informações disponíveis

Interações medicamentosas: ciprofloxacino, levofloxacino, micofenolato de mofetila, micofenolato de sódio

Reações adversas:
- Cardiovascular: hipertensão arterial (10%)
- Dermatológica: erupção cutânea (13%)
- Neurológicas: cefaleia (9%), hipertermia (5%)
- Respiratórias: rinofaringite (14%), bronquite (11%), dispneia (10%), tosse (7%), infecção das vias aéreas superiores (5%)
- Musculoesqueléticas: dor em membros (13%), artralgia (12%), dorsalgia e/ou lombalgia (4%)
- Gastrointestinais: vômito (22%), náusea (7-20%), diarreia (4-19%), dispepsia (5-16%), constipação (2-8%), flatulência (4%)
- Endócrina e metabólica: hipercalcemia (5-7%)
- Relatos após a colocação no mercado e/ou de caso: dor abdominal, erupção cutânea, íleo paralítico (raro), obstrução intestinal (rara)

Precauções: distúrbios da deglutição; disfagia e retenção no esôfago

Contraindicação: obstrução intestinal

sibutramina					
Reductil®					60+
comp 10 e 15 mg					
	Precaução	Precaução	D	Uso criterioso	MPI? Não

Classificação terapêutica: medicamento antiobesidade de ação central

Posologia:
- Tratamento farmacológico da obesidade: 10 mg, VO, pela manhã; pode-se aumentar após 4 semanas para 15 mg, 1x/dia

Função hepática: podem ocorrer alterações nas provas de função hepática (2%); insuficiência hepática grave – uso não recomendado

Função renal: insuficiência renal grave – uso não recomendado

Interações medicamentosas: anti-inflamatórios não esteroidais (ácido acetilsalicílico, naproxeno, fenilbutazona, ácido mefenâmico, fenoprofeno, ibuprofeno, indometacina, piroxicam, diclofenaco, cetoprofeno, flurbiprofeno, cetorolaco, tenoxicam, etofenamato, dipirona, nimesulida, lornoxicam, acemetacina, propifenazona, meloxicam, celecoxibe, proglumetacina, rofecoxibe, dexcetoprofeno, parocoxibe, valdecoxibe, etoricoxibe, nepafenaco, loxoprofeno, lumiracoxibe, ácido tolfenâmico, nimesulida, ácido flufenâmico), inibidores seletivos da recaptação da serotonina (fluoxetina, fluvoxamina, paroxetina, sertralina, citalopram, escitalopram, vilazodona), alfentanila, ergotamina, di-hidroergotamina, dextrometorfano, lítio, zolmitriptano

Reações adversas:
- Cardiovasculares: taquicardia (3%), dor torácica (2%), hipertensão arterial (2%), palpitação (2%), vasodilatação (2%), edema periférico
- Dermatológicas: erupção cutânea (4%), prurido
- Neurológicas: cefaleia (30%), insônia (11%), tontura (7%), ansiedade (5%), nervosismo (5%), depressão (4%), estimulação do SNC (2%), sonolência (2%), labilidade emocional (1%), agitação, febre, pensamento anormal, parestesia (2%)
- Respiratórias: faringite (10%), rinite (10%), sinusite (5%), tosse (4%), bronquite, dispneia
- Musculoesqueléticas: dorsalgia e/ou lombalgia (8%), artralgia (6%), fraqueza (6%), cervicalgia (2%), mialgia (2%), distúrbios articulares (1%), tenossinovite (1%), artrite, cãibras em membros inferiores, hipertonia
- Gastrointestinais: xerostomia (17%), anorexia (13%), constipação (12%), aumento do apetite (9%), náusea (6%), dispepsia (5%), dor abdominal (5%), alteração do paladar (2%), gastrite (2%), diarreia, distúrbios dentais, flatulência, gastroenterite
- Auditiva: distúrbios auditivos (2%)
- Endócrinas e metabólicas: dismenorreia (4%), distúrbios e/ou irregularidades menstruais
- Geniturinária: moniliíase vaginal (1%)
- Ocular: ambliopia
- Miscelânea: síndrome gripal (8%), diaforese (3%), reações alérgicas (2%), sede (2%)

(continua)

Contraindicações: idade > 65 anos; histórico de doença cerebrovascular; uso concomitante com inibidores da monoaminoxidase (aguardar pelo menos 2 semanas entre o uso de sibutramina e inibidores da monoaminoxidase); uso concomitante com outros medicamentos de perda de peso de ação central; histórico de insuficiência cardíaca congestiva, doença arterial coronariana, doença arterial oclusiva e arritmias cardíacas; anorexia nervosa; bulimia nervosa; hipertensão descontrolada; consumo de álcool

Precauções: cautela na administração a nefropatas; pacientes com histórico de epilepsia

sildenafila

Revatio®;
Viagra®

comp rev 20 mg; comp rev 25, 50 e 100 mg	Com ajuste de dose	Com ajuste de dose	B	Uso criterioso	MPI? Não

Classificação terapêutica: medicamento indicado para o tratamento da disfunção erétil, e indicado para o tratamento dos sinais e sintomas da hiperplasia prostática benigna

Posologia:
- Disfunção erétil: 25-100 mg, 1x/dia (usual: 50 mg, 1x/dia)
- Hipertensão arterial pulmonar: 20 mg, 3x/dia

Função hepática: pode ocorrer aumento das provas de funções hepáticas (1-10%); disfunção hepática leve a moderada, disfunção erétil – iniciar com dose de 25 mg; hipertensão pulmonar – ajuste de dose não é necessário

Função renal: disfunção renal, disfunção erétil, com ClCr < 30 mL/min – iniciar com dose de 25 mg; hipertensão pulmonar – ajuste de dose não é necessário

Interações medicamentosas: ritonavir, nitratos orgânicos (nitroglicerina, dinitrato de isossorbida, mononitrato de isossorbida, propatilnitrato), saquinavir, indinavir, telitromicina, nefazodona, voriconazol, itraconazol, silodosina, bosentana, etravirina, nebivolol, cetononazol, ciprofloxacino, bloqueadores alfa-1 adrenérgicos (fentolamina, prazosina, terazosina, doxazosina, alfuzosina, tansulosina), eritromicina, delavirdina

Reações adversas (baseadas em doses normais; alguns, como diarreia, distúrbios visuais, mialgia e rubores, podem aumentar com doses > 100 mg/24 h):
- Cardiovascular: 10% – rubores
- Dermatológicas: 1-10% – eritema, erupção cutânea
- Hematológicas: 1-10% – anemia, leucopenia
- Neurológicas: cefaleia (16-46%); 1-10% – hipertermia, insônia, tontura, parestesia

(continua)

- Respiratórias: 1-10% – congestão nasal, epistaxe, exacerbação da dispneia, rinite, sinusite
- Musculoesqueléticas: 1-10% – mialgia
- Gastrointestinais: dispepsia (7-17%); 1-10% – diarreia (3-9%), gastrite
- Geniturinária: 1-10% – ITU
- Ocular: visão anormal (alterações da visão de cores, aumento da sensibilidade à luz ou turvamento da visão: 3%; doses > 100 mg: < 11%)

Precauções: deformações anatômicas do pênis; insuficiência cardíaca ou doença da artéria coronária – risco de causar angina instável; doença cardiovascular preexistente; não recomendado uso concomitante com outros inibidores da fosfodiesterase-5 ou inibidores de CYP3A fortes; ajuste de dose recomendado para idosos; deficiência auditiva; hipertensão; infarto do miocárdio, AVC ou arritmia com risco de morte nos últimos 6 meses; hipertensão pulmonar secundária à anemia falciforme; doença pulmonar veno-oclusiva; retinite pigmentosa

Contraindicações: uso regular ou intermitente simultâneo de nitratos orgânicos em qualquer forma; uso concomitante com inibidores da protease do HIV ou elvitegravir/cobicistate/tenofovir/emtricitabina (quando para a hipertensão arterial pulmonar)

sinvastatina Zocor® comp rev 10, 20, 40 e 80 mg	Contraindicado	Com ajuste de dose	X	Contraindicado	MPI? Não

Classificação terapêutica: inibidor da HMG-CoA redutase

Posologia:
- Hiperlipidemia e hiperlipidemia mista: 10-40 mg/dia, à noite

Função hepática: doença hepática ativa ou elevações persistentes e sem explicação das transaminases séricas – uso contraindicado; histórico de doença hepática ou abuso de álcool – uso com precaução; casos fatais foram relatados; interromper o tratamento se ocorrer lesão hepática grave

Função renal: insuficiência renal – risco aumentado de miopatia ou rabdomiólise; insuficiência renal leve a moderada – nenhum ajuste de dose necessário; insuficiência renal grave – dose inicial de 5 mg/dia

Ajuste de dose: chineses – em uso de niacina, $\geq$ 1 g/dia; doses > 20 mg/dia devem ser ministradas com cautela; uso concomitante com lomitapida – reduzir a dose de sinvastatina em 50%; dose máxima não deve exceder 20 mg/dia para pacientes que já tomam sinvastatina, 80 mg/dia, cronicamente ($\geq$ 12 meses) sem evidência de toxicidade muscular e necessitam do uso de uma droga com potencial interação – trocar por outra estatina com menor potencial de interação; uso concomitante a verapamil, diltiazem ou dronedarona – não deve exceder 10 mg/dia; uso concomitante com amiodarona, anlodipino ou ranolazina – não deve exceder 20 mg/dia

Interações medicamentosas: itraconazol, eritromicina, nelfinavir, genfibrozila, nefazodona, ciclosporina, posaconazol, telitromicina, atazanavir, danazol, cetoconazol, claritromicina, ritonavir, diltiazem, amiodarona, ranolazina, niacina, verapamil, simeprevir, varfarina, pazopanibe, anlodipino, colchicina, quinupristina, dalfopristina, ciprofloxacino, ciprofibrato, lomitapida, fluconazol, ácido fusídico, carbamazepina, risperidona, azitromicina, erva-de-são-joão, betainterferona, efavirenz, clopidogrel, ticagrelor, dronedarona, rifampicina, albiglutida, bosentana, levotiroxina, digoxina, pectina, oxcarbazepina, fenitoína

Reações adversas:
- Respiratória: infecção de vias aéreas superiores (2%)
- Musculoesquelética: elevação de CPK (> 3x os níveis normais em $\geq$ 1 ocasião: 5%)
- Hepática: aumento de transaminases (> 3x LSN)
- Gastrointestinais: constipação (2%), flatulência (1-2%), dispepsia (1%)

Precauções: uso concomitante com niacina ou doses elevadas (80 mg) – risco aumentado de miopatia

(continua)

Contraindicação: uso concomitante de genfibrozila, ciclosporina, danazol, fortes inibidores de CYP3A4 (p. ex., boceprevir, claritromicina, eritromicina, inibidores da protease, itraconazol, cetoconazol, nefazodona, posaconazol, telaprevir, telitromicina, voriconazol) ou produtos que contenham cobicistate

sitagliptina					60+
Januvia® comp rev 25, 50 e 100 mg	Precaução	Com ajuste de dose	B	Uso criterioso	MPI? Não

Classificação terapêutica: antidiabético

Posologia:
- DM tipo 2: dose usual de 100 mg, 1x/dia

Função hepática: insuficiência hepática leve a moderada – ajuste de dose não é necessário; insuficiência hepática grave, sem estudos – uso com precaução

Função renal: ClCr de 30-50 mL/min – 50 mg/dia; ClCr < 30 mL/min – 25 mg/dia; hemodiálise ou diálise peritoneal – 25 mg, VO, 1x/dia, independentemente do tempo de hemodiálise

Interações medicamentosas: betabloqueadores (propranolol, metoprolol, timolol, nadolol, pindolol, atenolol, labetalol, acebutolol, betaxolol, levobunolol, esmolol, carteolol, bisoprolol, sotalol, metipranolol, carvedilol, nevibolol), digoxina

Reações adversas:
- Respiratória: nasofaringite (5%)
- Gastrointestinais: diarreia (3%), dor abdominal (2%), náusea (1%)

Precauções: pancreatite aguda (incluindo hemorrágica fatal ou necrotizante) – interromper a terapia se desenvolver sinais ou sintomas

Contraindicação: reação de hipersensibilidade grave (p. ex., angioedema, anafilaxia)

solifenacina

Vesicare®

comp rev 5 e 10 mg

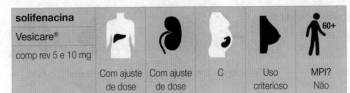

| Com ajuste de dose | Com ajuste de dose | C | Uso criterioso | MPI? Não |

Classificação terapêutica: medicamento para uso em bexiga hiperativa

Posologia:
- Bexiga hiperativa: 5-10 mg, 1x/dia

Função hepática: insuficiência hepática moderada (Child-Pugh classe B) – 5 mg, VO, 1x/dia; insuficiência hepática grave (Child-Pugh classe C) – uso contraindicado

Função renal: ClCr < 30 mL/min – 5 mg, VO, 1x/dia

Ajustes de dose: dose ≤ 5 mg, VO, 1x/dia, é recomendada quando administrado concomitantemente com cetoconazol ou outros inibidores potentes de CYP3A4

Interações medicamentosas: cetoconazol, hidroxicloroquina, donepezila

Reações adversas:
- Gastrointestinais: xerostomia (relacionada à dose: 11-28%), constipação (relacionada à dose: 5-13%), dispepsia (1-4%), náusea (2-3%), dor abdominal superior (1-2%)
- Cardiovasculares: edema (< 1%), hipertensão arterial (< 1%)
- Geniturinárias: ITU (3-5%), retenção urinária (< 1%)
- Oculares: visão turva (4-5%), olhos secos (< 2%)
- Respiratória: tosse (< 1%)
- Neurológicas: cefaleia (3-6%), fadiga (1-2%), depressão (< 1%)
- Miscelânea: influenza (1-2%)

Precauções: anafilaxia e angioedema têm ocorrido com início das doses ou doses subsequentes; obstrução do fluxo da bexiga clinicamente significativa; efeitos anticolinérgicos (p. ex., tonturas, sonolência) foram relatados; motilidade gastrointestinal diminuída (p. ex., atonia intestinal); doenças obstrutivas gastrointestinais (p. ex., estenose pilórica) – risco de retenção gástrica; miastenia grave; glaucoma de ângulo fechado controlado; prolongamento do intervalo QT, histórico conhecido ou uso concomitante a medicamentos conhecidos por prolongar o intervalo QT – aumento do risco de prolongamento do intervalo QT

Contraindicações: retenção gástrica e/ou urinária; glaucoma de ângulo estreito não controlado

somatostatina Stilamin® pó liof sol inj + dil 1 mL, 3 mg	 Precaução	Precaução	D	Contraindicado	MPI? Não

Classificação terapêutica: hormônio anticrescimento

Posologia:
- Hemorragia aguda do trato gastrointestinal alto: 3,5 mcg/kg/h, por até 120 h
- Fístulas pancreáticas e pancreatite aguda: 3,5 mcg/kg/h, em infusão EV contínua, por 7-10 dias

Administração parenteral: tratamento de hemorragia gastrointestinal – administrar 250 mcg por injeção EV lenta (3-5 min); também pode ser infundida na taxa de 250 mcg/h

Função hepática: problemas hepáticos – meia-vida média é de 1,2-4,8 min (indivíduo saudável: 1,1-3 min); uso com precaução

Função renal: insuficiência renal – meia-vida média é de 2,6-4,9 min (indivíduo saudável: 1,1-3 min); uso com precaução

Interação medicamentosa: morfina

Reações adversas:
- Neurológicas: tontura, rubor na face
- Gastrointestinal: náusea

Precauções: hipersensibilidade à octreotida; diabete

sorbitol (associação: sorbitol + laurilsulfato de sódio) Minilax® enema 714 mg + 7,7 mg	Sem informações	Sem informações	C	Uso criterioso	MPI? Não

Classificação terapêutica: enema, solução de irrigação

Posologia: quando necessário, poderão ser aplicadas duas doses simultaneamente, em especial em casos de fecaloma

Função hepática: não há informações disponíveis

Função renal: não há informações disponíveis

Interação medicamentosa: sem interação

Reação adversa:
• Ardência retal (entre 0,1 e 1%)

Precauções: deve ser evitado em pacientes com hemorragia e enterocolite hemorrágica

Contraindicação: não há relatos

sorbitol (associação: sorbitol + laurilsulfato de sódio)

sotalol Sotacor® comp 120 e 160 mg					
	Sem informações	Com ajuste de dose	C/D (se usado no 1º e 3º trimestres)	Uso criterioso	MPI? Não

Classificação terapêutica: betabloqueador não seletivo

Posologia:
- Arritmias supraventriculares e ventriculares: 160-320 mg/dia, em 2-3 doses

Função hepática: não há informações disponíveis

Função renal: insuficiência renal – ajustes de dose variam conforme o produto e a indicação; as titulações devem ser mais lentas, permitindo 5-6 intervalos de dose entre os ajustes; fibrilação atrial/*flutter* atrial ou formulação EV com ClCr de 40-60 mL/min – dose única diária; ClCr < 40 mL/min – uso contraindicado; arritmia ventricular com ClCr 30-59 mL/min – dose única diária; ClCr de 10-29 mL/min – aumento do intervalo de dosagem para 36-48 h; ClCr < 10 mL/min – individualizar o intervalo de dosagem com base na resposta do paciente; hemodiálise – pode exigir tanto diminuição da dose quanto aumento no intervalo entre as doses (orientações específicas indisponíveis)

Interações medicamentosas: diuréticos (furosemida, bumetanida, espironolactona, amilorida, triantereno, eplerenona, diazóxido, hidroclorotiazida, clortalidona, indapamida, clopamida, manitol, acetazolamida, piretanida, bendroflumetiazida, clopamida), trióxido de arsênio, diltiazem, halofantrina, verapamil, anti-inflamatórios não esteroidais (ácido acetilsalicílico, naproxeno, fenilbutazona, ácido mefenâmico, fenoprofeno, ibuprofeno, indometacina, piroxicam, diclofenaco, cetoprofeno, flurbiprofeno, cetorolaco, tenoxicam, etofenamato, dipirona, nimesulida, lornoxicam, acemetacina, propifenazona, meloxicam, celecoxibe, proglumetacina, rofecoxibe, dexcetoprofeno, parocoxibe, valdecoxibe, etoricoxibe, nepafenaco, loxoprofeno, lumiracoxibe, ácido tolfenâmico, nimesulida, ácido flufenâmico), bloqueadores alfa-1 adrenérgicos (fentolamina, prazosina, terazosina, doxazosina, alfuzosina, tansulosina), erva-de-são-joão, metildopa, antidiabéticos (insulina humana regular, insulina humana isofana [NPH], insulina glargina, clorpropamida, glibenclamida, glipizida, metformina, acarbose, insulina lispro, repaglinida, rosiglitazona, pioglitazona, insulina asparte, insulina glulisina, exenatida, insulina detemir, sitagliptina, saxagliptina, liraglutida, linagliptina, vildagliptina, alogliptina, insulina degludeca, canaglifozina, lixisenatida, dapaglifozina, albiglutida, empaglifozina, dulaglutida, glimepirida, nateglinida)

Reações adversas:
- Cardiovasculares: bradicardia (16%), dor torácica (16%), palpitação (14%), edema (8%), anormalidades eletrocardiográficas (7%), hipotensão arterial (6%), insuficiência cardíaca congestiva (5%), pró-arritmias (arritmia ventricular: 5%; fibrilação atrial ou *flutter* atrial: < 1%), síncope (5%), distúrbios vasculares periféricos (3%)

(continua)

- Dermatológicas: prurido ou erupção cutânea (5%)
- Hematológica: sangramento (2%)
- Neurológicas: fadiga (20%), tontura (20%), sensação de desmaio (12%), cefaleia (8%), problemas do sono (8%), confusão mental (6%), ansiedade (4%), depressão (4%)
- Respiratórias: dispneia (21%), problemas em vias aéreas superiores (5-8%), asma (2%)
- Musculoesqueléticas: fraqueza (13%), dor em extremidades (7%), parestesia (4%), dorsalgia e/ou lombalgia (3%)
- Gastrointestinais: náusea e/ou vômito (10%), diarreia (7%), desconforto gástrico (3-6%), flatulência (2%)
- Endócrina e metabólica: redução da capacidade sexual (3%)
- Geniturinária: impotência (2%)

Precauções: arritmias ventriculares; retirada abrupta; doenças broncoespásticas; não recomendado uso concomitante com medicamentos que prolonguem o intervalo QT; DM; desequilíbrio hidroeletrolítico; insuficiência cardíaca; hipertireoidismo/tireotoxicose; hipotensão; infarto do miocárdio recente

Contraindicações: intervalo QT > 450 ms; asma brônquica ou condições broncoespásticas relacionadas; choque cardiogênico; insuficiência cardíaca descompensada; hipopotassemia (< 4 mEq/L); síndromes do QT longo congênitas ou adquiridas; bloqueio atrioventricular de 2º ou 3º grau sem um marca-passo em funcionamento; arritmia sinusal sem marca-passo em funcionamento; bradicardia sinusal (< 50 bpm)

sotalol

subcitrato de bismuto coloidal					
Peptulan®					
comp rev 120 mg	Sem informações	Precaução	B	Uso criterioso	MPI? Não

Classificação terapêutica: medicamento para tratamento de úlcera péptica e refluxo gastroesofágico

Posologia:
- Dispepsia: 2 comp, 30 min antes do desjejum, e 2 comp, 30 min antes do jantar; ou 1 comp, 4x/dia, 30 min antes das 3 principais refeições e ao se deitar, no mínimo 2 h depois do jantar

Função hepática: não há informações disponíveis

Função renal: insuficiência renal – pode resultar no aumento plasmático e/ou nos tecidos encefálicos de compostos de bismuto; orientações específicas a respeito do uso de compostos de bismuto na insuficiência renal são escassas – provavelmente, devem ser evitados para pacientes com insuficiência renal grave, e seria prudente adotar os cursos mais curtos de tratamento (4 semanas) para doentes com insuficiência renal mais amena

Interações medicamentosas: tamarindo, doxiciclina, probenecida

Reações adversas (podem ocorrer, ocasionalmente, tontura, cefaleia, distúrbios psicóticos, náusea, vômito e diarreia de intensidade moderada; *rash* cutâneo é de ocorrência bastante rara; são comuns após o início do tratamento em razão da formação do sulfeto de bismuto, sem, contudo, apresentar qualquer consequência clínica):
- Dermatológica: *rash* cutâneo
- Neurológicas: tontura, cefaleia, distúrbios psicóticos
- Gastrointestinais: náusea, vômito, diarreia
- Miscelânea: escurecimento dos dentes, língua e escurecimento das fezes

Precauções: pode causar escurecimento temporário e inofensivo da língua e/ou das fezes; pacientes com gota, diabete, úlceras hemorrágicas, hemofilia ou outras doenças hemorrágicas e insuficiência renal (por causa do componente salicilato); colite ou outras anormalidades da mucosa gastrointestinal que possam aumentar a absorção de bismuto; grandes doses, particularmente para pacientes que receberam suplementos de cálcio; pode ocorrer neurotoxicidade com doses excessivas de subcitrato de bismuto

sucralfato					
Sucrafilm®					60+
comp mast 1 g; flac 200 mg/mL	Sem informações	Precaução	B	Uso criterioso	MPI? Não

Classificação terapêutica: medicamento para tratamento de úlcera péptica e refluxo gastroesofágico

Posologia:
- Profilaxia da úlcera gástrica de estresse: 1 g, 4x/dia
- Tratamento da úlcera de estresse: 1 g, a cada 4 h
- Tratamento da úlcera duodenal: 1 g, 4x/dia, em jejum, por 4-8 semanas; profilaxia – 1 g, 2x/dia

Função hepática: não há informações disponíveis

Função renal: doença renal crônica e diálise – aumento do risco de acúmulo de alumínio e toxicidade; uso com precaução

Interações medicamentosas: digoxina, ciprofloxacino, moxifloxacino, varfarina, gemifloxacino, ofloxacino, norfloxacino

Reação adversa:
- Gastrointestinal: constipação (2%)

Precauções: condições que podem prejudicar a deglutição; diabete

sugamadex sódico

Bridion®

sol inj 100 mg/mL

 Precaução Precaução Sem informações Compatível MPI? Não

Classificação terapêutica: reversor do bloqueio neuromuscular induzido por rocurônio ou vecurônio

Posologia:
- Reversão de bloqueio neuromuscular por rocurônio ou vecurônio: 2-4 mg/kg
- Reversão imediata de bloqueio neuromuscular induzido por rocurônio: 16 mg/kg

Administração parenteral: pode ser administrado apenas na forma de injeção única em *bolus*; a dose pode variar entre 2-4 mg/kg, dependendo do grau do bloqueio neuromuscular; reocorrência do bloqueio – dose adicional de 4 mg/kg pode ser administrada; reversão imediata do bloqueio neuromuscular – dose de 16 mg/kg é recomendada

Função hepática: disfunção hepática leve a moderada – não é necessário ajuste de dose; disfunção hepática grave, sem estudo – uso com precaução

Função renal: ClCr < 30 mL/min – uso não recomendado; diálise – uso com precaução

Interações medicamentosas: contraceptivos (medroxiprogesterona, estradiol, levonorgestrel, noretindrona, dienogeste, drospirenona, norelgestromina, desogestrel, norgestrel, norgestimato, etinilestradiol, etonogestrel)

Reações adversas:
- Dermatológicas: reações cutâneas isoladas, anafilaxia, choque anafilático
- Neurológica: complicações anestésicas

Precauções: doentes em dieta controlada de sódio; uso não recomendado para reversão de bloqueadores neuromusculares além do rocurônio ou do vecurônio; bradicardia acentuada; monitoração da função respiratória durante a recuperação

sulfadiazina
Sulfazina®

comp 500 mg

Precaução	Precaução	D	Contraindi-cado	MPI? Não

Classificação terapêutica: sulfonamida

Posologia:
- Toxoplasmose: 2-4 g/dia, em 3-6 doses

Função hepática: insuficiência hepática – uso com precaução

Função renal: insuficiência renal – uso com precaução

Interações medicamentosas: ciclosporina, ácido aminolevulínico

Reações adversas:
- Dermatológicas: erupção cutânea, fotossensibilidade, prurido, síndrome de Lyell, síndrome de Stevens-Johnson
- Hematológicas: anemia aplástica, anemia hemolítica, granulocitopenia, leucopenia, trombocitopenia
- Hepáticas: hepatite, icterícia
- Gastrointestinais: anorexia, diarreia, náusea, vômito
- Geniturinária: cristalúria
- Endócrina e metabólica: distúrbio da função tireoidiana
- Renais: hematúria, nefrite intersticial, nefropatia aguda
- Miscelânea: reações similares à doença do soro

Precauções: pacientes com deficiência de glicose-6-fosfato-desidrogenase; disfunção renal – manter ingestão líquida > 1,5 L/dia ou administração de bicarbonato de sódio para manter a urina alcalina; apresenta maior probabilidade de causar cristalúria porque é menos solúvel que as outras sulfonamidas; uso prolongado pode acarretar superinfecção fúngica ou bacteriana, incluindo diarreia por *Clostridium difficile* e colite pseudomembranosa

sulfadiazina

sulfametoxazol + trimetoprima

Bactrim®;
Bactrim F®;
Sulfametoxazol®
+ Trimetoprima®

comp 400/80 mg;
susp 200/40 mg;
comp 800/160 mg;
susp 400/80 mg

Contraindicado	Contraindicado	D	Contraindicado	MPI? Não

Classificação terapêutica: associação de sulfonamida e trimetoprima

Posologia:
- Infecções bacterianas: 5-20 mg/kg/dia, divididos, a cada 6-12 h; dose baseada na trimetoprima
- Pneumocistose: 15-20 mg/kg/dia, a cada 6 h, por 14-21 dias

Administração parenteral (compatível – SF e SG5%): administrar apenas como infusão EV lenta; pode ser diluído em 75-125 mL de solução compatível e administrado em 60-90 min
Obs.: estabilidade de 2 h para soluções de 75 mL, 4 h para 100 mL e 6 h para 125 mL

Função hepática: podem ocorrer aumento de transaminases, hepatotoxicidade (incluindo hepatite, colestase e necrose hepática), hiperbilirrubinemia; dano hepático – uso contraindicado

Função renal: podem ocorrer cristalúria, diurese, insuficiência renal, nefrite intersticial, nefrotoxicidade (em associação com a ciclosporina); ClCr > 30 mL/min – dose habitual; ClCr de 15-30 mL/min – administrar 50% da dose usual; ClCr < 15 mL/min – uso contraindicado

Interações medicamentosas: varfarina, metotrexato, digoxina, gemifloxacino, antiarrítmicos classe IA (quinidina, disopiramida, procainamida), antidepressivos tricíclicos (nortriptilina, imipramina, amitriptilina, clomipramina), leucovorina cálcica, rosiglitazona, fenitoína, amantadina, repaglinida, didanosina, rifabutina, ácido aminolevulínico

Reações adversas (as mais comuns incluem desconforto gastrointestinal, como anorexia, náusea e vômito, e efeitos dermatológicos, como erupção cutânea ou urticária; reações raras e potencialmente letais foram associadas ao uso de cotrimoxazol, incluindo reações dermatológicas e hepatotóxicas graves; a maioria das outras reações citadas é rara e a frequência não pode ser estimada com acurácia):
- Cardiovascular: miocardite alérgica
- Dermatológicas: erupção cutânea, fotossensibilidade, prurido, urticária; reações raras – dermatite esfoliativa, eritema multiforme, necrólise epidérmica tóxica, púrpura de Henoch-Schönlein e síndrome de Stevens-Johnson

(continua)

- Hematológicas: agranulocitose, anemia aplástica, anemia mega-loblástica, eosinofilia, granulocitopenia, hemólise (deficiência de glicose-6-fosfato-desidrogenase), meta-hemoglobinemia, pancitopenia, trombocitopenia
- Neurológicas: alucinações, ataxia, confusão mental, crises convulsivas, depressão, febre, icterícia nuclear em neonatos, meningite asséptica, neurite periférica
- Respiratórias: dispneia, infiltrados pulmonares, tosse
- Musculoesqueléticas: artralgia, mialgia, rabdomiólise
- Gastrointestinais: anorexia, colite pseudomembranosa, diarreia, esto-matite, náusea, pancreatite, vômito
- Endócrinas e metabólicas: hiperpotassemia (geralmente com altas doses), hipoglicemia
- Miscelânea: angioedema, doença do soro, lúpus eritematoso sistêmico (raro), poliarterite nodosa (rara)

Precauções: uso concomitante com leucovorina por pacientes HIV-po-sitivos com pneumonia por *Pneumocystis jiroveci* não recomendado; diarreia associada a *Clostridium difficile*; aumento do risco de efeitos colaterais em idosos, especialmente trombocitopenia com ou sem púrpura, deficiência de ácido fólico, hiperpotassemia, reações cutâneas graves, supressão da medula óssea; pode ocorrer deficiência de folato – aumento do risco para alcoólatras crônicos, com disfunção renal ou hepática, alergias graves ou asma brônquica, uso de anticonvulsivante concomitante, síndrome de má absorção ou desnutrição, ou deficiência de ácido fólico preexistente, que é reversível com terapia com ácido folíni-co; reações de hipersensibilidade do trato respiratório têm sido relatadas; hipoglicemia de pacientes não diabéticos tem sido relatada – aumento do risco em disfunção renal e hepática, desnutrição e/ou utilização de doses elevadas; hiponatremia grave e sintomática pode ocorrer – aumento do risco em pacientes com HIV tratados para *Pneumocystis jiroveci*; porfiria; infecções por estreptococos do grupo A beta-hemolíticos – uso não recomendado; disfunção da tireoide

Contraindicações: histórico de trombocitopenia imune induzida por sulfonamida ou trimetoprima; anemia megaloblástica por deficiência de ácido fólico

sulfassalazina

Azulfin®

comp rev lib retard 500 mg

Com ajuste de dose	Com ajuste de dose	B/D (se usado perto do parto)	Contraindicado em menores de 1 mês de vida ou prematuros	MPI? Não

Classificação terapêutica: antialérgico

Posologia:
- Artrite reumatoide: 1-2 g/dia, em 2 doses (máximo: 4 g/dia)
- Doença inflamatória intestinal: fase aguda – 3-4 g/dia (máximo: 6 g/dia); manutenção – 2 g/dia, em intervalos de até 8 h; doença de Crohn – tem papel limitado, com algum efeito na doença colônica

Função hepática: hepatotoxicidade, incluindo casos fatais, foi relatada; recomenda-se monitoração e a interrupção da terapêutica pode ser necessária

Função renal: insuficiência renal – redução da dose recomendada com base no julgamento clínico

Interações medicamentosas: varfarina, ciclosporina, digoxina, ácido aminolevulínico

Reações adversas:
- Dermatológica: > 10% – fossensibilidade
- Neurológica: cefaleia (33%)
- Gastrointestinais: > 10% – diarreia (33%), anorexia, desconforto gástrico, náusea, vômito
- Geniturinária: oligospermia reversível (33%)
- Reações graves ou potencialmente letais: < 3% – alopecia, alteração da cor da pele, alteração da cor da urina, alucinações, anafilaxia, anemia aplástica, anemia de corpos de Heinz, anemia hemolítica, ataxia, crises convulsivas, cristalúria, depressão, dermatite esfoliativa, distúrbios da função tireoidiana, fotossensibilização, granulocitopenia, hepatite, icterícia, leucopenia, necrólise epidérmica, nefrite intersticial, nefropatia (aguda), neuropatia periférica, pancreatite, prurido, rabdomiólise, reações similares às da doença do soro, síndrome de Lyell, síndrome de Stevens-Johnson, síndrome mielodisplásica, trombocitopenia, urticária, vasculite, vertigem

Precauções: alergias; asma brônquica grave; desidratação; vigiar sinais de trombocitopenia

Contraindicações: obstrução intestinal ou urinária; porfiria

sulfato de magnésio

Sulfato de magnésio®

sol inj 100 e 500 mg/mL (10 e 50%)

Sem informações	Com ajuste de dose	D	Compatível	MPI? Não

Classificação terapêutica: compostos de magnésio

Posologia:
- Hipomagnesemia sintomática: 1-2 g de sulfato de magnésio em 100 mL de SG5%, em 5-60 min, seguido da infusão de 4-8 g, em 12-24 h

Administração parenteral (compatível – SF, SG5% e solução de Ringer lactato): IM – para injeção, são recomendadas concentrações de 25-50% a adultos e 20% a crianças; EV – para injeção direta, deve-se utilizar concentrações ≤ 20%; para infusão, a taxa não deve exceder 1,5 mL/min de solução de 10%

Obs.: as embalagens devem ser armazenadas em TA; deve-se evitar o congelamento, e soluções concentradas podem gerar precipitados sob REF

Função hepática: não há informações disponíveis

Função renal: insuficiência renal – administração parenteral pode levar à toxicidade de magnésio; insuficiência renal grave – dose máxima de 20 g/48 h; monitoração frequente do magnésio sérico recomendada

Interações medicamentosas: eltrombopague, vecurônio, nicardipina, rocurônio, suxametônio, nifedipino, isradipino, felodipino, labetalol

Reações adversas:
- Cardiovascular: hipotensão
- Neurológicas: rubor, sudorese
- Miscelânea: bloqueio da transmissão neuromuscular com diminuição dos reflexos, hipotermia, hipotonia, colapso cardíaco, depressão respiratória e depressão do SNC, podendo levar à parada respiratória

Precaução: eclâmpsia na administração EV

Contraindicações: bloqueio cardíaco e danos do miocárdio na administração parenteral

sulfato ferroso

Sulfato ferroso®; Fer-in-sol®

drg 300 mg; gotas oral 25 mg/mL; drg 250 mg; sol oral 250 mg/10 mL; comp 40 mg; sol oral 150 mg/5 mL; sol oral 44 mg/mL; ferro elementar, sol oral 125 mg/mL; xpe 500 mg/mL

Precaução	Precaução	A	Uso criterioso	MPI? Não

Classificação terapêutica: antianêmico

Posologia:
- Anemia ferropriva: 120-180 mg/dia de ferro elementar, divididos em 2-3 tomadas

Função hepática: comprometimento da função hepática – uso com precaução

Função renal: doença renal – uso com precaução

Interações medicamentosas: zinco, ofloxacino, omeprazol, norfloxacino, moxifloxacino, penicilamina, levotiroxina, tetraciclina, levofloxacino, gatifloxacino, doxiciclina, carbidopa, levodopa, metildopa, lomefloxacino, minociclina, micofenolato de sódio

Reações adversas:
- Gastrointestinais: > 10% – cólicas gástricas, constipação, epigastralgia, fezes escuras, irritação gastrointestinal, náusea, vômito; 1-10% – azia, diarreia
- Geniturinária: 1-10% – alteração da cor da urina
- Miscelânea: 1-10% – preparações líquidas podem manchar os dentes temporariamente

Precauções: alcoolismo; inflamação do trato intestinal

Contraindicações: anemia não causada por deficiência de ferro; hemocromatose; hemossiderose

suxametônio					
Quelicin®					60+
sol inj 100 e 500 mg	Sem informações	Sem informações	C	Uso criterioso	MPI? Não

Classificação terapêutica: relaxante muscular de ação periférica

Posologia:
• Bloqueio neuromuscular: dose depende do porte cirúrgico e da duração

Administração parenteral (compatível – SF e SG5%): IM – pode ser administrado dessa forma quando uma veia adequada estiver indisponível; EV – deve ser reconstituído com 2-10 mL; pode ser administrado por injeção rápida, sem diluição, ou diluído em 50-100 mL e infundido a 0,5-10 mg/min
Obs.: estabilidade imediata para soluções reconstituídas e de 24 h para soluções diluídas em TA; não deve ser misturado com soluções alcalinas de pH ≥ 8,5

Função hepática: não há informações disponíveis

Função renal: não há informações disponíveis

Interações medicamentosas: erva-de-são-joão, pancurônio, quinidina, lidocaína, bambuterol, vancomicina, metoclopramida, neostigmina, magnésio (inj), piridostigmina, atracúrio, propofol, lítio

Reações adversas:
• Cardiovasculares: arritmias, bradicardia (maior com a 2ª dose, mais frequente em crianças), hipertensão ou hipotensão arterial, parada cardíaca, taquicardia
• Dermatológica: erupção cutânea
• Respiratórias: apneia, depressão respiratória (prolongada)
• Musculoesqueléticas: fasciculação muscular, mialgia pós-operatória, rabdomiólise (com provável injúria renal aguda mioglobinúrica), rigidez da mandíbula
• Gastrointestinal: hipersialorreia
• Endócrina e metabólica: hiperpotassemia
• Ocular: aumento da pressão intraocular
• Renal: injúria renal aguda (secundária à rabdomiólise)
• Miscelânea: anafilaxia, hipertermia maligna

(continua)

Precauções: infecção abdominal crônica; condições que causem degeneração do SNC e do sistema nervoso periférico; toxicidade digitálica; distúrbios hidroeletrolíticos; fraturas ou espasmos musculares; anormalidades genéticas da colinesterase plasmática; hipopotassemia ou hipocalcemia; glaucoma de ângulo fechado ou penetrante; lesão ocular; condições associadas à redução da atividade da colinesterase plasmática (gravidez, doença hepática ou doença renal, tumores malignos, infecções, queimaduras, anemia, doença cardíaca descompensada, úlcera péptica ou mixedema) – risco de bloqueio neuromuscular prolongado; hemorragia subaracnóidea

Contraindicações: fase aguda da lesão depois de politraumatismo; grandes queimaduras, extensivas à denervação do músculo esquelético ou lesão do neurônio motor superior; histórico pessoal ou familiar de hipertermia maligna; miopatias musculares esqueléticas

tacrolimo

Prograf®;
Protopic®

cap dura 0,5, 1 e 5
mg; sol inj 5 mg/mL,
cap dura lib prol 1
e 5 mg; pom derm
0,03 e 0,1%

Com ajuste de dose	Com ajuste de dose	C	Uso criterioso	MPI? Não

Classificação terapêutica: imunossupressor

Posologia:

- Prevenção da rejeição de órgãos sólidos transplantados: iniciar pelo menos 6 h após transplante de fígado ou coração e dentro das primeiras 24 h após transplante renal (pode-se atrasar até recuperação da função renal); titular doses de acordo com as concentrações; considerar uso EV somente se o paciente estiver impossibiltado para uso VO; transplante hepático – dose inicial de 0,1-0,15 mg/kg/dia, VO (liberação imediata), ou 0,1-0,2 mg/kg/dia, VO (liberação prolongada); transplante cardíaco – recomenda-se uso em combinação com azatioprina ou micofenolato de mofetila; iniciar com 0,075 mg/kg/dia, VO (liberação imediata); transplante renal – recomenda-se uso em combinação com azatioprina ou micofenolato de mofetila; iniciar com 0,1-0,2 mg/kg/dia, VO (liberação imediata); ou 0,1-0,2 mg/kg/dia, VO (liberação prolongada), a depender do uso concomitante de basiliximabe

Função hepática: insuficiência hepática, pós-transplante de fígado – monitoração recomendada; considerar ajuste da dose (VO); insuficiência hepática grave (Child-Pugh ≥ 10) – monitoração recomendada; pode exigir ajuste de dose (VO)

Função renal: nefrotoxicidade, aguda ou crônica, tem sido relatada, em particular com doses elevadas; insuficiência renal preexistente – monitoração recomendada; podem ser necessários ajuste de dose ou descontinuação (VO)

Interações medicamentosas: fluconazol, elbasvir, grazoprevir, colchicina, voriconazol, esomeprazol, omeprazol, posaconazol, hidroxicloroquina, caspofungina, cetoconazol, donepezila, anti-inflamatórios não esteroidais (ácido acetilsalicílico, naproxeno, fenilbutazona, ácido mefenâmico, fenoprofeno, ibuprofeno, indometacina, piroxicam, diclofenaco, cetoprofeno, flurbiprofeno, cetorolaco, tenoxicam, etofenamato, dipirona, nimesulida, lornoxicam, acemetacina, propifenazona, meloxicam, celecoxibe,

(continua)

proglumetacina, rofecoxibe, dexcetoprofeno, parocoxibe, valdecoxibe, etoricoxibe, nepafenaco, loxoprofeno, lumiracoxibe, ácido tolfenâmico, nimesulida, ácido flufenâmico), metronidazol, fenobarbital, sirolimo, sulfametoxazol + trimetoprima, nifedipino, lanzoprazol, ertapenem, cloranfenicol, antiácidos (carbonato de magnésio, hidróxido de magnésio, trissilicato de magnésio, óxido de magnésio, carbonato de alumínio, hidróxido de alumínio, fosfato de alumínio, magaldrato), danazol

Reações adversas:
- Cardiovasculares: hipertensão arterial (13-62%), edema periférico (11-36%), dor torácica (19%), edema (18%), derrame pericárdico (transplante de coração: 15%); < 15% – anormalidades eletrocardiográficas (complexo QRS ou segmento ST anormal), arritmia, AVC hemorrágico, bradicardia, distúrbio vascular periférico, fibrilação atrial, fibrilação ventricular, *flutter* atrial, hemorragia, hipervolemia, hipotensão arterial, hipotensão postural, insuficiência cardíaca, insuficiência cardiopulmonar, redução da frequência cardíaca, síncope, taquicardia, tromboflebite profunda, trombose, flebite e vasodilatação
- Dermatológicas: prurido (15-36%), erupção cutânea (10-24%); < 15% – acne, alopecia, alteração da cor da pele, celulite, dermatite esfoliativa e fúngica, equimose, hirsutismo, má cicatrização, neoplasia cutânea, reação de fotossensibilidade, úlcera cutânea
- Hematológicas: anemia (5-50%), leucopenia (13-48%), leucocitose (8-32%), trombocitopenia (14-24%); < 15% – distúrbio de coagulação, policitemia, redução da protrombina
- Neurológicas: insônia (30-64%), cefaleia (25-64%), dor (24-63%), febre (19-48%), tontura (19%); < 15% – agitação, alterações do humor, alucinações, amnésia, ansiedade, calafrios, confusão mental, crises convulsivas, depressão, encefalopatia, labilidade emocional, paralisia flácida, sintomas psicóticos, psicose, quadriparesia, sonhos anormais, sonolência
- Respiratórias: derrame pleural (30-36%), atelectasia (5-28%), dispneia (5-29%), tosse (18%); < 15% – alteração da voz, asma, distúrbio pulmonar, distúrbio respiratório, edema pulmonar, faringite, pneumonia, pneumotórax, rinite, sinusite
- Musculoesqueléticas: tremor (34-56%; transplante cardíaco: 15%), fraqueza (11-52%), parestesia (17-40%), dorsalgia e/ou lombalgia (17-30%), artralgia (25%); < 15% – cãibras em membros inferiores, compressão de nervos, distúrbio articular, hipertonia, incoordenação, mialgia, mioclonia, neuropatia, osteoporose
- Hepáticas: alteração da função hepática (6-36%), ascite (7-27%); < 15% – aumento de enzimas canaliculares, aumento de DHL e bilirrubinas, colestase, colangite, hepatite e icterícia

(continua)

- Gastrointestinais: diarreia (24-72%), dor abdominal (29-59%), náusea (32-46%), constipação (23-36%), anorexia (7-34%), vômito (14-29%), dispepsia (18-28%); < 15% – aumento do abdome, aumento do apetite, cólicas, disfagia, distúrbio retal, duodenite, esofagite (inclusive ulcerativa), estomatite, flatulência, ganho de peso, gastroesofagite, íleo paralítico, monilíase oral, perfuração e/ou hemorragia gastrointestinal, pseudocisto pancreático
- Endócrinas e metabólicas: hipofosfatemia (28-49%), hipomagnesemia (16-48%), hiperglicemia (21-47%), hiperpotassemia (8-45%), hipopotassemia (13-29%), hiperlipidemia (10-31%), DM (24-26%); < 15% – acidose, alcalose, desidratação, gota, hipercalcemia ou hipocalcemia, hiperfosfatemia, hiperuricemia, hipoproteinemia, redução do bicarbonato, redução do ferro sérico, síndrome de Cushing
- Geniturinárias: ITU (16-34%); < 15% – aumento da frequência urinária, cistite, disúria, espasmo vesical, incontinência urinária, noctúria, retenção urinária, urgência miccional, vaginite
- Locais: complicação no local da incisão (transplante de rim: 28%); < 15% – flebite
- Renais: provas anormais da função renal (36-56%), aumento da creatinina (23-45%), aumento do nitrogênio ureico sanguíneo (12-30%), oligúria (18-19%); < 15% – albuminúria, hematúria, hidronefrose, injúria renal aguda, necrose tubular renal, nefropatia pelo vírus BK, nefropatia tóxica
- Oculares: < 15% – ambliopia, visão anormal
- Miscelânea: infecção (24-45%), infecção por citomegalovírus (32%), disfunção do enxerto (transplante de rim: 24%); < 15% – abscesso, choro, cicatrização anormal, comprometimento da escrita, diaforese, espasmos generalizados, hérnia, herpes simples, peritonite, reação alérgica, sepse, síndrome similar à gripe
- Auditivas: < 15% – otalgia, otite média, zumbido

Precauções: transplantados renais negros – dose maior pode ser necessária; evitar consumo de álcool; uso concomitante com ciclosporina não recomendado; uso concomitante com vacinas de vírus vivos; evitar uso concomitante de nelfinavir; síndrome do QT longo congênita – evitar utilização; infecções de pele superficiais – aumento do risco de infecção por vírus varicela-zóster, infecção pelo vírus herpes simples e eczema herpético (tópica); receptores de transplante de fígado – uso não recomendado; oligúria após transplante renal – ajuste de dose necessário; doenças da pele pré-malignas e malignas – evitar uso (tópico); pode aumentar o risco de infecções dentárias; pode exacerbar varicela, herpes-zóster, DM e hepatite

tadalafila					
Cialis®					60+
comp rev 20 mg					
	Precaução	Precaução	B	Uso criterioso	MPI? Não

Classificação terapêutica: medicamento indicado para o tratamento da disfunção erétil, e indicado para o tratamento dos sinais e sintomas da hiperplasia prostática benigna

Posologia:
- Hiperplasia prostática benigna: 5 mg, 1x/dia; uso concomitante de fortes inibidores da CYP3A4 – dose máxima de 2,5 mg, 1x/dia
- Disfunção erétil: regime "de demanda" – 5-20 mg, pelo menos 30 min antes da atividade sexual prevista; a função erétil pode se manter melhorada por até 36 h após uma única dose; regime "de horário" – 2,5-5 mg, 1x/dia, sempre no mesmo horário, sem considerar tempo previsto para a atividade sexual; uso concomitante de fortes inibidores da CYP3A4 – dose máxima de 10 mg/dia; não mais frequente que a cada 72 h
- Hipertensão pulmonar (Adcirca®): 40 mg, 1x/dia; uso concomitante com ritonavir – ajuste de dose

Função hepática:
- Disfunção erétil: Child-Pugh classe A ou B – conforme a necessidade de uso, dose máxima de 10 mg, VO, 1x/dia; disfunção erétil e/ou hiperplasia prostática benigna com Child-Pugh classe C – não reco-mendado
- Hipertensão pulmonar: Child-Pugh classe A ou B – iniciar com 20 mg, VO, 1x/dia; Child-Pugh classe C – evitar o uso

Função renal:
- Disfunção erétil: ClCr de 31-50 mL/min – conforme a necessidade de uso, 5 mg/dia; dose máxima de 10 mg, não mais frequentemente que 1x a cada 48 h; ClCr < 30 mL/min ou hemodiálise – conforme a neces-sidade de uso, dose máxima de 5 mg/dia; não mais frequentemente que 1x a cada 72 h
- Hiperplasia benigna da próstata ou disfunção erétil + hiperplasia benigna da próstata: ClCr de 31-50 mL/min – 2,5 mg/dia; podendo aumentar 5 mg/dia
- Hipertensão pulmonar: ClCr de 31-80 mL/min – iniciar com 20 mg, VO, 1x/dia, e titular a dose para 40 mg, 1x/dia, com base na tolerabilidade; ClCr < 30 mL/min ou hemodiálise – evitar o uso
- Disfunção erétil e/ou hiperplasia prostática benigna: ClCr < 30 mL/min ou hemodiálise – uso 1x/dia não é recomendado

(continua)

Ajuste de dose:
- Uso concomitante de ritonavir (hipertensão pulmonar): pacientes em uso de ritonavir durante pelo menos 1 semana – iniciar com 20 mg, 1x/dia, e titular a dose para 40 mg, 1x/dia, com base na tolerabilidade; pacientes em uso de tadalafila – interromper pelo menos 24 h antes de iniciar o ritonavir e, em seguida, retomar tadalafila (20 mg, 1x/dia, pelo menos 1 semana após a terapia com ritonavir)
- Uso concomitante de inibidor do CYP3A4 forte (p. ex., cetoconazol, itraconazol, ritonavir): disfunção erétil – uso conforme a necessidade, dose máxima de 10 mg; não mais frequentemente que a cada 72 h; disfunção erétil e/ou hiperplasia prostática benigna – usar 1x/dia; dose máxima de 2,5 mg/dia
- Uso concomitante de inibidor do CYP3A4 forte (p. ex., cetoconazol, itraconazol): hipertensão pulmonar – evitar o uso
- Uso concomitante de indutor do CYP3A4 forte (p. ex., rifampicina): hipertensão pulmonar – evitar o uso
- Uso concomitante com alfabloqueador: disfunção erétil – iniciar com a dose mais baixa recomendada; antes o paciente deve estar estável em tratamento com alfabloqueadores
- Uso concomitante com alfabloqueador: hiperplasia prostática benigna – evitar o uso

Interações medicamentosas: nitratos orgânicos (nitroglicerina, dinitrato de isossorbida, mononitrato de isossorbida, propatilnitrato), tansulosina, tipranavir, cetoconazol, alfuzosina, ritonavir, doxazosina, rifampicina

Reações adversas (foram relatados eventos similares adversos com dosagem 1x/dia, mas são geralmente menores que com doses utilizadas conforme necessário):
- Cardiovascular: rubores (2-3%)
- Neurológica: cefaleia (1-15%)
- Respiratória: congestão nasal (2-3%)
- Musculoesqueléticas: dorsalgia e/ou lombalgia (3-6%), mialgia (1-4%), dor em membros (1-3%), aumento da CPK (2%)
- Gastrointestinal: dispepsia (4-10%)

Precauções: deformações anatômicas do pênis; angina (disfunção erétil); arritmias; controle autonômico da PA gravemente prejudicado; distúrbios hemorrágicos ou úlcera péptica ativa; doença cardiovascular subjacente; condições com predisposição para o priapismo; insuficiência cardíaca classe ≥ II nos últimos 6 meses; doenças hereditárias degenerativas da retina; hipertensão não controlada; hipotensão; obstrução de saída do ventrículo esquerdo; histórico ou fatores de risco para neuropatia isquêmica anterior não arterítica óptica; doença pulmonar veno-oclusiva; AVC nos últimos 6 meses

Contraindicações: uso concomitante de nitratos (qualquer tipo), regular ou intermitentemente

talidomida

Talidomida®

comp 100 mg

Precaução	Sem informações	X	Contra-indicado	MPI? Não

Classificação terapêutica: imunossupressor

Posologia:
- Eritema nodoso lepromatoso: forma aguda – iniciar com 100-300 mg, 1x/dia, ao se deitar, mantendo até melhora dos sintomas (geralmente, cerca de 2 semanas); e, então, diminuir 50 mg, a cada 2-4 semanas; neurite moderada a grave – administrar concomitantemente corticosteroides; na fase de manutenção, manter a dose mínima necessária para controle dos sintomas, objetivando desmame em 3-6 meses
- Mieloma múltiplo: 200 mg, ao se deitar, em combinação com dexametasona

Função hepática: podem ocorrer aumento de AST (3-25%), aumento de bilirrubinas (14%), provas da função hepática anormais (9%); uso com precaução

Função renal: não há informações disponíveis

Interações medicamentosas: álcool, barbituratos, clorpromazina, antidepressivos, anti-histamínicos, ansiolíticos, relaxantes musculares, depressores do sistema nervoso central, reserpina, cloranfenicol, cisplatina, dapsona, didanosina, etambutol, etionamida, hidralazina, isoniazida, lítio, metronidazol, nitrofurantoína, óxido nitroso, fenitoína, estavudina, vincristina, zalcitabina, carbamazepina, griseofulvina, rifabutina, rifampicina, inibidores das proteases como indinavir, nelfinavir, ritonavir ou saquinavir

Reações adversas:
- Cardiovasculares: edema (57%), trombose e/ou embolia (23%; grau 3: 13%; grau 4: 9%), hipotensão arterial (16%), edema periférico (3-8%), edema facial (4%)
- Dermatológicas: erupção cutânea (21-31%), *rash* e/ou descamação cutânea (30%; grau 3: 4%), ressecamento da pele (21%), exantema maculopapular (4-19%), acne (3-11%), dermatite (fúngica: 4-9%), prurido (3-8%), distúrbios ungueais (3-4%)
- Hematológicas: leucopenia (17-35%), neutropenia (31%), anemia (6-13%), linfadenopatia (6-13%)
- Neurológicas: fadiga (79%; grau 3: 3%, grau 4: 1%), sonolência (36-38%), tontura (4-20%), neuropatia sensorial (54%), confusão mental (28%), ansiedade e/ou agitação (9-26%), febre (19-23%), neuropatia motora (22%), cefaleia (13-19%), insônia (9%), nervosismo (3-9%), mal-estar (8%), vertigem (8%), dor (3-8%)
- Respiratórias: dispneia (42%), faringite (4-8%), sinusite (4-8%), rinite (4%)
- Musculoesqueléticas: fraqueza muscular (40%), tremor (4-26%), fraqueza (6-22%), mialgia (17%), parestesia (6-16%), artralgia (13%), neuropatia (8%), dorsalgia e/ou lombalgia (4-6%), cervicalgia (4%), rigidez cervical (4%)

(continua)

- Gastrointestinais: constipação (3-55%), anorexia (3-28%), náusea (4-24%), perda de peso (23%), ganho de peso (22%), diarreia (4-19%), moníliase oral (4-11%), xerostomia (8-9%), flatulência (8%), odontalgia (4%)
- Endócrinas e metabólicas: hipocalcemia (72%), hiperlipemia (6-9%)
- Geniturinárias: hematúria (11%), albuminúria (3-8%), impotência (3-8%)
- Miscelânea: diaforese (13%), infecção (6-8%)

Precauções: recomenda-se cautela enquanto dirigir, operar máquinas ou realizar outras atividades que exijam atenção ou que sejam perigosas; não utilizar álcool; usar criteriosamente para mulheres em idade fértil

Contraindicações: hipersensibilidade a quaisquer componentes da fórmula – reação mais comum em pacientes com HIV; não utilizar caso haja possibilidade de gestação

tegaserode					
Zelmac®					60+
comp 6 mg	Contra-indicado	Contra-indicado	B	Uso criterioso	MPI? Não

Classificação terapêutica: medicamento para disfunção funcional intestinal

Posologia:
- Síndrome do intestino irritável com constipação: mulheres com idade < 55 anos sem doenças cardiovasculares conhecidas – 6 mg, 2x/dia, antes das refeições, por 4-6 semanas; pode ser repetido tratamento por mais 4-6 semanas se houver resposta inicial satisfatória
- Constipação idiopática crônica: mulheres com idade < 55 anos sem doenças cardiovasculares conhecidas – 6 mg, 2x/dia, antes das refeições, por 4-6 semanas; reavaliar periodicamente necessidade de repetição do tratamento

Função hepática: insuficiência hepática moderada ou grave – uso contraindicado

Função renal: insuficiência renal grave – uso contraindicado

Interações medicamentosas: sem interações conforme a base de dados Micromedex

Reações adversas:
- Neurológicas: cefaleia (15%), tontura (4%), enxaqueca (2%)
- Musculoesqueléticas: dorsalgia e/ou lombalgia (5%), artropatia (2%), dor em membros inferiores (1%)
- Gastrointestinais: dor abdominal (12%), diarreia (9%; intensa: < 1%), náusea (8%), flatulência (6%)

Precauções: dor abdominal de início recente ou piora súbita; diarreia atual ou histórico de episódios frequentes; diarreia grave; idosos; hipotensão; colite isquêmica ou outra isquemia intestinal; histórico prévio de ataque cardíaco ou AVC; angina instável; hipertensão; hiperlipidemia; diabete; idade > 55 anos; tabagismo; obesidade; depressão; ansiedade; ideação suicida

Contraindicações: histórico de aderências abdominais, obstrução intestinal ou disfunção do esfíncter de Oddi; doença da vesícula biliar sintomática; homens e crianças

teicoplanina					
Targocid®					60+
pó liof sol inj 200 e 400 mg	Sem informações	Com ajuste de dose	B	Uso criterioso	MPI? Não

Classificação terapêutica: antibacteriano glicopeptídeo

Posologia:
- Infecções por bactérias Gram-positivas, peritonite associada à diálise peritoneal, profilaxia cirúrgica: 400-800 mg (6-12 mg/kg), EV, a cada 12 h, por 3-5 doses, passando para 6-12 mg, EV ou IM, 1x/dia (o regime inicial usual é de 3 doses de 400 mg, a cada 12 h, seguidas de 1 dose de manutenção de 400 mg, 1x/dia)
- Diarreia por *Clostridium difficile:* 200 mg, VO, a cada 12 h, por 7-14 dias (ingestão após reconstituição do pó como solução oral)

Administração parenteral (compatível – SF, SG5%, solução de Ringer e Ringer lactato): reconstituir o pó com diluente próprio (3 mL) e dissolver com cuidado para evitar a formação de espuma; se a solução ficar espumosa, deixar 15 min em repouso; pode ser administrado por injeção IM, EV direta lenta (3-5 min) e por infusão (30 min); os 400 mg podem ser diluídos em 40 mL de SG5% ou 200 mL de SF e infundidos em 30-60 min; a dose de ataque recomendada é de 3 doses de 400 mg, EV, a cada 12 h, e a dose de manutenção, de 400 mg, EV ou IM, 1x/dia
Obs.: estabilidade de 24 h em REF para soluções reconstituídas e diluídas para infusão

Função hepática: podem ocorrer elevação de transaminases e/ou fosfatase alcalina; disfunção hepática – não há informações disponíveis

Função renal: pode ocorrer elevação de creatinina sérica; disfunção renal – redução da dose não é necessária até o 4º dia de tratamento; depois, com ClCr de 40-60 mL/min – dose de manutenção deverá ser diminuída para a metade (utilizando-se dose usual de manutenção, a cada 2 dias, ou a metade dessa dose, 1x/dia); ClCr < 40 mL/min e hemodiálise – dose de manutenção deve ser reduzida para ⅓ da usual (utilizando-se essa dose a cada 3 dias ou ⅓ da dose, 1x/dia)

Interações medicamentosas: sem interações conforme a base de dados Micromedex

Reações adversas:
- Hematológicas: eosinofilia, leucopenia, neutropenia, trombocitopenia, raros casos de agranulocitose reversível
- Neurológicas: tontura, cefaleia, convulsões (intraventricular)
- Gastrointestinais: náusea, vômito, diarreia
- Local: eritema, dor local, tromboflebite e abscesso no local da injeção IM

(continua)

- Reações alérgicas: erupção cutânea, prurido, febre, rigidez, broncoespasmo, reações anafiláticas, choque anafilático, urticária, angioedema
  e raros casos de dermatite esfoliativa, necrólise epidérmica tóxica,
  eritema multiforme (incluindo síndrome de Stevens-Johnson); adicio-
  nalmente, foram relatadas reações relacionadas às infusões, como
  eritema ou rubor do tronco
- Outro: superinfecção (supercrescimento de organismos não suscetíveis)

Precauções: monitorar as funções auditiva, hematológica, hepática e renal, particularmente de pacientes com insuficiência renal, sob tratamento
prolongado e aqueles que necessitam de uso concomitante de fármacos
que possam ter efeitos tóxicos para o sistema auditivo e tóxicos para o
sistema renal

telbivudina

Sebivo®

comp 600 mg

Precaução	Com ajuste de dose	B	Uso criterioso	MPI? Não

Classificação terapêutica: antiviral

Posologia:
- Infecção crônica pelo vírus da hepatite B: 600 mg, 1x/dia, por pelo menos 1 ano, de acordo com perfil de positividade de AgHBe

Função hepática: podem ocorrer acidose láctica e hepatomegalia grave com esteatose; uso de análogos de nucleosídeos isoladamente ou em combinação com antirretrovirais – aumento do risco para pacientes do sexo feminino, obesos ou pessoas com exposição prolongada a nucleosídeos; exacerbações agudas graves de hepatite B têm ocorrido após a interrupção; monitorar a função hepática por vários meses após a terapia ser interrompida; pode ser necessário o reinício do tratamento; uso com precaução

Função renal: ClCr de 30-49 mL/min – administrar 600 mg, a cada 48 h; ClCr < 30 mL/min sem hemodiálise – administrar 600 mg, a cada 72 h; *end-stage renal disease* – administrar 600 mg, VO, a cada 96 h, em solução de 120 mg, 1x/dia; dar após hemodiálise

Interações medicamentosas: alfapeginterferona 2A

Reações adversas:
- Dermatológica: erupção cutânea
- Hematológicas: aumento da amilase no sangue, aumento de lipase, elevação de ALT, elevação de AST, elevação de CPK no sangue
- Neurológicas: tontura, cefaleia
- Musculoesqueléticas: artralgia, mialgia, mal-estar, fadiga
- Gastrointestinais: diarreia, náusea

Precauções: miopatia e miosite; neuropatia periférica; rabdomiólise

Contraindicação: uso concomitante com Interferon® alfa-2A peguilado; pode ocorrer exacerbação da hepatite B em pacientes que interromperam o tratamento

telmisartana

Micardis®

comp 40 e 80 mg

| Com ajuste de dose | Precaução | C/D (se usado no 2° e 3° trimestres) | Uso criterioso | MPI? Não |

Classificação terapêutica: antagonistas da angiotensina II

Posologia:
- Hipertensão: iniciar com 40 mg, 1x/dia; dose habitual de 40-80 mg/dia
- Proteção cardiovascular: alvo de 80 mg/dia

Função hepática: disfunção hepática ou doença obstrutiva das vias biliares – depuração reduzida; iniciar a terapia com dose reduzida

Função renal: alterações na função renal, incluindo oligúria, azotemia progressiva, injúria renal aguda e/ou morte; uso com precaução

Interações medicamentosas: alisquireno, inibidores da enzima conversora de angiotensina (captopril, enalapril, lisinopril, ramipril, quinapril, benazepril, fosinopril, perindopril, trandolapril), antiinflamatórios não esteroidais (ácido acetil salicílico, naproxeno, fenilbutazona, ácido mefenâmico, fenoprofeno, ibuprofeno, indometacina, piroxicam, diclofenaco, cetoprofeno, flurbiprofeno, cetorolaco, tenoxicam, etofenamato, dipirona, nimesulida, lornoxicam, acemetacina, propifenazona, meloxicam, celecoxibe, proglumetacina, rofecoxibe, dexcetoprofeno, parocoxibe, valdecoxibe, etoricoxibe, nepafenaco, loxoprofeno, lumiracoxibe, ácido tolfenâmico, nimesulida, ácido flufenâmico), colesevelam

Reações adversas:
- Cardiovasculares: dor torácica (1%), edema periférico (1%), hipertensão arterial (1%)
- Neurológicas: cefaleia (1%), dor (1%), fadiga (1%), tontura (1%)
- Respiratórias: infecção de vias aéreas superiores (7%), sinusite (3%), tosse (2%), faringite (1%)
- Musculoesqueléticas: dorsalgia e/ou lombalgia (3%), mialgia (1%)
- Gastrointestinais: diarreia (3%), dispepsia (1%), dor abdominal (1%), náusea (1%)
- Geniturinária: ITU (1%)
- Miscelânea: síndrome similar à gripe (1%)

Precauções: pacientes com histórico de angioedema com outras drogas; pacientes com depleção de volume, incluindo aqueles em tratamento com diuréticos; estenose da artéria renal bilateral ou unilateral

Contraindicação: uso concomitante de alisquireno em pacientes com diabete

tenecteplase					
Metalyse®					60+
sol inj 8.000 e 10.000 UI (40 e 50 mg)	Precaução	Precaução	C	Uso criterioso	MPI? Não

Classificação terapêutica: antitrombótico

Posologia:
- IAM com supradesnivelamento do segmento ST: administrar em *bolus* de 5 segundos, idealmente em até 30 min após a chegada do paciente ao serviço de emergência, com uso concomitante de ácido acetilsalicílico, clopidogrel e heparina (não fracionada ou de baixo peso molecular); a dose deve ser ajustada pelo peso do paciente (máximo: 50 mg): < 60 kg – 30 mg, 60-69 kg – 35 mg, 70-79 kg – 40 mg, 80-89 kg – 45 mg, ≥ 90 kg – 50 mg

Administração parenteral: reconstituir imediatamente antes da administração, em AD, formando uma solução de 5 mg/mL; a dose depende do peso corporal, sendo a dose máxima de 10.000 UI (50 mg); pode ser administrado por injeção em *bolus* (5-10 segundos)
Obs.: incompatível com solução glicosada; linhas contendo dextrose devem ser lavadas com SF antes da administração de tenecteplase para evitar a formação de precipitados; estabilidade de 8 h em TA e de 24 h em REF

Função hepática: disfunção hepática grave – aumento do risco de eventos adversos; uso com precaução

Função renal: doença renal – aumento do risco de eventos adversos; uso com precaução

Interações medicamentosas: ácido acetilsalicílico, dipiridamol

Reações adversas:
- Sangramentos: como para todos os medicamentos que podem afetar a hemostasia, o sangramento é o principal efeito adverso associado; a hemorragia pode ocorrer em praticamente qualquer local; o risco depende de múltiplas variáveis, incluindo a dose administrada, o uso concomitante de múltiplos agentes que alteram a hemostasia e a predisposição do paciente; a lise rápida de trombos coronarianos por agentes trombolíticos pode estar associada a arritmias arteriais e/ou ventriculares relacionadas à reperfusão
- Hematológica: > 10% – sangramento
- Neurológica: 1-10% – AVC
- Respiratória: 1-10% – sangramento faríngeo
- Gastrointestinais: 1-10% – epistaxe, hemorragia gastrointestinal
- Local: > 10% – hematoma; 1-10% – sangramento no local da punção do cateter
- Geniturinária: 1-10% – sangramento geniturinário

(continua)

Precauções: idade avançada; arritmias; punções arteriais locais não compressíveis; punções venosas jugular interna e subclávia devem ser evitadas; endocardite bacteriana subaguda; doença cerebrovascular; retinopatia diabética hemorrágica ou outras condições oftálmicas hemorrágicas; hemorragia gastrointestinal recente; sangramento geniturinário; hipertensão; injeções IM devem ser evitadas nas primeiras horas após a administração; trombo do coração esquerdo; pericardite aguda; tromboflebite séptica ou cânula atrioventricular ocluída em local com infecção grave; cirurgia recente grande; trauma recente

Contraindicações: diátese hemorrágica conhecida; histórico de AVC; hipertensão grave não controlada; hemorragia interna ativa; cirurgia intraespinhal ou intracraniana, ou traumatismo nos últimos 2 meses; neoplasia intracraniana; malformação arteriovenosa ou aneurisma

tenofovir
Viread®
comp rev 300 mg

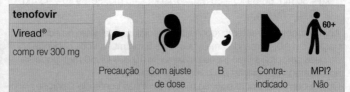

Precaução | Com ajuste de dose | B | Contraindicado | MPI? Não

Classificação terapêutica: antiviral

Posologia:
- Infecção pelo vírus da hepatite B: 300 mg, 1x/dia
- Infecção pelo HIV: 300 mg, 1x/dia, em associação com outros antirretrovirais

Função hepática: podem ocorrer aumento das transaminases, acidose láctica e hepatomegalia grave com esteatose com o uso de análogos de nucleosídeos isoladamente ou em combinação com antirretrovirais; aumento do risco para pacientes do sexo feminino, obesos ou pessoas com exposição prolongada a nucleosídeos; exacerbações agudas graves de hepatite B têm ocorrido após a interrupção – monitorar a função hepática por vários meses após interrupção da terapia; pode ser necessário o reinício do tratamento; uso com precaução

Função renal: ClCr > 50 mL/min – 300 mg, a cada 24 h; ClCr de 30-49 mL/min – 300 mg, a cada 48 h; ClCr de 10-29 mL/min – 300 mg, a cada 72-96 h; ClCr < 10 mL/min sem hemodiálise – sem estudos; hemodiálise – 300 mg, a cada 7 dias, ou depois de um total de aproximadamente 12 h de hemodiálise; dar dose após sessão de hemodiálise

Interações medicamentosas: didanosina, atazanavir, tipranavir, darunavir, ritonavir, lopinavir

(continua)

Reações adversas:

- Dermatológicas: exantema (maculopapular, pustular ou vesicobolhoso), prurido ou urticária (5-7%; pacientes que nunca receberam tratamento: 18%)
- Hematológica: neutropenia (1-2%)
- Neurológicas: dor (7-12%), cefaleia (5-8%), depressão (4-8%; pacientes que nunca receberam tratamento: 11%), insônia (3-4%), febre (2-4%; pacientes que nunca receberam tratamento: 8%), tontura (1-3%)
- Respiratória: pneumonia (2-3%)
- Musculoesqueléticas: fraqueza (7-11%), dorsalgia e/ou lombalgia (3-4%; pacientes que nunca receberam tratamento: 9%), mialgia (3-4%), neuropatia (periférica: 1-3%)
- Gastrointestinais: diarreia (11-16%), náusea (8-11%), dor abdominal (4-7%), vômito (4-7%), anorexia (3-4%), dispepsia (3-4%), flatulência (3-4%), perda de peso (2-4%)
- Endócrina e metabólica: aumento de amilases (pacientes que nunca receberam tratamento: 9%)
- Miscelânea: diaforese (3%)

Precauções: coinfecção de HIV-1 e vírus da hepatite B – aumento do risco de resistência do HIV-1; combinação de didanosina e tenofovir não recomendada; combinação de lamivudina e abacavir com tenofovir ou combinação de lamivudina e didanosina com tenofovir não recomendadas; evitar uso concomitante ou recente de agentes nefrotóxicos incluindo cidofovir, aciclovir, valaciclovir, ganciclovir, valganciclovir, aminoglicosídeos ou uso de alta ou múltiplas doses de AINH; evitar uso concomitante com adefovir dipivoxil; osteomalacia associada à tubulopatia renal proximal; idade < 18 anos; tratamento deve ser suspenso se houver o aparecimento de acidose metabólica ou insuficiência hepática; dosar a creatinina sérica antes do início do tratamento; deve-se ficar atento ao aumento da gordura corporal e da síndrome da reconstituição imunológica; pode provocar o aparecimento de osteomalacia

terbinafina

**Lamisil®;
Lamisilate®**

comp 250 mg;
spr e crem 1%

Precaução	Precaução	C	Uso criterioso	MPI? Não

Classificação terapêutica: antifúngico

Posologia:
- *Tinea pedis*: tópico – aplicar 1-2x/dia, por pelo menos 1 semana; VO – 250 mg/dia, em 1-2 doses, por 2-6 semanas
- *Tinea corporis, Tinea cruris*: tópico – aplicar 1x/dia, por 1 semana; VO – 250 mg/dia, em 1-2 doses, por 2-4 semanas
- Candidíase cutânea: tópico – 1-2x/dia, por 1-2 semanas
- *Tinea versicolor*: tópico – 1-2x/dia, por 1-2 semanas
- Onicomicose: 250 mg, 1x/dia, por 6-12 semanas (prolongar até 12 semanas, especialmente se o hálux for acometido)

Função hepática: podem ocorrer alterações de enzimas hepáticas (3%) (VO); doença hepática ativa ou crônica – uso não recomendado; uso com precaução

Função renal: ClCr < 50 mL/min – uso não recomendado; uso com precaução

Interações medicamentosas: sem interações conforme a base de dados Micromedex

Reações adversas (eventos adversos listados para comp, a menos que haja outra especificação; grânulos VO foram estudados em pacientes de 4-12 anos de idade):
- Dermatológicas: VO – erupção cutânea (6%; grânulos: 2%), prurido (3%; grânulos: 1%), urticária (1%); tópico (1-10%) – dermatite de contato, erupção cutânea, esfoliação, irritação, prurido, ressecamento, sensação de queimação
- Neurológicas: VO – cefaleia (13%; grânulos: 7%), febre (grânulos: 7%)
- Respiratórias: VO – nasofaringite (grânulos: 10%), tosse (grânulos: 6%), congestão nasal (grânulos: 2%), dor faríngea (grânulos: 2%), rinorreia (grânulos: 2%)
- Hepática: VO – alterações de enzimas hepáticas (3%)
- Gastrointestinais: VO – diarreia (6%; grânulos: 3%), vômito (grânulos: 5%), dispepsia (4%), náusea (3%; grânulos: 2%), distúrbio do paladar (3%), dor abdominal (2%; grânulos: 2-4%), odontalgia (grânulos: 1%)
- Locais: tópico (1-10%) – irritação, sensação de picada

Precauções: imunodeficiência conhecida ou suspeita; lúpus eritematoso cutâneo ou sistêmico; alterações no olfato; alteração no paladar; pode produzir insuficiência hepática

teriparatida

Fortéo®
Colter Pen

caneta inj
250 mcg/mL
(20 mcg/dose)

Sem informações	Sem ajuste de dose	C	Uso criterioso	MPI? Não

Classificação terapêutica: hormônio paratiroideano

Posologia:
- Osteoporose: 20 mcg, SC, 1x/dia

Administração parenteral: via SC exclusiva

Função hepática: não há informações disponíveis

Função renal: disfunção renal – ajuste de dose não é necessário

Interações medicamentosas: sem interações conforme a base de dados Micromedex

Reações adversas:
- Cardiovasculares: dor torácica (3%), síncope (3%)
- Dermatológica: erupção cutânea (5%)
- Neurológicas: tontura (8%), depressão (4%), vertigem (4%)
- Respiratórias: rinite (10%), faringite (6%), dispneia (4%), pneumonia (4%)
- Musculoesqueléticas: artralgia (10%), fraqueza (9%), cãibras em membros inferiores (3%)
- Gastrointestinais: náusea (9%), dispepsia (5%), vômito (3%), distúrbios dentais (2%)
- Endócrina e metabólica: hipercalcemia (aumentos passageiros observados 4-6 h após a administração em 11% das mulheres e 6% dos homens)
- Geniturinária: hiperuricemia (3%)
- Miscelânea: anticorpos antiteriparatida (mulheres em tratamento prolongado: 3%; reações de hipersensibilidade ou redução da eficácia não foram associadas em pré-estudos clínicos)

Precauções: urolitíase ativa ou recente; metástases ósseas ou histórico de neoplasias ósseas; terapia com digitálicos; doenças ósseas metabólicas; epífises abertas; doença de Paget; pacientes com maior risco de base para osteossarcoma; hipercalcemia preexistente; radioterapia prévia; elevações inexplicadas da fosfatase alcalina; uso por > 2 anos não recomendado; vigiar a administração em portadores de urolitíase e pacientes em uso de digitálicos; pode produzir hipotensão ortostática; suspender o tratamento em caso de hipercalcemia persistente; aumenta as concentrações séricas de ácido úrico

terlipressina					
Glypressin®					60+
pó liof sol inj 1 mg	Sem informações	Precaução	X	Contra-indicado	MPI? Não

Classificação terapêutica: hormônio do lobo posterior da hipófise

Posologia:
- Hemorragia digestiva alta: 2 mg, EV, em *bolus*, seguidos de 1-2 mg, a cada 4-6 h, por 2-5 dias
- Síndrome hepatorrenal: 1 mg, a cada 6 h, EV, em *bolus*; dose pode ser aumentada até 2 mg, a cada 3 dias, se não houver resposta; interromper tratamento quando creatinina < 1,5 mg/dL ou até no máximo 15 dias

Administração parenteral (compatível – SF): reconstituir em 5 mL de diluente próprio, gerando solução de 0,2 mg/mL; pode-se realizar uma diluição adicional em 10 mL e administrar por injeção em *bolus*; o valor-padrão de dose máxima é de 120-150 mcg/kg
Obs.: estabilidade de 12 h em TA e de 24 h em REF para soluções reconstituídas

Função hepática: não há informações disponíveis

Função renal: insuficiência renal – uso com precaução

Interações medicamentosas: sem interações conforme a base de dados Micromedex

Reações adversas:
- Cardiovasculares: leve aumento da PA; raramente, podem ocorrer arritmia, bradicardia e insuficiência coronariana
- Neurológicas: palidez da face e do corpo, cefaleia
- Respiratória: dispneia
- Gastrointestinais: aumento do movimento peristáltico, dor abdominal, náusea, diarreia, evacuação espontânea
- Miscelânea: necrose no local da injeção; podem ocorrer contrações uterinas decorrentes de distúrbios circulatórios no miométrio e no endométrio, hiponatremia e hipocalcemia

Precauções: hipertensão; doenças cardíacas; asma brônquica; durante o tratamento, PA, frequência cardíaca e balanço de líquidos devem ser monitorados

Contraindicação: choque séptico com baixo débito cardíaco

testosterona

Deposteron®

sol inj 100 mg/mL

Precaução	Precaução	X	Contra-indicado	MPI? Sim

Classificação terapêutica: androgênio

Posologia:
- Hipogonadismo primário ou secundário masculino: 200 mg, a cada 2 semanas; solicitar dosagem de testosterona ao final do intervalo entre as aplicações para considerar ajustes (aumento ou diminuição do tempo entre doses); injeção deve ser lenta, IM, no músculo glúteo

Administração parenteral: deve ser aplicada exclusivamente IM, por injeção profunda no músculo glúteo, lentamente; a terapia de reposição recomendada é de 200 mg de cipionato de testosterona, a cada 2 semanas Obs.: agitar e aquecer a ampola em caso de formação de cristais

Função hepática: podem ocorrer alteração das provas da função hepática, aumento de bilirrubinas, disfunção hepática, hepatite colestática, icterícia colestática, necrose hepática, neoplasia hepatocelular, peliose hepática; uso prolongado de altas doses de andrógenos oralmente ativos – efeitos adversos hepáticos graves e câncer de fígado; uso com precaução

Função renal: pode ocorrer aumento da creatinina; doença renal – aumento do risco de ocorrência de edema; podem ser necessárias interrupção e terapia diurética; uso com precaução

Interação medicamentosa: varfarina

Reações adversas:
- Cardiovasculares: edema, hipertensão arterial, trombose venosa profunda, vasodilatação
- Dermatológicas: acne, alopecia, alteração da cor do cabelo, erupção cutânea, hirsutismo (aumento do crescimento de pelos pubianos), prurido, ressecamento da pele, seborreia
- Hematológicas: anemia, aumento de Hb e/ou Ht, leucopenia, policitemia, sangramento, supressão de fatores da coagulação
- Respiratória: dispneia
- Musculoesqueléticas: fraqueza, hipercinesias, parestesia
- Neurológicas: amnésia, ansiedade, apneia do sono, cefaleia, comportamento agressivo, crises convulsivas, depressão mental, excitação, falta de sono, insônia, labilidade emocional, mal-estar, nervosismo, oscilações de humor, perda de memória, redução da PA, tontura
- Hepáticas: alteração das provas de função hepática, aumento de bilirrubinas, disfunção hepática, hepatite, colestase, necrose hepática, neoplasia hepatocelular, peliose hepática
- Gastrointestinais: aumento de apetite, distúrbios do paladar, ganho de peso, irritação gastrointestinal, náusea, sangramento gastrointestinal, vômito

(continua)

- Endócrinas e metabólicas: aceleração do crescimento, alterações da libido, fogachos, ginecomastia, hipercalcemia, hiperpotassemia, hipercloremia, hipercolesterolemia, hiperlipidemia, hipernatremia, hipopotassemia, hipoglicemia, mastalgia, problemas menstruais (inclusive amenorreia), redução na secreção de gonadotrofina, retenção de fosfato inorgânico, retenção hídrica, sensibilidade mamária, virilização
- Geniturinárias: atrofia testicular, carcinoma de próstata, comprometimento da micção, epididimite, ereções penianas (espontâneas), hiperplasia prostática, impotência, irritação vesical, oligospermia, priapismo
- Locais: dor no local da injeção, reação no local da aplicação (gel); transdérmico – prurido no local da aplicação (37%), vesículas semelhantes a queimaduras sob o sistema (12%), eritema no local da aplicação (7%), vesículas no local da aplicação (6%), dermatite de contato por alergia ao sistema (4%), induração no local da aplicação (3%), sensação de queimação no local da aplicação (3%)
- Ocular: aumento do lacrimejamento
- Miscelânea: diaforese, distúrbios olfativos, reações anafilactoides, reações de hipersensibilidade

Precauções: doença cardíaca preexistente; hipercalcemia e hipercalciúria associadas em pacientes com câncer; DLP; eventos tromboembólicos venosos; osteólise; hiperplasia prostática benigna; pode ocorrer aumento do risco de câncer de próstata com o uso de andrógenos; supressão da espermatogênese com o uso de doses elevadas; distúrbios inflamatórios da mucosa, doença sinusal ou histórico de distúrbios nasais, cirurgia nasal ou do seio, ou fratura nasal; aumento do risco de apneia do sono de pacientes com obesidade ou doenças pulmonares crônicas

Contraindicações: câncer de mama (homens); câncer de próstata conhecido ou suspeito; uso em mulheres

tetraciclina
Tetraciclina®

cap 250 e
500 mg; susp oral
100 mg/5 mL

| Sem ajuste de dose | Com ajuste de dose | X | Uso criterioso | MPI? Não |

Classificação terapêutica: antibacteriano para uso sistêmico

Posologia:
- Dose habitual: 250-500 mg, a cada 6 h
- Acne: 250-500 mg, 2x/dia
- Exacerbação aguda de bronquite crônica: 500 mg, 4x/dia
- Erliquiose: 500 mg, 4x/dia, por 7-14 dias
- Erradicação do *Helicobacter pylori*: 500 mg, 2-4x/dia
- Sífilis: primária ou secundária (alternativa para pacientes alérgicos à penicilina, não gestantes) – 500 mg, 4x/dia, por 14 dias; tardia ou de duração desconhecida – 500 mg, 4x/dia, por 28 dias
- Cólera: 500 mg, 4x/dia, por 3 dias

Função hepática: pode ocorrer hepatotoxicidade; insuficiência hepática – ajuste de dose não é necessário

Função renal: podem ocorrer azotemia, injúria renal aguda, lesão renal; ClCr de 50-80 mL/min – administrar a cada 8-12 h; ClCr de 10-50 mL/min – administrar a cada 12-24 h; ClCr < 10 mL/min – administrar a cada 24 h

Interações medicamentosas: penicilinas (ampicilina, cloxacilina, amoxicilina, oxacilina, penicilina G, penicilina V, piperacilina, sultamicilina), digoxina, atovaquona, colestipol, ferro, quinina, medicamentos contendo alumínio, cálcio ou magnésio (cálcio, carbonato de magnésio, hidróxido de magnésio, trissilicato de magnésio, óxido de magnésio, carbonato de alumínio, hidróxido de alumínio, fosfato de alumínio, magaldrato), ácido aminolevulínico

Reações adversas:
- Cardiovascular: pericardite
- Dermatológicas: dermatite esfoliativa, fotossensibilidade, pigmentação das unhas, prurido
- Hematológica: tromboflebite
- Neurológicas: aumento da pressão intracraniana, parestesia, protrusão de fontanelas de bebês, pseudotumor cerebral
- Gastrointestinais: alteração da cor dos dentes e hipoplasia do esmalte (crianças mais jovens), anorexia, cólicas abdominais, colite pseudomembranosa associada ao antibiótico, diarreia, enterocolite estafilocócica, esofagite, náusea, pancreatite, vômito
- Endócrina e metabólica: síndrome do diabete insípido
- Renais: azotemia, injúria renal aguda, lesão renal
- Miscelânea: anafilaxia, reações de hipersensibilidade, superinfecção, superinfecção causada por *Candida*

Precauções: pode causar descoloração permanente dos dentes quando utilizada durante o desenvolvimento dentário; risco de fotossensibilidade

tiabendazol
Thiaben®

comp 500 mg;
susp oral 50 mg/mL

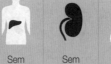

Sem informações	Sem informações	C	Uso criterioso	MPI? Não

Classificação terapêutica: antinematódeo

Posologia:
- Tratamento de infestações: para peso ≥ 68 kg, administrar 1,5 g (3 comprimidos), VO, a cada 12 h; para peso menor, calcular dose por 50 mg/kg/dia, em 2 doses diárias
- Tempo de tratamento conforme etiologia: triquinose – 2-4 dias; *larva migrans* cutânea – 2 dias; *larva migrans* visceral (toxoplasmose) – 7 dias; estrongiloidíase – 2 dias, se disseminado, pelo menos 5 dias

Função hepática: podem ocorrer colestase, hepatotoxicidade, icterícia, insuficiência hepática; insuficiência hepática – uso contraindicado

Função renal: pode ocorrer nefrotoxicidade; insuficiência renal – uso contraindicado

Interações medicamentosas: aminofilina, teobromina, teofilina

Reações adversas:
- Dermatológicas: angioedema, prurido, *rash* cutâneo, síndrome de Stevens-Johnson
- Hematológica: leucopenia
- Neurológicas: alucinações, calafrios, cefaleia, crises convulsivas, delírio, sonolência, tontura
- Musculoesqueléticas: anestesia, incoordenação
- Gastrointestinais: anorexia, diarreia, dor abdominal, náusea, ressecamento de membranas mucosas, vômito
- Auditiva: zumbido
- Endócrina e metabólica: hiperglicemia
- Genitourinárias: cristalúria, enurese, hematúria, urina fétida
- Oculares: redução da visão, ressecamento dos olhos, sensação anormal nos olhos, síndrome de Sicca, turvamento da visão, xantopsia
- Miscelânea: anafilaxia, linfadenopatia, reações de hipersensibilidade

Precaução: odor da urina é semelhante ao odor observado após a ingestão de aspargos

tiamazol					
Tapazol®					60+
comp 5 e 10 mg	Precaução	Sem ajuste de dose	D	Uso contra-indicado	MPI? Não

Classificação terapêutica: medicamento antitireoideano

Posologia:
- Hipertireoidismo: dividir dose diária total em 3 tomadas, com cerca de 8 h de intervalo entre as doses; leve – 15 mg/dia; moderado – 30-40 mg/dia; grave – 60 mg/dia

Função hepática: podem ocorrer hepatite, icterícia, icterícia colestática; não há informações disponíveis sobre necessidade de ajuste de dose; uso com precaução

Função renal: podem ocorrer nefrite, síndrome nefrótica; disfunção renal – ajuste de dose não é necessário

Interações medicamentosas: bupropiona, tegafur, anticoagulantes orais (varfarina, femprocumona), teofilina, betabloqueadores (propranolol, metoprolol, timolol, nadolol, pindolol, atenolol, labetalol, acebutolol, betaxolol, levobunolol, esmolol, carteolol, bisoprolol, sotalol, metipranolol, carvedilol, nevibolol)

Reações adversas:
- Cardiovasculares: edema, periarterite, vasculite com anticorpo citoplásmico antineutrófilo, vasculite leucocitoclástica
- Dermatológicas: alopecia, dermatite esfoliativa, eritema nodoso, pigmentação cutânea, prurido, *rash* cutâneo, urticária
- Hematológicas: agranulocitose, anemia aplástica, granulocitopenia, hipoprotrombinemia, leucopenia, trombocitopenia
- Neurológicas: cefaleia, depressão, estimulação do SNC, sonolência, vertigem
- Musculoesqueléticas: artralgia, parestesia
- Gastrointestinais: constipação, edema de glândulas salivares, ganho de peso, gastralgia, náusea, paladar anormal, vômito
- Endócrina e metabólica: bócio
- Miscelânea: síndrome similar ao lúpus

Precauções: monitorar hemograma; monitorar TP antes de cirurgia

tigeciclina

Tygacil®

pó liof sol inj 50 mg

Com ajuste de dose	Sem ajuste de dose	D	Contra-indicado	MPI? Não

Classificação terapêutica: antibacteriano para uso sistêmico

Posologia (duração do tratamento depende da gravidade da infecção e da resposta terapêutica):
- Pneumonia adquirida na comunidade: dose de ataque de 100 mg, EV, seguida de 50 mg, EV, a cada 12 h, por 7-14 dias
- Infecção intra-abdominal complicada: dose de ataque de 100 mg, EV, seguida de 50 mg, EV, a cada 12 h, por 4-14 dias
- Infecções de pele ou partes moles: dose de ataque de 100 mg, EV, seguida de 50 mg, EV, a cada 12 h, por 5-14 dias

Administração parenteral (compatível – SF, SG5% e solução de Ringer lactato): reconstituir com 5,3 mL de solução compatível; diluir a solução reconstituída em 50-100 mL e infundir em 30-60 min
Obs.: estabilidade de 6 h em TA para a solução reconstituída e de 24 h em REF para soluções diluídas

Função hepática: podem ocorrer aumento de ALT (6%), aumento da DHL (4%), aumento da fosfatase alcalina (4%), aumento de AST (4%), aumento de amilases (3%), aumento de bilirrubinas (2%); disfunção hepática leve a moderada – não é necessário ajuste de dose; disfunção hepática grave – iniciar com dose de 100 mg, EV, seguida de 25 mg, EV, a cada 12 h

Função renal: pode ocorrer aumento de BUN (2%); disfunção renal – ajuste de dose não é necessário

Interação medicamentosa: varfarina

Reações adversas (as frequências relativas ao placebo não estão disponíveis; algumas frequências são menores que as observadas com o uso de medicamentos comparados):
- Cardiovasculares: hipertensão arterial (5%), edema periférico (3%), hipotensão arterial (2%), flebite (2%)
- Dermatológicas: prurido (3%), erupção cutânea (2%)
- Hematológicas: trombocitemia (6%), anemia (4%), leucocitose (4%)
- Neurológicas: febre (7%), cefaleia (6%), dor (4%), tontura (4%), insônia (2%)
- Respiratórias: aumento da tosse (4%), dispneia (3%), alterações pulmonares no exame físico (2%)
- Musculoesquelética: fraqueza (3%)
- Gastrointestinais: náusea (25-30%; grave: 1%), vômito (20%; grave: 1%), diarreia (13%), dor abdominal (7%), constipação (3%), dispepsia (3%)
- Endócrinas e metabólicas: hipoproteinemia (5%), hiperglicemia (2%), hipopotassemia (2%)
- Local: reação ao procedimento (9%)
- Miscelânea: infecção (8%), cicatrização anormal (4%), abscesso (3%), aumento da diaforese (2%)

(continua)

Precauções: relato de aumento de mortalidade no uso para pneumonia associada à ventilação mecânica; diarreia associada a *Clostridium difficile*; uso cuidadoso nas infecções intra-abdominais secundárias à perfuração intestinal, com desencadeamento de septicemia e choque séptico; pode induzir colite pseudomembranosa

timolol

Timoptol®,
Timoptol-XE®

sol oft 0,5%;
sol gel oft 0,5%

	Com ajuste de dose	Com ajuste de dose	C (D se usado no 2º e 3º trimestres)	Uso criterioso	MPI? Não

Classificação terapêutica: betabloqueador não seletivo

Posologia:
- Glaucoma: iniciar com concentração de 0,25%, 1 gota, a cada 12 h, no olho afetado; aumentar para concentração de 0,5% se a resposta for inadequada ou reduzir para 1 gota/dia caso a resposta seja adequada (máximo: 1 gota a 0,5%, a cada 12 h)

Função hepática: doença hepática – ajuste de dose pode ser necessário (orientações específicas indisponíveis)

Função renal: insuficiência renal, em diálise – hipotensão acentuada ocorreu; pode exigir redução da dose

Interações medicamentosas: epinefrina, diltiazem, dronedarona, verapamil, amiodarona, cimetidina, bloqueadores alfa-1 adrenérgicos (fentolamina, prazosina, terazosina, doxazosina, alfuzosina, tansulosina), anti-inflamatórios não esteroidais (ácido acetilsalicílico, naproxeno, fenilbutazona, ácido mefenâmico, fenoprofeno, ibuprofeno, indometacina, piroxicam, diclofenaco, cetoprofeno, flurbiprofeno, cetorolaco, tenoxicam, etofenamato, dipirona, nimesulida, lornoxicam, acemetacina, propifenazona, meloxicam, celecoxibe, proglumetacina, rofecoxibe, dexcetoprofeno, parocoxibe, valdecoxibe, etoricoxibe, nepafenaco, loxoprofeno, lumiracoxibe, ácido tolfenâmico, nimesulida, ácido flufenâmico), erva-de-são-joão, antidiabéticos (insulina humana regular, insulina humana isofana [NPH], insulina glargina, clorpropamida, glibenclamida, glipizida, metformina, acarbose, insulina lispro, repaglinida, rosiglitazona, pioglitazona, insulina asparte, insulina glulisina, exenatida, insulina detemir, sitagliptina, saxagliptina, liraglutida, linagliptina, vildagliptina, alogliptina, insulina degludeca, canaglifozina, lixisenatida, dapaglifozina, albiglutida, empaglifozina, dulaglutida, glimepirida, nateglinida), metildopa, glicosídeos digitálicos (digoxina, deslanosídeo)

Reações adversas:
- Cardiovasculares: angina de peito, arritmia, AVC, bloqueio cardíaco, bradicardia, edema, fenômeno de Raynaud, hipotensão arterial, insuficiência cardíaca, isquemia cerebral, palpitação, parada cardíaca; oftálmico (1-10%) – hipertensão arterial; sistêmico (1-10%) – bradicardia

(continua)

- Dermatológicas: alopecia, angioedema, erupção cutânea, exacerbação da psoríase, exantema psoriasiforme, pseudopenfigoide, urticária
- Hematológica: claudicação
- Neurológicas: alucinações, ansiedade, confusão mental, depressão, desorientação, insônia, nervosismo, perda de memória, pesadelos, sonolência, tontura; oftálmico (1-10%) – cefaleia; sistêmico (1-10%) – fadiga, tontura

---

- Respiratórias: broncoespasmo, congestão nasal, dispneia, edema pulmonar, insuficiência respiratória, tosse; sistêmico (1-10%) – dispneia
- Musculoesqueléticas: exacerbação da miastenia grave, parestesia
- Gastrointestinais: anorexia, diarreia, dispepsia, náusea, xerostomia
- Oculares: ceratite, diplopia, distúrbios da refração, distúrbios visuais, edema macular cistoide, oftalmalgia, ptose, redução da sensibilidade corneana, ressecamento dos olhos, secreção ocular; oftálmico (> 10%) – sensação de queimação, sensação de picada; oftálmico (1-10%) – blefarite, catarata, congestão conjuntival, conjuntivite, hiperemia, lacrimejamento, prurido, redução da acuidade visual, sensação de corpo estranho, visão turva
- Auditiva: zumbido
- Endócrinas e metabólicas: mascaramento da hipoglicemia, redução da libido
- Geniturinárias: fibrose retroperitoneal, impotência
- Miscelânea: doença de Peyronie, lúpus eritematoso sistêmico, mãos e pés frios, reações alérgicas; oftálmico (1-10%) – infecção

---

Precauções: histórico de atopia ou de anafilaxia grave; anestesia durante cirurgias de grande porte; doença broncoespástica; insuficiência vascular cerebral; doença pulmonar obstrutiva crônica leve ou moderada; uso concomitante com outro betabloqueador tópico (oftálmico) não recomendado; uso concomitante com antagonistas do cálcio em pacientes com função cardíaca prejudicada – evitar o uso; DM; não usar como monoterapia (oftálmico) em glaucoma de ângulo fechado; hipertireoidismo; suspeita de tireotoxicose; risco de aumentar a fraqueza muscular em condições miastênicas; absorção sistêmica pode ocorrer (oftálmico)

Contraindicações: bloqueio atrioventricular de 2º e 3º graus; histórico de asma brônquica ou doença ativa; doença pulmonar obstrutiva crônica grave; choque cardiogênico; insuficiência cardíaca; bradicardia sinusal

tinidazol

Pletil®

comp rev 500 mg

Precaução	Sem ajuste de dose	C	Contra-indicado	MPI? Não

Classificação terapêutica: antibacteriano, medicamento contra a amebíase e outras doenças por protozoários

Posologia:
- Amebíase intestinal: 2 g/dia, VO, por 3 dias
- Abscesso amebiano hepático: 2 g/dia, por 3-5 dias
- Vaginose bacteriana: 2 g/dia, por 2 dias, ou 1 g/dia, por 5 dias
- Giardíase: 2 g, em dose única
- Tricomoníase: 2 g, em dose única; tratar parceiro concomitantemente

Função hepática: pode ocorrer aumento de transaminases; disfunção hepática – uso com precaução

Função renal: pode ocorrer ITU (> 2%); disfunção renal – ajuste de dose não é necessário

Interações medicamentosas: sem interações conforme a base de dados Micromedex

Reações adversas:
- Cardiovasculares: palpitação, rubores
- Dermatológicas: angioedema, erupção cutânea, prurido, urticária
- Hematológicas: leucopenia (passageira), neutropenia (passageira), trombocitopenia (reversível e rara)
- Neurológicas: fadiga e/ou mal-estar (1-2%), cefaleia (≤ 1%), tontura (≤ 1%), ataxia, coma (raro), confusão mental (rara), crises convulsivas, depressão (rara), febre, insônia, instabilidade, sonolência, vertigem
- Respiratórias: infecção de vias aéreas superiores (> 2%), broncoespasmo (raro), dispneia (rara), faringite (rara)
- Musculoesqueléticas: fraqueza (1-2%), artralgia, artrite, mialgia, neuropatia periférica (passageira, inclui anestesia e parestesia)
- Gastrointestinais: sabor metálico ou amargo (4-6%); náusea (3-5%); anorexia (2-3%); > 2% – flatulência, redução do apetite, dispepsia; 1-2% – cólicas ou desconforto epigástrico, vômito; ≤ 1% – constipação, alteração da cor da língua, candidíase oral, diarreia, dor abdominal, estomatite, língua saburrosa (rara), sede, sialorreia, xerostomia
- Endócrina e metabólica: menorragia (> 2%)
- Geniturinárias: vaginite causada pela *Candida* (5%); > 2% – anormalidades urinárias, desconforto vulvovaginal, dor pélvica, micção dolorosa, odor vaginal; aumento da secreção vaginal, urina escura
- Miscelânea: diaforese, sensação de queimação, supercrescimento de *Candida*
- Relatos após a colocação no mercado e/ou de caso: eritema multiforme, reação de hipersensiblidade aguda (grave), síndrome de Stevens-Johnson

> **Precauções:** evitar consumo de bebidas alcoólicas durante o tratamento ou no mínimo 72 h após o término do tratamento por causa da possibilidade de ocorrência de reações do tipo dissulfiram (rubor, cãibras abdominais, vômito e taquicardia)

tioconazol Tralen® crem derm 1%	Sem ajuste de dose	Sem ajuste de dose	C	Uso criterioso	MPI? Não 60+

Classificação terapêutica: antifúngico

Posologia:
- Micoses cutâneas: aplicar sobre a lesão 1-2x/dia, por 2-4 semanas

Função hepática: ajuste de dose não é necessário

Função renal: ajuste de dose não é necessário

Interações medicamentosas: sem interações conforme a base de dados Micromedex

Reações adversas:
- Dermatológicas: sensação de queimação (6%), prurido (5%)

Contraindicação: 1º trimestre de gravidez

tobramicina

Tobrex® solução;
Tobrex® pomada;
Bramitob®; Tobi®

sol oft 3 mg/mL; pom oft 3 mg/g; sol inal 75 mg/mL; sol inal 300 mg/5 mL	Sem ajuste de dose	Sem informações	D	Uso criterioso	MPI? Não

Classificação terapêutica: aminoglicosídeo

Posologia:
- Infecções oftalmológicas: pomada oftálmica – aplicar 1,25 cm, 2-3x/dia; em caso de infecção grave, aplicar a cada 3-4 h; solução oftálmica – 1-2 gotas, a cada 2-4 h; em caso de infecção grave, aplicar 2 gotas, a cada 1 h, até melhorar, e, então, reduzir para intervalos maiores
- Fibrose cística e colonização por *Pseudomonas aeruginosa*: solução inalatória – 300 mg, a cada 12 h, por 28 dias

Função hepática: insuficiência hepática – ajuste de dose não é necessário

Função renal: sem informações para uso inalatório

Interações medicamentosas: furosemida, bloqueadores neuromusculares não despolarizantes (pancurônio, atracúrio, vecurônio, galamina, alcurônio, rocurônio, cisatracúrio), ciclosporina, cisplatina

Reações adversas:
- Respiratórias: inalatória – alteração da voz (13%)

Precauções: oftalmológico – pode atrasar cura de lesão corneana; inalatório – pode ocorrer broncoespasmo

tocilizumabe

Actemra®

sol inj infus 80 mg/4 mL e 200 mg/mL; sol inj SC 162 mg/0,9 mL

Contra-indicado | Sem informações | C | Uso criterioso | MPI? Não

Classificação terapêutica: imunossupressor

Posologia:
- Artrite reumatoide: EV – 4 mg/kg, a cada 4 semanas; SC – 162 mg, a cada 2 semanas, para paciente com peso < 100 kg; pode-se aumentar semanalmente conforme resposta clínica; para paciente com peso > 100 kg, utilizar 162 mg, semanalmente

Administração parenteral (compatível – SF): administrar apenas por infusão EV, sendo a dose recomendada para artrite reumatoide de 8 mg/kg, a cada 4 semanas; a infusão deve ser iniciada lentamente, podendo-se aumentar a velocidade de acordo com as condições do paciente; o tempo de infusão deve ser de aproximadamente 1 h
Obs.: estabilidade de 24 h em REF

Função hepática: podem ocorrer aumento de ALT (≤ 36%; graus 3 e 4: < 1%), aumento de AST (≤ 22%; graus 3 e 4: < 1%); doença hepática ativa – uso contraindicado

Função renal: não há informações disponíveis

Ajuste de dose: necessário em algumas condições (consultar literatura específica)

Interações medicamentosas: sem interações conforme a base de dados Micromedex

Reações adversas:
- Cardiovascular: hipertensão arterial (1-6%)
- Dermatológicas: 1-10% – erupção cutânea (2%), reação cutânea (terapia combinada: 1%, inclui prurido, urticária), eczema
- Hematológicas: neutropenia (terapia combinada, grau 3: 2-3%; grau 4: < 1%), trombocitopenia (terapia combinada: 1-2%)
- Neurológicas: cefaleia (1-7%), tontura (3%), febre
- Respiratórias: infecção de vias aéreas superiores (7%), nasofaringite (7%), bronquite (3%)
- Gastrointestinais: 1-10% – dor abdominal (2%), ulceração bucal (2%), gastrite (1%), diarreia, estomatite, náusea, vômito
- Locais: reações relacionadas à infusão (terapia combinada: 7-8%)
- Miscelânea: formação de anticorpos antitocilizumabe (2%)

Precauções: infecções graves ativas; tuberculose; uso concomitante de fármacos biológicos antirreumáticos modificadores da doença, como o fator de necrose tumoral (TNF), antagonistas de interleucina-1R, anticorpos monoclonais anti-CD20 e moduladores seletivos de coestimulação; evitar uso concomitante com vacinas de vírus vivos; doenças desmielinizantes preexistentes ou de início recente; idosos

Observações: não utilizar com outas drogas imunobiológicas; pode induzir aumento das transaminases; realizar periodicamente ECG, ecocardiograma e análises sanguíneas

tolcapona					
Tasmar®					60+
comp rev 100 mg	Contra-indicado	Precaução	C	Uso criterioso	MPI? Não

Classificação terapêutica: agente dopaminérgico

Posologia:
- Doença de Parkinson: iniciar com 100 mg, 3x/dia; pode-se aumentar até 200 mg, 3x/dia, se o benefício clínico superar os riscos (especialmente hepáticos)

Função hepática: pode ocorrer aumento de transaminases (1-3%; 3x > LSN, geralmente nos primeiros 6 meses de terapia); disfunção hepática – uso contraindicado; descontinuar ao mínimo sinal/sintoma de comprometimento hepático

Função renal: difunção renal leve a moderada – uso com precaução; insuficiência renal grave – sem informações

Interações medicamentosas: sem interações conforme a base de dados Micromedex

Reações adversas:
- Cardiovasculares: hipotensão ortostática (17%), síncope (4-5%), dor torácica (1-3%), hipotensão arterial (2%), palpitação
- Neurológicas: sonolência (14-32%), distúrbios do sono (24-25%), alucinações (8-24%), sonhos excessivos (16-21%), tontura (6-13%), cefaleia (10-11%), confusão mental (10-11%), fadiga (3-7%), perda do equilíbrio (2-3%), agitação (1%), deficiência mental (1%), euforia (1%), febre (1%), hiperatividade (1%), irritabilidade (1%), mal-estar (1%), reação de pânico (1%), depressão, distúrbios da fala, hipercinesia, hipoestesia, labilidade emocional, tremor, vertigem
- Respiratórias: infecção de vias aéreas superiores (5-7%), dispneia (3%), congestão sinusal (1-2%), bronquite, faringite
- Musculoesqueléticas: discinesia (42-51%), distonia (19-22%), cãibras musculares (17-18%), hipercinesia ou hipocinesia (1-3%), parestesia (1-3%), cervicalgia (2%), rigidez (2%), artrite (1-2%), mialgia, rabdomiólise
- Auditiva: 1-10% – zumbido
- Gastrointestinais: náusea (28-50%), diarreia (16-34%; grave: ~ 3-4%), anorexia (19-23%), vômito (8-10%), constipação (6-8%), dor abdominal (5-6%), xerostomia (5-6%), dispepsia (3-4%), flatulência (2-4%), distúrbios dentais
- Geniturinárias: ITU (5%), hematúria (4-5%), alteração da cor da urina (2-3%), distúrbios miccionais (1-2%), tumor uterino (1%), impotência, incontinência
- Miscelânea: diaforese (4-7%), influenza (3-4%), sensação de queimação (1-2%), dor no flanco, infecção, lesão

(continua)

Precauções: mulheres; discinesia ou distonia graves; tratamento concomitante com inibidores da monoaminoxidase não recomendado; idosos (idade > 75 anos); uso concomitante com agentes dopaminérgicos derivados da ergotamina; suspensão abrupta ou redução da dose rápida durante o uso concomitante de vários medicamentos que afetem o SNC; melanoma; alterações comportamentais e do estado mental; ortostase preexistente; transtorno psicótico maior; histórico de doença cardíaca, doença pulmonar e uso concomitante com agonistas dopaminérgicos; distúrbios do sono; observar os níveis de enzimas hepáticas

Contraindicação: histórico de rabdomiólise, hipertermia e confusão possivelmente relacionadas com o medicamento

Observações: indicada somente para pacientes que fazem uso concomitante de carbidopa e levodopa; pode haver necessidade de redução da dose da levodopa após o início da tolcapona, geralmente em torno de 30%; pacientes com discinesia moderada a grave antes do início da medicação estão mais propensos a necessitar de redução da dose; caso não seja identificado benefício clínico em 3 semanas de tratamento (independentemente da dose), suspender a medicação

tolterodina					
Detrusitol® LA					60+
cap dura lib prol 4 mg	Contra-indicado	Contra-indicado	C	Uso criterioso	MPI? Não

Classificação terapêutica: tratamento de bexiga hiperativa

Posologia:
- Bexiga hiperativa: liberação imediata – iniciar com 2 mg, 2x/dia; pode ser diminuída para 1 mg, 2x/dia, conforme resposta individual e tolerabilidade; uso concomitante com fortes inibidores da CYP3A4 (p. ex., claritromicina, cetoconazol, ritonavir) – utilizar 1 mg, 2x/dia; liberação prolongada – 4 mg, 1x/dia; dose pode ser diminuída para 2 mg, 1x/dia, conforme resposta individual e tolerabilidade; uso concomitante com fortes inibidores da CYP3A4 (p. ex., claritromicina, cetoconazol, ritonavir) – utilizar 2 mg, 1x/dia

Função hepática: insuficiência hepática (liberação imediata) – 1 mg, VO, 2x/dia; insuficiência hepática leve a moderada (Child-Pugh classe A ou B) (liberação prolongada) – 2 mg, VO, 1x/dia; insuficiência hepática grave (Child-Pugh classe C) (liberação prolongada) – uso contraindicado

Função renal:
- Liberação imediata: 1 mg, VO, 2x/dia
- Liberação prolongada: ClCr de 10-30 mL/min – 2 mg, VO, 1x/dia; ClCr < 10 mL/min – uso contraindicado

(continua)

Interações medicamentosas: hidroxicloroquina, cetoconazol, claritromicina, galantamina, rivastigmina, itraconazol, miconazol, propafenona, vimblastina, quinidina, eritromicina, varfarina, ciclosporina

Reações adversas (relatadas com o comp de liberação imediata, a menos que especificado de outro modo):
- Cardiovascular: dor torácica (2%)
- Gastrointestinais: ressecamento da boca (35%; liberação prolongada: 23%), constipação (7%; liberação prolongada: 6%), dor abdominal (5%; liberação prolongada: 4%), diarreia (4%), dispepsia (4%; liberação prolongada: 3%), ganho de peso (1%)
- Geniturinária: disúria (2%; liberação prolongada: 1%)
- Musculoesquelética: artralgia (2%)
- Oculares: ressecamento dos olhos (3%; liberação prolongada: 3%), visão anormal (2%; liberação prolongada: 1%)
- Respiratórias: bronquite (2%), sinusite (liberação prolongada: 2%)
- Neurológicas: cefaleia (7%; liberação prolongada: 6%), tontura (5%; liberação prolongada: 2%), fadiga (4%; liberação prolongada: 2%), sonolência (liberação prolongada: 3%), ansiedade (liberação prolongada: 1%)
- Miscelânea: síndrome similar à gripe (3%), infecção (1%)

Precauções: anafilaxia e angioedema têm ocorrido com a dose inicial ou doses subsequentes; obstrução do fluxo da bexiga clinicamente significativa; efeitos anticolinérgicos (p. ex., tonturas, sonolência) foram relatados; motilidade gastrointestinal diminuída (p. ex., atonia intestinal); doenças obstrutivas gastrointestinais (p. ex., estenose pilórica) – risco de retenção gástrica; miastenia grave; glaucoma de ângulo fechado controlado; possível exacerbação do prolongamento do intervalo QT

Contraindicações: retenção gástrica e/ou urinária; glaucoma de ângulo estreito sem controle

tramadol					
Tramal®, Tramal® retard					60+
sol oral (gotas) 100 mg/mL (1 gota = 2,5 mg); cap dura 50 mg; sol inj 50 mg/mL; comp rev lib prol 100 mg	Precaução	Precaução	C	Uso criterioso	MPI? Não

Classificação terapêutica: opiáceo

Posologia:
- Dor moderada a grave: liberação imediata – 50-100 mg, a cada 4-6 h (máximo: 400 mg/dia); liberação prolongada – iniciar com 100 mg, 1x/dia, titulando a cada 5 dias (máximo: 300 mg/dia); paciente já em uso de tramadol (liberação imediata) – calcular dose total diária e iniciar medicação de liberação prolongada "arrendondando" a dose para a menor unidade de 100 mg mais próxima

Administração parenteral (compatível – SF e SG5%): IM – administração profunda; EV – infusão lenta direta ou diluído em 50 mL e infundido em 30 min
Obs.: estabilidade de 7 dias em TA

Função hepática: cirrose (liberação imediata) – 50 mg, VO, a cada 12 h; liberação prolongada – uso não recomendado; uso com precaução

Função renal: ClCr ≤ 30 mL/min (liberação imediata) – aumentar intervalo de dose até 12 h (máximo: 200 mg/dia); ClCr ≤ 30 mL/min (liberação prolongada) – uso não recomendado; hemodiálise (liberação imediata) – aumentar o intervalo de dose em até 12 h (máximo: 200 mg/dia); dose suplementar não é necessária

Ajuste de dose (pacientes geriátricos): idade ≥ 75 anos – dose máxima de 300 mg/dia

Interações medicamentosas: naltrexona, quinidina, varfarina

Reações adversas:
- Cardiovasculares: rubores (8-16%), hipotensão postural (2-5%); 1-< 5% – dor torácica, vasodilatação
- Dermatológicas: prurido (6-12%), 1-< 5% – dermatite, erupção cutânea
- Neurológicas: tontura (16-33%), cefaleia (8-32%), sonolência (7-25%), insônia (7-11%); 1-10% – agitação; 1-< 5% – ansiedade, comprometimento da coordenação, confusão mental, depressão, nervosismo, agitação, alucinações, dor, euforia, hipertermia, hipoestesia, labilidade emocional, letargia, mal-estar
- Respiratórias: 1-< 5% – bronquite, congestão (nasal ou sinusal), dispneia, dor orofaríngea, infecção do trato respiratório, nasofaringite, rinorreia, sinusite, tosse
- Musculoesqueléticas: fraqueza (4-12%); 1-< 5% – artralgia, dorsalgia e/ou lombalgia, hipertonia, parestesia, rigidez, tremor; aumento da CPK

(continua)

- Gastrointestinais: constipação (12-46%), náusea (15-40%); 5-10% – diarreia, xerostomia; anorexia (1-< 6%); 1-< 5% – aumento do apetite, dor abdominal, flatulência, perda de peso
- Endócrinas e metabólicas: fogachos (2-9%), sintomas de menopausa (1-< 5%)
- Geniturinárias: 1-< 5% – aumento da frequência miccional, ITU, retenção urinária
- Oculares: 1-< 5% – miose, turvamento da visão
- Miscelânea: diaforese (2-6%), síndrome similar à gripe (2%)
- Síndrome de abstinência: pode ocorrer com a suspensão abrupta; inclui alucinações (raras), ansiedade, diarreia, dor, náusea, piloereção, rigidez, sudorese e tremor; outros sintomas incomuns decorrentes da suspensão podem incluir ansiedade intensa, ataques de pânico ou parestesia

Precauções: condições abdominais agudas – curso clínico pode ser obscurecido; interrupção abrupta pode induzir sintomas de abstinência; pacientes ambulatoriais podem ter habilidades mentais/físicas prejudicadas; evitar uso concomitante com álcool; uso concomitante de carbamazepina não recomendado; uso concomitante de agentes que atuam no SNC – aumento do risco de suicídio, reduzir dose recomendada; uso concomitante com inibidores da monoaminoxidase; uso concomitante com inibidores seletivos da recaptação da serotonina; perturbações ou depressão emocionais – aumento do risco de suicídio; aumento da pressão intracraniana ou lesão na cabeça; histórico de uso indevido – aumento do risco de suicídio; aumento do risco de depressão respiratória quando grandes doses são administradas com medicamentos anestésicos ou álcool ou quando usado concomitantemente com outros depressores do SNC; deve-se medir periodicamente a PA, o pulso e a frequência respiratória, sobretudo em pacientes que recebem doses mais elevadas; em caso de superdosagem, deve-se realizar reanimação cardiorrespiratória e tratamento específico com naloxona

Contraindicações: hipercapnia; asma brônquica aguda ou grave; depressão respiratória significativa não controlada ou sem equipamento de ressuscitação; intoxicação aguda com álcool, hipnóticos, narcóticos, analgésicos de ação central, opioides ou drogas psicotrópicas

triancinolona

Airclin®;
Omcilon®A
orabase;
Nasacort®;
Triancil®

sol nas 50 mcg, pasta 1 mg/g; susp spr nas 55 mcg/dose; susp estéril 20 mg/mL; susp inj 20 mg/mL	Sem informações	Precaução	C (D se usado no 1° trimestre)	Uso criterioso

MPI? Não

Classificação terapêutica: corticosteroide

Posologia:
- Rinite alérgica e sazonal: nasal – 200 mcg (2 *sprays* em cada narina), 1x/dia, por 3 semanas
- Sinovite de osteoartrite, bursite aguda e subaguda, epicondilite, osteoartrite pós-traumática, artrite reumatoide, gota, tenossinovite: intra-articular – 2-20 mg (0,1-1 mL), de acordo com tamanho da articulação, grau de inflamação e quantidade de fluido presente
- Lesões de cavidade oral: aplicar sobre a área afetada 2-3x/dia, até 7 dias

Função hepática: pode ocorrer hepatomegalia; não há informações disponíveis sobre necessidade de ajuste de dose

Função renal: insuficiência renal preexistente – risco de exacerbação decorrente de retenção de sódio, edema e perda de potássio; uso com precaução

Interações medicamentosas: vacina rotavírus, primidona, ácido acetilsalicílico, atracúrio, alcurônio, fenitoína, galamina

Reações adversas:
- Cardiovasculares: angioedema, bradicardia, hipertensão arterial, insuficiência cardíaca congestiva, ruptura do miocárdio (após infarto do miocárdio recente), tromboflebite, vasculite
- Dermatológicas: acne, adelgaçamento e/ou fragilidade da pele, atrofia cutânea, comprometimento da cicatrização da ferida, dermatite alérgica, equimoses, eritema facial, erupção cutânea, estrias, fotossensibilidade, petéquias, ressecamento e/ou descamação da pele
- Neurológicas: alterações da personalidade, aumento da pressão intracraniana, cefaleia, convulsões, depressão, febre, instabilidade emocional, neuropatia, parestesia, vertigem
- Respiratórias: alteração da voz (inalador oral), aumento da tosse (*spray* nasal), epistaxe (inalador *spray* nasal), faringite (*spray* nasal/inalador oral), sinusite (inalador oral)
- Musculoesqueléticas: artropatia de Charcot, calcinose (injeção intra--articular ou intralesional), fraqueza muscular, fratura patológica de ossos longos, fraturas vertebrais por compressão, miopatia causada por esteroide, necrose asséptica de fêmur e/ou de cabeça do fêmur, osteoporose, redução da massa muscular, ruptura de tendão

(continua)

- Gastrointestinais: diarreia, dispepsia, distensão abdominal, esofagite ulcerativa, ganho de peso, monilíase oral (inalador oral), náusea, pancreatite, perfuração intestinal, úlcera péptica
- Endócrinas e metabólicas: alcalose hipopotassêmica, aparência cushingoide, balanço nitrogenado negativo, DM (manifestação da doença latente), hirsutismo, irregularidades menstruais, não responsividade adrenocortical e/ou hipofisária (particularmente durante o estresse), perda de potássio, redução da tolerância a carboidratos, retenção de sódio, retenção hídrica, supressão do crescimento (crianças)
- Local: atrofia cutânea no local da injeção
- Oculares: aumento da pressão intraocular, catarata, catarata subcapsular, cegueira (injeção periocular), exoftalmia, glaucoma
- Miscelânea: anafilaxia, aumento da diaforese, deposição anormal de gordura (*moonface*), reação anafilactoide, supressão de testes cutâneos

Precauções: redução da dose deve ser gradual, quando possível; cirrose; DM; anormalidades hidroeletrolíticas; hipertensão; hipotireoidismo; imunizações; infecções; miastenia grave; alterações oculares (catarata, glaucoma) com o uso prolongado; herpes simples ocular; osteoporose; úlcera péptica; colite ulcerosa grave; psicose; infecções no tecido celular subcutâneo podem produzir atrofias irreversíveis

Contraindicações: risco de exacerbação em infecção fúngica sistêmica

tropicamida Mydriacyl® sol oft 1%	Sem informações	Precaução	C	Uso criterioso	MPI? Não

Classificação terapêutica: midriático e ciclopégico

Posologia:
- Cicloplegia e midríase: aplicar 1-2 gotas (1%); repetir em 5 min; iniciar o exame em até 30 min após a 2ª dose; pacientes com olhos fortemente pigmentados talvez precisem de doses maiores

Função hepática: não há informações disponíveis

Função renal: não há informações disponíveis

Interações medicamentosas: sem interações conforme a base de dados Micromedex

Reações adversas:
- Cardiovasculares: congestão, edema, taquicardia
- Dermatológica: dermatite eczematoide
- Neurológicas: cefaleia, estimulação parassimpática, sonolência
- Gastrointestinal: boca seca
- Local: prurido passageiro
- Oculares: aumento da pressão intraocular, conjuntivite folicular, fotofobia com ou sem manchamento da córnea, visão turva

Precauções: idoso; aumento da pressão intraocular; pode causar distúrbios do SNC em lactentes e crianças; o antídoto de escolha para efeitos sistêmicos é a fisostigmina EV

Contraindicações: glaucoma primário ou tendência a glaucoma

valsartana

Diovan®

comp rev 40, 80, 160 e 320 mg

Sem informações	Precaução	D	Uso criterioso	MPI? Não

Classificação terapêutica: antagonista da angiotensina II

Posologia:
- Hipertensão: 80-160 mg, 1x/dia, podendo ser aumentada conforme tolerância do paciente até no máximo 320 mg/dia
- Insuficiência cardíaca: iniciar com 40 mg, 2x/dia, titulando até 80-160 mg, 2x/dia, até no máximo 320 mg/dia
- Disfunção ventricular esquerda pós-IAM: iniciar com 20 mg, 2x/dia, aumentando conforme tolerância até alvo de 160 mg, 2x/dia; pode ser iniciado após 12 h do IAM

Função hepática: não há informações disponíveis

Função renal: pode ocorrer prejuízo da função renal em até 17% dos pacientes; ClCr < 60 mL/min – uso concomitante com alisquireno contraindicado; insuficiência renal grave – não estudada

Interações medicamentosas: alisquireno, inibidores da enzima conversora de angiotensina (captopril, enalapril, lisinopril, ramipril, quinapril, benazepril, fosinopril, perindopril, trandolapril), inibidores do receptor de angiotensina e inibidores da enzima conversora de angiotensina (captopril, enalapril, lisonopril, ramipril, quinapril, cilazapril, benazepril, fosinopril, perindopril, trandolapril, losartana, espirapril, irbesartana, valsartana, eprosartana, delapril, telmisartana, candesartana, olmesartana, azilsartana)

Reações adversas:
- Cardiovasculares: 1-10% – hipotensão arterial (< 7%), hipotensão postural (2%), síncope
- Hematológica: neutropenia (2%)
- Neurológicas: tontura (2-17%), fadiga (2-3%), cefaleia (> 1%), vertigem (< 1%)
- Respiratória: tosse (1-3%)
- Musculoesqueléticas: artralgia (3%), dorsalgia e/ou lombalgia (< 3%)
- Gastrointestinais: diarreia (5%), dor abdominal (2%), náusea (> 1%)
- Auditiva: vertigem (até > 1%)
- Endócrinas e metabólicas: aumento do potássio sérico > 20% (4-10%), hiperpotassemia (2%)
- Ocular: visão turva (> 1%)
- Miscelânea: infecção viral (3%)

Precauções: na insuficiência cardíaca, há risco aumentado de hipotensão sintomática, alteração de função renal e hiperpotassemia; pacientes com estenose da artéria renal podem apresentar alterações na função renal, incluindo injúria renal aguda – monitoração recomendada

vancomicina
Vancocina® CP

pó liof sol inj 500 e 1.000 mg

Sem ajuste de dose	Com ajuste de dose	C	Uso criterioso	MPI? Não

Classificação terapêutica: antibacteriano glicopeptídeo

Posologia:
- A dose deve ser calculada por quilograma de peso, e não mais pela dose habitual que era usada (1 g, a cada 12 h), conforme alteração de 2009: pacientes críticos ou infecções graves (meningite, osteomielite, endocardite etc.) – dose de ataque (1ª dose) de 25-30 mg/kg (peso do dia do paciente), não excedendo 2 g/dose; doses > 1 g devem ser administradas em 2 h, e os pacientes precisam ser monitorados para os possíveis efeitos adversos da quantidade elevada; dose de manutenção de 15-20 mg/kg/dose (peso do dia), a cada 12 h, para pacientes com função renal normal; doses > 4 g/dia devem ser fracionadas a cada 8 h; deve ser realizada dosagem do nível sérico da vancomicina (vancocinemia) imediatamente antes da administração da 5ª dose da medicação, e o nível sérico no vale precisa estar em 15-20 mg/L (não esperar o resultado do exame para administrar a 5ª dose e verificar esse resultado depois, na rotina); caso o valor não tenha sido atingido, aumentar a dose da medicação e, caso esteja maior, diminuir; não é mais recomendado dosar vancomicina no pico; doses < 2 g/dia de medicação e pacientes com creatinina normal podem ser monitorados com 1 dosagem de creatinina e vancomicina por semana; pacientes com risco de nefrotoxicidade devem ser monitorados com creatinina e vancomicina a cada 24 ou 48 h
- Os efeitos adversos mais comuns são: síndrome do pescoço vermelho, nefrotoxicidade, neutropenia, ototoxicidade e febre

Administração parenteral (compatível – SF, SG5%, SG5% em SF, SG5% em Ringer lactato): reconstituir 500 mg com 10 mL e 1.000 mg com 20 mL de solução própria; a concentração máxima administrada deve ser de 5 mg/mL por infusão EV de pelo menos 60 min, à taxa máxima de 10 mg/min

Obs.: estabilidade de 14 dias para soluções reconstituídas e de 24 h em TA e 14 dias em REF para soluções diluídas

Função hepática: insuficiência hepática – ajuste de dose não é necessário

Função renal: ClCr > 50 mL/min – iniciar com 15-20 mg/kg/dose, a cada 8-12 h; ClCr de 20-49 mL/min – iniciar com 15-20 mg/kg/dose, a cada 24 h; ClCr < 20 mL/min – administrar com intervalos maiores; determinar dose pela concentração sérica; diálise – ataque de 15-20 mg/kg; ajuste da droga será feito com base no nível sérico de vancomicina

Obesidade: usar o peso corporal real para calcular a dosagem inicial, com ajustes subsequentes com base nas concentrações séricas de vancomicina

(continua)

Interações medicamentosas: piperacilina, suxametônio, varfarina
Reações adversas: • Cardiovasculares: VO (> 10%) – estomatite, náusea, sabor amargo, vômito; parenteral (> 10%) – hipotensão arterial acompanhada de rubores • Dermatológicas: parenteral (> 10%) – exantema eritematoso na face e na porção superior do corpo (síndrome do pescoço vermelho ou do homem vermelho) • Hematológicas: VO (1-10%) – eosinofilia; parenteral (1-10%) – eosinofilia • Neurológicas: VO (1-10%) – calafrios, febre medicamentosa; parenteral (1-10%) – calafrios, febre medicamentosa
Precauções: IM – associada à dor, sensibilidade e necrose; administração concomitante com agentes anestésicos – aumento do risco de reações relacionadas à infusão (hipotensão, rubor, eritema, urticária e prurido); idosos – aumento do risco de nefrotoxicidade durante ou após a terapia; inflamação da mucosa intestinal – aumento do risco de absorção sistêmica e toxicidade; monitoração recomendada para pacientes com risco aumentado de toxicidade, incluindo insuficiência renal, colite, antibioticoterapia com aminoglicosídeos; podem ocorrer reações relacionadas à infusão, incluindo hipotensão e parada cardíaca – administrar em solução diluída durante pelo menos 60 min e parar a infusão se ocorrer reação; neutropenia reversível foi relatada – monitoração recomendada (EV); ototoxicidade transitória ou permanente pode ocorrer – aumento do risco com doses excessivas EV, subjacente à perda de audição ou uso concomitante de agentes ototóxicos (p. ex., aminoglicosídeos); acompanhamento preconizado; tromboflebite pode ocorrer com a administração EV; VO indicada no tratamento de colite pseudomembranosa associada a antibióticos, diarreia associada a antibióticos, enterolite estafilocócica (por esta via não é eficaz no tratamento de outras infecções intestinais, nem em infecções sistêmicas)
Contraindicação: histórico de hipersensibilidade à vancomicina

vareniclina					
Champix®					60+
comp rev 0,5 e 1 mg	Sem ajuste de dose	Com ajuste de dose	C	Contra-indicado	MPI? Não

Classificação terapêutica: medicamento utilizado na dependência da nicotina

Posologia:
- Cessação do tabagismo: 0,5 mg, 1x/dia, nos dias 1 a 3; 0,5 mg, 2x/dia, nos dias 4 a 7; após o 8º dia, 0,5-1 mg, 2x/dia, por 11 semanas; prescrever medicação para início 2 semanas antes da data marcada para abandono do tabagismo; caso a cessação aconteça no final das 12 semanas, o tratamento pode ser mantido por mais 12 semanas; pacientes motivados para a cessação e que já tenham sido submetidos a ciclo de tratamento prévio com vareniclina podem ser encorajados a repeti-lo, uma vez que outros fatores que podem ter contribuído para o insucesso tenham sido corrigidos

Função hepática: insuficiência hepática – ajuste de dose não é necessário

Função renal: ClCr < 30 mL/min – iniciar com 0,5 mg/dia e aumentar até, no máximo, 0,5 mg, 2x/dia; hemodiálise, dose máxima de 0,5 mg/dia

Interações medicamentosas: sem interações conforme a base de dados Micromedex

Reações adversas:
- Dermatológicas: 1-10% – *rash*, prurido
- Neurológicas: > 10% – sonhos anormais, insônia, cefaleia; 1-10% – sonolência, tontura
- Respiratórias: > 10% – nasofaringite; 1-10% – bronquite, sinusite, dispneia, tosse
- Musculoesqueléticas: 1-10% – artralgia, mialgia, dor nas costas, dor torácica
- Gastrointestinais: > 10% – náusea; 1-10% – disgeusia, doença do refluxo gastroesofágico, vômito, constipação, diarreia, distensão abdominal, dispepsia, flatulência, boca seca
- Miscelânea: 1-10% – aumento do peso, apetite reduzido, aumento do apetite, dor de dente, fadiga

Precauções: podem ocorrer sintomas psiquiátricos (ideação suicida, tentativa de suicídio, depressão, alteração de comportamento); náusea intolerável – considerar redução da dose

varfarina

Marevan®;
Coumadin®

comp 2,5, 5 e
7,5 mg; comp 1,
2,5 e 5 mg

Sem ajuste de dose	Sem ajuste de dose	X	Contra-indicado	MPI? Não

Classificação terapêutica: antagonista da vitamina K

Posologia:
- Prevenção/tratamento de trombose e/ou embolia: individualizar, de acordo com o estado clínico, funções hepática e cardíaca, idade, estado nutricional, outras medicações em uso, risco de sangramento, tentativas prévias de anticoagulação VO, a dose inicial – geralmente, 2-10 mg pelos primeiros 2 dias; ajustar a dose de acordo com INR a cada 2-5 dias; tromboembolismo venoso agudo – pode ser iniciada no 1º ou no 2º dias de anticoagulação com heparina não fracionada ou heparina de baixo peso molecular

Função hepática: insuficiência hepática – o efeito pode ser aumentado na hepatite, na cirrose e na icterícia obstrutiva nas doses habituais; monitorar pelo INR

Função renal: insuficiência renal – ajuste de dose não é necessário, porém há risco aumentado de hemorragias

Ajuste de dose: com base no valor de INR e informações de genótipo CYP2C9 e de variação genética VKORC1

Interações medicamentosas: tamoxifeno, moxifloxacino, claritromicina, fluconazol, eritromicina, fluorouracila (fluoroucacila, tegafur, capecitabina), levofloxacino, sulfametoxazol, sinvastatina, amiodarona, cloxacilina, mirtazapina, ciprofloxacino, azitromicina, ticarcilina, doxorrubicina, ropinirol, testosterona, erva-de-são-joão, entacapona, levocarnitina, rivaroxabana, dapsona, vilazodona, gemifloxacino, imatinibe, ofloxacino, fluvoxamina, paroxetina, metronidazol, ceftarolina, alopurinol, ceftazidima, etoposídeo, vincristina, amoxacilina, cefpodoxima, oseltamivir, voriconazol, ácido nalidíxico, apixabana, desvenlafaxina, leflunomida, lomitapida, enzalutamida, bicalutamida, teriflunomida, miconazol, cetoconazol, gencitabina, gatifloxacino, itraconazol, sertralina, cefalotina, norfloxacino, bivalirudina, óleo de peixe, carboplatina, ciclofosfamida, *ginkgo*, proguanil, citalopram, cefotaxima, cefalexina, penicilina G, venlafaxina, piperacilina, escitalopram, cefixima, penicilina V, fluoxetina, posaconazol, econazol, mercaptopurina, metotrexato, cefadroxila, milnaciprana, oxandrolona, telitromicina, vacina influenza, cefepima, salicilato de metila, ácido valproico, dronedarona, roxitromicina, acetaminofeno, fenobarbital, gefitinibe, metilprednisolona, aprepipanto, fosaprepipanto, sulfassalazina, lopinavir, isoniazida, vorinostate, esomeprazol, ranitidina, primidona, saquinavir, secobarbital, benzbromarona, clortalidona, fluvastatina, vancomicina, antitireoidianos (propiltiouracila, tiamazol), tigeciclina, heparina, pentoxifilina, metiltestosterona, nevirapina, dexametasona, lactulose, mesna, lanzoprazol, sucralfato, mentol, vitamina A, disopiramida, quetiapina, ritonavir, levamisol, cisplatina, omeprazol, amprenavir, doxepina, dexlanzoprazol, trastuzumabe, cimetidina, aminoglutetimida, condroitina, propoxifeno, carbamazepina,

(continua)

exenatida, cefazolina, salicilatos (salicilamida, salicilato de sódio, ácido salicílico, ácido poliacrílico, trissilicato de magnésio), glibenclamida, hidrato de cloral, nilutamida, terbinafina, cúrcuma, ivermectina, colesevelam, glucosamina, contraceptivos (medroxiprogesterona, estradiol, levonorgestrel, noretindrona, dienogeste, drospirenona, norelgestromina, desogestrel, norgestrel, norgestimato, etinilestradiol, etonogestrel), mitotano, propafenona, ceftriaxona, vitamina E, dissulfiram, prednisona, azatioprina, *ginseng*, ifosfamida, genfibrozila, niacina, rosuvastatina, quitosana, zafirlucaste, ciclosporina, duloxetina, pantoprazol, glucagon, melatonina, coenzima Q10, sulfimpirazona, danazol, fitonadiona, rifabutina, atovaquona, tramadol, griseofulvina, colestiramina, amitriptilina, rifampicina, tolterodina, acarbose, bosentana, nelfinavir, sorafenibe

Reações adversas:

- Sangramento: é o principal efeito adverso da varfarina; pode ocorrer hemorragia em praticamente qualquer local; o risco depende de múltiplas variáveis, incluindo a intensidade da anticoagulação e a suscetibilidade do paciente
- Cardiovasculares: angina, choque hemorrágico, dor torácica, hipotensão arterial, palidez, síncope, vasculite
- Dermatológicas: alopecia, dermatite, erupções bolhosas, prurido, *rash* cutâneo, urticária
- Hematológicas: agranulocitose, hematoma retroperitoneal, leucopenia; locais de sangramento não reconhecidos (p. ex., câncer de cólon) podem ser descobertos pela anticoagulação
- Neurológicas: AVC, cefaleia, coma, dor, fadiga, febre, letargia, mal-estar, tontura
- Respiratórias: calcificação traqueobrônquica, dispneia
- Sangramento: é o principal efeito adverso da varfarina; pode ocorrer hemorragia em praticamente qualquer local; o risco depende de múltiplas variáveis, incluindo a intensidade da anticoagulação e a suscetibilidade do paciente
- Cardiovasculares: angina, choque hemorrágico, dor torácica, hipotensão arterial, palidez, síncope, vasculite
- Dermatológicas: alopecia, dermatite, erupções bolhosas, prurido, *rash* cutâneo, urticária
- Hematológicas: agranulocitose, hematoma retroperitoneal, leucopenia; locais de sangramento não reconhecidos (p. ex., câncer de cólon) podem ser descobertos pela anticoagulação
- Neurológicas: AVC, cefaleia, coma, dor, fadiga, febre, letargia, mal-estar, tontura
- Respiratórias: calcificação traqueobrônquica, dispneia
- Musculoesqueléticas: artralgia, fraqueza, mialgia, osteoporose (associação potencial com o uso de longo prazo), paralisia, parestesia
- Hepáticas: aumento de transaminases, hepatite, icterícia colestática, lesão hepática
- Gastrointestinais: anorexia, cólicas abdominais, diarreia, distúrbio do paladar, dor abdominal, flatulência, náusea, sangramento gastrointestinal, úlceras bucais, vômito
- Geniturinárias: hematúria, priapismo
- Miscelânea: gangrena, hipersensibilidade e/ou reações alérgicas, intolerância ao frio, necrose cutânea, reação anafilática, síndrome do dedo azul

(continua)

Precauções: risco aumentado de hemorragia em anemia, doença cerebrovascular, terapia prolongada, idosos, histórico de hemorragia do trato gastrintestinal, hipertensão, insuficiências hepática e renal, diabete, diarreia, policitemia, desnutrição, vasculite

Contraindicações: anestesia; aneurisma cerebral; endocardite bacteriana; discrasias sanguíneas; hemorragia do SNC; pré-eclâmpsia; eclâmpsia; ameaça de aborto; hipertensão maligna

vasopressina

Encrise®

sol inj 20 UI/mL

Com ajuste de dose	Sem informações	C	Uso criterioso	MPI? Não

Classificação terapêutica: hormônio do lobo posterior da hipófise

Posologia:
- Diabete insípido central: a dose ideal é variável, dependendo da osmolalidade e do sódio urinários, do balanço hídrico e do débito urinário; IM ou SC – 5-10 U, 2-4x/dia, conforme necessário
- Choque pós-cardiotomia: dosagem empírica; tentar manter na menor dose que gere resposta aceitável, iniciando com 0,03 U/min, EV, e monitorar PA; pode ser titulada a intervalos de 10-15 min, em 0,005 U/min, até dose máxima de 0,1 U/min; após estabilização da PA por 8 h, reduzir 0,005 U/min a cada 1 h
- Choque séptico: dosagem empírica; tentar manter na menor dose que gere resposta aceitável; manter norepinefrina e iniciar 0,03 U/min com o objetivo de estabilizar PA média ou diminuir a dose de norepinefrina; evitar doses > 0,03 U/min pelo risco de efeitos adversos cardiovasculares; dose máxima recomendada pelo fabricante de 0,07 U/min; deve ser reduzida gradualmente, p. ex., diminuindo-se 0,01 U/min, a cada 30 min
- Parada cardiocirculatória: uso EV ou intraósseo (IO), preferencialmente, podendo ser utilizada via IOT; dose de 40 U, em *bolus*, em substituição à 1ª ou 2ª dose de epinefrina

Administração parenteral (compatível – SF e SG5%): pode ser administrada IM, EV, SC; EV – pode ser diluída em 20-50 mL e infundida a 1-4 UI/h
Obs.: uso imediato

Função hepática: cirrose – pode ser necessário reduzir a dose

Função renal: não há informações disponíveis

Interações medicamentosas: indometacina, furosemida, gemifloxacino

Reações adversas:
- Cardiovasculares: arritmia, assistolia (> 0,04 UI/min), aumento da PA, dor torácica, infarto do miocárdio, redução do débito cardíaco (> 0,04 UI/min), trombose venosa, vasoconstrição (com altas doses)
- Dermatológicas: lesões cutâneas isquêmicas, palidez circum-oral, urticária
- Neurológicas: febre, pulsação na cabeça, vertigem
- Respiratória: constrição brônquica
- Musculoesquelética: tremor
- Gastrointestinais: cólicas abdominais, flatulência, isquemia mesentérica, náusea, vômito
- Geniturinária: contração uterina
- Miscelânea: diaforese

Precauções: asma; epilepsia; insuficiência cardíaca; enxaqueca; nefrite crônica com retenção de nitrogênio; doença vascular, especialmente de artérias coronárias, pode precipitar angina e IAM

venlafaxina Efexor® XR cap dura lib prol 37,5, 75 e 150 mg					
	Com ajuste de dose	Com ajuste de dose	C/D (se usado na 2ª metade da gravidez)	Uso criterioso	MPI? Não

Classificação terapêutica: antidepressivo

Posologia:
- Depressão, transtorno de ansiedade generalizada: liberação prolongada – 37,5-75 mg/dia, em 1 tomada; liberação imediata – 37,5-75 mg/dia, em 2-3 tomadas diárias; pode ser aumentada a cada 4-7 dias; dose habitual de 75-225 mg/dia; dose máxima de 375 mg/dia (liberação imediata) ou 225 mg/dia (liberação prolongada)

Função hepática: insuficiência hepática leve a moderada – reduzir a dose habitual em ≥ 50%

Função renal: insuficiência renal leve a moderada – reduzir a dose habitual em 25-50%; hemodiálise – diminuir a dose habitual em 50%; pode ocorrer albuminúria (1-10%)

Interações medicamentosas: procarbazina, selegilina, moclobemida, tranilcipromina, trifluoperazina, linezolida, anti-inflamatórios não esteroidais (ácido acetilsalicílico, naproxeno, fenilbutazona, ácido mefenâmico, fenoprofeno, ibuprofeno, indometacina, piroxicam, diclofenaco, cetoprofeno, flurbiprofeno, cetorolaco, tenoxicam, etofenamato, dipirona, nimesulida, lornoxicam, acemetacina, propifenazona, meloxicam, celecoxibe, proglumetacina, rofecoxibe, dexcetoprofeno, parocoxibe, valdecoxibe, etoricoxibe, nepafenaco, loxoprofeno, lumiracoxibe, ácido tolfenâmico, nimesulida, ácido flufenâmico), cetoconazol, sibutramina, antiplaquetários (dipiridamol, ticlopidina, iloprosta, abciximabe, tirofibana, clopidogrel, eptifibatide, cilostazol, treprostinila, prasugrel, ticagrelor), trazodona, alfentanila, hidroxicloroquina, donepezila, haloperidol, rizatriptana, naratriptana, anticoagulantes (apixabana, heparina, varfarina, enoxaparina, dalteparina, nadroparina, bivalirrudina, lepirudina, desirudina, fondaparinux, drotrecogina alfa, dabigatrana, rivaroxabana, bemiparina, tinzaparina), amoxicilina, zolmitriptana, metoprolol, zolpidem, *ginkgo*, erva-de-são-joão

Reações adversas (a frequência real pode depender da formulação e/ou da indicação):
- Cardiovasculares: 1-10% – hipertensão arterial (relacionada com a dose: 3% em pacientes submetidos a < 100 mg/dia, até 13% naqueles submetidos a > 300 mg/dia), vasodilatação (2-6%), palpitação (3%), dor torácica (2%), taquicardia (2%), hipotensão postural (1%), edema
- Dermatológicas: 1-10% – erupção cutânea (3%), prurido (1%), equimoses

(continua)

- Neurológicas: cefaleia (25-38%), sonolência (12-26%), insônia (15-24%), tontura (11-24%), nervosismo (6-21%), ansiedade (2-11%); 1-10% – bocejos (3-8%), sonhos anormais (3-7%), calafrios (2-7%), agitação (2-5%), depressão (1-3%), confusão mental (2%), pensamento anormal (2%), despersonalização (1%), amnésia, enxaqueca, febre, hipoestesia, vertigem
- Respiratórias: 1-10% – faringite (7%), sinusite (2%), aumento da tosse, bronquite, dispneia
- Musculoesqueléticas: fraqueza (8-19%); 1-10% – tremor (1-10%), hipertonia (3%), parestesia (2-3%), espasmos (1-3%), artralgia, cervicalgia, trismo
- Gastrointestinais: náusea (21-58%), xerostomia (12-22%), anorexia (8-17%), constipação (8-15%); 1-10% – diarreia (8%), dor abdominal (8%), vômito (3-8%), dispepsia (5-7%), perda de peso (1-6%), flatulência (3-4%), perversão do paladar (2%), aumento do apetite, eructação, ganho de peso
- Geniturinárias: anormalidade da ejaculação e/ou orgasmo (2-19%); 1-10% – impotência (4-6%), aumento da frequência urinária (3%), comprometimento da micção (2%), retenção urinária (1%), metrorragia, transtorno prostático, vaginite
- Miscelânea: diaforese (7-19%), infecção (6%), síndrome similar à gripe (2%), trauma (2%)
- Auditiva: zumbido (2%)
- Endócrinas e metabólicas: 1-10% – redução da libido (2-8%), hipercolesterolemia (5%), aumento dos TG
- Oculares: acomodação visual anormal (6-9%), visão anormal ou turva (4-6%), midríase (2%)

Precauções: podem ocorrer hemorragias – risco aumentado com uso concomitante a AINH, varfarina, ácido acetilsalicílico ou outras drogas que alterem a coagulação; risco aumentado de midríase na presença de glaucoma; podem ocorrer aumento da PA ou agravamento da preexistente, além de síndrome serotoninérgica com o uso concomitante a outras drogas serotoninérgicas (triptanos, antidepressivos tricíclicos, fentanil, lítio, tramadol, buspirona, erva-de-são-joão), inibidores da monoaminoxidase e substâncias que alterem o metabolismo da serotonina – avaliar necessidade de interrupção do tratamento; pode diminuir a secreção da saliva, facilitando o desenvolvimento de periodontite e cáries

Contraindicações: aumento do risco de síndrome serotoninérgica com uso concomitante a inibidor da monoaminoxidase (linezolida, azul de metileno, EV), em 7 dias após descontinuação da venlafaxina, ou uso desta nos 14 dias após descontinuação de inibidor da monoaminoxidase

verapamil
Dilacoron®

comp rev 80 mg;
comp rev retard
120 mg

Com ajuste de dose	Sem ajuste de dose	C	Uso criterioso	MPI? Não

Classificação terapêutica: bloqueador seletivo dos canais do cálcio

Posologia:
- Angina: VO (liberação imediata) – iniciar com 80-120 mg, 3x/dia (se idoso ou baixa estatura: 40 mg, 3x/dia); dose habitual de 80-160 mg, 3x/dia; VO (liberação prolongada) – iniciar com 180 mg, ao se deitar; caso necessário, aumentar 80 mg/dia, a cada semana, até máximo de 480 mg/dia
- Hipertensão: liberação imediata – 80 mg, 3x/dia; dose habitual de 240-480 mg/dia; liberação prolongada – iniciar com 180 mg, 1x/dia, e titular até 360 mg/dia; não há evidência de benefício adicional com doses > 360 mg/dia
- Taquicardia supraventricular: tratamento – 2,5-5 mg, EV, em 2 min; 2ª dose de 5-10 mg (~ 0,15 mg/kg), 15-30 min após dose inicial se a resposta for inadequada; dose máxima total de 20-30 mg; profilaxia – 240-480 mg/dia, VO (liberação imediata) em 3-4 doses diárias
- Controle de frequência cardíaca na fibrilação atrial: EV – 0,075-0,15 mg/kg (~ 5-10 mg para paciente de 70 kg), em 2 min, com dose adicional de 10 mg após 30 min se a resposta for insatisfatória; dose de manutenção de 0,005 mg/kg/min, em infusão contínua; VO (liberação imediata) – 240-480 mg/dia, em 3-4 tomadas diárias

Função hepática: insuficiência hepática – reduzir de 20-50% da dose usual; podem ocorrer aumento das enzimas hepáticas, lesão hepatocelular

Função renal: insuficiência renal – ajuste de dose não é necessário

Ajuste de dose: pacientes geriátricos ou de baixo peso (hipertensão, angina) – diminuir as doses iniciais para 40 mg, 3x/dia (liberação imediata)

Interações medicamentosas: colchicina, digoxina, fentanila, sinvastatina, claritromicina, lurasidona, eritromicina, bupivacaína, ranolazina, clonidina, amiodarona, betabloqueadores (propranolol, metoprolol, timolol, nadolol, pindolol, atenolol, labetalol, acebutolol, betaxolol, levobunolol, esmolol, carteolol, bisoprolol, sotalol, metipranolol, carvedilol, nebivolol), aprepipanto, fosaprepipanto, dronedarona, mepivacaína, oxcarbazepina, dutasterida, quinidina, fenobarbital, metformina, erva-de-são-joão, midazolam, telitromicina, lítio, pancurônio, buspirona, indinavir, fenitoína, ciclosporina, quinupristina, dalfopristina, nevirapina, vecurônio

Reações adversas:
- Cardiovasculares: hipotensão arterial (VO: 2,5%; EV: 3%), edema periférico (VO: 1,9%), insuficiência cardíaca congestiva (VO: 1,8%), hipotensão arterial sintomática (EV: 1,5%), bradicardia (VO: 1,4%; EV: 1,2%), bloqueio atrioventricular de 1º, 2º ou 3º graus (VO: 1,2%; EV: desconhecido)
- Dermatológica: erupção cutânea (VO: 1,2%)

(continua)

- Neurológicas: tontura (VO: 3,3%; EV: 1,2%), fadiga (VO: 1,7%), cefaleia (VO: 2,2%; EV: 1,2%)
- Respiratória: dispneia (VO: 1,4%)
- Gastrointestinais: > 10%: hiperplasia gengival (< 19%), constipação (12-42% em estudos clínicos), náusea (0,9-2,7%)

Precauções: disfunção ventricular; cardiomiopatia hipertrófica (principalmente se gradiente elevado, insuficiência cardíaca ou bradicardia sinusal); pode ocorrer bloqueio atrioventricular – avaliar necessidade de redução da dose ou interrupção; pode ocorrer também agravamento da miastenia grave – avaliar necessidade de redução da dose; defeitos de transmissão neuromuscular (p. ex., distrofia muscular de Duchenne) – pode resultar em depressão respiratória

Contraindicações: *flutter* ou fibrilação atrial na presença de feixes de condução acessórios (p. ex., síndromes de Wolff-Parkinson-White, Lown--Ganong-Levine); choque cardiogênico; hipotensão (PA sistólica < 90 mmHg); disfunção ventricular esquerda grave (fração de ejeção < 30%); bloqueio atrioventricular de 2º ou 3º graus; arritmia sinusal

vildagliptina

Galvus®

comp 50 mg

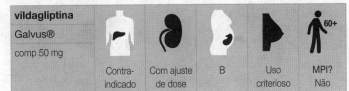

Contra-indicado	Com ajuste de dose	B	Uso criterioso	MPI? Não

Classificação terapêutica: antidiabético

Posologia:
- DM tipo 2: 50-100 mg/dia, com dose de 100 mg, orientar 2 tomadas diárias quando em monoterapia ou combinação com metformina, tiazolidinedionas ou insulina; e, em combinação com sulfonilureias, a dose recomendada é de 50 mg, 1x/dia, pela manhã; pode ser administrada com ou sem alimento

Função hepática: pode ocorrer aumento de transaminases; descontinuar o uso se houver elevação persistente de ALT e AST > 3x LSN; insuficiência hepática preexistente – uso contraindicado

Função renal: ClCr < 50 mL/min – administrar 50 mg/dia

Interações medicamentosas: betabloqueadores (propranolol, metoprolol, timolol, nadolol, pindolol, atenolol, labetalol, acebutolol, betaxolol, levobunolol, esmolol, carteolol, bisoprolol, sotalol, metipranolol, carvedilol, nevibolol)

Reações adversas:
- Cardiovascular: angioedema
- Neurológicas: 1-10% – tontura; 0,1-1% – cefaleia
- Gastrointestinal: 0,1-1% – constipação, disfunção hepática
- Miscelânea: 0,1-1% – edema periférico

Precauções: insuficiência cardíaca; cetoacidose diabética; ALT ou AST > 3x LSN pré-tratamento; pancreatite aguda; lesões de pele bolhosa e esfoliativa foram relatadas

Contraindicação: hipersensibilidade aos componentes da fórmula

vitamina B1 (benfotiamina) Milgamma® drg 150 mg					
	Sem ajuste de dose	Sem ajuste de dose	X	Contra-indicado	MPI? Não

Classificação terapêutica: vitamina

Posologia:
- Neuropatia periférica (diabética, deficiência de vitamina B1): iniciar com 300-450 mg/dia, por 4-8 semanas, dependendo da gravidade da neuropatia; a dose de manutenção habitual é de 150 mg/dia
- Deficiência de tiamina: 5-30 mg/dose, IM ou EV, 3x/dia; paciente crítico – depois passar para via oral
- Abstinência alcoólica: 100 mg/dia, IM ou EV, seguidos por 100 mg/dia, VO

Função hepática: ajuste de dose não é necessário

Função renal: ajuste de dose não é necessário

Interação medicamentosa: fluorouracila

Reações adversas:
- Dermatológicas: muito raras – hipersensibilidade, como erupções cutâneas, urticária, reações anafiláticas
- Gastrointestinais: náusea e outras queixas foram documentadas em casos isolados, mas a frequência não foi significativamente diferente daquela dos grupos tratados com placebo

Precaução: não deve ser utilizado por pacientes com idade < 18 anos

vitamina B12 (hidroxicobalamina)

Rubranova®

sol inj 5.000 mcg/2 mL e 15.000 mcg/2 mL

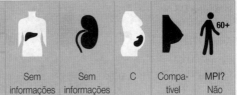

Sem informações	Sem informações	C	Compatível	MPI? Não

Classificação terapêutica: vitamina

Posologia:
- Envenenamento por cianeto: EV – iniciar antídoto assim que houver suspeita diagnóstica; administrar 5 g, podendo repetir dependendo da gravidade do quadro e da resposta clínica (dose máxima cumulativa: 10 g)
- Deficiência de vitamina B12: IM – 8-10 doses de 1.000 mcg/dia, seguidas de 1 dose semanal, por 1 mês, e, então, 1 ampola/mês; a anemia em geral é corrigida em 2 meses, enquanto o quadro neurológico regride parcial ou completamente em 6 meses

Administração parenteral: pode ser administrada EV, IM ou SC; em razão da alta taxa de excreção, EV não é recomendada, exceto na indicação para intoxicação por cianeto

Função hepática: não há informações disponíveis

Função renal: pode ocorrer alteração na cor da urina (vermelha); não há informações disponíveis sobre necessidade de ajuste de dose

Interações medicamentosas: sem interações conforme a base de dados Micromedex

Reações adversas:
- Cardiovascular: aumento da PA (18-28%)
- Dermatológicas: eritema (94-100%), prurido (20-44%)
- Gastrointestinal: náusea (6-11%)
- Hematológica: diminuição da contagem de linfócitos (8-17%)
- Neurológica: dor de cabeça (6-33%)
- Imunológicas: reação alérgica a drogas, anafilaxia, angioedema

Precauções: hemodiálise – a cor vermelho-escura da hidroxicobalamina pode gerar erro na máquina de hemodiálise, fazendo-a parar; hipertensão arterial; evitar a exposição direta ao sol (fotossensibilidade)

vitamina D3 (colecalciferol) Addera D3® cap mole 1.000, 7.000 e 50.000 UI; comp rev 1.000, 7.000 e 50.000 UI; sol gts 3.300 UI e 10.000 UI/mL				
Precaução	Precaução	Sem informações	Uso criterioso	MPI? Não

Classificação terapêutica: vitamina

Posologia:
- Dose diária de referência para vitamina D: 600 U/dia
- Prevenção de osteoporose: 800-1.000 U/dia
- Deficiência de vitamina D: 1.000 U/dia; considerar uso de 25.000-50.000 U/semana, de acordo com o grau de deficiência e o perfil do cálcio

Função hepática: podem ocorrer alterações nos testes de função hepática; doença hepática– uso com precaução

Função renal: podem ocorrer azotemia, nefrocalcinose; insuficiência renal – exacerbação de efeitos hipercalcêmicos durante o uso terapêutico; uso com precaução

Interações medicamentosas: sem interações conforme a base de dados Micromedex

Reações adversas:
- Cardiovasculares: arritmia, arritmia cardíaca, hipertensão ou hipotensão arterial
- Dermatológica: prurido
- Neurológicas: cefaleia, irritabilidade, psicose franca (rara), sonolência
- Musculoesqueléticas: dor muscular, dor óssea, fraqueza, mialgia
- Gastrointestinais: anorexia, constipação, náusea, pancreatite, perda de peso, ressecamento da boca, sabor metálico, vômito
- Endócrina e metabólica: polidipsia
- Geniturinárias: albuminúria, poliúria
- Oculares: conjuntivite, fotofobia

Precauções: aterosclerose; doença cardíaca; uso concomitante a preparações contendo cálcio, outras contendo vitamina D ou análogos da vitamina D, ou, ainda, diuréticos; hiperlipidemia (elevação de LDL); hiperfosfatemia; osteodistrofia renal/outras condições que requeiram altas doses de vitamina D pura – metabólitos da vitamina D preferidos, como calcitriol; sarcoidose/outra doença granulomatosa

Contraindicações: hipercalcemia (exacerbação com toxicidade); hipervitaminose D

vitamina K3 (fitomenadiona)

Kanakion® MM; Kanakion® MM pediátrico

10 mg/mL; 2 mg/0,2 mL	Com ajuste de dose	Precaução	C	Compatível	MPI? Não

Classificação terapêutica: distúrbios de coagulação

Posologia:
- Intoxicação por antagonistas da vitamina K (p. ex., varfarina): INR > alvo terapêutico, mas < 4,5, sem evidência de sangramento – suspender uso do antagonista da vitamina K, reintroduzindo-o quando INR se aproximar do alvo; INR de 4,5-10, sem evidência de sangramento – evitar uso de vitamina K se não houver risco de sangramento; considerar 1-2,5 mg, VO; INR > 10, sem evidência de sangramento – utilizar vitamina K, 2,5-5 mg, VO, ou 0,5-1 mg, EV, com previsão de redução de INR em 24-48 h; utilizar dose adicional caso necessário; sangramento menor, com qualquer INR – vitamina K, 2,5-5 mg, VO, podendo repetir em 24 h; sangramento maior, com qualquer INR – recomendação de utilizar vitamina K, 5-10 mg, EV, em associação com complexo protrombínico ou plasma; uso de altas doses de vitamina K (10-15 mg) talvez gere resistência ao cumarínico por mais de 1 semana, período durante o qual se pode utilizar heparina até que INR esteja no alvo terapêutico
- Normalização de INR para procedimento: 1-2,5 mg, VO, na véspera da cirurgia, checando-se nível no dia do procedimento
- Hipoprotrombinemia por drogas (não cumarínicos) ou fatores limitantes à absorção ou à síntese: 2,5-25 mg, VO, SC, IM ou EV

Administração parenteral (compatível – SF e SG5%): pode ser administrada SC ou EV; EV – diluir em solução compatível e infundir a, no máximo, 1 mg/min
Obs.: uso imediato

Função hepática: diminuição da função hepática – ajuste de dose pode ser necessário (comprimidos); doença hepática preexistente – falta de resposta pode indicar condição que não responda à vitamina K; grandes doses repetidas não são garantidas

Função renal: disfunção renal preexistente – contém alumínio, que pode ser tóxico para ossos e SNC com o uso parenteral prolongado; uso com precaução

Interação medicamentosa: varfarina

Reações adversas:
- Dermatológica: reação da pele-constatação (IM)
- Imunológica: anafilaxia (EV e IM)

Precauções: efeitos anticoagulantes da heparina não são neutralizados

voriconazol

V-fend®;
V-fend® EV

comp rev 50 e
200 mg; pó liof
sol inj 200 mg

Precaução	Sem ajuste de dose	D	Contra-indicado	MPI? Não

Classificação terapêutica: antimicótico

Posologia:
- Aspergilose invasiva: dose de ataque de 6 mg/kg, a cada 12 h, por 24 h (2 doses); e, depois, 4 mg/kg, a cada 12 h

Administração parenteral (compatível – SF e SG5%): reconstituir o pó com 19 mL de diluente próprio; não pode ser administrado por injeção em *bolus*, apenas por infusão EV, após diluição em 40-400 mL de solução compatível; deve ser infundido em 1-2 h, à taxa máxima de 3 mg/kg/h Obs.: incompatível com outros medicamentos e solução de bicarbonato de sódio; estabilidade de 24 h em REF para soluções reconstituídas e diluídas

Função hepática: insuficiência leve a moderada – após dose de ataque, reduzir dose de manutenção em 50%; insuficiência grave – avaliar risco/ benefício e monitorar toxicidade; podem ocorrer aumento da fosfatase alcalina (4-5%); aumento de AST (2-4%); aumento de ALT (2-3%); icterícia colestática (1-2%); hepatite e insuficiência hepática fulminante

Função renal: ClCr < 50 mL/min – pode haver acúmulo do veículo ciclo-dextrina; usar formulação VO

Ajuste de dose: resposta inadequada – aumentar a dose de manutenção para 300 mg, VO, a cada 12 h, para doentes que pesem ≥ 40 kg; ou 150 mg, VO, a cada 12 h, para doentes com peso < 40 kg; intolerância – reduzir a dose de manutenção EV para 3 mg/kg, a cada 12 h; reduzir a dose de manutenção VO em incrementos de 50 mg para o mínimo de 200 mg, a cada 12 h, no caso de doentes com peso ≥ 40 kg, ou 100 mg, a cada 12 h, para pacientes com peso < 40 kg; obesidade – nenhum ajuste de dose necessário; uso concomitante de efavirenz – aumentar a dose de manutenção de voriconazol para 400 mg, VO, a cada 12 h, e diminuir a dose de efavirenz para 300 mg, a cada 24 h; uso concomitante de fenitoína – aumentar a dose de manutenção do voriconazol a partir de 4-5 mg/kg, EV, a cada 12 h, ou 200-400 mg, VO, a cada 12 h, para doentes com peso ≥ 40 kg, ou, ainda, a partir de 100-200 mg, a cada 12 h, para doentes com peso < 40 kg

Interações medicamentosas: erva-de-são-joão, sirolimo, efavirenz, rifampi-cina, ritonavir, fluconazol, lurasidona, nifedipino, fenitoína, fentanila, omepra-zol, ciclosporina, tacrolimo, cabazitaxel, cloranfenicol, ibrutinibe, hidroxi-cloroquina, lanzoprazol, anticoagulantes orais (varfarina, femprocumona), nevirapina, glimepirida, delavirdina, vincristina, sildenafila, contraceptivos (medroxiprogesterona, estradiol, levonorgestrel, noretindrona, dienogeste, drospirenona, norelgestromina, desogestrel, norgestrel, norgestimato, eti-nilestradiol, etonogestrel), etravirina, meloxicam, midazolam, atorvastatina, glibenclamida, glipizida, fosamprenavir, tretinoína, esomeprazol, amprenavir

(continua)

Reações adversas:

- Cardiovasculares: hipertensão ou hipotensão arterial (2%), vasodilatação (2%), taquicardia (< 2%)
- Dermatológica: erupção cutânea (< 7%)
- Neurológicas: > 10% – alucinações (auditivas e/ou visuais e, provavelmente, dependentes da concentração sérica: 4-12%), febre (< 6%), calafrios (< 4%), cefaleia (< 3%)
- Gastrointestinais: náusea (1-5%), vômito (1-4%), dor abdominal (2%)
- Oculares: > 10% – alterações visuais (dependentes da dose; alteração da cromatopsia, aumento ou redução da acuidade visual, fotofobia ou turvamento da visão: ~ 21%), fotofobia (2-3%)
- Endócrina e metabólica: hipopotassemia (< 2%)

Precauções: uso concomitante com everolimo, fluconazol; distúrbios hidroeletrolíticos (potássio, magnésio e cálcio) – risco de arritmias, incluindo *torsades de pointes*; evitar a exposição prolongada à luz solar durante o tratamento – podem ocorrer alterações visuais (visão borrada, diminuição da acuidade, alteração na percepção de cores, fotofobia)

Contraindicações: uso concomitante com carbamazepina, substratos do CYP3A4 (terfenadina, astemizol, cisaprida, pimozida ou quinidina), alcaloides do ergot, barbitúricos de longa ação, rifabutina, rifampicina, ritonavir em doses elevadas (400 mg, a cada 12 h), sirolimo, erva-de-são-joão, efavirenz; pacientes com intolerância à galactose, pois contém lactose na composição, bem como na deficiência da lactose e na síndrome de má absorção de glicose-galactose; cirrose hepática grave; pacientes < 12 anos

voriconazol

Z

zidovudina + lamivudina
Biovir®
comp rev 300 + 150 mg

Com ajuste de dose	Com ajuste de dose	C	Contra-indicado	MPI? Não

Classificação terapêutica: antiviral

Posologia:
- Infecção pelo HIV: 1 comp, 2x/dia

Função hepática: lamivudina – podem ocorrer aumentos transitórios nas enzimas hepáticas; zidovudina – ajustes de dose são necessários para pacientes com comprometimento hepático; recomenda-se a administração de preparações isoladas de lamivudina e zidovudina para esses pacientes

Função renal: lamivudina – ajustes de dose são necessários para pacientes com ClCr < 50 mL/min; recomenda-se a administração de preparações isoladas de lamivudina e zidovudina para esses pacientes

Interações medicamentosas: sorbitol, dapsona, pirazinamida, ribavirina, claritromicina, tipranavir, nelfinavir, ácido valproico, metadona, probenecida, rifabutina, betainterferona 1A, fluconazol, acetaminofeno, rifampicina

Reações adversas (relatadas durante terapia para tratar doença por HIV com lamivudina e zidovudina separadas ou em combinação; com relação a muitos desses eventos, não está claro se eles se relacionam à lamivudina, à zidovudina, à grande quantidade de fármacos utilizados no controle da doença pelo HIV ou se decorrem do processo patológico subjacente):
- Cardiovascular: cardiomiopatia (rara)
- Respiratórias: tosse, dispneia
- Neurológicas: cefaleia (comum), parestesia (muito rara); neuropatia periférica foi relatada, entretanto, uma relação causal com o tratamento é incerta; vertigem (comum); raras – insônia, parestesia, sonolência, perda da acuidade mental, convulsões
- Musculoesqueléticas: artralgia (comum), distúrbios musculares (comuns), rabdomiólise (rara); distúrbios gerais – fadiga (comum), indisposição (comum), febre (comum); zidovudina – mialgia (comum); miopatia (incomum)
- Gastrointestinais: náusea (comum), vômito (comum), dor abdominal (comum), diarreia (comum), pancreatite (rara; relação causal com o tratamento é incerta), aumentos na amilase sérica (rara), flatulência (incomum), pigmentação da mucosa oral (rara), alteração do paladar e dispepsia (rara)

(continua)

zidovudina + lamivudina

- Hematológicas: neutropenia (incomum), anemia (incomum), trombocitopenia (incomum), anemia (comum; pode requerer transfusão), neutropenia (comum) e leucopenia (comum) podem ocorrer mais frequentemente com altas dosagens (1.200-1.500 mg/dia) e em pacientes com doença avançada pelo HIV, no caso de pacientes com contagens de células CD4 < 100/mm^3; pode ser necessária a redução da dose ou a interrupção do tratamento; a incidência de neutropenia também estava aumentada nos pacientes em que a contagem de neutrófilos, os níveis de Hb e os de vitamina B12 sérica estavam diminuídos no início do tratamento
- Endócrinas e metabólicas: hiperlactatemia (comum), acidose láctica (rara), redistribuição/acúmulo de gordura corporal (rara; dependente de múltiplos fatores, incluindo a combinação particular das drogas antirretrovirais)
- Locais: erupções (comuns), alopecia (comum); *rash* cutâneo e prurido (incomum), pigmentação de pele e unhas (rara), urticária (rara), sudorese (rara)
- Psiquiátricas: ansiedade (rara), depressão (rara)
- Geniturinária: frequência urinária aumentada (rara)
- Sistema reprodutor e seios: ginecomastia (rara)
- Miscelânea: comum – indisposição; incomuns – febre, dor generalizada e astenia

Precauções: acidose láctica/hepatomegalia grave com esteatose; pancreatite; efeitos hematológicos; redistribuição de gordura; síndrome de reconstituição imune; pacientes coinfectados pelo vírus da hepatite B ou C

Contraindicação: pacientes com baixa contagem de neutrófilos (< 750/mm^3) ou baixos níveis de Hb (< 7,5 g/dL ou 4,65 mmol/L); depressão da medula óssea; deficiência de ácido fólico ou vitamina B12

zolpidem

Patz® SL;
Stilnox®;
Stilnox® CR

					60+
comp SL 5 mg; comp rev 10 mg; comp multicamada lib prol 6,25 e 12,5 mg	Com ajuste de dose	Sem ajuste de dose	C	Uso criterioso	MPI? Sim

Classificação terapêutica: hipnóticos e sedativo

Posologia:
- Insônia: ação imediata – 5-10 mg, antes de dormir; SL – 5-10 mg, imediatamente antes de dormir; liberação prolongada – 6,25-12,5 mg

Função hepática: insuficiência hepática (liberação imediata) – administrar 5 mg, ao se deitar; insuficiência hepática (liberação prolongada) – administrar 6,25 mg, ao se deitar; insuficiência hepática (SL) – administrar 5 mg, ao se deitar; insuficiência hepática grave – uso contraindicado

Função renal: ajuste de dose não é necessário

Ajuste de dose: uso concomitante com depressores do SNC – não é recomendado o emprego de outros sedativos-hipnóticos ao se deitar ou no meio da noite; ajuste da dose pode ser necessário; pacientes debilitados – 5 mg, VO, ao se deitar; liberação imediata – 6,25 mg, VO, ao se deitar; liberação prolongada – 5 mg, na hora de dormir; idosos – 5 mg, VO, ao se deitar; liberação imediata – 6,25 mg, VO, ao se deitar; liberação prolongada – 5 mg, na hora de dormir

Interações medicamentosas: ciprofloxacino, fluvoxamina, erva-de-são-joão, venlafaxina, rifampicina, sertralina, bupropiona

Reações adversas (a frequência real pode depender da apresentação, da dose e/ou da idade do paciente):
- Cardiovasculares: 1-10% – aumento da PA, desconforto ou dor torácica, palpitação
- Dermatológicas: 1-10% – enrugamento, erupção cutânea, urticária
- Neurológicas: cefaleia (7-19%), sonolência (6-15%), tontura (1-12%); 1-10% – desinibição, desorientação, despersonalização, estresse, euforia, fadiga, febre, hipoestesia, insônia, letargia, oscilações do humor, sensação de desmaio, sensação de estar drogado, sensação de queimação, sonhos anormais, sonolência, transtornos da atenção, transtornos da memória, transtornos do sono
- Respiratórias: 1-10% – faringite, infecção das vias aéreas superiores, irritação da orofaringe, sinusite
- Musculoesqueléticas: 1-10% – artralgia, cervicalgia, contrações musculares involuntárias, dorsalgia e/ou lombalgia, fraqueza, mialgia, parestesia, retardo psicomotor, transtornos do equilíbrio, tremor

(continua)

- Gastrointestinais: 1-10% – constipação, desconforto abdominal, diarreia, dispepsia, dor abdominal, flatulência, gastroenterite, náusea, refluxo gastroesofágico, sensibilidade abdominal, soluços, transtorno do apetite, vômito, xerostomia
- Geniturinárias: 1-10% – ITU, ressecamento vulvovaginal
- Oculares: 1-10% – alteração da percepção de profundidade, astenopia, diplopia, hiperemia ocular, transtornos visuais, visão turva
- Auditivas: 1-10% – labirintite, vertigem, zumbido
- Endócrina e metabólica: menorragia
- Renal: 1-10% – disúria
- Miscelânea: 1-10% – alergia, compulsão alimentar, síndrome similar à gripe

Precauções: retirada abrupta ou diminuição rápida da dose; evitar o uso concomitante com álcool; pacientes do sexo feminino; comportamentos relacionados com o sono – possibilidade de os pacientes realizarem atividades durante esse estado (dirigir, comer), sem que haja lembrança depois; pode ocorrer agravamento da insônia, que pode desaparecer 7-10 dias após início do uso

Contraindicações: síndrome da apneia obstrutiva do sono grave; insuficiência respiratória grave e/ou aguda; miastenia grave; histórico pessoal ou familiar de sonambulismo

4

Tabelas práticas para administração de drogas vasoativas

Rafael Saad
Cesar de Albuquerque Gallo

As drogas vasoativas são responsáveis pela correção de estados de choque ou mesmo de quadros hipertensivos graves. Para compreensão da gravidade ou da real necessidade de drogas vasoativas, convencionou-se adotar as medidas em mcg/min ou mcg/kg/min.

Neste capítulo, são apresentadas tabelas para facilitar a avaliação dessas doses a partir do conhecimento da infusão e do peso do paciente, desde que seja respeitada a concentração sugerida. A seguir, consta a explicação de como os cálculos são feitos, pois, em algumas instituições, a concentração de drogas vasoativas pode diferir das apresentadas aqui:

$$\frac{\text{dose}}{\text{(mcg/kg/min)}} = \frac{\text{concentração} \times \text{velocidade de infusão}}{\text{peso}}$$

$$\frac{\text{dose}}{\text{(mcg/min)}} = \text{concentração} \times \text{velocidade de infusão}$$

Inicialmente, é necessário conhecer a concentração administrada, com especial atenção à conversão da unidade dos fármacos (usualmente, mg) para a unidade da infusão (1 mg = 1.000 mcg). Após a conversão, para chegar à concentração, deve-se dividir a quantidade de fármaco pelo total de volume da solução (mL), determinando o valor em mcg/mL.

O segundo passo é conhecer a velocidade de infusão. As drogas vasoativas são administradas por bombas de infusão contínua para garantir com precisão a quantidade de líquido infundido. Essas bombas são quantificadas em mL/h. Para transformar na velocidade padronizada (mL/min), basta dividir por 60 (1 hora = 60 minutos).

Por último, para as doses que são determinadas conforme o peso do paciente, deve-se dividir pelo peso do paciente o produto da concentração pela velocidade de infusão.

MEDICAMENTOS: TERAPÊUTICA SEGURA

Um exemplo prático pode ser demonstrado para a administração de uma solução com 16 mL de norepinefrina (1 mg/mL) em 234 mL de SG5%, a uma velocidade de 15 mL/h:

$$\text{concentração} = \frac{16.000 \text{ mcg}}{250 \text{ mL (solução total)}} = 64 \text{ mcg/mL}$$

$$\frac{\text{velocidade}}{\text{de infusão}} = \frac{15 \text{ mL/h}}{60 \text{ min/h}} = 0,25 \text{ mL/min}$$

$$\frac{\text{dose}}{\text{(mcg/kg/min)}} = \frac{\text{concentração} \times \text{velocidade de infusão}}{\text{peso}}$$

$$\text{dose} = \frac{64 \text{ mcg/mL} \times 0,25 \text{ mL/min}}{50 \text{ kg}} = 0,32 \text{ mcg/kg/min}$$

EPINEFRINA (ADRENALINA)

- Dose usual: 1-10 mcg/min.
- Dose na bradicardia: 2-10 mcg/min.

Diluição: 6 ampolas (6 mg/6 mL) em 100 mL de SG5% (concentração: 0,06 mg = 60 mcg/mL)

Infusão (mL/h)	1	2	3	4	5	6	7	8	9	10
Dose (mcg/min)	1,0	2,0	3,0	4,0	5,0	6,0	7,0	8,0	9,0	10,0

DOBUTAMINA

- Dose usual: 2-30 mcg/kg/min.

Diluição: 1 ampola (250 mg/20 mL) em 230 mL de SF ou SG5% (concentração: 1,0 mg = 1.000 mcg/mL)

Peso (kg)	40	50	60	65	70	75	80	90
Infusão (mL/h)	mcg/kg/min							
1	0,4	0,3	0,3	0,3	0,2	0,2	0,2	0,2
3	1,3	1,0	0,8	0,8	0,7	0,7	0,6	0,6

(continua)

710

CAPÍTULO 4 TABELAS PRÁTICAS PARA ADMINISTRAÇÃO DE DROGAS VASOATIVAS

Diluição: 1 ampola (250 mg/20 mL) em 230 mL de SF ou SG5% (concentração: 1,0 mg = 1.000 mcg/mL) *(continuação)*

Peso (kg)	40	50	60	65	70	75	80	90
Infusão (mL/h)	mcg/kg/min							
5	2,1	1,7	1,4	1,3	1,2	1,1	1,0	0,9
7	2,9	2,3	1,9	1,8	1,7	1,6	1,5	1,3
10	4,2	3,3	2,8	2,6	2,4	2,2	2,1	1,9
15	6,3	5,0	4,2	3,8	3,6	3,3	3,1	2,8
20	8,3	6,7	5,6	5,1	4,8	4,4	4,2	3,7
25	10,4	8,3	6,9	6,4	6,0	5,6	5,2	4,6
30	12,5	10,0	8,3	7,7	7,1	6,7	6,3	5,6
35	14,6	11,7	9,7	9,0	8,3	7,8	7,3	6,5
40	16,7	13,3	11,1	10,3	9,5	8,9	8,3	7,4
50	20,8	16,7	13,9	12,8	11,9	11,1	10,4	9,3
60	25,0	20,0	16,7	15,4	14,3	13,3	12,5	11,1
70	29,2	23,3	19,4	17,9	16,7	15,6	14,6	13,0
80	33,3	26,7	22,2	20,5	19,0	17,8	16,7	14,8
90	37,5	30,0	25,0	23,1	21,4	20,0	18,8	16,7
100	41,7	33,3	27,8	25,6	23,8	22,2	20,8	18,5

Diluição: 2 ampolas (500 mg/40 mL) em 210 mL de SF ou SG5% (concentração: 2,0 mg = 2.000 mcg/mL)

Peso (kg)	40	50	60	65	70	75	80	90
Infusão (mL/h)	mcg/kg/min							
1	0,8	0,7	0,6	0,5	0,5	0,4	0,4	0,4
3	2,5	2,0	1,7	1,5	1,4	1,3	1,3	1,1
5	4,2	3,3	2,8	2,6	2,4	2,2	2,1	1,9
7	5,8	4,7	3,9	3,6	3,3	3,1	2,9	2,6
10	8,3	6,7	5,6	5,1	4,8	4,4	4,2	3,7
15	12,5	10,0	8,3	7,7	7,1	6,7	6,3	5,6
20	16,7	13,3	11,1	10,3	9,5	8,9	8,3	7,4
25	20,8	16,7	13,9	12,8	11,9	11,1	10,4	9,3
30	25,0	20,0	16,7	15,4	14,3	13,3	12,5	11,1

(continua)

Diluição: 2 ampolas (500 mg/40 mL) em 210 mL de SF ou SG5% (concentração: 2,0 mg = 2.000 mcg/mL) *(continuação)*

Peso (kg)	40	50	60	65	70	75	80	90
Infusão (mL/h)	mcg/kg/min							
35	29,2	23,3	19,4	17,9	16,7	15,6	14,6	13,0
40	33,3	26,7	22,2	20,5	19,0	17,8	16,7	14,8
50	41,7	33,3	27,8	25,6	23,8	22,2	20,8	18,5
60	50,0	40,0	33,3	30,8	28,6	26,7	25,0	22,2
70	58,3	46,7	38,9	35,9	33,3	31,1	29,2	25,9
80	66,7	53,3	44,4	41,0	38,1	35,6	33,3	29,6
90	75,0	60,0	50,0	46,2	42,9	40,0	37,5	33,3
100	83,3	66,7	55,6	51,3	47,6	44,4	41,7	37,0

Diluição: 4 ampolas (1.000 mg/80 mL) em 170 mL de SF ou SG5% (concentração: 4,0 mg = 4.000 mcg/mL)

Peso (kg)	40	50	60	65	70	75	80	90
Infusão (mL/h)	mcg/kg/min							
1	1,7	1,3	1,1	1,0	1,0	0,9	0,8	0,7
3	5,0	4,0	3,3	3,1	2,9	2,7	2,5	2,2
5	8,3	6,7	5,6	5,1	4,8	4,4	4,2	3,7
7	11,7	9,3	7,8	7,2	6,7	6,2	5,8	5,2
10	16,7	13,3	11,1	10,3	9,5	8,9	8,3	7,4
15	25,0	20,0	16,7	15,4	14,3	13,3	12,5	11,1
20	33,3	26,7	22,2	20,5	19,0	17,8	16,7	14,8
25	41,7	33,3	27,8	25,6	23,8	22,2	20,8	18,5
30	50,0	40,0	33,3	30,8	28,6	26,7	25,0	22,2
35	58,3	46,7	38,9	35,9	33,3	31,1	29,2	25,9
40	66,7	53,3	44,4	41,0	38,1	35,6	33,3	29,6
50	83,3	66,7	55,6	51,3	47,6	44,4	41,7	37,0

DOPAMINA

- Dose usual: 5-20 mcg/kg/min.
- Dose na bradicardia: 2-10 mcg/kg/min.

CAPÍTULO 4   TABELAS PRÁTICAS PARA ADMINISTRAÇÃO DE DROGAS VASOATIVAS

Diluição: 5 ampolas (250 mg/50 mL) em 200 mL de SF ou SG5% (concentração: 1,0 mg = 1.000 mcg/mL)

Peso (kg)	40	50	60	65	70	75	80	90
Infusão (mL/h)	mcg/kg/min							
1	0,4	0,3	0,3	0,3	0,2	0,2	0,2	0,2
3	1,3	1,0	0,8	0,8	0,7	0,7	0,6	0,6
5	2,1	1,7	1,4	1,3	1,2	1,1	1,0	0,9
7	2,9	2,3	1,9	1,8	1,7	1,6	1,5	1,3
10	4,2	3,3	2,8	2,6	2,4	2,2	2,1	1,9
15	6,3	5,0	4,2	3,8	3,6	3,3	3,1	2,8
20	8,3	6,7	5,6	5,1	4,8	4,4	4,2	3,7
25	10,4	8,3	6,9	6,4	6,0	5,6	5,2	4,6
30	12,5	10,0	8,3	7,7	7,1	6,7	6,3	5,6
35	14,6	11,7	9,7	9,0	8,3	7,8	7,3	6,5
40	16,7	13,3	11,1	10,3	9,5	8,9	8,3	7,4
50	20,8	16,7	13,9	12,8	11,9	11,1	10,4	9,3
60	25,0	20,0	16,7	15,4	14,3	13,3	12,5	11,1
70	29,2	23,3	19,4	17,9	16,7	15,6	14,6	13,0
80	33,3	26,7	22,2	20,5	19,0	17,8	16,7	14,8
90	37,5	30,0	25,0	23,1	21,4	20,0	18,8	16,7
100	41,7	33,3	27,8	25,6	23,8	22,2	20,8	18,5

NITROGLICERINA

- Dose inicial: 5-10 mcg/min.
- Dose máxima: 100-200 mcg/min.

Diluição: 1 ampola (50 mg/10 mL) em 240 mL de SF ou SG5% (concentração: 0,2 mg = 200 mcg/mL)

Infusão (mL/h)	1	3	5	7	9	12	15	20
Dose (mcg/min)	3,3	10,0	16,7	23,3	30,0	40,0	50,0	66,7

Diluição: 2 ampolas (100 mg/20 mL) em 230 mL de SF ou SG5% (concentração: 0,4 mg = 400 mcg/mL)

Infusão (mL/h)	1	2	3	4	5	7	9	12
Dose (mcg/min)	6,7	13,3	20,0	26,7	33,3	46,7	60,0	80,0

MEDICAMENTOS: TERAPÊUTICA SEGURA

NITROPRUSSETO (NITROPRUSSIATO)

- Dose usual: 0,3-10 mcg/kg/min.

Diluição: 1 ampola (50 mg/2 mL) em 248 mL de SG5% (concentração: 0,2 mg = 200 mcg/mL)

Peso (kg)	40	50	60	65	70	75	80	90
Infusão (mL/h)	mcg/kg/min							
1	0,08	0,07	0,06	0,05	0,05	0,04	0,04	0,04
3	0,25	0,20	0,17	0,15	0,14	0,13	0,13	0,11
5	0,42	0,33	0,28	0,26	0,24	0,22	0,21	0,19
7	0,58	0,47	0,39	0,36	0,33	0,31	0,29	0,26
10	0,8	0,7	0,6	0,5	0,5	0,4	0,4	0,4
15	1,3	1,0	0,8	0,8	0,7	0,7	0,6	0,6
20	1,7	1,3	1,1	1,0	1,0	0,9	0,8	0,7
25	2,1	1,7	1,4	1,3	1,2	1,1	1,0	0,9
30	2,5	2,0	1,7	1,5	1,4	1,3	1,3	1,1
35	2,9	2,3	1,9	1,8	1,7	1,6	1,5	1,3
40	3,3	2,7	2,2	2,1	1,9	1,8	1,7	1,5
50	4,2	3,3	2,8	2,6	2,4	2,2	2,1	1,9
60	5,0	4,0	3,3	3,1	2,9	2,7	2,5	2,2
70	5,8	4,7	3,9	3,6	3,3	3,1	2,9	2,6
80	6,7	5,3	4,4	4,1	3,8	3,6	3,3	3,0
90	7,5	6,0	5,0	4,6	4,3	4,0	3,8	3,3
100	8,3	6,7	5,6	5,1	4,8	4,4	4,2	3,7

Diluição: 2 ampolas (100 mg/4 mL) em 246 mL de SG5% (concentração: 0,4 mg = 400 mcg/mL)

Peso (kg)	40	50	60	65	70	75	80	90
Infusão (mL/h)	mcg/kg/min							
1	0,17	0,13	0,11	0,10	0,10	0,09	0,08	0,07
3	0,50	0,40	0,33	0,31	0,29	0,27	0,25	0,22
5	0,83	0,67	0,56	0,51	0,48	0,44	0,42	0,37
7	1,2	0,9	0,8	0,7	0,7	0,6	0,6	0,5
10	1,7	1,3	1,1	1,0	1,0	0,9	0,8	0,7

(continua)

CAPÍTULO 4   TABELAS PRÁTICAS PARA ADMINISTRAÇÃO DE DROGAS VASOATIVAS

Diluição: 2 ampolas (100 mg/4 mL) em 246 mL de SG5% (concentração: 0,4 mg = 400 mcg/mL) *(continuação)*

Peso (kg)	40	50	60	65	70	75	80	90
Infusão (mL/h)	mcg/kg/min							
15	2,5	2,0	1,7	1,5	1,4	1,3	1,3	1,1
20	3,3	2,7	2,2	2,1	1,9	1,8	1,7	1,5
25	4,2	3,3	2,8	2,6	2,4	2,2	2,1	1,9
30	5,0	4,0	3,3	3,1	2,9	2,7	2,5	2,2
35	5,8	4,7	3,9	3,6	3,3	3,1	2,9	2,6
40	6,7	5,3	4,4	4,1	3,8	3,6	3,3	3,0
50	8,3	6,7	5,6	5,1	4,8	4,4	4,2	3,7
60	10,0	8,0	6,7	6,2	5,7	5,3	5,0	4,4
70	11,7	9,3	7,8	7,2	6,7	6,2	5,8	5,2
80	13,3	10,7	8,9	8,2	7,6	7,1	6,7	5,9
90	15,0	12,0	10,0	9,2	8,6	8,0	7,5	6,7
100	16,7	13,3	11,1	10,3	9,5	8,9	8,3	7,4

NOREPINEFRINA (NORADRENALINA)

- Dose usual: 0,05-2 mcg/kg/min

Diluição: 4 ampolas (16 mg/16 mL) em 234 mL de SG5% (concentração: 0,064 mg = 64 mcg/mL)

Peso (kg)	40	50	60	65	70	75	80	90
Infusão (mL/h)	mcg/kg/min							
1	0,03	0,02	0,02	0,02	0,02	0,01	0,01	0,01
3	0,08	0,06	0,05	0,05	0,05	0,04	0,04	0,04
5	0,13	0,11	0,09	0,08	0,08	0,07	0,07	0,06
7	0,19	0,15	0,12	0,11	0,11	0,10	0,09	0,08
10	0,27	0,21	0,18	0,16	0,15	0,14	0,13	0,12
15	0,40	0,32	0,27	0,25	0,23	0,21	0,20	0,18
20	0,53	0,43	0,36	0,33	0,30	0,28	0,27	0,24
25	0,67	0,53	0,44	0,41	0,38	0,36	0,33	0,30
30	0,80	0,64	0,53	0,49	0,46	0,43	0,40	0,36

(continua)

MEDICAMENTOS: TERAPÊUTICA SEGURA

Diluição: 4 ampolas (16 mg/16 mL) em 234 mL de SG5% (concentração: 0,064 mg = 64 mcg/mL) *(continuação)*

Peso (kg)	40	50	60	65	70	75	80	90
Infusão (mL/h)	mcg/kg/min							
35	0,93	0,75	0,62	0,57	0,53	0,50	0,47	0,41
40	1,07	0,85	0,71	0,66	0,61	0,57	0,53	0,47
50	1,33	1,07	0,89	0,82	0,76	0,71	0,67	0,59
60	1,60	1,28	1,07	0,98	0,91	0,85	0,80	0,71
70	1,87	1,49	1,24	1,15	1,07	1,00	0,93	0,83
80	2,13	1,71	1,42	1,31	1,22	1,14	1,07	0,95
90	2,40	1,92	1,60	1,48	1,37	1,28	1,20	1,07
100	2,67	2,13	1,78	1,64	1,52	1,42	1,33	1,19

Diluição: 8 ampolas (32 mg/32 mL) em 218 mL de SG5% (concentração: 0,128 mg = 128 mcg/mL)

Peso (kg)	40	50	60	65	70	75	80	90
Infusão (mL/h)	mcg/kg/min							
1	0,05	0,04	0,04	0,03	0,03	0,03	0,03	0,02
3	0,16	0,13	0,11	0,10	0,09	0,09	0,08	0,07
5	0,27	0,21	0,18	0,16	0,15	0,14	0,13	0,12
7	0,37	0,30	0,25	0,23	0,21	0,20	0,19	0,17
10	0,53	0,43	0,36	0,33	0,30	0,28	0,27	0,24
15	0,80	0,64	0,53	0,49	0,46	0,43	0,40	0,36
20	1,07	0,85	0,71	0,66	0,61	0,57	0,53	0,47
25	1,33	1,07	0,89	0,82	0,76	0,71	0,67	0,59
30	1,60	1,28	1,07	0,98	0,91	0,85	0,80	0,71
35	1,87	1,49	1,24	1,15	1,07	1,00	0,93	0,83
40	2,13	1,71	1,42	1,31	1,22	1,14	1,07	0,95
50	2,67	2,13	1,78	1,64	1,52	1,42	1,33	1,19
60	3,20	2,56	2,13	1,97	1,83	1,71	1,60	1,42
70	3,73	2,99	2,49	2,30	2,13	1,99	1,87	1,66
80	4,27	3,41	2,84	2,63	2,44	2,28	2,13	1,90
90	4,80	3,84	3,20	2,95	2,74	2,56	2,40	2,13
100	5,33	4,27	3,56	3,28	3,05	2,84	2,67	2,37

CAPÍTULO 4 TABELAS PRÁTICAS PARA ADMINISTRAÇÃO DE DROGAS VASOATIVAS

VASOPRESSINA

- Dose usual: 0,6-2,4 UI/h ou 0,01-0,04 UI/min.

Diluição: 1 ampola (20 UI/1 mL) em 200 mL de SG5% (concentração: 0,1 UI/mL)

Infusão (mL/h)	6	8	10	12	15	18	21	24
Dose (UI/h)	0,6	0,8	1,0	1,2	1,5	1,8	2,1	2,4
Dose (UI/min)	0,010	0,013	0,017	0,020	0,025	0,030	0,035	0,040

Diluição: 1 ampola (20 UI/1 mL) em 100 mL de SG5% (concentração: 0,2 UI/mL)

Infusão (mL/h)	3	4	5	6	7	8	10	12
Dose (UI/h)	0,6	0,8	1,0	1,2	1,4	1,6	2,0	2,4
Dose (UI/min)	0,010	0,013	0,017	0,020	0,023	0,027	0,033	0,040

VASOPRESSINA

- Dose usual: 0,6-2,4 U/h ou 0,01-0,04 U/min.

Diluição: 1 ampola (20 U/1 mL) em 200 mL de SGS%. (concentração 0,1 U/mL)

Infusão (mL/h)	3	6	10	12	15	18	21	24
Dose (U/h)	0,6	0,8	1,0	1,8	1,5	1,8	2,1	2,4
Dose (U/min)	0,010	0,013	0,017	0,020	0,025	0,030	0,035	0,040

Diluição: 1 ampola (20 U/1 mL) em 100 mL de SG5% (concentração 0,2 U/mL)

Infusão (mL/h)	3	5	6	7	8	9	10
Dose (U/h)	0,6	0,8	1,0	1,2	1,4	1,6	2,0	2,4
Dose (U/min)	0,010	0,013	0,017	0,020	0,023	0,027	0,033	0,035	0,040

5

Doses de antibióticos, antifúngicos e antivirais injetáveis

Ralcyon Francis Azevedo Teixeira

A Tabela 1 apresenta as doses dos medicamentos conforme habitualmente utilizados na prática clínica. Mudanças ou doses *off-label* devem ser avaliadas caso a caso, de preferência por um especialista. As indicações podem ser mudadas conforme novos estudos são publicados. Recomenda-se sempre consultar a bula do produto.

Tabela 1 Doses de antibióticos, antifúngicos e antivirais injetáveis mais comumente usados na prática clínica

Antibiótico	Dose habitualmente usada para função renal normal	Insuficiência renal (ClCr)			Diálise	Insuficiência hepática	Observações
		> 50-90 mL/min	10-50 mL/min	< 10 mL/min			
Aciclovir	5-12,5 mg/kg, a cada 8 h	Sem ajuste	5-12,5 mg/kg, a cada 12-24 h	2,5-6,2 mg/kg, a cada 24 h	Hemodiálise: dose pós-diálise CAPD: dose para ClCr < 10	Sem ajuste	Recomenda-se o uso de doses altas nas infecções graves
Amoxicilina--clavulanato	1 g, a cada 8 h	Sem ajuste	500 mg, a cada 12 h	500 mg, a cada 24 h	250–500 mg, a cada 24 h	Sem ajuste	–
Amicacina	Múltiplas doses: 7,5 mg/kg, a cada 12 h	Sem ajuste	7,5 mg/kg, a cada 24 h	7,5 mg/kg, a cada 48 h	Hemodiálise: suplementar 3,25 mg/kg pós-diálise CAPD: são perdidos 15-20 mg/L/dia de volume dialisado	Sem ajuste	Como todo aminoglicosídeo, tem potencial nefrotóxico e ototóxico Se disponível, realizar a dosagem de amicacinemia, principalmente em pacientes com insuficiência renal
	Dose única: 15 mg/kg, 1×/dia	ClCr > 80 mL/min: 15 mg/kg, a cada 24 h ClCr de 60-80 mL/min: 12 mg/kg, a cada 24 h ClCr de 40-60 mL/min: 7,5 mg/kg, a cada 24 h ClCr de 30-40 mL/min: 4 mg/kg, a cada 24 h ClCr de 20-30 mL/min: 7,5 mg/kg, a cada 48 h ClCr de 10-20 mL/min: 4 mg/kg, a cada 48 h ClCr < 10 mL/min: 3 mg/kg, a cada 72 h e suplementar dose após hemodiálise				Sem ajuste	

(continua)

Tabela 1   Doses de antibióticos, antifúngicos e antivirais injetáveis mais comumente usados na prática clínica *(continuação)*

Antibiótico	Dose habitualmente usada para função renal normal	Insuficiência renal (ClCr)			Diálise	Insuficiência hepática	Observações
		> 50-90 mL/min	10-50 mL/min	< 10 mL/min			
Ampicilina	50-200 mg/kg/dia, EV, divididos a cada 6 h (usualmente, 250-2.000 mg, a cada 6 h)	Sem ajuste	250-2.000 mg, a cada 6-12 h	250-2.000 mg, a cada 12-24 h	Hemodiálise: suplementar dose pós-diálise CAPD: 250-500 mg, a cada 12 h	Sem ajuste	Doses maiores são usadas em infecções graves (endocardite, meningite etc.)
Ampicilina + sulbactam	2 g, a cada 6 h	Sem ajuste	2 g, a cada 8-12 h	2 g, a cada 24 h	Hemodiálise: suplementar dose pós-diálise CAPD: 2 g, a cada 24 h	Sem ajuste	Doses maiores podem ser usadas em infecções graves
Anfotericina B desoxicolato	0,3-1 mg/kg/dia	Sem ajuste	Sem ajuste	Sem ajuste	Sem ajuste	Sem ajuste	Cuidado ao usar doses altas da medicação Não é recomendado ultrapassar 1,5 mg/kg/dia da medicação Monitorizar rigorosamente função renal e potássio durante o uso Risco de reação infusional
Anfotericina B, complexo lipídico	5 mg/kg/dia	Sem ajuste	Sem ajuste	Sem ajuste	Sem ajuste	Sem ajuste	Monitorizar função renal e potássio Risco de reação infusional

(continua)

Tabela 1 Doses de antibióticos, antifúngicos e antivirais injetáveis mais comumente usados na prática clínica *(continuação)*

Antibiótico	Dose habitualmente usada para função renal normal	Insuficiência renal (ClCr)			Diálise	Insuficiência hepática	Observações
		> 50-90 mL/min	10-50 mL/min	< 10 mL/min			
Anfotericina B, lipossomal	3-5 mg/kg/dia	Sem ajuste	Sem ajuste	Sem ajuste	Sem ajuste	Sem ajuste	Monitorizar função renal e potássio Risco de reação infusional
Anidulafungina	Candidemia: 200 mg, EV, a cada 24 h, no 1º dia, seguidos de 100 mg, a cada 24 h Candidíase esofágica: 100 mg, EV, a cada 24 h, no 1º dia, seguidos de 50 mg, a cada 24 h	Sem ajuste	Sem ajuste	Sem ajuste	Sem ajuste	Sem ajuste	Efeitos adversos mais comuns: náusea, vômito e cefaleia Não faz nível terapêutico em SNC e urina
Azitromicina	500 mg, a cada 24 h	Sem ajuste	Sem ajuste	Sem ajuste	Sem ajuste	Sem ajuste	–
Aztreonam	2 g, a cada 6-8 h	100% da dose normal	50-75% da dose normal	25% da dose normal	Suplementar 0,5 g, pós-hemodiálise CAPD: 25% da dose normal	Sem ajuste	–

(continua)

Antibiótico	Dose habitualmente usada para função renal normal	Insuficiência renal (ClCr)			Diálise	Insuficiência hepática	Observações
		> 50-90 mL/min	10-50 mL/min	< 10 mL/min			
Caspofungina	70 mg, EV, a cada 24 h, no 1º dia, seguidos de 50 mg, a cada 24 h	Sem ajuste	Sem ajuste	Sem ajuste	Sem ajuste	Reduzir para 35 mg/dia se houver insuficiência hepática moderada	Efeitos adversos mais comuns: prurido, cefaleia, vômito, diarreia e febre (relacionados à infusão) Não faz nível terapêutico em SNC e urina
Cefalotina	1-2 g, a cada 6-8 h	Sem ajuste	Até 1,5 g, a cada 6 h	500 mg, a cada 6-8 h	Suplementar 0,5-1 g, pós-hemodiálise	Sem ajuste	Doses e intervalos mudam na profilaxia cirúrgica Não ultrapassar 12 g/dia da medicação
Cefazolina	1-2 g, a cada 8 h	Sem ajuste	1-2 g, a cada 12 h	1-2 g, a cada 24-48 h	Suplementar 1-2 g, pós-hemodiálise CAPD: 500 mg, a cada 12 h	Sem ajuste	Doses e intervalos mudam na profilaxia cirúrgica Não ultrapassar 12 g/dia da medicação

(continua)

Tabela 1 Doses de antibióticos, antifúngicos e antivirais injetáveis mais comumente usados na prática clínica *(continuação)*

Antibiótico	Dose habitualmente usada para função renal normal	Insuficiência renal (ClCr)			Diálise	Insuficiência hepática	Observações
		> 50-90 mL/min	10-50 mL/min	< 10 mL/min			
Cefepima	1-2 g, a cada 8-12 h	ClCr > 60 mL/min: sem ajuste ClCr de 30-60 mL/min: 2 g, a cada 12 h ClCr de 11-29 mL/min: 2 g, a cada 24 h		1 g, a cada 24 h	Suplementar 1 g, pós-hemodiálise CAPD: 1-2 g, a cada 48 h	Sem ajuste	Doses altas de cefepima em pacientes com doença renal crônica podem causar *status epilepticus* não conulsivo Ficar atento caso o paciente desenvolva confusão mental, desorientação, agitação, alucinação, mioclonias, comportamentos inadequados, mutismo ou coma – atentar para a correção da dose pelo ClCr
Cefotaxima	2 g, a cada 8 h	2 g, a cada 8-12 h	2 g, a cada 12-24 h	2 g, a cada 24 h	Suplementar 1 g pós-hemodiálise CAPD: 0,5-1 g, a cada 24 h	Sem ajuste	Doses maiores podem ser usadas em infecções graves e do SNC
Cefoxitina	2 g, a cada 6-8 h	Sem ajuste	2 g, a cada 8-12 h	2 g, a cada 24-48 h	Suplementar 1 g, pós-hemodiálise CAPD: 1 g, a cada 24 h	Sem ajuste	Doses e intervalos mudam na profilaxia cirúrgica

(continua)

Antibiótico	Dose habitualmente usada para função renal normal	Insuficiência renal (ClCr)			Diálise	Insuficiência hepática	Observações
		> 50-90 mL/min	10-50 mL/min	< 10 mL/min			
Ceftazidima	2 g, a cada 8 h	2 g, a cada 8-12 h	2 g, a cada 12-24 h	2 g, a cada 24-48 h	Suplementar 1 g, pós-hemodiálise CAPD: 500 mg, a cada 24 h	Sem ajuste	Cefalosporina de 3ª geração com ação anti-*Pseudomonas*
Ceftriaxona	1-2 g, a cada 12-24 h	Sem ajuste	Sem ajuste	Sem ajuste	É discutível a suplementação de uma dose pós-hemodiálise	Ajuste pode ser necessário caso o paciente apresente insuficiência hepática significativa + insuficiência renal – recomenda-se não ultrapassar 2 g/dia	Doses mais altas são usadas em infecções do SNC (meningite bacteriana: 2 g, a cada 12 h)
Cefuroxima	0,75-1,5 g, a cada 8 h	Sem ajuste	0,75-1,5 g, a cada 8-12 h	0,75-1,5 g, a cada 24 h	Suplementar uma dose pós-hemodiálise CAPD: dose para ClCr < 10 mL/min	Sem ajuste	

(continua)

Tabela 1 Doses de antibióticos, antifúngicos e antivirais injetáveis mais comumente usados na prática clínica *(continuação)*

Antibiótico	Dose habitualmente usada para função renal normal	Insuficiência renal (ClCr)			Diálise	Insuficiência hepática	Observações
		> 50-90 mL/min	10-50 mL/min	< 10 mL/min			
Ciprofloxacino	400 mg, a cada 12 h	Sem ajuste	400 mg, a cada 24 h (ou 200 mg, a cada 12 h)	400 mg, a cada 24 h (ou 200 mg, a cada 12 h)	Hemodiálise: 400 mg, a cada 24 h (ou 200 mg, a cada 12 h) Suplementar uma dose pós-diálise	Sem ajuste	Doses mais altas (400 mg, a cada 8 h) podem ser usadas em infecções graves ou focos fechados
Claritromicina	500 mg, a cada 12 h	Sem ajuste	500 mg, a cada 12-24 h	500 mg, a cada 24 h	Suplementar dose pós-diálise CAPD: 500 mg, a cada 24 h	Sem ajuste	Cuidado com flebite química quando realizada em veia periférica Evitar associação com estatina
Clindamicina	600 mg, a cada 6 h, ou 900 mg, a cada 8 h	Sem ajuste	Sem ajuste	Sem ajuste	Sem ajuste	Ajustar dose em caso de insuficiência hepática grave	Lembrar de usar na suspeita de síndrome do choque tóxico
Cloranfenicol	50-100 mg/kg divididos a cada 6 h (máximo: 4 g/dia)	Sem ajuste	Sem ajuste	Sem ajuste	Sem ajuste	Ajustar na insuficiência hepática e evitar o uso em insuficiência hepática grave	Atentar-se à monitorização dos índices hematimétricos

(continua)

Tabela 1 Doses de antibióticos, antifúngicos e antivirais injetáveis mais comumente usados na prática clínica *(continuação)*

Antibiótico	Dose habitualmente usada para função renal normal	Insuficiência renal (ClCr)			Diálise	Insuficiência hepática	Observações
		> 50-90 mL/min	10-50 mL/min	< 10 mL/min			
Daptomicina	4-6 mg/kg/dia	Sem ajuste	ClCr > 30 mL/min: sem ajuste ClCr < 30 mL/min: 4-6 mg/kg, a cada 48 h	4-6 mg/kg, a cada 48 h	Hemodiálise e CAPD: 4-6 mg/kg, a cada 48 h	Sem ajuste	Monitorizar sintomas de miopatia e dosagem de CPK Descontinuar a medicação caso haja aumento de CPK > 10× LSN, CPK > 1.000 ou sintomas de miopatia Daptomicina não é eficaz para tratar infecções de sítio pulmonar
Eritromicina	500 mg, a cada 6 h	Sem ajuste	Sem ajuste	Sem ajuste	Sem ajuste	Sem ajuste (no entanto, usar com cautela em insuficiência hepática grave)	Doses mais altas podem ser usadas em infecções graves
Ertapeném	1 g, a cada 24 h	Sem ajuste	ClCr > 30 mL/min: sem correção ClCr < 30 mL/min: 500 mg, a cada 24 h	500 mg, a cada 24 h	ClCr < 10 mL/min: manter dose igual Suplementar 150 mg se o ertapeném for administrado dentro de 6 h antes da hemodiálise	Sem ajuste	Boa droga para poupar (quando possível) os outros cabapenêmicos e para realizar *home care* ou hospital-dia, desospitalizando precocemente o paciente (lembrar que não é recomendado para tratar *Pseudononas aeruginosa*)

(continua)

Tabela 1 Doses de antibióticos, antifúngicos e antivirais injetáveis mais comumente usados na prática clínica *(continuação)*

Antibiótico	Dose habitualmente usada para função renal normal	Insuficiência renal (ClCr)			Diálise	Insuficiência hepática	Observações
		> 50-90 mL/min	10-50 mL/min	< 10 mL/min			
Estreptomi-cina	15 mg/kg, a cada 24 h (evitar ultrapas-sar 1 g/dia)	Sem ajuste	15 mg/kg, a cada 24-72 h	15 mg/kg, a cada 72-96 h	Suplementar 50% pós-hemodiálise CAPD: 20-40 mg/L/dia de dialisado perdido	Sem efeito	
Fluconazol	100-400 mg, a cada 24 h	Sem ajuste	50% da dose	50% da dose	Suplementar 100% pós-hemodiálise CAPD: 50% da dose	Sem ajuste	Doses mais altas (até 800 mg/dia) podem ser usadas em infecções graves Monitorizar enzimas e função hepática
Foscarnet (indução)	Indução: 90 mg/kg, a cada 12 h ou 60 mg/kg, a cada 8 h	ClCr > 1,4 mL/min/kg: 60 mg/kg, a cada 8 h ClCr de 1-1,4 mL/min/kg: 45 mg/kg, a cada 8 h ClCr de 0,8-1 mL/min/kg: 50 mg/kg, a cada 12 h ClCr de 0,6-0,8 mL/min/kg: 40 mg/kg, a cada 12 h ClCr de 0,5-0,6 mL/min/kg: 60 mg/kg, a cada 24 h ClCr de 0,4-0,5 mL/min/kg: 50 mg/kg, a cada 24 h ClCr < 0,4 mL/min/kg: não é recomendado o uso da medicação				Sem ajuste	Habitualmente usado para o tratamento de citomegalovirose ou herpes-vírus com suspeita de resistência ou falha terapêutica com aciclovir ou ganciclovir Monitorizar função renal, eletróli-tos (potássio, cálcio, magnésio), enzimas hepáticas e hemograma Pode causar neuropatia, febre, cefaleia, náusea e fadiga

(continua)

Antibiótico	Dose habitualmente usada para função renal normal	Insuficiência renal (ClCr)			Diálise	Insuficiência hepática	Observações
		> 50-90 mL/min	10-50 mL/min	< 10 mL/min			
Ganciclovir	5 mg/kg, a cada 12 h	ClCr de 70-90 mL/min: 5 mg/kg, a cada 12 h ClCr de 50-69 mL/min: 2,5 mg/kg, a cada 12 h	ClCr de 25-49 mL/min: 2,5 mg/kg, a cada 12 h ClCr de 10-25 mL/min: 1,25 mg/kg, a cada 24 h	1,25 mg/kg, 3×/semana	Suplementar dose pós-diálise CAPD: 1,25 mg/kg, 3×/semana	Sem ajuste	Potencial mielotóxico e cardio-tóxico
Gentami-cina	Múltiplas doses: 2 mg/kg (ataque) e depois, 1,7 mg/kg, a cada 8 h	Sem ajuste	1,7 mg/kg, a cada 12-24 h	1,7 mg/kg, a cada 48 h	Hemodiálise: 1,7 mg/kg, a cada 48 h e suplementar 0,85 mg/kg pós-diálise CAPD: ▪ Anúrico, 0,6 mg/kg/dia ▪ Não anúrico: 0,75 mg/kg/dia	Sem ajuste	Esquema preferido para endo-cardites
	Dose única diária: 5,1 mg/kg, a cada 24 h (quadro muito grave: 7 mg/kg, a cada 24 h)	ClCr > 80 mL/min: 5,1 mg/kg, a cada 24 h ClCr de 60-80 mL/min: 4 mg/kg, a cada 24 h ClCr de 40-60 mL/min: 3,5 mg/kg, a cada 24 h ClCr de 30-40 mL/min: 2,5 mg/kg, a cada 24 h ClCr de 20-30 mL/min: 4 mg/kg, a cada 48 h ClCr de 10-20 mL/min: 3 mg/kg, a cada 48 h ClCr < 10 mL/min: 2 mg/kg, a cada 72 h depois da hemodiálise				Sem ajuste	Esquema preferido por causar menos efeitos adversos

(continua)

Tabela 1 Doses de antibióticos, antifúngicos e antivirais injetáveis mais comumente usados na prática clínica *(continuação)*

Antibiótico	Dose habitualmente usada para função renal normal	Insuficiência renal (ClCr)			Diálise	Insuficiência hepática	Observações
		> 50-90 mL/min	10-50 mL/min	< 10 mL/min			
Imipeném + cilastatina	500 mg, a cada 6 h	250-500 mg, a cada 6-8 h	250 mg, a cada 8-12 h	125-250 mg, a cada 12 h	Suplementar dose pós-hemodiálise CAPD: 125-250 mg, a cada 12 h	Sem ajuste	Doses maiores (até 1 g, a cada 6-8 h) são recomendadas para tratar *Pseudomonas aureuginosa*
Levofloxa-cino	250-750 mg, a cada 24 h, mas prefere--se usar a dose de 750 mg	750 mg, a cada 24 h	ClCr de 20-49 mL/min: 750 mg, a cada 48 h ClCr < 20 mL/min: 750 mg (ataque) e, depois, 500 mg, a cada 48 h	ClCr < 20 mL/min: 750 mg (ataque) e, depois, 500 mg, a cada 48 h	Hemodiálise e CAPD: 750 mg (ataque) e, depois, 500 mg, a cada 48 h	Sem ajuste	
Linezolida	600 mg, a cada 12 h	Sem ajuste	Sem ajuste	Sem ajuste	Hemodiálise: suplementar dose posteriormente	Sem ajuste	Tem as vantagens de não ser ajustada para função renal e possuir forma oral com ótima biodisponibilidade Observar plaquetopenia e, se possível, evitar o uso por > 28 dias pelo risco de neuropatia

(continua)

Tabela 1 Doses de antibióticos, antifúngicos e antivirais injetáveis mais comumente usados na prática clínica *(continuação)*

Antibiótico	Dose habitualmente usada para função renal normal	Insuficiência renal (ClCr)			Diálise	Insuficiência hepática	Observações
		> 50-90 mL/min	10-50 mL/min	< 10 mL/min			
Meropeném	Habitual: 1 g, a cada 8 h Meningite: 2 g, a cada 8 h	1 g, a cada 8 h	1 g, a cada 12 h	0,5 g, a cada 24 h	Hemodiálise: suplementar dose posteriormente CAPD: 0,5 g, a cada 24 h	Sem ajuste	O uso de doses mais elevadas (2 g, a cada 8 h) tem sido cada vez mais discutido para o tratamento de bactérias multirresistentes
Metronidazol	500 mg, a cada 8 h	500 mg, a cada 8 h	500 mg, a cada 8 h	250 mg, a cada 8 h	Hemodiálise: suplementar metade da dose posteriormente CAPD: 250 mg, a cada 8-12 h	Reduzir em 50% a dose na insuficiência hepática grave	Doses maiores podem ser usadas em casos graves (até a cada 6 h) Gosto metálico na boca é um dos principais efeitos adversos Não usar concomitantemente com o consumo de álcool
Micafungina	Candidíase esofágica: 150 mg, a cada 24 h Candidemia: 100 mg, a cada 24 h Profilaxia em transplante de medula óssea: 50 mg, a cada 24 h	Sem ajuste	Sem ajuste	Sem ajuste	Sem ajuste	Sem ajuste	

(continua)

Tabela 1 Doses de antibióticos, antifúngicos e antivirais injetáveis mais comumente usados na prática clínica *(continuação)*

Antibiótico	Dose habitualmente usada para função renal normal	Insuficiência renal (ClCr)			Diálise	Insuficiência hepática	Observações
		> 50-90 mL/min	10-50 mL/min	< 10 mL/min			
Moxifloxa-cino	400 mg, a cada 24 h	Sem ajuste	Sem ajuste	Sem ajuste	Sem ajuste	Sem ajuste	Tem as vantagens de não precisar ajustar para função renal e apresentar formulação VO com ótima biodisponibilidade
Oxacilina	2 g, a cada 4 h (total: 12 g/dia)	Sem ajuste	Sem ajuste	Discutível – alguns autores recomendam diminuir a dose para 0,5-1 g, a cada 4-6 h Em infecções graves, recomenda-se manter doses altas Na bula, não há indicação de ajuste de dose	Não dialisável	Discutível – reduzir a dose nos casos de insuficiência hepática grave	Cuidado com o risco de flebite quando usada em veia periférica Utilizar altas doses nas infecções moderadas e graves

(continua)

Antibiótico	Dose habitualmente usada para função renal normal	Insuficiência renal (ClCr)			Diálise	Insuficiência hepática	Observações
		> 50-90 mL/min	10-50 mL/min	< 10 mL/min			
Piperacilina + tazobactam	4,5 g, a cada 6 ou 8 h	Sem ajuste	ClCr de 20-50 mL/min: 2,25 g, a cada 6 h ClCr de 10-20 mL/min: 2,25 g, a cada 8 h	2,25 g, a cada 8 h	Hemodiálise: 2,25 g, a cada 8 h e suplementar 0,75 g, pós-hemodiálise CAPD: 4,5 g, a cada 12 h	Sem ajuste	Tendência de usar doses máximas em obesos e infecções graves Monitorizar eletrólitos e usar com cautela em pacientes com restrição significativa de sódio Segundo a bula, cada FA contém 2,79 mEq (64 mg) de sódio por grama de piperacilina
Polimixina B (10.000 UI = 1 mg)	Dose de ataque: 2,5 mg/kg, em 2 h Dose de manutenção: 1,5 mg/kg, a cada 12 h	Sem ajuste	Sem ajuste	Sem ajuste	Sem ajuste	Sem informação	A polimixina B tem baixa concentração urinária, o que representa um ponto negativo para o tratamento das ITU

(continua)

Tabela 1 Doses de antibióticos, antifúngicos e antivirais injetáveis mais comumente usados na prática clínica *(continuação)*

Antibiótico	Dose habitualmente usada para função renal normal	Insuficiência renal (ClCr)			Diálise	Insuficiência hepática	Observações
		> 50-90 mL/min	10-50 mL/min	< 10 mL/min			
Polimixina E (colistina) – as formulações são de colistimetato – 30.000 UI de colistimetato = 1 mg de colistina	Dose de ataque (mg) = concentração média em estado de equilíbrio de alvo da colistina (geralmente, 3,5, mas alguns autores consideram 2,5) $\times$ 2 $\times$ peso (considerar o menor entre o peso ideal e o real) Dose de manutenção (mg) = concentração média em estado de equilíbrio de alvo da colistina $\times$ (1,5 $\times$ ClCr + 30) Não ultrapassar 475 mg/dia de droga, de acordo com novos estudos (conforme a bula, até 300 mg/dia)	ClCr > 70 mL/min/1,73 m²: administrar a cada 8 ou 12 h	ClCr de 10-70 mL/min/1,73 m²: administrar a cada 8 ou 12 h	ClCr < 10 mL/min/ 1,73 m²: administrar a cada 12 h	Administrar dose do dia após término da sessão	Sem informação	A colistina tem alta excreção urinária, o que pode ser positivo no tratamento relacionado às ITU Exemplo prático de cálculo de dose para paciente com 60 kg (peso real foi o menor entre peso ideal e real) e ClCr = 100 mL/min/1,73 m²: Ataque: 3,5 x 2 x peso = 3,5 x 2 x 60 = 420 mg de colistina Manutenção (após 12 h da dose de ataque): 3,5 x (1,5 x ClCr + 30) = 3,5 x (1,5 x 100 + 30) = 3,5 x 180 = 630 mg de colistina/dia – como a dose máxima de colistina é de 475 mg/dia, a dose final deve ser de 237,5 mg, a cada 12 h, ou 158 mg, a cada 8 h

(continua)

Tabela 1 Doses de antibióticos, antifúngicos e antivirais injetáveis mais comumente usados na prática clínica *(continuação)*

Antibiótico	Dose habitualmente usada para função renal normal	Insuficiência renal (ClCr)			Diálise	Insuficiência hepática	Observações
		> 50-90 mL/min	10-50 mL/min	< 10 mL/min			
Sulfametoxazol + trimetoprima (dose baseada na trimetoprima)	5-20 mg/kg/dia, divididos a cada 6-12 h	5-20 mg/kg/dia, divididos a cada 6-12 h	ClCr de 30-50 mL/min: 5-7,5 mg/kg, a cada 8 h ClCr de 10-29 mL/min: 5-10 mg/kg, a cada 12 h	Não se recomenda o uso Se utilizado, 5-10 mg/kg, a cada 24 h	Hemodiálise e CAPD: não se recomenda o uso Se utilizado, 5-10 mg/kg, a cada 24 h	Sem ajuste	As doses variam muito e são calculadas dependendo da doença em questão Podem ocorrer vários efeitos adversos, mas os mais comuns são problemas renais e alergia
Teicoplanina	Dose de ataque: 6 mg/kg, a cada 12 h, por 3 doses, e, depois, 6 mg/kg, a cada 24 h (o regime inicial é de 3 doses de 400 mg, a cada 12 h, seguidas de 1 dose de manutenção de 400 mg, 1×/dia)	Sem ajuste	6 mg/kg, a cada 48 h	6 mg/kg, a cada 72 h	Hemodiálise e CAPD: 6 mg/kg, a cada 72 h	Sem ajuste	A dose padrão de 400 mg corresponde a aproximadamente 6 mg/kg – em pacientes ≥ 85 kg, deve-se utilizar a dose de 6 mg/kg Podem ser necessárias doses maiores em algumas situações clínicas, p. ex., endocardite

(continua)

Tabela 1 Doses de antibióticos, antifúngicos e antivirais injetáveis mais comumente usados na prática clínica *(continuação)*

Antibiótico	Dose habitualmente usada para função renal normal	Insuficiência renal (ClCr)			Diálise	Insuficiência hepática	Observações
		> 50-90 mL/min	10-50 mL/min	< 10 mL/min			
Tigeciclina	Dose de ataque: 100 mg e, depois, manter 50 mg, a cada 12 h	Sem ajuste	Sem ajuste	Sem ajuste	Sem ajuste	Hepatopatia grave (Child C): iniciar com dose de ataque de 100 mg e, depois, 25 mg, a cada 12 h	Alta incidência de náusea e vômitos, mas somente 1% dos pacientes necessitam descontinuar a terapêutica por esses motivos Doses maiores são relatadas em estudos *off-label* Segundo o FDA, sugere-se usar em casos nos quais não existam outras opções terapêuticas disponíveis, uma vez que foi notado aumento da mortalidade associado ao grupo de pacientes que usaram tigeciclina

(continua)

Tabela 1 Doses de antibióticos, antifúngicos e antivirais injetáveis mais comumente usados na prática clínica *(continuação)*

Antibiótico	Dose habitualmente usada para função renal normal	Insuficiência renal (ClCr)			Diálise	Insuficiência hepática	Observações
		> 50-90 mL/min	10-50 mL/min	< 10 mL/min			
Vancomicina	Dose de ataque para infecções graves: 25-30 mg/kg (máximo: 2 g/dose) Dose de manutenção: 15-20 mg/kg/dose a cada 12 h para pacientes com função renal normal	Doses de até 2 g/dia de medicação: Pacientes com creatinina normal podem ser monitorizados com 1 dosagem de creatinina e vancocinemia por semana Pacientes com risco de nefrotoxicidade devem ser monitorizados com creatinina e vancocinemia, a cada 24 ou 48 h			Diálise: ataque de 15-20 mg/kg O ajuste da droga vai ser baseado no nível sérico de vancomicina	Sem ajuste	Doses > 1 g devem ser administradas em 2 h Doses > 4 g/dia devem ser fracionadas a cada 8 h Deve ser realizada a dosagem do nível sérico da vancomicina (vancocinemia) imediatamente antes da administração da 5ª dose da medicação e o nível sérico no vale deve estar em 15-20 mg/L – caso esse valor não tenha sido atingido, aumentar a dose da medicação; por outro lado, se estiver maior, diminuir a dose da medicação Não é mais recomendado dosar vancocinemia no pico

(continua)

Tabela 1 Doses de antibióticos, antifúngicos e antivirais injetáveis mais comumente usados na prática clínica *(continuação)*

Antibiótico	Dose habitualmente usada para função renal normal	Insuficiência renal (ClCr)			Diálise	Insuficiência hepática	Observações
		> 50-90 mL/min	10-50 mL/min	< 10 mL/min			
Voriconazol	Aspergilose invasiva e infecções graves: ataque de 6 mg/kg, a cada 12 h, por 24 h (2 doses) e, depois, 4 mg/kg, a cada 12 h	Sem ajuste	Não recomendada administração EV por causa da ciclodextrina (veículo de diluição) Usar formulação VO (comp)	Não recomendada administração EV por causa da ciclodextrina (veículo de diluição) Usar formulação VO (comp)	Não recomendada administração EV por causa da ciclodextrina (veículo de diluição) Usar formulação VO (comp)	Reduzir a dose de manutenção pela metade em insuficiência hepática leve a moderada Uso não recomemdado em insuficiência hepática grave	Tem a vantagem de possuir formulação EV e VO, o que permite a troca da medicação para VO na programação de alta do paciente O ideal é dosar o nível sérico da droga, mas poucos laboratórios dispõem desse exame

CAPD: diálise peritoneal ambulatorial contínua; ClCr: *clearance* de creatinina.

CAPÍTULO 5 DOSES DE ANTIBIÓTICOS, ANTIFÚNGICOS E ANTIVIRAIS INJETÁVEIS

BIBLIOGRAFIA

Garonzik SM, Li J, Thamlikitkul V, Paterson DL, Shoham S, Jacob J, et al. Populations pharmacokinetics of colistin methanesulfonate and formed colistin in critically ill patients from a multicenter study provide dosing suggestions for various categories of patients. Antimicrob Agents Chemother. 2011;55(7):3284-94.

Hall RG 2nd, Payne KD, Bain AM, Rahman AP, Nguyen ST, Eaton SA, et al. Multicenter evaluations of vancomycin dosing: emphasis on obesity. Am J Med. 2008;121(6):515-8.

Jornal Brasileiro de Medicina. Dicionário de especialidades farmacêuticas – 2012-2013. Public Científica; 2013.

Levin ASS, Dias MBGS, Oliveira MS, Lobo RD, Garcia CP. Guia de utilização de anti-infecciosos e recomendações para a prevenção de infecções relacionados à assistência à saúde. 6. ed. São Paulo: HC-FMUSP; 2014.

Rybak M, Lornaestro B, Rotschafer JC, Moellering R Jr, Craig W, Billeter M, et al. Therapeutic monitoring of vancomycin in adult patients: a consensus review of the American Society of Health-System Pharmacists, the Infectious Diseases Society of America, and the Society of Infectious Diseases Pharmacists. Am J Health Syst Pharm. 2009;66(1):82-98.

Sandri AM, Landersdorfer CB, Jacob J, Boniati MM, Dalarosa MG, Falci DR, et al. Population pharmacokinetics of intravenous polymyxin B in critically ill patients: implications for selection of dosage regimens. Clin Infect Dis. 2013;57(4):524-31.

Vicari G, Bauer SR, Neuner EA, Lam SW. Association between colistin dose and microbiologic outcomes in patients with multidrug-resistant Gram-negative bacteremia. Clin Infect Dis. 2013;56(3):398-404.